本草經攷注

修訂版 上

[日]森立之 撰
郭秀梅 校注
[日]岡田研吉 審訂

學苑出版社

图书在版编目（CIP）数据

本草经考注：修订版/（日）森立之撰；郭秀梅点校；（日）冈田研吉审订、校注. —北京：学苑出版社，2020.5

ISBN 978－7－5077－5855－9

Ⅰ.①本… Ⅱ.①森… ②郭… ③冈… Ⅲ.①《神农本草经》 Ⅳ.①R281.2

中国版本图书馆 CIP 数据核字（2019）第 258247 号

责任编辑： 黄小龙
出版发行： 学苑出版社
社　　址： 北京市丰台区南方庄2号院1号楼
邮政编码： 100079
网　　址： www.book001.com
电子邮箱： xueyuanpress@163.com
销售电话： 010－67601101（销售部）、010－67603091（总编室）
印 刷 厂： 北京兰星球彩色印刷有限公司
开本尺寸： 800mm×1220mm　1/16
印　　张： 67.5
字　　数： 912千字
版　　次： 2020年5月第1版
印　　次： 2020年5月第1次印刷
定　　价： 498.00元（上下册）

ISBN 978-7-5077-5855-9

重刊說明

森立之的《傷寒論攷注》《金匱要略攷注》《素問攷注》《本草經攷注》四部著作修訂版即將重刊，期待以嶄新面貌與讀者再會。

十八年前，這四部《攷注》由學苑出版社編輯郭強陸續出版，反響頗佳，不久即收到出版社重印通知。不幸的是二〇〇六年九月二十二日郭強英年早逝，觸物傷情，哀念不已。

說實話，我對這幾部書抱有遺憾，十幾年來一直期待着重新修訂，改正之前的訛誤及不正規之處，聊慰愧對讀者之情。借此機會，略述該書出版經過，或許是微不足道，但歷史長河從來不拒溪流。

本世紀之初，中國出版業並不算景氣，『售書難』似乎成了每個編輯的口頭禪，但是爲何僅僅兩年時間，學苑出版社就推出了數種大部頭著作呢？可以說，這幾部書的出版，是時代的產物，是長春中醫藥大學師友及日本漢方學界同仁協同努力的結果。當時我們土法上馬，由我用電腦排版印成紙本，寄回長春製作膠片，然後交付出版社印刷發行，爲出版節省了時間，大概也降低了成本。但是，這個過程確實付出了辛勞和無法計算的時間。當時中日兩國之間使用不同軟件，電子文本不能互相轉換。我使用日本『一太郎』軟件，文字數量有限，字體與中國標準漢字有別，所以要製造大量文字，這項工作由我的摯友小林健二協助完成。又因爲對於電腦排版，我一竅不通，硬是用笨方法搞成一種版式。出版之後，雖然欣喜無比，但内心惴惴不安。其後，相繼收到來自中國民間讀者，以及中日兩國學者的問題反饋，更加使我感到重新點校迫在眉睫。我又利用五年時間重新點校，今年學苑出版社同意再版，而且黄小龍編輯聘請數位專家審稿，令我增强了底氣，由衷感謝！時代發展之快，令我們措手不及，二十年前所做的努力，如今或許派不上用場，但這是一種不可或缺的知識與技術的蓄積，是一段攀登的階梯。

森立之的四部《攷注》，是中醫經典研究著作，而且是徹頭徹尾的攷證性研究，是中日兩國學者研究集大成之作，四部著作出自一人之手，可謂中日醫學史上前無古人。森立之於明治十八年（一八八五）十二月六日逝世，他的學術即飽蘸了江戶時期昌盛文化之遺墨，亦遭逢了明治維新廢止漢醫之挫辱，一生爲漢方醫學研究不遺餘力。然而《攷注》稿本曾長期塵封陋室，鮮爲人知。最早關注森氏《攷注》的是楊守敬，他在一八八〇年至一八八四年之間作爲使館隨員赴日本，曾與森立之有過學術交流及古書交易。楊守敬與森立之《筆談》中兩次提及《攷注》之書，一八八一年三月二十九日寫到：『先生所著《本草注》，可得一觀乎？先生所注《本草》卷帙似甚繁，刊板不易。然先生一生心血，何可令不於生前傳之。』一八八二年十月寫到：『先生所注《素問》、《本草》如有副本，祈以一本讓我。如無副本，則祈屬寫生抄之爲禱。』可見楊守敬索求之切，但森氏卻顧左右而言他，購求一事未果。數十年前，小曾戶洋教授奮發褒揚森立之研究碩果，而知其心得其意者，屈指可數，嘆稱時代的寂寞。

阮元有言『學術盛衰，當於百年前後論升降焉』。百五十年後的今天，森立之的學問已經被中日兩國學者刮目相看，除其學問自身蘊含金質外，還需要後人磨礪拋光。百五十年後的今天，中國學者可以共享《攷注》成果，推進中醫文獻研究，也許是森立之未曾奢望過的，也遠遠超過了當年楊守敬的期望。此時爲能夠彌補前輩的缺憾而略感自娱。

郭秀梅

二〇一九年冬日 於玉川學園

喜慶《本草經攷注》出版

二〇〇一年十月《傷寒論攷注》、二〇〇二年四月《素問攷注》二書點校本相繼由中國學苑出版社刊行，近期《本草經攷注》亦將上梓。森立之三部《攷注》著作能够在中國出版，完全是郭秀梅女士對《攷注》慧眼賞識的結果。

正如前二書的序中所述，森立之是我最崇敬的私淑之師，其著作是我學問之楷模。一九七九年至一九八四年，由日本名著出版影印刊行《近世漢方醫學書集成》巨帙叢書，該書網羅近世日本漢方醫學主要著作。但是，其中僅收録森立之《神農本草經（復元）》《遊相醫話》《經籍訪古志》三部著作，當時日本對於森立之學術著作的認識只不過如此而已。其後，以我微薄之力，使森立之業績漸昌於世，時至今日方獲公允評價。

森立之於一八五七年完成《本草經攷注》，一八六四年完成《素問攷注》，一八六七年完成《傷寒論攷注》。其孫女鑽在祖父歿後曾述懷曰：「雖一生博學，而於本草用功最深，并以此爲砥柱之學。」可見，森立之最得意之學問當爲本草學。《本草經攷注》是三部《攷注》之初作，并廣泛參攷、應用《醫心方》及其他日本遺存的古代文獻及研究成果，實可謂白眉之作。因此，要充分理解此書，必須具備相當高的本草學、古典學、日本國語學等多方面素養，《本草經攷注》至今未受學界重視的原因之一亦在於此。具有清朝攷證學統的楊守敬，於一八八〇至一八八四年期間訪日，曾與森立之等日本漢方學者密切接觸，歸國之後，在其《日本訪書志》中記云：「如森立之、澀田惟常，今巍然猶存。皆博覽群書，爲中土方今醫家所未有也。」以此向中國醫界發出警訓。

喜慶《本草經攷注》出版

森立之在《本草經攷注》完成之後，於一八五八年元旦賦詩一首以自賀。

半百未衰添二齡，
椒樽對坐眼先青。
今春別有驩心事，
攷注新成本草經。

百五十年後的今天，恕我僭越，與天界的森枳園先生共慶《本草經攷注》將在中國出版，並褒揚郭女士之勤黽。

二〇〇二年　七夕之日

北里研究所教授　小曾戶洋　識

（郭秀梅　譯）

『本草経攷注』の出版を慶ぶ

二〇〇一年十月に『傷寒論攷注』が、二〇〇二年四月には『素問攷注』が中国の学苑出版社より翻字刊行されたが、このたびこれに続き『本草経攷注』が出版されるという。中国におけるこの森立之の『攷注』三部作の出版は、ひとえに郭秀梅女史の『攷注』に対する情熱の結果にほかならない。

前の二書の序でも述べたが、森立之は私の最も私淑する師で、その著作は私の学問の模範である。

日本では一九七九年から一九八四年にかけて名著出版より『近世漢方医学書集成』という一大叢書が刊行され、近世日本の漢方医学の主だった著作が網羅的に影印されたが、森立之の著作は『神農本草経(復元)』『遊相医話』『経籍訪古志』が収録されたのみであった。当時の森立之に対する認識は日本でもこのようなものに過ぎなかったのである。しかるに、その後、私の微力も手伝ってか、森立之の業績は次第に評価され、今日に至った。

森立之は一八五七年に『本草経攷注』を、一八六四年『素問攷注』を、一八六七年に『傷寒論攷注』を脱稿したが、孫の鐄が没後に「としごろ博くそのまなびしを識れし中にも、本草の学を旨ときめたまひ……」と記しているように、森立之が最も得意としたのは本草学であった。『本草経攷注』は三部作のうちの初作とはいえ、『医心方』ほか日本残存の古文献資料とその研究成果を全書にくまなく活用したもので、著作中の白眉である。したがってこの書を理解するにはかなりの本草学的、古典的、日本国語学的素養が必要である。これまで『本草経攷注』が評価されにくかった理由の一つはここにある。清朝攷証学の学統

『本草経攷注』の出版を慶ぶ

にあった楊守敬は一八八〇~八四年に来日して森立之ら日本の漢方学者らと接し、帰国して『日本訪書志』に「如森立之、浅田惟常、今巍然猶存。皆博覧群書、為中土方今医家所未有也」と記し、中国医界に警告を発した。

森立之は『本草経攷注』の完成を自ら祝い、一八五八年の正月元旦に

半百未衰添二齢
椒樽対坐眼先青
今春別有驩心事
攷注新成本草経

と賦した。

百五十年後の今日に至り、中国で『本草経攷注』が出版される。潜越ではあるが、天界の森枳園先生とともにいま再びこれを慶び、郭女史の労を諧えたい。

二〇〇二年　七夕の日

北里研究所教授　小曽戸洋　識

校注説明

一、**底本**

《本草經攷注》底本採用青山道醇影抄本，現藏於杏雨書屋。

二、**構成**

《本草經攷注》分上・中・下三卷，每卷分六部，共十九册。此次點校，盡可能保留原書内容，不增不删。

三、**文字處理**

1．原文用黑體大字。採用通行規範正字，同時為便於表述版本校勘、字形攷證等，保留異體字，如輒、輙，并、倂，痒、癢等，一依原文。尤其所引《醫心方》等貴重資料，皆保留原稿字體。書名中異體字予以保留，如《攷注》。

2．原文中重文符號，如：「〃」、「々」、「丶」等，一律逕改成對應文字。

3．原稿衍脱誤倒之處，隨文用圓括號標出，不另出校注。

4．難以判讀文字，一字用一「□」表示，字數難以判明之處，以「◇」表示。

四、**標點符號**

1．使用新式標點。

2．原稿用圓括號提示重點詞語，不影響閲讀理解，給予保留。

五、行文格式

1．保留底本上・中・下三卷形式，内容體例完全按照底本，即原文、校勘記事、諸家注釋、森立之案語。

2．底本之眉批有兩類：一類屬於補充正文内容，作者於需補入之處標記△或○符號，故一律按作者意圖補入正文，不另作説明。一類未作標記，係森立之眉批，將該類眉批排入正文，單獨成段，并加「（眉）」字表示。

3．原稿見有言之未盡，或僅列條目而無内容的情況，皆原樣保留。

六、假名數字表示

作者用片假名及數字標記原文所在之處，爲便於中國讀者閲讀，簡要説明如下：

ノ：之、的。ヲ、オ：表（オモテ），書葉表面（正面）。ウ：裏（ウラ），書葉裏面（反面）。如：三ノ二二ヲ，即指第三卷二十二葉表面（正面）；五ノ一ウ，即指第五卷一葉裏面（反面）。

七、日本語漢字音譯

本書使用日本語漢字讀音，例如「上氣」讀作「古美阿介留」之類，具有一定文獻價値，故原文保存，不加注釋。

八、索引

《本草經攷注》卷末附録「本草經攷注藥名索引」，包括原文藥名及《攷注》中藥物别名、異名，按筆劃順排列。

序

《本草經攷注》終於在中國點校出版了，這是一件值得慶賀的事。

森枳園先生不僅是被日本漢學界非常尊崇的學問大師，也是我本人景仰已久的學者先輩。他所著《本草經攷注》歷時二十五年，記載了日本幾代漢醫學者吸收消化中國歷代本草學的成果，記載了他們學習運用清代樸學大師研究《爾雅》《說文》的方法所取得的成績，記載了森氏文字訓詁、名物攷據的心得，以及他通過臨牀驗證和實地攷察而得出的結論。森枳園致力於中藥辨僞求眞的同時，還不遺餘力地推進中藥材的日本國産化，他甚至在自己家的後園栽植過從中國引進的大黄。《本草經攷注》見證了中日人民之間在十九世紀進行中藥交流的歷史。

森氏的《傷寒論攷注》和《素問攷注》已於二〇〇一年、二〇〇二年由學苑出版社出版，郭強先生受郭秀梅女士之托，寄給了我各一套，我當即致函郭秀梅、岡田研吉、加藤久幸，崔仲平教授，表示祝賀。今年春郭秀梅取道北京來看我，不巧我出差離京。

記得一九九九年初冬，郭秀梅曾與崔仲平教授、日本友人加藤久幸先生造訪寒舍，當時他們正在商量《傷寒論攷注》的點校，没想到這麼快就把三部《攷注》全部點校完成了。這大概也得力於電腦的幫助吧。

《本草經攷注》這部巨著在森氏有生之年僅得完稿。日本明治維新後禁絶漢醫，此書未能上梓，而被楊守敬購得，輾轉流傳到臺北故宫博物院，一九八七年由新文豊出版公司影印出版。這次學苑出版社出版此書，既是中日學術合作的一件盛事，也是兩岸岐黄學者交流的一件盛事。

森立之和楊守敬的筆談佳話，今天正由新一代的中日學者續寫。郭秀梅女士索序，我被她鍥而不舍的精神所感動，就把我藏在心裏多年的話寫上幾句，算作序吧！

中國中醫研究院　馬繼興

二〇〇二年七月於北京

目录

本草經攷注序

蓋聞秦焚書，醫家不預焉，則在今日，唯《本草經》一書全然存其舊帙，固非如《詩》《書》諸經僅得之於壁藏口授之餘，此豈可不謂醫林之大幸哉。是以凡其白字藥名及主治，皆是上世之遺言，而其文則成於秦漢間。蓋始皇、武帝俱好神仙，則爲此際所述無容疑矣。「本草」之目，始見《漢書》，殆亦以此歟。陶氏曰：「所出郡縣乃後漢時制，疑仲景、元化等所記。」又曰：「至漢淳于意及華佗等方，亦皆修理藥性，惟張仲景一部最爲衆方之祖，又悉依《本草》。」則華張二師亦專修本草。其黑字、別錄，乃當時所增添，亦可知也。黑字已爲後漢時所記，則其白字亦必迢出於秦漢。觀羽涅、蝙蝠、蚱蟬、落首、牡厲、秦椒、秦艽之類，並皆傳秦語，則《本經》蓋經秦人之手最可以徵焉。說見各條下。

至於藥名，多是上古俗偁，如：王不留行、肉縱容、百合、百部、敗醬、白鮮、羊躑躅、淫羊藿、溲疏、蚤休之類，皆是野語。蓋藥名專取貴賤所通知，故俗之所同偁爲本名，所以與《爾雅》《毛詩》不相合也。其病名亦是上古俗偁，有以病證爲名者，欬逆、嘔吐、霍亂、賁豚之類是也。有以病因爲名者，中風、傷寒、留飲、癖食之類是也。他侵目白芷、吐舌薇銜、溢筋竹葉、死肌蛞蝓等，皆他書所不載，其爲古語可以知也。其說亦見各條下。有以一類別種爲一名者，其物雖異，但以其同功，遂爲一名也。如雁肪一名鶩肪，莧實一名馬莧，款冬一名槖吾，蛞蝓一名陵蠡之類是也。有副品在本條中者，唯舉主治而不舉氣味，如葱實條中之薤，大豆黄卷條中之赤小豆，鹵鹹條中之戎鹽，桑根白皮條中之五木耳之類是也。

凡諸藥記出處，其例有七：曰山谷、曰川谷、曰川澤、曰池澤、曰平澤、曰平谷、曰平土是也。其他如桑螵蛸生桑樹上，蚱蟬生楊柳上，雀甕生樹枝間，皆爲隨處所生，則不在此例。或曰「舊亦有山谷等語，後脱之」，恐不然也。但貝母、竹葉、冬葵、五加、腐婢、因陳、白膠、鹿茸、豚卵九條，並不載所出，則明係缺脱。麻黄、厚朴、澤蘭三條，則《證類》不載所出，而《御覽》所引尚有之，亦明是爲脱，今據補正。

三品位階，今據《醫心方》《眞本千金方》所載七情條例爲定，二本所不載，據《新修本草》補之。至於每藥次序，不可復知，則姑隨三品等級爲定，通計凡三百六十五種。雖不合上中藥各百二十種，下藥一百二十五種之數，然若以副品八種合併，則亦得三百六十五種。記見目録末。有白字、黑字，其名同而其物不同者，腐婢、白瓜、蘪蕪之類是也。又有陶注與蘇注，其説自異者，石龍芮、雲實之類是也。有《拾遺》與《蜀本》，其物不同者，漏蘆、旋華之類是也。皆同名而異物，謁混爲一，是不可不正也。

凡日用食物酒醋粳麥之類，皆白字所不載。其自非食料外，多皆藥物，就中舉其最有效者。此與《爾雅·釋草》不收凡種，而收異種，有山韭、山葱、鬼葵、雀麥，而無韭、葱、葵、麥一例。蓋天下自有可食之物，亦有一種不可食之物，五色芝與紫芝，雚菌與雷丸，署豫與狗脊，栝樓與土瓜之類是也。乃鳥獸類有在人間者，亦有一種在野外者，家鴈與野鴈，鶩與鳬，家猪與野猪，鹿與零羊，蝙蝠與天鼠之類是也。又一類中有極大者，亦有極小者，石英、貝子、苦瓠、蛇、蟇、吴公之類是也。是等亦不可不究也。

藥名有緩呼、急呼自爲二名者，本非有深義，而後世失讀，轉增疑惑。今一一攷究，以復古義。如門冬爲髦，蒺藜爲茨，薏苡爲□，白莫爲苻，茺蔚爲蓷，女貞爲楨，蓬蔂爲苺，貝母爲莔，蚱蟬爲蟬，蝦蟆爲鼃之類是也。葛根一名雞齊根，則葛緩言爲雞齊也。蘧麥一名巨句麥，則巨句麥急言爲蘧麥也。此類尤多，足以輔翼《爾雅》《說文》之讀矣。又有顛倒成義者，如析蓂一名蔑菥，萹蓄一名畜辯之類是也。

有連文添偏旁者，丘蚓作蚯蚓，侵淫作浸淫之類是也。有省文成語者，如省泄利腸澼曰泄澼，省腸澼泄利曰腸泄，省鬼注蠱毒曰鬼毒，省絶筋傷中曰絶傷，省留飲澼食曰留澼之類，亦古書自有此體例也。凡藥名，草類從艸，木類從木，蟲類從虫，魚類從魚之類多是俗字，《說文》亦間有之，爲叵輒從。

蓋《本草》一經，歷世無詳解。曩者，大田澄元著《本草經解》，頗究國産，又論主治。鈴木良知作《本經解詁》攷證亦精，然亦不過引明清諸家說以釋之，未爲善讀古書也。岡邨尚謙述《本草古義》，先舉國名，次說形狀，次揭産地，多所發明，但所見未透，不免以李氏《綱目》校正《本經》之通弊，尚烏知其間有古字古義，足以訂《說文》之誤者哉。

今余著是編，特異於此矣。舍字而取音，舍音而取聲，蓋四聲元是一聲，就聲而得字，就字而得義，有義而後有方言。方言亦有緩急顛倒之不同，錯綜攷究而後始可以得其本義，是吾一家之讀法也。今舉其一二，山薊字，《本經》作朮，與《爾雅》合，而《說文》秫稷之黏者或作朮，朮即爲秫之古字。山薊之根，黏液甚多，故以名。朮乃假黏稷字，以爲草名也。而《說文》別有茮，以分黏稷字，今竊目之爲晚近俗篆也。參之爲言三也，蓋此草三椏，不與凡草類，故單名參。其根成人形，故亦名人參，以分其他五參也。而《說文》作蓡，云：「人蓡，藥艸，出上黨。」說者謂蓡爲本字，參爲假借。今從參得義，而他書未見用蓡者，則蓡字亦當爲晚近俗篆也。鴈肪即家鴈之肪，家鴈爲鵞，與《說文》「鴈，鵞也」合，所以從人。自經典以鴈爲野鴈字，以□爲家鴈字，而從人之義湮焉。蠡實之蠡爲分解之義，蓋其實熟則三裂分離，故以名。而《說文》乃作荔，此亦當與茮、蓡等一例。可見《本經》古字古義全然具存，足以訂正《說文》之誤，此類甚多。

皇國古名，一據《本草和名》《和名類聚鈔》《醫心方》等著書録之。至於其名義亦一一爲之解，不審者闕焉。凡所引用諸書，皆係李唐以上之説，趙宋以後斷不復取。但《太平聖惠方》《太平御覽》二書存唐以前遺文，今引用之，共依楓山御庫所藏宋板。至於《聖惠方》藥味、分量及方後之文，悉改換舊面。乃《御覽》亦間有引用晚近諸書者，皆係宋臣所增，非可爲一例也。今所依據《證類本草》大全本，則爲元大德壬寅刊本，政和本則爲明成化戊子重彫元大德丙午刊本，共爲善本。宋板今無，傳本則舍是無可據。《大全》元板避孝宗嫌名，則知其原出南宋刊本也。

從來注《本草》家唯恐見聞之不多，蓋非身履其地，目擊實驗之，則適以滋惑，故先輩往往有諸國採藥録。余壯時落魄於相陽十餘年，刀圭餘暇，跋涉山川，與樵漁爲鄰，故於實際略有所得，是亦不幸中之幸也。竊惟古昔聖帝屢通使於李唐，而唐人亦時來朝於我，以故一切制度、衣服、車器，無不依倣也。在延喜間，深根輔仁撰《本草和名》，直以我名充彼名，其無國産者，則書一「唐」字，亦皆有所受而言也。承平中源順著《和名類聚鈔》，多據輔仁書，而間或引用《弁色立成》《漢語抄》二書。至嘉元正和間，梶原性全撰《頓醫抄》《萬安方》二書，其所引用猶是《新修本草》眞本，凡此皆其卓卓可尊奉者矣，故今亦據以爲徵。

原夫慶長以來，以本草爲家者，互騁意見，徒競新奇。亦唯率以李氏《綱目》奉爲圭臬，其他府志、縣志所載某物爲某之類，往往近似鬬草之戲，竟不知古本草之爲何物，抑亦何益哉。然其間精究實理，不能無可采用，則亦在所不廢也。余自幼枕藉此經，螢雪餘光，手不舍筆，蓋卅年於此矣。花間月下，在浮白飛觴之間，未嘗不一念及此，稍稍有所發明，竊謂得古本草之微，著爲此編，以俟後之君子。若謂上以揚起古人，下以闡發後生，則吾豈敢乎。

安政五年歲次戊午二月廿日五更燈下書　枳園拙者源立之

本草經攷注卷一

東都　森立之學

本草經序錄

立之案：陶隱居序云：「并此序錄，合爲七卷。」《嘉祐》引韓保昇云：「《神農本草》上中下并序錄合四卷。」所云序者，即下文上藥以下十二則是也。錄者，目錄也。錄三百六十五種總數也。《經典釋文》亦卷首有序錄，與《本經》同意，乃是古書常式之體裁耳。唐本注云：「序爲一卷，例爲一卷。」則序例之始於此。今以序錄爲一卷，上藥爲一卷，中藥爲一卷，下藥爲一卷，凡四卷，則與陶序所云，今之所存有此四卷之言合矣。本草之義，見重輯《本草經》拙序中，今不贅於此矣。

上藥一百二十種爲君，

立之案：《說文》：「藥，治病艸也。」轉注之，凡治病物皆謂之藥。《素問・藏氣法時論》注云：「藥謂金玉土石、草木菜菓、蟲魚鳥獸之類，皆可以祛邪養正者也。」《和名抄》卷四・藥酒篇云：『《食療經》云：「充飢則謂之食，療疾則謂之藥」是也。』但以草藥爲本，所以有本草之目也。《吳志・陸抗傳》注引《漢晉春秋》云：『抗嘗疾，求藥與祜，祜以成合與之，曰：「此上藥也。近始自作，未及服，以君疾急，故相致。」』所云「上藥」，蓋與此「上藥」同謂上品藥也。陶云：「一百二十種者，當謂寅卯辰巳之月，法萬物生榮時也。」謂之「種」者，亦以草爲本之義也。凡上品藥物，性味平穩，純一不雜，似君心之平淡和順，故云爲君。凡以上中下定位階，蓋昉於《禹貢》賦田，《禹貢》又有金三品之文。某氏云：「金銀銅也。」疏云：「鄭以爲金三色者，銅三品也。」是亦謂上中下之位階也。而三品之目，以此爲最古矣。

主養命，

《博物志》云：『《神農經》云：「上藥養命。」謂五石之練形，六芝之延年也。』《抱朴子》云：『《神農四經》曰：「上藥令人身安命延。」』《周禮·疾醫職（當作天官冢宰）》云：「以五味、五穀、五藥養其病。」注：「養，猶治也。病由氣勝負而生。攻其贏，養其不足者。」又云：「掌養萬民之疾病。」疏云：「此主療治疾病，而云養者，但是療之必須將養，故以養言之。」《文選·孫楚詩》云：「三命皆有極，咄嗟安可保。」李善注云：『《養生經》黃帝曰：「上壽百二十，中壽百年，下壽八十。」』

立之案：養命者，即下文所謂輕身益氣，不老延年是也。在上中二藥，則云養命養性。在下藥，則云治病。所以君臣佐使，其用各異也。蓋所受於天之壽謂之命。上藥養命者，言服之則能至上壽百歲之極也。

以應天。

陶云：「上品藥性亦皆能遣病，但其勢力和厚，不爲倉卒之效。然而歲月常服，必獲大益，病既愈矣，命亦兼申，天道仁育，故云應天。」

無毒，

《說文》云：「毒，厚也。害人之艸往往而生。」

立之案：毒字從中，與藥字從艸同義。凡毒物，其味必厚而不淡，故云厚也。

多服，

立之案：多服者，過用也。上藥和厚，宜過用可。

久服，

立之案： 久服者，長用也。所云歲月常服是也。

（眉）清美案：鈴木良知・素行《本草經解故》曰：「多服」以下二十字，宜存疑焉，蓋古有神仙家，見《漢書藝文志》。修本草者，竄記其說，故有多服久服、不老延年等語。荀悦《申鑑》云：藥者，療也，所以治疾也。無疾則勿藥可也。肉不勝食氣，况於藥乎。

不傷人，

立之案： 上藥常服過用共益人，則可知中下二藥不可常服過用，並不益於人也。

欲輕身，

立之案： 凡上藥每通利九竅、關節，故久服之，則一身之中毫無所凝滯，其軀殼自然輕轎，遂或至於飛行於千里，神仙不死之境。是與死水稱重，活水稱輕，而雖死水，數揚之，則亦稱輕如活水同理。

益氣，

立之案： 凡出，出於形者謂之氣。《文子》云「形者，生之舍也。氣者，生之元也」是也。蓋水穀入於胃，而糟粕下輸泄大腸爲溺屎。其精粹之氣，則上烝於五藏、肌肉、骨節，無所不通。此氣不調，則百病萌生。此氣一虛，則邪風來侵，故氣先益則病無由生，筋柔骨強，至於不老延年也。

不老，

立之案： 老字從人、毛、匕，則不老者，謂鬚髮不白，面目悦澤之類也。《論衡・道虛篇》云：「物生也色青，其熟也色黄。人之少也髮黑，其老也髮白。黄爲物熟驗，白爲人老效。物黄，人雖灌溉壅養，終不能青。髮白，雖吞藥養性，終不能黑。黑青不可復還，老衰安可伏却。」此說亦以髮白係於老，與《本經》合。

延年者本上經，

立之案：經，猶云篇也。《釋名·釋典藝》云：「經，徑也，常典也。如徑路無所不通，可常用也。」《淮南·本經訓》「經誹譽」注：「經，書也。」共可以爲證矣。《素問·病能論》云：「上經者，言氣之通天也。下經者，言病之變化也。」《疏五過論》亦有「上經」「下經」之文。此書三品各一經，爲上經、中經、下經，即卷上、中卷、下卷也。《抱朴子》引《神農四經》曰：「上藥令人身安命延。」是并序錄，故曰四經，猶云四卷也。

中藥一百二十種，

陶云：「一百二十種者，當謂午未申酉之月，法萬物成熟時也。」

爲臣，

立之案：中藥功用頗多，能透達幽邃之小疴，有臣下之任，且以助君藥和厚性，但中自有君臣耳。

主養性，

《博物志》云：《神農經》云「中藥養性，謂合歡蠲忿，萱草忘憂也」。

立之案：養性者，下文所謂「補虛羸者」，乃是也。

以應人，

陶云：「中品藥性，療病之辭漸深，輕體之說稍薄。於服之者，祛患當速，而延齡爲緩，人懷性情，故云應人。」

無毒有毒，斟酌其宜。

立之案：中品中有無毒、小毒、有毒三等，用之治病，唯在於醫工之斟酌其宜耳。《五常政大論》云「大毒治病，十去其六。常毒治病，十去其七。小毒治病，十去其八。無毒治病，十去其九」是也。言用無毒藥者，其病必輕，故十去其九。大毒治病，其病必重，故十去其六。是病與藥相當也。

欲遏病，

立之案：《爾雅》云：「遏，止也。」謂遏止當前所患之病也。所謂苦參止淚，麻黄止欬逆上氣，勺藥止痛，石龍芮止煩滿，水萍止消渴，地榆止痛，竹葉止渴之類是也。

補虛羸者，

《靈樞·脈度篇》云：「虛者，飲藥以補之。」《素問·通評虛實論》云：「邪氣盛則實，精氣奪則虛。」

立之案：諸虛從七情來，皆關心性，故用中藥養性之物，則氣血順環，虛轉爲實也。《靈樞》云：「久視傷血，久卧傷氣，久坐傷肉，久立傷骨，久行傷筋。」《病源》云：「五勞者，志勞、思勞、心勞、憂勞、瘦勞。」並諸虛皆關心性之證也。

本中經

下藥一百二十五種，

陶云：「一百二十五種者，當謂戌亥子丑之月，法萬物枯藏時也。兼以閏之盈數加之。」

爲佐使，

立之案：下藥性峻，走馳不止，故以爲佐使。三品次第方如此，若在一方上，則下藥亦爲君，不在此例。承氣湯大黄爲君，四逆湯附子爲君之類是也。

主治病，

立之案：《說文》「醫，治病工也。藥，治病艸也」是統言之，若析言之，則治病中自有養命、養性、治病之別也。《博物志》云：『《神農經》曰：「下藥治病。」謂大黄除實，當歸止痛。』據此語，則當歸舊在下品歟。然《博物志》亦云：「中藥養性，謂合歡蠲忿，萱草忘憂。」此語本於嵇康《養生論》，而今白、黑二《本草》中無萱草。《嘉祐》始有萱草條，云見陳藏器、日華子。而《御覽》引《本草經》曰：「萱草，一名忘憂，一名宜男，一名歧女。」《說文》云：「藼，令人忘憂之艸也。或作蕿，或作萱。」《毛詩》乃作「諼」。然則古《本草》已有之歟。《圖經》云：「處處田野有之，味甘而無毒，主安五藏，利心志，令人好歡樂，無憂，輕身，明目。五月採花，八月採根。」用此語氣，亦非後世所企及，恐是古《本草》之遺文，而《圖經》全載錄耳。陶注羊躑躅云：「苗似鹿葱，鹿葱爲萱草一名。」見《稽疑》《本草和名》引。因攷，則新修時偶脫此一條歟。抑陶時已脫落歟。何故至《嘉祐》始載此條，尤可疑。然《御覽》已引《本草經》，則古《本草》白字有之也必矣。姑錄以俟後攷。

以應地，

陶云：「下品藥性，專主攻擊，毒烈之氣，傾損中和，不可常服，疾愈即止。地體收殺，故云應地。」

多毒，不可久服。

立之案：下藥大抵有毒之物，故不可爲常服也。

欲除寒熱邪氣，

《靈樞・小針解》云：「神者，正氣也。客者，邪氣也。」又《刺節眞邪》云：「邪氣者，虛風之賊傷人也。」《本草序例》云：「邪者，不正之目，謂非人身之常理。風寒暑濕，飢飽勞逸，皆各是邪，非獨鬼神疫癘者矣。」

立之案：凡有邪者，必先或病寒，或病熱，此是外因中之證候最明者，故稱一而略他。《漢志》有《風寒熱十六病方》二十六卷，可以證矣。

破積聚，

立之案：古蓋不以積聚爲二。《難經·五十五難》云：「病有積有聚，何以別之。然：積者，陰氣也。聚者，陽氣也。故陰沈而伏，陽浮而動，氣之所積名曰積，氣之所聚名曰聚。故積者，五藏所生。聚者，六府所成也。積者，陰氣也。其始發有常處，其痛不離其部，上下有所終始，左右有所窮處。聚者，陽氣也。其始發無根本，上下有所留止，其痛無常處，故以是別知積聚也。」《金匱》云：「病有積有聚，何謂也。師曰：積者，藏病也。終不移。聚者，府病也。發作有時，展轉痛移，爲可治。」並分積聚爲二，爾後，皆從此說，遂有五積六聚之目。然《五十六難》分說五藏積，而不及六聚。《金匱》又舉諸積脈法，亦不及聚，故知古不以積聚分爲二也。

愈疾者。

《至眞要大論》云：「有毒無毒，所治爲主，適大小爲制也。」王注云：「言但能破積聚愈疾，解急脫死，則爲良方。非必要言以先毒爲是，後毒爲非，無毒爲非，有毒爲是。必量病輕重大小制之者也。」

立之案：《說文》：「瘉，病瘳也。從疒，俞聲。」徐鉉曰：「今別作愈，非是。」竊謂徐說却非。古書作俞，愈者却是古之假借。《說文》作瘉，却是後世俗篆。猶白惡、白堊，礜石、礐石之例耳。《方言》「差、間、知，愈也」；《廣雅》「知、瘥、蠲、除、慧、間、瘳，愈也」；《漢書藝文志》「曰瘉爲劇」；顔師古注云「瘉，讀與愈同。愈，差也」並可以作徵矣。

本下經

《證類》此下有「三品，三百六十五種，法三百六十五度，一度應一日，以成一歲，倍其數合七百三十名也」三十五字白書。掌禹錫曰：「按本草例，《神農本經》以朱書，《名醫別錄》以墨書。《神農本經》藥三百六十五種，今此言倍其數，合七百三十名，是併《名醫別錄》副品而言也。則此一節，《別錄》之文也，當作墨書矣（疑作「矣」）。蓋傳寫浸久，朱墨錯亂之所致耳。」今亦據此說刪正，庶乎復舊觀云。

藥有君臣佐使，以相宣攝，

蔣忞園《藥鏡》云：「宣者，君行意也。攝者，臣行令而後攝。佐使無不奉行君意，乃始成其合和。」盧復《芷園日記》曰：「宣，是君出政令，而臣佐之一一如其政令。方是能攝，方是合和。即一方三十味中，有一味不順承君命，便非合和矣。人安得服馴，以臻至效哉。」

立之案：此二說可從，但以「合和」屬上句而讀，非是。蓋宣攝者，君宣而臣攝，即下文所云陰陽配合之義。如桂枝湯，桂枝是宣，芍藥是攝。承氣湯，大黄爲宣，芒消爲攝之類。每方皆然，若無此意，則非經方也。《元和紀用經》云：「上藥爲君，中藥爲臣，下藥佐使，優劣異名，餌服從此。治病不然，主病者君，佐君者臣，應臣者爲使，所以贊成大小方用。」

合和。

立之案：《千金》此下有「者」字，似是。合和者，後世所謂和劑合藥。《隋志》有四時採取諸藥及合和四卷，蓋是古合和遺方也。《說文》「盉，調味也」是爲合和義，而後出俗篆也。故同書，咊下云「相譍也」，龢下云「調也」，讀與「和」同，調下云「和也」。據此，則「和」之轉注爲調和，爲和合，而後增「龢盉」二篆耳。《本經》作「合和」，却是古文假借也。

宜用一君二臣五佐，

立之案：五佐，大全本作「三佐五使」，《千金》同，《政和》本作「三使五佐」，並誤。今據《眞本千金方》（皇國舊抄李唐原本）及《頓醫抄》訂正，則與《至眞要大論》文合。蓋君臣佐使本自有二義，一則上藥君，中藥臣，下藥佐使，此是三品上之位階。一則一君二臣五佐，又一君三臣九佐，此是一方上之位階分別如此，而佐使單言，則云佐云使，重言則云佐使，皆通，不可分稱云三佐五使。《至眞要大論》云：「《大要》曰：君一臣二，奇之制也。君二臣四，偶之制也。君二臣三，奇之制也。君二臣六，偶之制也。」王冰注云：「奇，謂古之單方。偶，謂古之複方也。」又云：「帝曰：方制君臣，何謂也。岐伯曰：主病之謂君，佐君之謂臣，應臣之謂使，非上下三品之謂也。」帝曰：「三品何謂。」岐伯曰：「所以明善惡之殊貫也。」王冰注云：「上藥爲君，中藥爲臣，下藥爲佐使，所以異善惡之名位，服餌之道，當從此爲法。治病之道，不必皆然。以主病者爲君，佐君者爲臣，應臣之用者爲佐，皆所以贊成方用也。」又云：「岐伯曰：有毒無毒，所治爲主，適大小爲制也。」帝曰：「請言其制。」岐伯曰：「君一臣二，制之小也。君一臣三佐五，制之中也。君一臣三佐九，制之大也。」又云：「風淫於内，治以辛涼，佐以苦，以甘緩之，以辛散之。熱淫於内，治以鹹寒，佐以甘苦，以酸收之，以苦發之。濕淫於内，治以苦熱，佐以酸淡，以苦燥之，以淡泄之。火淫於内，治以鹹冷，佐以苦辛，以酸收之，以苦發之。燥淫於内，治苦溫，佐以甘辛，以苦下之。寒淫於内，治以甘熱，佐以苦辛，以鹹寫之，以辛潤之，以苦堅之，共可以證矣。」

又可一君三臣九佐。

立之案：《證類》「佐」下有「使也」二字，今從《眞本千金要方》删正。《莊子·徐無鬼》云：「藥也，其實堇也，桔梗也，雞壅也，豕零也。其時爲帝者也。」成玄英疏云：「帝，君主也。夫藥無貴賤，瘉病則良。藥物相當，故便爲君主。」《唐六典·尚藥奉御》云：「凡合藥宜一君三臣九佐，方家之大經也。必辨其五味三性七情，然後爲和劑之節。」又云：「三性，謂寒溫平。」蓋所云七情者，謂下文所云單行、相須、相使、相畏、相惡、相反、相殺七情也，並與本條同義。而陶云：「用藥猶如立人之制也。若多君少臣，多臣少佐，則氣力不周也。而檢仙經、世俗諸方，亦不皆爾。大抵養命之藥則多君，養性之藥則多臣，療病之藥則多佐，猶依《本經》所主，而兼復斟酌。詳用此者，益當爲善。《醫心方》卷一引蔣孝琬云：「凡藏病皆年遠始成府病，日近尋劇。五藏爲陰，六府爲陽，陰病難治，陽病易治。陰陽二病，用藥性不同，陰須君藥多，陽須臣藥多，卒邪暴病使藥多。」蓋蔣此說《見在書目》所載《雜注本草十卷》，蔣孝琬加注中之文，而蔣氏因陶說敷衍之者也。

又案：此所云君臣佐使者，自是一方上事，今就古方攷之，則如桂枝湯，桂枝爲君，芍、甘爲臣，薑、棗、稀粥爲佐之類是也。陶所說亦唯云「佐」，而無「使」字，當知陶所見《本草》猶是古本，與孫眞人所見本同。而宋臣校《千金方》，據誤本《本草經》以改不誤《千金方》，今唯有眞本而得正其誤。宋臣又校《至眞要大論》，正文不敢改一字，而注引《神農》則與今本《類證》同，知是宋臣所見《本草經》誤同今本。

藥有陰陽配合，

掌禹錫曰：「按《蜀本》注云：凡天地萬物，皆有陰陽大小，各有色類。尋究其理，並有法象，故毛羽之類，皆生於陽而屬於陰。鱗介之類，皆生於陰而屬於陽。所以空青法木，故色青而主肝。丹砂法火，故色赤而主心。雲母法金，故色白而主肺。雌黃法土，故色黃而主脾。磁石法水，故色黑而主腎。餘皆以此推之，例可知也。」

立之案：《蜀本》注所說，即謂藥於病相配合，其所謂配者，亦惟以陽配陽，以陰配陰也。今詳攷經意則不然。蓋謂以藥配藥，以陽配陰也。如桂枝湯，桂枝辛溫爲陽，芍藥酸寒爲陰是也。以何知然。《至眞要大論》云：「帝曰：五味陰陽之用何如。岐伯曰：辛甘發散爲陽，酸苦涌泄爲陰，鹹味涌泄爲陰，淡味滲泄爲陽。六者或收、或散、或緩、或急、或燥、或潤、或耎、或堅，以所利行之，調其氣，使其平也。方與此同義。」

子母兄弟，

掌禹錫云：「按《蜀本》注云：若榆皮爲母，厚朴爲子之類是也。」

立之案：《蜀本》注所說，今無所攷。竊謂「子母兄弟」者，藥之血脈也。若以丹沙爲母，水銀爲子。礬石爲母，流黄爲子。殷孽爲兄，孔公孽爲弟之類是也。以此推之，則草木蟲獸，亦皆不可無子母兄弟也。《本草序例抄》元和三年，壽德庵法眼玄由著云：「子母兄弟者，日華子所謂：獨活即是羌活母類。李時珍所謂：生薑初生嫩者，名紫薑，或作子薑，宿根謂之母薑，並可爲證也。」此說與吾意稍同，故摘錄於此。案下文「根莖華實」四字，即子母兄弟之軀也。又下文「骨肉」二字，亦兄弟之軀，骨爲兄，肉爲弟也。

根莖花實，

立之案：根莖華實者，摠草木而言之，凡藥有唯用根不用莖，唯用實不用華者，或有根莖華實并用者，故並舉之。又莖者葉義，太抵莖葉同功也。

草石骨肉，

立之案：云草則木亦摠之，云石則玉亦在中，云骨肉則蟲魚鳥獸摠括之。以上十二字，藥物悉具。言子母兄弟，根莖華實，草石骨肉，皆應以陰陽爲之配合也。其配合中自有七情，即如下說。

有單行者，

立之案：單行者，即單方，謂一物獨行也。或後世以二三味方呼爲單方，非是。《抱朴子》引《神農四經》曰：「五芝及餌丹沙、玉札、曾青、雄黄、雌黄、雲母、大乙禹餘糧，各可單服之，皆令人飛行長生。」《舊唐書·許胤宗傳》云：「夫病之於藥，有正相當者，唯須單用一味，直攻彼病，藥力既純，病即立愈。」《千金方》宋臣凡例云：「凡諸篇類例之體，大方在前，單方次之，並謂單用一味者也。」又《隋志》載《王世榮單方》一卷、《四海類聚單要方》三百卷，《舊唐志》載《四海類聚單方》十六卷，隋煬帝撰，並是古單方之書也，而今無傳本。唯有《千金》《外臺》《醫心方》等書猶存古單方，則王世榮、煬帝遺方亦收在此中，亦未可知也。

有相須者，

立之案：須者，俟也，待也。謂兩藥相待而奏效也。如乾地黄得麥門冬、清酒良，礬石得大黄良之類是也。

有相使者，

立之案：相使者，如人參以伏苓爲使，茈胡以半夏爲使之類是也。蓋伏苓、半夏能爲人參、茈胡先鋒而導引之，則參、胡之效愈倍神眇。

有相畏者，

立之案：相畏者，如水銀畏慈石，半夏畏雄黄、生薑、乾薑、秦皮、龜甲之類是也。陶云：「半夏有毒，用之必須生薑。」此是取其所畏，以相制爾。

有相惡者，

立之案：相惡相反，不可合用也。然亦有合用而却佳者，故陶云「相惡者，謂彼雖惡我，我無忿心。猶如牛黄惡龍骨，而龍骨得牛黄更良，此有以制伏故也」是也。

有相反者，

陶云：「相反者，則彼我交讎，必不宜合。今畫家用雌黄、胡粉相近，便自黯垢，粉得黄即黑，黄得粉亦變，此蓋相反之證也。」

有相殺者，

立之案：如防風殺附子之毒，乾薑殺半夏、莨菪毒之類是也。

凡此七情，

立之案：「出於性者謂之情，寒溫平之爲三性，單行、相須、相使、相畏、相惡、相反、相殺七者，是出於性，故云七情。」

合和視之。

《隋志》「《四時採藥及合目錄》四卷」，《舊唐志》「《四時採取諸藥及合和》四卷」，蓋是古合和法之書。今黑字畏惡下，得其藥治某病等語，皆是爲古合和法之遺言，無疑矣。《隋志》「合」下恐脱「和」字。《蜀本》注云：「凡三百六十五種，有單行者七十一種，相須者十二種，相使者九十種，相畏者七十八種，相惡者六十種，相反者十八種，相殺者三十六種，凡此七情合和視之。」

立之案：《蜀本》此説，蓋是傳來之古説，今無所攷也。《大全本》「和」下有「時」字，今從《政和本》及《眞本千金方》。但宋板《千金方》作「合和之時，用意視之」。恐是宋臣增字足意，不可據，然其義當如此解之也。

當用相須相使者良，

陶云：「其相須相使者，不必同類，猶如和羹調食魚肉葱豉，各有所宜，共相宣發也。」

立之案：炙甘草湯用地黃、麥門冬以酒煮之類，是相須也。小柴胡湯用半夏之類，是相使也。

勿用相惡相反者，

陶云：「今檢舊方，用藥亦有相惡、相反者，服之乃不爲害，或能有制。持之者，猶如寇賈輔漢，程周佐呉，大體既正，不得以私情爲害，雖爾，恐不如不用。今仙方甘草丸，有防己、細辛。俗方五石散（五石散同類方詳出於《千金翼》卷廿二篇中），用栝樓、乾薑，略舉大體如此。」茝庭先生曰：陶既云相惡相反者，服之不爲害，而又稱相反者，彼我交讎，必不宜合。似義相牴牾，要當以前說爲正。蓋相惡相反，古方往往合用，陶以爲恐不如不用者，豈爲庸工而發乎。又陶及諸家所敘每藥七情，其理難得究詰，然是古來相傳之說，姑置不論而可也。

若有毒宜制，可用相畏相殺者。不爾，勿合用也。

《眞本千金》無「用也」二字。

立之案：《千金方》卷一・用藥第六云：「問云：凡合和湯藥，治諸草石蟲獸，用水升數消熬法則云何。答曰：凡草有根莖枝葉，皮骨華實。諸蟲有毛翅羽皮甲頭足尾骨之屬，有須燒練炮炙，生熟有定，一如後法，順方是福，逆之者殃。或須肉去皮，須皮去肉。或須根莖，又須花實。依方蕳練，稱量使足，治削極令淨潔，分藥稱兩，勿得參差。藥有相生相殺，氣力有強有弱，君臣佐使，若不廣通諸經，則不知有好有惡。或醫自以意加減，不依方分，使諸藥草石強弱相欺，入人腹中不能治病，更相鬭諍。草石相反，使人迷亂，力甚刀劒。若調和得意，雖不能治病，猶得安和五藏，於病無所增劇。」（此條宋本多誤，今據眞本。）是似此條之注解，故錄全文於此。《玉函經·證治總例》亦載此文，文少異，而與宋版《千金》合，知是經宋臣校正，不可據，故今不繁引。

藥有酸、鹹、甘、苦、辛五味，

立之案：《金匱》云：「所食之味，有與病相宜，有與身爲害。若得宜則益體，害則成疾，以此致危，例皆難療。」又云：「肝病禁辛，心病禁鹹，脾病禁酸，肺病禁苦，腎病禁甘。春不食肝，夏不食心，秋不食肺，冬不食腎，四季不食脾。」《醫心方》廿九引《膳夫經》云：「春勿食肝，須增鹹苦，禁食脾肺及辛甘。夏勿食心，須增酸甘，得食肝脾，禁食腎肺及苦辛。秋勿食肺，須增鹹甘，得食脾腎，禁食肝心及苦酸。冬勿食腎，須增辛酸，禁食心脾及甘苦。四季勿食脾，須增苦辛，得食心肺，禁肝腎酸鹹。」又引崔禹錫《食經》云：「春七十二日，宜食酸鹹味。夏七十二日，宜食甘苦味。秋七十二日，宜食辛鹹味。冬七十二日，宜食鹹酸味。四季十八日，宜食辛苦甘味。」

《大素經》云：「五穀爲養，五菓爲助，五畜爲益，五菜爲埤。」注云：「五穀爲養生之主也，五菓助穀之資，五畜益穀之資，五菜埤穀之資也。五穀、五畜、五菓、五菜，用之充飢，則謂之食。以其療病，則謂之藥。此穀畜菓菜等廿物，乃是五行五性之味，藏府血氣之本也。充虚接氣，莫大於茲。奉性養生，不可斯須離也。」以上並說常食之宜忌，而食與藥，其義不二，故《千金方》引扁鵲曰：「夫爲醫者，當須洞視病源，知其所犯，以食治之。食療不愈，然後命藥。藥性剛烈，猶爲御兵。兵之猛暴，豈容妄發。發用乖儀，損傷更衆。藥之投病，夭濫亦然。」（今據《醫心方》所引錄）《御覽》引《養生略要》云：「《神農經》曰：五味養精神，強魂魄。五石養髓，肌肉肥澤。諸藥，其味酸者，補肝養心除腎病。其味苦者，補心養脾除肝病。其味甘者，補脾養肺，除心病。其味辛者，補肺養腎除脾病。其味鹹者，補腎養肺除肝病。

故五味應五行，四體應四時。夫人性生於四時，然後命於五行，以一補身，不死命神，以母養子，長生延年。以子守母，除病究年。」《素問·六節藏象論》云「草生五色，五色之變，不可勝視。草生五味，五味之美，不可勝極。嗜欲不同，各有所通。天食人以五氣，地食人以五味。五氣入鼻，藏於心肺，上使五色修明，音聲能彰。五味入口，藏於腸胃。味有所藏，以養五氣。氣和而生，津液相成，神乃自生」共可以證也。

《千金》卷廿九五藏傍通如左，今摘錄以便檢閱。

五藏	腎一水	心二火	肝三木	肺四金	脾五土
五味	鹹	苦	酸	辛	甘
五穀	大豆	麥	麻	稻黃黍	稷
五畜	豕《外臺》云豕鼠	羊《外臺》蛇馬	鷄《外臺》虎兔	犬《外臺》猴雞	牛《外臺》云龍羊犬牛
五果	栗	杏	李	桃	棗
五菜	藿	薤	韭	葱	葵

立之案：凡五味之入口也，混合嚥下，而胃先受之，脾以銷而磨之。其精粹之氣，上滋養五藏百脈，無所不到。其間酸入肝、苦入心之類，即是自然之眇理，不得不必然而然者。非所以酸味直達於肝，苦味專入於心，各自有區別之謂也。不知此理而處方，則雖單方稍得其意，至複方則窮矣。是農家常事，而不可不究也。

又有寒熱溫涼四氣，

王冰曰：「夫氣之用也，積涼爲寒，積溫爲熱。以熱少之，則其溫也。以寒少之，則其涼也。以溫多之，其則熱也。以涼多之，其則寒也。各當其分，則寒寒也，溫溫也，熱熱也，涼涼也。方書之用，可不務乎。故寒熱溫涼，商降多少，善爲方者，意必精通，餘氣皆然，從其制也。」（《至真要大論》注）

立之案：《本經》無「涼」，唯有微溫、微寒。微寒者即涼，微溫者即溫，猶云微熱也。李時珍曰：「微寒即涼也。」宜從。且夫氣者，本從呼吸得之名，呼氣之緩急，以相爲寒熱溫涼。凡藥物五味之外，別有此四氣。氣即是性也，與香臭腥臊之氣不相涉，而寇氏以香臭之氣爲之解，而謂《本經》「氣」字恐後世誤書，當改爲「性」字，妄斷，不足據也。而白字別有「平」，蓋是不偏寒熱溫涼四氣，而爲平淡無辟之物，以應四季脾土之氣，故上品多平性而無毒，是四氣上加「平」而爲五氣，則與五味相比也。

及有毒無毒，

立之案：上文云：「上藥無毒，中藥無毒、有毒，下藥多毒。」此合而言之也。而每藥條下「無毒」「有毒」等字蓋原朱字所載。《吳氏本草》每引神農「無毒」，岐伯「有毒」等語，所云神農者，別有神農家一書，所錄亦古《本草》遺文也。《隋志》有《神農本草》四卷，《雷公集注》又云：「梁有《神農本草》五卷、《神農本草屬物》二卷。」蓋此等書中所載語，吳普採而引用者歟。但《證類》乾漆、白頭翁條，共云「無毒」（白字）「有毒」（黑字）。《御覽》引《本草經》白頭翁下亦有「無毒」字。因攷「無毒」「有毒」等字，《本經》已有之，《別錄》亦有。陶朱墨雜書時，其相同者，皆從墨字例。但此二條，《本經》「無毒」，《別錄》「有毒」，故不得不朱墨兩書。開寶重訂時依此，亦白黑兩書也。可知北齊《御覽》撰修時所見本草，此二字已爲朱書也。然今本《御覽》「無毒」「有毒」等字，或有或無，殆不一定，今不得悉依此以補訂，姑錄俟後攷。

陰乾暴乾，

陶云：「《經》說：陰乾者，謂就六甲陰中乾之。又依遁甲法，甲子旬，陰中在癸酉，以藥著酉地也。實謂不必然。正是不露日暴，於陰影處乾之爾。所以亦有云暴乾故也。若幸可兩用，亦當爲善。」《開寶本草》云：「今按本草採藥陰乾者，皆多惡。至如鹿茸，《經》稱陰乾，皆悉爛令壞。今火乾易得且良，草木根苗，陰之皆惡。九月已前採者，悉宜日乾。十月已後採者，陰乾乃好。」

採治時月生熟，

陶云：「凡採藥時月，皆是建寅歲首，則從漢太初後所記也。其根物多以二月、八月採者，謂春初津潤始萌未衝，枝葉勢力淳濃故也。至秋，枝葉乾枯，津潤歸流於下。今即事驗之，春寧宜早，秋寧宜晚，華實莖葉，乃各隨其成熟爾。歲月亦有早晏，不必都依本文也。」

立之案：「陰乾」以下，黑字載之，白字中無攷。但乾地黃、乾薑條並云：「生者尤良。」蛇蛻、蜣蜋條共云：「火熬之良。」貝子下云：「燒用之良。」是僅似謂生熟可攷。

土地所出，

陶氏序例云：「諸藥所生，皆的有境界。秦漢已前，當言列國。今郡縣之名，後人所改爾。江東已來，小小雜藥，多出近道，氣力性理，不及本邦。假令荊、益不通，則全用歷陽當歸，錢塘三建，豈得相似。所以療病不及往人，亦當緣此故也。」又自序云：「所出郡縣，乃後漢時制，疑仲景、元華等所記。」

立之案：《太平御覽》引《本草經》曰：「消石，一名芒硝，味酸苦寒，生山谷，治五藏積。生益州。」每條如此，必是古本草體裁。所云「生山谷」者，白字本文。云「生益州」者，黑字本文。孫星衍全效此再輯，蓋謂復古。然諸類書所引，多是陶注七卷者，而混引朱墨，則未可悉皆爲據。故今余所輯者，經文一取

《證類本草》白字，校以諸書所引用注於下。

眞僞，

陶云：「採送之家，傳習造掘，眞僞好惡莫測。所以鍾乳酢煎令白，細辛水漬令直，黄耆蜜蒸爲甜，當歸灑酒取潤，螵蛸膠著桑枝，呉公朱足令赤。凡有此等，皆非事實。俗用既久，轉以成法，非復可改，未如之何。」

陳新，

陶云：「凡狼毒、枳實、橘皮、半夏、麻黄、呉茱萸，皆欲得陳久者，其餘唯須精新。」

並各有法。

立之案：陰乾、暴乾云云，並各有法式之謂也。而有毒、無毒以下，白字中無。攷其文皆出於黑字，黑字亦神農家遺言，名醫傳來，所記與白字方相爲經傳。故白字先言之，而黑字述之。

藥有宜丸者，

立之案：古云丸者，皆以蜜和，或棗肉和丸。仲景方、《千金》《外臺》等所載皆然。如糊丸法昉於宋人矣。茝庭先生曰「丸之爲物，其體也結，勢不外達，而以漸鎔化，故其力最緩。而補則取次收效，瀉則羈下癥癖。然大毒難入湯散者，丸以用之，亟建殊績焉」是爲糊丸說。然其理可通，故錄於此。

宜散者，

立之案：凡病未凝固者，多用散藥散之。如汗後煩渴，與五苓散。大病水氣，牡蠣、澤瀉散主之之類是也。茝庭先生曰：「散之爲物，其體也散，故直到膈胃，而猶有外達之勢。不問藥之緊慢，欲疎壅閉者，尤所宜。其輕浮也，故少戀滯之能，而性味易竭。是以力頗劣於湯，然比丸爲捷。故大毒亦稍所畏矣。」

宜水煮者，

立之案：水煮者，即湯法也。蓋湯之爲言蕩也，謂蕩滌腸胃。《詩・陳風》「子之湯兮」傳：「湯，蕩也。」可以證矣。仲景桂枝麻黄等諸湯，皆是水煮正法。而宋後謂煮爲煎，其誤至於今日矣。茝庭先生曰：「湯之爲物，煮取精液，藥之性味混然融出，氣勢全壯，其力最峻。表裏上下無所不達，卒病痼疾無所不適。是故補瀉溫涼，有毒無毒，皆以湯爲便，所以用湯最多也。唯其最峻，故大毒之藥，功用過烈，乃在所畏。本草不宜入湯酒者，多係大毒之品，其意可知也。」《千金方》卷一・診候第四引仲景曰：「欲治諸病，當先以湯洗除五藏六府間，開通諸脈，理道陰陽，破散邪氣（《醫心方》引作「蕩中破邪」），潤澤枯朽，悅人皮膚，益人氣力。水能淨萬物，故用湯也。若四肢病久（《醫心方》「久」作「人」），風冷發動。次當用散，散能逐邪，風氣濕痺，表裏移走，居無常處，散當平之。次用丸，丸藥者（《醫心》無「者」字），能逐風冷，破積聚，消諸堅癥（《醫心》作「瘕」），進飲食，調榮衛，能參合而行之者，可謂上工。醫者，意也。」（出《眞本千金方》）《醫心方》卷一引蔣孝琬曰：「須知春秋服散，夏服湯，冬服丸，便是依時之藥。方言夏服湯者，夏人氣行皮膚榮衛之中，若人夏受得邪，初病者淺，不深，故服湯去初邪耳。冬服丸者，冬寒，人氣深入，行於五藏六府骨髓之内，若初受邪者，病還深入與人氣併行。若服湯，湯氣散未至疾所，氣已盡矣，故作丸服之。散遲日服之，不廢用者，不費而病愈。故冬服丸，春秋服散者，春秋二時，晝夜均，寒暑均（二字疑衍），寒暑調，人氣行於皮宍之間，不深不淺，故用散和酒服之。酒能將藥氣行人宍中，以去其邪，故春秋服散。」

宜酒漬者，

陶云：「凡漬藥酒，皆須細切，生絹袋盛之，乃入酒密封，隨寒暑日數視其濃烈，使可漉出，不必待至酒盡也。滓可暴燥微擣，更漬飲之，亦可散服。」

立之案：《醫心方》卷一引蔣孝琬曰：「病有新舊，療法不同。邪在毫毛，宜服膏及以摩之。不療，廿日入於孫脈，宜服藥酒。酒是熟液，先走皮膚，故藥氣逐其酒勢，入於孫脈，邪氣散矣。不療，卌日入於絡脈，宜服湯。不療，六十日傳入經脈，宜服散。不療，八十日入於藏府，宜服丸。百日已上，謂之沈痾，宜服煎也。」《素問·陰陽應象大論》云：「邪風之至，疾如風雨，故善治者治皮毛，其次治肌膚，其次治筋脈，其次治六府，其次治五藏。治五藏者，半死半生也。」《史記·扁鵲傳》云：「病之居腠理也，湯熨之所及也。在血脈，針石之所及也。其在腸胃，酒醪之所及也。其在骨髓，雖司命無奈之何。」並文義相同。蓋是古來相傳之說，唯謂病淺者可治，深者不可治也。非刀圭家之實事也。以何知然。扁鵲見齊侯，三言君有疾，在腠理、在血脈、在腸胃，此時齊侯不病。後五日，扁鵲望見而退走，云：「今在骨髓，無奈之何。」此一事全非實詣，前有起虢太子死，以死爲生之一談是爲實事。因次之添「以生爲死」之一話，以成「越人非能生死人也」之義。而此病果爲何哉。扁鵲，名醫也，以不疾爲疾，以決爲必死則可也。四五廿日間，指病之在腠理、血脈、腸胃、骨髓，則不可也。是知本於邪之著人，入深則不可治之語，而作扁鵲過齊之一章，恐是小說者流之所誤傳歟。

又案：蔣孝琬所說，謂病有新舊，自淺入深則可，謂日期及療法，則不可也。唯《素問》所說爲實事，後人潤色傅會之徒，爲蛇足之語，遂至於不可解。古書此類尤多，不可不究也。

宜膏煎者，

陶云：「凡合膏，初以苦酒漬，令淹浹，不用多汁，密覆勿泄，從今旦至明旦。亦有止一宿者，三上三下，以泄其焦勢，令藥味得出。上之使匝匝沸，仍下之，取其沸，靜良久乃上，寧欲少生。其中有薤白者，以兩頭微焦黄爲候。有白芷、附子者，亦令小黄也。猪肪皆勿令經水，臘月彌佳。絞膏亦以新布，若是，可服之膏，膏滓亦堪酒煮，稍飲之。可摩之膏，膏滓則宜以薄病上。此蓋欲兼盡其藥力也。」

立之案：《金匱·黄疸門》猪膏髮煎，及范汪黄膏、白膏（《外臺》卷第一引）皆是膏煎正法。又《金匱·瘧門》鼈甲煎丸，《疝門》大烏頭煎，並不用猪膏，用蜜或酒煎，是等亦出於膏煎者，宜偁蜜煎、酒煎而可，如單水煎法，蓋古所無歟。

亦有一物兼宜者，

陶云：「又案藥性一物，兼主十餘病者，取其偏長爲本。」茝庭先生曰：「藥之爲物，氣味相藉，必有一定不移之本性。於是其功乃有偏長，擴而充之，則兼主十餘病，其理昭然矣。唯每藥之下，白字黑字俱藴其秘，豈古人識識相因，故叙事約雅，意在言外者乎。如麻黄苦溫，其功發陽，故能治邪氣表壅，亦能治肺冷喘欬，亦能治水濕外實。黄耆甘溫，其功托陽，故能治虚勞不足，亦能治癰疽膿潰，能治濕邪粘滯之類。其所主雖多端，要其指歸則一，蓋配合之宜，轉輾活用，皆本於一定之本性而已。仲景用藥，理必如此。古本草之旨，亦復不外乎此矣。」

亦有不可入湯酒者，

立之案：大毒猛厲之藥，不可入煮湯漬酒中，只丸藥及外傅宜用之。陶氏《序録》載丸藥不宜湯酒者若干種，是陶氏《本草經》七卷本之面目，而農岐已來，名醫傳來之古説。

並隨藥性，不得違越。

立之案：謂凡百藥物，並隨其本性而治用，則其用無窮。然至其法與理，不得相違背、相踰越耳。《聖濟經》云「物各有性，性各有材，材各有用。聖人窮天地之妙，通萬物之理，其於命藥，不特察草石之寒溫，順陰陽之常性而已，以謂物之性有盡也。制而用之，將使之無窮。物之用有窮也，變而通之，將使之無窮。夫唯性無盡，用無窮，故施於品劑，以佐佑斯民，其功用亦不一而足也」；吳氏注云「溫涼寒熱，物之性也。可以去邪禦疾，性之材也。因其材而施於治療之際，材之用也」；《聖濟經》云「又有因其性而爲用者，有因其用而爲使者，有因其所勝而爲制者，其類不同。然通之皆有權，用之皆有法也」並足與本論互發，故錄出於此。

欲治病，

立之案：治病，謂治凡百諸病也。與前條云「下藥主治病」自別矣。

先察其源，

仲景《傷寒論·序》云：「雖未能盡愈諸病，庶可以見病知源。」《玉函經》云：「主候長存，形色未病，未入腠理，鍼藥及時，服將調節，委以良醫，病無不愈。」《漢書藝文志》云：「醫經者，原人血脈、經落、骨髓、陰陽、表裏，以起百病之本，死生之分。」是也。

立之案：源，即因也。以察知其病因爲先務也。《醫心方》卷一引《本草經》「欲」上有「凡」字。

候其病機，

《至眞要大論》云：「岐伯曰：審察病機，無失氣宜。帝曰：願聞病機何如。岐伯曰：諸風掉眩，皆屬於肝。」

立之案：凡病之所發動，謂之病機。即爲以所候，故又謂之病候。巢氏《諸病源候論》之名，蓋採於此言。既察知病源，又候得其病所發動之機變，而後始可施治也。茝庭先生曰「邪之進退消長，勢之緩急劇易，皆謂之機也。是亦病機之一端已。以余觀之，則所云『諸風掉眩』，是病機也。『皆屬於肝』，是病源也。譬風寒邪氣是病源，其爲頭痛項強，惡寒發熱，是病機也。如此解之，則無所不通矣。《醫心方》引作「先候病機」，與《證類》合。

五藏未虛，六府未竭，

《大素》六藏府之一云：「五藏者，藏精神而不寫者也，故滿而不能實。六府者，實而不能滿。所以然者，水穀之入口，則胃實而腸虛。食下，則腸實而胃虛，故曰實而不滿。」

立之案：五藏收氣，故名曰藏，即藏匿在内之義。《說文》：「臧，善也。」段玉裁曰「凡物善者，必隱於内也，以從艸之藏，爲臧匿字，始於漢末」是也。六府收物，故名曰府，即府庫之義。《說文》「府，文書臧也」是也。後世別作「臟腑」字，非是也。竭即渴之假借。《說文》「渴，盡也」是也。「竭，負舉也」，義自別，而經典多用「竭」爲竭盡字，皆「渴」之假借也。

又案：五藏臧氣，故曰虛。六府臧物，故曰竭。文義了然可味。

血脈未亂，

立之案：《說文》：「血，祭所薦牲血也。」又云：「衇，血理分衺行體中者。或作脈，籒文作衇。」蓋蒼頡造字之前，人氣血與牲血共名曰血，但有音而無字，字取於物而作，故血字從皿，專爲牲血字，而其義則人之氣血亦在焉也。故《釋名·釋形體》云：「血，濊也。出於肉，流而濊濊也。」而《說文》衇字，從血而訓以血理，學者不通此義，或謂牲血字轉注爲氣血字，則非得《說文》讀法者也。《太素》云：「中焦受氣，取汁變化而赤，是謂血也。」《弘決外典抄》引《和名抄》引野王案：「血，肉中赤汁也。而訓知。蓋知者流行不止，順環無極之義。與知留散、知利塵之知同意。」《太素》云：「壅遏營氣，令無所避，謂是脈。」《和名抄》引野王案：「脈，肉中赤汁也。而訓知乃美知。」**又案**：《扁鵲傳》云：「血脈治也，而何怪。」所以血脈治者，即血脈未亂也。

精神未散，

立之案：《説文》：「精，擇米也。」轉注爲凡精好之偁。又云：「神，天神引出萬物者也。」轉注爲凡神眇之稱。則精神者，五藏精粹，神眇之氣，所以成形體也。《靈樞·本神篇》云「生之來謂之精，兩精相摶謂之神」，《太素》云「兩神相摶，合而成形。常先身生，是謂精」是也。所云「精神未散」者，即五藏未虛之謂。血脈未亂者，即六府未竭之謂。是互文見義。《太素》云「五藏，主藏精者也。不可傷，傷則守失而陰虛，陰虛則無氣，無氣則死」，《御覽》引《養生伏氣經》云：「神者，精也。寶精則神明長生。精者，血脈之小流，守骨之靈神。精去則骨枯，骨枯則死矣」並謂血氣已亂，精神已散也。

又案：《弘決外典抄》引《呂氏春秋》云：「勞者，精神則散也。」是在精神而云散，與此同例。

服藥必活。

立之案：《説文》：「活，流聲也。言活發流而不止。」轉注爲凡不死之偁。《呂覽·達鬱篇》云：「凡人三百六十節，九竅、五藏、六府、肌膚，欲其比也，血脈欲其通也，筋骨欲其固也，心志欲其和也，精氣欲其行也。若此則病無所居，而惡無由生矣。病之留，惡之生也，精氣鬱也。」《素問·玉版論要篇》云：「逆則死，從則活。」

若病已成，可得半愈，病勢已過，命將難全。

立之案：《素問·湯液醪醴論》云：「夫上古作湯液，故爲而弗服也。中古之世，道德稍衰，邪氣時至，服之萬全。當今之世，必齊毒藥攻其中，鑱石鍼艾治其外也。」《移精變氣論》云：「中古之治病，至而治之，湯液十日，以去八風五痺之病。十日不已，治以草蘇草荄之枝。本末爲治，標本已得，邪氣乃服。暮世之治病也則不然，治不本四時，不知日月，不審逆從。病形已成，乃欲微鍼治其外，湯液治其內，粗工兇兇，以爲可攻，故病未已，新病復起。」並與此相發。

若用毒藥治病，先起如黍粟，病去即止，不去倍之，不去十之，取去爲度。

陶云：「按今藥中單行一兩種有毒物，只如巴豆、甘遂之輩，不可便令至劑爾。如《經》所言：一物一毒，服一丸如細麻。二物一毒，服二丸如大麻。三物一毒，服三丸如胡豆。四物一毒，服四丸如小豆。五物一毒，服五丸如大豆。六物一毒，服六丸如梧子。從此至十，皆如梧子，以數爲丸。而毒中又有輕重，且如鉤吻、狼毒，豈同附子、芫花輩。凡此之類，皆須量宜。」又後文云：「凡丸藥，有云如細麻者，即胡麻也，不必扁扁，但令較略大小相稱爾。如黍粟亦然，以十六黍爲一大豆也。如大麻子者，準三細麻也。如胡豆者，即今青班豆是也，以二大麻子準之。如小豆者，今赤小豆也，粒有大小，以三大麻子準之。如大豆者，以二小豆準之。如梧子者，以二大豆準之。一方寸匕散，蜜和得如梧子，準十丸爲度。如彈丸及雞子黄者，以十梧子準之。」

立之案：本文無丸藥之說，陶氏斷以丸藥爲之解，蓋有所受而然。又《素問·移精變氣論》云：「今世治病，毒藥治其內，鍼石治其外。」又《湯液醪醴論》云：「當今之世，必齊毒藥攻其中，鑱石鍼艾治其外也。」所云「毒藥」謂下藥，主治病多毒，不可久服者也，蓋亦謂丸藥也。《千金》治小兒宿乳不消，腹痛驚啼牛黄丸方後云：「百日兒，服如粟米一丸。三歲兒，服如麻子一丸。五六歲兒，服如胡豆一丸。五下五ヲ」又紫雙丸方後云：「半歲兒，服如荏子一雙。二歲兒，服如半麻子一雙。三四歲者，服如麻子二丸。五六歲者，服如大麻子二丸。七歲八歲，服如小豆二丸。九歲十歲，微大於小豆二丸。五下四ウ」

治寒以熱藥，治熱以寒藥。

《至眞要大論》云：「寒者熱之，熱者寒之，微者逆之，甚者從之。」王注云：「逆之，謂以寒攻熱，以熱攻寒。從之，謂攻以寒熱。雖從其性，用不必皆同。」又云：「治寒以熱，治熱以寒。有病熱者，寒之而熱。有病寒者，熱之而寒。諸寒之而熱者，取之陰。熱之而寒者，取之陽。所謂求其屬也。」

立之案：治寒以熱藥者，《金匱》寒疝用附子粳米湯、赤丸、烏頭煎之類是也。治熱以寒藥者，中暍用白虎湯之類是也。論其常法，則如此。至其變法，則不可究也。《漢書藝文志》云：「經方者，本草石之寒溫，量疾病之淺深，假藥味之滋，因氣感之宜，辨五苦六辛，致水火之齊，以通閉解結，反之於平。及失其宜者，以熱益熱，以寒增寒，精氣内傷，不見於外，是所獨失也。故諺曰：有病不治，常得中醫。」與此條同義。

飲食不消，以吐下藥。

立之案：《金匱》宿食用大承氣湯及瓜蒂散之類是也。

鬼注蠱毒，以毒藥。

《病源》鬼注候云：「注之言住也，言其連滯停住也。人有先無他病，忽被鬼排擊，當時或心腹刺痛，或悶絶倒地，如中惡之類。其得差之後，餘氣不歇，停住積久，有時發動，連滯停住，乃至於死。死後注易傍人，故謂之鬼注。」又蠱毒候云：「凡蠱毒有數種，皆是變惑之氣。人有故造作之，多取蟲蛇之類，以器皿盛貯，任其相噉食，唯有一物獨在者，即謂之爲蠱，便能變惑，隨逐酒食爲人患禍，患禍於他，則蠱主吉利，所以不羈之徒，而畜事之。又有飛蠱去來無由，漸狀如鬼氣者，得之卒重。凡中蠱病，多趨於死。以其毒害勢甚，故云蠱毒。」

立之案：毒藥者，鉤吻、鬼臼、蜀漆、鳶尾之屬共主蠱毒是也。鬼注蠱毒，皆是陰邪至極者，故大毒猛厲之品以治之。蓋以毒制毒之理也。

癰腫瘡瘤，以瘡藥。

《病源》：「腫，一寸至五寸癰也，五寸至一尺癰疽也，一尺至三尺名曰竟體。癰瘤者，皮肉中忽腫起，初梅李大，漸長大，不痛不痒，又不結強，言留結不散，謂之爲瘤。」《釋名》云：「癰，壅也。氣壅否結裹而潰也。腫，鍾也。寒熱氣所鍾聚也。瘤，流也。血流聚所生瘤腫也。」

立之案：《說文》：「癰，腫也。」「腫，癰也。」「瘤，腫也。」統言之也。析言則氣血壅塞而起腫者謂之癰，留結而腫者謂之瘤。腫者本是一處腫起之字，故癰腫互訓。《說文》又云「痤，小腫也」「瘻，頸腫也」並是本義，轉注爲凡水腫、浮腫之字也。瘡乃創俗字。《說文》「創，傷也」「傷，創也」是爲互訓，亦與癰腫同例。凡傷身無甚於刀，故金創爲本義，轉注諸瘍傷身，亦曰創。因去刀從疒，別作瘡瘍字，以別金創字也。今從皇國傳來古鈔《新修本草》，金創字作創，瘡瘍字作瘡。下倣此。

風濕，以風濕藥。

《素問·風論》云：「風者，百病之長。」《痺論》云：「風寒濕三氣雜至，合而爲痺。」《說文》：「痱，風病也。」「痺，濕病也。」

立之案：此偁風濕，則泛指痱痺之屬。蓋痱痺者，爲風濕中之大病也。《傷寒論》云：「傷寒八九日，風濕相搏，身體疼煩，不能自轉側，是亦風濕病之一端耳。」

各隨其所宜，

立之案：謂各藥隨其性所宜，而斟酌用之也。以上並提。舉凡大病所謂寒熱者，三因共有之證，寒熱虛實，最不宜不辨也。飲食不消者，不內外因之最甚者，故非吐則利，得分利而愈也。鬼注蠱毒者，外因之入最深者，故非大毒猛厲之品，則不能治。風濕者，外因之在血脈間者。癰腫瘡瘤者，內因之發於表外者也。

宜適當也。詳見於前。

病在胸膈以上者，先食後服藥。病在心腹以下者，先服藥而後食。病在四肢血脈者，宜空腹而在旦。病在骨髓者，宜飽滿而在夜。

《醫心方》引《抱朴子》云：「案中黃子服食節度曰：服治病之藥，以食前服之。服養生之藥，以食後服之。吾以諮鄭君，何以如此也。鄭君言：易知耳。欲以藥攻病，既宜及未食，內虛令毒勢易行，若以食後服之，則藥攻穀而力已盡矣。若欲養生，而以食前服，藥力未行而穀驅之以下，不得除止作益也。」《醫心方》卷十九·金陽丹服法條云：「但病在胸膈以上者，先喫淘飯，後服丹藥。病在腰以下者，先喫藥，後食飯。若在頭面及遍身者，不用淘飯，只用酒漿。」又服金石凌方第廿引《服食論》云：「若病上發，少食服。若病下發，空腹服之。」又卷二廿四ヲ引《葛氏方》云：「凡服藥，不言先食後食者，皆在食前。其應食後者，自各說之。」

立之案：以上諸說，並與本論符，而此專論丸散服法，非煮湯之謂也。蓋凡服藥在空腹食前者，古來之通例，而食後服者，非通例。故仲景於茵蔯五苓散、烏梅丸、赤石脂丸、赤丸四條，特有「先食」文，並與經義合。其說如左矣。如茵蔯五苓散，穀疸之「食即頭眩，心胸不安」，酒疸之「心中懊憹而熱，不能食，時欲吐」，並胸膈以上之證，故先食然後服藥。若在食前服之，則雖專有利尿之功，不能令藥氣通貫上部。今食後飲服者，令藥末戀滯於胸間，藥氣透徹於頭上，而漸漸導濕熱以下行，黃亦從小便去也。如烏梅丸吐蚘，此亦胸膈以上之證，故食後飲服，宜令藥味全然留在胸中，則先得食而上向之蚘，却得藥而下降，則諸證漸平也。如赤石脂丸「心痛徹背」，亦是膈上之證，而食後服一丸者，亦令藥力暫駐胸府，戀滯不下，漸溫散心痛椒薑烏附，而養心氣石脂黑字之意也。如赤丸，《金匱》作「先食」者，誤，宜從《千金》改「空腹」。《千金》卷十六・痼冷積熱第八云「赤丸主寒氣厥逆」，方後云：「蜜丸如麻子，空腹酒服一丸。」蓋是仲景原文。厥逆，即病在四肢血脈之證，則與《本經》合。而《千金》卷九・發汗第六有神丹丸治傷寒，寒熱體疼，其方與赤丸相類，而方後云：「先食服如大豆。」宋臣校注云：「《要略》用細辛不用人參，別有射罔棗大一枚，名赤丸，主寒氣厥逆。」據此，則宋臣以爲神丹丸與赤丸同方，故於此校以《金匱》赤丸。故《金匱》方後文亦依神丹丸方後文誤作「先食」，何故不撿《千金》十六卷別有赤丸乎。不知傷寒，寒熱病在上部肌表，服之在食後，且生薑湯下，又須臾進熱粥，覆出汗。是在於食後薑湯熱粥三件，制烏附大毒之藥勢，令漸漸驅散寒邪，發達肌表，得汗解耳。與四肢厥逆，空腹酒服，雖其方相類，其意不相涉也。如薯蕷丸，亦空腹酒服，而治「虛勞諸不足，風氣百疾」，則是亦在四肢血脈之疾，亦空腹酒服也。其他《千金》卷十七主肺傷，心下急痛，痛引胸中，補傷散。方後云：「食上酒，服方寸匕。」《外臺》卷十五引《古今錄驗》療五驚喜怒不安，定志紫葳丸。方後云：「先食服十丸。」又「《延年》黃連丸，主風熱氣發，即頭面煩悶不能食」方後云：「食上飲汁下。三十ウ」共與經義同。又「《古今錄驗》主心氣不定，五藏不足，茯神丸。」方後云：「擣下篩，服方寸匕，後食，日三。蜜和丸如梧桐子大，服六七丸，日三，亦得。」蓋是心腹以下及血脈之疾，故在空腹乎。又《千金月令》「主冷熱氣疾，癥癖結聚，痃氣七宣丸」方後云：「疾在下，空腹服。在上，食上服。」《千金翼》卷十八治諸熱玄霜方後云：「病膈上熱，食後服。膈下熱，空腹服之。」共亦與經義合矣。《金匱》十棗湯，平旦溫服者，是欲在空腹時，令懸飲一時快下也。故此在煮法特云平旦溫服耳。

夫大病之主，

　立之案：《千金》作「夫百病之本」，與下文「枝葉」二字相應，而所引止其間變動。《至眞要大論》云「夫百病之生也，皆生於風寒暑濕燥火」，《病源》云「大病者，中風、傷寒、熱勞、溫瘧之類是也」並與此文義相類。本章病目凡五十名，而包括天下萬世了。《易·繫》曰：「大衍之數五十」，五十，天地萬物之總數也。

有中風傷寒，

《眞本千金》「寒」作「風」。《五十八難》曰：「傷寒有五，有中風，有傷寒，有濕溫，有熱病，有溫病，其所苦各不同。」《病源·風邪候》云：「病有五邪，一曰中風，二曰傷暑，三曰飲食勞倦，四曰中寒，五曰中濕，其爲病不同。」

立之案：風寒是邪中之最甚者，故先舉之。即非《傷寒論》所謂中風傷寒也。

寒熱溫瘧，

立之案：《釋名》：「寒，扞也。扞，格也。熱，爇也。如火所燒爇也。」《五常政大論》云：「大暑以行，欬嚏鼽衄鼻窒，曰瘍寒熱胕腫。」王注云：「寒熱，謂先寒而後熱，則瘧疾也。」此云「寒熱」，蓋與此同義。謂寒瘧正證也。溫瘧者，熱瘧也，亦是寒熱之病，故此連言之。《說文》云：「瘧，寒熱休作病。」《釋名》云：「瘧，酷虐也。凡疾或寒或熱耳。而此疾先寒後熱，兩疾似酷虐者。」然則先寒後熱者，爲瘧之本證。《素問》謂之「寒瘧」，《周禮》謂之「瘧寒疾」。則溫瘧者，對寒瘧而立名。《瘧論》所謂「先熱而後寒，名曰溫瘧」，「恒山」白字所云「熱發溫瘧」是也。《金匱》云：「溫瘧者，其脈如平，身無寒但熱，骨節疼煩時嘔，白虎加桂枝湯主之。」《病源》云：「夫病瘧六七日，但見熱者，溫瘧矣。」共是自一說。

又案：《和名抄》：「瘧，俗云衣夜美，一云和良波夜美。見《源氏物語·若紫卷》」蘭軒先生曰：「瘧，訓衣夜美，一訓和良波夜美。疫，亦訓衣夜美，一訓度歧乃介。其病雖有差別，並是天行時令之病。一郡一國皆患之，故統訓爲疫病。若析言之，疫訓時氣，瘧訓童病。時氣者，爲時氣所感，故以爲名。童病之名，未詳。世說注俗傳行瘧鬼小，多不病巨人。《夢溪補筆談》載吳道子畫鍾馗，有唐人題記其略曰：明皇痁，一夕夢二鬼，一大一小，大者捉其小者啖之，夢覺，痁瘳。」《太平御覽》引《錄異傳》：「嘉興令吳季，瘧，經武昌廟，辭謝乞斷。又弘父患瘧，後至田舍，瘧發，有數小兒持公首脚，公捉得一兒，化成黄鷁，縛以還家，比曉失鷁，瘧遂斷。」案：瘧、鷁同音，故有此語話柄耳。《千金方》載治瘧符，其文中曰：「瘧，小兒。」又曰：「今有一瘧鬼小兒。」則知瘧鬼爲小兒，故訓爲童病也。詳見《遺蒿》中

立之案：寒熱者，非別是一病。《金匱・虛勞篇》：「男子脈虛沈弦，無寒熱。」《短氣篇》：「平人無寒熱。」《血病篇》：「病人面無血色，無寒熱。」又：「病人胸滿無寒熱。」《姙娠篇》：「無寒熱，名姙娠。」茝庭先生曰：「無寒熱，俱言無外邪也。」《靈樞・寒熱病篇》皮寒熱、肌寒熱、骨寒熱，並亦謂外感也。因攷寒熱者，是外邪中之證候，最易明者。即惡寒發熱之略言也。《素問・風論》云「風者，善行而數變，腠理開則洒然寒，閉則熱而悶。其寒也則衰食飲，其熱也則消肌肉，故使人怢慄而不能食，名曰寒熱」；又《脈要精微論》云「風成而爲寒熱」；又《生氣通天論》云「因於露風乃生寒熱」；《論衡・寒溫篇》云：「遭風逢氣，身生寒溫」共可以徵矣。

中惡霍亂，

《病源》：「中惡者，是人精神衰弱，爲鬼神之氣卒中之也。夫人陰陽順理，榮衛調平，則神守，則強邪不干正。若將攝失宜，精神衰弱，便中鬼毒之氣。其狀卒然心腹刺痛，悶亂欲死。」

立之案：霍亂，《素問》唯有名而不說證候。《靈樞・五亂篇》略說證候，至《傷寒論》證治共詳，云「嘔吐而利，名曰霍亂。」《肘後》始言病因，《病源》說名義，云：「其病揮霍之間，便致撩亂也。」竊謂霍亂吐利急卒而來，故與中惡連偁歟。而《病源》霍亂門中又別出中惡霍亂候云：「冷熱不調，飲食不節。」

「令人陰陽清濁之氣相干而變亂於腸胃間，則成霍亂。」而云「中惡者，謂鬼氣卒中於人也。其狀卒然心腹絞痛，而客邪内擊，與飲食寒冷相搏，至陰陽之氣亦相干亂，腸胃虚則變吐利煩毒爲中惡霍亂也」是中惡而後成霍亂者，蓋古有中惡霍亂連偁如《本經》者，故巢氏遂贅出此條歟。而《千金》云：「原夫霍亂之爲病也，皆因食飲，非關鬼神。」據此，則世或有霍亂關鬼神之説，故眞人駮之，亦中惡霍亂連偁之徵也。《和名抄》霍亂訓「之利與理久智與理古久夜萬比」，蓋云「古久」者，謂寫出也。今鄙人往往謂放屁呼「倍古久」者，同義也。

大腹水腫，

《素問・水熱穴論》：「水病下爲胕腫大腹。」《厥論》：「陰氣盛於上則下虚，下虚則腹脹滿。」《靈樞・脹論》云：「夫脹者，皆在於藏府之外，排藏府而郭胸脇，脹皮膚，故命曰脹。」《脈經篇》云：「主血所生病者，大腹水腫，膝臏腫痛。」《至眞要大論》云：「諸脹腹大，皆屬於熱。」

立之案：大腹者，彭脹，瞋滿之總偁。水腫者，統言四肢諸部，乃對大腹而成語也，《藏氣法時論》所云「腹大脛腫」是也。大腹水腫見於郁核、巴豆、澤蘭條，大腹水氣見澤漆下，腹中水氣見奄閭下。攷古單曰腫者，癰腫也。水病亦謂之胕腫、水腫，乃癰腫之轉注也。《和名抄》「腫」訓「波留」，今俗呼「波禮也末比」者是也。

腸澼下利，

立之案：腸澼者，下利中之重證，而腸中之氣襞積不通之義也。蓋下利而不腸澼者有之，腸澼而不下利者未之有也。此偁腸澼下利者，總括凡下利而言也。《素》《靈》並云「腸澼」，《金匱》云「便膿血」，又云「下重」，《病源》謂之「滯痢」（其言證），又謂之「腸垢」（其言物），《千金》《外臺》謂之「滯下」，宋已後則謂之「積滯」，皆僻異而義同耳。後世以痢疾爲外邪熱因，泄瀉爲内證寒因，古無此別，揔謂之下利泄瀉。至於《金匱》下利一門，專斥外邪，《病源》《千金》《外臺》謂之痢疾，辨論治法頗爲詳審。

又案：澼，即襞之假借。《說文》：「襞，韏衣也。」《士冠禮》「皮弁，服素積」注曰：「積，猶辟也。以素爲裳，辟蹙其要中。」《子虛賦》「襞積褰縐」張揖曰：「襞積，簡齰也。」據此，則襞、蹙、積三字同義同音，而古唯用辟字爲辟積義也。若《素問》曰「腸澼爲痔」，曰「腸澼便血」，曰「腸澼下白沫」，曰「腸澼下膿血」之類，並「腸澼」二字連語而非病名，謂病機也。楊上善注《太素》云「澼，音僻。洩膿血也」，吳崑注《素問》云「腸中澼沫」，《續字彙》：「澼，腸間水也」皆就腸澼字面爲訓，非古義也。《素問・陰陽別論》《太素・陰陽雜說》並有「陰陽虛，腸澼死」之文，是古字之偶存者，猶高粱草茲之類。而王楊二注，共失解矣。《新校正》云「全元起本辟作澼」，可以徵也。

大小便不通，

立之案：大便不通謂之秘，或謂之閉。小便不通謂之癃，或作淋。而此不云癃閉，而云大小便不通者，統言之也。蓋大便不通而非秘，小便不通而非淋者，往往有之。故此舉此五字以揔括之也。

賁豚上氣，

《靈樞・邪氣藏府病形篇》云：「腎脈微急爲沈厥，賁豚，足不收，不得前後。」《金匱》：「奔豚病從少腹起，上衝咽喉，發作欲死，復還止，皆從驚恐得之。」《病源》：「奔豚氣者，腎之積氣，起於驚恐憂思所生，若驚恐則傷神，心藏神。憂思則傷志，腎藏志也。神志傷，動氣積於腎，而氣下上遊走如豚之奔，故曰奔豚。」《五十六難》：「腎之積，名賁豚。發作於少腹上至心下，若豚狀，或上或下無時。」楊玄操注云：「又有奔豚之氣，非此積病也。名同而疾異焉。」

立之案：《靈樞》聯言五藏之病變云，心脈微，爲伏梁，在心下，上下行。肺脈滑甚，爲息賁上氣。肝脈微急，爲肥氣，在脇下，若覆杯。脾脈微大，爲痏氣，腹裏大。併腎之奔豚而爲五。「痏氣」恐「痞氣」訛，乃與《難經》合。則《難經》五藏積之名，殆胚胎於《靈樞》矣。蓋奔豚者，爲從下上衝病之摠偁。《醫心方》引《小品方》云：「所言如賁㹠之狀者，是病人氣如㹠奔走，氣息喘迫上逆之狀也。」又引《集驗方》云：「腹滿氣賁衝胸隔，發作氣欲絶，不識人，氣力羸劣，小腹起騰踊，如㹠子走上走下。」又引《醫門方》云：「奔㹠氣在心胸中，不下支滿。」又引《廣濟方》云：「賁氣在胸心，迫滿支寄。」因此，諸説參攷之，則今俗單呼爲積者，婦人多患之，或從驚恐，或從憂思，其證正如《病源》所説「驚恐賁㹠，憂思賁㹠」之狀。《金匱》所云「從驚恐得之者」是也。如奔豚湯，桂枝加桂湯，苓桂甘棗湯，並皆《金匱》驅飲收血之藥也。《醫心》所引《小品》《集驗》《醫門》《廣濟》諸方，並不過此三方增減之外，或加吳茱萸，或加牡厲，或加㹠血，皆急速令氣下降之意也。《醫心方》傍訓奔豚氣，爲「也末奴也末比」，亦似指今俗所呼積，而癥瘕別訓爲「加女波良」，可知奔豚不相涉也。

欬逆，

《説文》：「欬，屰氣也。」《周禮·疾醫》：「冬時有嗽上氣疾。」注：「嗽，欬也，上氣逆喘也。」玄應《一切經音義》引蒼頡云：「齊部謂軟曰欬。」又引《字林》云：「欬，瘶也。」《釋名》：「欬，刻也。氣奔至出入不平調，若刻物也。」《説文》：「屰，不順也。」《玉篇》：「屰，今作逆。」《廣韻》：「㖾，嘔㖾也。」

立之案：「欬逆」爲熟語。逆者，上氣之謂，故鄭氏以逆喘釋上氣。上氣今俗呼「古美阿介留」者是也。《醫心方》傍訓欬爲「志波布岐」。《和名抄》《類聚符宣抄》載天平九年六月太政官符云「咳嗽」，《新撰字鏡》欬字、嗽字並同訓。又「之波不歧也美」，見《源氏物語・夕顔卷》。「欬」俗作「咳」，別字。《禮記・內則》「不敢噦、噫、嚔、咳、欠、伸」，《漁父篇》「幸聞咳唾之聲」並連上下字從口歟。

嘔吐，

《說文》：「歐，吐也。」《釋名》：「嘔，傴也。將有所吐，脊曲傴也。」《東山經》：「膏水其中多薄魚，其音如嘔。」郭注云：「嘔，如人嘔吐聲也。」《太玄經》：「竈則歐歇之疾至。」注云：「歐歇，吐逆之聲也。」《說文》：「吐，寫也。」《釋名》：「吐，瀉也。故楊豫以東謂瀉爲吐也。」

立之案：寫、瀉古今字。則吐者，寫出於口之名。歐者，歐歇有聲之義。《說文》「哯，不歐而吐也」可以徵矣。歐、嘔古今字。歐之作嘔，猶欬之作咳也。

黄疸，

《說文》：「疸，黄病也。」《素問・平人氣象論》云：「溺黄赤安臥者，黄疸。」《病源》：「寒熱、身痛、面色微黄、齒垢黄、爪甲上黄，黄疸也。」

立之案：疸字爲黄病，未詳其義。竊謂疸，古只作檀，黄色如蘗皮之義，後去木從疒，作癉，又省作疸，遂失本義。《莊子》：「馬蹄澶漫爲樂。」《釋名》：「澶，本又作儃。」崔本作但，音燀。又鱣魚之字又作䱇，共可以徵矣。然則，《說文》疸字，亦今字今義歟。白字：檗木，一名檀桓。檀桓即檀之緩言。詳見檗木下，兒約之曰：《說文》：「䵎，黄黑色也。」《玉篇》：「䵎，他官切。黄黑色，或作黇。」《廣雅》：「䵎，黄也。」《廣韻》：「䵎，黄黑色。䵗，黄也。並他端切。」然則旦聲、亶聲、耑聲之字，自有黄色之義也。黄檗，名檀。黄病，名疸。皆此義或然矣。

消渴，

《說文》：「消，盡也。」「渴，盡也。」「漱，欲歠歠。」《釋名》：「消漱。漱，渴也。腎氣不周於胸，胃中津潤消渴，故欲得水也。」顏師古注《急就篇》云：「消渴，引飲不止也。」

立之案：「消渴」二字共訓「盡也」，則引飲不止之義在焉。渴欲飲水，大渴引飲之類，似宜作漱。然引飲乃是盡之義，則作渴，而義足矣。猶今俗語謂渴爲「加波久」，不曰「久知加波久」而通也。然則《說文》作漱，以爲口渴字，却是後出俗篆，經典所用渴字，不須别改作漱也。

留飲癖食，

《眞本千金方》「癖食」作「宿癖」。

立之案：癖，當作辟，即食飲留辟之義。留飲者，揔於四飲之謂。癖食者，謂宿食諸證也。《金匱》云：「留飲者，脇下痛引缺盆，欬嗽輒已。」又云：「胸中有留飲，其人短氣而渴，四肢歷節痛，脈沈者，有留飲。」《病源》云：「留飲者，由飲酒後飲水多，水氣停畜於胸鬲之間，而不宣散，乃令人脇下痛，短氣而渴，皆其候也。」又癖食不消候云：「癖者，冷氣也。冷氣久乘於脾，脾得濕冷則不能消穀，故令食不消，使人羸瘦不能食，時泄利，腹内痛，氣力乏弱，顔色黧黑是也。」並說留飲癖食之一端耳。

堅積癥瘕，

《病源》：「癥者，塊段盤牢不移動也。言其形狀可徵驗也。瘕者，假也。謂其虚假可動也。」

立之案：堅積癥瘕者，即堅癥積瘕之義。癥字，《說文》所無，宜用「徵」字。所云其形可徵驗也。《說文》：「瘕，女病也。」段玉裁曰：《詩》正義引作「瘕，病也」。是唐初本無「女」字也。因攷慧琳《經音》引亦無「女」字，則段說爲得。《倉公傳》有遺積瘕。《正義》曰：「龍魚河圖云：犬狗、魚鳥，不熟食之，成瘕痛。」又有「蟯瘕」，郭注《山海經》云：「瘕，蟲病也。」又《素問・大奇論》有「瘕」，《平人氣象論》《玉機眞藏論》有「疝瘕」，《氣厥論》有「虙瘕」，《骨空論》有「女子瘕聚」（二十九難同），《水脹論》有「石瘕」，又《五十七難》有「大瘕泄」，《傷寒論・陽明篇》有「固瘕」，共同義。而《說文》「瘕」字，恐是後出俗篆，古唯有「徵假」二字而足耳。《釋名》不出「癥瘕」二字，亦可以爲徵也。或曰：「古有瘕名而無癥名。」非是也。《和名抄》癥瘕訓「加女波良」，《醫心方》同，即龜腹之義，謂鼈瘕也。

驚邪，

立之案：驚，本馬駭之字，轉注之，人病善驚，亦謂之驚。此云驚邪者，後世所謂驚風之類也。急卒得病，不知所因，故云邪云風，其實内因而爲心肝二藏，疾中有虛實，其治不同，虛證不治，實證可治也。

癲癇，

立之案：《說文》瘨、癇共訓「病也」，非古字古義。玄應《經音》引《聲類》云：「瘨，風病也。」《廣雅》：「瘨，狂也。」《素問・長刺節論》：「病初發，歲一發。不治，月一發。不治，月四五發，名曰癲癇。」玄應又引《聲類》云：「今謂小兒瘨曰癇。」《病源》：「癇者，小兒病也。十歲已上爲癲，十歲已下爲癇。」《千金》引徐嗣伯云：「大人曰癲，小兒曰癇。」並是本義，而字當作「蹎瞯」。《說文》：「蹎，跋也。瞯，戴目也。」《史記・酷吏傳》：「濟南瞯氏。」《集解》引《漢書音義》：「瞯，音閑，小兒癇病也。」《廣韻》：「瞯，人目多白。」《方言》：「瞯睇睎略，眄也。吳揚江淮之間或曰瞯，或曰略。《說文》：「眄，衺視也。略，眄也。」蓋大人曰癲，小兒曰癇者，古來相傳之說，大人則卒倒蹎仆，故名曰蹎。小兒在懷抱時，不得以蹎仆驗之，故唯以戴目驗知之，故名曰瞯也。《和名抄》癲狂，訓「太布流」，又「毛乃久流比」。是癲訓爲「太布流」，狂訓爲「毛乃久流比」也。

鬼注喉痺，

鬼注，已解於上。《病源》：「喉痺者，喉裏腫塞痺痛，水漿不得入也。」《活人書》云：「痺者，閉也。」《素問・陰陽别論》「喉痺」，古抄本（據宋本者）有「痺，音閉」三字。

立之案：《説文》：「𤺌，滿也。」凡痞滿、否塞之字皆宜用此，而喉痺字是𤺌假借也。**又案**：否、閉一音，否音字自有閉義。秘、否皆同。

齒痛耳聾目盲，

《説文》：「聾，無聞也。盲，目無牟子也。」《釋名》：「聾，籠也，如在蒙籠之内，聽不察也。盲，茫也，茫茫無所見也。」

金瘡踒折，

金瘡，已解前瘡藥下。

立之案：《説文》：「踒，足胅也。」（胅，骨差也。）「折，斷也。」踒折二字，即爲手足挫閃之義。《周禮・瘍醫》「折瘍」注：「折瘍踠跌者。」《釋文》：「踠，於阮反。徐，烏臥反。」所云踠跌者，即踒折。鄭叚「踠」爲「踒」也。徐「烏臥反」者，則爲「踒」字音，蓋呼踒如宛，故字或作「踠」，而尚有「烏臥」之音，則「於阮反」却非是也。後「踠折」行，而「踒折」遂廢矣。《病源》腕傷諸病，頻有腕折之候，而無一係於手腕者。然則後世所云「腕折」者，鄭所云「踠跌」之義。去足從肉作腕，而非手腕字也。《外臺》引《肘後》「脱折」，《醫心方》引《葛氏方》作「捥折」，則作「脱」者，亦「腕」之再訛者，其作「捥折」，連「折」字，共從手者，而並皆「踒折」義。

癰腫惡瘡，

《病源·惡瘡候》云：「諸瘡生身體，皆是體虚受風熱，風熱與血氣相搏，故發瘡。若風熱挾濕毒之氣者，則瘡痒痛焮腫而多汁，身體壯熱，謂之惡瘡也。」

痔，

《說文》：「痔，後病也。」《釋名》：「痔，食也，蟲食之也。」《莊子·人間世》：「人有痔病者。」《釋文》引司馬注云：「痔，隱創也。」《和名抄》引《四聲字苑》云：「痔，蟲食下部病也。智乃夜萬比，俗云：之利乃夜萬比。」

立之案：痔者，肛門生瘡之名，後世無瘡，亦謂之痔，轉注之義也。《病源》說五痔，唯血痔無瘡，稍存古義。《三因方》云：「如大澤中有小山突出爲峙，人於九竅中，凡有小肉突出者，皆曰痔，不特於肛門邊生，亦有鼻痔、眼痔、牙痔等。」是以峙爲解，大失古義，不可據也。

瘻，

《病源》云：「其腫之中，按之累累，有數脈喜發於頸邊，或兩邊俱起，便是瘻證也。」

立之案：《說文》：「瘻，頸腫也。頸腫謂頸瘡也。」又《說文》：「婁，空也。」《弘決外典抄·說瘻》云：「衆孔婁婁，如空蜂窠是也。」《千金》廿三·九瘻、鼠瘻等字，皆作「漏」，蓋古瘻、漏互通用。慧琳《藏經音義》引《攷聲》云：「瘻，久瘡不差曰瘻。凡爲孔之瘡皆謂之瘻。」而《釋名》載瘻而不載瘻，則瘻瘻爲同病，而自其累起謂之瘻，自其成孔謂之瘻也。此云「痔瘻」二字成語，不言頸瘡也。後文「瘻瘤」二字成文，瘻瘡在中也。

癭，

《說文》：「癭，頸瘤也。」《釋名》：「癭，嬰也，嬰在頤纓理之中也。」青徐謂之脰。

立之案：《說文》：「嬰，頸飾也。從女賏，賏其連也。」蓋冠纓之所系生瘡，故名纓。劉熙所說政其義。

瘤，

說已見前。

男子五勞，

立之案：《金匱》有「五勞虛極，羸瘦腹滿，不能飲食」之文，但五勞未詳指何。蓋謂五藏勞也。《病源》說五勞有二件，「一爲志勞、思勞、心勞、憂勞、瘦勞。一爲肺痨、肝勞、心勞、脾勞、腎勞，即是五藏勞」是也。

七傷，

立之案：《金匱》有「食傷、憂傷、飲傷、房室傷、飢傷、勞傷、經絡榮衛氣傷」之文。蓋是七傷。《病源》說七傷亦有二件，一曰陰寒，二曰陰萎，三曰裏急，四曰精連連，五曰精少下陰濕，六曰精清，七曰小便苦數，臨事不卒。又傷脾、傷肝、傷腎、傷肺、傷心、傷形、傷志。此等皆古來相傳，有數說耳。竟是不過於勞傷五藏之名也。

虛乏羸瘦，

立之案：《金匱·虛勞門》云：「男子失精，女子夢交。」又云：「婦人則半產漏下，男子則亡血失精。」男女對偶，與此文相類。《千金》卷一·论治病略例云：「男子者，衆陽所歸，常居於燥，陽氣遊動，強力施泄，便成勞損。損傷之病，亦以衆矣。若比之女子，十倍易治。凡女子十四已上，則有月事，月事來日，得風冷濕熱，四時之病，相協者，皆自説之，不爾與治誤相觸動，更增困也。處方者，亦應問之。」其説綦詳，而亦男女互説，與此同理。

女子帶下，

案：赤白沃之名，猶以屎尿名大小溲，溲沃並人事包物名之稱也。《病源》：「帶下之病，白沃與血相兼帶而下也。」

立之案：《扁鵲傳》云：「過邯鄲，聞貴婦人，即爲帶下醫。」是謂爲婦人科也。蓋婦人之病，多起於經水不調，故《千金》有「帶下百病」語卷二大黃丸下。《金匱》有「帶下經水不利」文土瓜根散條。凡子宮冷，則經水不調，而通閉共爲病，自茲百證蠭起，故摠稱婦人病謂之帶下，因謂婦人科，亦爲帶下醫也。

崩中，

《病源》：「勞動過度，致府藏俱傷，而衝任之氣虚，不能約制其經血，故忽然暴下，謂之崩中。」

立之案：《金匱》所云「陷經漏下」，即謂崩中。又溫經湯方後云：「兼取崩中去血。」陽起石，白字有「崩中漏下」語，後世謂之崩漏，亦崩中漏下之畧稱也。

血閉，

《病源》：「血性得溫則宣流，得寒則澀用，既爲冷所結搏，血結在内，故令月水不通。」

立之案：血閉又謂之月閉，見於王瓜、白惡、鼠婦下。

陰蝕，

立之案：陰蝕見營實、蚤休、石流黃、羊蹄、淮木下。陰陽蝕瘡見檗木條。《金匱》云：「婦人陰中蝕瘡爛者，狼牙湯洗之。」此證血中濕熱欝蒸，所爲多是先天遺毒所釀成，今世摠謂之黴毒。毒中自有輕重，但當在此緩緩全治。急治之，則其毒内攻，上衝咽喉，或至頭腦鼻柱，往往爲終身沈痾。不可忽也。

又案：《千金》卷二・求子第一云：「婦人之病比之男子十倍難療。《經》言：婦人者，衆陰所集，常與濕居，十四已上，陰氣浮溢，百想經心，内傷五藏，外損姿顔，月水去留，前後交互，瘀血停凝，中道斷絶，其中傷墮，不可具論。」又云：「凡人無子，當爲夫妻俱有五勞七傷，虚羸百病所致，故有絶嗣之殃。夫治之法，男服七子散，女服紫石門冬丸，及坐藥盪胞湯，無不有子也。」並與本條同理，宜併攷。

蟲蛇蠱毒所傷，

立之案：白兔藿下云「蛇虺」，蜂蠆藿菌下云「蛇螫毒」，吳公下云「噉諸蛇蟲魚毒」。蠱毒，已解於上，此舉不内不外因也。

此大略宗兆，

立之案：《説文》：「宗，祖廟也。」「兆，龜坼也。」轉注之義爲凡起源之偁。此云宗兆者，謂病之根本也。《素問・五藏生成篇》王冰注云「夫如是，皆大舉宗兆，其中隨事變化，象法傍通者，可以同類而推之爾」，又《至眞要大論》王冰注云「諸如此等，其徒寔繁，略舉宗兆，猶是反治之道，斯其類也」，並與本文相似。蓋王氏或取於此歟。又虞世南《孔子廟堂碑》有「棟宇不脩，宗祧莫嗣」之文。

其間變動枝葉，各宜依端緒以取之。

《素問・疏五過論》云：「有知餘緒。」王注云：「餘緒，謂病發端之餘緒也。」《説文》：「緒，絲耑也。」《楚辭・九章》「欸秋冬之緒風」王逸注云：「緒，餘也。」《莊子・讓王篇》「其緒餘以爲國家」司馬彪注云：「緒者，殘也。謂殘餘也。」玄應《經音》十九引《廣雅》云：「緒，餘也。」

立之案：所云「宗兆」者，即謂前文「大病之主中風傷寒」云云也。「端緒」者，謂始末也。假令中風是本病，而其始從中虛而感邪，則以中虛爲端也。邪氣漸愈而欬嗽未止，或痞鞕獨在之類爲緒也。陶云：「按今藥之所主，止說病之一名。假令中風乃有數十種，傷寒證候亦有二十餘條，更復就中求其類例，大體歸其始終，以本性爲根宗，然後配合諸證以合藥爾。病之變狀，不可一概言之。」是也。所云「根宗」二字，「宗兆」之注解。「始終」二字，「端緒」之注解也。《千金·论治病略例》云：「其間變動，又有冷濕勞損，傷飽房勞，驚怖恐懼，憂恚怵惕。有産乳落胎，墮下去血，有貪餌五石，以求房中之藥，此皆爲病之根源，爲患生諸枝條也，不可不知其本末。」但向醫說男子長幼之病有半，與病源相附會者，便可服藥。是就本論增添其文，續成其義者也。蓋亦有所受，而言恐非眞人意也。《至眞要大論》云：「故治病者，必明六化分治，五味五色所生，五藏所宜，廼可以言盈虛病生之緒也。」「緒」字與本條同義。

又案：陶氏《序例》云：「道經略載扁鵲數法，其用藥猶是本草家意。至漢淳于意及華佗等方，今時有存者，亦皆修理藥性。唯張仲景一部，最爲衆方之祖，又悉依《本草》。但其善診脈，明氣候，以意消息之耳。」陶自序又云：「所出郡縣，乃後漢時制，疑仲景元化等所記。」因攷仲景方意，皆不外於《本草》，但以意消息者，乃活人之一大功夫。所謂「醫者，意也」之義在此焉。

（眉）百八十七種《醫心》《千金》七情條例所收之藥也。

玉泉

丹沙

水銀（三種，據《醫心方》《眞本千金方》所載七情條例次第，下皆倣此。）

空青（一種，據《本草和名》次曾青前。）

曾青（一種，據《醫心方》《眞本千金》。）

白青

扁青（二種，據《本草和名》次曾青下。）

石膽

雲母（二種，據《醫心方》《眞本千金》。）

朴消

消石（二種，據《眞本千金》，《醫心》前消、後朴，恐誤。）

樊石

滑石

紫石英

白石英

五色石脂

大一禹餘粮（六種，據《醫心方》《眞本千金》。）

禹餘粮（一種，據《本草和名》次大一禹餘粮下。）

青芝

赤芝

黃芝

白芝

黑芝

紫芝六種，據《醫心方》《眞本千金方》。

赤箭一種，據《本草和名》次紫芝下。

伏苓一種，據《醫心方》《眞本千金》。

松脂一種，據《新修本草》次伏苓下。

柏實一種，據《醫心方》《眞本千金》。

箘桂

牡桂二種，據《新修》次柏實下。

天門冬

麥門冬

朮

女萎

乾地黄

昌蒲

遠志

澤舄《眞本千金》誤脫在後，非其次。

署豫

菊華

甘草

人參

石斛

石龍芮十四種，據《醫心方》。

石龍蒭一種，據《本草和名》次石龍芮下。

落石一種，據《醫心方》《眞本千金》。

王不留行

藍實

景天三種，據《本草和名》次落石下。

龍膽

牛膝

杜仲

乾漆四種，據《醫心方》。

卷柏一種，據《本草和名》次乾漆下。

細辛《眞本千金》在牛膝次。

獨活二種，據《醫心方》。

升麻一種，據《本草和名》此條原黑字。案：《太平御覽》引《本草經》有升麻條，其文載《證類》之半及一名，是全白字原文無疑，故據《御覽》自《證類》黑字中分析拔出，以復舊觀。

茈胡 一種，據《醫心方》《眞本千金》。

房葵

著實 二種，據《本草和名》次茈胡下。

酸棗

槐實 二種，據《醫心方》《眞本千金》。

枸杞

橘柚 二種，據《新修》次槐實下。

奄閭子 一種，據《醫心方》，《眞本千金》無，恐誤脫。

薏苡子

車前子 二種，據《本草和名》次奄閭子下。

蛇牀子 一種，據《醫心方》《眞本千金》。

茵蔯蒿

漏蘆 二種，據《本草和名》次蛇牀子下。

兔絲子 一種，據《醫心方》。

白莫

白蒿

肉縱容

地膚子 四種，據《本草和名》次兔絲子下。

析蓂子一種，據《醫心方》《眞本千金》。

茺蔚子

木香二種，據《本草和名》次析蓂子。

蒺藜子

天名精二種，據《醫心方》。

蒲黃

香蒲

蘭草

雲實

徐長卿五種，據《本草和名》次天名精下。

茜根一種，據《醫心方》，《眞本千金》茜根在蒺藜子、天名精間。

營實

旋華

白兔藿三種，據《本草和名》次茜根下。

青蘘此條原在米穀上品中，今據蘇說入於此。

蔓荊實

秦椒二種，據《醫心方》《眞本千金》。

女貞實

桑上寄生

蕤核三種，據《新修》次秦椒後。

辛夷一種，據《醫心方》，《眞本千金》無。

木蘭

榆皮二種，據《新修》次辛夷後。

龍骨

牛黄二種，據《醫心方》《眞本千金》。

麝香

髮髲

熊脂三種，據《新修》次牛黄後。

石蜜一種，據《本草和名》出蠟蜜前。

蠟蜜《醫心方》在蜂子後，恐非其次。

蜂子二種，據《眞本千金》。

白膠

阿膠二種，據《醫心方》《眞本千金》。

丹雄雞

鴈肪二種，據《新修》接阿膠後。

牡蠣一種，據《醫心方》《眞本千金》。

鯉魚膽

蠡魚二種，據《本草和名》接牡蠣後。

蒲陶

蓬蘽二種，據《新修》出大棗前。

大棗一種，據《醫心方》。

藕實

雞頭實

白瓜子

瓜蒂四種，據《新修》次大棗後。

冬葵子一種，據《醫心方》《眞本千金》。

莧實

苦菜

胡麻三種，據《新修》次冬葵子後。

麻蕡一種，據《醫心方》《眞本千金》。

右上藥一百廿五種

雄黃

雌黃二種，據《新修》置中品之首。立之案：當據《醫心方》以石鍾乳置首，次以殷孽、孔公孽，又次以雄黃、雌黃、石流黃，則乳類、黃類各相列。恐舊次如此歟。

石鍾乳一種，據《醫心方》《眞本千金》。《新修》以石鍾乳爲上品，而殷孽、孔公孽共猶在中品。

殷孽 一種，據《眞本千金》次石鍾乳之後。

孔公孽 二種，《醫心方》相連，而在理石後，非其次也。今據《眞本千金》，二種共置石鍾乳之下。

石流黃 一種，據《新修》次孔公孽下，說具於前。

凝水石

石膏

陽起石 三種，據《醫心方》。

慈石 一種，據《新修》次陽起石後，其實則《新修》陽起石、凝水石、石膏、慈石、玄石，如此爲次。《眞本千金》磁石、石膏、陽起石、玄石，如此爲次。《醫心方》陽起石、玄石、理石、殷孽、孔公孽、慈石，如此爲次。合攷之，則《眞本千金》玄石在陽起石下。《新修》慈石、玄石相連，而亦在陽起石下。然則，慈石《眞本千金》在石膏前者，《醫心方》在最後者，共似失次，故今據《新修》姑入此。

理石 一種，據《醫心方》《眞本千金》。

長石

膚青

鐵落 三種，據《新修》次理石下。

當歸

防風

秦艽

黃耆

吳茱萸 《眞本千金》在後山茱萸次，然則三黃相連似是。

黃芩

黃連

五味

決明

勺藥

桔梗十一種，據《醫心方》。

乾薑一種，據《眞本千金》、《醫心方》在海藻後，恐誤脫，遂入此耳。

芎窮一種，據《醫心方》、《眞本千金》乾薑、芎窮間有厚朴，今不從。

蘼蕪一種，據《本草和名》次芎窮下，而芎窮、蘼蕪相連，在上品續斷前，《新修》當如此。

藁本

麻黄

葛根三種，據《醫心方》《眞本千金》。

知母一種，據《本草和名》次葛根下。

貝母

栝樓

丹參三種，據《醫心方》《眞本千金》。

龍眼一種，據《新修》置厚朴前。

厚朴一種，據《醫心方》、《眞本千金》在前乾薑、芎窮間，然則四參爲伍似是。

猪苓

竹葉

枳實三種，據《新修》次厚朴下。
玄參
沙參
苦參
續斷
山茱萸
桑根白皮六種，據《醫心方》。
松蘿
白棘二種，據《新修》次桑根白皮下。
狗脊
萆解二種，據《醫心方》《眞本千金》。
通草一種，據《本草和名》次萆解下。
石韋
瞿麥二種，據《醫心方》《眞本千金》。
敗醬一種，據《本草和名》次瞿麥下。
秦皮
白芷
杜若

蘗木

枝子五種，據《醫心方》《眞本千金》。

合歡

衛矛

紫葳

無夷四種，據《新修》次枝子下。

紫草一種，據《本草和名》次紫菀前。

紫菀

白鮮

白薇

薇銜四種，據《醫心方》《眞本千金》。

枲耳

茅根

百合

酸漿

蠡實

王孫

爵牀

王瓜

馬先蒿

蜀羊泉

積雪草

水萍十二種，據《本草和名》次薇銜下。

海藻一種，據《醫心方》《眞本千金》。

假蘇一種，《新修》始入菜部中品。而蘇敬云：「先居草部中，今人食之，錄在菜部也。」然則，陶氏以前《本草經》，此物在草部中品可知也。今姑置草中品末。

犀角

零羊角《眞本千金》誤脫此三字。

羖羊角三種，據《醫心方》。

白馬莖

牡狗陰莖二種，據《新修》次羖羊角下。

鹿茸

伏翼

蝟皮

石龍子

露蜂房五種，據《醫心方》《眞本千金》。

樗雞

蚱蟬

白彊蠶

木䖟

蜚䖟

蜚廉六種，據《本草和名》次露蜂房下。

桑螵蛸

䗪蟲

蠐螬三種，據《醫心方》《眞本千金》。

水蛭二種，據《本草和名》次蠐螬下。

蛞蝓

龜甲

海蛤

鼈甲

鱓魚甲

烏賊魚骨

蟹六種，據《醫心方》《眞本千金》。

梅實

蓼實

葱實

水蘇四種，據《新修》置於蟹、大豆黄卷間。

大豆黄卷一種，據《醫心方》《眞本千金》。

右中藥一百十四種

青琅玕

礜石

代赭

鹵鹹四種，據《醫心方》《眞本千金》。

白惡

鉛丹

粉錫

石灰

冬灰五種，據《新修》次鹵鹹下。

大黄

蜀椒二種，據《醫心方》《眞本千金》。

莽草

郁核二種，據《新修》次蜀椒下。

巴豆

甘遂

亭歷

大戟

澤漆

芫華六種，據《醫心方》《眞本千金》。

蕘華

旋復華二種，據《本草和名》次芫華下。

鉤吻

狼毒

鬼臼三種，據《醫心方》《眞本千金》。

篇蓄

商陸

女青三種，據《本草和名》次鬼臼下。

天雄

烏頭

附子三種，據《醫心方》《眞本千金》。

羊躑躅

茵芋

射干
鳶尾四種，據《本草和名》次附子下。
皂莢一種，據《醫心方》《眞本千金》。
練實
柳華
桐葉
梓白皮四種，據《新修》次皂莢下。
恒山
蜀漆二種，據《醫心方》《眞本千金》。
青葙一種，據《本草和名》次蜀漆下。
半夏
款冬
牡丹
防己
巴戟天
石南草
女菀
地榆

五加

澤蘭

黃環《眞本千金》在防己後。

紫參

藋茵十三種，據《醫心方》。

雷丸一種，據《眞本千金》、《醫心方》在草類末，乜共下，蓋誤脱入於此，今從《眞本千金》次藋茵下。

連翹

白頭公二種，據《本草和名》而連翹以下，《新修》爲草部下之下，接前草部下之上，末藋茵條，今以雷丸附藋茵之下。故此二種次雷丸後也。

貫衆

狼牙

藜蘆

閭茹四種，據《醫心方》《眞本千金》。

羊桃

羊蹄

鹿藿

牛扁

陸英五種，據《本草和名》次閭茹下。

白斂

白及 二種，據《醫心方》，《眞本千金》白及無，蓋誤脫。

蛇全

草蒿 二種，據《本草和名》次白及下。

溲疏 一種，據《醫心方》《眞本千金》。

藥實根 一種，據《新修》次溲疏下。

飛廉

淫羊藿

虎掌 三種，據《醫心方》《眞本千金》。

莨菪子 一種，據《本草和名》次虎掌下。

欒華 一種，據《醫心方》《眞本千金》。

蔓椒 一種，據《新修》次欒華下。

藎草

夏枯草 二種，據《醫心方》《眞本千金》。

烏韭

蚤休

石長生 三種，據《本草和名》次夏枯草下。

姑活

別羇

石下長卿

翹根

屈草

淮木六種，《新修》所退，今在有名無用，末而其三品，位階不可攷，故姑置於下品草木之末也。

六畜毛蹄甲一種，據《新修》置於麋脂之前。

麋脂一種，據《醫心方》《眞本千金》。

豚卵

燕矢二種，據《新修》次麋脂下。

天鼠矢一種，據《眞本千金》，《醫心方》在馬刀後，蓋誤脫於此，非次也。今從《眞本千金》正。

蝦蟆

石蠶二種，據《本草和名》次天鼠矢下。

蛇蛻一種，據《醫心方》《眞本千金》。

呉公

馬陸

蠮螉

雀甕

彼子

鼠婦

螢火

衣魚

白頭蚯蚓

螻蛄十種，據《本草和名》次蛇蜕下。

蜣蜋一種，據《醫心方》《眞本千金》。

班苗一種，據《眞本千金》，《醫心方》在天鼠矢後，蓋誤脱，附記於此，姑不從。《眞本千金》作盤蝥，與《說文》合。然《御覽》《醫心》《本草和名》共作「班苗」，則唐以上本草傳來如此作，可知也。猶白惡、枝子、蠡實、零羊等之例。不得據《眞本千金》改作「盤蝥」也。

地膽

馬刀二種，據《醫心方》《眞本千金》。

貝子一種，據《本草和名》次馬刀下。

杏核一種，據《醫心方》《眞本千金》。

核桃

苦瓠

水靳

腐婢四種，據《新修》次杏核下。

右下藥一百十八種

本草經序錄

立之案：上藥百廿五種，中藥百十四種，下藥百十八種，合三百五十七種，比三百六十五種之本説則少八種。

《證類》嘉靖癸未冬十月既望陳鳳梧序曰：「神農三百四十五種。」凡附副之品，《本經》中甚多，固非三百六十五種之數。故陶牛角鰓下，文蛤下言之。而今黑字藥訛成今面目，其實古爲白字者，今見有八條，合之於白字中，始成三百六十五之正數也。蓋白字藥有出所，而黑字添出地名，文例同一。而黑字始所出三百六十五種者，悉無此文例，故白字黑字之藥，一覽瞭然。今所拔出新補白字藥八條，上品千歲虆汁，中品陟釐，下品占斯、蕈草、弋共、鼠尾草、練石草、蘘草是也。

本草經卷上

東京　枳園森立之攷注

本草經卷上　一

玉泉，

黑字云：「生藍田山谷。」陶云：「藍田，在長安東南，舊出美玉，此當是玉之精華。白者質色明徹，可消之爲水，故名玉泉。今人無復的識者，惟通呼爲玉爾。」張華又云：「服玉用藍田穀玉白色者，此物平常服之，則應神仙。有人臨死服五斤，死經三年，其色不變。古來發冢，見屍如生者，其身腹内外，無不大有金玉。漢制，王公葬，皆用珠襦玉匣，是使不朽故也。鍊服之法，亦應依《仙經》服玉法，水屑隨宜。雖曰性平，而服玉者，亦多乃發熱，如寒食散狀。金玉，天地重寶，不比餘石，若未深解節度，勿輕用之。」又注：「黑字玉屑云：《仙經》服穀玉，有擣如米粒，乃以苦酒輩，消令如泥，亦有合爲漿者。潔白如猪膏，叩之鳴者是眞也。其比類甚多相似，宜精別之。」蘇云：「餌玉當以消作水者爲佳，屑如麻豆，服之取其精潤，藏府滓穢，當完出也。又爲粉服之者，即使人淋壅，屑如麻豆，其義殊深。」《抱朴子》云：「玉屑服之，與水餌之，俱令人不死。」《嘉祐》引《開寶本草》引別本注云：「玉泉者，玉之泉液也。以仙室玉池中者爲上。

今《仙經》三十六水法中化玉爲玉漿，稱爲玉泉。服之，長年不老。然功劣於自然泉液也。一名玉液，一名瓊漿。」

立之案：陶氏及別本注並本於仙家玉漿之說，而以水爲之強解，非是。《抱朴子》又載諸石皆和藥化而爲水之法，所謂三十六水之類是也。非玉泉也。故《衍義》駮之云：「泉水，古今不言採。」又曰：「服五斤。古今方，水不言斤。」又曰：「一名玉札，如此則不知定是何物。諸家所解，更不言泉。但以玉立文。陶隱居雖曰可消之爲水，故名玉泉。誠如是則當言玉水，亦不當言玉泉也。」「今詳泉字，乃是漿字，於義方允。漿中既有玉，故曰服五斤。去古既遠，亦文字脫誤也。採玉爲漿，斷無疑焉。」又：『《道藏經》有「金飯玉漿」之文。唐・李商隱有「瓊漿未飲結成冰」之詩，是知玉誠可以爲漿。』此說最是，但以「泉」爲「漿」誤，則非。

案：泉即璿之假借。《說文》：「璿，美玉也。」黑字云：「生藍田。」《淮南子》云：「藍田出美玉。」張華云：「服玉，用藍田瑴玉白色者。」《別錄》有名無用。青玉一名瑴玉，生藍田。陶注云：「張華云：合玉漿用瑴玉，正縹白色，不夾石者。」《白氏集》云：「青石出自藍田山，兼車運載來長安。」可併攷。並是傳來之古說。而瑴爲二玉字，於義不通，當是殻之譌。《說文》：「殻，素也。」即樸玉之義。《穆天子傳》云：「天子之珤，玉果璿珠。」即「玉璿」連偁。又《僖廿八年・左傳》「璿弁玉纓」，《堯典》「在璿機玉衡」，官書「璿」作「旋」。《後漢書・安帝紀》作「琁」，並「璿玉」連偁。不言「璿玉」，而言「玉璿」者，今用玉之璿，美品之義也。凡本書藥名，多用假借字。虋冬作門冬，人蔆作人參，湩乳作鍾乳之類，不可枚舉。此玉璿，作玉泉，亦復一例，必也，不可不正名也。

一名玉札。

《吳氏本草》：「玉泉，一名玉屑。」《御覽》引

《本草和名》：「玉泉，一名玉札，一名玉屑。注曰：此一名出，釋藥性。」《石藥爾雅》：「白玉，一名玉札。」《周禮》：「玉府王齋則供食玉。」鄭司農云：「王齋當食玉屑。」《抱朴子》引《神農四經》云：「餌丹砂、玉札、曾青、雄黄，各可單服之，皆令人飛行長生。」《別錄》恒山條云：「畏玉札。」

立之案：札，即屑之假借。蓋玉泉者，美玉之稱。玉屑者，爲藥用作屑之名。故陶云「以玉爲屑，非別一種物也」玉屑注，此說不誤，唯不詳玉泉之義，故陶又云「可消之爲水，故名玉泉」。以後注家皆以玉泉、玉屑爲各物，其誤實昉於陶氏。《周禮》注及《抱朴子》所説可證，服餌必爲屑也。又《千金翼》七水凌方中用玉泉石壹斤，擣巃篩，即斥玉屑而言之也。其云玉泉石者，蓋古言之僅存者也。《御覽》引作「一名玉禮」，蓋「札」誤作「礼」，又譌作「澧」耳。王引之《廣雅疏證》云：「車搞鵃杔也。」鈔本《御覽》引《廣雅》作「車搞鵃禮也」。刻本作「車搞雖禮也」。**案**：礼與札字形相似，蓋此字本作礼，今本《廣雅》譌而爲杔，鈔本《御覽》譌而爲礼，刻本又改爲禮耳。《釋詁》「札，甲也。」札譌作禮。《莊子·人間世篇》「名也者，相札也」，崔頤云「札，或作禮」並與此同。《淮南·說林訓》：「月照天下，而蝕於詹諸。騰蛇游霧，而始於蝍蛆。烏力勝日，而服於鵻禮。」下、諸、霧、蛆，四字爲韻，獨日、禮之聲不諧。竊謂禮字亦當爲札。《成十六年·左傳》「七札」之「札」，徐邈「音側乙反」，則其聲正與「日」字相諧。蓋亦是初作「札」，譌作「礼」，因又改作「禮」耳。此與余說符。地榆下，《本草和名》引《大清經》出「一名玉札文」之語，而「札」誤作「礼」，可以證也。《初學記》引作「玉桃」，亦「札」之譌。《廣雅》今本「鵃札」，譌作「鵃杔」。日本天平間僧某所著《華嚴音義》：「冊，枇也。」蓋「札」俗體作「枇」，又譌作「杔」，又譌作「桃」耳。而孫星衍云「札，疑當作桃」，猶可笑也。岡村尚謙云「泉、札、屑，一音之轉也」，亦未深攷也。畢竟玉泉、玉札二義暗昧，故生種種異説，今得此證據，而千古之疑惑一時冰釋，不亦愉快乎。

味甘平，

黑字云：無毒。吳氏云：「神農、岐伯、雷公：甘。李氏：平。」《別錄》：「玉屑，味甘平，無毒。」

葉天師《枕中記》：「玉屑，味甘和，無毒。」

生山谷，治五藏百病。

徐靈胎云：「百病者，凡病皆所用，無所禁忌，非謂能治天下之病，凡和平之藥皆如此。」

立之案：神仙不死之上藥，無過之者，故先提此四字，玉泉、丹砂二條特有此語。

柔筋強骨，安魂魄，

《千金翼·用藥處方》「堅筋骨」「失魂魄」下有「玉泉」。馬鳴先生《金丹訣》云：「玉屑常服令人精神不亂。」

長肌肉，

《千金》有玉屑面脂方三首，共以玉屑爲主藥。又治面上風方用玉屑、蜜陀僧、珊瑚、白附子四味末之酥和傅面，亦滅瘢痕，亦長肌肉之理也。

益氣，

《千金翼·用藥處方》「益氣」條有「玉泉」。

久服耐寒暑，

立之案：凡益氣之品，必長肌肉，安魂魄，其神功遂至於柔筋、強骨、耐寒暑也。

不飢渴，

《別錄》：「玉屑除胃中熱、喘息、煩滿，止渴。」《天寶遺事》：「唐貴妃含玉嚥津，以解肺渴。」可證益氣之品，又必兼生津液矣。

不老神仙，

已上十二字，大全本黑字，《別錄》玉屑條云：「屑如麻豆，服之，久服輕身長年。」葉天師《枕中記》：「玉屑如麻豆，久服輕身長壽。」

人臨死服五斤，死三年色不變。

陶云：「有人臨死服五斤，死經三年，其色不變。古來發塚見屍如生者，其身腹內外，無不大有金玉。漢制，王公葬，皆用珠襦玉匣，是使不朽故也。」《御覽》引《後魏書》云：「李預每羨古人飡玉法，乃採訪藍田，躬往政得若環壁雜器形者，大小百餘，頗有麄黑者，亦挾盛以還，至而觀之，皆光潤可玩。預乃椎七十枚成屑，食之經年，云有效驗。而世事寢食，皆並不禁節，又加以好酒損志，及疾篤，謂妻子云：吾酒色不絕，自致於死，非藥過也。然吾尸體必當異，勿速殯，令後人知飡服之妙。時七月中旬，長安毒熱，預停尸四宿，而體色不變。其妻常氏以玉珠二枚唅之，口閉。因虛其口，都無穢氣。」（《北魏書·李預傳》同）《抱朴子》引《玉經》曰：「服玄眞者，其命不極。玄眞者，玉之別名也。令人身飛輕舉，不但地仙而已。然其道遲成，服一二百斤，乃可知耳。不用已成之器，傷人無益，當得璞玉，乃可用也。玉屑服之，與水餌之，俱令人不死。所以爲不及金者，令人數數發熱，似寒食散狀也。若服玉屑者，宜十日輒一服。雄黃、丹沙各一刀圭，散髮洗沐寒水，迎風而行，則不發熱也。」

立之案：若人臨死服五斤，則死後三年肌色不變者，言益氣通脈之力，非凡百諸藥之所能及。其證如此也，非謂臨死之際必宜服也。古書可活看，往往有此例。孟軻所謂「盡信書，不如無書」，予於此條亦言之。

丹沙，

《證類本草》沙作砂，俗字。今據《醫心方》《眞本千金方》及沙參、龍沙例改正。黑字云：「光色如雲母，可析者良，生符陵山谷。」陶云：「符陵是涪州，接巴郡南，今無復採者。乃出武陵、西川諸蠻夷中，皆通屬巴地，故謂巴砂。《仙經》亦用。越砂，即出廣州、臨漳者，此二處並好，惟須光明瑩徹爲佳。如雲母片者，謂雲母砂。如摴蒲子，紫石英形者，謂之馬齒砂，亦好。如大小豆及大塊圓滑者，謂豆砂。細末碎者，謂末砂。此二種粗，不入藥用，但可畫用爾。採沙，皆鑿坎入數丈許。雖同出一郡縣，亦有好惡。地有水井勝火井也。鍊餌之法，備載《仙方》，最爲長生之寶。」蘇云：「丹砂，大略二種，有土砂、石砂。其土砂，復有塊砂、末砂，體並重而色黃黑，不任畫用。療瘡疥亦好，但不入心腹之藥爾，然可燒，出水銀乃多。其石砂便有十數種，最上者光明砂，云一顆別生一石龕內，大者如雞卵，小者如棗栗，形似芙蓉，破之如雲母，光明照徹。在龕中石臺上生，得此者，帶之辟惡爲上。其次，或出石中，或出水內，形塊大者如拇指，小者如杏人，光明無雜，名馬牙砂，一名無重砂，入藥及畫俱善，俗間亦少有之。其有磨嵯、新井、別井、水井、火井、芙蓉、石末、石堆、豆末等砂，形類頗相似，入藥及畫當擇，去其雜土石，便可用矣。別有越砂，大者如拳，小者如雞鵝卵，形雖大，其雜土石，不如細明淨者。」《圖經》云：「今出辰州、宜州、階州，而辰州者最勝，謂之辰砂。生深山石崖間，土人採之，穴地數十尺，始見其苗，乃白石耳，謂之朱砂。林砂生石上，其塊大如雞子，小者如石榴子，狀若芙蓉，頭，箭鏃。連牀者，紫黯若鐵色，而光明瑩徹，碎之嶄巖作牆壁。又以雲母片可析者，眞辰砂也。」《衍義》云：「辰州朱砂，多出蠻峒。錦州界猎獠峒老鴉井，其井深廣數十丈，先聚薪於井，滿則縱火焚之。其青石壁迸裂處，即有小龕，龕中自有白石床，其石如玉。床上乃生丹砂，小者如箭鏃，大者如芙蓉，其光明可鑒，研之鮮紅。」

立之案：以上諸說皆眞朱砂之說也。而《說文》云：「丹，巴越之赤石也。象采丹井，一象丹形。」段玉裁云：「《蜀都賦》丹沙赩熾出其坂，謂巴也。《吳都賦》云：赬丹明璣，謂越也。」《別錄》及陶注所說，亦已越所出者也。蘇敬注亦雖有越砂之目，而不列上品，論中則蓋自是一種，非陶所說越砂也。又《千金翼》「藥出州土」條，辰州下有丹砂。《開寶本草》云：「今出辰州、錦州者，藥用最良，餘皆次焉。」陶云「出西川」，非也。蠻夷中或當有之，而無辰砂之目。辰砂之目，始見《圖經》云：「今辰州乃武陵故地，雖號辰砂，而本州境所出殊少，往往在蠻界中，溪溆錦州得之。」此地蓋陶所謂武陵、西川者是也。而後注謂出西川爲非是，不曉武陵之西川耳。（《衍義》亦同此說）據此，則唐後出辰州、錦州者，即古之巴越。二砂其産地不甚相遠，而實從蠻夷中齎來者，其說昉於陶氏，而《圖經》辨之，可從。

又案：曾槃曰：「辰砂，以古船紫潤明亮如鏡面者爲上，藥舖爲末售者，多有假雜。雜雄黃者，焚之煙黃。雜礬紅及鉛丹者，其質殘火上。雜水銀爐底者，其色暗，雖飛過不鮮。但雜銀朱者，難辨，是亦銀朱與辰砂爲一類之徵也。」

味甘微寒，

黑字云：「無毒。」吳氏云：「神農：甘。黃帝、岐伯：苦，有毒。扁鵲：苦。李氏：大寒。」（《御覽》引）《藥性論》云：「君，有大毒。」日華子云：「涼，微毒。」徐靈胎云：「甘言味，寒言性。蓋入口則知其味，入腹則知其性。」

生山谷。治身體五藏百病，

說已見玉泉下。

養精神，

徐靈胎云：「凡精氣所結之物，皆足以養精神。人與天地同，此精氣以類相益也。」

立之案：《說文》云：「精，擇米也。」轉注爲凡最好之偁。又云：「神，天神引出萬物者也。」轉注爲凡神眇之偁。此云精神者，五藏精粹神眇之氣，所以成形者也。精神與魂魄似而非，魂魄爲心慮之主，在內不動，屬陰。精神爲聰明之本，榮外不輟，屬陽。故魂魄云安，精神云養，義自分明。就中又各有陰陽，神魂乃屬陽，精魄乃屬陰，渾言之，則唯一氣也。《本神篇》云：「生之來謂之精，兩精相搏謂之神，隨神往來者謂之魂，並精而出入者謂之魄。」《決氣篇》云：「兩神相搏，合而成形，常先身生，是謂精。」《平人絕穀篇》云：「神者，水穀之精氣也。」並可參攷。

安魂魄，

《說文》云：「魂，陽氣也。魄，陰氣也。」《白虎通》云：「魂者，沄也，猶沄沄行不休也。魄者，迫也。猶迫迫然著於人也。」《左傳》子産曰：「人生始化曰魄，既生魄，陽曰魂，用物精多，則魂魄強。」《祭義》云：「氣也者，神之盛也。魄也者，鬼之盛也。」鄭玄注云：「氣謂噓吸出入者也，耳目之聰明爲魄。」《呂覽》高誘注云：「魂，人之陽精也，陽精爲魂，陰精爲魄。」段玉裁云：「魂魄皆生而有之，而字皆從鬼者，魂魄不離形質而非形質也。形質亡而魂魄存，是人所歸也，故從鬼。」《百一選方》：「歸神丹治一切驚、憂、思慮、多忘，一切心氣不足，癲癇狂亂。豶豬心二個，切入大朱砂二兩，燈心三兩，在內麻扎，石器煮一伏時，取砂爲末，以伏神末二兩，酒打薄糊，丸梧子大。每服九丸，自十五丸至二十五丸，麥門冬湯下。甚者乳香湯下。」《簡要濟衆方》：「朱砂散治心藏不安、驚悸、善忘、上膈、風熱、化痰、安神，朱砂、白石英同研煎，金銀湯下。」此等皆後世朱砂安神丸之所原方也。

益氣明目，

《靈樞・決氣篇》云：「上焦開發〔「發」「五」間《太素》有「宣」之字〕，五穀味，熏膚薰肉，充身澤毛，若霧露之溉，是謂氣。」徐靈胎云：「凡石藥皆能明目。石者，金氣所凝。目之能鑒物，亦金氣所成也。」

立之案：凡滋精益氣之品，皆有明目之功，因精氣是爲目之本也。千金神麴丸主明目，用神麴、磁石、光明朱砂三味。《千金翼》：「眞珠散，主目瞖覆童睛不見物，用光明珠砂、貝齒衣、中白魚、乾薑四味。」《外臺》：「崔氏療人眼熱冷膚肉闇。方用光明珠砂、硇砂、漿水三味。」又引：「《肘後》療目卒痛，珠子脫出，及有青瞖。方用越鸗矢、眞丹、乾薑三味。」《普濟方》：「目生障瞖，生辰砂一塊，日日擦之自退。王居雲病此，用之如此。」

殺精魅，

《說文》：「鬽，老物精也。或作魅。」《論衡》云：「魅者，老物之精也。」鄭注《周禮》云：「百物之神曰魅。」服注《左傳》云：「魅，怪物。或云，魅，人面獸身而四足，好惑人。山林異氣所出。」雄黄下云：「殺精物惡鬼邪氣。」

立之案：「精魅」二字，熟語。蓋出於漢人，今俗間知狐魅與否之法，令試服辰砂一物，不能服者，必是狐魅。能服者，是餘病。屢試每驗。

邪惡鬼。

《病源》中惡候云：「中惡者，是人精神衰弱，爲鬼神之氣卒中之也。」《千金方》有治傷寒時氣，溫疫頭痛，壯熱脈盛，始得一二日者，丹砂罩煮法及辟溫朱蜜丸方，正是此義。

久服通神明，

青霞子云：「丹砂，自然不死，若以氣衰，血散，體竭，骨枯，八石之功，稍能添益。若欲長生久視，保命安神，須餌丹砂，且八石見火，悉成灰燼。丹砂伏火，化爲黄銀，能重能輕，能神能靈，能黑能白，能暗能明。一斛人擎，力難昇舉，萬斤遇火，輕速上騰，鬼神尋求，莫知所在。」

立之案：白青、乾薑條並云：「久服通神明。」《呉氏本草》云：「空青久服，有神仙玉女來侍。」《御覽》引蓋是久服通神明之謂也。《弘決外典抄》云：「書云：篦竹未翦，則鳳音不彰。情性未練，則神明不發。」所謂練情性者，謂精神自養，魂魄自安也。精神魂魄自爲安養，而後神明之妙理始可通耳。《孝經》云：「孝悌之至，通於神明，光於四海，無所不通。」又《右契》云：「内深藏不足爲神，外博觀不足爲明，惟孝者爲能法天之神，麗日之明。」神明之義，以此爲長也。《扁鵲傳》云：「長桑君乃出其懷中藥予扁鵲，飲是以上池之水，三十日當知物矣。扁鵲以其言，飲藥三十日，視見垣外一方人，以此視病，盡見五藏癥結。」所云知物、視見垣外人、視見五藏癥結，並謂通神明也。

不老，

孫星衍云：「按金石之藥，古人云久服輕身延年者，謂當避穀，絶人道，或服數十年乃效耳。今人和肉食服之，遂多相反，轉以成疾，不可疑古書之虚誕。」《太上八帝玄變經》：「三皇眞人煉丹方：丹砂一斤，色發明者，研末，醇酒沃之如泥，丸如麻子大。平旦向日吞三丸，服之一月，三蟲出。服之五六月，腹内諸病皆差。服之一年，眉髮更黑。歲加一丸服之，神人至。」張潞烏髭鬢大效方：以小雌雞一對，別處各養餵，不得令食蟲並雜物，只與烏油麻一件，并與水喫，使雞長大放卵時，專覰取出，先放者卵收取，及別處，更放卵絶却收。先放者卵，細研好朱砂一兩，擊破卵巔，些些作竅，入砂於卵内安置，用紙粘損處數重，候乾用。後放者卵，一齊令雞抱，候雞子出爲度。其藥在卵内自然結實，打破取出，爛研如粉，用蒸餅丸如緑豆大，不計時候，酒下五七丸，不惟變白，亦愈疾矣。俱是不老之謂也。

能化爲汞。

《淮南·地形訓》云：「赤天七百歲，生赤丹，赤丹七百歲，生赤澒。」高誘注云：「赤丹，丹沙也。」《列仙傳》云：「赤斧能作水澒。」《管子·地數篇》云：「山上有丹沙者，其下有鉒金。」《博物志》曰：「燒丹朱成水銀，則不類。物同類異用者。」曾槃曰：「蘇州呂宏昭玄雲貴間，即礦砂煉出即爲水銀，再煉即爲銀朱也。」

立之案：水銀下云「鎔化還爲丹」，與此互文見義。《抱朴子》曰：「丹砂燒之成水銀，積變又還成丹砂是也。」

又案：《説文》：「澒，丹砂所化爲水銀也。」高誘注《淮南》云：「白澒，水銀也。」《廣雅》：「水銀謂之汞。」（《太平御覽》及《嘉祐補注本草》《本草圖經》引《廣雅》並「汞」作「澒」。王念孫據改作「澒」。）澒、汞古今字也。據此，丹砂、水銀，子母一體耳。執匕之際，或代用銀朱亦可。但天造者爲丹砂，人造者爲銀朱，自有精粗上下之分，猶石緑與銅緑之異耳。

水銀，

《證類本草》在中品中，今據《醫心方》及《眞本千金方》所載畏惡相反次第（丹砂、曾青間有水銀）移於此。黑字云：「一名汞，生符陵平土，出於丹砂。」雷公云：「若在朱砂中產出者，其水銀色微紅。」陶云：「今水銀有生熟。此云生符陵平土者，是出朱砂腹中（汞生），亦別出砂地（汞生），皆青白色，最勝。出於丹砂者，是今燒麄末朱砂所得（汞熟），色小白濁，不及生者。」蘇云：「水銀出於朱砂，皆因熱氣，未聞朱砂腹中自出之者。火燒飛取，人皆解法。南人蒸取之，得水銀雖少，而朱砂不損，但色少變黑爾。」《圖經》云：「《經》云出於丹砂者，乃是山石中採麄次朱砂，作鑪置砂於中，下承以水，上覆以盎，器外加火煅養，則煙飛於上，水銀溜於下，其色小白濁。」陶隱居云：「符陵平土者，是出朱砂腹中，亦別出沙地，皆青白色。今不聞有此。至於西羌來者，彼人亦云如此燒煅，但其山中所生極多，至於一山自折裂，人採得砂石，皆大塊如升斗，碎之乃可燒煅，故西來水銀極多於南方者。」

立之案：《本草和名》訓：「美都加禰，出伊勢國。」曾槃云：「今水銀皆從海西來，多有假雜者，欲得其粹，以韋囊盛之，緊實紮定，宜取其滲漏者。嘗聞昔年伊勢飯高郡，丹生村中，有一種青白石，土人鑿取，爲水淘飛過，則水銀結於盆中。飛驒山中亦産。」又或曰：「往歲豐前下毛村産丹砂，其地有一種白泥，俗呼曰本牀。有又一種青泥曰膓牀，此二品皆可煅而取水銀。又有一種石，質堅硬，其色黃白者，碓而汰水取之。」不知今尚産之矣。

味辛寒，

黑字云：「有毒。」《藥性論》云：「君，任女也，有大毒，朱砂中液也。」日華子云：「無毒。」《御覽》引《本草經》云：「味辛寒，無毒。」

治疥瘙，

《證類本草》「瘙」作「瘻」，訛。今據《新修本草》正。

立之案：「瘙」字，《說文》所無，宜作「搔」。《說文》云：「搔，刮也。」轉注爲爪把義。《漢書·烏桓傳》曰：「手足之蚧搔章懷。」搔，音新到反。蚧同疥。

痂瘍，

《說文》：「疥，搔也。痂，疥也。」

立之案：凡有鱗介之瘡，謂之疥，又謂之痂。此疥瘙專言痒，痂瘍專言形，即今俗呼肥前瘡者是也。

白禿，

《說文》：「禿，無髮也。」《病源》：「白禿之候，頭上白點班剝，初似癬，而上有白皮屑，久則生痂瘟成瘡，遂至遍頭，洗刮除其痂，頭皮瘡孔如筯頭大，裏有膿汁出，不痛而有微痒，時其裏有蟲甚細微難見。九蟲論亦云：是蟯蟲動作而成，此瘡乃至自小及長大不差，頭髮禿落故謂之白禿也。」俗呼「志羅久毛」者是也。

殺皮膚中蝨，

《藥性論》云：「主療瘑疥等，緣殺蟲。」陶云：「燒時飛着釜上灰，名汞粉。俗呼爲水銀灰，最能去蝨。」《衍義》云：「別法煆爲膩粉，粉霜唾研斃蝨。」

墮胎，

《藥性論》云：「生能墮胎。」日華子云：「催生，下死胎。」《梅師方》：「治胎死腹中不出，其母氣絶，以水銀二兩吞之立出。」

除熱，

日華子云：「治天行熱疾。」陳藏器云：「去熱毒。」

殺金銀銅錫毒，

陶云：「其能消化金銀便成泥，人以鍍物是也。」《藥性論》云：「殺金銀銅毒，伏鍊五金爲泥。」日華子云：「鍍金。」

鎔化還復爲丹。

陶云：「還復爲丹，事出《仙經》。」李時珍云：「胡演《丹藥秘訣》云：升鍊銀朱用石亭脂《石藥爾雅》云：雄黄，一名石亭脂二斤，新鍋内鎔化，次下水銀一斤，炒作青砂頭，炒不見星，研末罐盛，石版蓋住，鐵線縛定，鹽泥固濟，大火煅之，待冷取出，貼罐者爲銀朱，貼口者爲丹砂。今人多以黄丹及礬紅雜之，其色黄黯，宜辨之。眞者謂之水華朱。每水銀一斤，燒朱一十四兩八分，次朱三兩五錢。」徐靈胎曰：「水銀出於丹砂中者爲多，故亦可鍊成丹石。金精得火變化不測，鉛汞皆如此。」

立之案：丹砂下云「能化爲汞」，此云「還復爲丹」，文義互見，然則或用銀朱亦可。

久服神仙不死。

《藥性論》云：「此還丹之元母，神仙不死之藥。」陶云：「酒和日暴，服之長生也。」徐靈胎云：「丹家爐鼎之術，以水銀與鉛爲龍虎，合鍊成丹。服之則能長生久視，飛昇羽化。自《參同契》以後，其說紛紛，高名之士爲所誤者不一而足。夫水銀乃五金之精，而未成全體者也。凡金無不畏火，惟水銀則百鍊如故，以其未成金質，中含水精，故火不得而傷之。其能點化爲黄白者，亦因藥物所鍊，變其外貌，非能眞作金銀也。今乃以其質之不朽，欲借其氣以固形體，眞屬支離。蓋人於萬物，本爲異體，借物之氣以攻六邪，理之所有。借物之質以永性命，理之所無。術士好作聰明，談天談易似屬可聽，實則伏羲畫卦，列聖繫辭，何嘗有長生二字。此乃假託大言，以愚小智。其人已死，詭云尚在。試其術者，破家喪身，未死則不悟，既死則又不知。歷世以來昧者接踵，總由畏死貪生之念迫於中，而反以自速其死耳。悲夫。」

空青，

《說文》：「青，東方色也。木生火，從生丹。丹青之信言象然。」《周禮·職金》「掌凡金玉、錫石、丹青之戒令」注：「青，空青也。」黑字云：「銅精熏則生空青，其腹中空。」陶云：「今空青但圓實如鐵珠，無空腹者，皆鑿土石中取之。諸石藥中，惟此最貴。醫方乃稀用之，而多充畫色，殊爲可惜。」蘇云：「此物出銅處有，乃兼諸青，但空青爲難得。宣州者最好，塊段細，時有腹中空者。蔚州、蘭州者，片塊大，色極深，無空腹者。」蕭炳云：「腹中空，如楊梅者勝。」日華子云：「大者如雞子，小者如相思子，其青厚如荔枝殼，內有漿，酸甜。」《圖經》云：「狀如楊梅，故別名楊梅青。其腹中空，破之有漿者絶難得。」

味甘寒。

黑字云：「酸，大寒，無毒。」《藥性論》曰：「君。」日華子云：「有漿，酸甜。」吳氏云：「《神農》甘，□□酸。」（《御覽》引）

治青盲，

立之案：「青盲」或作「清盲」，皆俗書假借也。宜作「眚盲」。《說文》：「眚，目病生翳也。盲，目無牟子也。」李奇注《漢書》云：「內妖爲眚易。」《釋文》引鄭玄注云：「異自內生曰眚，然則眚盲，謂眸子內生翳而無見也。」《病源》云：「但內生鄣，是府藏血氣不榮於睛，故外狀不異，只不見物而已。」是謂之青盲，即後世所謂內障眼，而眚盲本義也。《外臺》引謝道人云「今觀客（當作「容」）狀，眼形不異，唯正當眼中央小珠裏，乃有其障，作青白色。雖不辨物，猶知明暗三光，知晝知夜，如此之者，名作腦流青盲」「童子翳綠色者，名爲綠翳青盲」並是謂外障眼也。非青盲本義也。故冠以腦流綠翳字也。謝道人又云：「眼漸膜膜，狀與前青盲相似，而眼中一無所有，此名黑盲」，亦可證青盲必內有障翳矣。後世青盲，多皆斥於謝道人所謂黑盲（和名「阿岐之比」者）而言，非古義也。

耳聾明目，

黑字云：「益肝氣，療目赤痛，去膚翳，止淚出。」《藥性論》云：「能治頭風鎮肝，瞳人破者，再得見物。」日華子云：「內有漿，能點多年青盲內障翳膜，其殼又可摩翳也。」《圖經》云：「今治眼翳障爲最要之物。」

立之案：青盲謂目病，明目者謂不病，亦服之則得目明也。竊謂空青自然之青色，即銅精之所熏，所以爲治肝經目疾之最品也。

利九竅，

治耳目即是。

通血脈，養精神，

立之案：黑字云「利水道，下乳汁，通關節，破堅積」，皆通血脈之引申也。黑字云「令人不忘，志高，神仙」，皆養精神之引申也。《千金方》：「治口喎不正，取空青一豆許，含之即効。」《肘後方》「若口喎僻者……又方：取空青末，著口中，入咽即愈」並利九竅之謂也。《醫心方》三ノ廿五ヲ《集驗方》：「治中風口喎噼不正，方，取空青如棗者，著口中含咽之，即愈。」

久服清身延年不老。

是利九竅，通血脈，養精神之至極者也。

能化銅鐵鉛錫爲金。

陶云：「又以合丹成，則化鉛爲金矣。」曾青條云：「能化金銅。」陶云：「化金之法，事同空青。」石膽條云：「能化鐵爲銅成金銀。」蘇云：「磨鐵作銅色，此是眞者。」又礬石黑字云：「能使鐵爲銅。」陶云：「其黃黑者，名雞屎礬，不入藥。惟堪鍍作以合熟銅，投苦酒中，塗鐵皆作銅色，外雖銅色，內質不變。」

立之案：諸青有酸味者，皆銅精之所熏，故能化銅鐵鉛錫爲金色也。如今鍍金匠，鍍銅鐵諸器爲金色，亦皆用綠礬、石膽類，和梅子漿水塗之，即同法也。此古方術家之言，僅存於今日者。雞子下云「可作虎魄神物」與此同例。

曾青，

立之案：《說文》：「曾，詞之舒也。」轉注爲重層之義。《集韻》：「層，《說文》重屋也。」通作曾。則曾青者，謂累累相綴如連珠也。曾，古字，層，正字。《荀子·正論》：「重以曾青。」注：「曾青，銅之精，形如珠者，其色極青，故謂之曾青。」同書《王制》：「曾青、丹干。」注：「曾青，銅之精，可繢畫及化黃金者，出蜀山越巂。」陶云：「此說與空青同山療體亦相似。今銅官更無曾青，惟出始興。形累累如黃連相綴，色理小類空青，甚難得而貴。《仙經》少用之。」《圖經》云：「其形累累如連珠相綴，今極難得。」《千金》卷十二(卅二ヲ)倉公散前文云：「又於飛烏玄武大獲曾青。」

味酸小寒。

黑字云：「無毒。」

治目痛，淚出，

《說文》：「涕，泣也。」「洟，鼻液也。」段玉裁云：「古書弟、夷二字多相亂，於是謂自鼻出者曰涕，而自目出者別製淚字。皆許不取也。《素問》謂目之水爲淚，謂腦滲爲涕(出於《解精微論》)。王褒童約：目液下落，鼻涕長一尺。曹娥碑：泣淚掩涕，驚動國都。漢魏所用已如此。」

立之案：《廣韻》至韻：「淚，力遂切。涕淚俗作涙。」薺韻：「涕，他禮切，目汁。」霽韻：「涕，他計切。」涕淚，是目汁，爲正訓。涕淚爲俗語也。而「涕淚」二字連用，與稱秤、齣齝、蘇甦等同例。蓋弟戾同音，故隸變作淚字，以爲涕淚之字，而以別鼻涕之字也。

風痺，

《素問》中無「風痺」字，《痺論》云：「風寒濕三氣雜至，合而爲痺也。其風氣勝者爲行痺。」行痺蓋風痺之謂。《金匱·血痺篇》云：「外證身體不仁，如風痺狀。」《病源》風痺候云：「其狀肌肉頑厚，或疼痛，由人體虛，腠理開，故受風邪也。病在陽曰風，在陰曰痺，陰陽俱病曰風痺。」

（眉）《醫心》十九·第四引皇甫謐云：「或身皮，或本云身肉楚痛，轉移不在一處，如風狀。或本云如似遊風，坐冷熱所爲，非眞風也。冷洗冷熨即了矣。」所云遊風與風痺相似，故付記於此。

利關節，

立之案：關節者，謂骨骨接續處也。骨間空而通氣，有似門閾及竹節狀，故以名焉。

通九竅，

「九竅」字見於《素問·生氣通天論》及《靈樞·邪客篇》。鄭康成注《周禮》云：「九竅者，謂陽竅七，陰竅二也。」

破癥堅積聚。

立之案：癥堅謂有形可徵者，積聚謂唯氣所凝結者。

久服輕體不老。

《衡山記》云：「曾青可合仙藥。」《淮南·萬畢術》云：「曾青爲藥，令人不老。」並《御覽》引

能化金銅。

陶云：「化金之法事同空青。」《寶藏論》云：「曾青若住火成膏者，可立制汞成銀，轉得八石。」

立之案：《御覽》引作：「曾青，生蜀郡名山，其山有銅者，曾青出其陽。青者，銅之精，能化金銅。」與本文大不同。故此錄全文。

白青，

黑字云：「可消爲銅劒，辟五兵。生豫章山谷。」陶云：「此醫方不復用，市人亦無賣者，惟《仙經》三十六水方中時有須處。銅劒之法，具在《九元子術》（《御覽》八百十三ノ四ヲ、《抱朴子》十六ノ五ヲ）中。」蘇云：「陶所云，今空青，圓如鐵珠，色白而腹不空者是也。（今本空青下，陶注無「色白」二字，蓋蘇所見本尚有，不與今本同）研之色白如碧，亦謂之碧青，不入畫用。無空青時，亦用之，名魚目青，以形似魚目故也。」

立之案：白青，名義未詳，竊謂「白」是「碧」之假借。白青，即碧青也。謂青類中青白色似碧石色者也。《說文》：「碧，石之青美者，從玉、石，白聲。」《西山經》「高山其下多青碧」注：「碧，亦玉類也。」《淮南子》「崑崙有碧樹」注：「碧，青石也。」《漢書·司馬相如傳》「錫碧金銀」注：「碧，謂玉之青白色者也。」《廣雅·釋器》：「碧，青也。」《別錄》有名無用，「碧石青，味甘，無毒，主明目，益精，去白瘢，延年。」以上並碧玉之說，而非碧青也。蓋碧玉之碧即爲本義，則石之似玉而青白色者，非銅精所熏者也。凡云青白色者，非謂淡青色，謂淡綠色也。《圖經》云「黃精開細青白花，薏苡結實青白色，羊蹄花青白，成德蓬莪茂葉青白色」是其證也。又公孫龍子《通變論》云「木賊金者碧，碧則非正舉矣。青白不相與而相與，不相勝，則兩明也。爭而明，其色碧也，與其碧，寧黃」，是亦以青白爲碧也。《說文》：「綠，帛青黃色。縹，帛青白色。」則縹碧爲同色。《廣志》云：「碧有縹碧，有綠碧。」此以縹綠分濃淡也。諸青類有數種，空青、扁青、曾青，以狀得名。碧青、膚青以色得名。即青類中之似碧玉青白色者，故名碧青。又案：《說文》：「縹，帛青白色也，從系票聲。」則縹、碧一音，共謂青白色也。李時珍云：「白青即石青之屬，色深者爲石青，淡者爲碧青。」此以淡青爲碧，非是也。黑字云：「可消爲銅劒。」蘇云：「不入畫用。」《丹方鑑源》云：「白青堪爲劒。」據此，則銅礦淡綠色者（俗名孔雀石），即碧青也。與黑字及蘇說合。諸青中可消爲銅者，唯是此耳。《造化指南》云：「銅得紫陽之氣而生綠，綠二百年而生石，綠銅始生其中焉。曾空二青，則石綠之得道者，均謂之鑛。又二百年得青陽之氣，化爲鍮石。」（《本草綱目》引）此說似虛誕而涉於實詣，可以證銅精變化之理也。先輩從時珍說，以畫家所用群青當白青，不足據也。

味甘平。

黑字云：「酸鹹，無毒。」吳氏云：「雷公：鹹，無毒。」（《御覽》引）

明目，利九竅，

《外臺》（廿三ノ三一ウ）引《集驗》療寒熱瘰癧方中有白曾青。所云白曾青者，即白青之義。

耳聾，

空青下云：「耳聾明目，利九竅。」曾青下云：「目痛，止淚，通九竅。」扁青下云：「目痛明目。」

心下邪氣，令人吐。

《圖經》云：「綠青，今醫家多用吐風痰，其法：揀取上色精好者，先擣下篩，更用水飛過，至細，乃再研治之。如風痰眩悶，取二三錢匕，同生龍腦三四豆許研勻，以生薄荷汁合酒溫調服。使偃臥須臾，涎自口角流出，乃愈。不嘔吐，其功速於它藥。今人用之，比比皆效，故以其法附之。」《衍義》云：「綠青同硇砂，作吐風涎藥，驗則驗矣，亦損心。」

立之案：綠青爲吐劑，蓋宋俗方也。而《本經》「白青令人吐」，可證白青、綠青一類二種，且功効亦相同。

殺諸毒，

扁青下云：「解毒氣。」

三蟲，

《病源》：「三蟲者，長蟲、赤蟲、蟯蟲，爲三蟲也。猶是九蟲之數也。長蟲者，蚘蟲也。長一尺，動則吐清水，出則心痛，貫心則死。赤蟲狀如生肉，動則腸鳴。蟯蟲細微，形如菜蟲也，居胴腸之間，多則爲痔，劇則爲癩，因人瘡處，即生諸癰疽癬瘻瘑疥齲，蟲無所不爲。此既是九蟲内之三者，而今別立名者，當以其三種偏發動成病，故謂三蟲也。」

（眉）三蟲，又見天門冬下白字，中有長蟲、小蟲、蟯蟲三言，即此三蟲是也。

久服通神明，輕身，延年不老。

扁青，

黑字云：「生朱崖山谷，武都、朱提，採無時。」陶云：「《仙經》、俗方都無用者。」蘇云：「此即前條陶云綠青是也。朱崖、巴南及林邑、扶南舶上來者，形塊大如拳，其色又青，腹中亦時有空者。武昌者，片塊小而色更佳。簡州、梓州者，形扁作片，而色淺也。」

立之案：《本經》空青條後，《別錄》出綠青一條云：「綠青，味酸，寒，無毒，主益氣，療鼽鼻，止洩痢。生山之陰穴中，色青白。《圖經》云：但云生山之陰穴中，《本經》次空青條上云：生益州山谷及越巂山有銅處。此物當是生其山之陰耳。」陶云：「此即用畫綠色者，亦出空青中，相帶挾。今畫工呼爲碧青，而呼空青作綠青，正反矣。」蘇云：「綠青，即扁青也。畫工呼爲石綠。其碧青即白青也，不入畫用。」此蘇以不入畫之碧青爲白青，可從。以入畫之石綠爲扁青，則不可從。故李時珍云：『蘇恭言「即綠青者」，非也。今之石青是矣。繪畫家用之，其色青翠不渝，俗呼爲大青。楚蜀諸處亦有之，而《本草》所載扁青、層青、碧青、白青皆其類耳。』

按： 時珍所說石青，其色青翠不渝者，今俗呼岩紺青者是也。而古來注家說諸青類色狀，無一言青翠者，李氏斷然以扁青爲石青，不知何據。蓋石青即是白字之盧青也。說具中品盧青下。然陶於空青下云「多充畫色」，於綠青下云「此即用畫綠色者」。熟攷此語，則空青、綠青共是綠色。而空青中空，蓋爲石綠中之最上，世間希有之物。以充畫色者，綠青亦用充畫色者，即今石綠是也。蓋五色中之青色者，亦謂綠青色也。

味甘平，

黑字云：「無毒。」吳氏云：「《神農》《雷公》：小寒，無毒。」

治目痛，明目。

徐靈胎云：「《内經》云：五藏六府之精皆上注於目，故目雖屬肝之竅，而白乃肺之精也。五行之中，火能舒光照物，而不能鑒物。惟金之明乃能鑒物，石體屬金，故石藥皆能明目，而扁青生於山之有金處，蓋金氣精華之所結也。又色青屬肝，於目疾尤宜。凡草木中得秋金之氣亦然。」

立之案： 徐氏此說雖似稍有理，而未免五行配當之臭氣。以余觀之，則不論草石，凡益氣之物，皆必有明目之效。且諸青皆銅精所熏，其酸寒之氣味，能使血中淤濁之氣以清淨而純粹也。

折跌，

立之案： 折跌者，後世所謂跌樸損傷是也。《周禮·瘍醫》注「折瘍踠跌」者，與此合。《說文》「胅，骨差也」是爲正字。又「跌，踼也」自是別義。今措「跌」爲「胅」，「跌」行而「胅」廢矣。

癰腫，

《千金·九漏門》：「狼漏，其根在肝，空青主之。」又治蠐螬漏方，治九漏方共有空青。《外臺》引《集驗》療寒熱瘰癧方中有白曾青。

立之案：諸青唯扁青有治癰腫之功，《千金》《外臺》所用空、曾二青，與本文之義合。

金瘡不瘳，

《說文》：「瘳，疾瘉也。」

破積聚，解毒氣。

白青下云：「解諸毒。」徐靈胎云：「凡物精華所結者，皆得天地清粹之氣以成。而穢濁不正之氣不得干之，故皆有解毒之功。其非精華所結而能解毒者，則必物性之相制，或以毒攻毒也。」

利精神，

空青下云：「利九竅、通血脈、養精神。」此統言之耳。

久服輕身不老。

石膽，

《御覽》引《本草經》云：「其爲石也，青色，多白文，易破，狀似空青。」陶云：「《仙經》有用此處，俗方甚少，此藥殆絕。今人時有採者，其色青綠，狀如瑠璃而有白文，易破折。梁州、信都無復有。俗用乃以青色礬當之，殊無髣髴。《仙經》一名立制石。」蘇云：「此物出銅處有，形似曾青，兼綠相間，味極酸苦，磨鐵作銅色，此是眞者。」陶云：「色似瑠璃，此乃絳礬。比來亦用絳礬爲石膽，又以醋揉青礬爲之，並僞矣。眞者出蒲州虞鄉縣東亭谷窟及薛集窟中，有塊如雞卵者爲眞。」日華子云：「通透清亮，蒲州者爲上也。」《圖經》云：「今惟信州鉛山縣有之，生於銅坑中，採得煎鍊而成。又有自然生者，尤爲珍重，並深碧色。入吐風痰藥用最快，今南方醫人多使之。又著其說云：石膽最上出蒲州，大者如拳，小者如桃栗，擊之縱橫解皆成疊文，色青，見風久則綠，擊破其中亦青也。其次出上饒曲江銅坑間者，粒細有廉稜，如釵股米粒。《本草注》言僞者以醋揉青礬爲之。今不然，但取麤惡石膽，合消石銷溜而成。今塊大，色淺，渾渾無脈理，擊之則碎，無廉稜者是也。亦有挾石者，乃削取石膽牀，溜造時投消汁中，及凝則相著也。」李時珍云：「石膽出蒲州山穴中，鴨嘴色者爲上，俗呼膽礬。出羌里者，色少黑，次之，信州者又次之。此物乃生於石，其經煎鍊者，即多僞也。但以火燒之成汁者，必僞也。塗於鐵及銅上燒之，紅者眞也。又以銅器盛水，投少許入中，及不青碧，數日不異者，眞也。」

立之案： 膽礬者，宋後俗間之名，或呼爲膽子礬。方書中往往有此稱，蓋石膽本形與色皆似膽，得之名耳。蘇云「有塊如雞卵者爲眞」，是也。又皇甫士安解散消石大丸說云：「消石生山之陰，鹽之膽也。」芒硝下陶注引石膽名義或同於此。蓋取辛苦不凝結，似膽汁之義。《別錄》有名無用，類有石肺、石肝、石脾、石腎，蓋名義相類耳。

一名畢石。

《方言》：「車下鐵《廣韻》「鐵，持栗切，縫衣也，又納也，索也。古作鉄」，陳宋淮楚之間謂之畢《說文》「鞑，車，束也」即此字，大者謂之綦。」

立之案： 車下以革束縛之處名曰鞑，大者謂之綦，此物生銅坑中，與銅相伴，有束縛銅之狀，乃與車下鐵其義相似，故名畢石。黑字一名綦石《本草和名》引楊玄操《音義》如此。亦與《方言》相符。黑字又出一名銅勒，蓋亦勒束銅礦之義。

又案： 「勒」與「綠」古音相通，「銅勒」即「銅綠」也。兒約之曰：《書·顧命》「四人綦弁」鄭

注：「青黑曰綦。」《詩》：「出其東門，縞衣綦巾。」《毛傳》：「綦巾，蒼艾色女服也。」石膽一名綦石，蓋亦此義。

味酸寒，

黑字云：「有毒。」吳氏云：「《神農》酸，小寒。」李氏「大寒。」桐君「辛，有毒。」扁鵲「苦，無毒。」《藥性論》云：「君，有大毒。」

明目，目痛，金創，諸癇痙。

立之案：痙，《說文》：「彊急也。」《廣韻》：「風強病也。」《千金方》云：「病發身軟時醒者，謂之癇也。身強直，反張如弓，不時醒者，謂之痙也。」癇痙之證，其因非一，故曰諸癇痙。

女子陰蝕痛，

立之案：《說文》：「蝕，敗創也。從虫人食，食亦聲，隸省作蝕。」此尚用本義。礬石有陰蝕之主治，與此同意，宜與彼條參。

石淋，

立之案：石淋爲五淋之一，此特舉之者，蓋以石治石，取同類之義。

又案：淋字，後漢殤帝以後所書，故《内經》中有「癃」字，無「淋」字。本書白字亦已經後漢名醫手，則不宜有「淋」字，恐後人改作今字者。但此條及石龍芻、石龍子、石蠶、馬刀、桑螵蛸條並作「淋」，則黑字相亂亦未可知矣。滑石、黑芝、瞿麥、石韋、石蠶、貝子、冬葵子、斑猫、車前子、豚卵、鷰矢、髮髲條並作「癃」，尚存古字，宜就各條取攷。

寒熱，崩中下血，

立之案：諸血證皆有寒熱，此物收血，能清解血中之毒熱。

諸邪毒氣，

立之案：此物有毒，故以解邪毒，乃以毒制毒之義。

令人有子，

立之案：邪毒殆盡，將成胚胎。

錬餌，服之不老。

立之案：凡有毒之物不宜生用，經煆錬而後可得服。

久服增壽神仙，能化鐵爲銅成金銀。

礬石，黑字云：「岐伯云：久服傷人骨，能使鐵爲銅。」《御覽》「成」上有「合」字。蘇云：「磨鐵作銅色，此是眞者。」沈存中《筆談》云：「信州鉛山有苦泉，流以爲澗。挹其水熬之，則成膽礬。烹膽礬即成銅，熬膽礬鐵釜，久之，亦化爲銅。」

雲母，

《抱朴子》云：「服雲母十年，雲氣常覆其上，服其母以致其子，理自然也。」李時珍云：『按《荆南志》云：「華桊方臺山出雲母，土人候雲所出之處，於下掘取，無不大獲。」據此，則此石乃雲之根，故得雲母之名。而雲母之根，則陽起石也。』陽起石條，黑字云：「雲母根也。」楊損之云：「青赤白黄紫者，並堪服餌，惟黑者不任用，害人。」日華子云：「凡有數種，通透輕薄者爲上。」陶云：「按《仙經》雲母乃有八種，向日視之，色青白多黑者，名雲母。」雷公云：「須要光瑩如冰色者爲上。」《圖經》云：「作片成層可析，明滑光白者爲上。其片有絶大而瑩潔者尤善，今人或以飾燈籠，亦古屏扇之遺事也。」《本草和名》訓：「歧良良。」

立之案：歧良良者，即歧良歧良之畧，謂光瑩也。

一名雲華，

黑字云：「五色具。」

立之案：《說文》：「華，英也。」五色具者，乃光榮之至，當是雲母一名。謂凡雲母皆五色具也。就中有五雲之别也。陶云色青白多黑者名雲母，而不說雲華，知是雲華即雲母，故不說雲華而唯說雲母也。《抱朴子》云：「五色並具而多黑者名雲母。」亦無雲華之名，然則此雲華下黑字「五色具」下，恐脱「多黑」二字，不爾，則不成五色。《石藥爾雅》云：「雲母，一名玄石，一名雲華五色，一名雲朱，一名雲英青，一名雲液白，一名雲沙黃原訛「青」，今據例改正，一名磷石白，一名雲膽黑。」是雲華在雲朱前，先出五色具而多黑者，次列赤青白黃以上五色，純白、純黑在最後，此次序獨不誤，蓋是古本草之眞面目僅存者。今據此而正。

一名雲珠，

黑字云：「多赤。」陶云：「色青黃多赤，名雲珠。」《抱朴子》：「五色並具，而多赤者名雲珠。」

立之案：陶說與《抱朴子》不同，蓋《抱朴子》說爲長。《石藥爾雅》「珠」作「朱」。據此，則作珠者，乃朱字之從玉者「眞朱」作「眞珠」，亦同例，取多赤之義，與珠玉之字不同。後世「朱」字亦有作「硃」者，同此例

一名雲英，

黑字云：「色多青。」陶云：「色黃白多青，名雲英。」《抱朴子》云：「五色並具而多青者名雲英。」

立之案：「英」字未詳，以爲華英之義，則不通。攷《廣韻》：「蝧，青皃。」據此，則英音宁，當自有

青義。錄俟後攷。

再案：《廣雅》：「清英，酒也。」《周禮・酒正》「三曰盎齊」鄭注云：「盎，猶翁也，成而翁翁然，葱白色。」《太平御覽》引《淮南・說林訓》「酒酖」作「清英」，並是假英爲盎，而葱白色之義存焉。此「英」字恐亦同義。

一名雲液，

黑字云：「色多白。」陶云：「黄白皛皛，名雲液。」《抱朴子》云：「五色並具而多白者名雲液。」

立之案：液，即津液之義。雲液者，言黄白皛皛，有潤澤似蠟色也。滑石，黑字一名液石，蓋亦與此同義。

（眉）液字，與皧皛皣皜並一聲，白色也。又與皞皔皠聲音近也。

一名雲沙，

黑字云：「色青黄。」陶云：「如冰露乍黄乍白，名雲沙。」《抱朴子》云：「但有青黄二色者，名雲沙。」

立之案：雲沙，名義未詳，或云：沙亦土也，土色多黄，故以爲名焉。

一名磷石。

黑字云：「色正白。」陶云：「皎然純白明徹，名磷石。」《抱朴子》云：「皛皛純白者，名磷石。」

立之案：雲母之一種，不具五色，唯正白者是也。《說文》：「粼水生厓石間，粼粼也。」《玉篇》：「磷，薄也。雲母之別名。」《廣韻》：「磷，薄石，又曰粼，又作磷。」然則粼正字，磷俗字也。《詩・唐風・揚之水》「白石粼粼」《釋文》本又作「磷」，《毛傳》：「粼粼，清徹貌。」蓋「粼」本水石共清徹之字。《毛詩》《本草》轉注以爲「白石清徹」之義。

味甘平，

黑字云：「無毒。」《藥性論》云：「君，有六等，白色者上，有小毒。」

治身皮死肌，

立之案：摸索皮上而不知覺，肉非其肉，故云死肌。後世所謂麻木不仁也。是血不榮皮膚之所爲。《醫心方》卷十九服石發動救解法第四引皇甫謐云：「或肌皮堅如木石，枯不可得屈，坐食熱臥溫作癖，久不下，五藏隔閉，血脈不周通故也。促下之，冷食飲熱酒，自勞行即差。」即謂之死肌之證也。此物安五藏，益子精，則全身之氣血無不活通，所以死肌亦自愈也。黑字云「堅肌」是也。

中風寒熱，如在車船上。

岡邨尚謙云：「如在車船上，言目眩也。」

立之案：如在車船上者，言風熱上泛，心氣不定，全身不鎮著也。目眩亦其一端也。《金匱》治瘧多寒蜀漆散，雲母燒二日夜，龍骨、蜀漆三味等分爲散。未發前，「漿水服半錢。《千金翼》治淡飲頭痛，往來寒熱。方　常山一兩，雲母粉二兩，二味爲散，熱湯服。（《外臺》深師云用雲母半兩煉之。餘同。）並療寒熱之方也。《明皇雜錄》云：開元中，有名醫紀明者，觀人顏色談笑，知病深淺，不待診脈。帝聞之，召於掖庭中，看一宮人，每日昃則笑歌啼號，若狂疾而足不能履地。明視之曰：此必因食飽而大促力，頓仆於地而然。乃飲以雲母湯，令熟寐，覺而失所苦。問之，乃言，因太華公主載誕，宮中大陳歌吹，某乃主謳，懼其聲不能清，且長喫豘蹄羹，飽而當筵歌大曲，曲罷，覺胸中甚熱，戲於砌臺上高歌而墜下，久而方甦，病狂，足不能履地」。

按：「足不能履地」，亦如在車船上之證也。故錄於此。

除邪氣，

《千金翼》治熱風汗出，心悶，水和雲母服之，不過，再服，立愈。

安五藏，

立之案：「安五藏」者，言安鎮五藏之氣，乃鎮心之義。前文所謂如在車船上者，即五藏不安之證也。《抱朴子》有服五雲之法，亦取五色以安五藏之義。

益子精，

立之案：子精者，腎家所畜之精，所以成子，故曰子精。益男子所得而施化者是也。《千金》治婦人絶産秦椒丸條云「盪滌府藏，使玉門受子精」可以證也。《藥性論》云：「補腎冷。」

明目，

益子精，壯腎源，所以有明目之功。

久服輕身延年。

《抱朴子》云：「他物埋之即朽，著火即焦，而五雲内猛火中，經時終不焦，埋之永不腐，故能令人長生也。」

朴消，

黑字云：「錬之白如銀，能寒能熱，能滑能澀，能辛能苦，能鹹能酸，入地千歲不變色。青白者佳，黄者傷人，赤者殺人。一名消石朴。生益州山谷，有鹹水之陽，採無時。」陶云：「以朴消作芒消者，但以煖湯淋朴消，取汁清澄，煮之減半，出著木盆中，經宿即成。狀如白石英，皆六道也。作之忌雜人臨視。（出芒消條）」蘇云：「消石，即芒消是也。今錬麤惡朴消，淋取汁煎錬作芒消，即是消石。《本經》一名芒消。」《圖經》

云：「朴消、消石、芒消三種，舊說三物同種。初採得其苗，以水淋取汁，煎鍊而成，乃朴消也。一名消石朴。以消石出於其中，又鍊朴消或地霜而成堅白如石者，乃消石，一名芒消。又取朴消以煖水淋汁，鍊之減半，投於盆中，經宿而有細芒生，乃芒消也。今醫方家所用，但以未鍊成塊，微青色者爲朴消。鍊成，盆中上有芒者爲芒消，亦謂之盆消。其芒消底澄凝者爲消石。」

立之案：朴即樸假借。《說文》「朴，木皮也」非此義。「樸，木素也」轉注爲凡素樸未成之稱。《說文》又云：「礦（當作磺），銅鐵樸（石也）。」則與樸消同義。《廣雅・釋器》：「鐵朴，謂之礦朴。」即「樸」字乃與《本經》作朴消同義。消亦硝假借。《說文》「消，盡也」非此義。「銷，鑠金也」轉注爲凡物銷化之字。此物可鍊而銷之，故名消石。其未鍊成者，名爲朴消也。《醫心方》卷八・脚氣腫痛第六引《經心方》牽牛子丸，方中云：朴消三兩練。《外臺》卷［十二］引《必效》練中丸「朴消十兩練」，共可以證也。狩古掖齋云：「消石、芒消，《本草》所說多溷淆，要之有水火二消。火消生古屋内地板下，燥土上，狀如俗呼霜柱者，今俗呼焰消者是也。水消生鹵鹽之地，如末鹽狀，今俗呼爲芒消是也。水火二消煎鍊，皆爲芒消。其未煎鍊者並名朴消，又名消石朴也。」此說精確宜從。攷黑字「一名消石朴者，火消朴也」，本條即水消朴也。是二消同功，故混載也。猶鴈肪一名鶩肪，蛞蝓一名陵蠡之例，詳見消石下。

味苦寒。

黑字云：「無毒。」《藥性論》云：「君，味苦鹹，有小毒。」吳氏云：「神農、岐伯、雷公：無毒。」（《御覽》引）徐靈胎云：「朴消，味鹹。而云苦者，或古時所産之地與今不同，故味異耶。抑或以鹹極而生苦也。」張思（當作「志」）聰云：「消石、朴消，皆味鹽，性寒。《本經》皆言苦寒。初時則鹽極而苦，提過則轉苦爲鹹。」

立之案：張説爲長矣。

治百病，日華子云：「主通泄五藏百病。」百病，見玉泉、丹沙下白字。

除寒熱邪氣，日華子云：「治天行熱疾。」徐靈胎云：「邪氣凝結則生寒熱。消味鹹苦，能輭堅而解散之。」

立之案：朴消，除寒熱邪氣者，此是主治生法。仲景承氣柴胡諸湯皆用芒消者，乃是對證活法。

逐六府積聚，日華子云：「癥結。」

立之案：六府積聚者，非六聚之謂也。凡係於腸胃積結，皆主之。故云「六府積聚也」。消石下云「滌去蓄結飲食」，此云逐六府積聚，結固留癖，則逐迅於滌，朴猛於芒，可以見矣。

結固留癖，徐靈胎云：「消，質重性輕，而能透發欝結，置金石器中，尚能滲出，故遇積聚等邪，無不消解也。」

立之案：仲景治結胸大陷胸湯丸方中皆用芒消。《陽明篇》亦有「固瘕」字。大黃下，白字有「留飲癖食」之語。據此，則結固留癖者，乃結胸固瘕留飲癖食之約言耳。與滑石條省「洩痢腸癖」曰「洩澼」同例。

又案：《金匱・食禁門》「鱠食之，在心胸間不化，吐復不出，速下除之，久成癥病，治之方……」中用朴消二兩，是其急速取效，非朴不可也。

能化七十二種石。

陶云：「《仙經》惟云：消石能化佗石。今此亦云能化石，疑必相似可試之。」徐靈胎云：「此輭堅之甚者，石屬金，消遇火則亦變火，蓋無火之性，而得火之精氣者也。火爍金，故能化石。」

立之案：七十二種石，又見甘草條黑字。《素問·氣穴論》「府俞七十二穴」，《天元紀大論》「七百二十氣爲一紀」，《外臺》十二溫白丸條有「七十二種風」，《瑞竹堂方》卷七搜風順氣丸條有「七十二氣」之語。《龍木論》載眼疾七十二證，蓋皆出於七十二候，本是仙家所説。

錬餌服之，

立之案：蓋朴消不經錬製，則不能爲芒消。故曰錬餌服之也。

又案：《説文》：「錬，冶金也。」轉注凡冶之令精皆曰錬。又云：「餌（當作鬻），粉餅也。」轉注凡食物皆謂之餌。《廣雅》：「餌，食也。」《玄應經音》引蒼頡同或餌食互稱。《千金·養生篇》中服食法，《翼方》作「服餌」，《千金》又載錬松脂法、餌茯苓方。煉法、餌方，二字分別判然如此。

輕身神仙。

徐靈胎云：「消盡人身之滓穢，依存其精華，故有此效。」

消石，

説具朴消下。

立之案：《名醫別錄》朴消、消石之外，別出芒消。蓋煎錬成芒者謂之芒消。仍誤贅出此一條，猶玉泉藥用必作屑，故別出玉屑條也。而吳普、日華子共説朴消、消石二種，尚存古義。雷公云「朴消中錬出形似麥芒者，號曰芒消」是也。但《藥性論》説朴消、消石、芒硝三種，云：「其消石、芒硝，多川原人製作，問之詳其理。」《圖經》據此亦說三種，云：「今醫家所用，亦不復能究其所來，但以未鍊成塊，微青色者爲朴消。鍊成盆中上有芒者爲芒消，亦謂之盆消。芒消底澄凝者爲消石。朴消力緊，芒硝次之，消石更緩。未知孰爲眞者。」此說分消石、芒消。以上有芒與底澄凝，誤尤甚矣。畢竟自七卷《本草》有朴消、消石、芒消三種，遂致此誤。而陶氏注芒消云：「按《神農本經》無芒消，只有消石，名芒消。爾後《名醫別錄》載此說，其療與消石正同，疑此即是消石。」此說明了不誤，宋後叨分三種，實屬蛇足，宜刪去也。

一名芒消，

四字，政和本黑字，今從大全本及《御覽》引。

立之案：蘇云：「《本經》無芒消，只有消石，名芒消。」蘇云：「《本經》一名芒消，後人更出芒消條，謬矣。」據此，則四字爲朱字無疑。張志聰云：「雪花六出，玄精石六稜，六數爲陰，乃水之成數也。朴消、消石面上生牙如圭角，作六稜，乃感地水之氣結成，而稟寒水之氣化，是以形類相同。攷朴消即水消之朴也。水消即芒消也。」《本經》消石即火消也。而其下出一名芒消者，是二消同功，故混載也。猶如鴈肪一名鶩肪，蛞蝓一名陵蠡之例。陶云「療病亦與朴消相似」可以徵矣。

味苦寒，

黑字云：「辛，大寒，無毒。」呉氏云：「神農：苦。扁鵲：甘。」《藥性論》云：「消石，君，味鹹，有小毒。芒消，使，味鹹，有小毒。」

治五藏積熱，

立之案：凡五藏積熱者，非腸胃間事，而主之者，唯有芒消。仲景方中意味可尋。

胃脹閉，

立之案：有自胃中脹閉而致五藏積熱者，有自五藏積熱而致胃中脹閉者，共是芒消之所主。

滌去蓄結飲食，

《說文》：「滌，洒也。蓄，積也。」

立之案：蓄結飲食，亦是留飲癖食之義。

推陳致新，

大黄下云：「蕩滌腸胃，推陳致新。」茈胡下亦有此四字，可併看。

除邪氣，

立之案：朴消下云：「除寒熱邪氣。」此云「除邪氣」，蓋省文耳。或云：「除諸邪氣之關係於胃家者也。」

錬之如膏，

《說文》：「膏，肥也。」《禮記・内則》注：「凝者爲脂，釋者爲膏。」《左氏傳》疏云：「雖凝者爲脂，釋者爲膏，其實凝者亦曰膏。」《圖經》云：「劉禹錫《傳信方》著石旻山人甘露飲（疑作「飯」），療熱壅、涼膈、上歐、積滯。蜀朴消爲末，蜜和入新竹筒内，半筒已上即止，不得令滿。却入炊甑中，令有藥處在飯内，其虛處出在上，蒸之，候飯熟取出，綿濾入磁鉢内，竹篦攪勻，勿停手，令至凝即藥成。」

立之案：此方蓋是消石錬之遺製。

久服輕身。

謂非不老益氣延年物。

樊石，

樊，《證類》作「礬」，今從《本草和名》《醫心方》。《續日本紀》《延喜式》，及北齊道興《造像記》作「樊」，即樊字之訛。岡邨尚謙云：「作樊爲是。此物煆過乃成，故名。」時珍曰：「礬者，燔也。燔石而成。」

立之案：《說文》「燔，爇也」是爲正字，俗體作樊，或訛作樊。與樊籠字自別。陶云：「色青白，生者名馬齒礬，已煉成絶白。」蘇云：「礬石有五種：青礬、白礬、黄礬、黑礬、絳礬，然白礬多入藥用。青、黑二礬療疳及諸瘡。黄礬亦療瘡生肉，兼染皮用之。其絳礬本來緑色，新出窟未見風者，正如瑠璃。陶及今人謂之石膽，燒之赤色，故名絳礬矣。」立之案：此說非是。石膽下陶注云：「俗用乃以青色礬當之，殊無髣髴。」則知陶氏以青色礬當石膽爲非也。而蘇注石膽云：「陶云色似瑠璃，此乃絳礬。比來亦用絳礬爲石膽，又以醋揉青礬爲之。並僞矣。」是蘇誤讀陶注之所爲也。陶云色似瑠璃者，即石膽之說，非斥綠礬也。蓋唐俗有以絳礬爲石膽，及醋製青礬以僞造石膽者，故蘇亦用其說，遂至於誤讀陶注，不宜不正也。雷公曰：「用火一百斤，煆，從巳至未，去火，取白礬。若經大火一煆，色如銀。」李時珍云：「今人但煆乾汁用，謂之枯礬，不煆者爲生礬。」

立之案：白礬，今俗呼明礬者是也。青礬即綠礬，今俗呼訛爲「呂宇波」，入染家用。時珍曰：「綠礬可以染皂色。」《外臺》卷廿九引崔氏云：「綠礬石，形似朴消而綠色是也。」黄礬今俗呼黄明礬，亦染家用之。絳礬即燒綠礬者，今俗呼「辨賀羅」，但黑礬今不用，舶來亦無有。

一名羽涅。

《說文》：「涅，黑土在水中也。」《論語》孔注云：「涅可以染皂色者。」《西山經》「女牀之山，其陰多涅石」注云：「即礬石也。楚人名爲涅石，秦人名爲羽涅也。」《淮南·俶眞訓》云：「以涅染緇。」高誘注云：「涅，礬石也。」

立之案：黑土染緇，非礬不成。今染家成五色，皆須礬石。故礬石又名涅石，其名羽涅者，出於秦人方言，未詳其義。蓋羽與汙通，汙猶染也。汙涅者，謂涅土染皂，得此物而成也。張思（志）聰云：「是石中之精氣，假水而成礬，故有羽涅、羽澤之名。涅、澤，水也。羽，聚也。謂聚水而成也。」此說甚失於鑿矣。特此載秦人方言者，此經不經當時焚燒，故間有經秦人增添之證也。亦與《素問·寶命全形論第二十五》有「黔首」之語同例。

味酸寒，

黑字云：「無毒。」《藥性論》云：「使，有小毒。」日華子云：「性涼。」吳氏云：「神農、岐伯：酸。扁鵲：鹹。雷公：酸，無毒。」引《御覽》徐靈胎云：「礬石味澀，而云酸者，蓋五味中無澀，澀即酸之變味。澀味收斂，亦與酸同。如五色中之紫即紅之變色也。」

治寒熱，

黑字云：「除固熱在骨髓。」日華子云：「除風去勞。」《肘後方》：「救卒死而壯熱者，礬石半斤，水一斗半，煮消，以浸脚及踝，即得甦。」

泄利，

劉禹錫《傳信方》：「治氣痢巴石丸，取白礬，以炭火淨地燒令汁盡，則其色如雪，謂之巴石。」引《圖經》《經驗方》：「白龍丹，用明礬枯過爲末，飛羅麪醋打糊，丸梧子大，每二三十丸。白痢，薑湯下。赤痢，甘草湯下。泄瀉，米湯下。」

立之案：泄利者，蓋併言泄瀉痢疾，古無痢疾、泄瀉之別，可以爲證。

白沃，

《金匱》：「治婦人經水閉不利，藏堅癖不止，中有乾血下白物，礬石丸。方　礬石三分，燒吉人一分，右二味末之，煉蜜和丸棗核大，內藏中。」

立之案：白沃者，即《金匱》所謂白物是也。《病源》有帶下、白漏、下白之候。《千金》有帶下赤白浣，及漏下赤白之語，並是同義。又有白崩與此自別，不可混同也。

（眉）**立之案**：樊石生者一大塊，以安水瓶中，則水中泥滓污物，悉皆聚在於此，滿瓶之水乃清淨甘美，酌之以爲食飲之用，甚佳矣。《外臺》卷八ウ廿二「《肘後》療胸中多痰頭痛，不欲食，及飲酒，則瘀菹痰。方 礬石一兩，右一味以水二升，煮取一升，内蜜半合，頓服之。須臾未吐，飲少熱湯。」蓋是樊石酸寒伴白蜜、甘草，能令鬱結瘀菹之痰飲爲消散，乃與後世用硇砂、蓬砂治痰嗽者同理，宜用緑樊燒作絳礬者耳。

陰蝕，

《千金翼》：「治婦人陰癢脱。方 礬石熬末，每日空腹酒和服方寸匕，日三服。」《千金方》：「治陰中癢如蟲行狀。方 礬石十八銖，芎藭一兩，丹砂少許，右三味，治下篩，以綿裹藥，著陰中，蟲自死。」

惡瘡，

蘇云：「青黑二礬療疳及諸瘡，黄礬亦療瘡生肉。」《藥性論》云：「能治鼠漏瘰癧。」日華子云：「治疥癬，和桃人葱湯浴，可出汗也。」「崔氏治甲疽。方 緑礬石一味，煆色似黄丹，敷之。」徐靈胎云：「味烈性寒，故能殺濕熱之蟲，除濕熱之毒。」

立之案：皆是惡瘡外傅之法，非内服藥中之用也。

目痛，

《肘後方》：「目中風腫赤眼。方 礬石二錢，熬，和棗膏，丸如彈丸，以摩上下，食頃止，日三度。」《千金翼》：「礬石散主目翳及努肉。方 礬石上上白者，末，内如黍米大於翳上及努肉上，即令淚出，以綿拭之，令得惡汁盡。」

堅骨齒，

《圖經》云：「綠礬亦入咽喉、口齒藥。」《肘後方》：「患歷齒積久，碎壞欲盡，常以綿裹礬石含嚼之，吐汁也。」《千金方》：「治齒齗間血出不止。方　礬石一兩，燒，水三升，煮取一升，先拭血，乃含之。」《靈苑方》：「治折傷，先用止痛湯。法　搗白礬爲末，每用一匙匕，沸湯一椀衝了，以手帕蘸，乘熱熨傷處，少時痛止，然後排整筋骨，貼藥。」《御藥院方》：「治脚氣風濕，虛汗少力，多疼痛及陰汗。燒礬作灰，細研末一匙頭，沸湯投之，淋洗痛處。」

立之案：「白沃」已下五證並係於外治。

又案：陶注云：「俗中合藥，皆先火熬令沸燥，以療齒痛，多即壞齒，是傷骨之證。而云堅骨齒，誠爲疑也。」此說似未深攷。蓋黑字有「岐伯云：久服傷人骨」之言，故陶依之而遂致此誤耳。堅骨齒及療齒痛者，是酸澀之味暫收斂熱毒，去腐敗穢氣也。若久服則或至於傷爛人之骨髓矣。《劉子》「下利害第四十七云：樊石止齒齲之痛，而朽牙根，躁痛雖弭，必生後害。此取小利而忘大利，惟去輕害而負重害也」可以徵矣。

鍊餌服之，輕身不老增年。

陶云：「《仙經》單餌之，丹方亦用。」張志聰云：「煉而餌服，得石之精，補養精氣，故輕身不老增年。」

立之案：《抱朴子》云：「第一之丹名曰丹華，當作玄黄。用雄黄、水礬石、水戎塩、鹵塩、礬石、牡蠣、赤石脂、滑石、胡粉，各數十斤，以爲六一泥，火之三十六日成，服之七日仙。」蓋陶所謂丹方亦用者，言此等類歟。

立之案：此物酸澀，非可久服物，故白字無「久服」字，黑字「岐伯曰：久服傷人骨」，不可久服也必矣。

滑石，

陶云：「滑石色正白。《仙經》用之以爲泥。」蘇云：「此石所在皆有，嶺南始安出者，白如凝脂，極軟滑。」《衍義》云：「滑石今謂之畫石，以其軟滑可寫畫。」《周禮》「以滑養竅」注云：「滑石也，凡諸物通利往來似竅也。」

味甘寒。

《御覽》引作「苦寒」。黑字云：「大寒，無毒。」《藥性論》云：「臣。」

治身熱，

《藥性論》云：「除煩熱心燥。」《聖惠方》：「治乳石發動躁熱，煩渴不止，用滑石半兩，細研如粉以水一中盞，絞如白飲，頓飲之。」又：「治膈上煩熱多渴，滑石水煎去滓，下粳米煮粥，溫食之，效。」

洩澼，

黑字云：「通九竅、六府、津液。」徐靈胎云：「滑石能滑利大小腸，分清水穀，水穀分則洩澼愈矣。」

立之案：洩澼者，即洩痢腸澼之約語耳。房葵下有腸泄之語，亦同義，可併攷。

女子乳難，

《藥性論》云：「主難產，服其末。又末與丹參蜜猪脂爲膏，入其月，即空心酒下彈丸大，臨產倍服，令滑胎易生。」

立之案：乳難即產難也。徐靈胎、張志聰以爲乳汁不通，非是也。

癃閉，

《藥性論》云：「能療五淋。」《廣利方》：「治氣壅關格不通，小便淋結，臍下妨悶兼痛，一味水和服之。」

立之案：《靈樞》有《五癃津液別篇》，可參攷。《素問・宣明五氣篇》：「膀胱不利爲癃。」又《刺瘧論》：「少腹滿，小便不利如癃狀，非癃也。」王注：「癃謂不得小便也。」《千金方》宋臣凡例云：「古之經方，言多雅奧。」以淋爲癃，《史記・孝景本紀》「封長公主子蟜爲隆慮侯」《索隱》曰：「音林閭，避殤帝諱改之。」蓋隆與臨、林古音相通，共爲來母字。《淮南・俶眞訓》「孟門終隆之山」高注：「終隆則終南，在扶風。」莊逵吉云：『古讀隆爲臨。故《詩》「與爾臨衝」，韓詩作「隆衝」。又後漢殤帝諱隆，改「隆慮縣」爲「臨慮縣」，亦是南、臨同聲，因之又以「終南」爲「終隆」也。』

利小便，

黑字云：「令人利中。」《圖經》云：「按古方利小便治淋澀，多單使滑石。」繆仲純（當作「醇」）云：「滑石本利竅去濕，消暑除熱，逐積下水之藥。若病人因陰精不足，内熱，以致小水短少赤澀，或不利，煩渴身熱，由於陰虛火熾水涸者，皆禁用。脾胃俱虛者，雖作泄，勿服。」《古今錄驗》：「療妊娠不得小便，滑石末水和泥臍下二寸。」

蕩胃中積聚，

立之案：蕩即盪之假借。《說文》：「盪，滌器也。」則「蕩滌」爲熟字。消石下云「滌去蓄結飲食」，此云「蕩胃中積聚」，義相通。黑字云：「去留結。」《廣利方》云：「治氣壅關格不通，皆謂胃中結氣積聚也。」

寒熱，徐靈胎云：「滑利大腸，凡積聚寒熱，由蓄飲垢膩成者，皆能除之。」《千金方》：「黃疸之爲病，日晡所發熱惡寒，小腹急，云云。滑石、石膏等分，治下篩，以大麥粥汁服方寸匕。」

益精氣，

徐靈胎云：「邪去則津液自生。」

久服輕身耐飢長年。

徐靈胎云：「通利之藥皆益胃氣，胃氣利則其效如此。」又云：「此以質爲治。凡石性多燥，而滑石體最滑潤，得石中陰和之性以成，故通利腸胃，去積除水，解熱降氣。石藥中之最和平者也。」

紫石英，

陶云：「今第一用太山石，色重徹，下有根。次出雹零山亦好。又有南城石，無根。又有青綿石，色亦重黑不明徹。又有林邑石，腹裏必有一物如眼。吳興石四面纔有紫色，無光澤。會稽諸暨石，形色如石榴子，先時並雜用，今丸散家採擇，惟太山最勝，餘處者可作丸酒餌。《仙經》不正用，而爲俗方所重也。」吳氏云：「欲令如削，紫色達頭如樗蒲者（《御覽》無「達」字）。」《嶺表錄異》云：「隴州山中多紫石英，其色淡紫，其實瑩徹，隨其大小皆五稜，兩頭如箭鏃，煮水飲之，暖而無毒，比北中白石英，其力倍矣。」《衍義》云：「紫石英明徹如水精，其色紫而不勻。」

立之案：凡石英皆六稜，而《嶺表錄異》云「五稜者」，乃錄其異者也。（張思（志）聰於陶注下兼引此文，非是。）下國俗呼紫水晶者即是也。

味甘溫。

黑字云：「無毒。」吳氏云：「神農、扁鵲：味甘，平。李氏：大寒。雷公：大溫。岐伯：甘，無毒。」《藥性論》云：「君。」《嶺表錄異》云：「暖而無毒。」

治心腹，欬逆，

《御覽》引作「嘔逆」。

邪氣，

立之案：蓋是謂心腹有邪氣而爲欬逆，與白石英「主欬逆胸膈間久寒」稍相似，即心氣不足，邪火上盛之證。《千金》茯苓補心湯方意出藍於此者。岡邨尚謙云：『「心腹」下恐脫「痛」字。』因攷《新修本草》諸病通用藥例中，女人血閉腹痛下有紫石英，則此說似是。然日華子云：「五色石英，平，治心腹邪氣，女人心腹痛。」據此，則亦輒難從，錄以俟後攷。（**又案：**《千金翼方·用藥處方》欬逆上氣第三十一有紫石英。）

補不足，

《千金翼·用藥處方》中「失魂魄」及「補養心氣」下，共有紫石英。《千金》治心氣不足，五心熱，有茯苓補心湯。

立之案：紫石英與鍾乳同是甘溫，而比鍾乳則溫稍輕，鍾乳則重濁而止澀。紫石則輕清而鎮墜，石藥中之最溫和者，與鍾乳之有小毒者不同也。徐靈胎云補心血之不足。未盡矣。

又案：白石英下云「久寒」，此云「補不足」，其義相通，可併攷。

女子風寒在子宮，絶孕，十年無子。

《藥性論》云：「女人服之有子。」《新修本草》諸病通用藥例中「無子及虛勞」下，並有紫石英。繆仲純（當作醇）云：「紫石英其性鎮而重，其氣煖而補，故心神不安，肝血不足，及女子血海虛寒不孕者，爲要藥。然而止可暫用，不宜久服。凡係石類皆然，不獨石英一物也。婦人絶孕，由於陰虛火旺，不能攝受精氣者，忌用。」徐靈胎云：「子宮屬衝脈血海，風寒入於其中，他藥所不及。紫石英色紫入血分，體重能下達，故能入於衝脈之底。風寒妨孕，溫能散寒驅風也。」

久服溫中輕身延年。

青霞子云：「紫石英輕身充飢。」陳修園云：「久服溫中輕身延年者，誇其補血納氣之功也。」

白石英，

黑字云：「大如指，長二三寸，六面如削，白徹有光。」吳氏云：「形如紫石英，白澤，長者二三寸。」陶云：「今醫家用新安所出極細長白徹者，壽陽八公山多大者，不正用之。《仙經》大小並有用，惟須精白無瑕雜者。如此說，則大者爲佳。」蘇云：「白石英所在皆有，今澤州、虢州、洛州山中俱出。虢州者，大徑三四寸，長五六寸，今通以澤州者，爲勝也。」《圖經》云：「《乳石論》以鍾乳爲乳，以白石英爲石，是六英之貴者，惟白石也。」《衍義》云：「白石英，狀如紫石英，但差。大而六稜，白色如水精，紫白二石英，當攻疾，可暫煮汁用，未聞久服之益。張仲景之意，只令㕮咀，不爲細末者，豈無意焉。其久服，更宜詳審。」《別錄》有名無用，云：「玉英味甘，主風搔皮膚痒。一名石鏡，明白可鏡。生山竅，十二月採。」

立之案：石英與水精，蓋一類而二種，故寇氏曰「白色如水精」可以證矣。水精即玉英也。石英雖透徹不及水精，如水自存石質，故名石英。水精明白可鏡，故名玉英。則玉石二英於名上可尋其狀耳。五色石英并紫石英，爲六英。英即六稜之義也。

味甘微溫。

黑字云：「辛，無毒。」吳氏云：「神農：甘。岐伯、黃帝、雷公、扁鵲：無毒。」《藥性論》云：「君。」日華子云：「五色石英，平。」

治消渴，

《新修本草》諸病通用藥例中消渴下有「白石英」，《千金翼》同。

陰痿不足，

《新修本草》諸病通用藥例中陰萎虛勞下共有「白石英」。

欬逆，

《藥性論》云：「治嗽逆上氣。」

胸膈間久寒，

日華子云：「五色石英治心腹邪氣，女人心腹痛鎮心，療胃中冷氣。」

立之案：胸膈間久寒者，乃所謂胃中冷氣也。

益氣，

《千金翼・用藥處方》「益氣」下有白石英。

立之案：黑字云：「下氣，補五藏，通日月光。」日華子云：「益毛髮，悅顏色，治驚悸，安魂定魄，壯陽道，下乳，皆是益氣之效也。」

除風濕痺，

立之案：此物性溫，故以去濕冷之氣，風引湯中所用紫石英，政是此理。

久服輕身長年。

青石、赤石、黃石、白石、黑石脂等。

陶云：「此五石脂，如《本經》療體亦相似。《別錄》各條，所以具載，今俗用赤石白石二脂爾。《仙經》亦用白石脂以塗丹釜。好者出吳郡，猶與赤石脂同源。赤石脂多赤而色好，惟可斷下。餘三色脂有而無正用，黑石脂乃可畫用爾。」吳氏云：「五色石脂，一名青赤黃白黑符。赤符，色絳滑如脂。黃符，色如㹠腦鴈雛。」

立之案：符之言附也。白符一名隨，黑符一名石泥（並出吳氏），黑石脂一名石涅，一名石墨（出黑字）。並以附著得名。蓋五色石脂共柔脆易附著，故名符耳。《本草和名》：「赤石脂出大宰備後國，白石脂出大宰伊豆國，青黃黑石脂並云唐。」《醫心方》同。曾槃曰：「俗云石綿，佐渡方言血止石、白堊、滑石、石麪、貴妃粉、石脂，此五種共相類。」白堊，其質堅而有土臭。滑石味平淡不澀，石麪其質鬆而無潤，貴妃粉亦輕浮而不粘於口，而或有磷光。但石脂細膩滑澤如脂，味澀綴唇者爲眞。住者佐渡醫生北見某言，吾鄉羽田相川和泉村處處山中產石脂，其始生也，溽暑驟雨之後，地氣薰蒸，方此之時，石氣滋液，湧於山巖罅隙之間，乃爲日光所煎熬，遂爲石脂，其色赤白皆有。土人常相其處，即而鑿取之，用以愈刀斧傷及瘡痍云。○青石脂出羽米澤產云。○黃石脂罕有。○黑石脂，紀伊若山及千里濱、陸奧南部、山城山科產之。○白石脂，伊豆大加茂、佐渡長濱、大和吉野、遠江土州產之。○赤石脂佐渡、伊豆、陸奧、出羽、秋田大久增、越前吉野、山城蓼倉皆產佳品。又大和吉野、出羽米澤，及秋田阿仁、陸奧、會津、信濃、加賀白山、遠江、千葉山、肥後熊本及宇土郡、紀伊熊野、備前赤坂郡善王村、武藏秩父郡、美作津山、讚岐城山、肥前、長崎、葛坂、丹波等亦產，然不甚佳。今舶渡亦味平淡而無滑膩，眞僞不審。○黃石脂產於但馬，然甚微，他未見。曾槃曰：

「石麪狀似白堊，而潔白輕鬆幾如麪。」時珍食物所云「觀音粉」，《海內奇觀》所云「貴妃粉」，皆此類而已。近江石部、西金山、陸奧、仙臺鬼頂、肥後益城郡、武藏秩父郡、出雲、松前等有之。天明癸卯歲，大荒，東奧最甚。時仙臺之民搗稻秆和石麪以噉之，乃保其天壽云。或云：蝦夷惠刀呂不島産可食之，土夷人常和草根煮熟食之，白色如餅，味淡不甚難食。往歲最上常矩役其地絶糧，食之八日矣。此亦石麪也。

味甘平。

黑字云：「青石脂味酸，平，無毒。赤石脂味甘、酸、辛，大溫，無毒。黃石脂味苦，平，無毒。白石脂味甘、酸，平，無毒。黑石脂味鹹，平，無毒。」吳氏云：「青符，神農：甘。雷公：酸，無毒。桐君：辛，無毒。李氏：小寒。赤符，神農、雷公：甘。黃帝、扁鵲：無毒。李氏：小寒。桐君：甘，無毒。扁鵲：辛。黑符，桐君：甘，無毒。」日華子：「五色石脂並溫，無毒。文理膩，綴脣者爲上也。」

治黃疸，

黑字青石脂、黃石脂下並云黃疸。

泄利腸澼膿血，

黑字青石脂下云：「洩痢腸澼。」赤石脂下云：「洩澼下痢。」白石脂下云：「小腸澼熱，溏便膿血。」黑石脂下云：「腸澼洩痢。」日華子云：「五色石脂，治瀉痢。」陶云：「赤石脂惟可斷下。」立之案：仲景治利在下焦，用赤石脂禹餘糧湯。治下利便膿血者，用桃花湯。《子母秘錄》：「治小兒水痢，形羸不勝大湯藥，白石脂研，和粥與食。」

陰蝕，下血赤白。

黑字青石脂下云：「女子帶下百病。」赤石脂下云：「女子崩中漏下。」白石脂下云：「女子崩中漏下赤白沃。」黑石脂下云：「主陰蝕瘡。」

邪氣，

下文云：「五石脂，各隨五色補五藏。」黑字黄石脂下云：「安五藏。」白石脂下云：「療五藏。」《藥性論》云：「赤石脂補五藏虚乏。」

立之案：補五藏，故邪氣自去之理。

癰腫疽，痔惡瘡，

黑字青石脂下云：「疽痔惡瘡。」赤石脂下云：「癰疽瘡痔。」黄石脂下云：「癰疽蟲。」白石脂下云：「排膿疽瘡痔。」日華子云：「五色石脂排膿，治瘡癤痔瘻。」

立之案：疽痔，又見漏蘆、雄黄、敗醬、蛇全條。竊謂疽痔者，古語，而後世所云痔漏，謂痔疾爲疽連遷不瘉也。

頭瘍，

立之案：《説文》：「瘍，頭創也。」此云頭瘍，是古言之僅存者。統言之，則凡瘡亦謂之瘍，如水銀下「疥瘙痂瘍」是也。

又案：黑石脂下黑字云「療口瘡咽痛」，是上部濕熱，乃與頭瘍同理。

疥瘙，久服補髓益氣，肥健不飢，輕身延年。

黑字青石脂下云：「久服補髓益氣，不飢，延年。」赤石脂下云：「久服補髓，好顔色，益智，不飢，輕身延年。」黄石脂下云：「久服輕身延年。」白石脂下云：「久服安心不飢，輕身長年。」黑石脂云：「久服益氣，不飢，延年。」

五石脂，各隨五色補五藏。

黑字云：青石脂養肝膽氣，赤石脂養心氣，黃石脂養脾氣，白石脂養肺氣，黑石脂養腎氣。日華子云：「五色石脂，並鎮五藏。」

大一禹餘粮，

《證類》作「太一餘粮」。今據《眞本千金方》《醫心方》《抱朴子》《吳氏本草》及陶隱居、陳藏器所說改正。立之案：趙開美校刻《傷寒論》赤石脂禹餘粮湯方中亦作「太一禹餘粮」，是亦古本之僅存者也。粮，《說文》作「糧」，云：「穀也。」《干祿字書》云：「粮糧，上通下正。」

陶云：「今人惟總呼爲太一禹餘粮，自專是禹餘粮爾，無復識太一者。然療體亦相似。《仙經》多用之。四鎮丸亦總名太一禹餘粮。」蘇云：「太一餘粮及禹餘粮一物，而以精麁爲名爾。立之案：陳藏器云：「蘇云：禹餘粮及太一禹餘粮，皆精麁爲名。」據此，則陳氏所見《新修本草》尚作「太一禹餘粮」，可知也已。其殼若瓷，方圓不定，初在殼中未凝結者，猶是黃水，名石中黃子。久凝乃有黃色，或青或白，或赤或黃，年多變赤，因赤漸紫，自赤及紫，俱名太一，其諸色通謂餘粮。」陳藏器云：「按蘇敬此談，直以紫色爲名，都無按據。且太一者，道之宗源。太者，大也。一者，道也。大道之師，即禹之理化神君禹之師也。師常服之，故有太一之名。」岡邨尚謙云：太一，山名。《括地志》太一，一名泰山。泰、太通。黑字所云「生太山」者，是凡以産地係於藥名者，赭之出代郡，謂之代赭。鹽之出西戎，謂之戎塩。與此一例。

立之案：此說最可從，千古疑義一時冰釋。《御覽》引《吳氏本草》云：「生太山，上有甲，甲中有白，白中有黃，如雞子黃色。」依此，則禹餘粮出太一山者，自爲別品，故古來有此二條。猶鹵鹹、大鹽外，別有戎鹽之例也。

（眉）佐藤成裕《中陵漫錄》云：肥前茂木村所産上品，勝於舶來物，其産地赤色，而砂石相雜之山腰也。其狀大小長短各不同。其最上者，殼中有黃土如雞子黃，其味甘而不嘇口舌，其未經年者，則中惟有黃水，而未成塊，與陶所說正合矣。又云：長州山中有呼饅頭石者，如雞卵大，外皮白色，肉有黃泥，恰如饅頭。是雷公所云卵石黃，而非禹余粮也。

一名石腦。

立之案：石中所胎黃色如腦，故以爲名。乃石中黃子之義。

味甘平。

黑字云：「無毒。」吳氏云：「太一禹餘粮，一名禹哀。神農、岐伯、雷公：甘平。李氏：小寒。扁鵲：甘，無毒。」

治欬逆上氣，

禹餘粮下亦云：「欬逆。」

癥瘕血閉漏下。

禹餘粮下云：「下赤白、血閉、癥瘕。」

立之案：赤石脂禹餘粮湯用太一禹餘粮，以治下利不已，心下痞鞕。痞鞕即飲結也。

除邪氣，

禹餘粮下云：「大熱。」

久服耐寒暑不飢。

禹餘粮下云：「鍊餌服之，不飢。」

輕身飛行千里神仙。

禹餘粮下云：「輕身，延年。」

禹餘粮，

黑字云：「一名白餘粮，生東海地澤，及山島中，或池澤中。」（《御覽》作「生池澤，生東海。」）陶云：「今多出東陽，形如鵝鴨卵，外有殼重疊，中有黃，細末如蒲黃，無砂者爲佳。近年茅山鑿地大得之，極精好，乃有紫華靡靡。《仙經》服食用之。」

味甘寒，

黑字云：「平，無毒。」《藥性論》云：「君，味鹹。」

治欬逆，

太一禹餘粮下云：「欬逆上氣。」

立之案：張潔古治欬而遺矢者，用赤石脂禹餘粮湯。

寒熱煩滿，

黑字云：「煩疼。」徐靈胎云：「禹餘粮色黃，質膩味甘，乃得土氣之精以生者也。故補益脾胃，除熱燥濕之功爲多。凡一病各有所因，治病者必審其因而治之。所謂求其本也。如同一寒熱也，有外感之寒熱，有內傷之寒熱，有雜病之寒熱。若禹餘粮之所治，乃脾胃濕滯之寒熱也。後人見《本草》有治寒熱之語，遂以治凡病之寒熱，則非惟不效，而且有害。自宋以來，往往蹈此病，皆《本草》不講之故耳。」

下利赤白，

《證類》脫「利」字，今據《御覽》補正。《藥性論》云：「主治崩中。」日華子云：「治痔瘻等疾。」徐靈胎云：「質燥性寒，故能除濕熱之疾。」《外臺》廿五引《廣濟》療血痢黃連丸，方中有禹餘粮。

血閉癥瘕，

黑字云：「療小腹痛結。」太一禹餘粮下云：「癥瘕血閉漏下。」《證類》卷二諸病通用藥，婦人崩中下有禹餘粮。《千金翼》卷一用藥處方·女人寒熱疝瘕漏下第四十下有禹餘粮。又《千金》卷四補益第一大五石澤蘭丸、大澤蘭丸、紫石［英］門冬圓、澤蘭散方中，共有禹餘粮。月水不通第二鼈甲圓，又方禹餘粮圓，共用禹餘粮。又赤白漏下第三白堊圓、白石脂圓、小牛角䚡散、治婦人及女子赤白帶方、白馬蹄圓、愼火草散、禹餘粮圓、增損禹餘粮圓等，並用禹餘粮。

立之案： 此物黄土得鐵氣而凝結成此形，故黑字云「畏鐵落」，可以徵也。元是鎭墜澀血之劑，但在大劑中與石膏、黄連之類同用，則不令血散漫，而令凝滯。自餘溫藥乘其凝滯而下去之，隨破血之勢以奏補血之功。大劑功用大抵如此，可例推也。

大熱，

太一禹餘粮下云：「除邪氣。」日華子云：「治邪氣及骨節疼，四肢不仁。」

鍊餌服之，不飢，輕身延年。

日華子云：「久服耐寒暑。」

立之案： 太一禹餘粮條云「久服」，此云「鍊餌服之」，是互文見義。前條省「鍊餌」，此條省「久服」耳。

本草經卷上　二

青芝，

《説文》：「芝，神艸也。」《抱朴子》云：「青者如翠羽。」

一名龍芝。

立之案：龍即青龍之義。《弘决外典抄》引《博物志》云：「東方木，其獸青龍。」注云：「木色青，青龍順其色也。」

味酸平，生山谷。明目補肝氣，

立之案：色青味酸，歸於肝，故有明目補肝之功也。

安精魂，仁恕，

立之案：精魂者，精神魂魄之略。云精則神在内，云魂則魄在中。能鎮肝氣之慓悍，所以仁恕也。腎主精，肝主魂，能補肝氣，所以精魂安也。

久食，

《御覽》引「久食」作「食之」，下四芝皆同。

輕身不老，延年，神仙。

立之案：「久食」亦猶云「久服」。芝是仙家常食，故不云「服」而云「食」也。《仙人採芝圖》云「芝生於名山，食之令人乘雲，能上天」（《御覽》引）可以證焉。

李時珍曰：「芝」本作「之」，篆文象草生地上之形，後人借「之」字爲語辭，遂加草以別之也。昔四皓採芝草，羣仙服食，則芝亦菌屬可食者，故移入菜部。

赤芝，一名丹芝。

《本草和名》引《兼名苑》：「一名朱草芝。」《抱朴子》云：「赤者如珊瑚。」

味苦平，生山谷，治胸中結，益心氣，

立之案：苦味散結，且胸中爲心之部位。

補中，增智慧，不忘。

立之案：共是益心氣之功。

久食輕身不老，延年，神仙。

黃芝，一名金芝。

《抱朴子》云：「黃者如紫金。」

味甘平，生山谷，治心腹五邪，

立之案：心腹五邪者，蓋謂心腹內五藏邪氣也。土旺四時，故能通治五藏邪氣也。

益脾氣，

立之案：味甘，歸於脾。

安神，

立之案：心主神，今脾氣益，所以神安也。

忠信和樂，

立之案：并是益脾氣之功。

久食輕身不老，延年，神仙。

白芝，一名玉芝。

立之案：玉芝者，謂色白如白玉也。《抱朴子》云：「白者如截肪。」亦可證其不潔白透徹，而膩潤溫和也。

味辛平，生山谷，治欬逆上氣，益肺氣，

立之案：辛味，歸於肺，故主欬逆上氣。

通利口鼻。

立之案：口鼻亦肺之部位。

強志意勇悍，

立之案：肺主氣，此物專益肺氣，故其效至於強志意勇悍耳。

安魂，

立之案：肺主魄。

久食輕身不老，延年，神仙。

黑芝，一名玄芝。

《抱朴子》云：「黑者如澤漆。」案：此言潤澤如黑漆，非言草名澤漆。

味鹹平，生山谷，治癃利水道，益腎氣通九竅，

按：並是益腎氣，利水道之功。

聰察，

按：腎氣益則精有餘，故自聰察。

久食輕身不老，延年，神仙。

紫芝，一名木芝。

陶云：「此六芝皆仙草之類，俗所稀見，族種甚多，形色瓌異，并載《芝草圖》中。今俗所用紫芝，此是朽樹木株上所生，狀如木檽，名爲紫芝，蓋止療痔，而不宜以合諸補丸藥也。凡得芝草，便正爾食之，無餘節度，故皆不云服法也。」《抱朴子》云：「木芝者，松柏脂淪地千歲，化爲伏芝，萬歲其上生小木，狀似蓮花，名曰木威喜芝。夜視有光，持之甚滑，燒之不焦，帶之辟兵。」《御覽》引《古瑞命記》云：「神農氏之論芝也，云山川與四時陰陽，晝夜之精，以生五色神芝，皆爲聖王休祥焉。」同上引《說文繫傳》云：「今人所見皆玄紫二色，如鹿角或如繖蓋，皆堅實而芳香，或叩之有聲。《本草》有青赤黃白黑紫六色。」

立之案：《爾雅》「茵芝」，郭璞注：「一歲三華瑞草。」郝懿行《義疏》云：「蓋沼（當作「昭」）時俗符命之陋，以神芝爲瑞草，以三秀爲三華。經典言芝，止有蕈菌，別無神奇，故芝栭標於《內則》，茵芝著於《爾雅》，實一物耳。」此說可從。《藝文類聚》引《爾雅》作「菌，芝也」，據此，則今本《爾雅》「茵」字爲訛字，而《釋文》亦作「茵」，則其誤已久矣。《藝文》所據偶不誤，蓋當時尚有古今如此者歟。

《和名抄》菌訓「太介」，《本草和名》木菌訓「岐乃多介」，地菌訓「都知多介」，即「多介留」之義。「多介利」者，生長之義，一時簇立，故名之。竹亦與菌同訓，乃爲同義。陰莖亦同訓同義，蓋芝栭萸檽耳，皆一聲之轉爾。（說具於「桑根白皮」下。）

又案：紫芝俗呼爲靈芝，（嵇康詩云：「煌煌靈芝，一年三秀。」蓋傳此名歟。）又吉祥多介，又佐比波比多介，又加止天多介，生山中沙石間及朽木上，狀如松蕈繖蓋，肥大色紫褐而光澤如漆，未聞入藥用，陶以後所說即此物。其五色芝者，恐是食品之菌類，宜如郝氏所辨。白字五芝并云「久食」，紫芝獨云「久服」，分別如此，可證紫芝爲藥品，非食品也。又《莊子》云：「朝菌不知晦朔。」注：「朽穰之上有菌芝者，生於朝死於晦。」《釋文》司馬云：「大芝也，天陰生糞上，見日則死。」崔云：「糞上芝朝生暮死。」簡文云：「欻生之芝也。」《御覽》引《風土記》云：「陽羨袁君廟有祈雨者，則祝稱神命常賜芝草菌也，便以神前酒盃灌地，以大羹杯覆之，有須（疑作「頃」）發杯而菌生。」今猶然，並以芝爲菌，菌即食中美品，故《呂氏春秋》云：「菜之美者，駱越之菌是也。」又《醫心方》食治部引《七卷經》云：「地菌，溫平，食之補五藏益氣。」乃與五芝之說合，亦可以證也。

味甘溫，生山谷。

黑字云：「六芝皆無毒，六月、八月採。」《藥性論》云：「紫芝，使，味甘平，無毒。」

治耳聾，利關節，保神，益精氣，堅筋骨，好顏色，久服輕身不老延年。

《藥性論》云：「主能保神益壽。」

立之案：《續漢書》云：「建初五年，零陵女子傅寧宅內生紫芝五株，長者尺四寸，短者七八寸。」《宋書》云：「順帝升（當作「昇」）明二年，臨城縣生紫蓋黃裏芝，芝歷時質色不變。」《論衡·初稟篇》曰：

「紫芝之栽如豆如珠玉者，稟氣而生亦猶此也。」《御覽》並引以上皆謂今之靈芝也。

赤箭，

黑字云：「生川谷，四月、八月採根。」陶云：「按此草亦是芝類，云莖赤如箭簳，葉生其端，根如人足。」又云：「如芋有十二子爲衛，有風不動，無風自搖，如此亦非俗所見。」吳氏云：「莖如箭，赤，無葉《御覽》引，根如芋子。」蘇云：「此芝類，莖似箭簳，赤色，端有花葉，遠看如箭有羽，根皮肉汁與天門冬同，惟無心脈，去根五六寸有十餘子衛，似芋，其實似苦楝子，核作五六稜，中肉如麪，日暴則枯萎也。」

立之案：《抱朴子》云：「草芝有獨搖芝，無風自動，其莖大如手指，赤如丹素，葉似莧，其根有大魁如斗，有細如雞子十二枚，周繞大根四方，似倣傚十二辰也。相去丈許，皆有細根如白髮以相連，生高山深谷之上，其所生左右無草。」《御覽》引陶、蘇並云「芝類」，亦襲道家說耳。詳究此物，蓋肉從容、列當之類，其謂之「芝類」亦可。又攷陶注語氣，知古《本草》必六芝次出赤箭也。

又案：《開寶本草》中品別出天麻一條，云：「葉如芍藥而小，當中抽一莖，直上如箭簳，莖端結實，狀如續隨子，至葉枯時，子黃熟，其根連一二十枚，猶如天門冬之類，形如黃瓜，亦如蘆菔，大小不定。」《圖經》亦云：「天麻，春生苗，初出若芍藥，高三二尺，青赤色，莖中空。依半以上貼莖，微有尖小葉，梢頭生成穗，開花，結子如豆粒大，其子至夏不落，卻透虛入莖中，潛生土內。其根大者，有重半斤或五六兩，其皮黃白色。」雷公云：「凡使勿用御風草，緣與天麻相似，只是葉莖不同。其御風草，根莖斑葉皆白有青點。」《藥性論》云：「赤箭脂，一名天麻，又名定風草。」據此，則天麻之名始見於雷公，以天麻爲赤箭一名，已見於《藥性論》。《衍義》則「赤箭爲苗，天麻爲根」，至沈括《筆談》則云：「赤箭即今之天麻也，後人既誤出天麻一條，遂指天麻別爲一物。既無此物，不得已又取天麻苗爲之。」茲爲不然，《本草》明稱「採根陰乾」，安得以苗爲之。草藥上味，除五芝之外，赤箭爲第一，此神仙補理養生上藥，世人惑於天麻之説，遂止用之治風，良可惜哉。以謂其莖如箭，既言赤箭，疑當用莖，此尤不然。至如鳶尾、牛膝之類，皆謂莖葉有所似，則用根耳，何足疑哉。此説尤明晰，《本草別説》亦從之。《本草和名》訓「乎止乎止之」，一名「加美乃也」。蓋「乎止」者「乎止止之」畧，而言「乎止乎止之」者，嫩弱不堅固之謂也。此物獨莖無大枝葉，至枯猶如嫩芽，故名「加美乃也」者，即鬼箭之義。神草、鬼箭，二名出《大清經》，今俗呼「奴須比止乃阿之」者即是也。此物似草非草，似芝非芝，自得土中之精液而成，其質與肉蓯容相類，多脂難乾，故有滋陰平肝之功也。

一名離母，

《抱朴子》云：「按《仙方》中有合離草，一名獨搖，一名離母。所以謂之合離、離母者，此草爲物，下根如芋魁，有游子十二枚周環之，去大魁數尺，雖相須而實不連，但以氣相屬耳。如菟絲之草，下自有茯菟之根，無此則絲不得上，亦不相屬也。」

立之案：母者，根也。貝母、知母並可證也。蓋謂離其本根而生，故名離母。且究列當，海邊沙地茵蔯蒿横引細根上生此物。阿蘭書物印忙中亦有「桃金孃横引根上生列當圖」，因攷肉蓯容、赤箭之屬，亦自有其本根，其根横引者，精聚於此而生，此物猶諸菌類，亦自有其本根，其精聚處則生菌也。宜博訪而究之也。「母」字解詳具於知母下。

一名鬼督郵。

陶云：「徐長卿亦名鬼督郵。」《御覽》引《本草經》云：「鬼督郵，一名赤箭，一名離母。味辛溫，生川谷。殺鬼精物，治蠱毒惡氣，久服輕身益力，長陰肥健，生雍州。」又引《呉氏本草》云：「鬼督郵，一名閻狗，或生太山或少室，莖如箭，赤，無葉，根如芋子，三月四月八月採根用乾，治癰腫。」

味辛溫，生川谷。

《藥性論》云：「赤箭無毒。」《開寶本草》：「天麻，味辛平，無毒。」《藥性論》云：「赤箭脂，一名天麻，又名定風草，味甘平。」日華子云：「味甘，暖。」

殺鬼精物，治蠱毒惡氣。

天麻條，《嘉祐》引別本注云：「主諸毒惡氣。」日華子云：「鬼疰蠱毒。」

久服益氣力，長陰肥健。

天麻條，日華子云：「助陽氣，補五勞七傷，通血脈關竅。」

立之案：《藥性論》「赤箭脂，能治冷氣𤸷痺，癱緩不遂，語多恍惚，多驚失志」是後世方書用天麻之所據也。蓋此物溫散而多脂，能入肝經筋絡藥氣不達之處，而通濕痰頑固，亦取於根魁伏行土中之理也。

輕身增年。

伏苓，

《千金翼方》《證類本草》「伏」作「茯」，別字，今從《新修本草》，下「伏菟」同。黑字云：「生山谷，生太山。」吳氏云：「或生益州，大松根下，入地三尺一丈。二月七月採。」並據《御覽》《證類本草》。黑字作「二月八月採，陰乾」。陶云：「今出鬱州，彼土人乃假研松作之，形多小，虛赤不佳。自然成者，大如三四升器，外皮黑細皺，內堅白，形如鳥獸龜鱉者良。白色者補，赤色者利。」《蜀本圖經》云：「生枯松樹下，形塊無定，以似人龜鳥形者佳。今所在有大松處皆有。」《圖經》云：「出大松下，附根而生，無苗葉花實，作塊如拳，在土底，大者至數斤。」

立之案：「苓」即「零」假借，舊作「零」，後人變「雨」從「艸」已。《太平御覽》引《本草經》

「猪苓」作「賭零」，是古字之僅存者也。零即矢，以其伏在土中，狀如矢，故名伏零也。「猪苓，一名豭猪屎」（白字），陶云「作塊似猪屎，故名之」可以證焉。《本草和名》訓「末都保度」，皇國古訓陰爲「保度」（見《日本紀》等書）。「末都保度」謂松之陰囊也。《莊子》「豕零」《釋文》司馬本作「豕囊」，云「一名猪苓，根似豬卵，可以治渴」，正與此義合。

一名伏菟。

《淮南子》云：「下有茯苓，上有菟絲。」注云：「茯苓，千歲脂也。菟絲生其上而無根。」（《嘉祐》引）《圖經》云：「菟絲之草，下有伏菟之根，無此則絲不得上（「赤箭」下）」。

立之案：伏菟名義蓋取於此。《干祿字書》：「菟兔，上通下正。」據此，則「兔」字作「菟」，其來久矣。兒約之曰：「一名伏菟」下黑字有「其有根者名伏神」七字，此一句疑是白字。所云「有根者」，陶云「其有銜松根對度者爲伏神，是其次茯苓後結一塊也」是也。

味甘平，生山谷。

黑字云：「無毒。」《藥性論》云：「臣。」《呉氏本草》云：「桐君：甘。雷公、扁鵲：甘，無毒。」

治胸脇逆氣，

《御覽》引「逆」作「少」。黑字云：「開胸腑（腑字可疑）。」

憂恚驚邪恐悸，

《御覽》引作「憂患悸驚」。《藥性論》云：「治小兒驚癇。」黑字云：「調藏氣，益氣力。」

心下結痛，

黑字云：「膈中痰水。」《藥性論》云：「赤者破結氣。」

寒熱煩滿欬逆，

《藥性論》云：「開胃止嘔逆，主肺痿痰壅，療心腹脹滿。」

止口焦舌乾，利小便。

黑字云：「止消渴，大腹淋瀝，水腫淋結，伐腎邪。」

立之案：柳沜先生云：「茯苓之性平，滲泄去濕而和胃，主治心煩動悸，或不得眠，或欬或嘔，或頭眩口渴，或大便下利，小便不利，並因水濕所爲者。」《藥雅》此可知白字所說諸證，無一不因水濕所爲者也。

久服安魂魄養神，

吳氏云：「通神。」引《御覽》黑字云：「保神守中。」

不飢延年，

《御覽》云：「茯苓，一名茯神，味甘平，生山谷。治胸脇山氣，憂患悸驚。生太山。」

松脂，

黑字云：「生太山山谷，六月採。」陶云：「採鍊松脂法並在服食方中，以桑灰汁或酒煮軟，挼內寒水中數十過，白滑則可用，其有自流出者，乃勝於鑿樹及煮用膏也。」《圖經》云：「其用以通明如薰陸香顆者爲勝。」

一名松膏，一名松肪。

立之案：脂、膏、肪三字同義，《內則》疏云：「凝者爲脂，釋者爲膏。」《左傳》疏云：「雖凝者爲脂，釋者爲膏，其實凝者亦曰膏。」王逸《正部論·說玉符》云「白如豬肪」，亦似斥凝者。《本草和名》訓「乎加末都乃也爾」，《和名抄》訓「萬都夜邇」。所云「乎加末都」者，即岡松而謂赤松也，今俗呼「何加末都」，又「女末都」，皮赤而葉細軟，此物生山中高燥地，故名「乎加末都」也，又有俗呼「久呂末都」，又「雄末都」者，皮黑而葉肥剛，生海邊水濕地。其他有種類數般，用脂唯以山松爲佳也。

又案：「末都」者，末即女之音轉，謂芽也。都者，國語連綿連綴之義，所云「都多不都良奈留」之「都」，而「末都」者，謂芽葉族生連綴也。

味苦溫，生山谷。

黑字云：「甘，無毒。」《藥性論》云：「使，味甘平。」

治癰疽惡瘡、頭瘍白禿、疥瘙風氣，

《藥性論》云：「能貼諸瘡膿血，煎膏生肌止痛抽風。」日華子云：「煎膏治瘻爛排膿。」

立之案：風，熱也。風氣猶云熱氣。說見中品「蜀羊泉」下。

安五藏，除熱。

黑字云：「胃中伏熱，咽乾，消渴。」日華子云：「潤心肺，下氣除邪。」

久服輕身，不老延年。

《千金》服食門載服松脂方，採松脂法，煉松脂法，宜併攷。

柏實，

黑字云：「生太山山谷，柏葉尤良。」陶云：「柏處處有，當以太山爲佳。」《蜀本圖經》云：「此用偏葉者。」《圖經》云：「三月開花，九月結子，其葉名側柏，雖與他柏相類，而其葉皆側向而生，功效殊別。」雷公云：「有子圓葉成片，如大片雲母，葉葉皆側，葉上有微赤毛。」

立之案：《本草和名》側柏訓「比乃美」，一名「加倍乃美」者，斥扁柏而言。《爾雅》「栢，椈」即是。《蜀本》所云偏葉者，蓋亦扁柏。然則用側柏始於《雷公》，而側柏之名昉出《藥性論》，至於《圖經》專稱之。仲景柏葉湯用「柏葉一把」，《外臺》《圖經》共作「青柏葉」，依此則古不分扁柏、側柏，唯是青葉斯用。其所謂「柏子人」即扁柏實。雷公云仁，則單云柏子人。云葉，則不用花柏、叢柏，用側柏葉者，可以證即側柏焉。《萬葉集》所云「兒手柏也」。小野氏所云「花柏」，即今俗呼「佐和良」者是也。叢柏，即千頭柏，一名佛手柏（《本草微要》），俗呼千手者是也。岡邨尚謙曰：「扁柏聳直二三丈，葉與佐和良一樣，作毬結子亦相類，但扁栢葉面背俱青。而佐和良面青背白，其初生甚難分別。然扁柏枝易折，佐和良柔韌難折，此爲異也。又側柏人家庭砌多栽之，葉似扁柏而側向成片，春月梢間生細小黄褐華，實作毬，霜後四裂，中有數子，子性味略同扁柏，宜通用之。」

立之案：柏訓「比」者，猶槐訓「惠」之例，即柏之呉音也。訓「加倍」者，謂榧實也。是古以榧、柏誤混，蓋謂柏訓「比」，榧亦音比，故遂以榧實之名「加倍乃美」，併記於此也。餘見下品彼子下。

味甘平，

黑字云：「無毒。」《藥性論》云：「柏子仁，君，味甘平。」

生山谷，治驚悸，

黑字云：「療恍惚虚損吸吸。」《新修本草·諸病通用藥》「驚邪」下有柏實。《千金》大鎮心丸散及鎮心丸，並有柏子人。

安五藏，益氣，

徐靈胎云：「清心經之遊火，滋潤之功，能安五藏，壯火食氣，火寧則氣益也。」

除濕痺。

黑字云：「歷節腰中重痛，益血止汗。」

久服令人潤澤美色，耳目聰明。

《千金》婦人補益門有柏子人丸，云「能久服令人肥白」。又鬢髮墮落令生長方，用柏子人。

不飢不老，輕身延年。

《藥性論》云：「能治腎中冷，膀胱冷，膿宿水，興陽道，益壽。」皃約之云：『「柏葉尤良」四字恐是白字，與地黃、乾薑條「生者尤良」同例。陶注云「柏葉實亦爲服餌所重。」可以證焉。』

箘桂，

《千金翼方》《證類本草》「箘」作「菌」，別字，今從《新修本草》《醫心方》及《本草和名》。黑字云：「生交趾、桂林山谷巖崖間，無骨正圓如竹，立秋採。」陶云：『交趾屬交州，桂林屬廣州。而《蜀都賦》云「箘桂臨崖」，俗中不見。正圓如竹者，惟嫩枝破卷成圓，猶依桂用，非眞箘桂也。《仙經》乃有用箘桂云「三重者良」，則非今桂矣，必當別是一物，應更研訪。』蘇云：「箘者，竹名。古方用筒桂者，是故云三重者良。其筒桂亦有二、三重卷者，葉似柿葉，中三道文。（桂下云：「表裏無毛而光澤。」）肌理緊薄如竹，大枝小枝皮俱是箘。然大枝皮不能重卷，味極淡薄，不入藥用。今惟出韶州。」又云：「箘桂老皮堅板無肉，全不堪用。其小枝薄卷及二三重者，或名菌桂，或名筒桂。」《蜀本圖經》云：「葉似柿葉而尖狹光淨，花白蘂黃，四月開，五月結實，樹皮青黃，薄卷若筒，亦名筒桂。」陳藏器云：「箘桂、牡桂、桂心，以上三色並同是一物。按桂林、桂嶺，因桂爲名，今之所生，不離此郡。從嶺以南際海盡有桂樹，土人所採，厚者必嫩，薄者必老，嫩既辛香，兼又筒卷。筒卷者，即箘桂也。以嫩而易卷，古方有「筒桂」，字似「菌」字，後人誤而書之，習而成俗，至於書傳，亦復因循。《別說》云，謹按諸家所說，桂之異同，幾不可用。攷今交廣商人所販，及醫家見用，唯陳藏器一說最近。然筒厚實，氣味重者，宜入治藏及下焦藥。輕薄者，宜入治頭目發散藥。故《本經》以菌桂養精神，以牡桂利關節。仲景《傷寒論》發汗用桂枝。桂枝者，枝條，非身幹也。取其輕薄而能發散。」《圖經》云：「今嶺表所出，則有筒桂、肉桂、桂心、官桂、板桂之名，而醫家用之，罕有分別者。舊說箘桂正圓如竹，有二三重者，則今所謂筒桂也。或云即肉桂也。今觀賓、宜、韶、欽諸州所圖上者，種類亦各不同，然皆題曰桂，無復別名。參攷舊注謂箘桂，與今賓州所出者相類。」

立之案：箘桂即今桂枝也。黑字云「無骨正圓如竹」者，蓋謂乾硬可供用者也。與「狼毒陳而沈水者良」「商陸如人形者有神」「鉤吻折之青烟出者名固活」之類同例。藥鋪呼交趾卷桂者即是，間有二三重者，近日舶來亦絶少。

又案：《說文》：「箘，箘簬也。」段玉裁云：『按「箘簬」二字，一竹名。《吳都賦》之射筒也。劉逵曰：「射筒，竹細小通長，長丈餘無節，可以爲矢笴，名射筒（此三字補），及由梧竹，皆出交趾九眞。《招魂》「昆蔽象棊」，王曰：「昆或言箟簬，今之箭囊也。」箟即箘之異體，箭囊即射筒之異詞，無底曰囊，通簫曰筒，皆自其無節言之。古者累呼曰箘簬，《戰國策》箘簬之勁不能過是也。單呼曰箘，《呂氏春秋》越駱之箘是也。《書正義》及戴凱之說「箘簬爲二竹」，繆矣。』王引之曰：『箘之言圓也。《說文》云：「圜謂之囷，方謂之京。」是囷圓聲近義同。箭竹小而圓，故謂之箘也。竹圓謂之箘，故桂之圓如竹者，亦謂之箘。』（《廣雅疏證》）得此二說，名義始明。《離騷》云：「雜申椒與箘桂兮。」洪興祖補注云：「菌，一作箘，其字從竹。」《蜀都賦》亦作「菌桂」。古竹冠、艸冠多相通用，非有異義也。《千金》卷二治姙娠胎死，方中用「筒桂四寸」，是蘇敬所云「古方之遺」歟。

味辛溫，生山谷。

黑字云：「無毒。」《藥性論》云：「桂心，君，亦名紫桂，味苦辛，無毒。」

治百病，

玉泉條云：「主五藏百病。」丹沙條云：「主身體五藏百病。」黄耆下云：「小兒百病。」

立之案：此特云百病者，言箘桂雖味通辛辣，然性溫和而不偏，最得百藥之純粹者也。凡虚冷百病通用之，無所礙滯之謂也。

養精神，

徐靈胎云：「通達藏府，益在內也。」

和顔色，

徐靈胎云：「調暢血脈，益在外也。」

爲諸藥先娉通使，

黑字云：「宣導百藥，無所畏。桂下」《藥性論》云：「桂心殺草木毒。」徐靈胎云：「辛香四達，引藥以通經絡。」柳沜先生云：「桂枝純陽之品，宣行人身表裏之陽，以補其不足。」

立之案：《説文》：「桂，江南木，百藥之長。」《本草和名》「箘桂」下引陶隱居《術》「一名百藥使者」，又「牡桂」下引《神仙服餌方》「一名百藥王」，並取宣通也。

久服輕身不老，

黑字云：「堅骨節，通血脈，理疎不足。」日華子云：「桂心，通九竅，利關節，益精明目。」徐靈胎云：「血脈通利之效。」

面生光華媚好，常如童子。

日華子云：「桂心生肌肉。」徐靈胎云：「血和則潤澤也。」

牡桂，

黑字云：「生南海山谷。」陶云：「南海郡即是廣州。今俗用牡桂，狀似桂而扁廣殊薄，皮色黃，脂肉甚少，氣如木蘭，亦類桂，不知是別樹，爲復猶是桂，生有老宿者爾，亦所未究。」又云：「今東山有桂，皮氣粗相類，而葉乖異，亦能凌冬，恐或是牡桂。時人多呼丹桂，正謂皮赤爾。北方今重此，每食輒須之。桂下」蘇云：『《爾雅》云：「梫，木桂。」古方亦用木桂。或云牡桂，即今木桂，及單名桂者是也。此桂花子與箘桂同，惟葉倍長桂下云：牡桂，葉長尺許。，大小枝皮俱名牡桂。然大枝皮肉理麁虛如木，肉少味薄，不及小枝，皮肉多半卷，中必皺起，味辛美。一名肉桂，一名桂枝，一名桂心。出融州、桂州、交州，甚良。』《蜀本圖經》云：「葉狹長於箘桂葉一二倍，其嫩枝皮半卷多紫，肉中皺起，肌裏（當作「理」）虛軟，謂之桂枝，又名肉桂。削去上皮，名曰桂心。藥中以此爲善，其厚皮者名曰木桂。」《圖經》云：「牡桂，今所謂官桂，疑是此也。牡桂葉狹於箘桂，而長數倍，其嫩枝，皮半卷多紫，與宜州、韶州者相類，彼土人謂其皮爲木蘭皮，肉爲桂心，此又有黃紫兩色，益可驗也。」

（眉）《文選・蜀都賦》「其樹則有木蘭梫桂」劉注：「梫桂，木桂也。」木蘭即天竺桂，及樟木犀□葉，皆桂類。

立之案：牡桂即今肉桂也。小野蘭山云：「東京所產，其味辛甘，香氣尤烈，長尺許，木皮以線纏之，俗呼藤卷肉桂者爲上品，近來絕無此物。今稱東京者最爲下品，姑以廣南產代用。」岡邨尚謙云：「牡桂即木桂。牡、木音通，猶蒲公英或作僕公罌，沐猴一名母猴，騊駒牡馬，讀爲牧馬之例。」此說可從，牡、木音通，與郝懿行說合。

又案：《爾雅》「梫，木桂」注：「今江東呼桂厚皮者爲木桂，桂樹葉似枇杷而大，白華，華而不著子，叢生巖嶺，枝葉冬夏常青，間無雜木。」邢疏云：「案《本草》謂之牡桂者是也。」《南方草木狀》云：「桂生合浦交阯，生必高山之巔，冬夏常青，其類自爲林，更無雜樹。有三種，皮赤者爲丹桂，葉如柹者爲菌桂，葉似枇杷者爲牡桂。」

味辛溫，生山谷。

黑字云：「無毒。」黑字更有桂條，云：「味甘辛，大熱，有小毒。」《藥性論》云：「牡桂，君，味甘辛。」

治上氣、欬逆、結氣，

黑字云：「心痛，脅風，脅痛。」桂下云：「溫中，利肝肺氣，止唾欬嗽。」《藥性論》云：「桂心除欬逆、結氣、擁痺。」徐靈胎云：「寒氣之鬱結不舒者，惟辛溫可以散之。桂性溫補陽，而香氣最烈，則不專於補，而又能驅逐陰邪。凡陰氣所結，能與藥相拒，非此不能入也。」

喉痺吐吸，

立之案：喉痺吐吸者，蓋謂咽喉閉塞妨礙吐吸也。奈須玄盅曰：「吐吸當作噓吸，謂氣息微少也。」恐非是。

利關節，

黑字云：「溫筋通脈，止煩出汗。」《藥性論》云：「桂心治軟脚痺不仁。」日華子云：「桂心通九竅，利關節，治風痺骨節攣縮，續筋骨，生肌肉。」

補中益氣，

日華子云：「益精明目。」

久服通神，輕身不老。

《抱朴子》云：「桂可以合葱涕蒸作水，亦可以竹瀝合餌之，亦可以龜腦和而服之，七年能步行水上，長生不死。」又云：「趙他子服桂，二十年足下毛生，日行五百里，力舉千斤。」

天門冬，

黑字云：「生奉高山谷。」陶云：張華《博物志》云：「天門冬逆捋有逆刺，若葉滑者名絺體，一名顛棘。可以浣縑，素白如絨。金城人名爲浣草，此非門冬，相似爾。」按此說，今人所採皆是有刺者，本名顛勒，亦粗相似，以浣垢衣則淨。《桐君藥錄》又云：葉有刺，蔓生，五月花白，十月實黑，根連數十枚，如此殊相亂，而不復更有門冬，恐門冬亦何必不即是浣草耶。蘇云：「此有二種，苗有刺而澁者，無刺而滑者，俱是門冬。俗云顛棘、浣草者，形貌詺之，雖作數名，終是一物。二根浣垢俱淨，門冬、浣草，互名之也。」《抱朴子》云：「其生高地，根短味甜氣香者上。其生水側下地者，葉細似蘊而微黃，根長而味多苦，氣臭者下。」《嘉祐》引《圖經》云：「春生藤蔓，大如釵股，高至丈餘，葉如茴香，極尖細而踈滑，有逆刺，亦有澀而無刺者，其葉如絲杉而細散，皆名天門冬。夏生白花，亦有黃色及紫色者，秋結黑子在其根枝傍，入伏後無花，暗結子。其根白或黃紫色，大如手指，圓實而長二三寸，大者爲勝。頗與百部根相類，一科一二十枚同撮，嶺南者無花，餘無他異。」

（眉）《千金》卷十四天門冬酒下云：「天門冬與百部相似，天門冬味甘，兩頭方。百部細長而味苦，令人利。」

立之案：《爾雅》「髦，顛蕀」郭注云：「細葉有刺，蔓生，一名商蕀。」《廣雅》云：「女木也。」《抱朴子》及《神仙服食方》云：「天門冬，一名顛棘，在東岳名淫羊藿（《千金方》「藿」作「食」，《本草和名》引《抱朴子》同。），在中岳名天門冬，在西岳名管松，在北岳名無不愈，在南岳名百部，在京陸山阜名顛棘，雖處處皆有，其名不同，其實一也。」（《圖經》引）因攷門冬即髦，非有別義，急呼門冬則爲髦，猶茅蒐爲韎之例。《說文》：「髦，髮也。從髟從毛。」《廣雅·釋器》：「髦，走（疑作「毛」）也。」即葉細似蘊之義。《釋木》亦有「髦，柔英」之語，雖其物未詳，蓋亦同義。《爾雅》《說文》並云：「蘠蘼，虋冬也。」攷《本草》書中牆薇無虋冬之名，或是別物，今無所攷。

再案：此所謂虋冬，蓋亦「髦」之緩呼，而有棘刺之義。蘠薇有牛棘（白字）、牛勒（黑字）之名。天門冬亦有顛棘、顛勒之名，其名義相同，可以知也。《本草》白字亦有二門冬，一則以顛棘之「顛」冠之，因名顛門冬。今作天門冬者，取字畫單省耳（說詳於「玉泉」下）。《說文》：「天，顛也。」又曼陀羅花，一名天茄，彌陀花，出《花曆百詠》，而《香山縣志》謂之「顛茄」，亦顛、天通用之證也。《千金翼》卷廿五首篇天中發色言太多，皆顛中，即頟中也。其作「延門」（《本草和名》引《雜要訣》）、「莚門」（同上引《抱朴子》）者，同音假借耳。一則以根似穬麥，故名麥門冬。吳氏一名虋火冬（《御覽》引「爨火冬」，疑「火」字衍，「虋冬」二字訛。），一名忍冬，一名忍陵，一名不死藥，並是忍冬而不枯之義。而門冬亦即忍冬之轉音，與天門冬義自別。其「門」又作「滿」（《爾雅》郭注：「門冬，一名滿冬。」《本草》云。），「冬」又作「東」（《本草和名》「天門冬」下引楊玄操《音義》），皆同，無異義也。《中山經》：「條谷之山，其草多薹冬。」「薹」俗「虋」字，《干祿字書》云：「亹虋，上俗下正。」

一名顛勒。

立之案：黑字：「一名顛棘」，顛勒即顛棘之假借，勒棘並刺鋮之義也。郝懿行云：「勒即棘也。」《詩》「如矢斯棘」，《韓詩》作「如矢斯朸」。朸、勒音同，勒、棘字通。（《爾雅義疏》）

又案：《廣韻》廿四・職：「㔹，林直切。趙魏間呼棘。出《方言》。」（今本《方言》不收）是棘、勒同音通用之徵也。

味苦平，生山谷。

黑字云：「甘，大寒，無毒。」《藥性論》云：「君。」《抱朴子》云：「生高地，根短味甜氣香者上。其生水側下地，根長而味多苦氣臭者下。」

治諸暴風濕偏痺，

《藥性論》云：「去熱，中風宜久服，煮服之令人肌體滑澤，除身上一切惡氣不潔之疾，令人白淨。」日華子云：「風痺，熱毒，遊風。」

強骨髓，

黑子云：「養肌膚，益氣力，利小便，冷而能補。」《抱朴子》云：「服之百日，皆丁壯兼倍，駃於朮及黃精也。」《神仙服食方》云：「可以強筋髓，駐顏色。」日華子云：「潤五藏，益皮膚。」

殺三蟲，去伏尸。

孫眞人《枕中記》云：「釀酒服之，去三蟲，伏尸。」《經驗後方》云：「爲末以酒服之，治癥瘕積聚，去三尸。」

久服，輕身益氣，延年。

《千金方》：「蒯道人常告皇甫隆云：天門冬酒服，令人不老，補中益氣，愈百病也。」《抱朴子》云：「杜紫微服天門冬，御八十妾。有男，一百四十歲，日行三百里。」《神仙傳》云：「甘始者，服天門冬，在人間三百餘年。」《列仙傳》云：「赤須子，食天門冬，齒落更生，細髮復出。」

麥門冬，

黑字云：「爲君，秦名羊韭，齊名愛韭，楚名馬韭，越名羊蓍，一名禹葭，一名禹餘粮。葉如韭，冬夏長生，生函谷川谷，及堤坂肥土石間久廢處。二月三月八月十月採，陰乾。」陶云：「冬月作實如青珠，根似穬麥，故謂麥門冬。」陳藏器云：「其大者苗如鹿葱，小者如韭葉，大小有三四種，功用相似，其子圓碧。」呉氏云：「一名馬韭，一名虋冬，一名忍冬，一名忍陵，一名不死藥，一名僕壘，一名隨脂。葉如韭肥澤，叢生，實青黄。」《圖經》云：「今所在有之，葉青似莎草，長及尺餘，四季不凋，根黄白色有鬚，根作連珠，形似穬麥顆，故名麥門冬。四月開淡紅花如紅蓼花，實碧而圓如珠。」

立之案：《本草和名》訓「也末須介」者，蓋斥大葉者也，即今俗呼「也末良牟」，陳氏所謂「如鹿葱」者是。一種小葉，俗呼爲龍乃鬚者，即陳氏所謂「如韭葉」是也。

立之再案：麥門冬之門冬□髦之義，此草苗似麥苗，故名麥門冬，乃與顛棘之門冬名曰顛門冬，宜相爲之別也。

味甘平，生川谷。

黑字云：「微寒，無毒。」呉氏云：「神農、岐伯：甘平。黄帝、桐君、雷公：甘，無毒。李氏：甘，小溫。扁鵲：無毒。」《藥性論》云：「使。」

治心腹結氣，

黑字云：「心下支滿。」

傷中傷飽，胃絡脈絶。

黑字云：「虚勞客熱，口乾燥渴，消穀調中。」日華子云：「治五勞七傷，安魂定魄，止渴。」

立之案：《金匱》麥門冬湯主大逆上氣，咽喉不利，止逆下氣，是滋潤清補之最者。麥門冬配半夏，互成相濟之用，得人參粳米，以鼓舞幾微之元氣，甘棗以安和諸藥，此方大合岐農旨。又「傷中傷飽，胃絡脈絶」者，言脾腎二藏氣不和，故飲食不消化而爲飲癖，故使胃之絡與脈其氣亦閉絶不通，氣上逆於心胸間，爲飲結熱渴也。

又案：傷中者，過房傷腎中也，與「傷飽傷胃」相共成文。《千金》卷廿一ヲ十九尿血第三有「治房損傷中尿血方」可以徵矣。

羸瘦短氣，

黑字云：「定肺氣，安五藏，令人肥健。」《藥性論》云：「治肺痿吐膿。」日華子云：「止嗽。」徐靈胎云：「麥冬，甘平滋潤，爲純補胃陰之藥，後人以爲肺藥者，蓋土能生金。肺氣全恃胃陰以生，胃氣潤肺，自資其益也。」

久服輕身，不老不飢。

黑字云：「美顔色。」《圖經》云：「單作煎餌之……酒化溫服之，治中益心，悦顔色，安神益氣。令人肥健，其力甚駃。」《御覽》云：「麥門冬，味甘平，生川谷。治心腹結氣，傷中，胃脈絶，久服輕身，不飢不老，生函谷山。」

朮，

黑字云：「生鄭山山谷，漢中南鄭。」陶云：「朮乃有兩種，白朮葉大有毛而作椏，根甜而少膏，可作丸散用。赤朮葉細而無椏，根小苦而多膏，可作煎用。」《圖經》云：「朮，春生苗，青色，無椏，一名山薊，以其葉似薊也。莖作蒿幹狀，青赤色，長三二尺以來，夏開花，紫碧色，亦刺薊花，或有黃白花者，入伏後結子，至秋而苗枯，根似薑而傍有細根，皮黑心黄白色，中有膏潤紫色。白朮，生高崗上，葉葉相對，上有毛，方莖，莖端生花，淡紫碧紅數色，根作椏生，以大塊紫花者爲勝。凡古方云朮者，乃白朮也。非謂今之朮矣。」《千金方》宋臣凡例云：『白朮一物，古書惟只言朮，近代醫家咸以朮爲蒼朮，今則加以「白」字，庶乎臨用無惑矣。』《衍義》云：『蒼朮，其長大如大小指，肥實，皮色褐，氣味辛烈。白朮，麤促，色微褐，氣味亦微辛苦而不烈。古方及《本經》止言朮，未見分其蒼白二種也。只緣陶隱居言「朮有兩種」，自此人多貴白者，今人但貴其難得，惟用白者，往往將蒼朮置而不用，亦宜兩審。』岡邨尚謙曰：『古方所用朮，皆是蒼朮，白字已云「味苦」，陶云「赤朮苦而多膏」，馬玄臺釋《素問·病能論》云「朮即蒼朮」，可從。《圖經》云「古方所用皆白朮」，不知何據。』

立之案：朮，古不分蒼白，然白字云味苦，黑字云味甘。據陶說「赤朮味苦，白朮根甜」則是二朮頒然。猶白字收苦菊、苦竹，黑字載甘菊、甘竹之例。宋人以「單云朮者爲蒼朮」，《千金·凡例》《圖經》等可以證也。《本草和名》云「成練紫芝（練伏之朮名也。出《神仙服食餌方》）」，所云「紫芝」亦似指蒼朮。日華子云：「朮蒼者去皮。」是蒼朮之濫觴也。如古方中所用朮，宜隨處斟酌可也。故茝庭先生曰：「仲景之時，朮無蒼白之分，未知其所用爲何。然在今世，則二朮隨宜爲妙，如桂枝加朮及甘草附子湯，並用蒼朮，正見其效。」施氏《續易簡方》云：「夫去濕以朮爲主，古方及《本經》止言朮，未嘗有蒼白之分，自陶隱居言朮有兩種，後人以白者難得，故貴而用之，殊不知白朮肉厚而味甘，甘入脾，能緩而養氣，凡養氣調中則相宜耳。蒼朮肉薄而味辛烈，辛烈走氣而發外，凡於治風去濕則相宜耳。」《本草和名》訓「乎介良」。

一名山薊。

《說文》：「苿，山薊也。」《爾雅》云：「朮，山薊。」郭注云：「《本草》朮，一名山薊，今朮似薊而生山中。」黑字云：「一名山薑，一名山連。」

味苦溫，生山谷。

黑字云：「甘，無毒。」《藥性論》云：「白朮，君，味甘辛，無毒。」

治風寒濕痺，死肌。

黑字云：「主大風在身面，逐皮間風水結腫，利腰臍間血。」《藥性論》云：「主大風𤸷痺。」日華子云：「治一切風疾，補腰膝及筋骨弱軟，長肌。」

痙，

《千金》治中風口噤不知人方 朮，酒煮服。《產寶》治產後中風寒，遍身冷直，口噤不識人，方即同方。

疸，

黑字云：「消痰水。」日華子云：「治水氣，利小便。」岡邨尚謙曰：「痙疸，疑癰疽之誤。」此說非是。

止汗，

黑字云：「益津液。」《藥性論》云：「止下泄。」

除熱，

《藥性論》云：「除寒熱。」日華子云：「除煩。」《唐本》云：「須苦酒漬之，用拭面䵟黯極效。」唐慎微引

消食。

黑字云：「霍亂吐下不止，消穀嗜食。」《藥性論》云：「破消宿食，開胃。」日華子云：「止反胃嘔逆。」

作煎餌，

陶云：「赤朮可作煎用。」《圖經》云：「服食家多單餌之，或合白茯苓，或合石菖蒲，並擣末水調服。又劚取生朮，去土水浸，煎如飴糖，酒調飲之，更善。今茅山所製朮煎，是此法也。」

久服輕身延年，不飢。

《抱朴子·内篇》曰：「南陽文氏值亂逃壺山中，飢困欲死，有一人教之食朮，遂不飢，數年乃還鄉里，顏色更少，氣力轉勝，故朮一名山精。」《神農藥經》曰：「必欲長生，常服山精。」《異術》云：「朮草者，山之精也。結陰陽之精氣，服之令人長生，絕穀致神仙。」《御覽》引《神農藥經》，作《神藥經》，常作當。《范子計然》云：「朮，出三輔，黃白色者善。」徐靈胎云：「朮者，土之精也。色黃，氣香，味苦而帶甘，性溫，皆屬於上，故能補益脾土。又其氣甚烈而芳香四達，故又能達於筋脈肌膚，而不專於建中宮也。」

女萎，

黑字云：「萎蕤，一名熒，一名地節，一名玉竹，一名馬薰，生太山山谷及丘陵。」陶云：「《本經》有女萎，無萎蕤，《別錄》無女萎，有萎蕤，而爲用正同，疑女萎即萎蕤也，惟名異爾。其根似黃精而小異陶云：「黃精二月始生，一枝多葉，葉狀似竹而短，根如鬼臼黃連，大節而不平，雖燥並柔軟有脂潤」如荻根及菖蒲，⿵門思節而平直。」《爾雅》「熒，委萎」郭注云：「藥草也。葉似竹，大者如箭竿有節，葉狹而長，表白裏青，根大如指，長一二尺，可啖。」吳氏《本草經》云：「委萎，一名葳蕤，一名玉馬，一名地節，一名蟲蟬，一名烏萎，一名熒，一名玉竹，生太山山谷，葉青黃相值如薑。」陳云：「萎蕤，一名玉竹，爲其似竹。一名地節，爲其有節。」《魏志·樊阿傳》：「青黏，一名黃芝，一名地節，此即萎蕤，極似偏精。」

立之案： 李時珍曰：『《本經》女萎，乃《爾雅》「委萎」二字，即《別錄》「萎蕤」也。上古鈔寫訛爲「女萎」爾。古方治傷寒風虛用女萎者，即萎蕤也。』此說特爲卓見。然以余觀之「女萎」亦似非訛字，何則。萎蕤之反爲熒，女萎之反爲蕤，單言云痿、云蕤（《本草和名》《釋藥性》引），重言云痿棱、云烏韮（上同）。《千金》治熱病時氣，下赤白痢，有女萎丸。治産後中風，防風酒方中有女萎。治産後腹痛芎藭湯方中有女萎。又《外臺》引《小品》療脫肛熏方，以女萎一升，以器中燒，坐上，熏肛門，即愈。范汪、《集驗》《千金》同，不得云並是委萎之訛也。可從。攷《說文》：「甤，艸木實甤甤也。讀若綏。」「䔺，艸萎䔺。」「蕤，草木華垂貌。」《白虎通》云：「蕤者，下也。」據此，則萎蕤者，謂其華相連垂下，蕤蕤然也，則爲疊韻字。又作「委隨」（見《說文》「委」字下）及《白虎通》、枚乘《七發》《後漢書·竇憲傳》注、《素問·疏五過論》王注，又「委蕤」（《周語》韋昭注），又作「萎蕤」（《呂覽仲夏紀》《淮南·天文訓》注），又轉作「蕤痿」（《史記·律書》注），乃與「委蛇」同。《爾雅》作「委萎」，吳氏作「烏萎」，《釋藥性》作「痿棱」，又作「委棱」，又作「烏韮」（《本草和名》引），並一聲之轉耳。《後漢·馬援傳》「萎腇咋舌」注：「萎腇耎亦與委萎同。」岡邨尚謙曰：『萎蕤、黃精，元是一物。陶注以根概節爲委蕤，以大節爲黃精，此爲支離。隋羊公服黃精法云：黃精，一名威蕤。」《太清經》「黃精，一名委蕤」（《本草和名》引）；《瑞草經》云「黃芝，即黃精也」；《魏志·樊阿傳》「青黏，一名黃芝，一名地節」；《別錄》「萎蕤，一名地節」可以互證也。』此說似是而非。然以余觀之，《本經》有萎蕤而無黃精者，蓋萎蕤是花名，黃精是根名。《太清經》「黃精，一名飛英（花名），一名流精（根名）」（《本草和名》引）可以證焉。乃白字萎蕤中自有黃精，亦猶朮不分赤白也。蓋自陶氏有此說以來，萎蕤、黃精，莖葉根狀確然二物。《本草和名》共訓「阿末奈」，蓋根甘可食之義。又以女萎訓「惠美久佐」，蓋花英含笑之義。以黃精訓「也末惠美」（《醫心方》《和名抄》。又名「於保惠美」）。蓋謂黃精生深山中，與萎蕤生丘陵原野不同，莖葉根形共比萎蕤則大，故有此二名。今俗以萎蕤呼「阿末止古呂」（根名），以黃精呼「奈留古由利」（花名）是也。尚謙乃以陶說爲支離，何其誤也。

味甘平，生川谷。

黑字云：「無毒。」吳氏云：「神農：苦。一經：甘。桐君、雷公、扁鵲：甘，無毒。黃帝：辛。」《藥性論》云：「萎蕤，君。」

治中風暴熱，不能動搖，跌筋結肉。

《藥性論》云：「主時疾寒熱。」日華子云：「除煩悶，止渴，潤心肺，天行熱狂。」《外臺》：「主發熱口乾，小便澀，萎蕤煮汁飲之。」《外臺》卌八石發門收《圖經》云：「主賊風手足枯痺，四肢拘攣，茵芋酒中用女萎《外臺》十四引深師茵芋酒十味，方中用女葳。《千金》七茵芋酒十五味，方中用女萎，共主治文不與此同，及《古今錄驗》治身體歷瘍斑剝女萎膏《外臺》十五引《古今錄驗》六味者是，「剝」作「駁」，「女萎」作「女葳」，乃似朱字女萎。又治傷寒七八日不解，續命鼈甲湯出典未詳，治脚弱鼈甲湯《千金》七大鼈甲湯三十一味者是也，並用萎蕤。及《延年方》主風熱項急痛，四肢骨肉煩熱，萎蕤飲《外臺》十五風熱門引，又主虛風熱發，即頭熱，萎蕤丸同上，乃似黑字萎蕤。」

立之案：跌筋，即折跌絶筋見於「地黃」下之略，而營實條云「結肉跌筋，言筋絡差肤也」。結肉者，肌肉中氣結滯而不通也。跌筋結肉者，將成麻痺不仁之兆也。

諸不足，

黑字云：「虛熱濕毒，腰痛莖中寒。」《藥性論》云：「內補不足，去虛勞客熱頭痛。」蕭炳云：「補中益氣。」日華子云：「補五勞七傷、虛損、腰脚疼痛。」

久服去面黑皯，好顏色潤澤，輕身不老。

陳云：「調血氣，令人強壯。」又云：「主五藏益精，輕身不老，變白，潤肌膚。」

立之案：《說文》：「皯，面黑氣也，從皮，干聲。」《病源》面皯黯候云：「人面皮上或有如烏麻，或有如雀卵上之色是也。」《和名抄》云：「皯，久路久佐。」今俗呼「曾波加須」者是也。

乾地黃，

黑字云：「生咸陽川澤，黃土地者佳。」陶云：「生渭城者，乃有子實，實如小麥。」《圖經》云：「二月葉布地便出，似車前，葉上有皺文而不光。高者及尺餘，低者三四寸，其花似油麻花而紅紫色，亦有黃花者，其實作房如連翹，子甚細而沙褐色，根如人手指通黃色，麤細長短不常。」《衍義》云：「地黃，葉如甘露子，花如脂麻花，但有細斑點花，莖有微細短白毛。」陳云：「乾地黃，《本經》不言生乾及蒸乾，方家所用二物別，蒸乾即溫補，生乾即平宣，當依此以用之。《衍義》云，《經》只言乾生二種，不言熟者，如血虛勞熱，産後虛熱，老人中虛燥熱，服地黃，生與生乾，常慮太寒，如此之類，故後世改用熟者，蒸曝之法，以細碎者洗出，研取汁，將麄地黃蒸出曝乾，投汁中浸三二時，又曝再蒸，如再過爲勝，亦不必多。此等與乾生二種功治殊別。」張思（志）聰云：「後人蒸熟合丸，始有生地、熟地之分。熟地黃功力與生地黃相等，寒性稍減，補腎相宜。所以然者，蒸熟則甘中之苦味盡除，故寒性稍減。蒸熟則黑，故補腎相宜。」

立之案：缺

一名地髓。

《爾雅》「苄，地黃」郭注云：「一名地髓。」《廣雅》云：「地髓，地黃也。」《列仙傳》云：「呂尚服地髓。」張志聰云：「地黃入土最深，地髓之義蓋取於此。」案：其根延蔓地內而多汁，如骨之有髓，故名。

味甘寒，生川澤。

黑字云：「苦，無毒。生地黃，大寒。」《藥性論》云：「乾地黃，君。生地黃，味甘平，無毒。」日華子云：「日乾者平，火乾者溫。」《食療》：「地黃微寒，以少煎或浸食之，生則寒。」

治折跌絶筋，

黑字云：「乾地黄，飽力斷絶。生地黄，墮墜踠折。」《藥性論》云：「乾地黄，通血脈。生地黄，破血。」日華子云：「乾地黄助筋骨。」《肘後》：「療踠折，四肢骨破碎及筋傷蹉跌，爛搗生地黄，熬之，裹傷所處，以竹簡編夾之，遍急縛，勿令轉動，一日一夕，可以十易則差。」

傷中，

黑字云：「主男子，主五勞七傷，女子傷中，胞漏下血，補五藏内傷不足。」日華子云：「助心膽氣，安魂定魄，治驚悸勞劣，心肺損。」

立之案：「白馬莖」下云「傷中脈絶」，與此云「絶筋傷中」同義，謂筋脈萎弱將絶也，乃血氣不足之證，宜與白馬莖參看。

逐血痺，

黑字云：「破惡血，溺血，利大小腸，去胃中宿食。生地黄産後血上薄心悶絶，傷身胎動下血，胎不落，瘀血，爲（當作「留」）血，衄鼻，吐血，皆擣飲之。」《藥性論》云：「生地黄通利月水閉絶，不利水道，擣薄心腹，能消瘀血。」

塡骨髓，長肌肉。

《淮南子》云：「地黄主屬骨。」《抱朴子》云：「楚文子服地黄八年，夜視有光，手上車弩。」

作湯除寒熱，

《藥性論》云：「生地黄解諸熱……病人虚而多熱，加而用之。」張文仲治骨蒸方　生地黄擣取汁服（《外臺》引）。

《食醫心鏡》主勞瘦骨蒸，日晚寒熱，咳嗽唾血。方同前。

積聚，《藥性論》云：「乾地黃治産後腹痛。」崔元亮《海上方》：「治一切心痛，無問新久，生地黃擣絞取汁，搜麪作餺飥，或冷淘食，良久，當利出蟲長一尺許，頭似壁宫，後不復患矣。」劉禹錫《傳信方》：「崔抗女患心痛垂氣絶，遂作地黃冷淘食之，便吐一物，可方一寸已來，如蝦蟇狀，無目足等，微似有口，蓋爲此物所食。自此遂愈。」

除痺，

張志聰云：「言不但逐血痺，更除皮肉筋骨之痺也。除皮肉筋骨之痺，則折跌絶筋亦可療矣。」

生者尤良，

黑字別出生地黃條。張志聰云：「謂生時多津汁而良，惜不能久貯遠市也。」徐靈胎云：「血貴流行，不貴滋膩，故中古以前用熟地者甚少。」

立之案：乾薑條亦云「生者尤良」，蓋古昔生苄、生薑二物共不易得，故有此語耳。《千金·傷寒雜治論》云「今諸療多用辛甘薑桂人參之屬，此皆貴價，難得常有」可以證也。

久服輕身不老。

張志聰云：「久服則精血充足，故輕身不老。」

昌蒲，

黑字云：「生池澤，一寸九節者良，露根不可用。」陶云：「生石磧上，穊節者爲好，在下濕地，大根者名昌陽。止主治風濕，不堪服食。眞菖蒲葉有脊，一如劍刃。四月五月亦作小釐華也。」《藥性論》云：「石澗所生堅小，一寸九節者上，此菖蒲亦名昌陽。」《圖經》云：「春生青葉，長一二尺許，其葉中心有脊，狀如劍，無花實，其根盤屈有節，狀如馬鞭大，一根傍引三四根，傍根節尤密。一寸九節者佳，亦有一寸十二節者，採之初虛軟，暴乾方堅實，折之中心色微赤，嚼之辛香少滓，人多植於乾燥沙石土中，臘月移之尤易活。其生蠻谷中者尤佳。人家移種者亦堪用，但乾後辛香堅實，不及蠻人持來者，此即醫方所用石菖蒲也。」岡村尚謙云：昌蒲，今之泥菖也。《呂氏春秋》「冬至之後七十五日菖始生」，與《月令》「季春萍始生」語言一例。若今之石菖，四時不枯，何得云始生乎。古方書單言菖蒲，而無「石」字，則非今之石菖也。道家呼爲水劍草，因葉而得名，今石菖葉無劍脊，不當得其名也。

立之案：《說文》：「茚，昌蒲也。」《廣雅》：「卬，昌陽、昌蒲也。」然則「茚」正名也。蓋卬之言蕎也，謂其葉夭喬，高長而小曲也。喬，《說文》：「高而曲也。」《廣韻》：「高也。」昌陽，昌蒲俗稱也。而昌蒲又古或單云昌。《周禮·醢人》「昌本」鄭云「昌本，昌蒲根，切之四寸爲菹」，《左傳》云「饗以（當作有）昌歜」，杜預云「昌歜，昌蒲菹」，《呂覽》云「冬至後五旬七日，昌始生，昌者百草之先，於是始耕」是也。則昌爲正名，昌固非蒲類，但以似蒲，名曰昌蒲也。

又案：石上菖蒲，及一寸九節，一寸十二節等說，皆出於道家。《神仙傳》云：「嵩岳有石上菖蒲，一寸九節，可以長生。」《藥種抄》引《羅浮山記》云：「宣山中昌蒲一寸二十節，堅芬之極。」《御覽》引《抱朴子》云：「菖蒲生須得石上一寸九節已上，紫花尤善。」《神仙傳》云：『漢武帝上嵩高，忽有仙人長二丈，耳出頷下垂肩，帝禮而問之。曰：「吾九嶷山人也，聞中嶽有石上菖蒲一寸九節，服之可以長生，故來採之。」言訖忽然不見。帝謂臣曰：「彼非學道服食之徒也，恐是中嶽之神，以此喻朕耳。」』《千金》治好忘方，常以「甲子日取石上昌蒲一寸九節者，陰乾百日，治合下篩，服方寸匕，日三，耳目聰明不忘，出衢州石橋寺南山。」並是斥泥菖而言，但以其所生不同，故神異之耳。尚謙以石上菖蒲爲今之石菖，未之深攷也。《本草和名》

訓「阿也女久佐」，即今五月五日插檐頭者是也。《外臺》卷十五引《古今錄驗》治白駮昌蒲酒方中用陸地昌蒲，乃斥石上昌蒲也。

又案：昌蒲開花甚稀少，故《圖經》以爲無花實，唐·張藉《白頭吟》云「君恩已去若再返，菖蒲花開月長滿」，並謂叵遇之事也。

一名昌陽。

《廣雅》：「卬，昌陽、昌蒲也。」《太清經》：「一名昌陽之草。」《兼名苑》：「一名菖陽。」並《本草和名》引《淮南·說山訓》：「昌羊去蚤蝨。」高誘注云：「昌羊，昌蒲。」

立之案：是假「羊」以爲「陽」，猶「佯狂」或作「陽狂」之例。蓋昌陽者，昌之緩言，是爲正名，謂昌盛於陽藏也。原曰昌，或緩言之，又曰昌陽。署，又名署預。枸，又名枸杞。椒，又曰椒聊之例耳。

味辛溫，生池澤。

黑字云：「無毒。」《藥性論》云：「君，味苦辛，無毒。」

治風寒濕痹，

黑字云：「四肢濕痹，不得屈伸。」《藥性論》云：「治風濕瘰痹，治惡瘡疥瘙。」日華子云：「除風，治客風瘡疥。」徐靈胎云：「辛能散風，溫能驅寒，芳燥能除濕。」

欬逆上氣，

日華子云：「下氣。」徐靈胎云：「開竅下逆。」

立之案：《千金》欬嗽門中往往用昌蒲。

開心孔，

黑字云：「溫腸胃。」日華子云：「除煩悶，止心腹痛。」徐靈胎云：「香入心。」

補五藏，

日華子云：「丈夫水藏，女人血海冷敗。」徐靈胎云：「氣通利，則補益。」

通九竅，明耳目，出音聲。

黑字云：「主耳聾，止小便利，聰明耳目。」《藥性論》云：「耳鳴，風淚，耳痛，爲末炒，承熱裹罯，甚驗。」《肘後方》扁鵲云：「中惡與卒死鬼擊亦相類，已死者爲治，擣菖蒲生根絞汁灌之，立差。」徐靈胎云：「芳香清烈，故走達諸竅而利通之，耳目喉嚨皆竅也。」

久服輕身，不忘，不迷惑，延年。

黑字云：「益心智，高志不老。」日華子云：「多忘長智。」《千金方》：「治好忘，久服聰明益智，七月七日取菖蒲，酒服。」徐靈胎云：「氣通則津液得布，故不但能開竅順氣，且能益精養神也。不忘，不迷惑，即益氣之謂，精神之冥昧，狂亂皆迷惑也。」

遠志，

黑字云：「爲君，生川谷，四月採根葉陰乾。」陶云：「小草狀似麻黃而青。」《爾雅》云：「葽繞，蕀蒬。」注：「今遠志也。似麻黃赤華，葉銳而黃，其上謂之小草。」《開寶本草》云：「遠志，莖葉似大青而小，比之麻黃，陶不識爾。」《圖經》云：「根黃色，形如蒿根，苗名小草，似麻黃而青，又如蓽豆葉，亦有似大青而小者。三月開花白色，根長及一尺。泗州出者花紅，根葉俱大於它處。商州者，又黑色。」李時珍曰：「服之主益智強志，故有遠志之稱。」岡邨尚謙云：『遠志邦產絶無，《延喜式》諸州貢藥不載此名，

《本草和名》《和名抄》並無訓譯。《福田方》云：「唐肉厚而肥大，邦産比之稍劣，但呼鎌倉遠志者上。」此草今無識者。文化戊寅之秋，公戊（疑當「戍」）大坂城，予亦陪從，暇日訪道修坊藥舖，得舶來遠志，根葉連者數十莖，漬之水中，經宿觀之，葉似百蘂草（俗名「加奈比歧佐宇」）而不密。又似石竹葉而極細小，其莖青細，彷彿乎麻黄，知陶氏所説良是也。《救荒本草》云：「似石竹子，葉極細。」其所圖與予所得合，可以無疑也。今皆從唐山及朝鮮齎來。《東醫寶鑑》引《本草》「葉如麻黄」之文，則朝鮮所出亦與唐山同一從可知也。前輩以俗名「比女波岐」，又「須受女波岐」，又「古久佐」者充之。其爲物似胡枝花極細小，夏秋之交開淡紫花，又有大葉如黄楊葉者，又有狹葉如石血者，雖有大小之異，都是瘦細不堪入藥。《福田方》所謂邦産，蓋指此歟。《圖經》所云「如蓽豆葉」者，亦似大青而小者，乃與國産大葉者合。』則安政乙卯日，余搜索舶來麻黄，得遠志根葉并連實者，其實三四在梢頭，大如大麻子，其首尖，其色青白。此則尚謙得苗，余得實，其亦奇矣。

一名棘菀，

《千金翼方》《證類本草》菀作苑，《本草和名》作苑，《太平御覽》作宛，並别字，今從陸德明《爾雅音義》引《本草》，即與《爾雅》《説文》合。《廣韻》廿四·職「蕀，音棘，遠志别名。」又棘，箴也，羸瘠也。」《廣雅·釋詁二》：「棘，箴也。」《太玄·玄掜》注：「棘，廉也。」《詩·斯干》傳：「棘，稜廉也。」《吕覽·任地》「棘者欲肥，肥者欲棘」注：「棘，羸瘠也。」《方言》卷三「凡草木刺人，江湘間謂之棘」注：《楚詞》曰「曾枝剡棘」。亦通語耳」。《毛詩》「棘人欒欒」傳：「欒欒，瘦瘠皃。」段玉裁注《説文》「膌，古文作瘠」曰：「《詩》棘人之欒欒，言羸瘠也。」莊子《逍遥遊》「湯之問棘也是已」《釋文》引簡文注：「棘，狹小也。」又「刺」訓「戟也」，常詁也。「冤」訓「屈也、詘也」常詁。《廣雅·釋詁一》：「冤，曲也。」《說文》：「它，蟲也。象冤曲垂尾形。」《說文》：「冤，屈也，屈，屈折也。」菀即冤義。棘菀，根名。瘠屈曲廉之義。《廣韻》菀冤宛同音，平聲。菀苑宛夗同音上聲。冤曲字從冖，非從宀也。隸添一「丶」者，冥作㝠，曆作曆之例，又與廁俗作厠，龐俗作龎相反一例。

一名要繞，

《千金翼方》《證類本草》「要」作「葽」，今從《本草和名》《太平御覽》。

立之案：《本草和名》云：「楊玄操又作葽」，依此《本草》原作「要」可知也。

又案：《本草和名》引《釋藥性》：「一名棘溫，一名扶苑。」「溫」即「菀」之轉音，「扶」即「蕀」之訛字。又引《雜要訣》：「一名晞苑。」晞棘，亦聲相通。又引《釋藥性》：「一名要翹。」竊謂棘菀、要繞，共小草蒙茸之義，而「要繞」亦爲疊韻字。

一名細草。

立之案：後文云「葉名小草」，故亦「一名細草」。細辛，一名小辛。一例歟。

又案：《御覽》引無此四字，因攷云「葉名小草」則足矣，不可再出「一名細草」，恐是元黑字，《證類》訛爲白字歟。據茈胡黑字云「葉名芸蒿」例，或是「葉名小草」四字舊爲黑字歟？姑錄以俟後攷。

味苦溫，生川谷。

黑字云：「無毒。」

治欬逆，

《千金》治九種氣嗽方中有遠志。

傷中，補不足。

黑字云：「利丈夫，定心氣，益精補陰氣，止虚損夢洩。」

除邪氣，

立之案：補不足，利九竅，故邪氣自除。

利九竅，

黑字云：「去心下膈氣，皮膚中熱。」

益智慧，耳目聰明不忘，

黑字云：「止驚悸，益精，面目黄。」《藥性論》云：「治心神健忘，安魂魄，令人不迷。」日華子云：「主膈氣，驚魘，婦人血噤失音，小兒客忤。」《肘後方》：「治人心孔惛塞，多忘喜誤。丁酉日密自至市買遠志，著巾角中，還爲末服之，勿令人知。」

强志，

《抱朴子》云：「陵陽仲子服遠志二十年，有子三十七人，開書所視，便記而不忘。」《千金方》風虚驚悸篇中有遠志湯二方，又好忘篇中每方必用遠志。

倍力，

《藥性論》云：「堅壯陽道。」日華子云：「長肌肉，助筋骨。」

久服輕身不老。

黑字云：「好顔色，延年。」

葉名小草，

立之案：《本草和名》此四字在「一名棘菀」上，蓋《新修本草》如此，《證類本草》亦同，然非舊次也。今從《御覽》置於條末。《御覽》云：「遠志，一名棘菀，一名要繞。久服輕身不忘，葉名小草，生太山及宛句。」

澤舄，

《千金翼方》《證類本草》「舄」作「瀉」，別字。《本草和名》作「藛」，俗字。今從《醫心方》《和名類聚抄》古本所引正。黑字云：「生池澤。」陶云：「形大而長，尾間必有兩岐爲好，葉狹長，叢生諸淺水中。」《爾雅》云：「蕍，蕮。」疏云：「蕍，一名蕮，即藥草澤瀉也。」《圖經》云：「春生苗，多在淺水中，葉似牛舌草，獨莖而長，秋時開白花，作叢似穀精草。」狩谷望之云：生水澤，狀如舄，故得水舄、澤舄之名，後人從艸作「蕮」，俗遂作「藛」。凡草木之名，俗增艸冠，加木傍者，不一而足，其「蕮」作「藛」者，猶「苑囿」之「苑」，俗作「菀」類，皆書家欲字體茂美之爲耳，則「藛」亦宜音昔。楊氏以其字從寫，音「私也反」，非是。《集韻》「藛」字收馬韻，音寫，蓋亦襲楊音之誤也。其作「澤瀉」者，連「澤」字從水，則變艸爲「水」，字形與傾瀉字同，而造字之原自異其音，亦當與「藛」同。《本草和名》訓「奈末爲」，又「於毛多加」順《抄》同。此物葉尖圓似匙，故俗名「佐志於毛多加」，生溝瀆淺水中，葉似車前，而紋脈竪直，抽莖高二三尺，對分小枝，開三瓣小白花，結小青實，根大如芋，宜以白色重實者爲良。奈須玄盅云：車前、澤舄一類，陸生者小而采實，澤生者大而采根，主療不相遠，陸生故曰陵舄、馬舄，水生故曰澤舄、鵲舄也。

（眉）《素問》澤瀉，《大素》作澤寫。

立之案：「奈末爲」者，「奴末爲」之音轉，生泥沼中以爲莞屬，故名之「於毛多加」者，葉面紋脈高起之謂也。

一名水舄，

《千金翼方》《證類本草》「舄」作「寫」，今從《詩》毛傳及《說文》。

一名芒芋，

立之案：《釋藥性》：「一名水芒。」（《本草和名》引）因攷芒芋者，蓋謂葉端尖芒，根形類芋也。

一名鵠瀉。

立之案：《本草和名》不載此名，而引《釋藥性》有鼠舄、鬼舄之名，據此，則鵠瀉即鵠舄，蓋謂其生水中，鵠鳥以其葉爲舄也。殆又案《本草和名》引《神仙服餌方》「一名鵠朱」，《兼名苑》「一名鵠珠」，《釋藥性》「一名鵠珠」。蓋朱、珠並是咮之假借，葉形似鳥咮，故有此數名也。

味甘寒，生池澤。

黑字云：「鹹，無毒。」《藥性論》云：「君，味苦。」

治風寒濕痺，

黑字云：「葉主大風，實主風痺，除邪濕。」

乳難，

黑字云：「葉主産難。」日華子云：「催生，難産，補女人血海，令人有子。」

消水，

黑字云：「消渴，淋瀝，逐膀胱三膲停水。」《藥性論》云：「治五淋，利膀胱熱，宣通水道。」日華子云：「通小腸，止遺瀝尿血。」

養五藏，益氣力肥健。

黑字云：「補虛損五勞，除五藏痞滿，起陰氣，止洩精。實益陰氣，強陰，補不足。」日華子云：「治五勞七傷，主頭旋，耳虛鳴，筋骨攣縮。」

久服耳目聰明，不飢，延年，輕身，面生光，能行水上。

陶云：「《仙經》服食，斷穀皆用之。亦云：身輕能步行水上。」黑字云：「扁鵲云：多服病人眼。又云：實久服面生光，令人無子。」尚謙云：「扁鵲此言信而有徵，不特本藥，諸通尿藥皆然。」

案：行水上者，浮汓勝人也。《說文》「泳，潛行水中也。汓浮行水上也。」

署豫，

《千金翼方》《證類本草》作「薯蕷」，俗字。《本草和名》《醫心方》《眞本千金》作「署預」，《御覽》作「署豫」，今據正。

案：從艸俗字，豫、預古今字，《御覽》引吳氏亦作「署豫」。黑字云：「生山谷。」蘇云：「此有兩種，一者白而且佳，一者青黑，味亦不美。」吳氏云：「始生赤莖細蔓，五月華白，七月實青黃，八月熟落，根中白皮黃，類芋。」《圖經》云：「春生苗，蔓延籬援，莖紫葉青，有三尖角，似牽牛，更厚而光澤，夏開細白花，大類棗花，秋生實於葉間，狀如鈴。」《本草和名》訓「也末都以毛」，則以山中自然生者爲眞，園生者俗呼「奈賀以毛」，不堪入藥用。

立之案：《吳氏本草》「一名藷薯」，《山海經》作「藷藇」（《本草和名》引，《兼名苑》同），據此，則「署預」二字疊韻，蓋取於根形長引，屈曲從橫，佶屈不定，其狀署預，然乃茱萸、無夷、委萎、螵蛸之例也。張隱庵云：「種薯蕷法，以杵打穴，截塊投於杵穴之中，隨所杵之竅而成形，如預備署所，因名薯蕷也。」此説失豎，不足據矣。

一名山芋。

吳氏云：「根類芋。」郭注《山海經》云：「根似芋，可食。」《和名》「也末都以毛」，亦取於山芋之義（根質似芋也。）

味甘溫，生山谷。

黑字云：「平，無毒。」吳氏云：「神農：甘，小溫。桐君、雷公：甘，無毒。」《藥性論》云：「臣。」

治傷中，補虛羸。

黑字云：「補虛勞羸瘦，充五藏。」《藥性論》云：「能補五勞七傷，補心氣不足，患人體虛羸，加而用之。」日華子云：「助五藏，主泄精健忘。」

除寒熱邪氣，

黑字云：「除煩熱。」《藥性論》云：「去冷風。」

補中益氣力，長肌肉。

黑字云：「下氣，止腰痛，強陰。」《藥性論》云：「止腰疼，鎮心神，安魂魄，開達心孔，多記事。」日華子云：「強筋骨，長志安神。」

久服耳目聰明，輕身不飢延年。

陶云：「服食亦用之。」《食療》：「治頭疼，利丈夫，助陰力，和麪作餺飥，則惟動氣，不能制麪毒，熟煮和蜜，或爲湯煎，或爲粉，並佳。乾之入藥，更妙也。」

菊華，

《千金翼方》《證類本草》《本草和名》並「華」作「花」，今從眞本《千金方》正。黑字云：「生川澤及田野。」陶云：「紫莖氣香而味甘美，葉可作羹爲眞菊。」日華子云：「花大氣香莖紫者，爲甘菊。」《本草和名》訓「加波良於波岐」。狩谷望之曰：「於波岐」，今俗呼「與女加波岐」，或「與女奈」。《救荒本草》雞兒腸是也。」菊似雞兒腸在河上，故名「可波良於波岐」，與陳氏云「苦薏莖似馬蘭，生澤畔，似菊」正合，馬蘭、雞兒腸一類耳。依所訓，當是皆苦薏，今俗呼野菊，或呼千本菊者。其賞花者，蓋皆漢種，故倭歌所賦皆從本音，以非皇國自生之物也。

立之案：《說文》云：「蘜，日精也。以秋華。」「菊，大菊，蘧麥。」《爾雅》同，則二字不同。蓋菊華字古只作「蘜」，《說文》：「䕮，酒母也。」取黃花似麴色，其作菊者，乃蘜之省耳。又《說文》：「蘜，治牆也。」《爾雅》同，郭璞以爲今之秋華菊。竊謂蘜、蘜本一字二體，今本《說文》出二字，一爲日精，一爲治牆者，豈經淺人㩳政歟。《太平御覽》引《風土記》云：「日精者，菭蘠，皆菊華莖之別名。」言華謂之日精，莖謂之菭蘠也。《初學記》引周處《風土記》「日精、治蘠，皆菊之花莖之別名也。生依水邊，其華煌煌，霜降之時，惟此草盛茂。九月律中無射，俗尚九日而用候時之草也」；《本草和名》引《兼名苑》云「一名廧」（桂山先生曰：廧即牆字，見《玉篇》上，必脫「治」字）可以證焉。不則《爾雅》當別出「蘜，日精」，而今唯出「蘜，治牆」，郭以爲「秋華菊」，蓋亦有所受，其言適與《風土記》《兼名苑》合，其舊爲一字益明矣。《後漢書・志》第廿二荊州南陽郡酈侯國注《荊州記》曰：「縣北八里有菊水，其源旁悉芳菊，水極甘馨。又中有三十家不復穿井，即飲此水，上壽百二十三十，中壽百餘，七十者猶以爲夭。漢司空王暢太傅袁隗爲南陽令縣，月送三十餘石，飲食澡浴悉用之。太尉胡廣父患風羸，南陽恒汲飲此水，疾遂瘳。此菊莖短葩大，食之甘美，異於餘菊。廣又

收其實種之，京師遂處處傳植之。」六ヲ

一名節華。

《證類本草》華作花，今從《本草和名》。

立之案：《月令》九月菊有黃華，節華之義蓋取於此。

味苦平，

黑字云：「甘，無毒。」陶云：「甘美。」《藥性論》云：「甘菊花，使。」《食療》云：「甘菊，平。」楊損之云：「甘者入藥，苦者不任。」《御覽》引《本草經》云：「一種青莖而大，作蒿艾氣，味苦不堪食，名薏，非眞菊也。」（陶注此與今本不同，宜據正。）又引《抱朴子》云：「菊花與薏花相似，直以甘苦別之耳。菊甘而薏苦，今所在眞菊但爲少耳。」

立之案：甘菊亦自有苦味，蓋菊竹並云味苦，是爲正味。食料方以甘爲貴，藥用不必擇甘味也。

又案：白字云「味苦」，黑字云「生川澤及田野」，據此，則《本經》菊華即野生苦味者。自黑字更添一「甘」字，陶氏以味甘爲眞，諸家皆就食用而言已。

生川澤，治風頭、頭眩、腫痛，目欲脫。

《藥性論》云：「甘菊花能治熱頭，風旋倒地，腦骨疼痛。」日華子云：「菊花頭痛。」《食療》云：「主頭風目眩。」《食醫心鏡》：「甘菊主頭風目眩，胸中洶洶。」陳藏器云：「白菊味苦，主頭眩。」《天寶單方圖》云：「白菊，味辛平，無毒。元生南陽山谷及田野中，主丈夫婦人久患頭風眩悶。」

立之案：所云白菊，即甲州、相州山中所生，單瓣白花，葉背白色，其香馥郁少有麝氣者是也。

又案：風頭者，後世所云頭風，即謂風熱在頭之證，而必帶濕邪也。蜂子、莽草、皂莢條可併攷。

淚出，

日華子云：「作枕明目，葉亦明目。」《食療》云：「淚出。」《食醫心鏡》云：「目淚出。」

皮膚死肌、惡風、濕痺。

黑字云：「療腰痛去來陶陶，除胸中煩熱，安腸胃，利五脈，調四肢。」《藥性論》云：「身上諸風，令消散。」日華子云：「治四肢遊風，利血脈，治一切風，並無所忌。」《食醫心鏡》云：「風痺，骨肉痛，切爲羹，煮粥并生食，並得。」

久服利血氣，輕身，耐老延年。

陶云：「《仙經》以菊爲妙用，但難多得，宜常服之爾。」日華子云：「益色壯陽。」《玉函方》：「王子喬變白增年方，甘草根莖並陰乾爲末，酒服。」又：「蜜丸酒服，百日身輕潤澤，一年髮白變黑，服之二年齒落再生，五年八十歲老人變爲童兒，神效。」

案：清·徐養原《釋能》云：『《漢書·食貨志》曰：「能風與旱。」師古曰：「能讀曰耐。」然則「耐」既可讀爲「能」，「能」又讀爲「耐」，所謂古字同音皆相假借者也。康成之說毋（恐「每」歟）亦示人以假借之法，而未暇詁其本義也歟。』又《本草》「耐老」字，眞本《新修本草》每每作「能老」，亦古字古音相通用之徵也。

甘草，

黑字云：「國老，生川谷。」陶云：「今出蜀漢中，悉從汶山諸夷中來，赤皮斷理，看之堅實者，是抱罕草，最佳。抱罕，羌地名。亦有火炙乾者，理多虛疎。又有如鯉魚腸者（《本草和名》引「鯉」作「鱧」），被刀破，不復好。又有紫甘草，細而實，乏時可用。此草最爲衆藥之主，經方少不用者，猶香中有沈香也。國老即帝師之稱，雖非君，爲君所宗，是以能安和草石而解諸毒也。」《圖經》云：「春生青苗，高一二尺，葉如槐葉《衍義》云「但葉端微尖而糙澀，似有白毛」。七月開紫花，似柰冬，結實作角子，如畢豆《衍義》云「如相思子角，作一本生，子如小扁豆，齒嚙不破」。根長者，三四尺，麤細不定，皮赤上有橫梁，梁下皆細根也。」《元和紀用經》云：「甘草赤黃，斷理緊和而不寒，有國老之專號也。」

立之案：《說文》：「苷，甘艸也。」蓋謂藥中甘草字如此也，不得據此改《本草》「甘草」作「苷草」也。猶瘈瘲、瘨癇等例，自是《說文》中近俗字，未得據彼以正此也。《本草和名》訓「阿末岐」，是未詳指何物，皇國古昔無有此物。又就「甘草」二字而爲之訓，猶「加乃爾介久佐」之類歟。又《爾雅》：「蘦，大苦。」《說文》同。《詩·邶風》「簡兮隰有苓」傳：「苓，大苦。」是借苓爲蘦也。《正義》引孫炎云：「《本草》云蘦，今甘草是也。蔓延生，葉似荷青黃，其莖青有節，節有枝相當。或云：蘦似地黃。」郭注同 自是別物，即方俗所名甘草，而非藥中甘草也。又攷今《本草》中無「蘦」字，未詳何物。《本草和名》甘草下引《兼名苑》：「一名大苦，一名蘦。」觀此，孫炎所謂《本草》，蓋即本草家之一書，非《神農本草》也。《漢書·東方朔傳》引《易》曰：「今《易》所無。」顏師古以爲易家之別記。孫炎引《本草》蓋亦與此一例。王引之云：「大苦者，大苄也。」苄、苦古字通。《公食大夫禮》「羊苦」，今文「苦」爲「苄」是也。蘦似地黃，故一名大苦，非以其味之苦也。此說未爲允當。沈括《筆談》云：「郭璞注乃黃藥也。其味極苦，故謂之大苦，非甘草也。」此說可從。《證類本草》所載臨江軍白藥圖，亦蔓生，似荷葉。《本草拾遺》載陳家白藥云：「葉如錢，根如防已。」又蘇敬注白藥云：「三月苗生，葉似苦苣。四月抽赤莖，花白，根皮黃。八月葉落，九月枝折，採根日乾。」《圖經》亦云：「苗似苦苣葉，四月而赤，莖長似葫蘆蔓。」以上諸說與「似荷」「似地黃」之文合，但白藥味辛溫《唐本》先附。《藥性論》云：「味苦。」日華子云：「冷。」《開寶本草》：「黃藥根，味苦平，藤生高三四尺，根及莖似小桑。」《圖經》云：「秦州出者謂之紅藥子，葉似蕎麥，枝梗赤色，七月開白花，其根初採濕時紅赤色，暴乾即黃。」（《圖經》「白藥」下云「江西出者，葉似烏臼，子如菉豆，至八月其子變成赤色」者，蓋與此同物。）蓋白藥（《唐本草》）、黃藥（《開寶》）、紅藥（《圖經》），並以根色名之，皆一類也。再攷孫炎引《本草》云：「今甘草。」「今」字要着眼。兒約之曰：『《爾雅》注「今甘草也」，「甘草」二字，蓋「白藥」之譌，「白」之譌作「甘」，其例不尠，但「甘藥」不成義，淺人改遂作「甘草」，則義尤不可通矣。』

味甘平，

黑字云：「無毒。」《藥性論》云：「君。」《衍義》云：「入藥須微炙，不爾亦微涼。生則味不加也。」

生川谷，主五藏六府寒熱邪氣，

黑字云：「溫中下氣，煩滿短氣，傷藏咳嗽，止渴。」《藥性論》云：「補益五藏，虛而多熱，加而用之。」日華子云：「解寒熱。」《孫眞人食忌》：「主一切傷寒，甘草炙剉，取童子小便和煎服。」《傷寒類要》治傷寒咽痛，甘草炙，水煮服。又治傷寒脈結代者，心悸動，即同方，但不炙。

堅筋骨，長肌肉，倍力。

黑字云：「通經脈，利血氣。」日華子云：「通九竅，利百脈，益精養氣，壯筋骨。」《淮南子》云：「生肌肉。」

金創尰，

徐靈胎云：「此以味爲治也。味之甘，至甘草而極，甘屬土，故其效皆在於脾，脾爲後天之主，五藏六府皆受氣焉。脾氣盛，則五藏皆循環受益也。」

立之案：以上效功，皆通脈利血之效也。尰，《說文》作「瘇」云「脛氣足腫」，謂脛足氣腫。而籒文從允作尰。《爾雅·釋言》：「腫足爲尰。」《病源候論》足尰候云：「尰病者，自膝已下至踝及趾，俱腫直是也。皆由血氣虚弱，風邪傷之，經絡否澀而成也。」《和名抄》：「尰，《弁色立成》云：於賣阿志。此間云古比。」狩谷望之曰：「謂人作退爲於米留，尰足人不能疾進，故名於米阿之。」或曰：「重足之轉古比。」見《蜻蛉日記》。今駿河俗呼「古比婆知」，蓋「古比阿之」之譌，乃爲肥足之義，今俗呼「牡多阿之」者是也。

（眉）脛氣蓋即脚氣。

又案：《醫心方》卷八脚瘇，傍訓「古比阿之」。

解毒，

黑字云：「解百藥毒，爲九土之精，安和七十二種石，一千二百種草。」《藥性論》云：「治七十二種乳石毒，解一千二百種草木毒。」黑字「解百藥」條下，先用甘草。

久服輕身延年。

《御覽》云：「甘草，一名美草，一名蜜甘。」

人參，

黑字云：「生上黨山谷及遼東。」陶云：「上黨郡在冀州西南，今魏國所獻即是。形長而黄，狀如防風，多潤，實而甘，俗用不入服乃重百濟者，形細而堅白，氣味薄於上黨，次用高麗。高麗所獻兼有兩種，止應擇取之爾，實用並不及上黨者。」吳氏云：「三月生葉小鋭核黑，莖有毛，根有頭足手面目如人。」（《御覽》引）陶又云：「人參生一莖直上，四五葉相對生，花紫色。高麗人作《人參讚》曰：三椏五葉，背陽向陰，欲來求我，椵樹相尋。椵樹葉似桐甚大，陰廣則多生陰地。」（蘇云：陶說人參苗，乃是薺苨、桔梗，不悟高麗讚也。）蘇云：「人參苗似五加，闊短莖圓，有三四椏，椏頭有五葉。」（出桔梗條）《圖經》云：「春生苗，多於深山中，背陰近根漆下濕潤處，初生小者三四寸許，一椏五葉，四五年後，生兩椏五葉，未有花莖，至十年後，生三椏，年深者，生四椏，各五葉，中心生一莖，俗名百尺杵。三月四月有花，細小如粟，蘂如絲，紫白色，秋後結子，或七八枚如大豆，生青熟紅自落。」

立之案：《說文》：「人葠，藥艸，出上黨。」《廣雅》：「葠，地精，人參也。」而醫書皆假「參」爲「葠」，無一作「葠」者，但金・成無己《注解傷寒論・釋音》載「葠，音參」，則知古本《傷寒論》尚作「葠」也。《本草和名》訓「加乃爾介久佐」，又「爾已太」，又「久末乃以」。《梁書》云：「阮孝緒母王氏忽有疾，合藥須得生人葠，舊傳鍾山所出，孝緒躬歷幽險，累日不值，忽見一鹿前行，孝緒感而隨後，至一所遂滅，就視，果獲此草。母得服之，遂愈。」鹿乃遁草之名，蓋由此也。「爾古太」名義未詳，蓋「爾古太」即「爾加」之義。「古太」之急呼爲「加」，則與「久末乃以」同義。「久末乃以」者，即國産直根及竹節參之名，其苦味與熊膽一般，故有此名耳。享保中所傳朝鮮種，今蕃殖諸州，而野州日光所産最爲上品，號曰御種人參。近日清商甚重之，舶載以還云。

一名人銜，

《本草和名》「銜」作「衘」，名義未詳，或云「根具人形」。

案：銜者，服食之謂，言人服之則補虛，可於人之草，故名人銜。猶蛇好食之草，謂之蛇銜。麋好食之草，謂之麋銜之例耳。

一名鬼蓋。

立之案：葉狀似繖，故名耳。「房葵，一名梨蓋」「衛矛，一名鬼箭」出黑字與此同義。鬼猶山谷之魈神也。一莖三椏上有三葉，頗爲繖形，故名。

味甘微寒，

黑字云：「微溫，無毒。」吳氏云：「神農：甘，小寒。桐君、雷公：苦。岐伯、黃帝：甘，無毒。扁鵲：有毒。」（《御覽》引）《海藥》云：「新羅國所貢，味甘，微溫。」《藥對》云：「微溫，君。」

主補五藏，

《藥性論》云：「主五藏氣不足，五勞七傷，虛損。」繆仲醇云：「蓋藏雖有五，以言乎生氣之流通則一也。益眞氣則五藏皆補矣。」

安精神，定魂魄，止驚悸，

《藥性論》云：「保中守神，患人虛而多夢紛紜，加而用之。」日華子云：「調中治氣。」《海藥》云：「補藏府，益氣安神。」《千金方》：「開心肥健人。方　人參一分，豬肪十分，酒拌和服，一百日，滿體髓溢。日誦千言，肥膚潤澤。」

除邪氣，

《藥性論》云：「傷寒不可食。」繆仲醇云：「邪氣之所以久留而不去者，無他，眞氣虛則不能敵，故留連而不解也。茲得補而眞元充實，則邪自不能容，譬諸君子當陽，則小人自退。」

明目，

《藥對》云：「主頭眩轉。」徐靈胎云：「五藏六府之精皆上注於目，此所云明目，乃補其精之效，非若他藥專有明目之功也。」

開心益智，

黑字云：「令人不忘。」繆仲醇云：「心腎虛，則精神不安矣。肝肺虛，則魂魄不定矣。驚悸者，心脾二經之病也。心脾虛，則驚悸。心脾之氣强，則心竅通利，能思而智益深矣。」

久服輕身延年。

繆仲醇云：「純陽則克舉，氣積則身輕，五藏皆實，延年可知矣。斯皆敦本之論也。」

石斛，

黑字云：「生山谷，水傍石上（《御覽》引無「水傍石上」四字）。七月八月採莖，陰乾。」陶云：「生石上，細實，桑灰湯沃之，色如金，形似蚱蜢髀者爲佳。生櫟樹上者名木斛，其莖形長大色淺。」蘇云：「有二種，一者似大麥，累累相連，頭生一葉而性冷。一種大如雀髀，名雀髀斛（《本草和名》引「斛」上有「石」字）。亦如麥斛，葉在莖端，其餘斛如竹，節間生葉也。」（《本草和名》引《稽凝》云：麥斛，狀似大麥。）《圖經》云：「五月生苗，莖似竹，節節間出碎葉，七月開花，十月結實，其根細長黃色。」《衍義》云：「石斛若小草，長三四寸，柔韌，析之如肉而實，今人多以木斛混行，木斛，析之中虛如禾草，長尺餘，但色深黃光澤而已。」李時珍曰：「石斛叢生石上，其根糾結甚繁，乾則白軟，其莖葉生皆青色，乾則黃色，開紅花，節上自生根鬚。人亦折下以砂石栽之，或以物盛，挂屋下，頻澆以水，經年不死，俗稱爲千年潤。石斛短而中實，木斛長而中虛。」《本草和名》訓「須久奈比古乃久須稱」（《抄》同，「稱」恐「利」訛）。又「久須稱」者，藥根也。以根爲藥用，故名。此物生山中石上陰處，可想上古少彦命採以爲藥，故名焉。與禹餘粮及弘法大師石芋同理。又「以波久須利」，今俗呼爲「以波止久佐」。小野蘭山云：蘇注所謂雀髀斛，俗呼篾蘭。麥斛，俗呼麥蘭者是也。

立之案：石斛名義未詳。陶云：「形似蚱蜢髀者爲佳。」蚱蜢即土螽，又名蚝蛨，似蝗細小，善跳者也。見陸機說。崔禹《食經》云：「蚱蜢，貌似蠜蚚，而色小蒼。」《本草和名》訓「以奈古末呂」，即今俗呼「波津多」者是也。因攷「斛」爲「螌」假借，「石斛」即「石螌」，此物生石上，莖有節，形似螻蛄，故以爲名歟。《爾雅》：「螢，天螻。」注：「螻蛄也」。又：「螻蛄，一名螢。」見白字。《廣韻》一·屋「斛、蔛、螢，同胡谷切」可以證也。黑字「一名石蓫」，「蓫」亦在屋韻，爲螢之轉音，與羊蹄及商陸字自不同。

一名林蘭。

立之案：名義未詳，竊謂幽蘭之蘭，殆出於此歟。

味甘平，

黑字云：「無毒。」《藥性論》云：「君。」吳氏云：「神農：甘平。扁鵲：酸。李氏：寒。」《御覽》引徐靈胎曰：「凡五味，各有所屬，甘味屬土，然土實無味也。無味即爲淡，淡者，五味之所從出，即土之正味也。故味之淡者，皆屬土。石斛，味甘而實淡，得土味之全，故其功專補脾胃，而又和平不偏也。」

生山谷，主傷中，

黑字云：「內絶不足。」《藥性論》云：「虛損補腎。」日華子云：「治虛損劣弱。」徐靈胎曰：「培脾土。」

除痹，

葉天士云：「風寒濕三氣，而脾先受之。石斛能補脾，故能除痹。」徐靈胎曰：「治肉痹。」黑字云：「脚膝疼冷，痹弱。」《藥性論》云：「逐皮肌風痹。」陶云：「俗方最以補虛療脚膝。」

下氣，

黑字云：「定志除驚。」葉天士云：「平能清肺，故能下氣。」徐靈胎曰：「令中氣不失守。」

補五藏虛勞，

徐靈胎曰：「後天得養，則五藏皆補也。」

羸瘦，

黑字云：「長肌肉。」

強陰，

黑字云：「益精。」《藥性論》云：「積精，養腎氣，益力。」日華子云：「壯筋骨，暖水藏。」

久服厚腸胃，

黑字云：「平胃氣。」

輕身延年。

徐靈胎云：「補益後天之效。」《御覽》引作「石斛，一名林蘭，一名禁生。味甘平，生山谷，治傷中下氣虛勞，補五藏羸瘦。久服除痺，腸胃，強陰。出陸安。」

石龍芮，

黑字云：「生川澤石邊《御覽》無「石，邊」二字，五月五日採子，二月八月採皮，陰乾。」陶云：「今出近道，子形粗，似蛇牀子而扁，非眞好者，人言是蓄菜子爾。東山石上所生，其葉芮芮短小，其子狀如葶藶，黃色而味小辛，此乃實是也。」《范子計然》曰：「出三輔，色黃者善。」吳氏云：「一名水薑苔，一名天豆。五月五日採。」《御覽》引《圖經》云：「今惟出袞州，一叢數莖，莖青紫色，每莖三葉，其莖芮芮短小，多刻缺，子如葶藶而色黃，正與《本經》、陶說相合，爲得其眞矣。」立之案：《圖經》所說似斥眞物，然不釋花實形狀，則未易信據。

立之案：以上諸說並未詳，而蘇云：「今用者，俗名水堇，苗似附子，實如桑椹，故名地椹。生下濕地，五月熟，葉子皆味辛，山南者粒大如葵子。關中河北者，細如葶藶，氣力劣於山南者。」陳藏器云：「芮子，味辛。」按蘇云：「水堇主毒腫，蛇蟲，齒齲。」且水堇如蘇所注，定是石龍芮，更非別草。《爾雅》云：「芨，堇草。」郭注云：「烏頭苗也。」又注「天雄」云：「石龍芮，葉似堇草，故名水堇。」如此則依蘇所注是水堇，附子是堇草。水堇、堇草二物同名也。《圖經》云：「此乃水堇，非石龍芮也。」《衍義》云：「石龍芮，今有兩種，水中生者，葉光而子圓。陸生者，葉有毛而子銳。入藥須生水者，陸生者又謂之天灸，取少葉揉繫臂上，一夜作大泡如火燒者是。」以上並水堇，而其說始於蘇敬，非眞石龍芮也。今俗呼「濆田芥」者是也。《衍義》所云「天灸」即「毛茛」出《拾遺》而作「毛建草」，俗呼「馬乃足形」者是也。《本草和名》訓「之之乃比多比久佐」《字鏡》作「宇之乃比多比」，又「布加都美」者，未詳斥何物，蓋亦謂「濆田芥」也。而石龍芮本是上品無毒之物，云「生石邊」，云「採皮」，云「一名彭根」，自是爲一種之物。而唐已後乃以水堇充之，不知水堇辛溫有毒之物，非石龍芮也。今攷水堇實似椹，或當以地椹名充之歟。

又案：濆田芥，牛馬所不食，故有「之之乃比多比久佐」，又「宇之乃比多比之」名，俗呼「馬乃足形」，並同義。牛馬喫諸草，唯此草不食，故花葉每在額邊也。

一名魯果能，

《御覽》作「食果能」。

立之案：「食果能」，蓋「良果能」之訛。「魯果能」三字，即爲「龍芮」之轉語，「良果能」亦同。乃與「瞿麥，一名巨句麥」同例。

一名地椹。

《御覽》以此名爲本名，以石龍芮、食果能爲一名。又別出石龍芮一條，引《范子計然》及《吳氏本草經》，恐是重複。

味苦平，

黑字云：「無毒。」吳氏云：「神農：苦平。岐伯：酸。扁鵲、李氏：大寒。雷公：鹹，無毒。」

主風寒濕痺，

《藥性論》云：「能逐諸風。」

心腹邪氣，利關節，止煩滿。

黑字云：「平腎胃氣，補陰氣不足，失精莖冷。」《藥性論》云：「主除心熱燥。」

久服輕身明目，不老。

黑字云：「令人皮膚光澤，有子。」《御覽》引作：「地椹，一名石龍芮，一名食果能。味苦平，生川澤，治風寒，久服輕身明目，不老，生太山。」

（眉）《別錄》有名無用，酸草輕身延年，生名山醴泉上陰厓，莖有五葉五恐三，青澤根赤黃，可以消玉，一名醜草。陶□李云，是今酸箕而地生者，而「今處處有」，恐非也。

立之案：酸草似指叡山「加多波美乃與」，石龍芮「岐伯：酸」，白字云「久服輕身不老」合。

又案：叡山酢漿，冬夏常有葉大寸餘，肥地者至二寸餘，葉有尖，花開，花白色，大七八分。又有淡紅色者，花後生新葉根上寸許，成錯甲，大如指頭，如百合根，淡紫色，是舊葉莖下每成此根顆耳。李時珍曰：「酸漿，苗高一二寸，叢生布地，極易繁衍。一枝三葉，一葉兩片，至晚自合帖，整整如一。四月開小黃花，結小角，長一二分，內有細子，冬亦不凋。」

石龍蒭，

「蒭」即「須」假借。《御覽》引《吳普》作「龍蒭，一名龍鬚」，無「石」字。黑字云：「九節多味者良。生山谷濕地，五月七月採莖，暴乾。」陶云：「莖青細相連，實赤，今出近道水石處，似東陽龍鬚以作席者，但多節爾。」

立之案：《中山經》云：「賈超之山，其中多龍修。」郭璞云：「龍須也，似莞而細，生山石穴中，莖倒垂可以爲席。」《御覽》引《本草經》云：「西超之山，多龍循（龍鬚也），一名續斷。」今《本草經》無此文，恐是引《中山經》文，「循」即「脩」訛。《御覽》又引《廣志》云：「龍鬚，一名西王母簪。」（《本草和名》引《兼名苑》同。《古今注》云：今有虎鬚草，江東亦織以爲席，號曰西王母席。蓋龍鬚、虎鬚元爲一物也。）《水經》曰：「自洮強南北三百里中地，草並是龍鬚，而無樵柴。」周景式《廬山記》曰：「石門峯石間多龍鬚草。」《遊名山志》曰：「龍鬚草，唯東陽永嘉有，永嘉有縉雲堂。意者謂鼎湖攀龍鬚時，有墜落化而爲草，故有龍鬚之稱。」（並《御覽》引）《古今注》云：「龍鬚草，一名縉雲草。」《蜀本圖經》注云：「莖如綖（《左傳·桓二年》杜注云：綖，冠上覆。又，《家語》正論注：纓屈而上者，謂之紘綖。），叢生，俗名龍鬚草，今人以爲席。」以上並斥陶氏所云「東陽龍鬚以作席者」而言，即今俗呼「夫止爲」者是也。而《說文》云：「莞，艸也。可以作席。」《小雅》「下莞上簟」箋云：「莞，小蒲之席也。」《釋文》：「莞草叢生，水中基圓，江南以爲席。」《衆經音義》云：「莞草外似蔥，內似蒲而圓，今亦名莞子也。」又郭注《爾雅》芍鳧茈云：「生下田，苗似龍鬚而細。」據此，龍鬚比鳧茈爲大，其爲「夫止爲」明矣。郭又注「藚，牛脣」云：「如藚斷寸寸有節，拔之可復。」陸德明云：「藚，音續。」攷《說文》「藚，水舄也」，《魏風》毛傳同，即與《爾雅》牛脣同物。郭讀如藚斷之藚，因以藚斷爲之解，遂至今後人牛脣與藚斷混同。其實郭所說藚斷，即本條石龍蒭也，說亦甚分明。蓋古有二龍須草，一爲作席之龍須，通名也（「夫止爲」）。一爲草續斷之龍須，藥用也（「止久佐」）。須然如此，則加一「石」字以分之，後世草續斷之說不明，專以指作席之艸，又遂令續斷不知爲何物。今據本條黑字及陶注、郭璞《爾雅注》，以「止久佐」充之。蓋唐以來此物湮晦，故蘇敬唯引《別録》「一名方賓」云云，更不説形狀也。至《嘉祐本草》下品有「木賊，味甘微苦，無毒，出秦隴華，或諸郡近水地，苗長尺許，叢生，每根一榦，無花葉，寸寸有節，色青，陵（當作「凌」）冬不凋，四月採用之」一條，即白字石龍芻是也。《本草和名》訓「宇之乃比」歟。

又案：黑字「一名草毒」，毒蓋爲莖上甲錯之義，則與木賊同義。《閩書南産志》云「毒魚，其皮可以磋」與此草毒之毒同義，可併攷。

一名龍須，

《千金翼方》《證類本草》「須」作「鬚」，俗字，今從《本草和名》及郭璞《爾雅》《山海經》注正。（眉）《爾雅》：「蕢，牛脣。」鄭樵云：「狀似麻黄，亦謂之續斷，其節拔可復續，生沙阪。蕢，音續。」

立之案：木賊，蓋亦牛馬之所不食之草，故有牛頷之名耳。

一名草續斷，

《本草和名》無「草」字，《御覽》引同。

立之案：郭注《爾雅》「蕢，牛脣」云：「如蕢斷。」依此，則無「草」字，是陶云「莖青細相連」及郭璞云「寸寸有節，拔之可復」，乃續斷之名取此。

一名龍珠。

大全本四字黑字，「珠」字作「朱」，《本草和名》同。《御覽》引《呉普》作「龍木」，與《廣雅》合。

立之案：龍珠，實名。陶云「實赤者」是也。又續斷條白字「一名龍豆」，此名蓋從此條誤入者。或云

「龍珠、龍須、龍豆」皆一言之轉耳，亦似有理，姑録參存。其作「木」者，恐是「朱」之壞字。

味苦微寒。

黑字云：「微溫，無毒。」吳氏云：「神農、李氏：小寒。雷公、黄帝：苦，無毒。扁鵲：辛，無毒。」《開寶本草》云、《別本注》云、《别録》云：「微溫，今之服用，能除熱。蓋不溫也。」

主心腹邪氣，

《嘉祐本草》云：「木賊，消積塊。」

小便不利、淋閉，

黑字云：「除莖中熱痛。」

立之案：既云「小便不利」，則「淋閉」二字爲複，恐是原黑字誤爲白字者。凡白字中不宜有「淋」字，乃或有之，亦當改作「癃」，説已見石膽下。

風濕、鬼疰、惡毒。

黑字云：「出汗，殺鬼疰、惡毒氣。」

立之案：木賊，療腸風，止痢，及婦人月水不斷，並風濕毒氣之所爲，蓋取於莖中通利，莖外摩磋之義。

久服補虚羸，

黑字云：「補内虚不足，痞滿身無潤澤。」《嘉祐本草》云：「木賊，益肝膽。」

輕身，耳目聰明，延年。

《嘉祐本草》云：「木賊，主目疾，退翳膜，益肝膽明目。」

落石，

《千金翼方》《證類本草》皆作「絡石」，俗字，是宋人依蘇注而改者，今從《太平御覽》《本草和名》《眞本千金方》及《醫心方》。黑字云：「生川谷，或石山之陰，或高上巖石上，或生人間（《御覽》「生川谷或石山」已下無），正月採。」陶云：「不識此藥，仙俗方法都無用者。或云是石類，既云或生人間，則非石，猶如石斛等繫石以爲名爾。」蘇云：「此物生陰濕處，冬夏常青，實黑而圓，其莖蔓延繞樹石側，若在石間者，葉細厚而圓短。繞樹生者，葉大而薄，山南人謂之石血。」陳藏器云：「生山之陰，與薜荔相似，若呼石血爲絡石，殊誤爾。石血，葉尖，一頭赤。絡石，葉圓正青。」《蜀本》云：「生木石間，凌冬不凋，葉似細橘，蔓延木石之陰，莖節著處，即生根鬚，包絡石傍，花白子黑。」

立之案：蘇敬已後所説者，即蔓草，俗呼「定家加豆良」者是也。《本草和名》訓「都多」者，泛稱薜荔、地錦之類，不專指絡石。岡村尚謙曰，略石、明石等諸名，似石部錯簡，故陶注以爲石類。狩谷望之亦曰，據此諸名，則恐舊是石藥，草石不分之時，須然在石類中，陶分草石，誤以此物爲草類，亦未可知也。孫星衍云，《西山經》上申之山，多硌石。疑即此。郭璞曰「硌，磊硌大石皃」，非也。

案：孫氏以《西山經》硌石爲絡石，則是。其以郭注爲非，則非。蓋郭氏或有所受而言，則硌石即落石，又有石鯪、石蹉（《本草和名》作磋）、略石、明石、領石、懸石等諸名，則尤可證古之落石非草類也。

一名石鯪。

《御覽》引作「鯪石」。

味苦溫，

黑字云：「微寒，無毒。」吳氏云：「神農：苦，小溫。雷公：苦，無毒。扁鵲、桐君：甘，無毒。

李氏：大寒。」云：「藥中君，採無時。」《御覽》引《藥性論》云：「絡石，君，味甘平。」

主風熱，死肌，癰傷。

立之案：傷恐瘡訛，瘡即創字，創、傷同音。或云瘍訛。

口乾舌焦，癰腫不消。

立之案：此四字與前後文複，恐是黑字誤混者。

喉舌腫，水漿不下。

《藥性論》云：「主治喉痺。」

久服輕身明目，潤澤好顏色，不老延年。

《御覽》作：「落石，一名鯪石，味苦溫，生川谷。治風熱，久服輕身明目，潤澤好顏色，不老延年，生太山。」

本草經卷上　三

王不留行，

黑字云：「生山谷。」陶云：「葉似酸漿，子似菘子。」《蜀本》云：「葉似菘藍等，花紅白色，子殼似酸漿，實圓黑似菘子，如黍粟。」《圖經》云：「苗莖俱青，高七八寸已來，根黃色如薺根，葉尖如小匙頭，亦有似槐葉者，四月開花黃紫色，隨莖而生，如菘子狀，又似猪藍花，河北生者葉圓花紅，與此小別。」

立之案：《本草和名》訓「須須久佐」，又「加佐久佐」，二名未詳指何物，有俗名道灌草者，傳栽甚多。此草原出於道灌山，故名。女萎菜形狀甚似王不留行，俗呼「河原介志」者是也。先輩或以充本條，非矣。《圖經》所謂「河北」者，蓋此也。名義並未詳，但「加佐久佐」者，取於治諸瘡之義歟。黑字云「癰疽惡瘡瘻乳」，陶云「多入癰瘻方用之」，日華子云「治發背、遊風、風瘮」可以證也。王不留行名義，蓋取於金創止血，即王師不留行步之義。

味苦平，

《證類本草》「平」字黑字，今據《御覽》補正。黑字云：「甘，無毒。」吳氏云：「神農：苦平。岐伯、雷公：甘。」

主金創，止血，

日華子云：「婦人血經不勻及難産，乃與金創同效。」

（眉）《金匱》瘡癰篇：「病金瘡，王不留行散主之。王不留行、蒴藋細葉、桑東南根云云。右九味：桑根皮以上三味，燒灰存性，勿令灰過，各別杵篩，合治之，爲散，服方寸匕。小瘡即粉之，大瘡但服之。産後亦可服。前三物皆陰乾百日。」案：仲景用王不留行於産後實症，惡露不盡等也。蓋非用虚怯證也。

逐痛止刺，

《藥性論》云：「通血脈。」《梅師方》：「治竹木刺在肉中不出，疼痛。以王不留行爲末，熟水調服，即出。」

又案：金鳳花，一名鳳仙花者，亦此一種也。形狀功效甚相似，出刺尤妙。一味燒末，在體酒服，在咽水服，其效如神，亦可以證也。

除風痺内寒，

《藥性論》云：「能治風毒。」日華子云：「遊風、風瘮。」《千金》卷廿五廿六ウ：「治久刺不出方，服王不留行即出，兼取根末貼之。」

久服輕身耐老，

《御覽》作「能老」《玉燭寳典》同。

增壽。

藍實，

黑字云：「其莖葉可以染青，生河内平澤。」陶云：「尖葉者爲勝。」蘇云：「如陶所引乃是菘藍，其葉抨爲澱者。」《爾雅》云：「葴，馬藍。」《説文》同注：「今大葉冬藍也。」疏：「今爲澱者是也。」《圖經》云：「菘藍可以爲澱，亦名馬藍。」《衍義》云：「藍實即大藍實也。」

立之案：以上並指菘藍，亨保中，呉舶齎江南大青，即《救荒本草》大藍也，其種今尚蕃殖官園中。蘇云：「按《經》所用乃是蓼藍實也，其苗似蓼而味不辛者，不堪爲澱，惟作碧色爾。」《蜀本圖經》云：「葉似水蓼，花紅白色，子若蓼子而大，黑色，今所在下濕地有，人皆種之。」陳藏器云：「蓼藍，作者入藥勝槐藍。」《圖經》云：「蓼藍，即醫方所用者也。」《衍義》云：「蓼藍，花成長穗，細小淺紅色。」以上並指蓼藍，亨保舶來浙江大青是也。而《本草和名》訓「阿爲乃美」，《和名鈔》訓「多天阿井」，俗呼「阿爲多天」者，形狀正合。蘇云「一種圍徑二寸許，厚三四分，出嶺南」，云「療毒腫木，常名此草爲木藍子」。《圖經》云：「木藍不入藥。」陳藏器云：「澱多是槐藍，澱寒，傅熱瘡，解諸毒。」即古方書所説波斯青黛出於此，此物無國産，亦無舶來，唯荷蘭書中有圖，正似槐葉者即是也。

又案：《説文》：「藍，染青艸也。」據此，則本條藍實及葉，並似指蓼藍也。

味苦寒，

黑字云：「無毒。」《藥性論》云：「君，味甘。」日華子云：「呉藍，味苦甘冷，無毒。」陳藏器云：「槐藍澱，寒。青布，味鹹，寒。」

主解諸毒，

黑字云：「其葉汁殺百藥毒，解狼毒射罔毒。」陶云：「至解毒，以汁塗五心，又止煩悶。」蘇云：「木藍療毒腫。」日華子云：「呉藍治天行熱狂、丁瘡、遊風、熱毒、風瘮，除煩止渴，解金石藥毒。」

殺蠱蚑，

《藥性論》云：「藍汁解蠱毒。」日華子云：「呉藍，殺疳，小兒壯熱。」《廣五行記》：「永徽中，絳州僧病噎不下食，告弟子：吾死之後，便可開吾胸喉，視有何物。言終而卒。弟子從其言而開視胸中，得一物，形似魚而有兩頭，遍體是肉鱗。弟子致器中，跳躍不止，戲以諸味，皆隨化盡。時夏中，藍盛作澱，有一僧以澱致器中，此蟲遂遶器中走，須臾化爲水矣。」

立之案：蚑即魃之假借，《說文》：「魃，小兒鬼也。」《千金方》云：「凡小兒所以有魃病者，是婦人懷娠，有惡神導其腹中胎，妬嫉他小兒令病也。魃者，小兒鬼也。姙娠婦人不必悉招魃魅，人時有此耳。魃之爲疾，喜漸漸下痢，寒熱或有去來，毫毛鬢髮鬔鬡不悅，是其證也。凡婦人先有小兒未能行，而母更有娠，使兒飲此乳，亦作魃也。令兒黄瘦骨立，髮落壯熱，是其證也。」梶原性全《萬安方》「魃」訓「於止都波利」，又「於止美都利」，又繼病，今俗稱「於止美」，又「乳波奈禮」者是也。

注鬼螫毒，

陶云：「尖葉者，甚療蜂螫毒。」蘇云：「蓼藍，療熱毒。」日華子云：「呉藍，治蟲蛇傷毒刺。」

立之案：蟲蚑注鬼，蓋是蟲注蚑鬼，自一種文法。

久服頭不白，輕身，

繆仲醇云：「藍能涼血而解熱，故令髮不白也。熱去而血行所養，故身輕。」

景天，

黑字云：「生川谷，四月四日、七月七日採，陰乾。」陶云：「今人皆盆盛養之於屋上，云以辟火。葉可療金瘡止血，以洗浴小兒，去煩熱驚氣。江東者甚細小，方用亦稀，其花入服食。衆藥之名，此最爲麗。」《蜀本圖經》云：「愼火草，葉似馬齒莧而大。」《圖經》云：「景天，生泰山山谷今南北皆有之，人家多種於中庭，謂之愼火草。春生苗，葉似馬齒而大，作層而上，莖極脆弱。夏中開紅紫碎花，秋後枯死，亦有宿根者。四月四日、七月七日採其花并苗葉，陰乾。」

立之案：《本草和名》訓「伊歧久佐」，蓋易活取不死之義。《蜀本》及《圖經》所說者，即今俗呼「美世婆也」草者是也。陶云「甚細小」者，蓋俗呼「伊都末天久佐」，又「禰奈之久佐」者是也，即《圖經》所載佛甲草。《圖經》云：「佛甲草，多附石向陽而生，有似馬齒莧細小而長白，花黃色，不結實，四季皆有，採無時。」如今此類尚有數種，辨慶草（即時珍所說景天是）、岩蓮花、蔓蓮花、萬年草、水榛，其餘仍多。又陶云：「廣州城外有一樹，云大三四圍，呼爲慎火樹。」《荊楚歲時記》云：「春分日，民並種戒火草於屋上。」《御覽》引《南越志》云：「廣州有大樹，可以御火，山北謂之慎火（木部有「或謂戒火」四字），或多種屋上，以防火也。但南方無霜雪，其花不凋，故生而成樹耳。」此二說蓋《桂海虞衡志》所云龍骨木，而俗呼麒麟角者是也。其最細小者，即爪蓮花。而其最鉅大者，即麒麟角也。陶云「衆藥之名，此最爲麗」，則景天之名，蓋謂其花葉長大，景光掩天也。

一名戒火，

陶云：「以辟火。」

一名慎火。

陶云：「廣州呼爲慎火樹。」《蜀本圖經》云：「慎火草。」《南越志》云：「山北謂之慎火。」《千金方》《外臺祕要》及《子母祕錄》等皆用「慎火草」。

立之案：《御覽》不引「一名慎火」，出「一名水母」。《本草和名》「一名慎火」四字在最後，據此，則四字恐黑字，不然則似不宜有「戒火」「慎火」兩名。

味苦平。

黑字云：「酸，無毒。」《藥性論》云：「景天，君，有小毒。」日華子云：「景天，冷。」

主大熱，火瘡，身熱煩邪，惡氣。

陶云：「以洗浴小兒，去煩熱驚氣。」黑字云：「諸蠱毒痂疕，寒熱，風痺，諸不足。」《藥性論》云：「能治風瘮惡痒，主小兒丹毒。」日華子云：「治心煩熱狂，寒熱遊風，丹腫。」《外臺》卅六引《古今錄驗》療小兒丹毒方：「取慎火草，擣以封之，差止。」《千金》云：「小兒火灼瘡者，一身尽有如麻豆，或有膿汁乍痛乍痒。」又《千金翼》有療小兒火瘡方。又《千金》治小兒殃火丹毒方，以「慎火草取汁服之」。又「治隱軫百療不差者方，景天一斤，一名慎火草，取汁傅上。」《衍義》云：「研，取汁，塗火心瘡，甚驗。」

立之案：火瘡者，即謂火傷瘡，慎火之義可見矣。轉注此意，以治遊火丹毒諸熱瘡也。

華，

舊作「花」，今從菊華、柳華之例改正。

主女人漏下赤白，

《千金方》治崩中漏下，有慎火草散二方，但不用花。華色赤歸血，故治漏下赤白用其華也。

輕身明目，

日華子云：「赤眼頭痛。」陶云：「其花入服食。」

立之案：此物苦寒，以解熱取即效，故白字無久服之效也。

龍膽，

黑字云：「生山谷。」陶云：「狀似牛膝，味甚苦，故以膽爲名。」別本注云：「葉似龍葵，味苦如膽，因以爲名。」《開寶》引《圖經》云：「宿根黃白色，下抽根十餘本，大類牛膝，直上生苗高尺餘，四月生葉似柳葉而細，莖如小竹枝，七月開花如牽牛花，作鈴鐸形，青碧色，冬後結子，苗便枯。」《本草和名》訓「衣也美久佐」，又「爾加奈」，俗呼「利牟太宇」。狩谷望之曰：播摩人呼「於古利於登之」，煎服之以截瘧，蓋「衣夜美久佐」之名之遺意。

立之案：凡藥物以龍名者，皆假託其德以神其效耳。以似骨非骨名龍骨，以似眼非眼名龍眼，以似葵非葵名龍葵之類是也。龍膽亦復此例。張思（志）聰云：「龍乃東方之神，膽主少陽甲木。」此說甚拘。別本注云「似龍葵，味如膽」，尤非。龍尊偁，膽以味名。此草之苦味非凡，甚似膽味，故最有治膽之功也。與次章牛膝治膝同例。

一名陵游。

《本草和名》作「淩淤」，訛字。此草生陵丘，故名。游者，亂延生繁之義。《毛詩》：「澤有遊龍。」

立之案：「陵遊」恐是「龍」字之緩呼，猶魯果能爲龍芮之轉語、巨勾麥爲瞿麥之轉之例。龍，葒草是同。

味苦寒，

黑字云：「大寒，無毒。」《藥性論》云：「君。」大全本作「苦溫」，今從《政和本》及《千金翼》。（嘉靖板政和本訛作「苦澀」。）

主骨間寒熱，

黑字云：「除胃中伏熱。」《藥性論》云：「骨熱。」張思（志）聰云：「苦，主骨。」徐靈胎云：「肝邪犯腎之寒熱。」

驚癇邪氣，

《藥性論》云：「能主小兒驚癇，入心壯熱。」黑字云：「益肝膽氣，止驚惕。」日華子云：「治客忤、疳氣、熱病、狂語。」徐靈胎云：「肝火犯心之邪。」《千金》治小兒驚癇有龍膽湯。

續絶傷，

張思（志）聰云：「膽主骨，肝主筋，故續絶傷。」

立之案：乾地黄條云「絶筋傷中」，此及淫羊藿下云「絶傷」，龍膽、兔絲字條共云「續絶傷」，並是「絶筋傷中」之畧文，猶畧「泄利腸澼」而云「泄澼」也。凡筋脈得血而活動，今血失活動之機，故筋脈弛敗而不爲用，得塡髓活血之藥，則筋脈自得活動，故云「續絶傷」也。《素問·寶命全形廿五》有「絶皮傷肉，血氣爭黑」（《太素》「黑」作「異」，是）之文，此亦絶傷之一端耳。

定五藏，

黑字云：「益肝膽氣，止驚惕。」繆仲醇云：「五藏有熱則不安，熱除則五藏自定。」張思（志）聰云：「五藏六府皆取決於膽，故定五藏。」

殺蠱毒，

黑字云：「熱洩下痢，去腸中小蟲。」徐靈胎云：「除熱結之氣。」

久服益智不忘。

徐靈胎云：「收斂心中之神氣。」日華子云：「明目，止煩，益智，治健忘。」

輕身耐老。

徐靈胎云：「熱邪去而正氣歸，故有此效。」

牛膝，

黑字云：「生川谷。」呉氏云：「葉如夏藍，莖本赤。」（《御覽》引）

陶云：「今出近道，蔡州者，最長大柔潤，其莖有節，似牛膝，故以爲名也。」乃云：「有雌雄，雄者莖紫色而節大爲勝爾。」日華子云：「懷州者長白（《圖經》云「懷州者爲眞」），近道蘇州者色紫。」《圖經》云：「葉圓如匙，兩兩相對，於節上生花作穗，秋結實甚細。此有二種，莖紫節大者爲雄，青細者雌。」《外臺》四十（三二ウ）張文仲療溪毒方云：「雄牛膝，莖白紫色者是。」《肘後》作：「雄牛膝，莖紫色者是也。」《醫方類聚》百六十五引《聖惠》載此方，作：「雄牛膝莖紫（《肘後方》同），白者是雌。」《本草和名》訓爲「乃久都知」，又「都奈岐久佐」（《醫心方》作「以奈岐久佐」）。

立之案：雌者，即李時珍所云「土牛膝」，今處處田野多有，闊葉者是。雄者，王子祠山中及十條邨有之，俗稱柳葉牛膝者是也。《本草和名》：「牛膝，一名蘆薇。出《雜要決》。」**案**：「蘆」即「薔」訛。牛膝結實作穗而刺人，故名也。

一名百倍。

李時珍曰：《本經》名「百倍」，隱語也。言其滋補之功如牛之多力也。

立之案：言此物功能百倍於餘藥也。李說恐失於鑿矣。百倍與百部同屬並毋，謂牛膝，其根蕃殖增多，故名歟。《說文》：「柭，棓也。」《淮南・詮言訓》高誘注：「棓，大杖也。云羿死於桃棓。」《說山訓》「棓」作「部」，黑字「百部根」，陶注云：「根數十相連。」則牛膝一名百倍，亦爲同義可知也。

味苦平。

大全本只作「苦」一字，「平」字，黑字、政和本作「苦酸」，共誤。今從《御覽》（《御覽》作苦辛，辛即平訛）。吳氏云：「神農：甘（甘恐苦訛，下文有「黃帝、扁鵲：甘」之語，則此非「甘」可知）。一經：酸。黃帝、扁鵲：甘。李氏：溫。雷公：酸，無毒。」（《御覽》引）黑字云：「爲君，酸，無毒。」《藥性論》云：「君。」

主寒，

《御覽》「寒」上有「傷」。

濕痿痺，四肢拘攣，膝痛不可屈伸。

黑字云：「補中續絶，塡骨髓，除腦中痛及腰脊痛。」《藥性論》云：「補腎塡精，助十二經脈。」日華子云：「治腰膝軟怯冷弱。」徐靈胎云：「皆舒筋行血之功。」

逐血氣，

黑字云：「婦人月水不通，血結，益精，利陰氣。」《藥性論》云：「逐惡血流結。」日華子云：「破癥結，排膿止痛，産後心腹痛并血暈。」徐靈胎云：「破瘀血也。」

傷熱火爛，

徐靈胎云：「清血熱也。」

墮胎，

徐靈胎曰：「降血氣也。」《千金方》治産兒胞衣不出方，有牛膝湯。又治胎死腹中，有牛膝葵子二物方。

久服輕身耐老。

《御覽》作「能老」。黑字云：「止髮白。」

杜仲，

黑字云：「生山谷，二月、五月、六月、九月採皮。」陶云：「今用出建平宜都者，狀如厚朴，折之多白絲，爲佳。用之薄削去上甲皮，横理切，令絲斷也。」《蜀本圖經》云：「樹高數丈，葉似辛夷。」《圖經》

云：「葉亦類柘。」

立之案：杜仲名義未詳，或云此物補中最甚，即杜塞中虛之義。《眞本千金方》作：「虛而身強，腰中不利，加慈石、杜仲。」又七情條例太一禹餘粮條「杜中爲之使」。《醫心方》卷六膀胱病第十九引《千金》有「杜中四兩」。又卷八引《千金方》八風散有「杜中四分」，後人補添「人」傍墨痕，現然可見，可併攷也。

又案：《延喜式》作調仲丸、理仲丸、扰仲丸、練仲丸，可知中、仲古互通，蓋謂中作仲，猶五作伍、九作仇、十作什之例，非有異義也。又《弘決外典抄》卷四廿二ウ作「張中景」，又朝鮮槧本，明・孫應奎《醫家必用》杜仲皆作杜冲，冲亦假字也。《本草和名》訓「波比末由美」者，蓋指今俗呼「末佐岐之」，一種作蔓者而言。《福田方》云：「邦産白絲葉形，與本草合，只皮薄，比之舶來則劣，是亦謂末佐岐也。」尚謙云：「近來種樹家培養漢種活木，葉似山茶而有鋸齒，長二三寸，與末佐岐不同。方其經年，足以作屐。若末佐岐，則雖經數十年，不堪作屐，蓋亦一種瘦小者耳。」

一名思仙。

立之案：此物補中益精，堅筋強志之效最著，故名曰思仙。言肢體輕虛，使人有欲仙之思。《圖經》云「木作屐，亦主益脚」亦可以證也。

味辛平。

黑字云：「甘溫，無毒。」《藥性論》云：「味苦。」《圖經》云：「花實苦澀，亦堪入藥。」日華子云：「暖。」

主腰脊痛，《肘後方》：「腰背痛，杜仲一斤，切，酒二升，漬十日，服三合。」

補中益精氣，堅筋骨强志。

黑字云：「脚中酸疼，不欲踐地。」《藥性論》云：「能治腎冷臀腰痛也。腰病人虛而身強直，風也。腰不利，加而用之。」日華子云：「治腎勞腰脊攣。」徐靈胎云：「其質堅韌者，其精氣必足，故亦能堅定人身之筋骨氣血也。」

除陰下痒濕，

徐靈胎云：「補皮利濕。」

案：平常陰莖囊濕之男，陰冷之女，並腎弱也。

小便餘瀝，

徐靈胎云：「堅溺管之氣。」

立之案：《藥性論》治腎冷之義，乃在於此。

久服輕身耐老。

徐靈胎曰：「木皮之韌且厚者，此爲最，故能補人之皮，又其中有絲連屬不斷，有筋之象焉，故又能續筋骨，因形以求理，則其效可知矣。」

乾漆，

黑字云：「生川谷，夏至後採乾之。」陶云：「漆桶上蓋裏自然有乾者，狀如蜂房，孔孔隔者爲佳。」《蜀本注》云：「上等清漆，色黑如瑿，若鐵石者好，黃嫩若蜂窠者不佳。」《蜀本圖經》云：「樹高二丈餘，皮白，葉似椿樗，花似槐花，子若牛李，木心黃，六月七月刻取滋汁。」

立之案：《說文》「桼，木汁。可以髤物。象形。桼如水滴而下」是爲正字。漆，水名，爲假借字。《周禮》云：「漆林之征。」鄭玄云：故書「漆林」爲「桼林」。杜子春云：「當爲漆林。」此假借行，而本字遂廢之證也。漆，《和名抄》訓「宇留之」。宇留之者，潤澤之義。乾漆，《萬安方》訓「保之宇留比」。《本草和名》引《雜要訣》「一名漆澤」，乃「宇留之」之義也。

味辛溫，無毒。

黑字云：「有毒。」《藥性論》云：「臣，味辛鹹。」《衍義》云：「乾漆苦。」

立之案：「無毒」二字，《證類本草》白字，白頭翁條同。因攷每條「無毒」「有毒」等語，元是白字，今此二條白字「無毒」，黑字「有毒」，僅存舊式，且《御覽》及《嘉祐》往往引呉氏載「神農：無毒」等語，則「無毒」「有毒」等字，白字既有之歟？然《御覽》每引《本草經》，無一條載「無毒」字者，則不得輒依此及白頭翁條，而每條補「無毒」等字也。亦與「生山谷」等字同例，姑錄以俟攷。

治絶傷，補中，續筋骨，塡髓腦。

繆仲醇云：「損傷一證，專從血論，蓋血者有形者也。形質受病，惟辛溫散結，而兼鹹味者，可入血分而消之，瘀血消則絶傷自和，筋骨自續而髓腦自足矣。」徐靈胎云：「補續筋骨中之脂膏。」

立之案：乾地黃條云「絶筋傷中」，此及淫羊藿下云「絶傷」，龍膽、菟絲子條共云「續絶傷」，並是「絶筋傷中」之略文，猶略「泄利腸澼」曰「泄澼」也。

安五藏，

徐靈胎云：「實藏中之脂膏。」

五緩六急，

徐靈胎云：「調和筋骨。」繆仲醇云：「風寒濕邪之中人，留而不去則，腸胃鬱而生蟲，久則五藏六府皆受病，或爲癱瘓，或爲拘攣，所自來矣。此藥能殺蟲逐瘀，散腸胃一切有形之積滯，腸胃既清，則五藏自安，痿緩痺急自調矣。」

《千金》卷八第六篇石南湯，治五緩六急。《外臺》十九卷深師八風湯，療五緩六急不隨，身體不仁云云。二六ウ

風寒濕痺，

日華子云：「除風。」徐靈胎云：「漆，得寒反堅，得濕反燥，故能除寒也。」

生漆去長蟲。

陶云：「生漆毒烈，人以雞子和服之，去蟲，猶有齧腸胃者，畏漆人乃致死。外氣亦能使身肉瘡腫，自別有療法。」《藥性論》云：「乾漆能殺三蟲。」徐靈胎云：「生漆着人肌膚即腐爛，故能腐蟲。」

久服輕身耐老。

陶云：「《仙方》用蟹消之爲水，錬服長生。」《圖經》云：「《華佗傳》彭城樊阿少師事佗，求服食法，佗授以漆葉青黏散方，云服之去三蟲，利五藏，輕身益氣，使人頭不白。」徐靈胎云：「此以質爲治，凡草木之服，最韌而不朽者莫如漆。人身中非氣非血，而能充養筋骨者，皆脂膏也。氣血皆有補法，而脂膏之中，凡風寒濕熱之邪留而不去者，得其氣以相助，亦并能驅而滌之也。」

卷柏，

黑字云：「生山谷。」陶云：「叢生石土上，細葉似柏卷屈如雞足，青黃色，用之去近石有沙土處。」

《圖經》云：「宿根紫色，多鬚，春生苗，高三五寸，無花子多，生石上。」《本草和名》訓「伊波久美」，又「伊波古介」，俗呼「伊波比婆」者是也。

立之案：《和名抄》亦訓「以波久美」，襲輔仁訛也，蓋「久美」者，「久佐」之誤，《新撰字鏡》訓「久彌」。七ノ十六ヲ

一名萬歲。

立之案：此物冬月雪下，三伏旱天，常茂不死，故有此名。

味辛溫。

黑字云：「甘平，微寒，無毒。」吳氏云：「神農：辛平《御覽》引作「平」一字。桐君、雷公：甘。」《藥性論》云：「君。」

治五藏邪氣，

《藥性論》云：「尸疰鬼疰腹痛，去百邪鬼魅。」日華子云：「鎮心治邪。」

立之案：黑字云「止欬逆」，謂治肺部也。「治脫肛」，謂治脾邪也，「散淋結」，謂治腎邪也。「頭中風眩」，謂治心邪也。「痿蹷」，謂治肝邪也。是蓋所謂「治五藏邪氣」也。

女子陰中寒熱痛，癥瘕，血閉，無子。

日華子云：「暖水藏。生用破血，炙用止血。」

久服輕身，和顏色。

黑字云：「強陰益精，令人好容顏。」日華子云：「除面皯，頭風。」《御覽》云：「卷柏，一名萬歲。味辛溫，生山谷。治五藏邪氣。」

細辛，

黑字云：「生山谷。」范子云：「色白者善。」吳氏云：「如葵葉赤黑，一根一葉相連。」《圖經》云：「其根細而其味極辛，故名之曰細辛。」《衍義》云：「柔韌極細，眞深紫色，味極辛，嚼之習習如椒。」

立之案：《本草和名》訓「美良乃禰久佐」，又「比岐乃比太比久佐」。「美良乃禰」者，韭根也。以辛烈比韭根也。「比岐乃比太比」者，即蟾額之謂也。此蓋指今杜衡，杜衡葉上有斑紋似蟾額，故有此名也。又《醫心方》廿二ウ十六訓「加良久禰久佐」，乃辛根之義也。細辛今爲通名。

又案：白字「細辛」，黑字「杜蘅」，元爲一物。但細辛是根名，杜蘅是葉名。猶委蕤黃精也。後以一類二種草，分爲二物，乃云去其葉芳香者爲杜衡，其葉不香者爲細辛，苗葉俱青者爲杜蘅（《圖經》），其葉赤黑者爲細辛（陶注）。今別如此，故《博物志》云：「杜衡亂細辛。」《史記·司馬相如傳》《索隱》引《博物志》云：「杜衡，一名土杏，其根一似細辛，葉似葵。」《山海經》亦分出小辛、杜衡二物，《廣雅》云：「細條少辛，細辛也。」又云：「楚蘅，杜蘅也。」而《爾雅》只云：「杜，土鹵。」郭注云：「杜衡也，似葵而香。」因攷土鹵杜衡爲正名，小辛、細辛爲俗稱，即神農家所呼也。

又案：《本草和名》引《釋藥性》：「一名土荇。」則「土杏」亦「土莕」訛，陸生葉如莕之義，乃「杜蘅」亦「土荇」之變體，而《爾雅》云：「杜，土鹵。」則「杜」爲正名，而「杜」之緩呼爲「土鹵」，又爲「杜衡」，猶熒委、萎昌、昌陽之例也。郝懿行曰：「衡，古文作奧，與鹵字形近，疑奧缺脫其下，因誤爲土鹵耳。」恐不然也。

一名小辛。

吳氏云：「細辛，一名小辛。」（《御覽》引）

《管子·地員篇》云：「其山之淺，群藥安生，小辛大蒙。」《中山經》云：「浮戲之山，東有虵谷，上多少辛。」郭注云：「少辛，細辛也。」又云：「虵山，其草多嘉榮、少辛。」《廣雅》云：「細條少辛，細辛也。」

味辛溫。

黑字云：「無毒。」呉氏云：「神農、黄帝、雷公、桐君：辛，小溫。岐伯：無毒。李氏：小寒。」《藥性論》云：「臣，味苦辛。」

主欬逆，

徐靈胎曰：「散肺經之風。」

頭痛腦動，

黑字云：「溫中下氣，破痰，利水道，開胸中喉痺齆鼻。」《藥性論》云：「治欬逆上氣，惡風，風頭，治嗽。」《衍義》云：「治頭面風痛，不可闕也。」徐靈胎云：「散頭風。」

立之案：今目驗頭風病人，兩額筋脈方起如筋，築愓動搖，問之病人云：「腦中亦與筋脈一同動搖鼓擊，其痛不可忍。」即此云「腦動」者是也。古人下字簡而要，「腦動」二字以包括頭痛最甚之情狀，得而妙矣。後案「動」即「疼」假字，説見《素問攷注·調經篇六十二》中，又《金匱》卷中第十九云：「病人常以手指臂腫動。」腫動，即腫疼。

百節拘攣，風濕痺痛，死肌。

黑字云：「風癇癲疾，去皮風濕痒。」《藥性論》云：「手足拘急，婦人血虚腰痛。」徐靈胎云：「散筋骨肌肉之風。」

久服明目，

黑字云：「得決明、鯉魚膽、青羊肝，共療目痛。」陶云：「明目。」《藥性論》云：「能止眼風淚下，明目，開胸中滯。」

利九竅，

黑字云：「下乳結，汗不出，血不行，安五藏，益肝膽，通精氣。」《藥性論》云：「除齒痛，主血閉。」徐靈胎曰：「散諸竅之風。」

輕身長年。

徐靈胎曰：「風氣除，則身健而壽矣。」又曰：「此以氣爲治也。凡藥香者，皆能疏散風邪。細辛氣盛而味烈，其疎散之力更大，且風必挾寒以來，而又本熱而標寒。細辛性溫，又能驅逐寒氣，故其疎散上下之風邪，能無微不入，無處不到也。」

獨活，

黑字云：「生雍州川谷，或隴西南安，一名獨搖草。此草得風不搖，無風自動。」陶云：「此州郡縣並是羌活，羌活形細而多節軟潤，氣息極猛烈。出益州北部西川爲獨活，色微白，形虛大，一莖直上，不爲風搖，故名獨活。至易蛀，宜密器藏之。」蘇云：「療風宜用獨活，兼水宜用羌活。」日華子云：「獨活是羌活母類也。」《圖經》云：「春生苗，葉如青麻。六月開花作叢，或黃或紫。結實時葉黃者，是夾石上生。葉青者，是土脈中生。《本經》云：二物同一類，今人以紫色而節密者爲羌活，黃色而作塊者爲獨活。今蜀中乃有大獨活，類桔梗而大，氣味了不與羌活相類，用之微寒而少效。今又有獨活，亦自蜀中來，形類羌活，微黃而極大，收得寸解乾之，氣味亦芳烈，小類羌活。又有槐葉氣者，今京下多用之，極效驗，意此爲眞者，而市人或擇羌活之大者爲獨活（日華子所謂羌活母者），殊未爲當。大抵此物有兩種：西川者，黄色，香如蜜。隴西者，紫色，秦隴人呼爲山前獨活。」岡邨尚謙曰：「此物古上羌産，故以羌冒之，猶川芎、蜀椒也。今無羌産，宜用獨活。蘇頌曰「古方但用獨活，今方既用獨活而又用羌活，茲爲謬矣」，王好古曰「羌活、獨活不分二種」，汪機曰「獨活，一名羌活，本非二物，後人見其形色氣味不同，故爲異論」並可從也。

（眉）曰得風不摇者，大夸虚言耳。曰無風自動者，大凡如活屬，□屬葉扇翣而垂之，草木皆常無風而自動摇者也。竹屬一葉，楓屬一葉，及枯葉係蜘絲者等常見有之，蓋亦被動吹空氣輕風者耳。猶如風鐸下之紙牌之理也。故號無風獨摇之草太多。此草無風獨摇之甚可見者，故名独活，此草之正名。善者生羌地，故名羌活，其根凷獨大者，名獨活。獨者，魁凷之謂。髑獨犢罜邪匵韇皆同理。

立之案：張隱庵曰：「此物一莖直上，有風不動，無風自動，故名獨活。後人以獨活而出於西羌者名羌活，出於中國處處有者名獨活。今觀肆中所市，竟是二種，有云：羌活主上，獨活主下。是不可解也。」此說尤妙。《本草和名》訓「宇止」，又「都知多良」，此物葉形甚似楤木（《和名》「多良」），故名焉。俗呼「土土宇止」，又「山宇止」者是也。

一名羌活，一名羌青，一名護羌使者。

黑字云：「一名胡王使者。」

味苦平。

黑字云：「甘，微溫，無毒。」吳氏云：「神農、黄帝：苦，無毒。」《藥性論》云：「獨活，君，味苦辛。羌活，君，味苦辛，無毒。」

主風寒所擊，

黑字云：「療諸賊風，百節痛風，無久新者。」《藥性論》云：「獨活，能治諸中風濕冷，奔喘逆氣，皮肌苦痒。羌活能治賊風，失音不語，多痒血癩，手足不遂，口面喎斜，遍身𤸷痺。」日華子云：「羌活治一切風并氣，筋骨拳攣，四肢羸劣。」

（眉）《素問·通評虛實廿八篇》有「仆擊偏枯痿厥」之文，可併攷。

立之案：此物溫散之最平穩者，且氣烈無所不入，故勿論內外二因，能透達於皮毛營衛肌肉之內，令氣不凝滯，但其性燥，故帶濕者不可不用，而以治外邪，則宜少兼用滋潤物，不爾則或失於燥矣。

金創止痛，

立之案：《小品方》：「治産後風虛獨活湯主之。」與《本經》「主金創」同理。陳修園曰：「其主金創止痛者，亦和營衛，長肌肉，完皮毛之功也。」

賁豚，

日華子云：「伏梁水氣。」陳修園曰：「奔豚乃水氣上凌心火，此能入脚以降其逆，補土以制其水，入心以扶心火之衰，所以主之。」

癇痓，

《藥性論》云：「獨活，手足攣痛。」日華子云：「羌活治一切風并氣，筋骨拳攣，四肢羸劣，頭旋明目赤疼。」陳修園曰：「癇痓者，木動則生風，風動則挾木勢而害土，土病則聚液而成痰，痰迸於心則爲痓為癇。此物稟金氣以制風，得土味而補脾，得火味以寧心，所以主之。」

女子疝瘕，

《子母祕錄》：「治中風腹痛，或子腸脫出，酒煎羌活，取汁服。」《必效方》：「治産後腹中絞痛，羌活酒煎服。」陳修園曰：「女子疝瘕，多經行後血假風濕而成，此能入肝以平風，入脾以勝濕，入心而主宰血脈之流行，所以主之。」

立之案：《千金方》治産後腹痛引腰背拘急痛，有獨活湯七味者。

久服輕身耐老。

日華子云：「通利五藏。」

升麻

《證類本草》以爲黑字，今據《御覽》所引斷爲白字經文。李時珍以爲《本經》上品，而主治倂黑字同引，非是。黑字云：「生山谷。」陶云：「舊出寧州者第一，形細而黑，極堅實，頃無復有。今惟出益州，好者細削，皮青綠色，謂之雞骨升麻，北部間亦有，形又虛大黃色。建平間亦有形大味薄，不堪用，人言落新婦根，不必爾。其形自相似，氣色非也。落新婦亦解毒，取葉挼作小兒浴湯，主驚忤。」日華子云：「又名落新婦。」《圖經》云：「春生苗，高三尺以來，葉似麻葉並青色，四月五月著花似粟穗白色，六月以後結實黑色，根紫如蒿根，多鬚。」

《本草和名》訓「止利乃阿之久佐」，又「宇多加久佐」。

（眉）宇多加者，宇良多加，謂此花薹高聳，故名。此草正名單呼麻，音轉爲靡，用其根爲藥，故字牧靡。牧者，根也。見牡丹下。

又案：牧字與靡一聲之轉。「牧靡」即靡之緩言，以其治病有升提之功，故謂之升麻，以出周地者上品，故謂之周麻也。

立之案：今俗呼日光升麻及粟穗者，形狀與《圖經》所說合。靡、牧靡共謂細小之根也。與小葉之艸謂「靡蕪」同義。陶云「細而黑」，《圖經》云「根紫如蒿，根多鬚」可以徵矣。其大根者謂之雞骨升麻，見陶注。又有落新婦，見陶注及日華子說，共謂今世所用大根苦味者是也，非眞物也。

（眉）《玉篇》：「徾，糜彼切。」徾徾，猶遲遲也。今作靡，是釋靡相通之證也。詳見「營實」下。

一名周麻。

《御覽》引吳普作「周升麻」，與《廣雅》合。李時珍曰：「周升麻用，或謂周地所産，如今人呼川升麻之類。」今《別錄》作「周麻」者，脫也。

立之案：周麻，蓋與「獨活，一名羌活」一例，脫省文，已非也。又「周麻」，曰「周升麻」，猶「蘧麥」又曰「巨句麥」之例，乃一語之緩急耳。蓋周之言聚也，升之言繩也，共細根修長之義。

味甘平。

黑字云：「苦，微寒，無毒。」吳氏云：「神農：甘。」引《御覽》

解百毒，殺百精老物，殃鬼。

《御覽》無「精物」二字。《藥性論》云：「主百邪鬼魅。」日華子云：「安魂定魄，并鬼附啼泣。」

辟溫疫、鄣邪、毒蠱。

《證類本草》作「瘴氣邪氣蠱毒」，今從《御覽》。黑字云：「中惡腹痛，時氣毒癘，頭痛，寒熱，風腫，諸毒。」

立之案：此物苦寒，能清熱解毒，利氣血二分之淤濁氣。《金匱》陽毒用升麻，後世咽喉口舌諸証用之者，蓋由此。黑字《序例》「莨菪毒用升麻犀角並解之」，《千金方》云「若無犀角以升麻代之」，共足以發明升麻之功用矣。

久服不夭，輕身長年。

立之案：不夭，即長年，似不可再出「長年」二字，蓋亦與「癃閉利小便」滑石條一例，似複非複。或云：「此類恐是白字譌混。」今不可辨識，未知然否，姑錄以存疑。《御覽》無「輕身長年」四字。

茈胡

黑字云：「爲君，生川谷。葉名芸蒿，辛香可食。」陶云：「今出近道，狀如前胡而強。」《博物志》云：「芸蒿葉似邪蒿，春秋有白蒻，長四五寸，香美可食。」《圖經》云：「二月生苗甚香，莖青紫，葉似竹葉稍緊，亦有似斜蒿，亦有似麥門冬而短者，七月開黃花，生丹州結青子，與他處者不類，根赤色，似前胡而強，蘆頭有赤毛如鼠尾，獨窠長者好。」

立之案：《圖經》每條例必雜引古今兩說以成文，此所說「葉似竹葉」及「麥門冬」，「七月開黃花」云云者，即是竹葉柴胡，今俗呼鎌倉柴胡者是也。其云「二月生苗甚香，莖青紫，葉似斜蒿，結青子」者，及前胡條所謂「春生苗，青白色似斜蒿，初出時有白芽，長三四寸，味甚香美。又似芸蒿，七月内開白花，與葱花相類。八月結實，根細青紫色。今鄜延將來者大與柴胡相似，但柴胡赤色而脆，前胡黃而柔軟」不同者，並似指今俗呼濱防風者，而云「柴胡赤色而脆」者，斥鎌倉柴胡，云「前胡黃而柔軟」者，斥濱防風而言。（《多識篇》云：前胡，宇太奈。今案：美豆波久左。此說可從。）《本草和名》訓「乃世利」，又「波末阿加奈」者是也。蓋謂其初生莖紫赤，俗呼爲料理防風者是也。又據蘇敬云「茈，古紫字」及《醫心方》引唐前諸方往往作「茈胡」，又作「紫胡」，則雖名義未詳，以其嫩根紫色得名明矣。蘇敬又云：「此草根紫色，若以芸蒿根爲之，更作茨音，大謬矣。」觀此，則蘇氏已以芸蒿爲別物，蓋似未見眞芸蒿，故唯就紫字而成說。因用根紫者，知唐時已有用竹葉者，故蘇有此言也。《圖經》云：「根赤色似前胡而強，蘆頭有赤毛如鼠尾，獨窠長者好。」是則斥竹葉而言也。如此則宋後方書所謂「柴胡」，宜用竹葉，而唐以前所謂「柴胡」者，宜用芸蒿根也。而芸之爲物，雖陶氏未有明解，以強柔辨茈胡、前胡之別，引《博物志》芸蒿以證之，則其說未誤也。至蘇敬時，則芸蒿已未詳，故以「根紫色」者充之（蓋即竹葉柴胡）。爾來，諸家無復異論，芸之名遂湮没，無有識此者。宋·沈括乃以七里香充之，即《爾雅》「權，黃華」。郭注所云「牛芸草」，而實似芸非芸者，故有牛芸之名，亦馬莧、馬蓼之例也。梅堯臣有「局後蘩莽中得芸香一本」詩，歐陽修和之，共斥七里香也。不知眞芸遂爲何物，至清·程瑤田有《釋芸》一篇，收在《釋草小記》中，亦以白蒿、鼠麴之類充之，極臆斷，不足據也。如郝懿行以芸草、芸蒿分爲二物，其說云：「《月令·夏小正》等說皆是蒿。」《說文》及郭注則是草，而鄭樵《通志》以爲「野决明者是也」，此說尤謬，余曾有愚見今述於左。

案：《本草和名》：「茈胡，乃世利，一名波末阿加奈。前胡，宇多奈，一名乃世利。」是當時以「乃世利」充茈胡及前胡，蓋有所受之也。他無國産者，直書云「唐」者，或是歸化唐人目驗指名之歟。其所謂「波末阿加奈」者，今俗呼濱防風者，此物嫩莖赤色，生海濱沙地，故名濱赤菜。其名「宇多奈」者，蓋大和宇多郡多産之，故有此名也。《延喜式》稱「大和國其餘十七州貢前胡」可以證焉。（《延喜式》前胡傍訓「美豆波久左」者，亦斥於濱防風而言歟。）元是一類而二種，白字所謂茈胡，即黑字所謂前胡。猶白字空青，黑字綠青，及白字萎蕤，黑字黃精之例也。或作「湔葫」，《廣韻》：「湔葫，藥名是也。」《本草》作「前」者，亦猶門冬、人參之例耳。

又案：茈胡苗名芸蒿，乃與蘼蕪、芎藭同例。而根爲藥用，莖葉爲食料，又入香藥，故又曰「芸香」。

今斷以濱防風充茈胡，其證有十焉。蓋此物本是田野自生，故黑字云：「生川谷。」陶云：「今出近道。」《圖經》云「生山谷」是證一也。香氣最高，故采嫩芽以爲食用。白字云「一名地熏」，黑字云「葉名芸蒿，辛香可食」，《呉氏本草》云「一名山菜，一名茹草」，陶引《博物志》云「香美可食」《御覽》引《禮圖》，《藝文類聚》引《倉頡》同，《呂氏春秋》云「菜之美者，有陽華之芸」注「芸，芳菜也」是證二也。初春生苗，若産陽地則自冬抽芽。《夏小正》云「正月采芸」，《月令》云「仲冬之月，芸始生」其證三也。其根在土中者，白色柔軟。陶引《博物志》云「春秋有白蒻，長四五寸」是證四也。一莖，莖頭每分三枝，枝頭每各著三葉，《說文》云「芸，艸也。似目宿」，陶引《博物志》云「似邪蒿」《夏小正》注，及《藝文類聚》引《蒼頡》並同，《御覽》引《禮圖》云「似蒿」是證五也。園中培養，以供香食之料，《洛陽宮殿薄》云「顯陽殿前芸香一株，徽音、含章殿前各二株」，《晉宮閣名》云「太極殿前芸香四畦，式乾殿前芸香八畦，徽音殿前芸香雜花十一畦，明光殿前芸香雜花八畦，顯陽殿前芸香二畦」，晉·傅咸《芸香賦》云「携昵友以逍遥兮，覽偉草之敷英。慕君子之弘覆兮，超託軀於朱庭」敷英、弘覆共謂花莖作纖子也，成公綏《芸香賦》云「去原野之蕪穢，植廣廈之前庭」以上並《御覽》引，羅願《爾雅翼》云「芸謂之芸蒿，似邪蒿而香，可食。其莖幹婀娜可愛，世人種之中庭」是證六也。稍長則莖節似芎藭藁本類，枝葉扶疏而繁茂。傅咸《芸香賦》云「繁兹綠蕊，茂此翠莖。葉芰蓰以纖折兮，枝婀娜以廻縈。象春松之含曜兮，鬱蓊蔚以蔥青」，成公綏《芸香賦》云「莖類秋竹，葉象春檉」是證七也。至夏莖端開細小白花，簇簇成纖子形，花後結實，亦如藁本、芎藭輩。《圖經》云「七月內開白花，與葱花相類，八月結實」是證八也。根皮黄赤，細長多鬚，有香氣。雷公曰「凡使莖長軟，皮赤黄髭鬚。出在平州平縣，即今銀州銀縣也。凡採得後去髭并頭，用銀刀削上赤薄皮少許，却以麁布拭了，細剉用之，勿令犯火，立便無效也」，《別說》云「唯銀夏者良，根如鼠尾，長一二尺，香味甚佳。今雖不見於《圖經》，俗亦不識其眞，故市人多以同華者代之，然亦勝於他處者。蓋銀夏地多沙，同華亦沙苑所出也」以上諸說，皆斥芸蒿根，非竹葉紫根無香者也。是證九也。此物與防風稍同其形狀，而香味遠勝於防風。防風白字「一名銅芸」，《本草和名》引《兼名苑》「一名茼芸」，又引《釋藥性》「一名同雲」，蓋「銅云」即「同芸」，謂其形狀香味同與芸同也，正與同蒿一串例。是證十也。此下黑字有「爲君」二字小書，元版《千金翼》爲大字，此古《本草》之面目才存者。據此，則「甘草國老」、「大黄將軍」之類，亦皆宜大書也。

（眉）《本草和名》引《兼名苑》：「懷香子，一名懷芸，一名香芸。」由此攷之，則《芸香賦》所説恐是指此物而言。

味苦平。

黑字云：「爲君，微寒，無毒。」日華子云：「甘。」《別説》云：「唯銀夏者良，香味甚佳。」

治心腹，

黑字云：「諸痰熱結實，胸中邪逆，五藏遊氣。」蕭炳云：「主痰滿胸中痞。」日華子云：「除煩止驚，消痰止嗽，潤心肺，胸脅氣滿。」

去腸胃中結氣，飲食積聚。

黑字云：「大腸停積，水脹。」《藥性論》云：「下氣消食。」

寒熱邪氣，

黑字云：「除傷寒，心下煩熱。」陶云：「療傷寒第一用。」蘇云：「傷寒大小茈胡最爲痰氣之要。」《藥性論》云：「能治熱勞骨節煩疼，熱氣肩背疼痛，宣暢血氣。」又云：「主時疾，内外熱不解，單煮服良。」前胡條同日華子云：「天行瘟疾，熱狂乏絶。」

推陳致新。

《藥性論》云：「宣暢血氣，下氣消食。」日華子云：「補五勞七傷，益氣力，添精補髓。」

立之案：消石、大黄下，亦有此四字，蓋此物甘苦性平，微寒無毒，與獨活、防風之類稍同其質，而彼專治肌表筋絡間病，此則專主心腹之病，能滋能補，宣暢血氣，不似芍藥之偏走陰分，又不如桂枝專宣行陽氣，方得桂芍二物之衷，直達中焦，芳香渙散，以下胃氣，消飲食，或散結熱，除煩驚，能消濁氣，自生清氣，心腹間之諸痰熱結實，無有不消導，故有「推陳致新」之語也。《千金》卷七廿ヲ治風虚脚弱内補石斛秦艽散，方後云：「風氣者，本因腎虚，既得病後，毒氣外滿，則灸洩其氣。内滿則藥馳之，當其救急，理必如此。至於風消退，四體虚弱，餘毒未除，不可便止，宜服此散，推陳致新，極爲良妙。」所云「推陳致新」，亦推除風毒濁氣，而致回腎陽清氣之義，與此條甚相似矣。又臣黄芩，則輔清解之功，使半夏則益溫散之力，稍和稍順，自有君子之德，所以黑字以爲「君」也。宋後所用竹葉柴胡者，味苦性寒，專有清解之功，則爲肝經血分之藥，與黄芩同軌轍，是在佐使之例，而不在君藥之例，故《衍義》云：「茈胡，《本經》並無一字治勞，今人治勞方中鮮有不用者，嗚呼。凡此誤世甚多。」日華子又謂「補五勞七傷」，《藥性論》亦謂「治勞乏羸瘦」，若此等病苟無實熱，醫者執而用之，不死何待。注釋《本草》，一字亦不可忽，蓋萬世之後所誤無窮耳。冦氏此說，實不見眞茈胡，只就竹葉柴胡而爲之說，故致此齟齬。然至究竹葉柴胡之功用，則尤爲切實，不可不知焉。

房葵，

《證類本草》「房」作「防」，今從《本草和名》《醫心方》《博物志》《太平御覽》引《本草經》及《吳氏本草》。黑字云：「生川谷。」陶云：「北信斷，今用建平間者，云本與狼毒同根，猶如三建，今其形亦相似，但置水中不沈爾，而狼毒陳久亦不能沈矣。」蘇云：「其根葉似葵花子根，香味似防風，故名防葵。採依時者，亦能沈水。今乃用枯朽狼毒當之，極爲謬矣。」《圖經》云：「其葉似葵，每莖三葉，一本十數莖，中發一榦，其端開花如葱花、景天輩，而色白，根似防風，香味亦如之，六月開花即結實。」吳氏云：「莖葉如葵，上黑黄，二月生根，根如大桔梗，根中紅白。六月花白，七月八月實白，三月三日採根。」（《御覽》引）

立之案：房葵名義未詳，或曰：「房，即芳之假借，乃似葵芬芳之義。」未妥。蘇注：「葉似葵，味似防風，故名。」臆斷尤甚。吳氏所說蓋是眞物，今無攷。《圖經》所說與今俗呼「乃多介」（今人以充前胡）者，稍相近似。然其實似非眞房葵也。皇國先輩以牡丹、人參充之，亦未詳然否。《博物志》云：「房葵與狼毒相似。」陶氏依此爲說也。《本草和名》訓「也末奈須比」者，亦未知爲何物。蓋指龍葵之類而言歟。（龍葵訓「古奈須比」，又「久佐奈須比」。）

一名梨蓋。

《御覽》引作「犂盖」。

立之案：「梨」即「黎」假借，謂葉如盖，黑色也。吳氏云「莖葉如葵，上黑黄」可以證也。《本草和名》引《兼名苑》「一名紫蓋」，則紫亦黑義。今「乃多介」，有一種莖葉紫黑色者，然則吳氏所說亦似與「乃多介」合。

味辛寒。

黑字云：「甘苦，無毒。」蘇云：「上品，無毒。」《藥性論》云：「君，有小毒。」吳氏云：「神農：辛，小寒。桐君、扁鵲：無毒。岐伯、雷公、黄帝：苦，無毒。」（《御覽》引）

主疝瘕腸泄，

《藥性論》云：「能治疝氣、痃癖、氣塊。」陳藏器云：「防葵，將以破堅積，爲下品之物，與狼毒同功。」

立之案：腸泄，即腸辟泄利之約文。滑石下有「洩澼」字，與此互發。又《外臺祕要》：「《延年》白朮丸，主宿冷癖氣。桃人丸，主痃癖氣漫心。《廣濟》療鼈癥蟹爪丸方中並用防葵。」

膀胱熱結，溺不下。

黑字云：「小腹支滿，臚脹口乾，除腎邪。」《藥性論》云：「膀胱宿水。」

欬逆溫瘧，

《新修本草·諸病通用藥》條「溫瘧」下有防葵。

癲癇，

同上「癲癇」下有防葵。

驚邪狂走。

黑字云：「療五藏虛氣，強志。」《藥性論》云：「治鬼瘧，主百邪鬼魅精怪。」《肘後》治癲狂疾方：防葵末溫酒服，身潤有小不仁爲候。

久服堅骨髓，益氣輕身。

《藥性論》云：「通氣。」

著實，

《證類本草》作「蓍實」，係蘇敬所改，今從《醫心方》及《眞本千金方》畏惡相反條正，說具於下。

黑字云：「一名穀實。」陶云：「此即今穀樹也。《仙方》採擣取汁和丹用，亦乾服。使人通神見鬼，南人呼穀紙亦爲楮紙，武陵人作穀皮衣，又甚堅好爾。」《蜀本圖經》云：「樹有二種，取有子葉似葡萄者佳，八月採實，所在皆識也。」《酉陽雜俎》云：「構穀田久廢必生構，葉有瓣曰楮，無曰構。」日華子云：「皮班者是楮，皮白者是穀。」《圖經》云：「此有二種，一種皮有班花文謂之斑穀，今人用爲冠者。一種皮無花，枝葉大相類，但取其葉似葡萄葉作瓣，而有子者爲佳。其實初夏生如彈丸青綠色，至六七月漸深紅色乃成熟，八九月採，水浸，去皮穰，取中子，日乾。」以上出《證類本草》木部。蘇云：「此草所在有之，以其莖爲筮，陶誤用楮實爲之，《本經》云味苦，楮實味甘，其楮實移在木部也。」

立之案：據蘇說，則唐已前《本經》有著實，無蓍實，而其所見《本經》朱書「著實」訛作「蓍實」，而黑字「一名楮實，一名穀實」陶注亦說「穀樹」，於是遂以一根百莖之神草爲本條，而以楮實、穀實、穀樹別出於木部上品，尤屬臆斷。攷《本草和名》「蓍實仁「諝」音尸，一名柠實，一名穀實《和名》止久佐「女。」」而木部上品別出「柠實，一名穀實《和名》知乃岐」「加。」」此爲《新修本草》之眞面目也。蘇以著實爲蓍實，而尚不刪去「一名柠實，一名穀實」八字，斧鑿之痕現然可見矣。今見存古本《新修本草》脫草部，至《證類本草》則刪去此八字，只有《本草和名》一書，足以見唐本面目，不亦奇乎。唯《眞本千金方》畏惡相反條作「莡明子、楮實爲之使」，《醫心方》作「決明、著實爲之使」，並爲七卷《本草》之眞面目也。而其作「著實」者，最爲古本，至《證類本草》則作「蓍實爲之使」，是宋人據《新修本草》而改者矣。而半井本《醫心方》亦作「著實」，則是唐人「者」字或訛作「耆」者，往往有之。《醫心方》卷四引《僧深方》生髮膏方中馬鬐膏，劉家舊藏本「鬐」作「⿱髟者」。又卷二「支滿」之字皆作「楮滿」，「楮」即「榰」之俗字。《新撰字鏡》卷七第六十九本草字云：「蓍實，八九月採實，陰乾卅日成。加知乃木乃美。」亦「者」「耆」通用之徵也。《孫叔敖碑》：「陰訪問國中耆年舊齒。」「耆」字作「耆」，是隸省「耆」「者」相訛之徵也。

又案：《千金》《外臺》其他古方中絕無用「蓍實」者，且白字蓍實主治，與黑字楮實主治大同，其楮實作著實者，猶茈胡或作柴胡，枸杞或作苟忌之類。「楸」借作「萩」，見《左傳》《史記》，蓋古昔草木互相通稱每每然也。又《醫心方》卷廿六末云：「穀者，角星之精，一名拧。」「拧」或作「著」字。「味酸溫，無毒」。今以前後文例攷之，必是《太清經文》「柠」字蓋「柠」訛字，其云或作「著」字者，與《本草經》正合，此亦可以爲徵耳。又《醫心方》卷九背書云：「楮，丑呂反。」孫伷云：「或作柠。」

味苦平。

黑字云：「酸，無毒。」又木部「楮實，味甘寒，無毒。」《藥性論》云：「穀木皮，味甘平，無毒。」

生山谷，治陰痿水腫，益氣充肌膚。

楮實下黑字同。

立之案：凡是益氣之效也。《修眞祕旨》云：「服楮實者，輒爲骨軟疾。」蓋亦充肌膚之效太過者也。

明目聰慧，先知。

陶云：「《仙方》採擣取汁，和丹用，亦乾服，使人通神見鬼。」日華子云：「楮實，壯筋骨，助陽氣，補虛勞，助腰膝，益顏色。」《抱朴子》云：「楮實，赤者服之，老者成少，令人夜應徹視見鬼神。」

久服不飢，不老輕身。

《太平御覽》引《本草經》「著實云云」至「日乾」四十一字，全與今本《證類》合。因攷凡《御覽》所引，前云「生山谷」，後云「生蜀郡」之類，與今本不同者，卓見古《本草》之舊，眞係北齊左僕射祖孝徵等所撰，《聖壽堂御覽》三百六十卷原本所引也。其云「生少室山谷」之類，與今本合者，乃宋太宗太平興國二年詔李昉等分爲千卷時，據《開寶本草》所附益者，蓋太平興國去開寶僅僅十數年，則必有所採用也。

酸棗，

陶云：「今出東山間，云即是山棗樹子，似武昌棗而味極酸，東人噉之以醒眠，與此不得眠正反矣。」蘇云：「此即樲棗實也，樹大如大棗，實無常形，但大棗中味酸者是。《本經》但用實療不得眠，不言用仁。今方用其仁，補中益氣，今醫以棘實爲酸棗，大誤。」《開寶》云：「酸棗小而圓，其核中仁微扁。大棗仁大而長，不類也。」《蜀本圖經》云：「木甚細而硬，所在有之。八月採實，日乾。」陳藏器云：「其樹高數丈，徑圍一二尺，木理極細，堅而且重，其樹皮亦細文似蛇鱗，其棗圓小而味酸，其核微圓，其仁稍長，色赤如丹。此醫之所重，居人不易得。」《圖經》云：「似棗木而皮細，其木心赤色，莖葉俱青，花似棗花，八月結實，紫紅色，似棗而圓小，味酸。《爾雅》辨棗之種類曰：實小曰樲棗。」《衍義》云：「此物及三尺便開花結子，但窠小者氣味薄，木大者氣味厚。」

立之案：《爾雅》：「樲，酸棗。」（《說文》同訓）郭注云：「樹小實酢。」《孟子》曰：「養其樲棗（今本《孟子》棗作棘）。」趙注云：「樲棗、小棗，所謂酸棗也。」（《孟子》今本作棘，棘亦棗之變體，而云樲棗者，謂酸棗，與大棗二木也。）享保中齎來漢種，今蕃殖於諸州，大和金剛山、攝津、大阪、安藝、廣嶋殊多。其樹與大棗相類，但莖多刺，葉有鋸齒爲異，實比大棗稍圓，初青而酸，後紅而甘，少帶酸，味美可食，其仁比大棗則圓而扁，頗似大蜱。《本草和名》訓「須岐奈都女」，又「佐禰布止」。《醫心方》又訓「乎奈以女」（「以」「都」恐訛）。蓋謂實小而仁大也。

又案：本條單云「酸棗」，不云「人」。黑字云：「採實陰乾，四十日成。」蘇注云：「《本經》惟用實，不言用仁。今方用其仁，補中益氣。」知古惟用實而不用仁也。然雷公云：「酸棗仁蒸半日了，去尖皮，任研用。」知唐前已有用仁者。《千金方》「治竹木刺不出。方　酸棗核燒末服之」可以徵也。《金匱》：「酸棗湯　酸棗仁二升、甘草一兩、知母二兩、茯苓二兩、芎藭二兩，右五味以水八升煮酸棗仁，得六升，內諸藥煮取三升，分溫三服。」宋臣注云：「深師有生薑二兩。」宋本《外臺》：「深師小酸棗湯，療虛勞不得眠，煩不可寧者。方　酸棗人二升、蝭母二兩、生薑二兩、甘草一兩、炙茯苓二兩、芎藭二兩，右六味切，以水一斗煮酸棗人，減三升，内諸藥煮取三升，分三服。」一方加桂二兩。忌海藻菘菜酢物。共題云「酸棗湯」，不云「酸棗人湯」。而方中乃能用酸棗人，不無疑。攷《醫心方》云：「《僧師方》小酸棗湯，治虛勞藏虛，憙不得眠，煩不寧。方　酸棗二升、蝭母二兩、乾薑二兩、甘草一兩、茯苓二兩、芎藭二兩，凡六物切，以水一斗煮棗，減三升（案：此下恐脱「内藥煮取三升」六字，《本草圖經》引作「後内五物煮取三升」），分三服。」此所引與《外臺》不同，蓋即唐本之舊，而其方乃用酸棗實與白黑二《本草》合。其用水一斗煮棗實二升，減三升則棗實之氣味全出，故仍内餘藥煮取三升，分爲三服也。方意至妙，略與十棗湯同其意。（《本草圖經》引《深師》酸棗仁湯。酸棗仁二升、蝭母、乾薑、茯苓、芎藭各二兩、甘草一兩，炙。並切，以水一斗先煮棗，減三升，後内五物煮取三升，分服。一方更加桂一兩，亦與今本《外臺》不同。蓋當時《外臺》有別本歟。抑《深師方》有別行歟。錄以俟攷。）《千金方》：「酸棗湯，治虛勞煩擾，奔氣在胸中，不得眠。方　酸棗人三升、人參、桂心、生薑各二兩、石膏四兩、茯苓、知母各三兩、甘草一兩半，右八味㕮咀，以水一斗，先煮酸棗人，取七升，去滓下藥，煮取三升，分三服，日三。」《醫心方》引《千金方》云：「酸棗湯，主虛勞煩擾，奔氣在胸中，不得眠。方　酸棗五升、人參二兩、石膏四兩、茯苓三兩、桂心二兩、生薑二兩、甘草一兩半、知母三兩，八味以水一斗，先煮酸棗，取七升，去棗内餘藥，煎取三升，分三服。」此亦不云酸棗仁，蓋眞人眞本原文僅存於此，而酸棗五升用常升（今一合二勺強），亦可知也。又《千金》：「治虛勞不得眠。方　酸棗、榆葉各等分，右二味末之，蜜丸服如梧子十五丸，日再。」《醫心》引《千金》云：「虛勞不得眠。方　酸棗、榆葉分等，丸如梧子，一服五丸。」此所引方後無蜜，則其以棗肉爲丸可知也。宋人以爲酸棗人、榆葉，不宜爲丸，故加蜜也。而酸棗下無「人」字者，偶在舊耳。《外臺》引《集驗》千里水湯，《延年》酸棗飲二方，茯神飲，方中並作「酸棗人」，而《延年》一方酸棗飲方中獨作「酸棗二升」，是則「人」字皆王燾時所加，而其偶無「人」字者，殆即

《延年》眞面目歛《延年》酸棗。歛，凡三方。《本草圖經》又引胡洽治振悸不得眠，酸棗仁湯。然據引《深師》酸棗湯作「酸棗仁湯」，則胡洽亦原作「酸棗湯」，用酸棗實，而《圖經》漫加「人」字，蓋當時無用實者，故致此誤已。

味酸平。

黑字云：「無毒。」《食療》云：「酸棗，平。」《衍義》云：「酸棗，微熱。《經》不言用仁。」

治心腹寒熱，邪結氣聚，

黑字云：「臍上下痛。」日華子云：「仁，治臍下滿痛。」《食療》云：「主寒熱結氣。」

立之案：邪結氣聚，即謂邪氣結聚也。

四肢酸疼，濕痺，

黑字云：「堅筋骨，助陰氣。」《藥性論》云：「主筋骨風，炒末作湯服之。」

立之案：酸疼者，麻痺不仁之謂也。似痛非痛，似痒非痒，自是一種之肉病。在五味，酸與餘味不相類，故以名之，或單云酸，亦同。畢沅云「凡體中酸痛，及足酸」，亦今人常語，蓋是古今同語之證也。酸棗治酸疼，亦豚卵治賁豚之類例也。酸味滋潤之物，能入血中令血活順，故濕痺酸疼當自愈。又《慧琳經音廿一》十三背，《花嚴經慧苑音義》卷十一「酸楚」下云：「酸，楚官反。」《說文》曰：「酸，酢也。」「楚，猶齗也。」謂身受劇苦，疼痛不可觸近，猶齒之酸齗不可以近物也。或曰：「酸，猶於痠痠疼也。楚，荊杖也。言被杖疼痛也。」

久服安五藏。

黑字云：「煩心不得眠，臍上下痛，血轉久洩，虛汗煩渴，補中益肝氣，令人肥健。」《食療》云：「安五藏，療不得眠。」

立之案：《開寶》引《五代史》後唐刊《石藥驗》云：「酸棗仁，睡多生使，不得睡炒熟。」蓋生炒異治，其說或起於此。

輕身延年。

槐實，

陶云：「槐子，以多連者爲好，十月上巳日採之，新盆盛合泥百日，皮爛爲水，核如大豆。服之令腦滿，頭不白而長生。」陳云：「槐實，合房折取，陰乾，煮服，味一如茶。」《圖經》云：「今木有極高大者，葉細而青緑者，但謂之槐。四月五月開花，六月七月結實，十月採老實入藥。」《衍義》云：「槐實，止言實，今當分爲二。實本出莢中，若擣莢作煎者，當言莢也。莢中子大如豆，堅而紫色者，實也。今本條不析出莢與莢中子，蓋其用各别，皆疏導風熱。」《本草和名》訓「惠乃美」。《和名抄》「槐」訓「惠邇須」。《醫心方》「槐實」訓「惠爾須乃木乃美」。

立之案：惠者，槐實之呉音。輔仁以槐實訓「惠乃美」，攷蓋古語。「惠邇須」者，槐子之謂。後遂以爲木名，故又云「惠爾須乃木乃美」耳。

味苦寒，

黑字云：「酸鹹，無毒。」《藥性論》云：「槐子，臣。」

生平澤，

黑字云：「生河南平澤。」

治五内邪氣熱，

《藥性論》云：「生，治大熱難産。」《傷寒類要》云：「大熱心悶者，槐子燒末，酒服方寸匕。」《千金方》姙娠傷寒門「治大熱煩悶者。方　槐實燒灰，服方寸匕，酒和服。」陳云：「頭腦心胸間熱風煩悶，風眩欲倒。」《食療》：「主邪氣。」

止涎唾，

陳云：「心頭吐涎如醉，瀁瀁如船車上者。」

立之案：槐實苦寒，能驅心胸間淡熱，故吐涎亦自止也。

補絶傷，

《食療》云：「主絶傷。」

立之案：「絶傷」者，「絶筋傷中」（出乾地黄條）之略語。謂其能補血分之不足也。

五痔，

《病源》云：諸痔者，謂牡痔、牝痔、脈痔、腸痔、血痔也。肛邊生鼠乳，出在外者，時時出膿血者，牡痔。肛邊腫，生瘡而出血者，牝痔（三十七字脱）。肛邊生瘡痒，而復痛出血者，脈痔。肛邊腫核痛，發寒熱而血出者，腸痔。因便而清血隨出者，血痔也。

立之案：《病源》説痔，其數五，而無五痔之目，但引《養生方》導引法云：「主五痔。」所謂五痔，即是與《外臺》引崔氏論凡痔病有五，爲牡痔、酒痔、腸痔、血痔、氣痔。云《肘後》《集驗》同。又引《集驗》療五痔，氣痔、牡痔、牡痔、腸痔、脈痔。云《千金》《删繁》、文仲同。而《千金》論五痔有二，一爲牡牝（宋版作「牡」）脈腸血，一爲氣牡牡（《集驗》作酒痔）腸脈。其説不同，今姑依《病源》以爲定。《千金方》：「療五痔十年不差。方　七月七日，多採槐子，熟擣取汁，内銅器中，重綿密蓋，著宅中高門上，暴之二十日已上，煎成，如鼠屎大，内穀道中。」蘇云：「槐耳，味苦辛，平，無毒。主五痔心痛。」《圖經》云：「木上耳取末，服方寸匕，治大便血及五痔脫肛等，皆常用，有殊效。」《肘後》：「療腸痔，每大便常下血，槐樹上木耳，取末飲服方寸匕，日三服。」日云：「槐皮，平，浸洗五痔。」《肘後》：「治內瘻，用槐白皮擣丸，綿裹內下部中，得效。」攷槐之爲物，苦寒，清熱滋血，故以治痔爲專效。花子皮耳在所不選，與蘗木稍同其性味，而彼則清血中自帶收斂乾燥之意，故往往有即效。其所以退在中品者，蓋亦在於斯。

火瘡，

日云：「湯火瘡，煎膏止痛，長肉，消癰腫。」

立之案：「黃芩」下云：「疽蝕火瘍。」黃芩、槐實共是苦寒涼血之物，故其治亦自相類耳。

婦人乳瘕，子藏急痛。

黑字此下云：「以七月七日取之，擣取汁，銅器盛之，日煎，令可作丸，大如鼠屎，內竅中，三易乃愈。又墮胎。」《藥性論》云：「難產。」日云：「丈夫女人陰瘡濕痒，催生，吞七粒。」又云：「婦人產門痒痛。」《食療》云：「主產難。」《千金》：「治產難累日，氣力乏盡不能得生，此是宿有病。方　槐子十四枚，蒲黃一合，內酒中溫服。」《醫略鈔》治產難方引《產經》云：「取眞當歸，使產者左右手持之，即生。」「一云槐子。」又引《葛氏方》云：「呑槐子三枚。」

立之案：乳瘕，即謂產後癥瘕也。治子藏急痛與痔疾同理，而破血中之游熱也。

立之案：黑字云：「久服明目，益氣，頭不白，延年。」《抱朴子》云：「槐子，新瓷合泥封之二十餘日，其表皮皆爛，乃洗之如大豆，日服之。此物至補腦，早服之令人髮不白而長生。」《御覽》引 葛洪著扁鵲明目使髮不落方：「十月上巳日，取槐子去皮，內新甖中，封口三七日。初服一枚，再二枚，至十日十枚。還從一枚始，大良。」《圖經》引《外臺》引《集驗》文少異 《千金方》明目令髮不落方：「十月上巳日，收槐子內新淨甕中，以盆密封口三七日，發封洗去皮，取子，從月一日服一枚，二日二枚，日別加計十日服五十五枚，一月日服一百六十五枚，一年服一千九百八十枚，小月減六十枚。此藥主補腦，早服之，髮不白，好顏色，長生益壽。先病冷人勿服之。」《肘後》云扁鵲方 又方：「牛膽中漬槐子，陰乾百日，食後呑一枚，十日身輕，三十日白髮再黑，至百日通神。」《大清草木方》：「槐者，虛星之精，以十月上巳日採子服之，去百病，長生通神。」由此數說攷之，則「久服」云云十一字，疑原白字歟。姑錄以俟攷。

枸杞，

黑子云：「冬採根，夏採葉，秋採莖實，陰乾。」陶云：「其葉可作羹，味小苦。」陸機《詩疏》云：「春生作羹茹，微苦，其莖似苺，子秋熟，正赤。」《圖經》云：「今處處有之，春生苗，葉如石榴葉而軟薄，堪食，俗呼爲甜菜。其莖幹高三五尺，作叢，六月七月生小紅紫花，隨便結紅實，形微長如棗核。」《本草和名》《醫心方》訓「奴美久須祢」「祢」恐「利」訛，與芍藥同名。「奴美」與「乃美」音通，謂可以爲煮藥也。或《順抄》「奴美久須利」者，飲藥之義。《本草和名》《醫心方》訓「奴美久須祢」者，飲藥之根之義，乃地骨皮也。

一名杞根，

《說文》云：「檵，枸杞也。杞，枸杞也。」《爾雅》《毛傳》並云：「杞，枸檵。」《禮記》鄭注云：「芑，枸檵也。」

立之案：枸檵之反爲杞，而杞爲正名，此云「杞根」，乃云「枸杞根」也。枸杞、枸檵一聲之轉耳。而枸杞爲俗名，枸檵爲正名，蓋檵、杞古今字。

一名地骨，
陸機、《抱朴子》共云：「一名地骨。」
立之案：地骨是根名。《兼名苑》：「一名地莇。」《廣雅》「地筋，枸杞也」即與「地黃，一名地髓、地膚，一名地脈」同義。《衍義》云：「枸杞當用梗皮，地骨當用根皮。」拘矣。

一名苟忌，
原作「枸忌」，今據《新修本草》正。陸疏作「苦杞」。《醫心方》十二八ウ引《小品》作「苟起」。

一名地輔。
立之案：是亦當根名。日云：「地仙，即枸杞也。」地仙亦蓋古名。
又案：輔，即輔骨之輔，則與地骨同義。

味苦寒。
黑字云：「根，大寒。子，微寒，無毒。」《藥性論》云：「臣，子葉同說，味甘平。」《食療》：「寒，無毒。」

生平澤。
黑字云：「生常山平澤，及諸丘陵阪岸。」

主五内邪氣，
黑字云：「胸脅氣，客熱頭痛，補内傷大勞，噓吸。」《藥性論》云：「發熱，諸毒，煩悶，可單煮汁解之。」日云：「除煩益志，補五勞七傷，壯心氣。」《千金》：「治虛勞客熱，用枸杞根末調服。」

熱中消渴，黑字云：「利大小腸。」《藥性論》云：「若渴可煮作飲，代茶飲之。」日云：「消熱毒。」《食療》：「根生，去骨熱，消渴。」

周痺，

解已見「慈石」下。

黑字云：「風濕。」日云：「去皮膚骨節間風。」

久服堅筋骨，輕身不老。

黑字云：「耐寒暑。」陶云：「俗諺云：去家千里，勿食蘿摩枸杞。此言其補益精氣，強盛陰道也。枸杞根、實，爲服食家用，其說甚美。」陸疏云：「莖葉及子服之，輕身益氣耳。」《藥性論》云：「能補益精不足，易顏色變白，明目安神，令人長壽。」《食療》云：「葉及子並堅筋能老。」《千金》：「服食方中，有服枸杞根方，及枸杞酒方。」

橘柚，

黑字云：「十月採。」陶云：「此是說其皮功耳。以東橘爲好，西江亦有而不如，其皮小冷療氣，乃言欲勝東橘。北人亦用之，以陳者爲良。其肉味甘酸，食之多淡，恐非益人也。今此雖用皮，既是菓類，所以猶宜相從。柚子皮乃可食，而不復入藥用，此亦應下氣。」蘇云：「柚皮厚，味甘。不如橘皮味辛而苦。其肉亦如橘，有甘有酸。酸者名胡甘。今俗人或謂橙爲柚，非也。按《呂氏春秋》云：果之美者，有江浦之橘，雲夢之柚。郭璞云：柚以橙而大於橘。孔安國云：小曰橘，大曰柚，皆爲甘也。」陳云：「橘柚本功外，中實冷。酸者聚痰，甜者潤肺，皮堪入藥，子非宜人。其類有朱柑、乳柑、黄柑、石柑、沙柑。橘類有朱橘、塌橘、山橘、黄淡子。此輩皮皆去氣調中，實總堪食，就中以乳柑爲上。《本經》合入果部，宜加實字。入木部非也。」《圖經》云：「今江浙、荊襄、湖嶺皆有之。木高一二丈，葉與枳無辨，刺出於莖間，夏初生白花，六月七月而成實，至冬而黄熟，乃可噉。今醫方乃用黄橘、青橘兩物，不言柚。豈青橘是柚之類乎。然黄橘味辛，青橘味苦。《本經》二物通云味辛。又云一名橘皮。又云十月採，都是今黄橘也。而今之青橘，似黄橘而小，與舊説大小、苦辛不類，則别是一種耳。並去肉，暴乾。黄橘以陳久者入藥良。」《御覽》引《異物志》云：「橘爲樹，白華而赤實，皮既馨香，又有善味，江南則有之，不生他所。」

立之案：《説文》：「橘，果，出江南。」「橙，橘屬。」「柚，條也。似橙而酢。」則本爲二木名，而《禹貢》連言橘柚以來，古書往往有橘柚併稱，而單指橘者。如《楚辭》「斬伐橘柚，列樹苦桃」，《蜀都賦》「家有鹽泉之井，戶有橘柚之園」是也。白字橘柚亦此例，柚是帶言耳。「一名橘皮」可以徵也。段玉裁乃云：「《本草經》合橘柚爲一條，渾言之也。」其説未盡。陶氏以來，注家皆以爲二物，至於寇氏直「柚」字爲衍。今證以「一名橘皮」，可知「橘柚」二字，即爲橘之名。

又案：《醫心方》《和名鈔》共訓「太知波奈」，《本草和名》缺訓，及無「唐」字，但前條蘇合訓「加波美止利」，蓋是橘柚之和名誤入前條者。《醫心方》云：「蘇合。唐。」可知《本草和名》古本亦如此，然其誤亦不在近，故《香字抄》云：案和名「加波美止利」，唐室爲難得之藥，何有和名乎。可併攷也。「加波美止利」者，即謂橘皮，綠色也，是爲皮名。「太知波奈」者，爲花名。輔仁舉藥用橘皮之名，故不舉花名也。掖齋翁曰：「垂仁天皇時，遣三宅連始祖田道，間守於常世國，求得香果橘子也。」見《古事記・日本書紀》。「太知波奈」當是田道間花之急呼。又曰：「古有橘無柑，柑甘於橘，故名甘子。是橘不如柑之甘美可知也。然則今呼「太知波奈」者即橘，呼「加宇自」者即柑子。又：「蜜柑者，柑子之最甘如蜜者也。」

此說可從。

又案：《御覽》引《吳錄地理志》云：朱光錄爲建安郡，中庭有橘，冬月樹上覆裹之，至明年春夏，色變青黑，味尤絶美。《上林賦》云：盧橘夏熟。盧，黑也，蓋近是也。又引裴淵《廣州記》云羅浮山有橘，夏熟，實大如李。《史記·索隱》云：《廣州記》云：盧橘皮厚，大小如甘，酢多。九月結實，正赤，明年二月更青黑，夏熟。以上並盧橘之說也。此物元非甘美，踰年至春夏，色變青黑，而後始甘美，故曰盧橘夏熟也。但其皮辛苦香烈，爲藥用之上品也。又《蓬溪縣志》卷三云「橘皮紋細而色赤，柑皮紋粗而色黃」，是爲一言而足矣。

一名橘皮。

雷公云：「凡修事，須去白膜一重，細剉用，其橘皮年深者，最妙。」

立之案：「陳皮」字，始見於孟詵《食療》。「青橘」字，載在於《圖經》。李時珍曰：「橘實小，其辨味微酢，其皮薄而紅，味辛而苦。柑大於橘，其辨味甘，其皮稍厚而黃，味辛而甘。」

立之案：蓋眞橘皮，味辛苦，香烈，故陳久者香味共適，宜於下氣。今無眞橘，以柑皮代用，而尚撰陳久者，非是。柑皮陳久，則稍失香味，下氣之力亦稍劣，宜撰用其新柑皮，辛香者也。《醫心方》引七卷《食鏡》云：「柑子，味甘酸，其皮小冷，治氣勝於橘皮，去積淡。」據此，則甘皮專用而可也。《蓬溪縣志》卷三云：「橘皮紋細而色赤，柑皮紋粗而色黃。」此辨一言而足矣。

味辛溫。

黑字云：「無毒。」蘇云：「橘皮味辛而苦。」《藥性論》云：「橘皮，臣，味苦辛。」日云：「橘，味甘酸，皮暖。」

生川谷。

黑字云：「生南山川谷，生江南。」陶云：「以東橘爲好，西江亦有，而不如。」《圖經》云：「今江浙、荊襄、湖嶺皆有之。」《説文》云：「出江南。」《禹貢》荊州厥苞橘柚。《攷工記》云：「橘踰淮而北爲枳。」《楚辭》云：「受命不遷，生南國。」《山海經》云：「洞庭之山，其木多橘。」《御覽》引《魏志》云：「倭國有橘，不知滋味。」

主胸中瘕熱逆氣，

黑字云：「下氣，止嘔逆，氣衝胸中，吐逆，霍亂，去寸白。」《藥性論》云：「能治胸膈間氣，開胃消痰涎，治上氣欬嗽。」日云：「消痰止嗽，破癥瘕痃癖。」《肘後方》：「治卒中失聲，聲咽不出。橘皮五兩，水三升，煮取一升，去滓頓服。」《食醫心鏡》：「主胸中大熱，下氣，消痰，化食。橘皮半兩，微熬作末，如茶法煎，呷之。」孟詵云：「陳皮和杏仁，加少蜜爲丸，飲下，下腹藏間虛冷氣，脚氣衝心，心下結硬，悉主之。」

利水穀，

黑字云：「除膀胱留熱，停水，五淋，利小便。主脾不能消穀，止洩。」《藥性論》云：「主氣痢。」孟詵云：「橘乾皮，末，蜜丸酒下，治下焦冷氣。」

久服去臭，下氣通神。

黑字云：「輕身長年。」陳云：「柑類橘類，此輩皮，皆去氣調中。」

奄閭子，

原作「菴蕳子」，俗字。《本草和名》作「菴蘆子」，《醫心方》作「菴閭子」，云楊玄操：「上音奄，下音閭。」《長生療養方》作「奄閭子」，今據《御覽》正。《御覽》無「子」字，吳氏、《藥性論》同。黑字云：「十月採實，陰乾。」吳氏云：「葉青厚，兩兩相當，七月花白，九月實黑，七月、九月、十月採。」《御覽》引陶云：「狀如蒿艾之類，近道處處有，人家種此辟蛇也。」《圖經》云：「今江淮亦有之，春生苗，葉如艾蒿，高三二尺，七月開花，八月結實，十月採實，陰乾。今人通以九月採，江南人家多種此辟蛇。」

立之案：「菴蕳」二字，《說文》所無，《御覽》作「奄閭」者，蓋是七卷本之舊，《本草和名》作「菴蘆子」者，是唐《本草》之舊也。「奄閭」即「黤盧」，蓋謂其子色赤黑也。《本草和名》訓「比岐與毛岐」，又「波波古」。馬先蒿，亦訓「波波古」。「波波古」者，蓋艾蒿類之總稱。「比岐與毛岐」者，蟾蜍艾之義。小野蘭山以「伊奴與毛岐」充之，一名「不左與毛岐」，一名「岐久與毛岐」江戸。此物播州、江州山中自生甚多，移栽易繁茂，至春苗自宿根生，叢生，高二三尺，葉互生，形如菊葉，背無白色，斷之頗有艾氣，至秋成穗，開細黃花，花後結實，花實共似艾，即艾屬也。狗艾與蟾艾，其名亦相類，則古名「比岐與毛岐」者，即爲今呼菊艾者，可知也。

又案：《開寶本草》云：「骨碎補，葉如菴蕳，一名石菴蕳。」可知骨碎補葉極似菴蕳也。存誠藥室所藏舶載，有骨碎補連莖葉者，亦與菊艾葉甚相似，益知以菊艾充菴蕳，尤足徵。

味苦微寒。

黑字云：「微寒，無毒。」吳氏云：「神農、雷公、桐君、岐伯：苦，小溫，無毒。李氏：溫。」《藥性論》云：「使，味辛苦。」《藥對》云：「臣。」全文在於後

生川谷。

黑字云：「生雍州川谷，亦生上黨及道邊。」吳氏云：「或生上黨。」陶云：「近道處處有。」《圖經》

云：「今江淮亦有之。」

主五藏瘀血，

《藥性論》云：「能消瘀血。」《千金》：「治腕折瘀血。方　菴䕡草汁飲之，亦可服子。」（《千金翼》韋宙獨行方《廣利方》同）《圖經》云：「今人治打撲亦多用此法，飲散皆通，其效最速。」《證類唐本·諸病通用藥例》「月閉」下，《嘉祐》引《藥對》云：「菴䕡子，微寒，臣。」

腹中水氣，臚脹，留熱。

黑字云：「療心下堅，膈中寒熱，婦人月水不通。」《藥性論》云：「心腹脹滿。」《唐本草·諸病通用藥例》「腹脹滿」下，有菴汳子。

風寒濕痺，身體諸痛。

黑字云：「周痺。」日云：「治腰脚重痛，膀胱疼及骨節煩痛。」《唐本草·諸病通用例》「囊濕」下，有菴䕡子。《醫心》十六第廿三引劉涓子治浮沮瘻方中，用陰蘆根一分。所云陰蘆，恐菴蘆，但用根者。他書所未見。蓋莖葉子根皆同效，故通用之歟。

立之案：以上皆破血通經之功，與艾葉不異，因攷白字有菴䕡，無艾葉。艾葉之功或存於此也。凡酒酢、米穀、金銀、食鹽之類常用之物，白字皆不收載。艾葉、綠青亦此例耳。

久服輕身，延年不老。

黑字云：「消食明目。」又云：「駏驉食之神仙。」吳氏云：「驢馬食仙去。」（《御覽》引）《藥性論》云：「益氣，主男子陰痿不起。」日云：「明目，不下食。」《圖經》云：「《本經》久服輕身延年不老，而古方少有服食者。」

立之案：《醫心方》卷第廿六「《延年》方引《金匱錄》云：以八月採菴䕡。菴䕡者，駏驉之加也。壽二千歲」。由此，則《圖經》所說屬妄斷，不可據也。

薏苡子，

原「子」作「仁」，《千金翼》同。《千金方》作「人」，並宋人所校改。今從《本草和名》及《醫心方》。黑字云：「八月採實，採根無時。」陶云：「近道處處有，多生人家。交阯者，子最大，彼土呼爲簳珠（《本草和名》作「贛珠」）。實重累者爲良，用之取中仁。」《開寶》引《別本注》云：「取青水色者良。」《圖經》云：「今所在有之。春生苗，莖高三四尺，葉如黍，開紅白花，作穗子。五月六月結實，青白色，形如珠子而稍長，故呼意珠子，小兒多以線穿如貫珠爲戲。今人通以九月十月採用其實中仁。」雷公云：「凡使，勿用䊢米，顆大無味，其䊢米，時人呼爲粳䊢是也。若薏苡仁，顆小色青，味甘，咬著粘人齒。」

立之案：《說文》：「蔐薏苢。从艸啻聲。」又：「蘱，艸也。从艸贛聲。一曰薏苢。」又㠯字下云：「㠯，賈侍中說意㠯實也。象形。」《廣雅》：「蘱，起實，啻㠯也。」據此，則作啻㠯者，爲古字。《說文》㠯下作「意」者，亦「啻」之誤字，而艸部蔐苢，則爲近字俗篆。《廣雅》所云「起實」即「㠯實」，「起」是爲「㠯」之俗訛字也。薏苡之急呼爲㠯，㠯則薏苡之正字，而其子之象形也。《本草和名》訓「都之太未」，《順抄》《醫心》同。《長生療養方》作「津津多麻」。「都之」，恐「都都」之訛。《後撰集》慶賀部惟濟歌小序亦作「須須」，即「數珠」二字之轉音。此物雷公所謂䊢米（《千金》作「感米」）是也。享保中，呉舶載來者即眞種子，今繁殖於諸州，其子顆小，色青味甘，與雷公所說合。一種有呼鬼數珠玉者，陶所謂簳珠。《後漢書·馬援傳》云「南方薏苡實大」者是也。然古無有此別，故《說文》及《本草》黑字合以爲一，而竟是一類而二種，猶有粳䊢二品之分耳。雷公云「時人呼爲粳䊢」可以徵焉。

一名解蠡，

立之案：《說文》：「蠡，蟲齧木中也。」轉注爲蠡解之義，別作「劙」字。《方言》《廣雅》《玉篇》並云「劙，解也」是也。此所謂解蠡，偶存古字古義。解蠡者，謂此物有下氣，下三蟲（白字），利腸胃，消水腫（黑字）之功。腸胃筋脈，無所不通，猶刀之解角，蟲之齧木，故名焉。

味甘，微寒。

黑字云：「無毒。」雷公云：「味甘。」孟詵云：「性平。」《千金方》云：「味甘溫，無毒。」

生平澤。

黑字云：「生眞定平澤及田野。」陶云：「近道處處有。」《圖經》云：「今所在有之。」《千金》云：「蜀人多種食之。」

主筋急，拘攣，不可屈伸，風濕痺。

《千金》無「急」字，「風」上有「久」字。黑字云：「除筋骨邪氣不仁，利腸胃，消水腫，令人能食。」《藥性論》云：「能治熱風筋脈攣急。」又云：「若煎服之，破五溪毒腫。種於彼，取仁，甑中蒸，使氣餒，暴於日中使乾，挼之得矣。」孟詵云：「去乾濕脚氣，大驗。」《千金》廿六（十三ウ）名醫云：「薏苡人，除筋骨中邪氣不仁，利腸胃，消水腫，令人能食。」《後漢書·馬援傳》云：「勝瘴氣。」《衍義》云：「拘攣有兩等，《素問》注中，大筋受熱則縮而短，縮短故攣急不伸。此是因熱而拘攣，故可用薏苡仁也。若《素問》言因寒而筋急，不宜更用此也。凡用之，須倍於他藥，蓋此物力勢和緩，須倍用乃見效也。」

立之案：「拘攣」二字，專係手足筋絡，在餘處則不用此字。今醫或謂腹部拘攣，非其義也。

下氣，

黑字云：「令人能食。」《藥性論》云：「主肺痿，肺氣，吐膿血，欬嗽涕唾，上氣。」《圖經》云：「古方大抵心肺藥多用之。韋丹治肺癰，心胸甲錯，者淳苦酒煮薏苡仁，令濃，微溫頓服之。肺有血，當吐愈。」《廣濟方》：「治冷氣，薏苡仁飯或粥亦好，自任無忌。」

久服輕身益氣。

《千金》「氣」作「力」。陳云：「薏苡收子，蒸令器餡，暴乾，磨取仁，炊作飯，及作麪，主不飢，溫氣，輕身。」《後漢書》云：「馬援在交阯，常餌薏苡實，用能輕身者（當作「省」）慾，以勝瘴氣。南方薏苡實大，援欲以爲種，軍還載之一車。」

其根下三蟲。

《千金》「根」上有「生」字。陶云：「今小兒病蚘蟲，取根煮汁作糜，食之甚香，而去蚘蟲，大效。」陳云：「根煮服，墮胎。」《圖經》云：「根之入藥者，葛洪治卒心腹煩滿，又胸脅痛者，剉根濃煮汁，服三升方定。」《梅師方》：「蛔蟲攻心腹痛。薏苡根二升，切，水七升，煮取二升，先食盡服之，蟲死盡出。」《張氏醫通》肺癰潰後排膿，用《外科正宗》金鯉湯，曰然不若薏苡根搗汁頓熱服之，其效最捷。下咽其臭即解，有蟲者，蟲即死出。薏苡爲肺癰專藥，然性燥氣滯，服之未免上壅，不及根汁之立能下奪，已潰未潰皆可挽回，諸方皆不及也。」

車前子，

黑字云：「五月五日採，陰乾。」陶云：「人家及路邊甚多。」《爾雅》云：「芣苢，馬舄。馬舄，車前。」郭注云：「今車前草，大葉長穗，好生道邊，江東呼爲蝦蟆衣。」陸機《疏》云：「馬舄，一名車前，一名當道。喜在牛跡中生，故曰車前、當道也。今藥中車前子是也。幽州人謂之牛舌草，可鬻作茹，大滑。其子治婦人産難。」《圖經》云：「今江湖淮甸，近京北地，處處有之。春初生苗，葉布地如匙面，累年者長及尺餘，如鼠尾。花甚細，青色微赤，結實如葶藶，赤黑色。今人五月五日採苗，七月八月採實，人家園圃中或種之。」雷公云：「凡使，須一窠有九葉，内有蘂，莖可長一尺二寸者，和蘂根去土了，稱有一鎰者，力全堪用。使葉，勿使蘂莖。使葉，剉於新瓦上，攤乾用之。」

立之案：《御覽》引《本草經》云：「車前實，一名當道。」又引《神仙服食經》云：「車前實，雷之精也。」然則芣苢，爲正名（《毛詩》《爾雅》《說文》《廣雅》）。車前，爲俗呼（《爾雅》《毛傳》《韓詩》、黑字七情條例「麥門冬」下）。凡神農家所稱藥名，則隨時俗所呼，非正名也。車前、門冬、澤舄之類是也，欲使人悉知其物之書也。故不得不隨俗呼，病名亦多此例云。《本草和名》訓「於保波古」，蓋「於保波波古」之畧語。謂似母子草而大也。一種有呼「朝鮮於保波古」者，葉長尺餘，蘂莖長三尺許，其子亦大，藥用此物爲上。郝懿行曰：「今驗此有二種：大葉者，俗名馬耳。小葉者，名驢耳。」此說是也。《圖經》云：「累年者，長及尺餘者。」未之詳究也。

一名當道。

《廣雅》：「當道，馬舄。」陸機《詩疏》云：「馬舄，一名車前，一名當道。」《廣韻》云：「芣苢好生道間，故曰當道。」

味甘寒。

黑字云：「鹹，無毒。葉及根味甘寒。」陶云：「性冷利。」《藥性論》云：「君，味甘平。」《衍義》云：「此藥甘滑，利小便，走洩精氣。」

生平澤，

黑字云：「生眞定平澤，丘陵阪道中。」陶云：「人家及道邊甚多。」郭璞云：「好生道邊。」《圖經》云：「今江湖淮甸，近京北地，處處有之。」《唐本注》云：「今出開州者爲最。」

立之案：《唐本注》所謂「出開州者」，蓋斥大葉者也。諸家云「生道邊者」，乃斥小葉者也。

治氣癃，止痛，利水道小便。

黑字云：「男子傷中，女子淋瀝，不欲食，明目療赤痛。」日云：「通小便淋澀，壯陽，治脫精，心亂下氣。」《百一方》：「治石淋。車前子二升，水煮，不食，盡服之，須臾石下。」陸疏云：「其子治婦人難産。」

除濕痺，

《藥性論》云：「能去風毒。」

立之案：此物性冷，滑利，好生濕地，故能除濕利水。又去血中之瘀濁，而不使人虛，與諸利水藥不同。所以能治癃（白字）。療目痛，主瘀血，血瘕（黑字）。治難産（陸疏）也。《藥性論》「以爲君藥」宜哉。

久服輕身耐老。

黑字云：「養肺，強陰益精，令人有子。」陶云：「《仙經》亦服餌之，令人身輕能跳越岸谷，不老而長生也。」蕭炳云：「車前養肝。」

蛇牀子，

黑字云：「五月採實，陰乾。」陶云：「花葉正似蘼蕪。」（《博物志》云「蛇床亂蘼蕪」與此合）《蜀本圖經》云：「似小葉芎藭，花白，子如黍粒，黃白色，採子暴乾。」《圖經》云：「三月生苗，高二三尺，葉青碎作藂似蒿枝，每枝上有花，頭百餘結同一窠，似馬芹類。四、五月開白花，又似散水，子黃褐色如黍米，至輕虛。五月採實，陰乾。」

立之案：《淮南・氾論訓》云：「夫亂人者，蛇牀之與麋蕪也。」《說林訓》云：「蛇牀似麋蕪而不能芳。」《博物志》云：「蛇牀亂蘼蕪。」俱以爲似而非之譬，其來也久矣。「蛇牀，一名馬牀」（《爾雅》郭注，及《本草和名》引《釋藥性》）與「車前，一名蝦蟇衣，一名牛遺」同其義。《本草和名》訓「比留无之呂」，又「波末世利」。「比留无之呂」之名未詳。「波末世利」者，蓋今俗呼濱人參者歟。小野蘭山曰：「濱人參，諸州海邊有之。苗似水芹，數莖蔓延於地上，葉亦似水芹而細，滑澤有香氣。秋梢間簇生細白花，亦似芹花，花後結實，實形及味與古舶齎來物相同，無毛刺而有細稜竪道，但比舶來則微大耳。」自此說一出，國中皆左袒之。竊謂古名「比留无之呂」者，蓋毛刺刺人之義，凡刺人之物有「比比良岐」之語。「比留」者，「比比良久」之急呼。巴戟天訓「也末比比良岐」，黃芩訓「比比良岐」，水蛭訓「比留」。相州俗呼蕁麻爲「比留」，皆可以徵也。「比留无之呂」者，謂臥此草上，則其實殼刺人也。今俗呼「也夫仁无志无」，又「也夫志良美」者，即是此物，古來以此物充蛇牀子，其所傳來舊矣。藥肆所鬻即是，婦人坐藥用此，每有效驗。此黑字一名牆靡。凡有刺者，皆得名牆靡。蓋「牆靡」之反爲「刺」，猶「蒺藜」之反爲「刺」也。營實、天門冬、蛇牀子，共一名牆靡，可以徵矣。《爾雅》：「盱，虺牀。」又云：「蘮蒘，竊衣。」二物恐一草二名，自有新古耳。「蘮蒘」之急呼爲「盱」，盱之緩呼爲「蘮蒘」。而「竊衣」之急言亦爲「刺」。然則，《爾雅》「竊衣」即「蛇牀」，非各物也。如古昔國名，亦唐人傳來，以此充彼，皆有所受也。曰效用、曰名義，俱皆相合，則以「藪虱」充「蛇牀」，是爲千古不易之確論也。此草種類甚多，鬼鍼草、濱人參、黃連多末之，皆此類屬也。其至於性味功能，亦當不遠矣。《本草和名》引《釋藥性》：「一名蛇肝。」《雞峯方》卷廿二治蛇咬方中有蛇紅草，注云：「狀似荊芥而其穗尤似羌活，細，有花，色淡紫，無香。」據此，則蛇紅草蓋是蛇床，「肝」與「紅」其音相通也。

一名蛇粟，四字《政和本》黑字，今從大全本。

《廣雅》：「蛇粟、馬牀，蛇牀也。」《唐書·地理志》：「揚州土貢蛇粟。」

一名蛇米。

立之案：此二名共言實也。與燕麥、鹿韮、馬薤之類同義。《蜀本圖經》云：「子如黍粒。」此云米、云粟，亦大概言耳，非其子形正似黍粟云也。

味苦平，

黑字云：「辛甘，無毒。」《藥性論》云：「君，有小毒。」

生川谷。

黑字云：「生臨淄川谷及田野。」陶云：「近道田野墟落間甚多。」《蜀本圖經》云：「生下濕地。今所在皆有。出楊州、襄州者良。」《圖經》同

治婦人陰中腫痛，

黑字云：「令婦人子藏熱，溫中。」《藥性論》云：「浴男女陰，去風冷。」日云：「助女人陰氣。」《金匱·婦人雜療》：「蛇床子散，溫陰中，坐藥。蛇床子仁末，以白粉少許和如棗大，綿裹內之，自然溫。」《千金方》：「治産後陰下脫，蛇床子絹袋盛，蒸熨之，亦治陰戶痛。」

立之案：婦人久下白物及陰痒痛，用「也夫志良美」爲坐藥，每有效驗。

男子陰痿濕痒，
黑字云：「男子陰強。」雷公云：「此藥只令陽氣盛數，號曰鬼攷也。」《藥性論》云：「大益陽事。主大風身痒，煎湯浴之，差。」日云：「煖丈夫陽氣，陰汗濕癬，作湯洗，病則生使。」
立之案：痒，《說文》作蛘，云搔蛘也。顔眞卿《磨姑仙擅記》云：「麻姑手似鳥爪，蔡經心中念言背蛘時，得此爪以杷背，乃佳也。」《醫心方》治穀道癢痛方中引《葛氏方》：「高鼻蜣蜋（脫「燒」）末，綿裹，内孔中，當大蛘，蟲出。」凡痒皆小蟲在皮膚間所爲，故字從蟲。疥字或作蚧，見《後漢書》，以爲同義。
除痺氣，
《藥性論》云：「治男子、女人虛，濕痺，毒風㿗痛，去男子腰疼。」日云：「四肢頑痺。」
利關節，
黑字云：「溫中下氣，令人有子。」《藥性論》云：「療齒痛。」日云：「赤白帶下，縮小便。」
癲癇，
《藥性論》云：「小兒驚癇。」
惡瘡。
日云：「撲損瘀血。」《千金方》：「治小兒癬瘡，杵蛇床子末，和猪脂塗之。」
久服輕身，
黑字云：「好顔色。」日云：「凡合藥服食，即挼去皮殼，取仁，微炒，殺毒，即不辣。」

茵陳蒿，

「陳」原作「蔯」，今據《本草和名》《醫心方》正。《御覽》作「因塵蒿」，又引吳氏無「蒿」字。黑字云：「五月及立秋採，陰乾。」雷公曰：「凡使，須用葉有八角者。」陶云：「似蓬蒿而葉緊細莖，冬不死，春又生。」《圖經》云：「今京下北地用爲山茵蔯者是也。」陳云：「雖蒿類苗細，經冬不死，更因舊苗而生，故名茵蔯，後加蒿字也。」《蜀本圖經》云：「葉似青蒿而背白，採苗陰乾。」《圖經》云：「春初生苗，高三五寸，似蓬蒿而葉緊細，無花實。秋後葉枯，莖幹經冬不死，至春更因舊苗而生新葉，故名茵蔯蒿。五月、七月採莖葉，陰乾。今謂之山茵蔯。如艾蒿，葉細而背白，其氣亦如艾，味苦，乾則色黑。」

立之案：《本草和名》訓「比岐」，與「毛岐」，與菴蕳同名。蓋菴蕳、茵蔯共似艾而非艾，似蒿而非蒿，故皆得蟾艾之名。猶似而非之蓼，皆謂之狗蓼也，今俗呼河原艾。又鼠艾者，形狀與陶氏以後諸注所說正相合，則所謂蟾艾者，恐斥鼠艾歟。小野蘭山曰：「此物梢葉成岐細尖八分，故有八角之稱。」此說可從。《吳氏本草》云：「因塵生田中，葉如藍。十一月採。」此物未詳。蓋《開寶本草》所謂菜中茵蔯，斥此歟。《圖經》云：「江南所用莖葉，都似家茵蔯而大，高三四尺，氣極芬香，味甘辛，俗又名龍腦薄荷。」《千金》宋臣凡例云：「茵蔯、茵蔯蒿，名同而實異。所謂家茵蔯及茵蔯者，乃薄荷之類。」宋俗所名非古義也。薄荷《千金·食治篇》及《新修本草》云「菜部」，則《開寶》所云菜中茵蔯，亦是薄荷之類也。

又案：《廣雅》：「因塵，馬先也。」則知「馬先蒿」，亦有因塵之名。而《本草和名》引《釋藥性》云：「茵蔯蒿，一名馬先。」是據《廣雅》誤以茵蔯蒿爲馬先蒿也。《圖經》又云：「階州一種名白蒿，亦似青蒿而背白，本土皆通入藥用之。吳中所用，乃石香葇也。葉至細，色黃，味辛，甚香烈，性溫。」知是宋俗有以白蒿與茵蔯蒿相混同者，又有以石香葇名茵蔯者，其石香葇乃家茵蔯之類，白蒿乃茵蔯蒿之類也。

又案：因塵、茵陳，共是疊韵字，與因循、輪困同例。謂此草枝葉繁茂，滿地相亂，因陳然也。塵、陳二字通用。《玉篇》：「陳，除珍切。列也，布也。或作敶塵。」如《書·盤庚中》「陳於茲」疏云：古者「塵」「東」同也。《千金》「治痔槐皮膏方中楝實。」宋臣校注云：《外臺》作塵豉。而《外臺》程本作陳豉。又《證類》引《食療》云：「榆仁，可作醬食之。塵者尢良。塵，即陳假借。《醫心方》卷十九引「召魂丹方云，陳臭爛敗之物。」又引《大清經》作「塵臭爛敗之物」是也。又《後漢書·食貨志》有「陳陳相因」之文，亦是因陳之義在焉。又《楚辭·怨世》云：「高陽無故而委塵。」注：「委塵，坋塵也。」蓋「委塵」亦與「因塵」同義。

味苦平。

《御覽》無「平」字，誤。黑字云：「微寒，無毒。」《藥性論》云：「使。味苦辛，有小毒。」日云：「石茵蔯，又名茵蔯蒿，味苦，凉，無毒。」吳氏云：「因塵，神農、岐伯、雷公：苦，無毒。黃帝：辛，無毒。」

案：此條及白膠、冬葵子、貝母、竹葉、鹿茸、五加、豚卵、腐婢九條，原無「生山谷」等語，並是係傳寫之誤脫。今無他書可攷，故從蓋闕之例。○黑字云：「生太山及丘陵坡岸上。」陶云：「今處處有。」《蜀本圖經》云：「今所在皆有。」《圖經》云：「今近道皆有之。」

治風濕寒熱，邪氣熱結。

黑字云：「除頭熱，去伏瘕。」日云：「治天行時疾，熱狂，頭痛，頭旋。」《千金方》：「治遍身風痒生瘡疥，茵蔯煮汁洗之，立差。」《食醫心鏡》：「茵蔯，除大熱，傷寒頭痛，風熱瘴瘧。」

黄疸，黑字云：「通身發黄，小便不利。」《藥性論》云：「治眼目通身黄，小便赤。」日云：「風眼疼。」陶云：「惟入療黄疸用。」

久服輕身，益氣，耐老。

黑字云：「面白悅，長年，白兔食之，仙。」陶云：「《仙經》云：白蒿，白兔食之仙。而今茵蔯乃云，此恐是誤爾。」

立之案：《醫心方》廿六引《金匱錄》云：「以十一月採彭勃。彭勃者，白蒿也。白菟之加也，壽八百歲。」陶注白蒿云：「服食七禽散云：白兔食之，仙。」諸説皆云白蒿，只黑字茵蔯蒿下有此語，則如陶説屬於誤引歟。抑亦白蒿、茵蔯蒿古混合無別，茵蔯亦偁白蒿歟。不知二蒿元一類二種，故此亦有此語歟。存攷焉。○《御覽》云：「因塵蒿，味苦，治風濕寒熱邪氣結，黄疸。久服輕身，益氣，能老，生太山。」

漏蘆，

黑字云：「八月菜根，陰乾。」陶云：「今市人皆取苗用之，俗中取根，名鹿驪根，苦酒摩以療瘡疥。」陳云：「按漏蘆，南人用苗，北土多用根。樹生如茱萸，樹高二三尺，有毒，殺蟲。山人洗瘡疥用之。」蘇云：「此藥俗名莢蒿，莖葉似白蒿，花黄，生莢，長如細麻之莢，大如筯許，有四五瓣。七月八月後皆黑，異於衆草，蒿之類也。常用其莖葉及子，未見用根。其鹿驪，山南謂之木藜蘆，有毒，非漏盧也。」《蜀本圖經》云：「葉似角蒿，六月七月採莖，日乾之，黑於衆草。」日華云：「花、苗並同用，俗呼爲鬼油麻，形并氣味似乾牛房，頭上有白花子。」《開寶》引《別本注》云：「漏盧，莖筯大，高四五尺，子房似油麻房而小，江東人取其苗用，勝於根。江寧及上黨者佳。」陶注云：「根名鹿驪。」《唐注》云：「山南人名木藜蘆，皆非也。漏盧自別爾。」

立之案：陶、陳所說即木藜蘆，而「宇之久佐」者是也。小樹高二尺許，春生，葉似南天燭，而三葉相攢，如胡枝花葉，黑光，七月成穗，開花，色黃如豆花，花後結莢，中有子，扁小，茶褐色，大如小豆。此葉能殺蟲，爲末入豆醬桶中，則蟲不生，有蟲亦死。故有「宇之久佐」「美曾久佐」之名，與陳氏所說「有毒殺蟲」合。蘇敬所說，即今俗呼「比岐與毛岐」，又「與毛岐毛止岐」者是也。此物生淺山向陽地，苗高二三尺，葉似艾，小而薄，多花岐，有毛茸，黃綠色帶微紫，背青，兩兩相對而密昵。六七月每梢葉間開花，似小豆花，大二三分，色黃，花下有細房，長五六分，形圓而有稜，如胡麻房而小，房内多小子，小於罌粟。八月苗枯，黑色。《本草和名》訓「久呂久佐」，又「阿利久佐」者，蓋亦指此乎。《蜀本》及日華、《別本注》所說，即今俗呼肥後臺者也。

又案：「漏盧」二字，共黑色之義。單云「盧」，重言云「漏盧」，亦同。「藜蘆，一名豊蘆」吳氏與此同義。《書》盧弓傳，《大玄》「盧首」注，共云黑也。《釋名·釋地》：「土黑曰盧。」《後漢·光武紀》注：「水黑曰盧。」《禮·内則》：「馬黑脊而般臂，漏。」蓋亦以「黑」字訓「漏」字也。竊謂「漏盧」二字連語，與「含牙」「參差」等同例。

又案：鹿驪，即黎盧之倒言。猶析冥，又名蔑菥。萹竹，又名畜辯之例也。又名「阿利久佐」者，「阿利」即「阿良比」之急言，此草可以洗瘡，故名也。《外臺》十五四五ヲ：「《延年》茺蔚浴湯，主身痒風搔，或生癮疹。」方中用漏蘆蒿一斤，爲其蒿類可以知也。《外臺》十五又引《延年》犀角竹瀝膏，方中用「漏蘆根四分」，蓋欲以頭上熱毒令下降，故用根不用苗也。同方中用蒴藋根，亦可以例知也。

一名野蘭。

立之案：此名未詳。小野蘭山曰：「此名蓋謂六月菊也。」然六月菊則以頌所說「秦州者充之」，不與古說相涉，不可輒從也。

又案：蘭，今有野生者，所云「山蘭」是也。葉不爲椏，有毛茸，不甚香者，此物與漏盧各物，而其功自相類，故此以爲一名也。蓋野蘭陰乾，其苗爲黑色，故亦漏盧之名歟。

味苦寒。

黑字云：「鹹，大寒，無毒。」《藥性論》云：「君。」日云：「氣味似乾牛房。」陳云：「有毒。」

生山谷。

黑字云：「生喬山山谷。」陶云：「喬山應是黄帝所葬處，乃在上郡，今出近道。」《蜀本圖經》云：「今曹兗州下濕地最多。」《圖經》云：「今京東州郡及秦海州皆有之。」

治皮膚熱，

《藥性論》云：「能治身上熱毒。」日云：「連翹爲使，治小兒壯熱。」

惡瘡疽痔，

黑字云：「熱氣瘡瘍如麻豆，可作浴湯。」陶云：「療諸瘻疥。」又云：「俗中取根，名鹿驪根，苦酒摩，以療瘡疥。」陳云：「北土多用根，樹生。云云。山人洗瘡疥用之。」《藥性論》云：「惡瘡，皮肌搔痒，癮疹。」日云：「乳癰，發背，瘰癧，腸風，排膿，補血。」《圖經》引蘇恭云：「用莖葉及療痔蝕，殺蟲，有驗。」今本《證類本草》所引《唐本注》中無此文。

濕痺，

日云：「治撲損，續筋骨，傅金瘡，止血長肉。」陳云：「殺蟲。」

下乳汁，

黑字云：「止遺溺。」日云：「通小腸，泄精，尿血。」

久服輕身益氣，耳目聰明，不老延年。

陶云：「此久服甚益人，而服食方罕用之。」日云：「通經脈。」

本草經卷上　四

兔絲子

兔原作菟，俗字，今據《醫心方》正。絲，《醫心方》作糸，俗字。黑字云：「蔓延草木之上，色黄而細爲赤綱，色淺而大爲菟藟。九月採實，暴乾。」陶云：「皆浮生藍紵麻蒿上，舊言下有茯苓，上生菟絲，今不必爾。」《嘉祐》云：「《呂氏春秋》云或謂菟絲無根也，其根不屬地，茯苓是也。」《抱樸子》云：「菟絲之草，下有伏兔之根，無此兔則絲不得生於上，然實不屬也。」又《内篇》云：「菟絲初生之根，其形似兔。」日云：「苗莖似黄麻線，無根株，多附田中，草被纏死，或生一叢如席闊，開花結子不分明，如碎黍米粒，八月九月已前採。」《圖經》云：「夏生苗如絲綜，蔓延草木之上，或云無根，假氣而生。六七月細實，極細如蠶子，土黄色。九月收採，暴乾。又書傳多云菟絲無根，其根不屬地。今觀其苗，初生纔若絲遍地，不能自起，得他草梗則纏繞，隨而上生，其根漸絕於地而寄空中。」《衍義》云：「附叢木中，即便蔓延，花實無綠葉，此爲草中之異。」

立之案：《本草和名》訓「禰奈之久佐」，今俗呼「禰奈之加都良」，又「佐宇女牟久佐」東國，又「牛乃佐宇女无」江州。

一名菟蘆，

黑字云：「一名菟縷，一名菟纍。」

立之案：蘆、縷、纍，並一聲之轉耳，其作「縷纍」者爲正，作「蘆」者，假借也，本非有二名也。《急就篇》云：「雷矢雚菌蓋兔盧。」可知古書自存古名也。《本經逢原》作「菟蘿」，則音轉假借，亦「蘆菔」作「蘿蔔」之例也。此物乃爲草上寄生，則與寄生松蘿爲一類，故《爾雅》統言之云「唐蒙女蘿菟絲」。《毛傳》又云：「女蘿，菟絲也。」《本經》則三種分別，云草寄生（兔絲），云桑寄生（桑上寄生），云松寄生（松蘿）。須然如此。而《爾雅》又云：「蒙，王女。」郭注云：「蒙即唐也，女蘿別名。」此説非是。《詩·桑中》《正義》引孫炎曰：「蒙，唐也。一名菟絲，一名王女。」可從，即是草寄生，而《本草》菟絲也。竊謂「唐蒙」，又單曰「蒙」，又曰「唐」，共草上寄生之名，而草松寄生共得菟絲之名，只桑寄生一物，其枝葉團欒，不得名菟絲。《爾雅·釋木》云「寓木，宛童。寄生樹，一名蔦」是也。分別宜如此也。餘具於松蘿條下。

味辛平，

黑字云：「甘，無毒。」《藥性論》云：「君。」

生山谷。

「山谷」原作「川澤」，今據《御覽》正。《御覽》引吳氏，不引《本經》。黑字云：「生朝鮮川澤田野。」陶云：「田野墟落中甚多。」《圖經》云：「今近京亦有之，以冤句者爲勝。」

續絕傷，

解已見於乾膝下。

補不足，益氣力，肥健，

黑字云：「養肌強陰，堅筋骨，主莖中寒，精自出，溺有餘瀝，口苦燥渴，寒血爲積。」陶云：「宜丸不宜煮，用其實，先須酒漬之一宿。《仙經》、俗方並以爲補藥。」雷公云：「其菟絲子稟中和，凝正陽氣受結，偏補人衛氣，助人筋脈。」《藥性論》云：「能治男子女人虚冷，添精益髓。」日云：「補五勞七傷，治鬼交泄尿血，潤心肺。」

立之案：此物無根而蔓延，千絲萬縷纏繞不絶，故能續絶傷，又得百草之精液而滋養，故其子最能補血益氣，與諸補藥不同，乃滋補之妙效，實如雷公所説也。

汁去面䵟，

陶云：「其莖挼以浴小兒，療熱疿。」《肘後方》：「治面上粉刺，擣菟絲子，絞取汁，塗之，差。」《子母秘録》：「治小兒頭瘡，及女人面瘡，菟絲湯洗。」《圖經》云：「其苗生研汁，塗面斑，神效。」

久服明目，輕身延年。

《藥性論》云：「久服延年，駐悦顔。」《修真方》神仙方，菟絲子一㪷，酒一㪷，浸良久，漉出暴乾，又浸，以酒盡爲度。每服二錢，溫酒下，日二服，後喫三五匙，水飦壓之。至三七日，加至三錢匕，服之令人光澤，三年老變爲少。此藥治腰膝去風，久服延年。」

白莫

莫原作英，訛。今據《本草和名》《醫心方》《字類抄》等正。李唐遺卷無一作「白英」者，《證類》有名未用，「鬼目」下引《拾遺》「一名白幕」，是古本之僅存者，《御覽》作「槃菜，一名白英」。是已經宋校者。

立之案：建寧五年，《郙閣頌》亦莫儗象。「莫」字隸體作「莫」，「莫」字再訛作英歟。又《醫心》卷六治膀胱病第十九引《千金》作「白石莫」。其體與「莫」甚相似。（卷一本草部石英亦皆作莫。）《醫心方》卷廿三「未央子」作「未叏子」。東魏造丈八大像頌，「央」作「叏」。劉碑造像銘「英」作「叏」。又澄憲法師飛梅訴「陳有霙歐花面」之句。霙，《本草和名》枳實條云：玻《玉篇》「英骨反」。今本《玉篇》作「莫骨反」。《西山經》：「英鞮之山，涴水出焉。」《玉篇》：「涴，于袁切。水出莫靴山。」《齊民要術》卷十藁條云，即今英莱也。《詩》曰：「彼汾沮洳，言采其英。」注云：一本作莫。並「莫」字訛作「英」之徵。黑字云：「一名白草，春採葉，夏採莖，秋採花，冬採根。」陶云：「諸方藥不用，又有白草，葉作羹飲，甚療勞，而不用根華。」蘇云：「此鬼目草也。蔓生，葉似王瓜小長而五椏，實圓若龍葵子，生青熟紫黑，煮汁飲甚解勞，東人謂之白草。」陶云：「白草，似識之而不的辨。」陳藏器云：「白英，一名鬼目。」（《開寶》引）《開寶》云：《爾雅》「苻，鬼目。」注：「似葛，葉有毛，子赤如耳當珠。」若云子熟黑，誤矣。《新修本草》有名無用，云：「鬼目，味酸平，無毒，生明目，一名來甘，實赤如五味，十月採。」陶注云：「俗人今呼白草子，亦爲鬼目，此乃相似《證類》此條。」《嘉祐》引陳藏器云：「一名白幕。」《爾雅》云：「苻鬼目注云：葉似葛，子如耳當赤色。」《弘決外典抄》（一ノ二十七ヲ）「符字從竹從艸者，鬼目艸」引郭琮云：「鬼目艸，莖似葛，葉圓而毛，子如耳璫，赤色叢生。《本草》云，今無識之者也。」

立之案：苻，即白莫之正名。此物葉莖並有，有粘脂付著人手，故名付，猶五色石脂，吳氏謂之五色符之例也。《漢書・司馬相如傳》注，師古曰「符，鬼目也。字從竹作符」與陳氏所引合。今本《爾雅》從艸作「苻」，恐非古也。白莫，即苻之緩音，急呼「白莫」二字則為苻，非有他義也。黑字及陶氏所說「白草」，蓋亦「白莫」之訛字，而黑字即郭璞、蘇敬、藏器所說鬼目是也。但本條專云根苗，鬼目專云實，故氣味功用不同，相合二條，則其説始使全矣。石南草，一名鬼目，出於白字，亦爲細紅實之名，與此同義。又《千金翼》有治產後勞復，白草一把，擣絞取汁，頓服方。此亦與陶蘇所説功用相符矣。因攷俗稱白草，此名遂專行俗間者乎。《本草和名》訓「保呂之」，又「都久美乃以比禰」，即今呼「鵯上戸」者，形狀與蘇敬所説政相合。

又案：「保呂之」者，蓋小瘡粟起之謂也。保呂者，「保呂呂呂波良良良」之義，之者語助。言「保呂呂之岐」也。《和名抄》風癮胗訓「加佐保路之」，可以徵也。此物苗葉有粘液，觸之則生小瘡，故名焉。「都久美乃以比禰」者，即爲實名，與「鵯上戸」其名義亦相似，可知其爲同物也。

一名穀菜。

立之案：「鬼目」之反爲穀，穀即鬼目之急呼，仍下菜字，遂爲穀菜也。

味甘寒，

黑字云：「無毒。」

生山谷。

黑字云：「生益州山谷。」

治寒熱八疸，

立之案：八疸，此及栝蔞根條黑字有，他書中未聞。《金匱》只説穀疸，女勞疸，酒疸，黑疸五證。《葛氏方》云：「黄疸有五種：黄汗，黄疸，穀疸，酒疸，女勞疸也。」引《醫心方》《病源》及《外臺》引《古今錄驗》有九疸目，而互有異同。

消渴，

陶云：「白草葉作羹飲，甚療勞。」蘇云：「鬼目草煮汁飲解勞。」陳云：「主煩熱，風瘮丹毒，瘧瘴寒熱，小兒結熱，煮汁飲之。」《開寶》引《別本注》云：「今江東人夏月取其莖葉煮粥，極解熱毒。」

補中益氣，久服輕身延年。

立之案：莖葉花根皆同效，而能清解血熱，解熱清血，而後本氣自充滿，故有補中益氣之效，輕身延年之驗也。○《御覽》九百九十一：「蘩菜，一名白英，味甘寒，生山谷。治寒熱，久服輕身延年，生益州。」

白蒿，

黑字云：「二月採。」陶云：「蒿類甚多，而俗中不聞呼白蒿者，方藥家既不用，皆無復識之。所主療既殊佳，應更加研訪。」蘇云：「《爾雅》蘩皤蒿，即白蒿也。此蒿葉麄於青蒿，後初生至枯，白於衆蒿，欲似細艾者。」《開寶》引《別本注》云：「葉似艾，葉上有白毛麄澀，俗呼爲蓬蒿。」《嘉祐》引陸機云：「凡艾白色者爲皤蒿，今白蒿春始生，及秋香美可食，生又可蒸。」

立之案：《本草和名》訓「之呂與毛岐」，又「加波良與毛岐」者，恐是茵蔯蒿，而據陸說則凡艾白色者，皆可以偁白蒿，不止一草也。今艾類白色者有數種，宜精究也。如蘇及《別本注》所說，則今俗呼朝霧草者爲允當。福山寺地強平採蝦夾白蒿，來而贈余，莖葉全如艾，高四五尺，葉面背共白色，莖端生花，白花黃蘂，簇生，如鼠麴。陸機所說香美可食者，即此物歟。其艸，今私名「於保志呂與毛岐」。

味甘平，

黑字云：「無毒。」《千金》云：「味苦辛平，無毒。」孟詵云：「寒。」

生川澤。

黑字云：「生中山川澤。」蘇云：「所在有之也。」《圖經》同

主五藏邪氣，

《千金方》云：「養五藏。」孟詵云：「葉，乾爲末，夏日暴水痢，以米飲和一匙，空腹服之。子主鬼氣，末和酒服之，良。又燒淋灰煎，治淋瀝疾。」

立之案：《千金》《外臺》《醫心方》等未見用白蒿者，《證類・諸病通用藥例》下不載白蒿，然則古方用茵蔯蒿，或是白蒿，互相通用，無有大異歟。

風寒濕痺，

立之案：凡艾蒿類皆有此功能，奄閭子治風寒濕痺，茵蔯蒿治風濕寒熱邪氣，馬先蒿治中風濕痺之類是也。

補中益氣，

孟詵云：「其葉生挼，醋淹之爲菹，甚益人。」

長毛髮，令黑。

立之案：凡艾蒿類皆有除濕補血之能，故其效如此。

療心懸，少食，常飢。

孟詵云：「生擣汁，去熱黃及心痛。」

立之案：心懸者，謂心下牽引急痛也。懸、牽二字，古文通用。《素問・玉機眞藏論》云：「冬脈不及，則令人心懸如病飢，眇中清，脊中痛，少腹滿，小便變。」《太素》作：「令人心如懸病飢，脊中痛，少

腹滿，小便變。」楊上善注云：「腎脈上入於心，故腎虛心如懸狀，如病於飢，當脊中腎氣不足，故痛也。又小腹虛滿，小便變色也。」《太素》作「心如懸病飢」恐誤，宜從《素問》作「心懸如病飢」，楊氏就誤本爲之説解，非是也。與此文相似，乃謂腎虛心痛之候也。蓋腎虛不能制水，故水停心下，爲留飲諸證也。所云心懸，即與《金匱》所説懸飲稍同，但有虛實之分。虛證爲心懸，實證爲懸飲耳。《金匱》心痛篇：「心中痞，諸逆，心懸痛，桂枝生薑枳實湯主之」，《外臺》卷七・心下懸急懊痛門引仲景《傷寒論》作「心下懸痛，諸逆大虛者，桂心生薑枳實湯主之。」方後云：「范汪同。」《肘後》載此方作「治心下牽急懊痛方」。《病源》心懸急懊痛候云：「其痛懸急懊者，是邪迫於陽氣，不得宣暢，壅瘀生熱，故心如懸而急煩懊痛也。」此云「如懸而急」，則亦言如牽引而急迫也。又《千金》有「心中《外臺》作「下」痞，諸逆懸痛，桂心三物湯主之方」又《養胎篇》云「妊娠九月，卒得下痢腹滿懸急」，又二月艾葉湯條云「心滿臍下懸急」，《千金翼》養性服餌，鎮心圓條云「心下懸急」，並牽引急痛之義。又《金匱》云：「病懸飲者，十棗湯主之。」所云「懸飲」，亦牽引痛之義。《金匱》又云：「飲後水流在脇下，欬唾引痛，謂之懸飲。」是以引釋懸。又云「脈沈而弦者，懸飲内痛」，共可以徵也。又黑字云「大棗，除煩悶，心下懸」，亦是心下懸引急痛，即十棗湯所主也。蓋云心懸、云心如懸、云常飢、云如飢，是非有二義，古文往往有此例。心懸，即心如懸之謂。常飢，亦如飢之義。《素問・逆調論第三十四》有「肉苛」「肉如苛」之文，可併攷。

久服輕身，耳目聰明，不老。

《千金方》云：「白蒿，味苦，辛平，無毒。養五藏，補中益氣，長毛髮，久食不死。白兔食之，仙。」《醫心方》引《金匱錄》云：「以十一月採彭勃，彭勃者，白蒿也。白莬之加也，壽八百歲。」

肉縱容，

縱容，原作蓯蓉，今據《本草和名》《醫心方》正。《本草和名》云：「仁諝正作從，七容反。」又引《范汪方》云：「肉從容者，地精也。」又引《釋藥性》云：「一名肉松此下恐脱「容」字。」吳氏云：「一名肉松容。」黑字云：「五月五日採，陰乾。」陶云：「是野馬精落地所生，生時似肉。」日華子云：採訪人方知勃落樹下，并土塹上，此即非馬交之處，陶說誤耳。《蜀本圖經》云：「出肅州祿福縣沙中，三月、四月掘根，切取中央好者三四寸，繩穿陰乾。八月始好，皮如松子鱗甲，根長尺餘。」吳氏云：「肉蓯蓉生河西山陰地，長三四寸，叢生。或代郡，二月至八月採。」《御覽》「二月」上有「鴈門」二字，無「至」字，「採」下有「陰乾用之」四字。《圖經》云：「今陝西州郡多有之，然不及西羌界中來者，肉厚而力緊。」以上肉蓯蓉之說也。陶云：「芮芮江（當作「河」）南間至多，今第一出隴西，形扁廣，柔潤，多花而味甘。」日華子云：「又有花蓯蓉，即是春抽苗者，力較微耳。」以上花蓯蓉之說也。陶云：「次出北國者，形短而少花。巴東建平間亦有而不如也。」蘇云：「此注論草蓯蓉，陶未見肉者。今人所用亦草蓯蓉，刮去花用，代肉爾。《本經》有肉蓯蓉，功力殊勝。北來醫人時有用者。」《蜀本圖經》云：「其草蓯蓉，四月中旬採，長五六寸至一尺已來，莖圓紫色，採取壓令扁，日乾。原州、秦州、靈州皆有之。」《圖經》云：「又有一種草蓯蓉，極相類，但根短，莖圓，紫色，比來人多取，刮去花，壓令扁，以代肉者，功力殊劣耳。」又《證類》草下品引《開寶》云：「列當，生山南巖石上，如藕根，初生掘取，陰乾，亦名草蓯蓉。性溫，補男子。疑即是此物，今人鮮用，故少有辨之者，因附見於此。」以上草蓯蓉之說也。

立之案：肉蓯蓉，國産無有，近年吳舶齎來爲不少，皆甕中鹽藏，形狀與《蜀本》所說「皮如松子鱗甲，長尺餘」者合矣。花蓯蓉，蓋亦草蓯蓉之類耳。其草蓯蓉者，野州日光及駿州富士山中所出，俗呼「波末宇都保」，一名「岐牟良多介」者是也。但形不長大，乃與陶所說「出北國者，形短而少花」，《圖經》云：「又有一種草蓯蓉，極相似矣。」

又案：此物似菌非菌，似草非草，即與赤箭一類，得山陰純陽之氣而生，故補中益氣，強陰益精之力，殆不減於六芝也。

又案：《炮炙論序》單作蓯，蓋「縱容」之急呼爲「縱」，縱與芝一聲之緩急耳。然則云肉縱容者，即肉芝之謂也。《釋藥性》「一名肉松」，《醫心方》卷八·脚氣屈弱方第七引《千金方》八風散，縱容八分，傍注「一名肉松」。「松」與「芝」爲一音，亦可以證矣。

味甘，微溫。

黑字云：「酸鹹，無毒。」吳氏云：「神農、黄帝：鹹。雷公：酸。李氏：小溫。」《藥性論》云：「臣。」《衍義》云：「老者苦。入藥，少則不效。」

生山谷。

黑字云：「生河西山谷，及代郡鴈門。」陶云：「代郡鴈門屬并州，多馬處便有。言是野馬精落地所生。」《蜀本圖經》云：「出肅州祿福縣沙中。」吳氏云：「生河西山陰地。」《圖經》云：「今陝西州郡多有之。」以上肉蓯蓉。陶云：「芮芮河南間至多，今第一出隴西。」以上花蓯蓉。陶云：「次出北國。」《蜀本圖經》云：「原州、秦州、靈州皆有之。」《開寶》云：「列當，生山南巖石上。」以上草蓯蓉之說也。

治五勞七傷，補中。

黑字云：「腰痛止痢。」陶云：「以作羊肉羹，補虛乏極佳，亦可生噉。」《藥性論》云：「大補益，主赤白下，補精敗面黑勞傷。用蓯蓉四兩，水煮令爛，薄切細研，精羊肉分爲四度五味，以米煮粥，空心服之。」《圖經》云：「西人多用作食品噉之，刮去鱗甲，以酒淨洗，去黑汁，薄切，合山芋、羊肉作羹，極美，好益人，食之勝服補藥。」

除莖中寒熱痛，

黑字云：「除膀胱邪氣。」日云：「男子泄精，尿血遺瀝，滯下陰痛。」

養五藏強陰，益精氣多子。

《藥性論》云：「益髓，悅顏色，治女子，壯陽，日御過倍。」日云：「治男絶陽不興，潤五藏，長肌肉，暖腰膝。」《雷公炮炙論序》云：「強筋健骨，須是蓯鱓。」注云：「蓯蓉并鱓魚二味作末，以黃精汁丸，服之可力倍常十也。」出《乾寧記宰》

婦人癥瘕，

《藥性論》云：「治女人血崩。」日云：「女絶陰不産，帶下，陰痛。」

久服輕身。

《藥性論》云：「悅顏色，延年。」○《御覽》引《本草經》云：「肉蓯容，味甘，微溫，生山谷。治五勞七傷，補中，除莖中寒熱，養五藏，強陰益精氣，多子，婦人癥瘕。久服輕身。生河西。」《五勞虛勞篇六》云：「五勞虛極羸瘦，腹滿，不能飲食。食傷，憂傷，飲傷，房室傷，饑傷，勞傷，經絡榮衛氣傷。」案：食傷，飲傷，飢傷爲脾勞。憂傷，勞傷爲肝心二勞。房室傷爲腎勞。經絡榮衛氣傷爲肺癆。《病源》卷三虛勞候云：「五勞者：一曰志勞，二曰思勞，三曰心勞，四曰憂勞，五曰瘦勞。又肺勞者，短氣而面腫，鼻不聞香臭。肝勞者，面目乾黑，口苦，精神不守，恐畏不能。」

地膚子，

《本草和名》無「子」字，《和名鈔》同，然《醫心方》諸藥和名篇有之，故今置而不削。黑字云：「八月十月採實，陰乾。」陶云：「皆取莖苗爲掃帚。子微細。」蘇云：「地膚子，田野人名爲地麥草，葉細莖赤，多出熟田中。苗極弱，不能勝舉。今云堪爲掃帚，恐人未識之。」《蜀本圖經》云：「初生薄地，花黄白，子青白色。」《圖經》云：「其葉三，四月、五月採。」日云：「又名落帚子。色青似一眠起蠶沙矣。」

立之案：《本草和名》訓「爾波久佐」，又「末岐久佐」，此物多自生庭階間，又子落而生，故有此二名也。即今呼帚木者是也。而莖幹有堅軟二種，陶所説即堅硬可爲帚者，蘇所説則軟弱，供食用而不堪作帚者，俗呼「伊佐利波波岐木」，又「南蠻帚木」，又「江戸帚木」者是也。

一名地葵。

黑字云：「一名地麥。」蘇云：「田野人名爲地麥草。」《本草和名》作「一名地麥，一名地脈草」。《御覽》作「一名地葵，一名地脈」。《千金》亦作「地脈」。

立之案：地膚者，謂此者從子生苗，滿地引根似人肌膚，小筋無隙也。黑字「地脈」亦同義。猶枸杞根深入不絶，故謂之地骨，又地筋。地黄，根中津液滋潤，故謂之地髓也。

味苦寒。

黑子云：「無毒。」《藥性論》云：「君。」《圖經》云：「其葉味苦寒，無毒。」

生平澤。

黑字云：「生荊州平澤及田野。」《蜀本圖經》云：「今所在有。」《圖經》云：「今蜀川關中近地皆有之。」

主膀胱熱，

黑字云：「去皮膚中熱氣。」

利小便，

《子母秘錄》：「治姙娠患淋，小便數去少，忽熱痛酸索，手足疼煩。」地膚子十二兩，初以水四昇，煎取二昇半分温三服。楊氏《産乳》同文少異

立之案：蘇云：「《別錄》云：擣絞取汁，主赤白痢，苗灰主痢亦善。」《圖經》云：「主大腸洩瀉，止赤白痢，和氣，澀腸胃。」此物能利洩，則所以止痢澀腸胃也。

補中，益精氣。

黑字云：「疝瘕，強陰。」陶云：「入補丸散用。」《藥性論》云：「與陽起石同服，主丈夫陰痿不起，補氣益力。」

久服耳目聰明，

蘇云：「洗目去熱，暗雀盲毒痛。」「《深師》療目痛及眯，忽中傷因有熱瞑者。方 取地膚白汁，注目中。」《外臺》引

輕身耐老。

黑字云：「使人潤澤。」陶云：「《仙經》不甚用。」《御覽》引《本草經》云：「地膚，一名地華，一名地脈，一名地蔡。蔡恐葵誤」

析蓂子，

「析」原作「菥」，今據《醫心方》七情條例正，而《和名篇》作「菥冥」，《不入湯酒篇》作「折冥」，《本草和名》作「菥蓂」。黑字云：「四月、五月採，暴乾。」陶云：「人方言是大薺子，俗用甚稀。」蘇云：「《爾雅》云是大薺，然驗其味，甘而不辛也。」《蜀本》云：「似薺菜而細，俗呼爲老薺。」陳云：

「按，大薺即葶藶，非菥蓂也。菥蓂大而褊，葶藶細而圓，二物殊別也。」《圖經》云：「《爾雅》云：菥蓂，大薺。郭璞云：似薺細葉，俗呼之曰老薺。又有葶藶，謂之蕇。注云：實葉皆似芥，一名狗薺。大抵二物皆薺類，故人多不能細分，乃爾致疑也。」

立之案：《呂氏春秋·任地篇》：「孟夏之昔，殺三葉而穫大麥。」高誘注云：「昔，終也。三葉，薺，亭歷，菥蓂也。」此注蓋是傳來之古義，而三草實爲同類。在《爾雅》則「姚莖，塗薺」即是薺菜(奈豆奈)。蕇，亭歷。即是麥裏蒿(圖經)。黃花者(中禪寺菜)。菥蓂，大薺。即郭璞所謂老薺(波多左保)。共入夏便枯，須然如此，宜詳究(詳見於亭歷下)。

又案：《本草和名》訓「都波比良久佐」，此名未詳爲何物。苦菜亦訓「都波比良久久佐」，蓋有當時以菥蓂充苦菜之說，故此亦載是名歟。而「都波比良久久佐」者，恐衍一「久」字也(詳見於「苦菜」下)。今以俗呼「於保奈都奈」，又「於止古奈都奈」，又「波多佐保」(江戶)者充之，即薺之一種，苗高大有微毛，花亦微大，花後爲莢，莢亦細長，中有子，極小而微長褐色，政與「析冥」及大薺、狗薺之名合。

一名蔑菥，

「蔑」原作「蕿」，《本草和名》作「薎」，並俗字。《干祿字書》云：「薎蔑，上俗下正。」今據正。

立之案：蔑析、析蓂，並疊韻字，與亭歷、充尉等同例。蓋蔑析是析蓂之音轉，謂其子最細小也。蔑析二字共有微眇之義。

一名大蕺，一名馬辛。

立之案：此八字恐是次茺蔚條文錯簡在於此，析蓂、茺蔚二條相接，《新修》次第如此，必是古《本草》之舊次，故偶致此誤耳。大蕺，蓋大臭之義。蕺即「充尉」之急音，「蕺」「札」亦一音之轉，而「大札」即「大蕺」，非別字別義也。「馬辛」即「馬新」，爲馬矢之音轉。凡蒿類而有臭氣者，皆得馬矢之名，蓋出於俗呼耳。因攷馬先蒿，蘇注云：「俗謂之虎麻，一名馬新蒿。」而《本草和名》「茺蔚子」下「一名天麻草，一名苦麻已上二名，茺蔚子苗也。出《耆婆方》。一名虎麻，一名馬新蒿，一名馬矢蒿已上三名出《稽疑》。」然則，古《本草》必一物二名，而子名充蔚子。益明、益母，苗名馬先蒿。大蕺，大札也。餘具論於「馬先蒿」下。

味辛微溫。

黑字云：「無毒。」蘇云：「驗其味，甘而不辛也。」

生川澤。

黑字云：「生咸陽川澤，及生道傍。」陶云：「今處處有之。」同《圖經》

明目，目痛，淚出。

「淚」字解已見「曾青」下。《藥性論》云：「菥蓂子，苦參爲使，能治肝家積聚，眼目赤腫。」《圖經》云：「今眼目方中多用之。」崔元亮《海上方》：「療眼熱痛，淚不止，以菥蓂子一物，擣篩爲末，欲臥以銅筯點眼中，當有熱淚及惡物出，并去努肉，可三四十夜點之，甚佳。」《外臺》引《必效》主眼風闇有花，青葙子丸，方中用菥蓂子。

除痺，補五藏，益精光，

立之案：此物入血分，爲肝家要藥，故能主治眼目，諸痺，皆屬血分。補五藏益精光者，謂補益五藏血分之精氣也。精光，猶云精氣也。面目悅澤之類是也。凡實子皆含蓄活動精氣，與鳥卵獸角稍同其質，故一經擣碎，則其效尤速，不須全用也。

久服輕身不老。

立之案：凡子實益精之品，久服之則其功皆當如此。《吳氏本草》云：「菥蓂，一名折目，一名筞冥，一名馬駒，□□□ 雷公、神農、扁鵲：辛。李氏：小溫。四月採，乾二十日。生道傍。細辛乾薑苦參。」

茺蔚子，

《廣雅》作「充蔚」。《醫心方》不入湯酒條，作「充尉子」。黑字「一名貞蔚。」陶云：「葉如荏，方莖，子形細長，三棱。方用亦稀。」陳云：「此草田野間人呼爲鬱臭草。」《開寶》引《別本注》云：「其子狀如菥蓂子而稍麄大，微有陳氣。」日曰：「乃益母草子也。節節生花如雞冠，子黑色，九月採。」《爾雅》「萑，蓷」郭注云：「今茺蔚也。葉似荏，方莖，白華，華生節間，又名益母。」《廣雅》云：「《説文》云：蓷，隹也（「隹」原作「萑」，今從段本改）。」《詩》「中谷有蓷。」《傳》云：「蓷，鵻也。」《釋文》引《韓詩》云：「蓷，茺蔚也。」劉歆曰：「蓷，臭穢，即茺蔚也。」李巡《爾雅》注云：「臭穢，草也。」

立之案：郝懿行曰：「臭穢即茺蔚之轉聲，蓷又茺蔚之合聲也。今此草气近殨惡，故蒙殨穢之名。」此說可從。王引之則以爲「蓷者，充尉之合聲。充尉者，臭穢之轉聲未悉也」。《爾雅》「萑，蓷者。藨，藨。」乃以今字釋古字也。陳氏所云「鬱臭」即臭穢之倒語。《外臺》廿四引《救急》治發背方中作「蔚臭草」。又卅卷引《必效》療惡瘡方中作「茺蔚，臭草」之例，猶萹蓄，一名畜辯（《御覽》引吳氏）。菥蓂，一名蔑菥（白字），此類甚多，非有異義也。《本草和名》訓「女波之岐」，謂明目也。

案：女者，目也。波之星也。木者，草也。此草治目翳努肉，故名。

一名益母，

黑字云：「療血逆。」蘇曰：「又下子死腹中，主產後血脹悶。」陳曰：「擣苗傅乳癰。」日曰：「主產後血脹，苗葉同效。」《肘後方》：「治一切產後血病。益母草，竹刀切，洗淨，銀器內錬成膏，以酒服。」《子母秘錄》同。

立之案：白字絶無治産婦之功，只云明目益精。因攷「益母」亦「益明」之音轉，此物專走血分，故黑字云療血逆。陸機《詩疏》云：《韓詩》《三蒼》説悉云益母。故曾子見益母而感，是因治産後之言而遂爲此話柄也。不知益母即是益明，益母之名專行，而益明之名遂廢不用。

一名益明，

說見於前。

一名大札。

立之案：《爾雅·釋文》引《本草》此四字在「益母」後，「益明」前。大札，即大蕺，蕺即「充尉」之急呼，而蕺之爲言臭也。《開寶》引《別本注》云「微有陳氣」者是也。札、蕺亦一音之轉也，云「大札，大蕺」者，猶「亭歷之一名云大室、大適」也。非「大」字別有異義，元出於俗呼，則與大黄、大戟等同例耳。餘見於「菥蓂」條下。

味辛微温，

黑字云：「微寒，無毒。」

生池澤。

黑字云：「生海濱池澤。」陶云：「今處處有。」《圖經》云：「今園圃及田野見者極多。」

明目益精，

《千金翼》補肝丸，《必效》主眼湯《外臺》，謝道人療眼暴腫痛方同上中共有茺蔚子。

除水氣。

陳曰：「擣苗絞汁服，主浮腫，下水兼惡毒腫。」《開寶》引《別本注》云：「作煎及擣絞取汁服之，下死胎也。」日曰：「治産後血脹，苗葉同功。」《圖經》云：「韋丹主難産，搗取汁七大合，煎半，頓服，立下。無新者，以乾者一大握，水七合煎服。」《集驗方》：「治婦人帶下赤白色，益母草花開時採，搗爲末，每服二錢，食前溫湯調下。」

久服輕身，

立之案：凡益精之物，久服必至於輕身。陳曰：「苗子入面藥，令人光澤。」亦益精之一端。

莖治隱軫痒，可作浴湯。

黑字云：「五月採。」蘇曰：「擣茺蔚莖，傅丁腫，服汁，使丁腫毒内消。……主諸雜毒腫、丹油等腫。取汁如豆滴耳中，主聤耳。中虺蛇毒，傅之良。」陳曰：「擣苗，傅乳癰惡腫痛者。」《斗門方》：「治癤子已破，用益母擣傅，妙。」《簡要濟衆》：「新生小兒浴法：益母草五兩，剉，水一斗，煎十沸，溫浴，而不生瘡疥。」

《醫心方》卷三治中風隱軫十八，引《本草稽疑》又方茺蔚葉作浴湯。又治中風隱軫瘡十九篇，引孟詵《食經》又方茺蔚可作浴湯。《醫心方》十七治浸淫瘡第七，《錄驗方》天麻草湯。方　天麻草切，五升，以水一斗五升，煮取一斗，分洗以敂瘡癢也。《外臺》引《集驗》治小兒頭瘡，天麻草湯。方　天麻草葉如麻，冬生夏著花，亦如鼠尾花。□驗合忍萍、荊葴等浴妙，不必單用也。此云隱軫，則疥也，癬也，丹也，疿也，漆也，皆含畜此中。可作浴湯，又見溲疏、牛萹、欝牀白字，隱隱皮内小瘡軫起，故云隱軫也。

木香，

陶云：「此即青木香也。永昌不復貢，今多從外國舶上來，今皆以合香，不入藥用，惟制蛀蟲丸用之。常能煮以沐浴，大佳爾。」蘇曰：「出西胡者不善。葉似羊蹄而長大，花如菊花，其實黃，所在亦有之。」

《蜀本》云：「今苑中種之，花黃，苗高三四尺，葉長八九寸，皺軟而有毛。」《南州異物志》云：「青木香，出天竺，是草根，狀如甘草。」蕭炳云：「青木香，崑崙舶上來，形如枯骨者良。」《圖經》云：「江淮間亦有此種，名土青木香，不堪入藥用。僞蜀王昶園中亦嘗種之，恐亦是土木香種也。」《衍義》云：「又一種嘗自岷州出塞，得生青香，持歸西洛。葉如牛蒡，但狹長，莖高三四尺，花黃，一如金錢，其根則青木香也。生嚼之，極辛香，尤行氣。」

立之案：蘇敬、《蜀本》及《圖經》《衍義》等所説並是土木香，而今俗呼「於保久留末」，「似小車而長大，故名大車也」者是也。《衍義》云：「生嚼之，極辛香。」可知乾枯則無香，亦與大車同也。其舶上者自是別種，非此物也。故《廣志》云「青木出交州、天竺」，徐衷《南方記》云「青木香出天竺國，不知其形」，俞益期《牋》云「衆香共是一木，木節是青木」，《南夷志》云「崑崙國正北，去蠻界西洱河八十一日程，出象及青木香、旃檀香、紫檀香、檳榔、琉璃、水精、蠡杯」，又云「南詔青木香，永昌所出。其山名青木山，在永昌南三月日程」，《隋書》云「樊子蓋爲武威太守，車騎駕西巡，將入吐谷渾子，蓋以彼多瘴氣，獻青木香禦霧露」，唐子云「師子國出朱砂、水銀、薰陸、鬱金、蘇合、青木香等諸香」（並《廣志》已下，《御覽》引）共可以爲徵也。今舶來有一種形狀相似而無香氣，甚堅硬者，市上往往雜鬻，此物恐是亦土木香根，或是斫後未久者歟。（宜與後《廣志》《玉篇》文併攷。）

又案：《本草和名》引《兼名苑》云：「一名千秋，一名千年，一名長生，出播磨國。」（《香藥抄》引《本草抄》，此下有「青木香是也」注文。）《香藥抄》引《本草抄》云：「木香，一名青木。」（案之其體同青木，仍不注之。）和名「禰奈之久佐」，未詳國產斥何物。竊謂當時據千秋千年之名，漫以「伊波比婆」充之也。「卷柏，一名萬歲（古字），一名千秋（《太清經》）」誤混之也。《香藥抄》又云：「青木香，俗云象目。」《醫心方》木香，和名「佐宇毛久」。是以青木香爲專稱，似言舶來物。

又案：《齊民要術》云：「《廣志》曰：木蜜樹號千歲，根甚大，伐之四五歲，乃斷取不腐者爲香，生南方。」《本草》曰：「木蜜，一名木香。」《玉篇》：「櫁，亡質切。香木也。取香皆當豫斫之，久乃香出。樒，同上。」黑字云：「一名蜜香。」因攷《香藥抄》云「梵云句瑟託」，又云「仡羅突安突」，蓋以「蜜」爲正名。「蜜」原出於梵語，非有字義。《玉篇》作「櫁樒」即「木蜜」之字，與「甘草」字作「苷」同義。以其根似木，曰木蜜。以其有香，曰蜜香。木香亦爲蜜香之假音借字，以其色青，故又曰青木，又曰青木香。《香藥抄》及《醫心方》訓「佐宇毛久」，即青木香之呉音，猶蒴藋訓「曾久止久」之例也。

味辛溫。

「溫」原黑字，今據《御覽》正。黑字云：「無毒。」《藥性論》云：「君。」

生山谷。

黑字云：「生永昌山谷。」陶云：「永昌不復貢，今皆從外國舶上來。」蘇云：「此有二種，當以崑崙來者爲佳，出西胡來者不善。所在亦有之。」《南州異物志》云：「出天竺。」蕭炳云：「崑崙舶上來。」《圖經》云：「今惟廣州舶上有來者，他無所出。」《別說》云：「謹按：木香，今皆從外國來，即青木香是也。」《海藥》云：「謹按《山海經》云：生東海崑崙山。」

治邪氣，辟毒疫溫鬼，

黑字云：「消毒，殺鬼精物，溫瘧蠱毒，行藥之精。」陶云：「大秦國，以療毒腫，消惡氣，有驗。」《傷寒類要》：「天行熱病，若發赤黑斑如疿。青木香水煮服，效。」《隋書》云：「樊子蓋爲武威太守，車騎駕西巡，將入吐谷渾子，蓋以彼多瘴氣，獻青木香禦霧露。」

強志，治淋露。

黑字云：「療氣劣，肌中偏寒，主氣不足。」《藥性論》云：「末，酒服之，治九種心痛，積年冷氣，痃癖癥塊脹痛。逐諸壅氣上衝，煩悶，治霍亂吐瀉，心腹疞刺。」日云：「治心腹一切氣，止瀉，霍亂，痢疾，安胎。健脾消食，療羸劣，膀胱冷痛，嘔逆反胃。」孫尚藥：「治丈夫、婦人、小兒痢。木香一塊，方圓一寸，黄連半兩，水半升，同煎乾，去黄連，只薄切木香，焙乾爲末，三服。第一橘皮湯，第二陳米飲，第三甘草湯調下。此方李景純傳，有一婦人久患痢，將死，夢中觀音授此方，服之遂愈。」《衍義》云：「木香，專泄决胸腹間滯塞冷氣，他則次之。得橘皮、肉豆蔻、生薑相佐使，絶佳，效尤速。」

立之案：「淋露」即「淋瀝」「瀝露」，音義皆同，言凡長病連延不愈，伏連、殗殜，肺痿之屬也。《外臺》引蘇遊《玄感方》云：「伏連，吴楚云淋瀝。」蓋「淋露」之急呼爲「勞」。勞者，即凡長病不愈之偁也。後世作「癆」，俗字耳。

久服不夢寤魘寐。

黑字云：「輕身，致神仙。」《圖經》云：「《雜修養書》云：正月一日取五木煮湯以浴，令人至老鬚髮黑。」徐鍇注云：「道家云青木香，亦云五木。道家多以此浴，當是其義也。」又云：「《續傳信方》著張仲景青木香丸，主陽衰諸不足，用崑崙青木香、六路訶子皮各二十兩，篩末，沙糖和之。駙馬都尉鄭某（忘其名），去沙糖，加羚羊角十二兩，白蜜丸如梧子，空腹酒下三十丸，日再，其效甚速。然用藥不類古方，而云仲景者，不知何從而得之邪。」

立之案：木香，辛香溫散之物，能令一身血氣不壅滯閉塞，故邪氣不能入，預以辟毒疫，溫鬼，強志也，非專治邪氣疫鬼之謂也。樊子蓋獻以禦霧露，青木香丸主陽衰諸不足，共可徵也。治淋露，即療一切本氣之羸劣不足也。久服不夢寤魘寐者，乃強志之效也。

又案：「魘」爲俗字，宜作「厭」。《山海經》《脈經》共作「厭」，僅存古字。玄應《一切經音義》云：「厭，於冉反。鬼名也。梵言烏蘇慢。」此譯言「厭」。《字苑》云：「眠内不祥。」《蒼頡篇》云：「手伏合人心曰厭。山東於葉反。」《説文新附》有「魘」字，云：「寱驚也。從鬼厭聲，於琰切。」《廣韻》「魘，惡夢。於葉切。又於琰切。」慧琳《一切經音義》（卷卌九十六頁面）云：「魘魅，上壓琰反。俗字。」諸字書並無，且依經文，今國俗呼曰「宇奈左留」者是也。據此，音義正文，則《本經》「寐」亦「魅」字之義。魘中被邪媚故謂魅，非臥寐之義也。○《御覽》引《本草經》云：「木香，一名木蜜香，味辛溫無毒。治邪氣，辟毒疫，溫鬼，強志，主氣不足。久服不夢寤魘寐，輕身致神仙，生永昌山谷。」又木蜜條引《本草經》云：「木蜜，一名蜜香，味辛溫。」

蒺藜子，

黑字云：「七月八月採實，暴乾。」《藥性論》云：「不入湯用。」日云：「入藥不計丸散，並炒去刺用。」《圖經》云：「神仙方亦有單餌蒺藜。云不問黑白，但取堅實者，舂去刺用。」陶云：『葉布地，子有刺，狀如菱而小。人行多著木履，今軍家乃鑄鐵作之，以布敵路，路亦呼蒺藜。」《易》云「據於蒺藜」，言其凶傷。《詩》云：「牆有茨，不可掃也。」以刺梗穢也，方用甚稀爾。』《嘉祐》引《爾雅》云：「茨，蒺藜。」注：「布地蔓生，細葉，子有三角刺人。」

立之案：《説文》：「薺，蒺梨也。」「疾梨」之反爲「茨」，共有刺之偁也。猶「牆靡」之反爲「刺」也。《兼名苑》云「咠公，一名蝾犁」（《本草和名》引），亦取於刺人之義也。又《墨子・備城門》云：「以亢疾犁。」畢阮攷注云：「此正字。」《漢書》作「蒺藜」，非。《本草和名》訓「波末比之」，今俗亦猶呼此名，則生海濱沙地，其子似菱之義。

一名旁通，

立之案：此物一根，蔓延四散，至於丈許，故名之。

一名屈人，一名止行，

立之案：實有刺，刺人，故有此二名。陶氏所謂「人行多著木履」者是也。

一名豺羽，一名升推。

黑字云：「一名即梨，一名茨。」

立之案：「即梨」之反爲「茨」，豺羽、升推二反，共亦爲茨。茨與刺音義皆同，則「茨」爲正名也。

味苦溫。

黑字云：「辛，微寒，無毒。」《藥性論》云：「白蒺藜子，君，味甘，有小毒。」《開寶》引《別本注》云：「《本經》云溫，《別錄》云寒。此藥宣通，久服不冷而無壅熱，則其溫也。」

生平澤，

黑字云：「生馮翊平澤，或道傍。」陶云：「多生道上，長安最饒。」《衍義》云：「杜蒺藜，即今之道傍布地而生，或生牆上。」

治惡血，

黑字云：「身體風痒頭痛……小兒頭瘡，癰腫，陰㿗，可作摩粉，其葉主風癢，可煮以浴。」《藥性論》云：「治諸風癧瘍，破宿血。」日云：「療腫毒及水藏冷，小便多，止遺瀝泄精，溺血。」《圖經》云：「神仙方單餌蒺藜，主痔漏，陰汗，及婦人發乳，帶下。」孫眞人《食忌》：「治白癜風。以白蒺藜子生擣爲末，作湯服之。」《醫心方》引《小品方》：「傅氣腫，蒺梨薄方，蒺藜子二升，下篩，以麻油和如泥，熬令燋黑，以塗細故熟布上，剪如腫大，勿開頭潝之。」《集驗方》同。又：「治面皯䵳方。《新録方》取蒺藜末，蜜和塗之。」又：「《僧深方》治查皯䵳蒺藜散。方　蒺藜子、支子人、香豉各一升，木蘭皮半斤，凡四物下篩，酢漿水和如泥，暮臥塗病上，明旦湯洗去。」

破癥結，積聚，

黑字云：「止煩，下氣。」日云：「治賁㹠腎氣，肺氣胸膈滿。」《外臺》云：「《備急》葛氏治蟯蟲攻心如刺，吐清汁，方　取七月七日蒺藜子，陰乾，燒作灰，先食服方寸匕，一服，三日止。范汪、《千金》同。」

乳難，

《藥性論》云：「難産。」日云：「催生并墮胎。」《梅師方》：「治難産，礙胎在腹中，已見兒，并胞衣不出，胎死。蒺藜子、貝母各四兩，爲末。米湯下一匙，相去四、五里，不下再服。」

久服長肌肉，明目輕身。

《藥性論》云：「去燥熱。」日云：「益精。」《圖經》云：「古方云治風明目最良。」《外臺》：「《肘後》療積年失明不知人。方　七月七日取蒺藜子，陰乾，擣篩，食後服方寸匕。」《神仙祕旨》云：「服蒺藜子一碩，當七、八月熟時收，日乾，春去刺，然後杵爲末。每服二錢，新汲水調下，日三服。勿令中絶，斷穀長生。服之一年已後，冬不寒，夏不熱。服之二年，老者復少，髮白復黑，齒落重生。服之三年，身輕長生。」《醫心方》引《金匱録》云：「七月七日採蒺藜。蒺藜者，騰虵之加也，壽二千歲。」○《御覽》引《本草經》云：「蒺藜，一名止行，一名升雅，一名傍通，一名水香。」

天名精， 黑字云：「五月採，垣衣爲之使。」陶云：「此即今人呼爲豨薟，亦名豨首。夏月擣汁服之，以除熱病。味至苦，而云甘，恐或非是。」蘇云：「鹿活草是也。」《別錄》：「一名天蔓青，南人名爲地菘，味甘辛，故有薑稱。狀如藍，故名蝦蟇藍，香氣似蘭，故名蟾蜍蘭。主破血生肌，止渴利小便，殺三蟲，除諸毒腫，丁瘡，瘻痔，金創内射。身痒，癮瘮不止者，揩之立已。其豨薟苦而臭，名精，乃辛而香，全不相類。」《蜀本圖經》云：「地菘也。《小品方》名天蕪菁，一名天蔓菁。聲並相近。夏秋抽條，頗似薄荷，花紫白色，味辛而香，其葉似山南菘菜。」陳云：「陶公注釣樟條云：有一草似狼牙，氣辛臭，名爲地菘，人呼爲劉燼草，主金瘡。言劉燼昔曾用之。狼牙，陶注不說形狀，故地菘形狀亦未詳。《異苑》云：青州劉燼，宋元嘉中射一麞，剖五藏，以此草塞之，蹶然而起。燼怪而拔草，便倒，如此三度，燼密錄此草種之，主折傷多愈，因以名焉。既有活鹿之名，雅與麞事相會。陶、蘇兩說俱是地菘，功狀既同，定非二物。」

《證類》草下品下：「地菘，味鹹，主金瘡止血，解惡蟲蛇螫毒，搗以傅之。生人家路傍陰處，所在有之，高二三寸，葉似松葉而小。今附」

立之案： 禹錫等謹按亦以爲陶、蘇所說天名精。其說可從。

立之案： 陳氏此說蓋出於解紛中，而攷語氣似未目擊其物，然以蘇所謂鹿活草，爲蘇所說地菘則是，而此物與《蜀本》所說地菘亦同物，今俗呼山薄荷者，甚切當。自生於山野，叢生方莖，葉對生似蘇而小，至秋莖高三五尺，開紫花成穗，長尺餘，花似鼠尾花而小，成層，其葉微香，味苦者是也。陶所說「夏月除熱病，味至苦」者，即今俗呼「引起」者是也。此甚似山薄荷而葉稍尖長，色青白，有毛茸，八九月開花成穗，亦長大於山薄荷，且多枝，花形似牡荊，紫色，又有濃淡二種，莖葉甚苦，其所以名「引起」，亦取於引起暍病卒倒者之意，自與陶説合。則雖陶之「地菘」、陳之「劉燼草」，共不詳説其形狀，然至究「地菘」之名，「活鹿」之事，應與蘇注及《蜀本》同也。陶氏《序例》所云「路邊地菘，爲金創所秘」者，亦斥於此也。陶《序例》云「路邊地菘，而爲金瘡所秘」，即《開寶》所云「地菘，主金瘡小草」，陶氏已來皆指此物也。

又案：今《證類》所圖二種，共今俗所呼藪煙草也。而與下品雀蝨圖相似，是蘇頌以來傳寫之圖，則頌時「鹿活草」既未詳，故以當時俗間所稱地菘，即鶴蝨爲之圖。沈氏《筆談》云：「地菘即天名精，鶴蝨是實。」是與頌同説耳。至於李時珍以實名鶴蝨，以根名杜牛膝，則杜撰極矣。《證類》下品又引《開寶》「地菘主金瘡」者，蓋《拾遺》所載「金瘡小草」，而俗呼「麒麟草」者即是，與「山薄荷」及「引起」自別，不可紛亂也。

又案：黑字「一名天門精，一名玉門精」，《釋藥性》「一名天無青」（《本草和名》引），即無、曼、門、名，爲一聲之轉，其「玉門精」乃爲「天門精」之譌，猶「王瓜，一名天瓜」（《本草和名》引《雜藥決》）之例，其一誤作「王」，再誤作「玉」也。

又案：錢大昕《養新錄》云：「蔓菁之蔓，平聲。陸放翁詩：空憶廬山風雨夜，自炊小竈煮蔓菁。又山圃蒿蔓晨灌溉，地鑪芋栗夜燔煨。」據此，則「蔓菁」之「蔓」，與無、門、名相通，而爲平聲，尤明白矣。《本草綱目》曼陀羅花，名山勝概，作「悶陀羅草」，亦可以徵矣。

一名麥句薑，

蘇云：「味甘辛，故有薑稱。」《嘉祐》引《爾雅》云：「茢薽，豕首。」釋曰：「藥名也，一名麥句薑。」《藥性論》云：「麥句薑，使。」陳云：「天名精。《本經》一名麥句薑。《爾雅》云：大鞠，蘧麥。」

注云：麥句薑，蘧麥即今之瞿麥，然終非麥句薑。《爾雅》注錯如此。」

立之案：《廣雅》：「茈葳，麥句薑，蘧麥也。」麥句薑，即巨句麥之誤，郭注《爾雅》亦襲此誤，但麥句薑名義未詳。郝懿行曰「麥句巨二名相亂，遂令薑麥二種異類同名矣」亦未確。

再案：「麥句」之反爲「務」，「務」與「蟆」古同音，麥句薑乃蟆薑之義。與蟾蠩蘭，《御覽》作「蠩蘭」同，或曰「麥句」之急呼爲「無」，「薑」與「青」音相近，則「麥句薑」是「無青」之緩言，姑錄俟攷耳。

一名蝦蟆藍，

黑字云：「一名蟾蜍蘭。」蘇云：「狀如藍，故名蝦蟆藍。香氣似藍，故名蟾蜍蘭。」《御覽》豕首條引《吳氏本草》云：「一名澤藍，一名豕首。」《爾雅》「茢薽，豕首」郭注云：「《本草》曰彘盧，一名蟾蠩蘭。」（《御覽》引無「蟾」字）

立之案：古昔所云蝦蟇，即蟾蜍也。故白字「蝦蟇」，黑字「一名蟾蜍」。《月令》疏引李巡云「蟾蜍，蝦蟆也」可以徵也。竊謂「叚麻」之反爲「蛙」，元無水陸大小之分別也。詳開於本條，而「藍蘭」二字以音借用，無異義也。不知「蘭」是「藍」誤，與「蘭」又作「蔄」同理耳。

一名豕首，

黑字云：「一名彘顱。」《爾雅》：「茢薽，豕首。」郭注云「《本草》曰一名彘盧，今江東呼豨首」，與陶注合。《御覽》引吳氏云：「澤藍，一名豕首。」

立之案：黑字又云「一名覲」，是《爾雅》「茢薽」之「薽」字。陶云：「今人呼爲豨薟。」「豨薟」之反爲「薽」，單稱則云「薽」，連稱則云「茢薽」，「茢薽」之反又爲「薟」。此間尚傳古語眞物而不誤。《集韻》云「豨薟，艸名，一曰天名精」，亦與陶說合。而爲臭惡之物，故有豕首、彘顱等諸名，則俗呼「引起」者允當。而至於蘇敬時徒傳古語，眞物遂不明。若豨薟條列在下品中，所說即今俗呼「女奈毛美」者也。治中風，豨薟丸即此物，而非眞物。出於俗間試驗方，沿至今日，則陶所謂「稀薟」，終無知爲何物者，何故知豨薟之爲蘞，茢蘞之爲薟哉。今將究本草之學，而務復古溯源，故先正名而後眞物自得耳。

味甘寒。

黑字云：「無毒。」陶云：「味至苦，而云甘，恐或非是。」蘇注、《蜀本》並云：「辛而香。」《藥性論》云：「麥句薑，使，味辛。」吳氏云：「神農、黄帝：甘辛，無毒。」

生川澤。

黑字云：「生平原川澤。」吳氏云：「生寃句。」《御覽》引《圖經》云：「今江湖間皆有之。」

治瘀血血瘕欲死，下血止血。

陶云：「劉燼草主金瘡。」蘇云：「主破血生肌，除諸毒腫丁瘡瘻痔，金瘡内射、身痒癮瘮不止者，揩之立已。」《藥性論》云：「治瘡止血及鼻衄不止。」

利小便，除小蟲。

蘇云：「《別錄》利小便，殺三蟲。」

立之案：小蟲，蓋是蟯蟲。《病源》云：「蟯蟲至細微，形如菜蟲，居胴腸，多則爲痔，極則爲癩。」

去痹，除胸中結熱，止煩渴。

陶云：「豨首，夏月擣汁服之，以除熱病。」

久服輕身耐老。

立之案：此物能驅除血瘕，清解血熱，故氣血順環，無有欝滯，所以至於長生久視也。○《御覽》引吳氏《本草》云：「一名澤藍，一名豕首。神農、黄帝：甘辛，無毒。生冤句，五月採。」

蒲黄，

黑字云：「四月採。」陶云：「此即蒲釐花上黄粉也。伺其有，便拂取之。」日云：「此即蒲上黄花。」《圖經》云：「春初生嫩葉，未出水時，紅白色茸茸然。至夏抽梗於叢葉中，花抱梗端，如武士捧杵，故俚俗謂蒲槌，亦謂之蒲釐花。黄，即花中蘂屑也。細如金粉，當其欲開時，有便取之。」

立之案：蒲花謂之蒲黄，猶松花謂之松黄（出蘇敬松脂注），而松黄與蒲黄甚相似，故蘇注云：「松黄拂取似蒲黄。」雷公於本條云：「凡使，勿用松黄并黄蒿。其二件全似，只是味跙及吐人。」依此，則古已有以松黄僞蒲黄者可知也。《本草和名》訓「加末乃波奈」。「加末」名義義於次章

味甘平。

《藥性論》云：「君。」

生池澤。

黑字云：「生河東池澤。」《圖經》云：「今處處有之，而泰州者爲良。」

治心腹膀胱寒熱，

日云：「血氣，心腹痛。」

利小便，

《藥性論》云：「治尿血，利水道。」日云：「小便不通。」《葛氏方》：「忍小便久致胞轉，以蒲黄裹腰

腎，令頭致地三度，通。」《外臺》引范汪：「療胞轉不得小便。方　用蒲席捲人，到立，令頭至地三反則通。《肘後》同。」又引《肘後》：「療卒小便不通及胞轉。方　服蒲黄方寸匕，日三服。良。」又引蘇澄：「療尿血。方　酒服蒲黄二寸匕，日二服，水服亦得。」

立之案：《證類》所引《葛氏方》「以蒲黄裹腰腎」者可疑，據《外臺》則「黄」字恐是「席」訛。

止血，消瘀血。

陶云：「療血。」《藥性論》云：「通經脈，止女子崩中不住，主痢血，止鼻衄。」日云：「治撲血悶，排膿，瘡癤，婦人帶下，月候不勻，姙孕人下血墜胎，血暈血癥，兒枕急痛，腸風瀉血，遊風腫毒，鼻洪吐血，下乳，止泄精，血痢。入藥破血消腫即生使，補血止血即炒用。蒲黄篩下後有赤滓，名爲萼。炒用甚澀腸，止瀉血及血痢。」《肘後方》：「治腸痔，每大便常血，水服蒲黄方寸匕，日三服，良。」《葛氏方》：「若血内漏者。蒲黄二兩，水服方寸匕，立止。」《孫眞人食忌》：「主卒吐血，以水服蒲黄一升。」《産寶》：「治産後下血，虚羸迨死，蒲黄二兩，水二升，煎取八合，頓服。」

久服輕身益氣力，延年神仙。

陶云：「《仙經》亦用此。」

立之案：破血消瘀之效，積月累年則内氣充足，外邪無由入，終至於輕身延年也。

香蒲，

蘇云：「此即甘蒲，作薦者，春初生，用白爲葅，亦堪蒸食。山南名此蒲爲香蒲，謂昌蒲爲臭蒲。蒲黄即此香蒲花是也。」《圖經》云：「香蒲，蒲黄苗也。《周禮》以爲葅，謂其始生。取其中心入地，大如匕柄，白色，生噉之，甘脆。以苦酒浸，如食笋，大美，亦可以爲鮓。今人罕復有食者。」

立之案：陶注云：「方藥不復用，俗人無採，彼土人亦不復識。昔江南舊貢菁茅，一名香茅，以供宗廟縮酒。或云是薰草，又云是鷰麥，此蒲亦爲相類耳。」蘇云：「陶引菁茅，乃三脊茅也。其鷰麥、薰草、香茅，野俗皆識，都不爲類，此並非例也。」似是。蓋陶氏不知香蒲是蒲黄苗，只在「香」字上頻求其草，或有所受而言歟。然《周禮・醢人》「蒲昌」並偁，則其爲食料必矣。《本草和名》訓「女加末」，女者，芽也。加末者，「加牟波志幾」之畧，即謂芽蒲也。其芽芳香故名。凡輔仁所充國名，皆依《新修本草》蘇說，他皆傚此。

一名睢，

黑字云：「一名醮。」《本草和名》云：「睢，仁諝音雖，楊玄操音七余反。醮，音子咲反。」《御覽》引作「睢蒲」。又引《呉氏本草》云：「醮，一名醮石，一名香蒲。」《本草和名》又云：「一名醮蒲出《釋藥》，一名醮石出《釋藥性》。」

立之案：睢、醮，共爲蒻之假借。《說文》：「蒻，蒲子。可以爲平席。」則爲蒲苗之字。醮石者，即爲蒻之緩呼。「醮」或云「醮石」，猶昌或云「昌陽」，薯又云「署豫」之例。

又案：《說文》：「⿱艹漆，蒲蒻之類也。从艸深聲。」是晚出會意之字，蓋出於漢人，而「睢醮」二字共與「⿱艹漆」古音通，則其爲同字可知也。

味甘平。

黑字云：「無毒。」《御覽》引《呉氏本草》云：「神農、雷公：甘。」

生池澤。

黑字云：「生南海池澤。」《御覽》引《呉氏本草》云：「生南海池澤中。」

治五藏心下邪氣，口中爛臭，堅齒明目聰耳。

《醫心》引《拯要方》：「療亭耳出膿水。方　白礬一分，燒令沸，白龍骨一分，烏賊魚骨一分，蒲黃二分，右爲散，綿裹内耳中，日夜三五遍，於耳中著，十日内必差。」

立之案：凡方書中未見用香蒲者，但本條所主治多是每用昌蒲，應知香蒲與昌蒲其效用亦相類似矣。陶氏以香蒲不爲蒲黃苗芽，蓋亦有故爾。黑字下品又有敗蒲席條，云：「平。主筋溢惡瘡，燒之。蒲席惟船家用，狀如蒲帆爾。人家所用席，皆是莞草，而薦多是蒲，方家有用也。」蘇云：「如《經》所說，當以人臥久者爲佳，不論薦席也。」《金匱》：「小便不利，蒲灰散主之。蒲灰七分、滑石三分，右二味，杵爲散，飲服方寸匕，日三服。」又：「厥而皮水者，蒲灰散主之。」蓋蒲灰，即敗蒲席燒灰耳。凡《本草》黑字所收，多是仲景、華他輩所採用物，陶氏以編述之，所以云《名醫別錄》，在於此耳。又《外臺》引《肘後》：「療卒從高墮下瘀血根心，面青短氣欲死。方　取敗蒲薦燒灰，以酒服方寸匕。」應知逐瘀之品，能成利水之功。《千金》治打傷方中，往往用蒲黃，可併攷也。

久服輕身耐老。

《御覽》云：「香蒲，一名睢蒲。味甘平，生池澤。治五藏心下邪氣，堅齒明目聰耳，久服輕身能老，生南海。」

蘭草，

黑字云：「四月五月採。」陶云：「方藥，俗人并不復識用……今東間有煎澤草，名蘭香，亦或是此也。生濕地。」李云：「是今人所種「種」下《證類》有「似」字，今依《香藥抄》等刪正都梁香草。」又注澤蘭云：「今處處有，多生下濕地，葉微香可煎油。或生澤傍，故名澤蘭，亦名都梁香，可作浴湯，人家多種之而葉小異。」蘇云：「此是蘭澤香草也。」

八月花白，人間多種之，以飾庭池，溪水傍往往亦有。陶云不識，又言煎澤草，或稱李云都梁香，近之，終非的識也。」《開寶》引《別本注》云：「葉似馬蘭，故名蘭草，俗呼爲鷰尾香，時人皆煮水以浴，療風。故又名香水蘭。」《蜀本圖經》云：「葉似澤蘭，尖長有岐，花紅白色而香，生下濕地。」

立之案：陶云「煎澤草」及「澤蘭」，並是野生之蘭，今俗呼山蘭者是也。香氣劣於園中者，故云葉微香也。其李云「今人所種都梁香草」，及「澤蘭」下云「人家多種之，而葉少異」者，即《本草和名》訓「布知波加末」者是也。《新撰萬葉集》用「藤袴」二字，新井氏曰：「藤以花色名之，袴以花瓣爲筩名之也。」陸機《詩疏》云：「蕳即蘭香草也。莖葉似澤蘭，廣而長節，藏衣著書中，避白魚。」《說文》：「蘭，香艸也。」《大戴·夏小正》云：「五月蓄蘭為沐浴。」盛弘之《荊州記》云：「都梁縣有小山，山上水極淺，其中悉生蘭草，綠葉紫莖，芳夙藻谷。」俗謂蘭爲「都梁」，即以號縣云（《御覽》引）。《離騷》云：「秋蘭兮青青，綠葉兮紫莖。」《廣志》云：「都梁香出淮南，亦名煎澤草。」（陳氏引）《香藥抄》引《玉篇》云：「蘭，力干反。」野王案：「即今都良也。」陳云：「生澤畔，葉光潤，陰小紫，五月六月採，陰乾。婦人和油澤頭，故云蘭澤。」李云都梁是也。並是眞蘭之說也。陳又云：「蘇注蘭草云：八月花白，人多種於庭池，此即澤蘭，非蘭草也。」此說未妥，蘇所說「八月花白」，亦斥蘭花開遍，遠望如雪也。陳以爲澤蘭，恐失攷。

又案：「都梁」，即「澤」之緩言，所云「都梁」者，澤香之謂也。陶云「煎澤草」，蘇云「蘭澤草」，共古言之存者也。《士喪禮》「茵箸用荼實綏澤焉」注云「澤，澤蘭也。取其香且御濕」，可以徵矣。

又案：「都梁」之反爲「湯」，則都梁香者，湯香也。此物可作浴湯，故名。陶注澤蘭云：「都梁香可作浴湯」，《楚詞·九歌·雲中君》云「浴蘭湯兮沐芳」亦可以徵矣。二說未定，錄以俟後攷耳。《外臺》廿三五九ヲ引《延年》都梁散，療汗出如水，及汗出、衄血、吐血、小便血殆死方。用都梁香二兩，亦利水之效也。

一名水香。

立之案：此物生池澤，故有此名。《荊州記》云「都梁縣有小山，山上水極淺，其中悉生蘭草」可以證也。《御覽》引《吳氏本草》云：「澤蘭，一名水香，生下地水旁，葉如蘭。」此亦生水傍，故得同名耳。

味辛平。

黑字云：「無毒。」《說文》云：「蘭，香草也。」

生池澤。

黑字云：「生大吳池澤。」陶云：「大吳即應是吳國爾。太伯所居，故呼大吳。」

利水道，

黑字云：「除胸中痰癖。」

立之案：蘭草利水道，古方書未見用之者，然以香薷、馬鞭、鼠尾、紫蘇之類，皆治水腫例之，則宜效也。且此物生水濕地中，味辛氣香，所以通利水道也。《素問·奇病論》四十七：「病口甘者，名曰脾癉，治之以蘭，除陳氣也。」所云除陳氣者，謂脾家濕鬱閉塞陳積之氣，蘭草辛香，散陳鬱之氣，則水道通利，津液順還，令痰癖不結滯，則熱渴之諸證亦自愈。畢竟脾氣之不和，非芳香之品不能和，茈胡之推陳知（致）新與此同理。

殺蠱毒，辟不祥。

陳云：「本功外主惡氣，今人懸厠避臭氣。」

久服益氣輕身不老，通神明。

《御覽》云：「草蘭，一名水香。久服益氣，輕身不老。」

雲實，黑字云：「一名員實，一名雲英，一名天豆，十月採，暴乾。」陶云：「今處處有，子細如葶藶子而小黑，其實亦類莨菪。燒之致鬼，未見其法術。」《吳氏本草經》云：「雲實，一名員實，一名天豆。神農：辛，小溫。黃帝：鹹。雷公：苦。葉如麻，兩兩相值，高四五尺，大莖空中。六月花，八月九月實，十月採。」引《御覽》《廣雅》云：「天豆，雲實也。」蘇云：「雲實，大如黍及大麻子等，黃黑似豆，故名天豆。叢生澤傍，高五六尺。葉如細槐，亦如苜蓿，枝間微刺。俗謂苗爲草雲母。陶云似葶藶，非也。」《蜀本圖經》云：「葉似細槐，花黃白，其莢如大豆，實青黃色，大若麻子。今所在平澤中有。五月六月採實。」《圖經》云：「苗名臭草，又羊石子草。實俗名馬豆。今三月四月採苗，五月六月採實，實過時即枯落。」

立之案：黑字云「十月採」，及陶所說，全是草類，未詳爲何物。蘇敬已後所說者，即《本草和名》訓「波末佐佐介」，今俗呼「蛇結以波良」者是也。山野多自生，有木本、藤本二種，即是木類，而與枸杞、五加相同，非草本也。

又案：黑字「一名員實。」據此，則雲實即員實，此物實圓，故有此名。「一名天豆」，亦其實圓而似豆之義。陶云：「其實亦類莨菪。」莨菪之實圓大如豆，宜併攷耳。且以陶所說「子細如葶藶子而小黑」，及吳氏所說形狀參之，則淡婆姑草似允當。但此物萬歷末從閩傳而遍西土，崇禎時嚴禁之，晚年弛其禁，爾後無地不植，無人不食。皇國比彼土則早傳其種，蓋宋元間僧侶航於彼者，不知其數，乃爲此際所傳可知耳。而如西土其草從來有自生者，古人但採實子入藥，而不解暴葉吸煙，亦未可知也。然則，以吳陶二氏所說，今新充煙草，亦何怪乎。

味辛溫。

黑字云：「苦，無毒。」吳氏云：「神農：辛、小溫。黃帝：鹹。」

生川谷。

黑字云：「生河間川谷。」《范子計然》云：「雲實生三輔。」《御覽》引陶云：「今處處有之。」

治泄利腸澼，

《唐本草》諸病通用藥條「腸澼下痢」下有「雲實，溫」。《千金》：「四續丸，治三十年注痢，骨立痿黃，腸滑不差方，一名蠟煎丸，用雲實五合，熬令香。」《外臺》引無「熬令香」三字

立之案：《外臺》引《必效》：「療冷疳痢。方　取莨菪子，熬，令黃色，擣爲末，和臘月猪脂，更擣，令熟爲丸，綿裹如棗許大，以內下部中，因痢出，即更內新者，不過三度，即差。」此方雖外治，與冷利用雲實同理。

殺蟲，蠱毒，

立之案：陶云「其實亦類莨菪」，就一「亦」字攷之，則形狀捻似莨菪，可以推知也。「莨菪治齒痛出蟲」白字。《藥性論》云：「莨菪亦可單用，味苦辛，微熱，有大毒。生能瀉人見鬼，拾鍼狂亂。熱炒止冷痢，主齒痛蚛牙孔子，咬之蟲出。」雲實，蓋亦是莨菪之一種，而無毒者，亦辛溫除濕，故有治冷利，殺蟲功也。

去邪惡結氣，止痛，除寒熱。

立之案：凡辛溫無毒之品，皆有溫散之功，故能治結痛寒熱。

華，見鬼精物，多食令人狂走。

黑字云：「殺鬼精物，下水燒之致鬼。」

立之案：白字云：「麻蕡，味辛平，多食令見鬼狂走。莨菪子，味苦寒陳云：「性溫不寒。」《藥性論》云：「味苦，辛，微熱，有大毒。」日云：「溫，有毒。」，多食令人狂走。」並曰「多食」，「食」字有意義，且並與此條相似。凡辛溫之物多食則見鬼，每每然爾，非可疑者，多吸辛好煙草，飽喫辛美清酒，共令人見鬼狂走，亦復此類。蓋煙草花與麻蕡其質相類，宜同其效也。

久服輕身，通神明。

黑字云：「益壽。」○《御覽》引《本草經》曰：「雲實，味辛溫，生川谷，治泄利、脹癖，殺蟲蠱毒，去邪惡，多食令人狂走，久服輕身，通神明，生河間。」

徐長卿，

黑字云：「三月採。」《御覽》引吳氏同 陶云：「今俗用徐長卿者，其根正如細辛，小短扁扁爾，氣亦相似。今狗脊散用鬼督郵，當取其強悍宜腰脚，所以知是徐長卿，而非鬼箭、赤箭。」蘇云：「此藥葉似柳，兩葉相當，有光潤，所在川澤有之。根如細辛，微麄长，而有臊氣。今俗用代鬼督郵，非也。」《蜀本圖經》云：「苗似小麥，兩葉相對，三月苗青，七月八月著子，似蘿摩子而小，九月苗黃，十月凋。生下濕川澤之間，今所在有之。八月採，日乾。」《圖經》云：「三月生青苗，葉似小桑，兩兩相當，而有光潤，七八月著子，似蘿摩子而小，九月苗黃，十月而枯，根黃色似細辛，微麄長，有臊氣。三月四月採，一名別仙蹤。」

立之案：《本草和名》訓「比女加加美」。「加加美」者，芄蘭之國名，即藿芄郭璞《爾雅》注云之音轉，猶紫苑訓「志乎仁」，牽牛子訓「介仁古之」，蟬訓「世美」之例。此草似芄蘭而細小，故名「比女加加美」國語凡細弱物，皆稱「比女」。。白前，似芄蘭而野生，故名「乃加加美」。又白蘞訓「夜末加加美」者，蓋此物無國產，古以何首烏充之。何首烏似芄蘭，而山中多自生，故以名「夜末加加美」也。

又案：蘇云：「葉似柳。」《蜀本圖經》云：「苗似小麥。」此二說，即小葉者，今俗呼「古夫奈波良」，又「須須佐以古」是也。《圖經》所說葉似小桑者，即大葉者，今俗呼「於保夫奈波良」，又「呂久惠牟佐宇」是也。爾來以「呂久惠牟佐宇」充白薇，非是。此二種，但有大業小葉之別而已，花葉根苗全是一般，不宜別草也。（餘具於「白薇」條下）〇《唐本》退白字云「石下長卿，味鹹平。主鬼注精物，邪惡氣，殺百精，蠱毒，老魅，注易，亡走啼哭，憂傷恍惚，一名徐長卿。」黑字云：「有毒，生隴西池澤山谷。」陶云：「此又名徐長卿，恐是誤耳。方家無用此處，俗中皆不復識別也。」《御覽》引《吳氏本草》云：「徐長卿，一名石下長卿。神農、雷公：辛。或生隴西。三月採。」

立之案：石下長卿，蓋是徐長卿，其主治與徐長卿稍同，且一名徐長卿；吳氏亦云「徐長卿，一名石下長卿。神農：辛。或生隴西，三月採」，共可以爲徵也。李時珍曰：「徐長卿，人名也。常以此藥治邪病，人遂以名之。」又云：「《吳普本草》云：徐長卿，一名石下長卿，其爲一物甚明。但石間生者爲良也。」李氏此說雖固屬妄斷，然究其理則或然矣乎。

一名鬼督郵。

陶云：「鬼督郵之名甚多。」李時珍曰：「其專主鬼病，猶司鬼之督也。古者傳舍有督郵之官主之，徐長卿、赤箭皆治鬼病，故並有鬼督郵之名。名同而物異。」《御覽》（二百五十三）引韋昭《辯釋名》曰：「釋云：督郵，主諸縣罰以負郵殷糾攝之也。」《外臺》卷十三引：「《深師》療鬼物前亡轉相染云云。牛黄散方中有徐長卿。」注云：「一名鬼督郵。」

味辛溫。

黑字云：「無毒。」吳氏云：「神農、雷公：辛（《御覽》引）。石下長卿，味鹹，平（白字），有毒（黑字）。」

生山谷。

黑字云：「生太山山谷及隴西。」蘇云：「今所在川澤有之。」《圖經》云：「今淄、齊、淮、泗間亦有之。」吳氏云：「或生隴西《御覽》引，石下長卿，生隴西池澤山谷黑字。」

治鬼物，百精，蠱毒。

石下長卿，主鬼注精物，邪惡氣，殺百精，蠱毒，老魅，注易，亡走，啼哭，悲傷，恍惚白字。

疾疫，邪惡氣，溫瘧，久服強悍輕身。

黑字云：「益氣延年。」

立之案：徐長卿爲入肝經血分之藥，故治疫瘧蠱毒之類沈痼之疾，以其逐除血中之濁，故令肝心之氣實而強悍也。強悍，又見「鯉魚膽」下。《抱朴子・雜應篇》云：「辟疫用徐長卿散。」又《黄白篇》云：「俗人見方用徐長卿，則謂人之姓名。」據此，則非人名之義可知也。○《御覽》引《本草經》云：「徐長卿，一名鬼督郵，味辛溫，生山谷，治鬼物，百精，蠱毒，疾疫，邪氣，溫鬼，久服強悍輕身，生太山。」

茜根，

黑字云：「二月三月採根，暴乾，畏鼠姑。」陶云：「此則今染絳茜草也，今俗道經方不甚服用，此當以其為療少而豐賤故也。」《蜀本圖經》云：「染緋草，葉似棗葉，頭尖下闊，莖葉俱澀，四五葉對生節間，蔓延草木上，根紫赤色，八月採根。」

立之案：《說文》蒐下云：「茅蒐，茹藘。人血所生，可以染絳。从艸从鬼。」又云：「茜，茅蒐也。从艸西聲。」《爾雅》云：「茹藘，茅蒐。」郭注云：「今之蒨也。」《詩》：「東門之墠。」《正義》引陸機《疏》云：「一名地血，齊人謂之茜，徐州人謂之牛蔓。」《本草和名》訓「阿加禰」，今猶偁之，即赤根之義。

味苦寒。日華子云：「味醶。」《藥性論》云：「味甘。」

生川谷。黑字云：「生喬山川谷。」陶云：「東間諸處乃有而少，不如西多。」《圖經》云：「生喬山山谷，今近處皆有之。」

治寒濕風痺，立之案：此物能驅逐血中之濕熱，凡痺證皆血中有濕，故主之。

黄疸補中，黑字云：「止血，内崩下血，膀胱不足，踒跌，蠱毒，久服益精氣，輕身。可以染絳，一名地血，一名茹藘，一名茅蒐，一名蒨。」《藥性論》云：「主治六極，傷心肺，吐血，瀉血用之。」陳云：「茜根主蠱，煮汁服之。《周禮》庶氏掌除毒蠱，以嘉草攻之。嘉草、蘘荷與茜，主蠱爲最也。」日云：「止鼻洪帶下，産後血暈乳結，月經不止，腸風，痔瘻，排膿，治瘡癤，泄精，尿血，撲損，瘀血，酒煎服。殺蠱毒，入藥剉炒用。」《圖經》云：「醫家用治蠱毒尤勝。《周禮》庶氏掌除蠱毒，以嘉草攻之。干寶以嘉草爲蘘荷。陳藏器以爲蘘荷與茜，主蠱之最也。」**兒約之曰：**『此條黑字中「止血，久服益精氣輕身，一名地血」之十三字舊是白字，今本誤爲黑字歟。今本無一言止血之功，尤可疑，且一名地血，與地髓、地骨同例。陸《疏》亦唯舉此一名，則爲其古名可識耳。』

立之案：黄疸屬於血證，蘭軒先生已發明之。茜根主之，亦屬血之徵也。《外臺》引《肘後》：「療中蠱毒吐血，或下血，皆如爛肝。方　蒨根三兩，蘘荷根三兩，水煮頓服。又當自知蠱主姓名。」《小品》、崔氏、文仲、《備急》《古今錄驗》同。此方蒨根專治血，蘘荷專治蠱也。蠱毒多有吐下血之證，故黑字云「茜根主蠱毒」，非謂專主蠱毒。蠱毒有血證者，茜根主之也。而陳氏以爲「蘘荷與茜主蠱之最」，恐非是。

又案：《千金翼》用藥處方濕痺第二、益精氣第十四、崩中下血第三十八、下血第五十一，共有茜根，而「蠱毒」下不載，則應知前說不誣矣。

營實，

黑字云：「八月九月採，陰乾。」陶云：「營實，即是牆薇子，以白花者爲良，根亦可煮，釀酒，莖、葉亦可煮作飲。」《蜀本圖經》云：「莖間多刺，蔓生，子若杜棠子，其花有百葉八出六出，或赤或白者。」日云：「野白者用良。」

立之案：《本草和名》訓「宇波良乃美」（《順抄》「宇」作「无」），後世訓「伊波良」，共多刺之義，「波良」即「波利」「宇伊」，共語助耳。藥用以野薔薇，俗呼「乃波良」。白花者爲佳，蓋「營」即「罌」假借，「營」「罌」二字同音異義。《說文》：「罌，缶也。」「缶，瓦器，所以盛酒漿。秦人鼓之以節謌。象形。」然罌之狀未詳。《蜀本圖經》云：「莨菪子，殼作罌子形。」《圖經》云：「罌子粟，其實作瓶子。」由此二說攷之，則罌之形可知，其爲大腹小口也。今看營實與莨菪殼，及罌粟殼，大小雖異，其狀則一，故以營爲罌訛，猶鸎作鶯之類。《說文》瓶下云：「罌謂之瓶。」方言作「罃謂之瓶」可以徵矣。偶究名物，而得古器之狀，不亦奇乎。

一名牆薇，

立之案：《說文》：「蘠靡，虋冬也。」《爾雅》：「蘠蘼，虋冬。」是作「牆靡」爲正。而《玉篇》：「薔，又音牆。薔薇也。蘼，薔蘼、虋冬。」《廣韻》：「薔，薔薇。」蘠，同上。然則，作「薇」亦其來也久矣。蓋「牆靡」二字，非有深義。「牆靡」之反爲「茨」，此物多刺，故有此名。門冬、蛇床、牛膝共亦名「牆靡」，三草共亦有細刺刺人，可以互徵也。「牆靡」之爲茨，猶「疾犁」之爲茨，茨之爲刺耳。今世牆靡之名，專行於營實，而無復偁門冬者，至蛇牀、牛膝則却有疑薔薇名者，故今不得已而辨焉。

一名牆麻，

黑字云：「一名薔蘼。」

立之案：郝懿行云：「蘼麻，聲相轉。蘼、薇古音同也。」此說可從。靡、麻古音極近，二字共明母一聲也。故《周禮·土訓》注云：「幽并地宜麻。」《釋文》麻，一本作縻。又《說文·非部》「靡，從非，麻聲」並可以證也。

一名牛棘。

黑字云：「一名牛勒，一名山棘。」

立之案：此物多刺，障礙牛馬，故有此諸名。

再案：牛棘者，棘之緩言。急呼「牛棘」則爲棘，非牛馬之義也。棘、勒音通，詳具「天門冬」下。

味酸溫。

黑字云：「微寒，無毒。」《藥性論》云：「薔薇，使，味苦。」日云：「白薔薇根，味苦澀，冷，無毒。」

立之案：味酸溫，謂營實。黑字以下並是謂薔薇根也。古方書中絶無用營實者，《唐本草》諸病通用藥條，不載營實，唯癰疽下有薔蘼微寒，是舉黑字根之效也。《千金翼》用藥處方「癰腫」下、「惡瘡」下共有營實。又《癰疽門》云：「諸癰腫無聊賴發背，及癰節已疼痛。方 蒸糜穀更遞熨之，即愈一云薔薇殼。更炙熨之。」《證類》引《千金方》載此文，亦作「薔薇殼」。所謂薔薇殼，似斥營實，而僅出於此耳。「糜穀」恐「糜殼」訛，即謂粟穗皮殼，是亦或取於清熱乎。

生川谷。

黑字云：「生零陵川谷及蜀郡。」《蜀本圖經》云：「今所在有之。」

治癰疽惡瘡，結肉跌筋，敗瘡熱氣，陰蝕不瘳，利關節。

黑字云：「久服輕身益氣。根止洩痢腹痛，五藏客熱，除邪逆氣，疽癩，諸惡瘡，金瘡傷撻，生肉復肌。」《藥性論》云：「子，治頭瘡白禿，主五藏客熱。」日云：「白薔薇根，治熱毒風，癰疽，惡瘡，牙齒痛，治邪氣，通血經，止赤白痢，腸風瀉血，惡瘡疥癬，小兒疳蟲肚痛。」

立之案：黑字及日華子所說，並根之效。《藥性論》僅說子之功，其傳來蓋久。而根、實、莖、葉，其功亦不甚遠，猶枸杞、五加之類，根莖花實共用之例。

又案：營實，酸，溫，利關節，與郁核酸，平，利小便，鼠李治瘰瘰同。能逐血中之水濕，令血活流，生肉復肌黑字，乃所謂酸苦輸泄爲陰之理也。約之曰：「久服輕身益氣」六字，蓋是原白字，今本誤作黑字歟。

旋華，

黑字云：「五月採，陰乾。」陶云：「東人呼爲山薑，南人呼爲美草。根似杜若，亦似高良薑。其葉似薑，花赤色，殊辛美，子狀如豆蔻，此旋華之名，即是其花也。」陳云：「山薑根及苗並如薑而大，作樟木臭。」《圖經》云：「山薑，花莖葉皆薑也，但根不堪食，亦與豆蔻花相似而微小耳。花生葉間，作穗如麥粒，嫩紅色。南人取其未大開者，謂之含胎花，以鹽水淹藏入甜糟中，經冬如琥珀色，香辛可愛，用其鱠醋最相宜也。」（陳氏已下出《證類》「豆蔻」下）

立之案：山薑，小野氏以花茗荷，又花屋良薑充之，可從。此物和州三輪、江州三井寺及紀州、豆州、勢州山中多有之。葉似薑互生，有毛茸，至夏莖高尺許，梢頭成穗開花，色白而有紅斑，形如建蘭花而至小，花後結實，熟則赤色，其長圓，長五分許，中有子，即山薑實也。藥舖謂之伊豆縮砂，鬻來已久，但有黑白二樣已，其根細長，茶褐色，味苦臭是也。蘇敬已後所說自是別物。《蜀本圖經》云：「旋葍花根也，蔓生，葉似署預而多狹長，花紅白色，根無毛節，蒸煮堪噉，味甘美，今所在川澤皆有，二月八月採根，日乾者。」即今俗呼「比留加保」是也。

又案：《本草和名》訓「波也比止久佐」，又「加末」，此二名不詳指何物。而《和名抄》《醫心方》共無「加末」一名，《醫心方》敗醤訓「於保都知」，又「久知女久佐」，又「加末久佐」。《和名抄》敗醤單訓「知女久佐」，無他二名，宜併攷。

一名筋根華，

《御覽》引作「葥根」，無「華」字。《本草和名》作「莇根花」。

立之案：「莇」是「筋」俗，「葥」是「莇」誤。而《御覽》無「華」字者，蓋古本必然，可從也。蘇注云「其根似筋，故一名筋根」，亦無「華」字，今花屋良薑，根無大塊，甚多細筋，宜偁筋根也。

一名金沸。

立之案：《御覽》引無此一名，《本草和名》有，且蘇云又將「旋葍花」名金沸，作此別名非也。依此敃之，則陶氏以前本必無「華一名金沸」五字，蘇氏所據本有此五字，蓋淺人與旋復華條混誤，遂以彼一名衍於此。蘇所據既是其誤如今本，故有此注也。

味甘溫。

黑字云：「無毒。」陳云：「味辛溫，功用如薑，根及苗並如薑而大，作樟木臭。」日云：「花暖，無毒。」《圖經》云：「花，鹽藏經冬，如琥珀色，香辛。」

生平澤。

黑字云：「生豫州平澤。」《御覽》云：「生豫州或預章。」陶云：「今山東甚多。」

益氣，

陳云：「去惡氣，溫中。」日云：「調中下氣。」

去面皯黑色，媚好。

立之案：辛香甘溫之花，能去惡氣，益精氣，至其成功，令人去面皯黑色，媚好也。又黑色者，皯䵳飼面黑黶等之總名，且令人面白也。

根，

原作「其根味辛」四字，今據《御覽》所引删正。

治腹中寒熱邪氣，利小便，

陶云：「根似杜若，亦似高良薑，腹中冷痛，煮服甚效。」陳云：「中惡霍亂，心腹冷痛，功用如薑。」日云：「消食殺酒毒。」《圖經》云：「花又以鹽殺治，暴乾者煎湯服之，極能除冷氣，止霍亂，消酒食毒，甚佳。」

立之案：今伊豆縮砂只用子，而溫散腹中冷痛，消導腸間食毒，政如本功爾。

陶云：「根作丸散服之，辟穀止飢。近有人從南還，遂用此術與人斷穀，皆得半年百日不飢不瘦。但志淺嗜深，不能久服爾。」○《御覽》云：「旋華，一名葍根，一名美草，去面皯黑，令人色悅澤。根主腹中寒熱邪氣，生豫州或預章。」

久服不飢，輕身。

白兔藿，

陶云：「此藥療毒，莫之與敵，而人不復用，殊不可解，都不聞有識之者，想當似葛爾。須別，廣訪交州人，未得委悉。」蘇云：「苗似蘿摩，葉圓厚，莖俱有白毛，與衆草異，蔓生，山南俗謂之白葛，用療毒有效。而交廣又有白花藤，生葉似女貞，莖葉俱無毛，花白，根似野葛者，云大療毒。而交州用根不用苗，則非藿也。用葉苗者，眞矣。二物療治，並如經說，各自一物，下條載白花藤也。」《蜀本圖經》云：「蔓生，葉圓若蓴，五月六月採苗，日乾。」

立之案：《唐本》先附云：「白花藤，味苦寒，無毒。主解諸藥菜肉中毒，酒浸服之，主虛勞風熱。生嶺南、交州、廣州平澤。」蘇云：「苗似野葛，而白花，根皮厚肉白，其骨柔於野葛。」《蜀本圖經》云：「葉有細毛，蔓生，花白，根似牡丹，骨柔，皮白而厚。味苦，用根不用苗，凌冬不凋。」雷公云：「凡使勿用菜花藤，緣眞似白花藤，只是味不同。菜花藤，酸澀不堪用，其白花藤味甘香，採得後去根，細剉，陰乾，用之。」竊謂雷公所云白花藤，去根用苗，《唐本》《蜀本》所說則用根不用苗，似其物不同，蓋《本經》白兔藿，未詳爲何物，然一名白葛，則爲其蔓草可知矣。陶氏時已不知其草，至蘇氏以白葛、白花藤二物當之，而蘇注及《蜀本》所說白花藤，乃松前方言呼「以介末」者允當。其雷公所說白花藤，蘇氏所說白葛，共未詳。《本草和名》不記國名，只云「唐」白花藤，不記國名并唐字。《醫心方》本條及「白花藤」下並云「唐」，可知古來無國産也。

一名白葛。

《御覽》引吳氏「葛」下有「穀」字。《本草和名》引《釋藥性》云：「一名白葛穀。」蘇云：「山南俗謂之白葛，用療毒有效。」

味苦平。

黑字云：「無毒。」《唐本》先附云：「白花藤，味苦，寒。」《蜀本圖經》云：「味苦。」雷公云：「菜花藤，酸澀，不堪用，其白花藤味甘香，採得後去根細剉，陰乾，用之。」

生山谷。

黑字云：「生交州山谷。」蘇云：「此草荊襄間山谷大有，交廣又有白花藤。」本條云：「生嶺南、交州、廣州平澤。」《蜀本圖經》云：「今襄州北、汝州南崗上有。」

治蛇虺，蜂蠆，猘狗，菜肉，蠱毒，鬼注。

黑字云：「風疰，諸大毒不可入口者，皆消除之。又去血，可末著痛上，立消。毒入腹者，煮飲之，即解。」蘇云：「白葛，用療毒有效。」《海藥》云：「主風邪熱極，宜煮白兔藿飲之，乾則擣末傅諸毒妙。」「白花藤，解諸藥、菜肉中毒，酒漬服之，主虛勞風熱。」〇《御覽》引《吳氏本草》云：「白菟藿，一名白葛穀。」**約之曰：**「此物苦，平。解毒，專備於救急，非可久服品，故特無久服說耳。」

青蘘，陶云：「胡麻葉。甚肥滑，亦可以沐頭，但不知云何服之。仙方並無用此法，正當陰乾，擣爲丸散耳。」

既服其實，故不復假苗。五符巨勝丸方亦云：「葉名青蘘。本生大宛，度來千年耳。」

立之案：此條原在米穀上品中，而蘇注云：「青蘘，《本經》在草上品中，既堪噉。今從細麻條下。」今據此語，再次於此草上品之末，蓋依不能知舊序也。《方言》：「䑋，盛也。秦晉或曰䑋。」《廣雅》：「䑋，盛也。」《漢書·賈鄒枚路傳》：「壤子王梁、代。」注晉灼引《方言》作「壤」。《玉篇》引《方言》：「䑋，肥也。」䑋，肥盛之義，已爲秦語。則青蘘，蓋亦爲青綠茂盛之義也。

味甘寒。

黑字云：「無毒。」

生川谷。

黑字云：「生中原川谷。」

立之案：胡麻，生平澤，與青蘘異地，猶芎藭生川谷，蘼蕪生川澤例，古經叵究，每每有如此者。

又案：白字所云青蘘，恐是一種之草，非巨勝也。名醫或有以青蘘爲巨勝苗之說，因以白字青蘘與黑字青蘘混，至究白字，名醫之說往往不可采者有之，蘼蕪、芎藭及白瓜子、腐婢條可參看。

治五藏邪氣，風寒濕痺，

《藥性論》云：「中傷熱，葉擣汁灌之，立愈。」《食療》同 又：「患崩中血凝疰者，生取一升，擣，内熱湯中絞取半升，立愈。」

益氣，補腦髓，堅筋骨。

《藥性論》云：「葉擣汁，沐浴，甚良。」日云：「葉作湯沐潤毛髮，滑皮膚，益血色。」《食療》云：「生杵汁，沐頭髮，良。」

久服耳目聰明，不飢不老，增壽。

《圖經》云：「葉圓鋭光澤，嫩時可作蔬，道家多食之也。」

巨勝苗也。

約之云：中品靡蕪，黑字曰：「芎藭苗也。」可知此「巨勝苗也」四字爲黑字，今訛白也。宜删正。

蔓荊實，

黑字云：「惡烏頭、石膏。」陶云：「小荊即應是牡荊。牡荊子大於蔓荊子，而反呼爲小荊，恐或以樹形爲言，復不知蔓荊樹若高碩耳。」蘇云：「小荊實，今人呼爲牡荊子者是也。其蔓荊子大，故呼牡荊子。爲小荊實亦等者，言其功用與蔓荊同也。蔓荊苗蔓生，故名蔓荊。生水濱，葉似杏葉而細莖長丈餘，花紅白色，今人誤以小荊爲蔓荊，遂將蔓荊子爲牡荊子也。」《蜀本》注云：「今據陶，匪惟不別蔓荊，亦不知牡荊爾。以理推之，即蔓生者爲蔓荊，作樹生者爲牡荊。蔓［生］者大如梧子，樹生者細如麻子。則牡荊爲小荊明矣。」《蜀本圖經》云：「蔓荊，蔓生水濱，苗莖蔓延。春因舊枝而生小葉，五月葉成如杏葉。六月有花，淺紅色，蘂黄。九月有實，黑斑，大如梧子，虚輕，冬則葉凋。」日云：「大如豌豆，蒂有小輕軟蓋子。六、七、八月採。」蔓荊實也《圖經》云：「蔓荊實，苗莖高四尺，對節生枝，葉類小楝，花下有青萼。一説作蔓生，故名蔓荊，而今所有，並非蔓也。」餘與前說同

立之案：《本草和名》訓「波末波比」，又云殖近江國。《醫心方》諸藥和名篇云：「蔓荊實，和名波末波比。牡荊實，殖近江國。」則應知牡荊元舶來，其種子當時僅殖蕃近江國也。其云波末波比者，「波末」謂「濱」也。「波比」者，蔓延之義。此物蔓延於海濱，故有此名也。今俗呼濱莽草，又濱蔓者即是，而形狀悉與諸家所說合，但《圖經》所說「葉類小楝」一語可疑，蓋是牡荊形狀，誤在此乎。

又案：《説文》：「楚，叢木，一名荊也。」又云：「荊，楚木也。」是爲「牡荊」字。《千金》眞本相反條作「荊實」，《本草和名》引《范汪方》云：「荊實者，死人精。」共是古本之遺，猶茱萸不分山、吳之例。又《廣雅》：「楚，荊也。牡荊，蔓荊也。」所謂「楚，荊也」者，即是荊樹而斥牡荊也。「牡荊，曼荊也」者，謂就中有牡、曼二種也，非謂牡荊是曼荊也。而外典古單偁荊者，必是牡荊。醫書古單偁荊者，即是蔓荊，非牡荊也。范汪所云「死人精」，亦斥蔓荊，蓋謂生於水濱田野荒蕪之地也。

味苦，微寒。

黑字云：「辛平，溫，無毒。」《藥性論》云：「蔓荊子，臣。」

生山谷。

黑字云：「生益州。」《新修》蘇云：「生水濱。」《圖經》云：「今近京及秦、隴、明、越州多有之。」

治筋骨間寒熱，濕痹，拘攣。

《藥性論》云：「治賊風。」《證類》諸病通用藥條「療風」下引《藥對》云：「蔓荊實微寒，微溫。牡荊微寒，平。」《千金翼方》用藥處方「治風」下有牡荊子。「攣急瘈曳」下有荊子。「濕痹」下有蔓荊。「蔓荊」一必「牡荊」訛。

立之案：《千金》卷八治心虛不隨，厲風損心，白朮釀酒方中，用荊實主久風枯攣。蠻夷酒方中用牡荊子。又心風虛熱，多用荊瀝。《外臺》引《延年》云：「若熱多用竹瀝，冷多用荊瀝。」《千金》所用荊實與菊花、地骨同使，則其爲蔓荊可知也。然則，古單云荊實者，皆是蔓荊，而與古《本草》合，可證《本經》古本必無「蔓」字。

明目，堅齒。

黑字云：「主風頭痛腦鳴，目淚出。」日云：「治赤眼，癇疾。」《千金方》目病篇補肝十子散中有牡荊子。《千金翼》用藥處方「明目」下有蔓荊子。「止淚」下有蔓荊。「堅齒」下有蔓荊。《千金方》治頭風方，服荊瀝不限多少，取差，止。又方：「末蔓荊子二升，酒一斗，絹袋盛，浸七宿，溫服三合，日三。」《肘後方》：「治目卒痛，燒荊木出黃汁傅之。」《外臺》引《廣濟》療熱風頭旋，方中有蔓荊子。

利九竅，

日云：「利關節。」《千金翼》用藥處方「通九竅」下有蔓荊。《千金》：「治喉痺。方 燒荊汁服之。又水三升煮荊一握，取一升，分三服。」又：「治耳聾。方 酒三升，碎牡荊子二升，浸七日，去滓，任性服盡，雖三十年久聾亦差。」

去白蟲，

黑字此下有「長蟲」二字。兒約之曰：「此二字恐舊白字，今誤爲黑字歟。」《千金翼》用藥處方「三蟲」下有蔓荊。

久服輕身耐老。

黑字云：「益氣，令人光澤脂緻。」《藥性論》云：「能長鬚髮。」《證類》引《唐本注》云：「長鬚髮。」

小荊實亦等。

黑字云：「牡荊實，味苦，溫，無毒。主除骨間熱，通利胃氣，止欬下氣。生河間、南陽、宛朐山谷，或平壽、都鄉高堤岸上，牝荊生田野，八月九月採實，陰乾。得朮、柏實、青葙，共療頭風，防風爲之使，惡石膏。」

立之案：陶云，蔓荊，即應是今作杖棰之荊，而復非見其子殊細，正如小麻子，色青黃，荊子實小大（疑脱「如」）此也。牡荊子乃出北方，如烏豆大，正員黑。仙術多用牡荊，今人都無識之者。是陶所說牡蔓互誤，蓋不實見其物故也。陶又云，又有云荊樹，必枝枝相對，此是牡荊。有不對者，即是牝荊。牝荊既爲文，則不應有子，如此並莫詳虛實，須更博訪，乃詳之耳。據陶此說，則所謂「牝荊不對生」者，蓋是不宜有之物，尤可疑矣，亦不經實見之說也。蘇云，此即作棰杖荊是也。實細，黃黑色，莖勁作樹，不爲蔓生，故稱之爲牡，非無實之謂也。今所在皆有。此荊非《本經》所載。案今生出，乃是蔓荊，以爲附後，陶爲誤矣。《別錄》云：荊葉味苦，平，無毒。主久利，霍亂，轉筋，血（原誤「而」）淋，下部瘡濕䘌，薄脚，主脚氣腫滿。根味甘，苦，平，無毒。水煮服，主心風頭風，肢體諸風，解肌發汗。有青、赤二種，赤者爲佳。出《類聚方》。今醫相承以蔓荊爲牡荊，極誤也。《圖經》云，牡荊，今眉州、蜀州及近京亦有之，葉如蓖麻更踈瘦，花紅作穗。實細而黃，如麻子大，或云即小荊也。八月九月採實，陰乾。此有青、赤二種，以青者爲佳。陳藏器《本草》云，荊木取莖截，於火上燒，以物承取瀝飲之，去心悶煩熱，頭風旋目眩，心頭瀁瀁欲吐，卒失音，小兒心熱驚癇，止消渴，除痰唾，令人不睡。

又案：此物國産無之，享保中吳舶齎來，其種插枝蕃殖，今遍於國中，其葉頗似葠，故俗呼人參木也。

秦椒，

黑字云：「八月九月採實，惡栝樓、防葵，畏雌黃。」陶云：「今從西來，形似椒而大，色黃黑，味亦頗有椒氣，或呼爲大椒。」又云：「今樛樹子，而樛子是猪椒，恐謬。」蘇云：「秦椒樹葉及子都似蜀椒，但味短實細，藍田秦嶺間多有。」《嘉祐》引《范子計然》云：「秦椒出天水隴西，細者善。」（《藝文類聚》八十九引同。《御覽》引作「隴西天水」）

《圖經》云：「初秋生花，秋末結實，九月十月採。《爾雅》椵，大椒。郭璞云：椒叢生，生實大者名爲椵。今南北所生一種椒，其實大於蜀椒，與陶及郭、陸之說正相合，當以實大者爲秦椒。」《衍義》云：「秦椒，此秦地所實者，故言秦椒。大率椒株皆相似，秦椒但葉差大，椒粒亦大而紋低，不若蜀椒皺紋高爲異也。」

立之案：《北山經》「景山多秦椒」郭注云：「子似椒，而細葉草也。」所謂秦椒與本條同物，而《爾雅》「椵，大椒」自是椒中實大者，似斥《本經》蜀椒。其秦椒，即是山中自生之椒，大樹細實者，秦嶺多有之，故得此名，亦對蜀椒而言耳。《范子計然》及蘇敬注共同其說，云「實細」，是實檢其物之言，可從也。

又案：《本草和名》訓「加波波之加美」，是以木皮爲食料之謂也。亦對蜀椒，以實爲食料，故名「布佐波加美」而言也。今鞍馬、日光諸山出椒皮，俗呼「辛皮」者是也。其木有雌雄，雄者有實，雌者唯有花，不結實。雌雄共成大樹，樹皮剥以爲食用，以雄者爲良，云其椒實供食用者，亦皆此種。其實辛香不甚辣，相州日向山所出亦此類，其實瘦細帶黑色，比朝倉椒則辛味稍少。李時珍崖椒條所云：「野椒不甚香而子灰色不黑無光，野人用炒野雞鴨食，亦斥秦椒也。然則，蜀椒之於椒類，猶韓葠之於葠類，而除韓葠之外，皆是土葠，除蜀椒之外，悉是秦椒耳。（餘具「蜀椒」條下）

又案：此條原在中品中，今據蜀椒下陶注云「又有秦椒黑色，在上品中」之言，入於此。

味辛溫。

黑字云：「生溫，熟寒，有毒。」《藥性論》云：「君，味苦平。」孟詵云：「溫。」蘇云：「但味短。」

生川谷。

黑字云：「生太山川谷及秦嶺上，或瑯琊。」《范子計然》曰：「出天水隴西。」蘇云：「藍田南、秦嶺間大有也。」《圖經》云：「今秦、鳳及明、越、金、商州皆有之。」

治風邪氣，溫中，除寒痹。

黑字云：「療喉痹，吐逆，疝瘕，去老血，產後餘疾，腹痛出汗，利五藏。」《藥性論》云：「能治惡風，遍身四肢瘰痹，口齒浮腫搖動，主女人月閉不通，治產後惡血痢，多年痢，療腹中冷痛。」孟詵云：「又損瘡中風者，以麪作餛飩，灰中燒之，使熱斷，使口開，封其瘡上，冷即易之。又法，去閉口者，水洗，麪拌煮作粥，空腹吞之，以飯壓之，重者可再服，以差爲度。」

立之案：《深師方》療中風發熱頭痛云云，方中用椒《外臺》卷十四引，是單云椒者，統偁蜀秦也。亦宜二椒通用之徵，而與屠蘇酒方中所用蜀椒意味相同。

堅齒，長髮，明目。

《藥性論》云：「主生髮。」孟詵云：「滅瘢，長毛，去血。若齒痛，醋煎含之。」《千金翼》用藥處方「明目」下、「堅齒」下共有秦椒。

久服輕身，好顏色，耐老增年，通神。

立之案：此物辛香，赤黑，能入血中去瘀熱，故久服之後，宜有此諸功效，與薑去臭氣通神明，其理一矣。

女貞實，

黑字云：「立冬採。」陶云：「葉茂盛，凌冬不凋，皮青肉白，與秦皮爲表裏，其樹似冬生而可愛。諸處時有，俗方不復用，人無識者。」蘇云：「女貞，葉似枸骨、冬青樹等，其實九月熟黑，似牛李子。」《蜀本圖經》云：「樹高數丈，花細青白色，採實日乾。」

立之案：《說文》：「楨，剛木也。」《東山經》：「太山上多楨木。」（《本草圖經》引「楨」作「貞」）郭注云：「女楨也，葉冬不凋。」司馬相如《子虛賦》云：「豫章女貞。」《漢書音義》云：「女貞，葉冬不落。」《索隱》云：「《荊州記》云，宜都有喬木叢生，名為女貞。」師古曰：「女貞樹，冬夏常青，未嘗凋落，若有節操，故以名焉。」因攷楨即女貞。「女貞」之急呼爲「貞」，《本經》及諸書作「女貞」者，僅存古言古字。《說文》作「楨」者，却是近言近字。

又案：《本草和名》訓「美也都古岐」，又「多都乃歧」。《醫心方》作「多都乃支乃美」，《和名鈔》云「太豆乃岐」，《楊氏抄》云「比女都波岐」。所謂「比女都波岐」者，今俗呼「禰豆美毛知」者是也，今猶有也。夫通波岐（東國），多末通波岐（石州），加波通波岐（雲州），以奴通波岐（泉州）等諸名，宜併攷，自餘二名未詳爲何物。

又案：陶云：「皮肉白，與秦皮爲表裏。」謂木幹之皮肉共白色，與秦皮之皮肉共青色，相爲表裏，蘇以爲其實皮肉白色，故云「其實九月熟黑，似牛李子」。陶云「與秦皮爲表裏」，誤矣。是誤解陶注之失至於此也。

又案：陶云「似冬生」，蘇云「似枸骨及冬青樹」等，陳云「冬青其葉堪染緋」云云，冬月青翠，故名冬青，江東人呼爲凍生。《圖經》云「女貞實」，或云「即今冬青木也」。由此攷之，則冬青自是別物，而《本草和名》引《釋藥性》「一名冬生」，直以爲女貞一名，《圖經》所說與此同。然陶所謂「冬生」，蘇所謂「冬青」，共未詳。蓋亦女貞之一類耳。陳藏器云「冬青其葉堪染緋」者，田村西湖以「毛久古久」充之，可從。松岡恕庵曰：「冬青，其種類最多，不必拘一木，其能耐冬後凋，與松柏競綠，且遠年多壽者，皆名以冬青。」此說是也。或曰「冬青」之急呼亦爲「貞」，然則元與女貞爲一物，後分爲二種耳，亦通。

再案：貞之言禎也。《南方草木狀》云：「禎桐花，嶺南處處有。自初夏生，至秋蓋草也。葉如桐，其花連枝萼，皆深紅之極者，俗呼貞桐花。」貞，皆訛也。《酉陽雜俎》云：「貞桐，枝端抽赤黄條，條復旁對，分三層，花大如落蘇花，作黄色，一莖上有五六十朵。」是假貞爲赬也。與陳云「葉堪染緋」者合，然則宜從充「毛久古久」之説也。《救荒本草》云：「凍青樹，高丈許，樹似枸骨子樹而極茂盛。又葉似櫨子樹葉而小，亦似椿葉微窄，而頭頗圓不尖，五月開細白花，結子如豆大紅色，其嫩芽煠熟，水浸去有味，淘洗，五味調之可食。」亦似斥「毛久古久」。

又案：李時珍曰：「凍青亦女青别種也。山中時有之，但以葉微團而子赤者爲凍青，葉長而子黑者爲女貞。」今通攷此數説，以女貞爲「禰須美毛知」，以冬青爲「毛久古久」，始允當矣。時珍亦曰：「女貞即今俗呼蠟樹者，冬青今俗呼凍青樹者。」因攷「禰須美毛知」，亦有自然生蠟蟲者，故肥前大村，備前西大寺名曰「止須邊利」，與水蠟樹同名，以其同生蠟也。

味苦平。

黑字云：「甘，無毒。」

生川谷。

陶云：「諸處時有。」《蜀本圖經》云：「今山南江南皆有。」《圖經》云：「今處處有之。」

補中，安五藏，養精神，除百疾。

李時珍曰：「女貞實，乃上品，無毒，妙藥，而古今罕知用者，何哉。」《典術》云：「女貞木，乃少陰之精，故冬不落葉，觀此則其益腎之功，尤可推矣。」世傳女貞丹方云：「女貞實即冬青樹子，去便葉，酒浸一日夜，布袋擦去皮，晒乾爲末，待旱蓮草出，多取數石搗汁，熬濃和丸梧子大，每夜酒送百丸，不旬日間，膂力加倍，老者即不夜起，又能變白髮爲黑色，强腰膝，起陰氣。」

久服肥健，輕身不老。

《簡便方》：「虚損百病，久服髮白再黑，返老還童，用女貞實，十月上巳日收，陰乾，用時以酒浸一日，蒸透晒乾，一斤四兩。旱蓮草五月收，陰乾，十兩爲末。桑椹子三月收，陰乾，十兩爲末，煉蜜丸如梧子大，每服七八十丸，淡鹽湯下。若四月收桑椹擣汁和藥，七月收旱蓮擣汁和藥，即不用蜜矣。」箘桂條曰：「治百病。」

本草經卷上　五

桑上寄生，

黑字云：「桑樹上，三月三日採莖葉，陰乾。」陶云：「桑上者，名桑上寄生耳。詩人云：施於松上。方家亦有用楊上、楓上者，則各隨其樹名之，形類猶是一，但根津所因，處爲異法，生樹枝間，寄根在枝節之内。葉員青赤，厚澤易折，旁自生枝節。冬夏生，四月華白，五月實赤，大如小豆。今處處皆有，以出彭城爲勝。俗人呼皆爲續斷用之。案《本經》續斷別中品藥，所主療不同，豈容是一物。市人使混亂，無復能甄識之者。《服食方》云，是桑檽，與此說又爲不同耳。」蘇云：「寄生槲、櫸、柳、水楊、楓等樹上。子黃，大如小棗子。唯虢州有桑上者，子汁甚黏，核大如小豆，葉無陰陽，如細柳，葉厚脆，莖麄短。江南人相承用爲續斷，殊不相關。且寄生實九月始熟而黃。今稱五月實赤，大如小豆，此是陶未見之也。」《蜀本》云：「是烏鳥食一物，子、糞落樹上，感氣而生。」《衍義》云：「若以爲鳥食物，子落枝節間，感氣而生，則麥當生麥，穀當生穀，不當但生一物也。又有於柔滑細枝上生者，如何得子落枝節間。由是言之，自是感造化之氣，別是一物。古人當日惟取桑上者，寔假其氣耳。」

立之案：《本草和名》訓「久波乃岐乃保也」。《和名抄》寄生訓「夜度利岐」，又「保夜」。《新撰字鏡》：「蔦，寄生。保與。」《萬葉集》大伴家持，於越中國廳給饗諸郡司等宴歌：夜麻能許奴禮能，保與等

里天，可射之都良久波。（郭注：山の木末の寄生取りて髻首しつらくは／折取山中樹梢寄生木為髮釵）「夜度利岐」之名，見《空物語》樓上卷歌及《源氏物語》。

立之案：「保也」、「保與」同訓，蓋是萌起生出之義。穗、火、帆三字共訓保，與此同義。相模俗云，凡樹芽纔生，可採食者，謂之「保以」。又云，凡菜穀苗中生莖者，謂之「保幾留」，又謂之「保幾立」，是古言之偶存者歟。

又案：寄生者，其本樹氣液之灌注而生者，與菌芝同類。《太清經》云「桑上寄生者，木精也」（《本草和名》引）可以證矣。所以桑耳可代用也。鄭樵《通志畧》云：「寄生，生於木上，有兩種。一種大者，葉如石榴。一種小者，葉如麻黄。其實皆相似。」案：所云「如麻黄」者，今俗呼松葉蘭者是也。中陵曰：「西國寄生似胡頽葉，秋實黄熟如覆盆子。」與東都朴樹上所生者頗異。又曰：「遠州有呼黄楊松者，松樹上生寄生，其葉似黄楊而細厚，爲奇品。」

一名寄屑，

《廣雅》：「寄屑，寄生也。」《廣韻》「葛」下引《廣雅》云：「苑童，寄生葛也（今本《廣雅》作「蔦」也，然則《廣韻》所引《廣雅》「蔦」字訛作「葛」字之本也）。一名寓木，又名寄屑。」

立之案：「屑」即「生」之音轉假借，非別有意義也。又云屑、生同聲。

一名寓木，

《爾雅》「寓木，宛童」郭注云：「寄生樹，一名蔦。」《中山經》云：「龍山上多寓木。」郭注云：「寄生也。一名宛童。」見《爾雅》。

立之案：《説文》：「寓，寄也。」《本草和名》引《兼名苑》「一名附枝」，亦與寓木同義。

一名宛童。

四字，大全本黑字，今從政和本。《爾雅》：「寓木，宛童。」《廣雅》：「宛童，寄生樢也。」

立之案：「宛」恐「充」訛，充字，隸體作「宛」，皇國舊鈔諸書多用此體，天平勝寶四年東大寺封戶牒作「宛」，筆跡小異，與「宛」易誤，故再訛有作「宛」者，蓋「充童」之急呼爲蔦。《說文》蔦或作樢。王引之曰：「樢之言擣也。」《方言》云：「擣，依也。」郭注云：「謂依倚之也。」依倚樹上而生，故謂之樢矣。似是。

味苦平。

黑字云：「甘，無毒。」《藥性論》云：「臣。」

生川谷。

黑字云：「生弘農川谷桑樹上，三月三日採莖葉，陰乾。」蘇云：「唯虢州有桑上者。」《蜀本》及《圖經》《衍義》並云：「今處處有。」

治腰痛，小兒背強，

黑字云：「去痺。」日華子云：「助筋骨，益血脈。」《千金翼》用藥處方「濕痺腰脊」下，有桑上寄生。《千金方》腰痛篇有桑寄生、牡丹皮、鹿茸、桂心，四味治篩，酒服方。

立之案：小兒脊強者，謂痙也。小兒痸症甚者，以背反張爲驗也。下品「衣魚」下云「小兒中風項強」與此相類。《證類》「麝香」下引《廣利方》：「治小兒客忤，項強欲死，麝香少許。」所云客忤、項強，與背強同證，而《病源》客忤候云「腹痛，反倒，夭矯」是也。

癰腫，　黑字云：「主金瘡。」《醫心方》引《小品方》治惡脈及惡胲，五香連翹湯方中有寄生。《千金》同。

安胎，　黑字云：「女子崩中，內傷不足，產後餘疾，下乳汁。」《唐本草》諸病通用藥「安胎」下，有桑上寄生。《千金翼》用藥處方「崩中下血」下，有桑上寄生。《藥性論》云：「能令胎牢固，懷妊漏血不止。」

充肌膚，堅髮齒，長鬚眉，　《千金翼》用藥處方「長肌肉」下、「堅齒」下，有桑上寄生。《唐本草》諸病通用藥「髮禿落」下，有桑上寄生。

其實明目，輕身，通神。

立之案：桑根白皮，治崩中脈絕，乃有破血收血之兩能。此物得桑之精，故破收之外最主補血，所以能入腎部，治腰痛，堅齒。又入子藏，能安胎也。

蕤核，

陶云：「今從北方來，云出彭城間。形如烏豆大，圓而扁，有文理，狀似胡桃桃核。今人皆合殼用爲分兩，此乃應破取人秤之。」《蜀本圖經》云：「樹生，葉細似枸杞而狹長。花白，干附莖生紫赤色，大如五味子，莖多細刺。六月熟。五月六月採，日乾。」《圖經》云：「其木高五七尺，實去核殼，陰乾。」

立之案：《爾雅》「棫，白桵」郭云：「桵，小木叢生，有刺，實如耳璫，紫赤可食。」《說文》：「棫，白桵。」又云：「桵，白桵，棫。」郝懿行曰：『《通志》引陸機疏云，《三蒼說》棫，即柞也。其葉繁茂，其木堅韌有刺，今人以爲梳，亦可以爲車軸。又可爲矛戟矜。今人謂之白梂，或曰白柘。《詩·緜》正義引此《疏》無「其葉」以下二十一字。趙鹿泉師《草木疏校正》據《通志》所引補。今從之也。《詩》每「柞」「棫」並稱，當爲二物。《漢・郊祀志》有「棫陽宮」，而漢又別有「五柞宮」，柞又無刺，知與棫非一物。又郭云「小木叢生」，則非可爲車軸及梳者，與陸說又異矣。「桵」通作「蕤」。薛綜《西京賦》注：「棫，白蕤也。」《本草》「蕤核」，《蜀圖經》所說與郭注合。然則，此樹高不過數尺，故《詩》以「柞棫斯拔」爲言矣。』

又案：《玄應經音》云：「桵，《本草》作蕤，今桵核是也。」然則，《本經》唐時已作「蕤」，可知也。而郭璞曰：「實如耳璫。」《蜀本》云：「子附莖生，大如五味子。」據此，則其垂下蕤蕤然，故名蕤。蕤與綏音義皆同，然則《本草》作「蕤」，却是古字假借。《爾雅》《說文》作「桵」者，晚出之俗篆，蓋「綏」之代「糸」以「木」耳。《本草和名》無國名，唯云「唐」，《醫心方》同。此物古來無國産，舶來形圓扁，多紋脈，黑褐色，大三分許者，眞也。市舗或以郁李仁僞賣，郁李核長扁無紋理，宜揀用也。

味甘溫。

黑字云：「微寒，無毒。」吳氏云：「神農、雷公：甘，無毒，平。」引《御覽》《藥性論》：「蕤人，使。」

生川谷。

黑字云：「生函谷川谷及巴西。」吳氏曰：「生池澤。」引《御覽》《晉宮閣記》云：「華林園，蕤三株。」陶云：「今從北方來，云出彭城間。」《蜀本圖經》云：「今出雍州。」《圖經》云：「今河東亦有之。」《本草和名》云：「唐」，《醫心方》諸藥和名篇同。

治心腹邪結氣，

黑字云：「破心下結痰，痞氣。」《千金方》治肝實熱目痛，胸滿急塞，瀉肝前胡湯方中用蕤核二兩碎《據醫心》引。《千金翼》主肝氣不足，兩脇滿，筋急不得太息云云，心腹中痛，兩眼不明，補肝丸及補肝湯方中共有蕤仁。

立之案：此物肝經之主藥，不論肝經虛實，通治心下滿急，心腹痛，目不明諸證，有奇效。

明目，目痛赤傷，淚出。

黑字云：「目腫眥爛，齆鼻，破心下結痰痞氣。」陶云：「醫方惟以療眼。」《藥性論》云：「能鼻衄。」《圖經》云：「劉禹錫《傳信方》所著法最奇。云：眼風痒，或生翳，或赤眥，一切皆主之。宣州黃連擣篩末，蕤核仁去皮，碾爲膏，緣此性稍濕，末不得故耳。與黃連等分和合，取無蚛病乾棗三枚，割頭少許留之，去却核，以二物滿塡於中，却取所割下棗頭，依前合定，以少綿裹之，惟薄綿爲佳。以大茶椀量水半椀，於銀器中，文武火煎取一雞子以來，以綿濾，待冷點眼，萬萬不失。前後試驗數十人皆應，今醫家亦多用得效，故附也。」

立之案：《千金方》目病篇，補肝瀉肝及洗眼湯方並用蕤人，又治鼻不利。《唐本草》諸病通用藥「目赤痛」「鼻齆」下，共有蕤核。《千金翼》用藥處方「明目」下、「止淚」下、「目赤痛」下，共有蕤仁。

久服輕身益氣，不飢。

陶云：「《仙經》以合守中丸也。」《御覽》引云：「蕤核，味甘溫，生川谷，主治心腹邪結氣，明目，目赤痛傷，淚出，目腫眥爛，久服益氣輕身，生函谷。」又引吳氏《本草》云：「蕤核，一名坡。神農、雷公：甘，無毒，平。生池澤。八月採，補中，強中，強志，明耳目，久服不飢。」

辛夷，

黑字云：「用之去心及外毛，毛射人肺，令人欬。九月採實，暴乾，芎藭爲之使，惡五石脂，畏昌蒲、蒲黃、黃連、石膏、黃環。」陶云：「形如桃子，小時氣辛香。即《離騷》所呼辛夷者也。」蘇云：「此是樹花未開時收之。正月二月好採。今見用者是。其言九月採實者，恐誤。其樹大，連抱，高數仞。葉大於柿葉。所在皆有。實臭，不任藥用也。方云去毛用心，然難得而滋人面，比用花開者易得，而且香。」陳云：「辛夷，今時所用者，是未發花時，如小桃子，有毛，未折時取之。所云用花開者，及在二月，此殊誤爾。此花江南地暖，正月開。北地寒，二月開。初發如筆，北人呼爲木筆。其花最早，南人呼爲迎春。」《蜀本圖經》云：「樹高數仞，葉似柿葉而狹長。正月二月，花似著毛小桃，色白而帶紫。花落而無子，夏杪復著花如小筆。又有一種，三月花開，四月花落，子赤似相思子。花葉與無子者同，取花欲開者勝，所在山谷皆有。此二種，今苑中有，樹高三四丈，花葉一如《圖經》所說，但樹身徑二尺許，去根三尺已來，便有枝柯，繁茂可愛。正月二月花開紫白色。花落復生葉，至夏初還生花如小筆。經秋歷冬，葉花漸大，如有毛小桃，至來年正月二月始開。初是興元府進來，其樹纔可三四尺，有花無子，謂之木筆花。樹種經二十餘載方結實。以此推之，即是年歲淺者無子，非有二種也。其花開早晚，應各隨其土風爾。」《衍義》云：「木筆有紅、紫二本，一本如桃花色者，一本紫者。今入藥當用紫色者，仍須未開時收取，入藥當去毛苞。」

立之案：《楚辭·離騷》云：「辛夷楣兮葯房。」王逸注云：「辛夷，香草。以作戶楣。」所謂香草者，即香木，古草木混言無別。猶草有桔梗，木有茱萸。若王實以爲香草，則不可云以作戶楣，爲其香木可知也。或曰：王注「草」字，恐「木」誤，不然不得云作戶楣。此說非是。

又案：此物枝葉花實，共辛烈芳香，故名辛夷。辛夷者，即辛之緩言。「一名辛矧」（《御覽》作引），亦可以爲徵也。

又案：《外臺》生髮膏引《深師》《延年》及《古今錄驗》方中，並作「辛夷人」。因攷黑字云：「用之去心及外毛。」又云：「九月採實，暴乾。」今所用未開花蕾，則不得去心及外毛。若欲去之，無有所用者。且云「九月採實」，則古《本草》所用必是辛夷實中子人，而《蜀本圖經》所云「似相思子」者也。今據云人及「去心外毛」之言，斷爲九月所採赤實也。**又案：**《本草和名》訓「也末阿良良歧」，《醫心方》同，以蘭蒿草訓「阿良良歧」。澤蘭訓「佐波阿良良歧」，推之則生山中，而其香尤高之謂也。香薷，《本草和名》訓「以奴阿良良歧」。大凡烈臭奇薰者，皆冒「阿良良歧」，自蘭蒿山蒜而轉用「阿良良歧」，即今野蒜，乃「毗留」是也。「阿良良」者，荒群之義。歧者，香之義。

一名辛矧，

《本草和名》曰：「矧，楊玄操音：尸軫反。」《廣韻》上五旨：「辛薙，辛夷別名。」《御覽》「矧」作「引」。《漢書·楊雄傳》云：「列新雉於林薄。」服虔曰：「新雉，香草也。雉夷聲相近。」師古曰：「新雉，即辛夷耳。爲樹甚大，其木枝葉皆芳，一名新矧。」

一名侯桃，

「侯」《新修》作「喉」，《本草和名》作「候」。

立之案：「侯」即「猴」古字，《禮·樂記》注：「獮猴也。」《釋文》「猴」亦作「侯」。猴桃者，似桃而非之偁，牛李、猪椒之例耳。其作「侯」者，同音假借字耳。《御覽》引《神農本草》云「子似冬桃而小」，陶注云「形如桃子，小時氣辛香」並指其九月實熟似桃者而言也。

一名房木。

立之案：此物秋後每枝頭皆成房結實，故名房木也。

味辛溫。

黑字云：「無毒。」陶云：「小時氣辛香。」《藥性論》云：「臣。」

生川谷。

黑字云：「生漢中川谷。」陶云：「今出丹陽近道。」《蜀本圖經》云：「所在山谷皆有。」《圖經》云：「今處處有之。」

治五藏，身體寒熱，

黑字云：「溫中解肌，利九竅。」日云：「通關脈。」

風頭腦痛，

黑字云：「通鼻塞涕出，治面腫引齒痛，眩冒身兀兀，如在車船之上者。」日云：「治頭痛，憎寒，體噤。」《唐本草》諸病通用藥「療風」下、「頭面風」下有辛夷。《千金翼》用藥處方「治風」下有辛夷。

面皯，

《藥性論》云：「能治面生鼾皰，面脂，用主光澤。」日云：「瘙痒。」

久服下氣，輕身，明目。

日云：「明目。」雷公云：「若治眼目中患，即一時去皮，用向裏實者。」

增光耐老。

黑字云：「生鬚髮，去白蟲。」《醫心方》引《僧深方》生髮膏中有辛夷。《外臺》引《延年》松葉膏，療頭風，鼻塞，頭旋，髮落，白屑風痒，並主之。方中有辛夷人。又《集驗》長髮膏、崔氏松脂膏、蓮子草膏、《延年》長髮膏中有辛夷。〇《本草經》云：「辛夷，一名辛引，一名侯桃，一名房木。」引《御覽》《神農本草

經》云：「辛夷，生漢中魏興涼州谷中，其樹似杜仲，樹高一丈，子似冬桃而小。」（上同）

木蘭，

黑字云：「皮似桂而香，十二月採皮，陰乾。」陶云：「狀如楠樹，皮甚薄而味辛香。今益州有，皮厚狀如厚朴，而氣味爲勝。今東人皆以山桂皮當之，亦相類。道家用合香亦好。」蘇云：「木蘭，葉似菌桂葉，其葉氣味辛香不及桂。」《蜀本圖經》云：「樹高數仞，葉似菌桂葉，有三道縱文，皮如板桂，有縱橫文。三月四月採皮，陰乾。」《圖經》云：「韶州所生，乃云與桂同是一種。取外皮爲木蘭，中肉爲桂心。蓋是桂中之一種耳。十一月、十二月採，陰乾用。」

立之案：《本草和名》云：「出太宰。」《醫心方》《和名抄》並訓「毛久良爾」，即木蘭。

又案：木蘭亦是桂類，而香氣稍劣者，《開寶本草》所載天竺桂，蓋亦此類。云：「功用似桂，皮薄不過烈，生西胡國。」《海藥》引《廣州記》云：「生南海山谷，功力與桂心同，方家少用。」（《證類》「天竺桂」下引）《衍義》云：「天竺桂與牡菌桂同，但薄而已。」陶注木蘭云：「今東人皆以山桂皮當之。」時珍注天竺桂云：「此即今閩粵、浙中山桂也。而台州天竺最多，故名。大樹繁花，結實如蓮子狀，天竺僧人稱爲月桂是矣。」乃以山桂、天竺桂爲一物，而藏器云「山桂猶堪爲藥，況月桂乎」（《綱目》引）是似爲二物也。然藏器所謂月桂，乃指月中落子之桂，非謂天竺桂之一名也。由此攷之，則陶所謂山桂即天竺桂，當時已有此物充木蘭之說，故陶採用之也。陶注牡桂亦云：「今俗用牡桂，狀似桂而扁廣殊薄，皮色黃，脂肉甚少，氣如木蘭，味亦類桂。」玩此語，則木蘭即爲似桂而香氣少者無疑。故今斷以俗呼藪肉桂，又多毛者爲木蘭，此者全是桂類，而關東者香少，關西、四國、九州者，香氣甚多。《圖經》論桂云「移植於嶺北，則氣味殊少辛辣，固不堪入藥也」宜併攷矣。藪肉桂，山中多自生成大樹，葉與桂同，但三縱道不通貫，別有橫脈相接，香氣不多，且帶莽草氣，有圓葉狹葉闊葉數品，藥舖鬻此樹皮，稱曰「松浦桂心」（出於肥前松浦，故名），味澀爲下品。近來出根皮辛，味優於樹皮，實如楮實，三四粒爲朵下垂，生青熟黑，漸生白粉，此物入外科用，呼爲「久呂都頭」是也。又一種有葉，背有白毛者，臭氣殊多，爲最下品，呼爲「之呂都頭」，又「之呂多毛」是也。至李時珍遂以木蓮爲木蘭，爾來無復異論，其杜撰尤甚，不可不正也。

一名林蘭，

黑字云：「一名杜蘭。」

立之案：《方言》：「杜，根也。東齊曰杜，或曰芨。」《廣雅》：「棓、杜、湲、芨、荄，株根也。」王引之曰：「棓芨聲之轉，根之名芨，又名棓。猶杖之名柭，又名棓也。」《說文》曰：「柭，棓也。」高誘注《淮南・詮言訓》云「棓，大杖也」是其例矣。因攷此物根皮辛香，故有杜蘭之名也。「林蘭」蓋亦「杜蘭」訛，或是「木蘭」訛。石斛，一名林蘭。黑字云「一名杜蘭」可併攷。而「木蘭」恐亦「棓蘭」之義。「木」是「棓」之假借，亦根香之名歟。因究攷之，則木香、木防己、天門冬，一名女木（《廣雅》《兼名苑》）。勺藥，一名白木（黑字），並是以木爲根之義，則甚妥貼矣。或曰：「木蘭、木桂，共是木字，朴之假借，乃爲木皮。」亦通。

味苦寒。

黑字云：「無毒。」陶云：「味辛香。」蘇云：「其葉氣味辛香，不及桂也。」《圖經》：「香味劣於桂。」

生山谷。

黑字云：「生零陵山谷及太山。」陶云：「零陵諸處皆有。」《蜀本圖經》云：「今所在有。」《圖經》云：「今湖嶺、蜀川諸州皆有之。」任昉《述異記》云：「木蘭州，在尋陽江中，多木蘭樹。」又云：「七里洲中，有魯班刻木蘭爲舟。」

治身有大熱，在皮膚中，

黑字云：「療中風傷寒。」《證類》諸病通用藥「大熱」下引《藥對》云：「木蘭皮，寒，主身大熱，暴熱，面皰。臣。」《千金翼方》用藥處方「治風」下有木蘭。

去面熱，赤皰，酒皶。

黑字云：「癰疽。」《唐本草》諸病通用藥「面皯皰」下云：「木蘭，寒。」《千金翼》用藥處方「癰腫」下有木蘭皮。《醫心方》引《小品方》治面皻木蘭散。方　木蘭皮一斤，漬以着之三年酢漿中，趣令没之百日出，木蘭皮膠燥，擣爲散，服方寸匕，日三《千金方》同之。《外臺》引《集驗》同方，而作療面上皻靤皯䵟方。方後云：「上一味，以三年酢漿漬之百日，出，於日中暴之，擣末，服方寸匕，日三。」又引《新錄方》：「治鼻皶。方　木蘭皮、支子人、豉，等分爲散，酢和如泥塗上，日一。」又引《劉涓子方》：「木蘭膏，治皶鼻。方　木蘭二兩，支子三兩，凡二物，細切，漬苦酒一宿，明旦以膏一升煎去滓，稍以摩之。」《外臺》引《肘後》：「療年少氣盛，面生皯靤。方　黃連一斤，木蘭皮十兩，猪肚一具，治如食法，右三味，㕮咀，二味内肚中蒸，於二斗米下，以熟切，暴乾，擣散，食前，以水服方寸匕，日再。」又：「療面及鼻病酒皶。方　木蘭皮一斤，漬酒用三年者，百日出，暴乾。梔子人一斤，右二味合擣爲散，食前以漿水服方寸匕，日三良。」《千金翼》木蘭皮五兩，梔子人六兩

又案：《千金》及《翼》《古今錄驗》《劉涓子》《延年》《崔氏》《文仲方》等所載面脂，皆有木蘭皮。

又案：《說文》：「皰，面生氣也。」《玉篇》作「面皮，生氣也」。玄應《音》引一作「面生熱氣也」。《淮南》「潰小皰而發痤疽」高注云：「皰，面氣也《玄應》引作「靤」字。」《廣韻》：「靤，面瘡。」《醫心方》皰訓「爾歧美」，即丹黍之義。面瘡似丹黍，故名之。今俗呼「爾歧比」是也。

惡風，癩疾，陰下痒濕。

黑字云：「水腫，去臭氣。」《千金翼・用藥處方》「陰下濕痒」條有木蘭。

明耳目，

立之案：白字云：「苦寒。」陶、蘇並云「辛香」，爲可疑。蓋凡生食苦寒者，乾枯則往往爲辛溫，且辛味中自含苦味，物多爲然，如蘆菔根亦其類矣。木蘭去熱，固苦寒所主，而辛香之氣能入皮膚中，無所不通，風癩陰濕，及耳目，並去惡臭瘀濁之氣，令血脈清通自適耳。

榆皮，

黑字云：「二月採皮，取白，暴乾。八月採實，並勿令中濕，濕則傷人。」陶云：「此即今榆樹耳，剥取皮，刮除上赤皮，可臨時用之，性至滑利。初生葉，人以作糜羹輩，令人睡眠。嵇公所謂榆令人眠。」蘇云：「榆，三月實熟，尋即落矣。今稱八月採實，恐《本經》誤也。」陳云：「江東有刺榆，無大榆。皮入用，不滑。刺榆，秋實。故陶錯誤也。」

立之案：《廣雅》：「柘榆，梗榆也。」王引之曰：『《爾雅》云：「藲，荎。」郭注云：《詩》曰「山有藲」，今之刺榆。疏引陸機《詩疏》云：「其鍼刺如柘，其葉如榆，瀹爲茹美滑。鍼刺如柘，故有柘榆之稱矣。」荎之爲言挃也。前《釋詁》云：「挃，刺也。」梗亦刺之義也。《方言》云：「凡草木刺人者，自關而東或謂之梗。」郭注云：「梗，今之梗榆也。」』《説文》云：「梗，山枌榆，有朿，莢可爲蕪荑也。」

案：陳藏器《本草拾遺》云「刺榆，秋實」，即《説文》所云「莢可爲蕪荑」者也。《急就篇》云：「蕪荑鹽豉醯酢醬。」顔師古依郭璞《爾雅注》以爲「蕪荑，無姑之實也。但刺榆亦可以爲蕪荑」。《急就篇》所云，不必專指山榆也，刺榆又中車材。《齊民要術》云：「刺榆，木甚牢肕，可以爲犢車材。」凡種刺榆、梜榆兩種者，利爲多。此說可從。然則，本條黑字及陶所說，即是《爾雅》之「藲」，《詩》之「樞」，《廣雅》之「梗榆」，《詩疏》之「柘榆」，《拾遺》之「刺榆」（《要術》同）也。而國産無有刺而秋實者，但有無刺而秋結實者。《拾遺》所云「榔榆」是也。多生水邊，成大樹，葉橢長而尖，有鋸齒，互生，八月每葉間開小花，黄白色，後結實成莢，圓薄似錢，與春榆不異。熟則悉落，至冬葉皆凋零，與《拾遺》所云「生山中，如榆，皮有滑汁，秋生莢如北榆」合。今俗呼「秋仁禮」，和州謂之「以多知波絶古」，阿州謂之「以奴介也幾」，又「禰禮乃木」，丹波謂之「加波良介」也。木也。蘇注所說，即「春仁禮」也。

又案：《本草和名》訓「也爾禮」，《和名抄》同。《醫心方》訓「以倍爾禮」，蓋對山野自生者而名之云也。云「以倍」，指人家園圃而言也。皇國古昔以榆白皮爲食用，見《延喜式》，故有此名歟。「仁禮」者，與「禰禮」同，即粘滑之義，此物皮間滑汁甚多，故名耳。

一名零榆。

李時珍曰：「王安石《字說》云：其莢飄零，故曰零榆。」

立之案：《本草和名》引《七卷食經》：「一名還榆。」「還」恐「圜」假借，即謂榆莢如錢也。《御覽》引氾勝之書云「三月榆莢雨時，高地強土可種禾」，蘇云「榆三月實熟，尋乃落矣」亦可以徵。零榆之名，因莢落如雨也。零榆，即爲榆實之名，榆皮爲幹，白皮之名。

味甘平。

黑字云：「無毒，性滑利。」

生山谷。

黑字云：「生潁川山谷。」《圖經》云：「今處處有之。」

治大小便不通，利水道，除邪氣。

黑字云：「腸胃邪熱氣，消腫。」《藥性論》云：「榆白皮，滑。能主利五淋，治不眠，療齁。取白皮，陰乾後，焙杵爲末。每日朝夜用水五合，末二錢，煎如膠服，差。」孟詵云：「生皮，主暴患赤腫，以皮三兩，擣，和三年醋滓，封之，日六七易。亦治女人妬乳腫。」日云：「榆白皮，通經脈，涎傅癬。」《千金方》：「治渴，小便利復非淋。方　榆白皮二斤，切，以水一斗煮取五升，一服三合，日三。」《備急方》：「療身體暴腫滿。榆皮，擣屑，隨多少，雜米作粥食，小便利。」

久服輕身，不飢。

陶云：「性至滑利，初生莢，人以作糜羹輩，令人睡眠。嵇公所謂榆令人眠。斷穀，乃屑其皮，并檀皮服之，即所謂不飢者也。」《食療》：「高昌人多擣白皮爲末，和菜葅食之，甚美。令人能食，仙家長服，丹石人亦食之，取利關節故也。」《圖經》云：「榆皮，荒歲農人食之，以當粮，不損人。」《衍義》云：「榆皮，去上皺澀乾枯者，將中間嫩處剉乾，磑爲粉，當歉歲，農捋以代食，葉青嫩時收貯，亦用以爲羹茹。嘉祐年，過豊沛，人缺食，鄉民多食此。」

立之案：榆白皮，性滑利，能利水驅飲，治不眠，療齁。又散邪熱氣，消腫者，亦令利關節不欝滞之意。

其實尤良。

陳云：「榆莢，主婦人帶下，和牛肉作羹食之。四月收實作醬，似蕪荑。殺蟲，以陳者良。」《食療》

云：「又榆仁，可作醬食之，亦甚香美。有少辛味，能助肺氣，殺諸蟲，下氣，令人能食。又心腹間惡氣內消之，塵者尤良。塗諸瘡癬，妙。又卒患冷氣心痛，食之差。并主小兒癇，小便不利。」**立之案**：「一名零榆」，又云「其實尤良」，乃白皮與實，其效相同也。亦猶「鴈肪，一名鶩肪」，及「蔓荊，小荊實」亦等之例耳。

龍骨，

黑字云：「生巖水岸土穴石中死龍處，採無時。」陶云：「今多出益州、梁州間，巴中亦有。骨欲得脊脛，作白地錦文，舐之著舌者良。齒小強，猶有齒形，角強而實。又有龍腦，肥軟，亦斷痢。云皆是龍蛻，非實死也。比來巴中，數得龍胞，吾自親見，形體具存。」蘇云：「龍骨，生硬者不好，五色具者良。其青黃赤白黑，亦應隨色與府藏相會，如五芝、五石英、五石脂等輩。而《本經》不論，莫知所以。」《吳氏本草經》云：「龍骨，生山谷陰，大水所過處，是死龍骨，色青白者善，十二月採或無時。」（《御覽》引）唐・李肇《唐國史補》卷下曰：「舊言春水時至，魚登龍門，有化龍者。今汾晉山穴間，龍脫骨角甚多，人採以爲藥，有五色者。《本經》云出晉地。龍門又是晉地，豈今所謂龍骨者，乃此魚之骨乎。」雷公云：「其骨細文廣者是雌骨，麄文狹者是雄骨。五色者上，白色者中，黑色者次，黃色者稍得。經落不淨之處不用，婦人採得者不用。」《衍義》云：「龍骨，諸家之說，紛然不一，既不能指定，終是臆度。西京潁陽縣民家，忽崖壞，得龍骨一副，支體頭角悉具，不知其蛻也，其斃也。若謂蛻斃，則是有形之物，而又生不可得見，死方可見。謂其化也，則形獨不能化。然《西域記》中所說甚詳，但未敢據憑。萬物所稟各異，造化不可盡知，莫可得而詳矣。孔子曰：君子有所不知，蓋闕如也。妄亂穿鑿，恐誤後學。」

立之案：《本草彙言》云：『龍骨一品，《本經》謂「死龍之骨」，陶氏云「蛻化之骨」，後之臆度者，辯訟紛紛，總之未嘗親見，此韓退之所以有「獲麟解」也。竊以龍爲神物，或飛或潛，或大或小，靈奇變化，莫可色相，是必無死理。即曰「肉血生養，終須尸蜕，然外有爪牙鱗鬣鬚角之形，内有節骨府藏呑吐之具，其骨雖經蜕化，寧非血肉所滋，自當有髓有節有竅有絡，一經火燒酒淬，中之津氣油液當必滲逗，雖積久土化，性或常存。今火燒則頑硬無煙，口嚼則冷淡無味，搗研則堅鋭不糜，輾萬匝方細，纔以齒叩之，仍磅磅如石之屑，號曰龍骨。朱甚惑之，問嘗晉蜀山谷，爲訪所産龍骨之處，岩石稜峭，谿徑墳衍，則有礧礧如龍鱗，隱隱若爪牙者，隨地掘之，盡皆龍骨。豈眞龍之骨若此之多，而又皆盡積於梁益諸山也。要皆石燕、石蟹之倫，蒸氣成形石化，而非龍化耳。朱實有見於此，不敢不爲置辯。」此說實詣可從。凡龍骨不論其色，中有鍼眼，舐之粘著舌頭者良。古舶多是茶褐色，新舶多是白色，又有灰色有木理者，即木化石及黑色者，共不堪用。讚州小豆嶋，海中所出者，有頭角肢骨，其形不定，其色黑澤，外粘蠣殼，舐之著舌，藥用以此爲良。但焚之有魚臭，不似舶來者焚之無臭氣，此物蓋是大魚骨，在海中淘汰數年漸化石者。竊謂舶來亦是魚骨，其年數經久，故無臭歟。《西京雜記》云：「惠帝七年夏，雷震南山，大木數千株皆火燃至末，其下數十畝地，草皆燋黄，其後百許日，家人就其間得龍骨一具、鮫骨二具。」是龍骨與鮫骨連言，則非眞龍之骨，而爲魚骨似龍者可知也。又法印吉田意安家藏，嘗從神祖所賜東大寺勅封庫中藥四品，便爲人參、甘草各一品，龍骨二品。其龍骨，一題曰白龍骨，其色白而帶淡黄，小碎片子也。一單題曰龍骨，狀如束筆管，黄褐色而帶微黑，碎斷一二寸許，與近舶及小豆嶋者相類，亦如大魚齦骨，方是千有餘年舊物，而當時所齎來如此，則今舶來及小豆嶋所出物，不論魚骨與否，並宜入藥用耳。

又案： 白龍骨，黑字已有主治，亦異。而《唐本草·序例》及《千金翼·用藥處方》共「洩精」下有白龍骨，據此，則唐時猶有此分別，今此二品實爲李唐遺物，則何可不貴重乎。

又案：《本草和名》云：「多都乃保禰，出大宰。」是亦指舶來物也。凡云「出大宰」者，皆是非國產。當時唐舶來泊於此地，故云爾。猶今之對州蕿、流球朱之類耳。

又案：凡藥冠「龍」字者，皆稱其神眇也。似膽非膽，嘗其苦寒，謂之龍膽。似腦非腦，美其辛香，謂之龍腦。似骨非骨，稱其殺精，鎮墜之德，謂之龍骨。似須非須，因九節多珠之形，謂之龍須。諸皆此例。而龍骨在水邊巖穴得之，其形似齒角，故以爲眞龍之死骨也，其說尤古，皆屬妄斷。（《華陽國志》《吳氏本草》）

又案：龍無國產，以何名「多都」，蓋龍無正體，至其升天，始知爲龍，則「多都」者，「多知乃保留」之義。而虺蛇也，析易也，鯉也，鱣也，皆得起雲降雨，一朝升天者，悉謂之「多都」，非指一物也。

味甘平。

黑字云：「微寒，無毒。」《藥性論》云：「龍骨，君，忌魚，有小毒。」

生川谷。

《御覽》「川」作「山」，引吳氏亦同。黑字云：「生晉地川谷及太山巖水岸土穴石中，死龍處。」陶云：「今多出梁益間，巴中亦有。」蘇云：「今並出晉地。」《圖經》云：「今河東州郡多有之。」楊文公《談苑》云：「澤州山中多龍骨。蓋龍蛻於土中，崖崩多得之，體骨頭角皆全。」《衍義》云：「西京潁陽縣民家，忽崖壞，得龍骨一副，支體頭角悉具。」

治心腹鬼注，精物，老魅。

黑字云：「療心腹煩滿，四肢痿枯，汗出，夜臥自驚，恚怒。」《藥性論》云：「逐邪氣，安心神。」

立之案：《病源》鬼注候云：「或心腹刺痛。」《外臺》引《删繁》、華他《綠帙》五疰丸主治中，有「五疰五尸入腹胸脇急痛」之文，黃芝「治心腹五邪」，升麻「殺百精老物殃氣」，茈胡「治心腹」，雄黃

「殺精物惡鬼邪氣。」詳見丹沙雄黃下。《外臺》崔氏金牙散二方（一云《集驗》同，一云出胡洽），共有龍骨。又《深師》五邪丸，《集驗》九物牛黃丸，共同。而《集驗》牛黃丸條云：「龍骨，水精也。凡鬼魅之類，非草根木皮所可愈，故以熱毒猛烈之物透引出之。」所云鬼注、蠱毒，用毒藥者，是也。否則以清涼解毒，鎮墜，劫以制之，雖有百方，終不出此二法。

欬逆，泄利膿血，女子漏下。

黑字云：「伏氣在心下，不得喘息，腸癰内疽，陰蝕，止汗，縮小便，溺血。」陶云：「療産後餘疾，正當末服之。」《藥性倫》云：「止泠痢及下膿血，女子崩中帶下，治尿血。」日云：「健脾澀腸胃，止瀉痢渴疾，懷孕漏胎，腸風下血，崩中帶下，鼻洪吐血，止汗。」《千金》：「治小兒暴痢。方　燒鯉魚骨末服之。」一方作「龍骨」。《肘後方》：「治熱病不解，而下痢欲死。龍骨半斤，擣研，水一斗，煮取三沸，及熱盡服，溫覆取汗，即效。」又：「若久下痢，經時不止者，此成休息。龍骨四兩，如小豆大，碎，以水五升，煮取二升半，令泠，分爲五服。又以米飲和丸，服十丸。」《千金方》：「治小便去血。方　龍骨細末之，溫水服方寸匕，日五六服。」（張文仲云酒服）又「治淳下十二病絶産」有龍骨散十二味方。

立之案：龍骨治欬逆，與代赭、鍾乳、禹餘粮稍同，鎮墜其上氣，而後使分散下導也。此物直入水中，收水而下，故不可不散服也。

癥瘕堅結，小兒熱氣驚癇。

黑字云：「伏氣在心下，養精神，定魂魄，安五藏。」《廣利方》：「治心熱風癇。爛龍角濃研汁，食上服二合，日再服。」

立之案：《千金》治少小中風，狀如欲絶湯，方用龍骨。又治蛇癥大黃湯，方中有烏賊骨。又治脇下邪氣積聚恒山丸，方中有貝齒。貝齒、鰂骨，共與龍骨稍同其質，宜代用，其意旨在於心胸中痰實飲結，爲之邪藪，使其漬散耳。所云癥也、癇也，皆飲邪搏結之所爲也。

龍齒治小兒大人驚癇，癲疾，狂走，心下結氣，不能喘息，諸痙，殺精物。

　黑字云：「小兒五驚十二癇，身熱不可近。大人骨間寒熱。又殺蠱毒。得人參、牛黄，良。畏石膏。」吳氏云：「齒，神農、李氏：大寒。」《證類》驚邪通用藥下，《藥對》云：「龍齒，平。」《藥性論》云：「龍齒，君，鎮心安魂魄。」日云：「龍齒，澀涼，治煩悶，癲癇，熱狂，辟鬼魅。」《外臺》引《必效》治小兒壯熱，時氣驚悸，鈎藤湯二方，共用龍齒。《千金》有治百疰邪氣，龍牙散（《肘後》名華佗龍牙散）。所云龍牙，即是龍齒。

久服輕身，通神，延年。

《千金·好忘門》：「孔子大聖知枕中方　龜甲、龍骨、遠志、菖蒲，右四味等分，治下篩，酒服方寸匕，日三。常服令人大聰明（《翼》云：食後水服）。」又治好忘，久服聰明益智。方　龍骨、虎骨、遠志各等分，右三味，治下篩，食後服方寸匕，日二。」〇《御覽》引《本草經》云：「龍骨，味甘平，生山谷，治心腹鬼疰，生晉地。」《吳氏本草經》云：「龍骨生晉地山谷陰，大水所過處，是死龍骨。色青白者，善。十二月採，或無時。龍角畏乾漆、蜀椒、理石。龍齒，神農、李氏：大寒。龍齒治驚癇，久服輕身。」

牛黄，

　黑字云：「生於牛，得之即陰乾百日，使時燥，無令見日月光。人參爲之使，得牡丹、昌蒲利耳目。惡龍骨、地黄、龍膽、蜚廉。畏牛膝。」陶云：「舊云神牛出入鳴孔者有之，伺其出角上，以瓮水承而咀之，即墮落水中。今人多皆就膽中得之耳。多出梁、益。一子如雞子黄大，相重疊。藥中之貴，莫復過此。一子起二三分，好者値五六千至一萬也。俗人多假作，甚相似，唯以磨爪甲舐拭不脱者，是眞之。」蘇云：「牛有黄者，必多吼喚，咀拍（疑作「喝迫」）而得，謂之生黄，最佳。黄有三種：散黄粒如麻豆，漫黄若雞卵中黄，糊在肝膽，團黄爲塊，形有大小，並在肝膽中。多生於榛特牛，其吳牛未聞有黄。」《吳氏本草經》云：「牛黄，牛出入鳴吼者有之，夜視有光走牛角中，死，其膽中如雞子黄。」引《御覽》《圖經》云：「凡牛有黄者，毛皮光澤，眼如血色，時復鳴吼。其重疊可揭折，輕虛而氣香者，佳。然此物多僞，今人試之，皆揩摩手甲上，以透甲黄者爲眞。」又云：「此有四種：喝迫而得者，名生黄。其殺死而在角中得者，名角中黄。心中剥得者，名心黄。初在心中如漿汁，取得便投水中，霑水乃硬，如碎蒺藜，或皂莢子是也。肝膽中得之者，名肝黄。大抵皆不及喝迫得者最勝（又云「已下全據」《雷公》）」《衍義》云：「牛黄，亦有駱駞黄，皆西戎所出也。駱駞黄極易得，醫家當審別攷而用之，爲其形相亂也。黄牛黄輕鬆，自然微香，以此爲異。蓋又有犛牛黄，堅而不香。」

立之案：《本草和名》云：「唐。今以牛黄爲通偁，舶來中破之，中有小白點者眞。」《本經逢原》云：「置舌上，先苦後甘，清涼透心者爲眞。」又有國産比舶來爲大，有圓、扁、稜數品，於死牛腹中得之，初皆黄漿，乾後爲塊也。

味苦平。

黑字云：「有小毒。」《藥性論》云：「牛黄，君，味甘。」日云：「涼。」吳氏云：「無毒。」引《嘉祐》《本經逢原》云：「置舌上，先苦後甘，清涼透心者爲眞。」《御覽》引無「平」字。

生平澤。

黑字云：「生晉地平澤。」《御覽》引《本草經》云：「生隴西平澤。」陶云：「多出梁、益。」蘇云：

「今出萊州，它處或有，不甚佳。」《衍義》云：「皆西戎所出也。」

治驚癇，寒熱，熱盛狂痓。

黑字云：「療小兒百病，諸癇熱，口不開。大人狂癲。又墮胎。」《藥性論》云：「小兒夜啼。」日云：「療中風失音口噤，驚悸健忘，虛乏。」《廣利方》：「治孩子驚癇，不知迷悶，嚼舌仰目。牛黄一大豆，研，和蜜，水服之。」姚和衆治小孩初生三日，去驚邪，辟惡氣。牛黄一大豆許，細研，以赤蜜酸棗許，熟研，以綿蘸之，令兒吮之，一日令盡。

除邪逐鬼。

《藥性論》云：「能辟邪魅，安魂定魄，主卒中惡。」日云：「天行時疾。」《唐本草》療風通藥有牛黄。《外臺》引《集驗》：「男子得鬼魅欲死。九物牛黄丸云：牛黄，土精也。研。」又「《深師》療鬼物前亡轉相染」有牛黄散。○《御覽》引《本草經》云：「牛黄，味苦，生隴西平澤，特牛膽中。治驚寒熱，生晉地。」○《千金》小兒門云：「牛黄，益肝膽，除熱，定精神，止驚，辟惡氣，除小兒百病也。」《醫心方》卷廿五引《産經》云：「牛黄，益肝膽，除熱定驚，辟惡氣也。」（《小品》同之）

牛角鰓，

黑字云：「燔之，味苦，無毒。」《蜀本》云：「沙牛角鰓，味苦濇，無毒。」《藥性論》云：「黄牛角鰓灰，臣，味苦甘，無毒，性濇。」

立之案：《說文》：「鰓，角中骨也。」玉裁云：「骨，當作肉，字之誤也。」《本草和名》訓「宇之乃古都乃」，竊謂「都乃」者，突伸之義，與「豆米」同理。《千金》：「治小兒赤白滯下。方 牛角鰓灰，水和服三方寸匕。」

下閉血，瘀血，疼痛，女子帶下血。

《新修》無「疼痛」二字，「子」作「人」，「下」字重，並似是，與《蜀本》合，宜從改。《蜀本》云：「主下閉瘀血，女子帶下，下血，燒以爲灰，煖酒服之。」《藥性論》云：「能止婦人血崩不止，赤白帶下，止冷痢，瀉血。」《外臺》：「《集驗》療崩中丸。方有秦牛角䚡，炙黄。」《千金》同。《千金》又有：「治積冷，崩中，去血不止。有大牛角中人散，用牛角人壹枚，燒。」又：「治崩中單方。燒牛角末，以酒服方寸匕，日三服。亦治帶下。」陳云：「水牛、黄牛角䚡，及在糞土中爛白者，燒爲黑灰末，服，主赤白痢。」

立之案：《千金》又有用鹿角及鹿茸方，與此同其理。

髓，

立之案：《說文》：「𩪜，骨中脂也。隸作髓。」蓋脂、髓同音。

補中塡骨髓，久服增年。

黑字云：「髓，味甘，溫，無毒。主安五藏，平三焦，溫骨髓，補中，續絶傷，益氣，止洩利消渴，以酒服之。」孟詵云：「黑牛髓和地黄汁、白蜜，等分，作煎服，治瘦病。」日云：「骨髓，溫，無毒。治吐血鼻洪，崩中帶下，腸風瀉血，并水瀉，燒灰用。」《食療》云：「髓，安五藏，平三焦，溫中。久服增年，以酒送之，和地黄、白蜜，作煎服之，治瘦病。恐是牛脂也。」

膽可丸藥，

黑字云：「膽，味苦，大寒。除心腹熱渴，利口焦燥，益目精。」《千金》「利口焦燥」作「止下利，去口焦燥」。陶云：「此朱書牛角䚡、髓、其膽，《本經》附出牛黄條中，此以類相從耳，非上品之藥。今拔出隨例在此，不關件數，猶是墨書副品之限耳。」

立之案：牛角䚡以下，原在獸中品中。據陶此語，則陶氏以前本，蓋牛黃下，牛角䚡、髓及膽相接爲一條，隱居始分析爲二條也。故牛黃下，無「久服」文，「牛角䚡」下，無「氣味」文。白黑二本共合此二條，而始復全文，今據正。但「其膽」之「其」字，即是「臮」之假字，經傳作「暨」。《廣韻》引《說文》曰：「臮，衆與詞也。」《爾雅·釋詁》：「暨，與也。」又《公羊傳》云：「會及暨，與也。」《初學記》卷八州郡總條云：「隋文帝受周禪，至開皇三年罷天下，郡其縣，但隸州而已。」此「其」字與陶注同文例，蓋亦猶「與」也。《千金》食治篇作「膽，可丸百藥」。即謂以藥和膽爲丸藥也。《藥性論》云：「青牛膽，君，無毒。主消渴，利大小腸。臘月牯牛膽中盛黑豆一百粒，後一百日開取，食後夜間呑二七枚，鎭肝明目。黑豆盛浸不計多少。」蘇云：「烏牛膽，主明目，療甘濕，以釀槐子，服之，彌神。」《圖經》云：「黃牛膽以丸藥。今方，臘日取其汁，和天南星末，却入皮中，置當風處，踰月取以合涼風丸，殊有奇效。」《千金方》：「治陰冷令熱方，内食茱萸於牛膽中，令滿，陰乾百日，每取二七枚，綿裹之，齒嚼令碎，内陰中良久熱如火。」以上諸方並可丸藥之義也。凡丸藥者，以其散藥令可丸之也，多以蜜和，或以棗肉，或以巴豆、杏人，或以膽汁，令其可丸之名也。若夫糊丸者，宋以後事也。《御覽》引《淮南子》云：「牛膽塗目，莫知其誰。」注曰：取八歲黃牛膽，桂二寸着膽中，百日以成，因使巧工刻象人，丈夫着目下，爲女子着頭上，爲小兒着頤下，盛以五綵囊，先宿齋，無令人知也。」

麝香，

黑字云：「春分取之，生者亦良。」陶云：「麝香形似麞，恒食栢葉，又噉蛇。五月得香，往往有蛇皮骨，故麝香療蛇毒。今以蛇蛻皮裹麝彌香，則是相使也。其香正在麝香陰莖前皮内，別有膜裹之。今出隨郡、義陽、晉熙諸蠻中者亞之。今出其形貌，員如粟狀，人見云是卵，不然也。香多被破雜，蠻猶差於益州。生益州香，形扁，仍以皮膜裹之。一子眞香者，分糅作三四子，刮取其血膜，亦雜以餘物，大都亦有精麁，破看，有一片許毛芥在裹中者爲勝，彼人以爲誌。若於諸羌夷中得者多眞好，燒當門沸起良久，即亦好。今唯得活者，自看取之，必當全眞耳。生香，人云是精溺作，殊不爾。麝香夏月食虵蟲多，至寒香，入春患急痛，自以脚剔出之，着矢溺中，覆之皆有常處。人有遇得，乃至一斗五升也。用此之香，乃勝煞取者。帶麝非但香，亦辟惡。以眞者一子置頸間枕之，辟惡夢及尸注鬼氣。」《圖經》云：「形似麞而小，其香正在陰前皮内，別有膜裹之。春分取之，生者益良。此物極難得眞，蠻人採得，以一子香，刮取皮膜，雜肉餘物，裹以四足膝皮，共作五子。而土人買得，又復分糅一爲二三，其僞可知。惟生得之，乃當全眞耳。蘄、光山中，或時亦有，然其香絕少，一子纔若彈丸，往往是眞香，蓋彼人不甚能作僞耳。」雷公云：「麝香多有僞者，不如不用。其香有三等：一者名遺香，是鹿子臍閉滿，其麝自於石上，用蹄尖彈臍落者，落處一里草木不生並焦黃。人若收得此香，價與明珠同也。二名膝香，採得甚堪用。三名心結香，被大獸驚，心破了，因茲狂走，雜諸群中，遂亂投水。被人收得，擘破見心，心流了在脾上，結作一大乾血塊，可隔山澗早聞之香，是香中之次瑤也。凡使麝香，並用子日開之，不用苦，細研用。」《衍義》云：「麝每糞時，須聚於一所。人見其所聚糞，及有遺糞氣，遂爲人獲，亦物之一病爾。此獵人云。餘如《經》。」楊文公《談苑》云：「公常言商汝山多群麝，所遺糞常就一處，雖遠逐食，必還走之，不敢遺跡他所，慮爲人獲，人反以是求得，必掩群而取之。麝絕愛其臍，每爲人所逐，勢急即投巖，舉爪剔裂其香，就縶而死，猶拱四足保其臍。李商隱詩云：『投巖麝退香。』許渾云，『尋麝採生者。』」

立之案：「麝」古作「射」，讀作入聲，《本草和名》云：「麝香，楊玄操音食亦反。」是猶傳古音。

《爾雅·釋文》引《字林》「麝音射」，未詳其讀爲入為去，恐讀爲入也。《玉篇》「麝，市亦、市夜二切」，麝香，《廣韻》：「麝，食亦切。麝香也。」《慧音》卷四十三《僧伽吒經》第四卷下云：「麝香，上蛇蔗反，又時亦反，亦作榭。」《經》本作射，誤也。案「榭」恐「獬」訛。又卷四十八《瑜伽師地論》第三卷云：「神夜反，又音石。形如小麋，臍有香也。」蓋麝香芬烈射人，故名麝也。《爾雅》云：「麝父，麕足。」《釋文》云：「麝，食亦反。」李本作澤，云澤父，獸名。是麝父，或澤父。澤，古或音釋，故與麝通也。《史記·孝武紀》：「先振兵澤旅。」《集解》引徐廣：古「釋」字作「澤」。《毛詩·載芟篇》「澤澤」，《釋文》「澤澤，音釋釋。」《大戴禮·夏小正篇》「農及雪澤」，《管子·乘馬篇》作「農耕及雪釋」，並可以證也。後世「麝」字讀爲「市夜反」，古音古義俱廢。《醫心方》引《錄驗方》五香湯方中，又引《千金方》青木香湯方中，並作「射香」。又引《葛氏方》云：「喜魘及惡夢者方，枕眞射香一子於頭邊。」乃與慧琳所言「《經》本作射香」者合，蓋非略字，偶存古字也。兒約之云：「古來至明清，猶多作射香，可知古來讀去聲者，北方古言。而香氣射人之義，射人之義，讀入聲者，南國方言耳。所謂北方人無入聲，則不必讀入聲可也。」

立之案：《香藥抄》云：「理射香法，口傳云《薰物方》：若濕臭者，炙搗之，亦以眞麝一臍和作四五臍，是爲好。而近代麝合作數臍，其香甚劣，亦酷烈之麝，多不集納一器，若集納則燒失香氣云云。若經年香歇，則以虵蛻纏納麝之囊，若纏麝臍，拂地置麝，以瓷器覆其上，以炭火置器上，經食頃取出，或雖不纏虵蛻，理如前法，且好。」或秘方云：「掘地深一乳垸許，以火燒之，赤如缸深，拂後，以隔宿小便三合許灑之穴，以香置之，以土器覆之，冷後取之，經一食頃，眞以鹿子淨洗，覆之。」又背書云：「《秘異記》云：注云麝知身隱棲高阿深谷，畏猛獸，陷斃水淵，歷歲不爛。山夫議窺，採斯開腸腹，膽心涌流在脾頭，則汲拾盛取器，矖，微景經浹辰，聚縮如凝，擣末裹胡帛，其香越山川聞數千里，於時或稱之水麝，或號之心結云。」已上陶隱居文。或抄云：「麝香又四種，所謂心結香，胃香，膝香，尿香。麝香獸形似狗，只有尿之間是眞香，其餘心、胃、膝等是肉味也。云。」《玉篇》云：「麝，視亦反。」《山海經》：「翠山多麝。」郭璞曰：「似麞有香。」《爾雅》：「麝，麋是。」《説文》：「如小麋有香也。」已上以出本集之私加。《玉篇》云：「麝，市赤、市夜二反。麝香。」

又案：《爾雅》「麝父麕足。」郭注云：「脚似麕有香。」《釋文》引《字林》云：「如小鹿有香。麝字，古視亦反。蓋謂其香氣芬烈射人也。」《爾雅釋文》云李本作「澤」，云「澤父獸名」，蓋是讀爲「食亦反」，故與「澤」通也。恐「澤」亦「麝」假借。澤父即麝父也。後世讀爲「市夜反」，古音古義俱闕。《本草和名》云：「麝香，楊玄操音食亦反，唐。」猶傳古音而不誤。但《爾雅釋文》引《字林》音「射」，未詳食亦、市夜從何反。《醫心方》十四第五十七條引《千金方》青木香湯方中作「射香」。又引《葛氏方》：「喜魘及惡夢者方，枕眞射香一子於頭邊。」《中藏經》卷下麝香圓、香鼠散方中，孫星衍本共作「射香」。又十六ウ十八引《録驗方》五香湯方中作「射香」，蓋是非略字，偶存古字也。

又案：赤荻氏曰：「今所舶來者，蓋是合香，其所包者蓋是鹿膝皮。」小野氏曰：『舶來有數品，大都不出於臍麝香，與「字都之」之二種。臍麝香，圓塊，大寸許，或有橢長者，外以淡褐毛皮裹之。近舶有以絲縫合者，非眞。又有雜色及白毛者，不良。重五錢至八錢形正圓者曰丸様。又山高扁長者曰平様。古船以丸様爲上，今舶以平様爲上。上者燥香可爲末，下者濕臭叵爲末，此物呼曰「蔑多」，多黑而濕。濕黑者，雖香烈，合他藥則失香。燥赤者似香少，而伴他藥，則其香尤多。赤曰「阿加不」，爲上。黑曰「久呂不」，爲下。大抵無臭氣味，鹹苦者爲佳。蘭軒先生曰：麝臍者，謂陰莖也。與「膃肭臍」之「臍」同義。』

味辛溫。

《御覽》無「溫」字。黑字云：「無毒。」《藥性論》云：「臣，味苦辛。」

生川谷。

《御覽》作「山北」。黑字云：「生中臺川谷，生益州及雍州山中。」陶云：「今出隨郡、義陽、晉熙，諸蠻中者亞之。」《圖經》云：「今陝西、益、利、河東諸路山中皆有之，而秦州、文州諸蠻中尤多。」《西山經》云：「翠山之陰多麝。」《荊州圖記》云：「灆灉澧縣南有龍窮山，其獸多麝。」（《香藥抄》背記引）《御覽》引《荊州圖記》云：「臨澧縣南有龍寄山，有獸多麝。」

辟惡氣，殺鬼精物。

黑字云：「療諸凶邪鬼氣，中惡，心腹暴痛，脹急痞滿。」陶云：「帶麝非但香，亦辟惡。以眞者一子，置頸間枕之，辟惡夢及尸注鬼氣。」《藥性論》云：「除百邪魅鬼疰心痛，入十香丸，令人百毛九竅皆香，療鬼疰腹痛。」日云：「辟邪氣，殺鬼毒，蠱氣。」《食療》云：「臍中有香，除百病，治一切惡氣疰病，研了以水服之。」《廣利方》：「治中惡客忤垂死，麝香一錢，重研，和酢二合，服之即差。」

溫瘧蠱毒，癇痓，去三蟲。

黑字云：「風毒，婦人產難，墮胎，去面䵟，目中膚翳。」《藥性論》云：「小兒驚癇客忤，鎮心安神。」日云：「蠱氣瘧疾，催生墮胎，殺藏府蟲，制蛇蠶咬，沙蝨溪瘴毒，吐風痰，內子宮，暖水藏，止冷帶疾。」《外臺》引《小品》：「療蠱似蚘方 雄黃研，麝香研，右二味，各如大豆許，取生羊肺如脂大，以刀開，取雄黃等末，以肺裹，呑之。」崔氏《集驗》《古今錄驗》同。《廣利方》：「治小兒客忤，項強欲死，麝香少許，細研，乳汁調，塗口中。」又方：「治小兒驚啼，發歇不定，用眞好麝香研細，每服清水調下一字，日三服。量兒大小服。」

立之案：小兒項強，即是痓症，舉反張之一端而言耳。

又案：三蟲，《病源》云：「三蟲者，長蟲、赤蟲、蟯蟲是也。」

久服除邪，不夢寤魘寐。

黑字云：「通神仙。」陶云：「枕之辟惡夢。」《藥性論》云：「除百邪。」日云：「辟邪氣，殺鬼毒蠱氣。」〇《御覽》引《本草經》云：「麝香，味辛，辟惡，殺鬼精。生中臺山北。」

髮鬉，

「鬉」原作「髲」，今從《醫心方》卷一諸藥和名條作「鬉」正，《新修本草》《本草和名》作「髲」。狩谷掖齋曰：《本草和名》云：「楊玄操音走孔反，又尸閏反。」仁諝作「髲，皮寄反。」《證類本草》以「髲」字可疑，從仁諝作髲，音被，非是。今本《千金翼方》亦作「髮髲」，蓋是宋人所改竄，非孫氏之舊。陶云：「不知此髮鬉，審取何物。且髮字，書記所無，或作笇，音人。今呼斑髮爲笇髮，書家亦以亂髮爲䑞，恐髮，即舜音也。」案：「髮」應「鬉」字之俗譌，而「鬉」字，諸字書所無，故陶云書記無。陶又云：「書家亂髮爲䑞。」恐鬉即舜音也。謂舜、夋同音，故或從舜作䑞，或從夋作鬉，而䑞鬉二字，諸字書不載，蓋並「鬊」之俗字，鬊訓亂髮，見《禮記》注，後人不知鬉是「鬊」之俗字，誤謂其字從「㚇」改作「鬉」，遂音「㚇」。《廣韻》「鬉，毛亂，子紅切」是也。甄立言從之，故楊氏有「尸閏、走孔」二音，「尸閏」以音「鬉」字，「走孔」以音「鬉」字也。誤「鬉」爲「鬉」者，猶唐高力士碑云：「絶折葼之教。」蓋用《方言》引傳曰「慈母之怒子也，雖折葼笞之，其惠存焉」之語，誤葼爲葼之類也。又案：「鬉」字或作「鬆」，見《慧琳音義》，以㚇、悤同音，或從㚇，或作悤也。故《證類》所引甄立言作「鬆」，而「總角」

之「總」，俗從「髟」從「總」省作鬉，其字形與亂髮之鬉同，而作字之源自異，而李當之曰：「髮髲，是童男髮。」雷公亦以爲「男子二十已來，於頂心剪下」者，皆以亂髮之鬉，混爲「鬉角」之鬉也。不知俗字之變者，多有此誤。李、雷二說不可從也。

立之案：掖翁此說在《新修》未出之前，而及《新修》已出，其所攷覈如合符節，翁攷證之妙，每每如此，令人聳然矣。然以李、雷二說斷爲總角之鬉，恐不然。蓋亂髮用童男髮，與人溺童男者尤良同理，而取清淨純粹之血餘耳，非以髮鬉之鬉爲「鬉角」之鬉也。雖固屬知者之一失，亦依非刀圭之流也。

又案：《本草和名》無訓，蓋闕逸。《和名抄》訓「加美乃禰」，即是蘇注「髮根也」之義。《醫心方》訓「人乃加美」。掖齋又曰：髮髲亂髮，皆當訓「於知賀美」。凡《本草》中黑字之謬會重復者，不一而足。蘇氏以髮髲爲髮根者，無徵證，了屬臆度。以爲「髪」字之譌，亦未是，皆不知「髮」爲「髲」字，爲之曲說也。髮髲亂髮，皆當訓「於知加美」。《說文》「鬊，鬢髮也」是也。源順從蘇說訓「加美禰」，非是。

味苦溫。

黑字云：「小寒，無毒。」日云：「髮溫。」黑字亂髮下云：「微溫。」《藥性論》云：「亂髮，使，味苦。」

生平澤。

原無此三字，今據《新修》補正。

立之案：《本經》云：「平澤者，凡十九種，藍實、大棗、白瓜子、瓜蒂、牛黄、髮髲、丹雄雞上品。王瓜、白馬莖、牡狗陰莖、白殭蠶、蠐螬、葱實、大豆卷黄中品。鉛丹、翹根、淮木、衣魚、螻蛄下品」是也。其在人間園圃門庭中者，皆曰生平澤，其平土平谷比之稍遠。

治五癃關格，不得小便，利水道。

原作「不通利小便水道」，今據《新修》正。《千金》：「治小便不通。方髮去垢，燒末一升，葵子一升，以飲服方寸匕，日三服。」又「治小便出血。方　酒服亂髮灰」注云：蘇澄用水服。《外臺》引《集驗》：「療淋。方　燒頭髮灰，服之良。文仲同。」

立之案：五癃，此條外見於冬葵子上、石韋中、燕矢石、蠡貝子下下，但桑螵蛸下云「通五淋」，可併攷。《靈樞》又有《五癃津液別論》。

療小兒癇，大人痓。

黑字云：「合雞子黃煎之，消爲水，療小兒驚熱。」陶云：「今俗中嫗母爲小兒作雞子煎，用髮雜熬，良久得汗，與兒服，去痰熱，療百病。而用髮皆取其久梳頭亂者爾。」《千金》：「治小兒驚啼。方　酒服亂髮灰。」

立之案：「小兒曰癇，大人曰痓。」出《千金》引徐嗣伯。而此云「大人痓」其義同，但有癲而不痓者，未有痓而不癲者也。癲癇解已見於《序錄》中。

仍自還神化。

陶云：「李云神化之事，未見別方。」《蜀本》云：「《本經》云：仍自還神化。李云：神化之事，未見別方。按：《異苑》云：「人髮變爲鱓魚，神化之異，應此者也。」陳藏器云：「生人髮掛菓樹上，烏鳥不敢來食其實。又人逃走，取其髮於緯車上却轉之，則迷亂不知所適矣。」《蜀本》及藏器說，並不可從矣。

○黑字云：「亂髮微溫，主欬嗽，五淋，大小便不通，小兒驚癇，止血，鼻衄，燒之吹內，立已。」陶云：「此常人頭髮耳。術家用已亂髮及爪，燒與人飲之。□相親愛，此髮髮療體相似，若然則長此一件。」蘇云：

「亂髮灰療轉胞，小便不通，赤白利，哽噎，鼻衄，癰腫，狐尿刺，尸注，丁腫，骨疽，雜瘡，古方用之。」《藥性論》云：「亂髮，使，味苦，能消瘀血，關格不通，利水道。」日云：「髮溫，止血悶血運，金瘡，傷風，血痢，入藥燒灰，勿令絕過。煎膏，長肉，消瘀血也。」

立之案：據陶氏「長此一件」之言，則白字「髮髲」，黑字「亂髮」，爲同物可知。猶曾青、綠青，萎蕤、黄精之例也。

又案：此物纔時取效，非平穩物，所以無「久服」之語也。

熊脂，

黑字云：「十一月取。」陶云：「此脂即是熊白，白是背上膏，寒月則有，夏月則無。其腹中肪及身中膏，取可作藥而不中噉。」蘇云：「脂，長髮令黑，悅澤人面，酒練服，差風痺。凡言膏者，皆肪消已後之名，背上不得言膏。陶言背膏，同於舊誤也。」《圖經》云：「熊形類大豕，而往（疑作「性」）輕捷，好攀緣，上高木，見人則顛倒自投地而下。冬多入穴而藏蟄，始春而出。脂謂之熊白，十一月取之，須其背上者。寒月則有，夏月則無，其腹中肪及它處脂，煎練亦可作藥而不中噉。」

立之案：《說文》：「脂，戴角者脂，無角者膏。」又：「膏，肥也。」「肪，肥也。」析言宜如此，統言則不分。蘇說失於鑿，非是。說具前松脂條下。

又案：《本草和名》訓「久末乃阿布良」。《證類》引《食療》云：「冬中凝白時取之，作生無以偕也。」「作生」已下六字叵讀，錄俟後攷耳。

味甘，微寒。

黑字云：「微溫，無毒。」《藥性論》云：「熊脂，君。」日云：「熊白，涼，無毒。」《食療》云：「熊脂，微寒，甘滑。」

生山谷。

黑字云：「生雍州山谷。」陶云：「今東西諸山縣皆有之，自是非易得之物耳。」《圖經》云：「今雍、洛、河東及懷、衛山中皆有之。」

治風痺不仁，筋急，

蘇云：「酒練服，差風痺。」日云：「熊白，治風。」《食療》云：「肉，平，味甘，無毒。主風痺筋骨不仁。」《食醫心鏡》：「療脚氣，風痺不仁，五緩筋急。熊肉半斤，於豉汁中，和薑、椒、葱白，醬作腌臘。空腹食之。」又云：「主中風，心肺風熱，手足不隨及風痺不任，筋脈五緩，恍惚煩躁。熊肉一斤，切，如常法調和，作腌臘，空腹食之。」

五藏腹中積聚，寒熱，羸瘦。

黑字云：「食飲吐嘔。」日云：「熊白補虚損，殺勞蟲。」《食療》云：「若腹中有積聚寒熱者，食熊肉永不除差。」

立之案：《千金》食治門云：「熊肉，味甘，微寒微溫，無毒，主風痺不仁，筋急五緩。若腹中有積聚，寒熱羸瘦者，食熊肉，病永不除。其脂治法與肉同。」又：「去頭瘍白秃面䵟䵳，食飲嘔吐。久服強志不飢，輕身長年。」「若腹中」已下與《食療》文同，據此，則古《本草》如此，今本白字有誤歟。陶注云：「痼疾人不可食熊肉，令終身不除愈也。」亦與「若腹中有積聚，寒熱羸瘦者，食熊肉病永不除」合，蓋《食療》所據《本草》尚未誤，今本有脱落亦未可知，姑録此以存疑耳。

頭瘍白禿，面皯皰。

蘇云：「脂，長髮令黑，悅澤人面。」《藥性論》云：「熊脂，君。能治面上皯黵及治瘡。」日云：「腦髓，去白禿風屑，療頭旋并髮落。」《千金翼》：「療髮黃，熊脂塗髮，梳之散頭，入床底，伏地一食頃，即出，便盡黑，不過一升脂，驗。」楊氏《產乳》：「療白禿瘡及髮中生癬，取熊白傅之。」《千金方》：「治小兒頭瘡，經年不差。方 髮中生瘡頂白者，皆以熊白傅之。」

久服強志，不飢輕身。

日云：「脂，強心。」〇《御覽》引《本草經》云：「熊脂，一名熊白，味甘，微溫，無毒。主風痺。」《藝文類聚》引「主」作「止」。

石蜜，

黑字云：「石中色白如膏者良。」陶云：「石蜜即崖蜜也。高山巖石間作之，色青赤，味小酸，食之心煩，其蜂黑色似虻。又木蜜，呼爲食蜜，懸樹枝作之，色青白。樹空及人家養作之者，亦白而濃厚味美。凡蜂作蜜，皆須人小便以釀諸花，乃得和熟，狀似作飴須糵也。又有土蜜，於土中作之，色青白，味醶。今出晉安檀崖者，多土蜜，云最勝。出東陽臨海諸處，多木蜜。出於潛、懷安諸縣，多崖蜜。亦有雜木及人家養者，例皆被添，殆無淳者，必須親自看取之，乃無雜爾。且又多被煎煮，其江南向西諸蜜，皆是木蜜，添雜最多，不可爲藥用。道家丸餌，莫不須之。仙方亦單鍊服之，致長生不老也。」蘇云：「上蜜出氐、羌中，並勝前說者。陶以未見，故以南上爲證爾。今京下白蜜如凝酥，甘美耐久，全不用江南者。」陳云：「按尋常蜜，亦有木中作者，亦有土中作者。北方地燥，多在土中，故多土蜜。南方地濕，多在木中，故多木蜜。各隨土地所有而生，其蜜一也。崖蜜別是一蜂，如陶所說，出南方巖嶺間，生懸崖上，蜂大如虻，房著巖窟，以長竿刺，令蜜出，承取之，多者至三四石，味醶色綠，入藥用勝於凡蜜。蘇恭是荊襄間人，地無崖險，不知之者，應未傳聞。今云石蜜，正是巖蜜也。宜改爲巖字。」張司空云：「遠方山郡幽僻處出蜜，所著巉巖石壁，非攀援所及。惟於山頂，藍轝自懸挂下，遂得採取。蜂去餘蠟著石，鳥雀群飛來啄之盡，至春蜂歸如故，人亦占護其處。宣州有黃連蜜，色黃，味苦。主目熱。蜂銜黃連花作之。西京有梨花蜜，色白如凝脂，亦梨花作之，各逐所出。」《圖經》云：「食蜜有兩種，一種在山林木上作房，一種人家作窠檻收養之，其蜂甚小而微黃，蜜皆濃厚而味美。」

立之案：《說文》：「蠠，蠭甘飴也。」或從宓作蜜。鼏爲鼎，蓋謂蜜蜂釀蜜在巖間木中而不露顯，必有物縫冒蔽之也。《御覽》引張璠《易注・序》云：「蜜蜂以兼採爲味。」又引《韻集》云：「蜜蜂，百草華所作也。」又引劉根《墨子枕中記鈔》云：「百花釀蜜。」又引《荊州圖記》云：「赤馬山有蜜房二百所，羅綴相望，因名曰百房。」又引郭璞《蜜賦》云：「繁布金房，疊構玉室。咀嚼滋液，釀以爲蜜。散似甘露，凝如割肪。冰鮮玉潤，髓滑蘭香。」又引《梁書》云：「任昉爲新安太守，郡有蜜嶺。」又云：「傅昭爲臨海郡太守，郡有蜜巖。」左思《蜀都賦》云：「蜜防郁毓被其阜。」又《中山經》云：「平逢之山，無草木無水，多沙石，有神焉。其狀如人而二首，名曰驕蟲，是爲螫蟲，實惟蜂蜜之廬。」以上並石蜜之說也。《御覽》引《晉令》云：「蜜工收蜜十斛，有能增煎二升者，賞穀十斛。」是人家畜養，且被添之說也。《食療》云：「家養白蜜爲上，木蜜次之，崖蜜更次。」因此，則古無家養者。故藥用以崖蜜爲上，後世食用，則以家養白蜜爲上味，所以木、崖二蜜次之也。但家養者不被添，則更勝於崖蜜，今宜撰用家養白蜜上品者也。《本草和名》無訓，《和名抄》云：「野王案：蜂採百花醞釀所成也。此間云美知。」「美知」者，即蜜之呉音，與「錢」訓「世仁」，「蟬」訓「世美」同例也。「美知」見於《空物語藏開》上卷。

一名石飴。

陶云：「凡蜂作蜜，皆須人小便，以釀（原脫）諸花，乃得和熟，狀似作飴，須蘖也。」

味甘，平。

黑字云：「無毒，微溫。」《吳氏本草》云：「神農、雷公：甘，氣平。」引《御覽》《藥性論》云：「白蜜，君。」陶云：「巖蜜味小酸，土蜜味醶。」蘇云：「白蜜甘美，耐久。」陳云：「崖蜜味醶。」《食療》云：「微溫。」《千金》食治云：「青赤蜜，味酸噞。食之令人心煩。」

生山谷。

黑字云：「生武都山谷、河源山谷及諸山石中。」《吳氏本草》云：「石蜜，生河源或河梁。」又云：「食蜜生武都谷。」引《御覽》陶云：「今出晉安檀崖者多土蜜，去最勝出東陽臨海諸處多木蜜。出於潛、懷安諸縣，多崖蜜。其江南向西諸蜜，皆是木蜜。」蘇云：「上蜜出氐、羌中，並勝前說者。」陳云：「北方地燥，多在土中。南方地濕，多在木中。」《圖經》云：「今川蜀、江南、嶺南皆有之。」《千金》食治云：「是今諸山崖處蜜也。」

治心腹邪氣，

黑字云：「除心煩，食飲不下，止腸澼。」《藥性論》云：「治卒心痛及赤白痢，水作蜜漿，頓服一椀，止。」《食療》：「治心肚痛，血刺腹痛及赤白痢，則生擣地黃汁，和蜜一大匙服，即下。」

諸驚癇痓，

《千金》無「諸」字。

立之案：《千金方》：「小兒新生，先與甘草湯，次於朱蜜。」又：「治小兒羸瘦惙惙，宜常服不妨乳。

方　甘草五兩，末之，蜜丸，一歲兒服如小豆十丸，日三服，盡即更合，凡用甘草、石蜜之類。以治諸驚癇者。」《金匱》所謂「治肝補脾」之義，其理可究。

安五藏，諸不足，益氣補中，

黑字云：「養脾氣，明耳目。」《千金》「諸」上有「治」字。

立之案：凡甘味皆歸脾，脾氣能養五藏。甘味之最精者，無過於蜜，是所以安五藏，治諸不足也。

止痛解毒，

黑字云：「肌中疼痛，口瘡。」陳云：「蜜主牙齒疳䘌，唇口瘡，目膚赤障，殺蟲。」

立之案：《金匱》云：「蚘蟲之爲病，令人吐涎心痛發作有時，毒藥不止，甘草粉蜜湯主之。」即止痛解毒之意存於此矣。

除衆病，和百藥。

立之案：凡丸藥多以煉蜜合和者，所以除衆病和百藥也。甘草解百藥毒黑字，大棗和百藥白字，並與蜜其性味相類也。

久服強志輕身，不飢不老。

陶云：「道家丸餌莫不須之，仙方亦單鍊服之，致長生不老也。」《食療》云：「長服之，面如花色，仙方中甚貴此物。若覺熱，四肢不和，即服蜜漿一椀，甚良。」《梅師方》：「治年少髮白，拔去白髮，以白蜜塗毛孔中，即生黑者。髮不生，取梧桐子搗汁塗上，必生黑者。」○《御覽》引《本草經》云：「石蜜，一名石飴，味甘，平，生山谷。治心邪，安五藏，益氣補中，止痛解毒。久服輕身不老，生武都。」○《食療》云：「主心腹邪氣，諸驚癇，補五藏不足氣。益中止痛，解毒。能除衆病，和百藥，養脾氣，除心煩悶，不能飲食。」《千金》食治篇云：「石蜜，味甘平，微寒，無毒。主心腹邪氣驚癇痓，安五藏，治諸不足，益氣補中，止腹痛。解諸藥毒，除衆病，和百藥。養脾氣，消心煩，食飲不下，止腸澼，去肌中疼痛。治口瘡，明耳目。強志輕身，不飢耐老，延年神仙。一名石飴，白如膏，良。」

臘蜜，

原作「蜜蠟」，今據《醫心方》《眞本千金》《本草和名》正。黑字云：「白蠟，生蜜房木石間。」陶云：「此即今所用蠟（原文誤，今據《千金》食治門定正）爾，生於蜜中，故謂蠟蜜。蜂皆先以此爲蜜蹠，煎蜜亦得之，初時極香軟。人更煮煉，或加少醋、酒，便黃赤，以作燭色爲好。今藥家應用白蠟，但取削之，於夏月日暴百日許，自然白，卒用之亦可，烊內水中十餘過亦白。」《本草和名》引崔禹云：「黃蠇爲上品，白蠇爲中品，黑蠇爲下品。」《圖經》云：「蠟蜜，脾底也。初時香嫩，重煮治乃成。藥家應用白蠟，更須煎煉，水中烊十數過即白。」《衍義》云：「既有黃白二色，今止言白蠟，是取蠟之精英者，其黃蠟直置而不言。黃則蠟陳，白則蠟新，亦是蜜取陳，蠟取新也。山蜜多石中，或古木中，有經一二三年，或一得而取之，氣味醇厚。人家窠檻中蓄養者，則一歲春秋二取之。既數則蜜居房中日少，氣味不足，所以不逮陳白者，日月足也。雖收之，纔過夏亦酸壞，若龕於井中近水處則免。」

立之案：「蠟」字《說文》所無，《本草和名》作「臈蜜」，依《新修》《醫心方》亦作「臈蜜」。李唐傳來古籍多皆作「臈」字。蓋臘者凝結於蜜蜂窠底，其狀如毛鬣是也。李時珍曰：「蠟猶鬣也。蜂造蜜蠟而皆成鬣也。」此說可從。《說文》云：「巤，毛巤也。象髮在囟上及毛髮巤巤之形也。」又云：「鬣，髮鬣鬣也。」又人部云：「儠者，長壯儠儠也。」蓋「巤巤」爲古語，即爲凡竪立繁多之稱。馬鬣、豕鬣，即其義。蜜蹠巤巤凝結窠底，故名臘。其從肉者，「脂膏」二字從肉之例也，與「蜡祭」字同形而異義耳。錫亦謂之白鑞者，錫礦經煆，其狀鼠鼠聳起成束鍼紋，則與臘蜜爲同義。《玉篇》云：「蠟，力闔切。」蜜滓，是爲今字，西土文籍皆作蠟。《本草經》及皇國古抄，及宋板諸書皆作「臈」者，是古字之僅存者，最可據而已。

又案：古云「蠟」者，皆是蠟蜜。故臘者，古亦有稱蜜者，《西京雜記》云：「南越王獻高帝蜜五斛，蜜燭二百枚。」所云蜜燭，即是蠟燭也。又有蟲白蠟，明·汪機《本草會編》始載之，云：「蟲白蠟，與蜜臘之白者不同，乃小蟲所作也。其蟲食冬青樹汁，久而化爲白脂，粘敷樹枝，人謂蟲著樹而然，非也。至秋刮取，以水煮溶，濾置冷水中，則凝聚成塊矣。碎之文理如白石膏而瑩徹，人以和油澆燭，大勝蜜蠟也。」李時珍曰：「唐宋以前，澆燭入藥所用白蠟，皆蜜蠟也。此蟲白蠟，則自元以來人始知之，今則爲日用物矣。」又曰：「女貞近時，以放蠟蟲，故俗呼爲蠟樹。又有水蠟樹，葉微似榆，亦可放蟲生蠟，甜櫧樹亦可産蠟。」今本邦所産奧州、會津蠟之類，皆水蠟樹也。近來多以柒樹子煎熬作蠟，而水蠟最屬上等。但肥前、備前二州，有女貞蠟，甚少。又播州、能州有秦皮蠟，海濱又煮魚製油，亦造蠟，其法日精，市上蠟燭或有用魚蠟者，故其稱清淨生掛者，即是漆臘臘燭，而水蠟蠟燭，至於今日則爲希有之物也。

味甘，微溫。

黑字云：「無毒。」《藥性論》云：「白蠟，使，味甘平，無毒。」李時珍云：「味淡，而性嗇，質堅。」

生山谷。

黑字云：「白蠟，生武都山谷，生於蜜房、木石間。」

治下痢膿血，

黑字云：「療久洩澼，後重，見白膿。」陶云：「俗方惟以合療下丸。」《藥性論》云：「主姙孕婦人胎動，漏下血不絶，欲死。以蠟如雞子大，煎消三五沸，美酒半斤投之，服之差。」

立之案：《千金》冷熱痢方中，多用蠟：「四續丸，治三十年注痢，一名蠟煎丸。雲實、龍骨、附子、女萎、白朮、五味末之，以蠟煎烊，以丸藥如梧子大，服五丸。」又：「治少小泄注，四物粱米湯。方　粱米、稻米、黍米各三升，蠟如彈丸大，右四味，水煮，去滓，以蠟內汁中和之。」

補中，續絶傷，

黑字云：「補絶傷，利小兒。」《圖經》云：「劉禹錫《傳信方》云：甘少府治脚轉筋，兼暴風，通身水冷如癱緩者，取蠟半斤，以舊帛絁絹，並得約闊五六寸，看所患大小加減闊狹，先銷蠟塗於帛上，看冷熱，但不過燒人，便承熱纏脚，仍須當脚心便著襪裹脚，待冷即便易之，亦治心燥驚悸。如覺是風毒，兼裹兩手心。」

立之案：絶傷解，已見於乾漆條。

金創，

《醫心方》治猘犬嚙人方，引《錄驗方》云：「火銷蠟蜜，著創中。」又引《集驗方》：「治凡犬咋人。方　以火炙蠟灌創中。」

益氣，不飢耐老。

黑字云：「久服輕身不飢。」陶云：「《仙經》斷穀，最爲要用，今人但嚼食方寸者，亦一日不飢也。」《藥性論》云：「主白髪，鑷去消蠟點孔中，即生黑者。和松脂、杏仁、棗肉、茯苓等分合成，食後服五十丸，便不飢，功用甚多。」又云：「主下痢膿血。」《御覽》引《博物志》云：「荒年暫辟穀法，但食蠟半斤，輒支十日不飢。東阿王嘗錄甘始同寢處，百日不食而容體自若，用此術。」

立之案：此物甘淡濇澀，宜暫避穀而不飢，不宜久服。《本經》無「久服」二字，全在於此乎。不老者，謂白髮變黑之類也。黑字有「久服」字，恐非古義也。○《千金》食治篇云：「蜜蠟，味甘，微温，無毒。主下痢膿血，補中續絶傷，除金瘡，益氣力，不飢耐老。」

蜂子，

陶云：「前直云蜂子，即應是蜜蜂子也。取其未成頭足時，炒食之。」陳云：「蜂子，此即蜜房中白如蛹者。」

案：《本草和名》無訓，《醫心方》云：「波知乃古。」「波知」者，「波利毛知」之急略，本條蜂子爲總名，則常蜂「阿志通留志」及蜜蜂等諸蜂子皆屬焉。單爲蜜蜂，叵從。

一名蜚零，

立之案：蜂之爲言鋒也。《孝經援神契》云：「蜂蠆，垂芒。」注云：「蜂蠆，毒在後，古言垂芒。」芒、鋒古音通。謂其尾有鋒螫人也。《方言》云：「蜂，燕趙之間謂之蠓螉。」「蠓螉」之急呼爲「蜂」，而「蜚零」之急呼亦爲「蜂」，則蜚零、蠓螉共爲蜂之一名，是蜂類之捴偁也。說者以蜚零爲土蜂之一名，非是也。

味甘，平。

黑字云：「微寒，無毒。」日云：「樹蜂、土蜂、蜜蜂，涼，有毒。」

生山谷。

黑字云：「生武都山谷。」

立之案：石蜜、臘蜜，共云「出武都山谷」，與此同。故陶氏以本條蜂子，爲蜜蜂子也。別出大黄蜂子、土蜂子，則此爲蜜蜂必矣。

治風頭，
黑字云：「面目黃。」陳云：「主丹毒，風癣。」
立之案：《經驗方》有蠟鹽相捏搭風頭方，與蜂子治風頭同理。

除蠱毒，
黑字云：「心腹痛，大人、小兒腹中五蟲口吐出者。」陳云：「腹内留熱，大小便澀。」日云：「利大小便。」

補虛羸，傷中。
陳云：「去浮血，婦人帶下，下乳汁。」日云：「治婦人帶下病。」

久服令人光澤，好顏色，不老。
黑字云：「輕身益氣。」陶云：「取其未成頭足時，炒食之。又酒漬以傅面，令面悅白。」《外臺》卷廿九（五四ウ）劉涓子滅瘢膏方中用白蜂。白蜂恐是蜂子俗名，此方用衣中白魚、雞屎、白鷹糞、白芍藥、白斂、白蜂六物，乃令人面悅白之義也。

大黃蜂子，
陶云：「黃蜂則人家屋上者，及㼖𤬏蜂也。」《圖經》云：「大黃蜂子，即人家屋上作房，及木間㼖𤬏蜂子也。嶺南人亦作饌食之，蜂並黃色，比蜜蜂更大。《嶺表錄異》載宣、歙人取蜂子法：大蜂結房於山林間，大如巨鍾，其中數百層，土人採時，須以草衣蔽體，以捍其毒螫，復以煙火散蜂母，乃敢攀援崖木，斷其蔕。一房蜂子或五六斗至一石，以鹽炒，暴乾，寄入京洛，以爲方物。然房中蜂子三分之一翅足已成，則不堪用。」

立之案：大黃蜂，俗呼大蜂，又山蜂者是也。狀如常蜂而肥大，頭足共黃色，身黑色而有黃色橫紋，全體有微細毛刺，山林及浮圖上結房，大如巨鍾，文理如鱗。《彙言》云「雲頭斑文」是也。

治心腹脹滿痛，

黑字云：「乾嘔。」

輕身益氣，

立之案：前蜂子下黑字云：「輕身益氣。」此白字云：「輕身益氣。」蓋宋板已來，白黑互誤歟。攷全書通例，則此四字不可廁於副品間，宜移在「蜂子」下。

土蜂子，

陳云：「其穴居者名土蜂，最大，螫人至死。其子亦大，白，功用同蜜蜂子也。」又云：「土蜂赤黑色。」《圖經》云：「今宣城蜂子，乃掘地取之，似土蜂也。」故郭璞注《爾雅》「土蠭」云：「今江東呼大蠭在地中作房者，爲土蠭。啖其子，即馬蠭。荊巴間呼爲蟺。」郝懿行曰：「案土蜂，今呼蜂，大者鼈牛，其房層累，大於十斗甕器。」

立之案：土蜂俗呼「都知波知」，又「阿奈波知」者是。小野蘭山曰：「土蜂有數種，地上穿小穴，出入土中，入深而結窠，其形如大黃蜂，大五分許，黑色。南部方言都知須賀利，破窠採蜜，即土蜜也。又有三分許肥瘠二品者。又有六分許，瘦細，細腰，黑色，翅帶微青者是蠮螉一種，土中作窠者。」所謂「都知須賀利」者，《爾雅》郭注及《拾遺》《圖經》、郝氏所說是也。《方言》云「其大有蜜，謂之壺蜂」者，蓋亦此類。

治癰腫，

黑字云：「嗌痛。」陳云：「蜂子主丹毒風瘮。土蜂功用同蜜蜂子也。」又云：「土蜂燒末，油和，傅蜘蛛咬瘡，此物能食蜘蛛，亦取其相伏也。」

立之案：陶云：「及瓠瓤蜂也。」細玩「及」字，則知云「土蜂，即瓠瓤蜂也」之義。「蠮螉」黑字云：「其土房主癰腫風頭，一名土蜂。」彼陶注云：「此類甚多，雖名土蜂，不就土中爲窟，謂摙土作房爾。」據此，則陶氏以此土蜂子從黑字「一名」，而爲蠮螉子，恐非是，詳見蠮螉下。

白膠，

黑字云：「生雲中，煮鹿角作之。」陶云：「今人少復煮作，惟合角弓，猶言用此膠耳。方藥用亦稀，道家時又須之。作白膠法：先米瀋汁七日漬令軟，後煮煎之，如阿膠法耳。又一法：即細剉角，與一片乾牛皮，角即消爛矣。不爾，相厭百年無一熟也。」蘇云：「麋鹿角膠，但煮取濃汁重煎，即爲膠矣，何至使爛，求爛亦難，當是未見煮膠，誤爲此說耳之。」《藥性論》云：「白膠，又名黃明膠。」《圖經》云：「今時方家用黃明膠，多是牛皮。《本經》亦用牛皮，是二皮亦通用。然牛皮膠制作不甚精，但以膠物者，不堪藥用之。當以鹿角所煎者，而鹿角膠，《本經》自謂之白膠，云出雲中，今處處皆得其法，可以作之。但功倍勞於牛膠，故鮮有眞者，非自制造，恐多僞耳。」

立之案：《本草和名》訓「加乃都乃乃爾加波」。「爾加波」者，即煮皮爲膠之摠名，以鹿角爲膠，故名。此脫出土，詳見茵蔯下。

一名鹿角膠，味甘，平。

黑字云：「溫，無毒。」

治傷中勞絶，腰痛羸瘦，補中益氣。

黑字云：「四肢酸疼，多汗淋露，折跌損傷。」《藥性論》云：「能主男子腎藏氣，氣衰虛勞損。」

立之案：傷中勞絶者，亦謂五勞七傷也。「勞絶」與阿膠條「勞極」同義，而血不足之證也。

婦人血閉無子，止痛安胎。

黑字云：「療吐血下血，崩中不止。」《藥性論》云：「婦人服之令有子，能安胎去冷，治漏下赤白，主吐血。」

久服輕身延年。

《外臺》：「《延年》單服鹿角膠，主補虛勞，益髓長肌，悅顏色，令人肥健。方　鹿角膠，右一味擣末，以酒服方寸匕，日三，增至二三匕，效。」○《御覽》引《本草經》曰：「膠，一名鹿角膠，味甘平。治傷中勞絶，腰痛瘦，補中益氣，婦人無子。」

阿膠，

黑字云：「煮牛皮作之，得火良，惡大黃。」陶云：「出東阿，故曰阿膠也。今東都下亦能作之，用皮亦有老少，膠則有清濁。凡三種，清薄者畫用，厚而清者名爲盆覆膠，作藥用之皆火炙，丸散須極燋，入湯微炙耳。濁黑者可膠物用，不入藥也。用一片鹿角即成膠，不爾不成耳。」陳云：「阿井水煎成膠，人間用者多非眞也。」《圖經》云：「今鄆州皆能作之，以阿縣城北井水作煮爲眞。造之阿井水煎烏驢皮。如常煎膠法，其井官禁，眞膠極難得，都下貨者甚多，恐非眞。」尋方書所說：「所以勝諸膠者，大抵以驢皮得阿井水乃佳耳。」

立之案：《御覽》引《東水經》云：「東阿縣有大井，其巨若輪，深六十丈，歲常煮膠以貢天府。《本草》所謂阿膠也。故世俗有阿井之名。」庾信《哀江南賦》云：「阿膠不能止黃河之濁。」以上《本草和名》訓「爾加波」，即煮皮之義。黑字云「煮牛皮作之」是也。《圖經》特云「以驢皮得阿井水乃佳耳」，亦《廣濟》

徵之，然與古説異，則不可從。

又案：云阿膠者，代赭、胡麻之類是也。

一名傅致膠。

立之案：「傅致」之反爲「皮」，則「傅致膠」者，皮膠之義，對角膠而立名，與巨句麥同例。或曰：「傅致膠者，膠物之義。」約之曰：「傅，附著也。致，與疐、懫、躓、輊、騺同音，陟利切，是本音也。」而懫訓止也。疐訓礙，不行也，頓也。躓訓礙也。蟄或文輊，訓車前重也。騺訓馬腳屈也。見《廣韻》及諸書，可知膠，粘著，則兩物附著不動義。

味甘平。

黑字云：「微溫，無毒。」《藥性論》云：「君。」

出東阿。

黑字云：「生東平郡。」陶云：「出東阿，故曰阿膠也。」

立之案：此三字與「山谷川澤」等不同例，然無此三字，則不詳所以名阿膠之義，古今從白字之例。

治心腹内崩，勞極。

黑字云：「丈夫小腹痛，虛勞羸瘦。」《藥性論》云：「益氣止痢。」陳云：「止洩補虛。」《圖經》云：「《續傳信方》著張仲景調氣方云：治赤白痢，無問遠近，小腹病痛不可忍，出入無常，下重痛悶，每發面青，手足俱變者。黄連一兩，去毛，好膠手許大，碎蠟如彈子大，三味以水一大升，先煎膠令散，次下蠟，又煎令散，即下黄連末，攪相和。分爲三服，惟須熱喫，冷即難喫，神妙。此膠功用，皆謂今之阿膠也。」

立之案：此方蓋非張君眞方，後人託名以神其方耳。而《千金》治婦人産後下痢膠蠟湯，有黄蘗、當歸、陳䵃米，共六味，與此方相類，未詳何先後。李時珍並引《金匱》仲景調氣飲、《千金》膠蠟湯，而曰「張仲景治痢有調氣飲，《千金方》治痢有膠蠟湯，其效甚捷」，杜撰極矣。

洒洒如瘧狀，

立之案：磁石下云：「洗洗酸痟。」當歸下云：「溫瘧寒熱洗洗在皮膚中。」秦皮下云：「洗洗寒氣。」白薇下云：「溫瘧洗洗。」烏頭下云：「惡風洗洗。」女菀下云：「風寒洗洗。」天鼠矢下云：「皮膚洗洗。」《素問·刺瘧論》云：「腎瘧，令人洒洒然。」《甲乙》作「悽悽然」，而《傷寒論》桂枝湯條云「嗇嗇惡寒，淅淅惡風」，共與「洒洒」同音、同義，但有四聲之分耳。不過於形容令人惡寒之狀耳。又作㭊色、赤色。又作痳索、瘮㾕、痒㾕並同。《說文》「痒，寒病也。從疒，辛聲」即是病振寒之字，蓋爲晚出之篆。《晉語》狐突曰：「玦之以金，銑寒之甚矣。」韋注：「銑，猶洒也。」所謂銑寒，亦洒洒寒慄之義。而段玉裁乃謂「凡《素問》《靈樞》《本草》言洒洒、洗洗者，其訓皆寒、皆痒之假借。古辛聲、先聲、西聲，同在眞、文一類」，此說相矛盾矣。蓋憎寒形容之虛字，本無正體，假音成義耳。以余觀之，則《說文》痒寒之字，比《晉語》《本草》及《素》《靈》則爲晚出之俗篆，何得謂借洒、洗、銑以爲痒矣。《干祿字書》云：「洗洒並正。上亦姑洗字，下亦洒掃字。」亦「洗洒」同音通用之徵也。

腰腹痛，四肢酸疼，

黑字云：「陰氣不足，脚酸不能久立，養肝氣。」《藥性論》云：「堅筋骨。」陳云：「凡膠俱能療風。」

立之案：皮膠能入血中，破瘀血，其質與草類牛膝甚相似，故其效亦同。

女子下血，安胎。

《肘後》：「卒下血，以酒煮膠二兩，消盡，頓服。」

立之案：《金匱》芎歸膠艾湯，治婦人下血，類方甚多。《醫心方》引《集驗》：「治任身二三月至八九月，胎動不安，腰痛已有所見。方　艾葉三兩，阿膠三兩，炙，芎藭三兩，當歸三兩，甘草一兩半，炙，切。以水八升，煮取三升，去滓，内膠，更上火膠消，分三服。」《外臺》亦引《集驗》云：「《千金》、文仲、《備急》同此方。」蓋是膠艾湯原方。又《外臺》引《小品》膠艾湯，有膠艾二物煮法，療損動母，去血腹痛，是爲最原方。

久服輕身益氣。

立之案：二膠共能驅逐惡血，而生新血，故久服遂至於輕身也。陳云：「凡膠俱能療風，而驢皮膠主風爲最。」而黑字云：「白膠得火良，畏大黄。阿膠，惡大黄，得火良。」（《醫心》《新修》如此，《眞本千金》無「畏大黄」三字）性質不相遠，功效亦相同，宜通用也。

本草經卷上　六

丹雄雞

《蜀本圖經》云：「頭以丹雄爲良。」日云：「朱雄雞。」《衍義》云：「丹雄雞，今言赤雞是也。蓋以毛色言之。巽爲雞爲風，雞鳴於五更者，日將至巽位，感動其氣而鳴也。」

立之案：《本草和名》訓「爾波止利」，蓋常在園庭不遠行故名。

又案：爾波者，丹羽，謂丹雄雞也。丹雄雞即是凡雞，俗呼地鳥者是也。其雌色采不定，藥用多用丹雄，且東門上者，以其向陽也。《春秋說題辭》云：「雞爲積陽，南方之象，火陽精物炎上，故陽出雞鳴，以類感也。雞之爲言佳也，佳而起，爲人朝莫寶也。《說郛》」

味甘，微寒。

黑字云：「微寒，無毒。」

生平澤。

黑字：「生朝鮮平澤。」陶云：「朝鮮乃在玄菟、樂浪，不應搃是雞所出。」《開寶》云：「雞入藥用，蓋取朝鮮者良。」《圖經》云：「今處處人家蓄養甚多，不聞自朝鮮來也。」李時珍曰：「雞類甚多，五方所產，大小形色往往亦異。朝鮮一種長尾雞，尾長三四尺。遼陽一種食雞，一種角雞，味俱肥美，大勝諸雞。」

治女人崩中漏下，赤白沃。

《子母祕錄》：「妊娠下血不止，名曰漏胎。雞肝細剉，以酒一升，和服。」《食醫心鏡》：「治養胎藏，及胎漏下血，心煩口乾，丹雞索餅方。丹雄雞一隻，治如食，作臛麪壹斤。右溲麪作索餅，熟煮和臛食之。」

補虛，溫中，止血。

黑字云：「久傷乏瘡。」孟詵云：「其肝入補腎方中，用冠血和天雄四分，桂心二分，太陽粉四分，丸服之，益陽氣。」日華子云：「朱雄冠血，療白癜風。」

（眉）「久傷乏瘡」，猶曰「久瘡傷乏」也。

通神，殺毒，辟不祥。

孟詵云：「主患白虎，可鋪飯於患處，使雞食之，良。又取熱糞封之取熱，使伏於患人牀下。」日云：「糞，治白虎風，并傅風痛。」

立之案：《千金方》：「禳瘧法：未發前，抱大雄雞一頭著懷中，時時驚動，令雞作大聲，立差。」孜《中山經》：「平逢之山，無草木，無水，多沙石，有神焉。其狀如人而二首，名曰驕蟲，是爲螫蟲。實惟蜂蜜之廬，其祠之用一雄雞，禳而勿殺。」郭注：「禳，亦祭名，謂禳却惡氣也。」俱是通神殺毒之功也。

頭殺鬼，

黑字云：「東門上者良。」

立之案：《千金》辟溫殺鬼丸方中用「東門上雞頭一枚」。又云：「臘除夕，以雄雞著門上，以和陰陽。按今人卒病，皆殺雄雞傅其心。病風者，雞散治之。東門雞頭治蠱信善也。」《御覽》引裴玄《新言》云：「正朝縣官殺羊，懸其頭於門，又磔雞以副之。俗說以厭厲□□。或以問河南任君，任君曰：是月土氣上升，草木萌

動，羊齧百草，雞啄五穀，故殺之以助生氣」同上崔寔《四民月令》云：「十二月東門磔白雞頭，可以合藥。」同上

又案：《淮南・說山訓》「雞頭已瘻」謂瘻瘡瘀毒尤深，雞頭殺毒之最者，用此以破血，使去濁血生新血也。高注以雞頭爲芡，非是，羅願駁此，可從也。《齊民要術》卷三引《四民月令》云：「十二月東門磔白雞頭，可以合藥。」廿二ヲ所云「東門上雞頭」者，用此物也。猶今時用正月門上所插鰛魚頭、狗骨葉，燒末，傅白禿之類耳。

肪治耳聾，

《千金》：「治耳聾。方　桂心十八銖，野葛六銖，成煎雞肪五兩，右三味，㕮咀於銅器中，微火煎三沸，去滓，密貯勿泄，以葦筒盛如棗核大，火炙令少熱，欹臥傾耳，灌之。如此十日，耵聹自出，大如指長一寸。久聾不過三十日，以髮裹膏深塞，莫使泄氣，五日乃出。」《千金翼》云：「治二十年耳聾。」

立之案：《千金翼》用藥處方「耳聾」下有「烏雞脂」，《證類》、唐本「諸病通用藥」「髮禿落」下有「雞肪」，注云：「禹錫等謹按《藥對》云：雞肪，寒。」攷白、黑字中無「治髮禿」語，姑錄存攷。

雞腸治遺溺，

黑字云：「平，小便數，不禁。」《食醫心鏡》云：「主小便數，虛冷。雞腸一具，治如常，炒作臛，煖酒和飲之。」

肶胵裹黃皮，

立之案：《本草和名》肶胵，仁諝音上毗、下蚩，鳥胃。《和名抄》訓「鳥乃和多」，《說文》：「膍，牛百葉也。一曰鳥膍胵。或從比作肶，房脂切。」《莊子・庚桑楚篇》：「臘者之有膍胲。」又云：「胵，鳥胃也。一曰胵，五藏總名也。處脂切。」竊謂許氏以膍訓「牛百葉」者，據《禮》而言，一曰鳥膍胵者，言鳥

胃謂之膍胵也。故胵下云鳥胃也，是互文見誼。蓋胃之緩言爲「脾析」，脾析又作「膍胵」。「膍胵」之急呼爲「胃」，而或單言膍。《周禮·醢人》：「脾析，蠯醢。」司農注：「脾析，牛百葉也。」《儀禮·既夕》注：「脾析，百葉也。又單言胵。」《說文》「胵」下云「一曰胵，五藏總名也」亦同誼。但《禮經》不作「膍胵」，而作「膍析」，故許於「膍」下不云「膍析，牛百葉也」，而云「膍，牛百葉也」。或是今本「膍」篆下脫「析」字歟。《既夕禮》注云：「脾，讀爲雞脾肶之脾。」據此，則雞膍胵之名其來也久，而《禮經》用假借字，醫方、《本草》偶存正字，不亦奇乎。段玉裁則云：「謂之百葉者，胃薄如葉，碎切之，故云百葉。未切爲膍胵，既切則謂之脾析，謂之百葉也。此胃也。而《經》注何以謂之脾，蓋如今人俗語脾胃連言，故以脾之名加於胃也。」妄斷尤甚，不足據也。黑字云：「微寒。」日云：「諸雞肶胵，平，無毒。」此即是肫內黃皮。

治泄利，

黑字云：「小便利遺溺，除熱止煩。」日云：「止泄精并尿血，崩中帶下，腸風瀉痢。」

立之案：《千金》有「治産後小便數，雞肶胵湯。用雞肶胵二十具，雞腸三具」。又「治尿牀方，取雞肶胵一具，并腸燒末，酒服，男雌女雄」。古方未見治泄利方，然以治産後尿多及尿牀律之，則久泄冷利，溫胃之方中，宜酌用也。

矢白，

《蜀本》注云：「雞糞以烏雄爲良。」李時珍曰：「雄雞屎乃有白，臘月收之，白雞烏骨者更良。」

（眉）矢白，黑字：「微寒，破石淋，及轉筋，利小便，止遺溺，滅瘢痕。」《素·腹中論》：「有病心腹滿，旦食則不能暮食。此爲何病。岐伯對曰：名爲鼓脹。帝曰：治之奈何。岐伯對曰：治之以雞矢醴，一劑知，二劑已。」後世類方太多，《聖濟總錄》曰：「治鼓滿，旦食不能暮食，雞矢醴。方　雞矢乾者，右一味，爲末，每用醇酒調壹錢匕，食後臨臥服。」今常熬屎細末，去滓，石塵石粘丸，酒服下，太妙。病人無臭氣之苦也。

治消渴，

《外臺》引《肘後》：「療少小睡中遺尿不自覺。方　雄雞屎白，熬、桂心，右二味等分末，酒服方寸匕，日二。亦可除桂心。又方　雄雞喉嚨及矢白、膍胵裏黄皮，燒末，麥粥清盡服之。亦可以赤雞翅燒末，酒服三指撮，日三。」

（眉）大凡用雞矢於水氣脹滿等皆與，消渴均是腎焦之病，故此舉消渴，略其他也。

傷寒，寒熱。

《千金》：「雞糞酒，主産後中風，及百病，并男子中一切風，神效。方　雞糞一升，熬令黄，烏豆一升，熬令聲絶，勿焦，右二味，以清酒三升半，先淋雞糞，次淋豆取汁，一服一升，溫服取汗。病重者，凡四五日，服之無不愈。」又：「治小兒口噤，赤者心噤，白者肺噤。方　雞屎白棗大，綿裹，以水一合煮二沸，分再服。」又：「治小兒驚啼。方　取雞屎白熬末，以乳服之，佳。」《産寶》：「療子死腹中不出。方　雄雞糞十一枚，右以水二升，煎取五合，下米作粥食，胎即出。」

翮羽，

《蜀本》注云：「翮以烏雄爲良。」

立之案：《說文》云：「翮，羽莖也。」《爾雅·釋器》云：「羽，本謂之翮。」郭注云：「鳥羽根也。」《和名抄》訓「波禰」，爲羽根義。

下血閉。

《千金》：「治腸癰。方　雄雞項上毛并屎，燒作末，空心酒服之。」《外臺》引《古今錄驗》：「療腫大如斗。方　取雞翅燒灰，飲服。其毛孔生兩毛者，佳。腫在左取左翅，在右取右翅，雙腫取兩邊翅。」《千金》治小兒卵腫《備急》：「療男子陰卒腫痛。方　雞翮六枚，燒，蛇牀等分，右二味爲末，以飲服少許，隨卵左右取雞羽。《集驗》同。」姚方無「蛇牀」

雞子，

《藥對》云：「平。」黑字云：「卵白，微寒。」《藥性論》云：「雞子液，味甘，微寒，無毒。」《蜀本》注云：「凡雞子及卵白等，以黃雌産者良。」李時珍曰：「雞卵，黃雌者爲上，烏雌者次之。」《外臺》：「張文仲、葛氏療傷寒及溫病頭痛，壯熱脈盛如得一二日。方　破雞子一枚，著冷水半升中，攪令相得，別煮一升，水令沸，以雞子水投其湯中急攪，調適寒溫，頓服覆取汗。」《備急》同

立之案：《和名抄》卵訓「加比古」。掖齊翁曰：「加比古者，殼子之義，謂卵有殼也。」同書龜貝部「殼」訓「加比」，可以證矣。或省云「加比」。見《古今六帖拾遺抄》歌、《源氏物語》槙柱卷歌、《雄略紀》亦卵訓「加比」。

除熱火瘡，

黑字云：「卵白，微寒。療目熱赤痛，除心下伏熱，止煩滿欬逆，小兒下洩，婦人産難，胞衣不出，醯漬之一宿。療黃疸，破大煩熱。卵中白皮，主久欬結氣，得麻黃、紫菀和服之，立已。」陳云：「卵白，解熱煩。」《藥性論》云：「黃治漆瘡，塗之。醋煮，主小兒發熱。煎服主痢，除煩熱。」日云：「治懷姙天行熱疾狂走，男子陰囊濕痒，醋浸令壞，傅疵皯。黃，炒取油和粉，傅頭瘡。」《食療》云：「治大人及小兒發

熱，可取卵三顆，白蜜一合，相和服之，立差。生吞雞子清一枚，治目赤痛，除心下伏熱。」《集驗方》：「治湯火燒瘡。熟雞子一十箇，取黃炒，取油，入十分膩粉攪匀，用雞翎掃瘡上，永除瘢痕。」《子母祕錄》：「兒頭上瘡，及白禿髮不生，汁出者。雞子七箇，去白皮，於銅器中熬，和油傅之。」

療癇痓，

日云：「雞子，鎮心，安五藏，止驚。」

立之案：《千金方》：「小兒驚啼，燒雞屎白，米飲下。」《葛氏方》：「中風寒痓直，口噤，不知人。屎白一升，熬令黃。極熱，以酒三升和攪，去滓服。」《食醫心鏡》：「理狂邪癲癇，不欲眠臥，自賢自智，驕倨妄行不休，安五藏，下氣。白雄雞一隻，煮令熟。五味調和，作羹粥食之。」以上治癇痓，與本效合，而不用卵，用屎肉。蓋屎肉亦與卵同功。

可作虎魄神物。

陶云：「雞子作虎魄者，用欲毈卵黄白混雜煮作之，極相似，唯不拾芥耳。」《博物志》：「《神農本草經》曰：雞卵可以作虎魄。法取茯苓、雞毈卵黄白混雜者，熟煮之，亦及尚軟，隨意刻作物形，以苦酒漬數宿，既堅，内着粉中，假者乃亂眞。此世所恒用，作無不成也。」《御覽》又：「《神農本草》云：雞卵可作琥珀，其法取伏卵假黄白渾雜者，煮及尚軟隨意刻作物，以苦酒漬數宿，既堅，内著粉中，佳者乃亂眞矣。此世所恒用作，無不成者。」《博物志》四ノ五十七條，《宋本》七ノ廿三

立之案：臘月所産雞子，俗呼寒卵者。去白唯收黄，内磁器中，置寒冷處則凝固，眞如琥珀，《本經》所說即是也。

雞白蠹能肥豬，

陶云：「今云白蠹，不知是何物，恐是別一種耳。」

立之案：《證類》作「雞白蠹肥脂」，今據《新修》正。《拾遺》鳳凰臺下云：「今雞亦有白臺，如卵硬，中有白無黄，云是牡雞所生，名爲父公臺。」《本經》「雞白蠹」，「橐」字似「臺」，後人寫之誤耳。汪機《本草會編》云：「此《本經》文，列於黑雌雞條下，似指雌雞之肥脂，如蠹蟲之肥白，因其似而名之也。」李時珍曰：「蠹音妬，而藏器以爲橐，何耶。今牡雞生子，亦時或有之。然不當有肥脂字，當以機說爲近，否則必雌雞之生腸也。《本經》有其名，不具其功，蓋脫簡之文。」竊謂諸說未妥，但陳氏所據《本經》「蠹」字作「橐」歟。汪、李二氏見已作「肥脂」之誤本而爲說，宜乎其說之不確矣。因攷「毈」與「蠹」，古音相通，《本草》作蠹者，即「毈」字假借。《說文》：「毈，卵不孚也。從卵段聲。」楊子《法言·先知篇》「其卵毈矣」注：「毈，敗也。音段。」《管子·五行篇》云「羽卵者不段」注「段謂離散不成也」，是假段爲毈。《外臺祕要》宋板引《千金》卷廿二第二篇：「癰腫發背，百藥不治方。」又《外臺》卷卅七餌寒食五石諸雜石等解散論，并法篇引《小品》：「又若鼻中有氣，如斷雞子臭。」「毈雞子」並作「斷雞子」。又引《必效》：「療瘧，雞子常山丸。方　取雞子一枚斷者，開頭出黄及白，令盡。」是假斷爲毈。乃段、斷共爲古字假借，蓋毈之爲言斷也，謂生機已斷，則作斷義在焉。斷、毈之爲古今字，猶楚、齭之爲古今字耳。則蠹橐、段斷，並一音之轉也。所謂白蠹者，即謂敗卵，白濁無黄色也。《公羊·宣十二年傳》「皮不蠹」注：「蠹，壞也。」《左傳·襄卅一年傳》：「而朽蠹以重敝邑之罪。」《釋文》：「蠹，蟲敗也。」並「蠹」字自有敗壞之義之徵也。

再案：蠹與妬、殬、斁，音義皆同。《說文》：「蠹，木中蟲也。」「妬，婦妬夫也。」「殬，敗也。」

「怒，恚也。」並外面不變，内自爲敗之義，則雞卵外面不異，内爲敗壞。謂之白蠹者，自木中蟲轉注之義，而非蝦假借也。《本草》作「蠹」者，却是古字古義古音。《説文》作「蝦」者，即是今字今義今音也。今推蠹、妬、殬，怒字，皆自内敗之例而知然耳。又「殰，胎敗也」「殬，敗也」皆與蠹一聲之轉，蠹與蝦一聲，猶乎與包一聲之例也。

立之案：《和名抄》蝦訓「須毛利」。掖翁曰：「須毛利，巢守之義。謂壞卵不孵，長在巢中，如守巢者然也。」下品「桐葉」下云：「華，傅猪瘡，肥大三倍」又「梓白皮」下云：「華葉擣傅猪瘡，肥大易養三倍。」與此同例。而《玉燭寶典》八月下引崔寔《四民月令》注云「瓠中白實以養䐗致肥」亦與此同理。且「猪」字作「䐗」，亦與《新修》合。蓋猪六朝俗字多作「䐗」。《玉篇》曰：「䐗，豕也。亦作豬。」又曰：「豬亦作䐗。」宋板亦有時作「䐗」者，知是宋校未周，偶存俗字。且雞卵以蝦飼猪，斷瓠作蓄，以白實養猪。此二事於事實爲易驗之事，今推古音假借之例，遂令古經疑義解釋，必也不可不正名矣。○《御覽》引《本草經》云：「丹雞，一名戴丹。」（《本草和名》云：「一名戴丹。出《養生要集》。」）

鴈肪，

黑字云：「取無時。」

立之案：《説文》：「鴈，鵝也。从鳥从人，厂聲。」又云：「雁，鳥也。从隹从人，厂聲，讀若鴈。」攷「雁」是「鴈」或體，今在隹部，恐淺人所移，非許氏舊。「讀若鴈」三字，亦移時所增。（段玉裁以「雁」「鴈」爲別字，非是。）則鴈本家鴈字（即家鵝是也），俗呼唐鴈者，而非野鴈字也。《説文》又云：「鵝，鴚鵝也。」「鴚，鴚鵝也。」則「鵝」是「鴈」字之近體，而連偁曰鴚鵝，單偁曰鵝，古謂之鴈，共從鳴聲得之名耳。《方言》：「鴈，自關而東謂之鴚鵝，南楚之外謂之鵝，或謂之倉鴚。」《廣雅》：「鴚鵝、倉鴚，鴈也。」（全依《方言》）《莊子・山木篇》：「令豎子殺鴈烹之。」王褒《僮約》云：「後園縱養鴈鶩百餘。」（前有「繳鴈彈鳧」句，即謂野鴈、野鳧也。則前「鴈」字用轉注義，此「鴈」字用本義。）以上僅用本義，與《本經》合。陶氏以鴈肪爲野鴈，爾後注家無復異論，而至「一名鶩肪」，與「取無時」，則其說不得不窮矣。（陶注云：「今此一名鶩肪，則鴈、鶩皆相類耳。雖取無時，以冬月爲好。」）今以鴈肪爲家鴈之肪而爲解，則主治文及「取無時」等語，揔是無所不通。

一名鶩肪。

立之案：《說文》：「鶩，舒鳧也。」即是家鳧（又曰家鴨），今俗呼「阿比呂」（掖翁曰：「即足廣之義也。」）者，而「鶩」是「鳧」字之近體，鳧、鶩同音。蓋鳧之爲言附也，附著於人之謂。鶩者，《周禮・大宗伯》「庶人取（當作「執」）鶩」注：「鶩取其不遷。」《說苑・脩文篇》：「鶩者，鶩鶩也，鶩鶩無他心。故庶人以鶩爲摯。」所云「不遷」，及「無他心」者，共亦附著之義。家鳧與家鴈爲各物，然二鳥本爲一類二種，而在藥中則可互相通用也。猶消石一名芒消，莧實一名馬莧，款冬一名橐吾，蛞蝓一名陵蠡，豚卵一名豚顛之例。莧實固非馬莧，款冬終非橐吾（他皆同例），以其可通用，故《本經》舉之以爲一名耳。如其主治，則共相同耳，說具各條下。

又案：《千金》食治篇「鴈肪」下云：「黃帝曰：六月勿食鴈肉，傷人神氣」。是即《黃帝雜禁忌》之文。六月不可有野鴈，其爲家鴈無疑矣。鵝肉益氣（白字），時當盛暑，則其爲傷神氣可知，故禁食之。又「鶩肪」下「黃帝曰：六月勿食鶩肉，傷人神氣。」則六月禁家鴈，又禁家鳧。其文亦相同，是一類二種之物，宜同禁也。今此二禁，足以徵鴈、鶩二肪，宜互相同用耳。《證類本草》引孫眞人云：「六月七月勿食鴈，傷神。」此文《千金》及諸書無所攷，蓋是孫眞人《食忌》中文，亦謂家鴈也。《醫心方》廿九引崔禹云：「勿食鴈鶩，傷人精氣。」「鴈鶩」連言，與《本經》合（說詳具於拙著《釋鳧鴈篇》中）。

味甘平。

黑字云：「無毒。」吳氏云：「鴈肪，神農、岐伯、雷公：甘，無毒。」日華子云：「涼，無毒。」

生池澤。

黑字云：「生江南池澤，取無時。」

治風擊拘急，偏枯，氣不通利。

原「擊」作「攣」。《御覽》作「緊」，今據《新修》及《醫心方》正。《醫心方》無「利」字，《千金》「擊」作「攣」，「氣」上有「血」字。

立之案：「獨活」下云：「風寒所擊。」蓋風擊爲因，拘急爲證。言風之所擊，手足爲之拘急，或半身不隨，血氣不通利也。風擊，輕者爲拘急，重者爲偏枯也。日云：「治風麻痺。」《食醫心鏡》：「主風攣拘急，偏枯，血氣不通利。鴈肪四兩，煉濾過，每日空心煖酒一盃，肪一匙頭，飲之。」《外臺》卅八十六ヲ石發門：「療結熱澼，心下腫，胸中痞塞，嘔逆不止，鴈肪湯。方　用鴈肪一具，其他大黄、石膏、當歸、芍藥、人參、甘草等十八味，煮鴈肪，取汁，煮諸藥，無鴈肪以鴈肉，無鴈肉以鴨代之，雞亦得。」此方不錄書名，蓋諸家《服石論》中所載，疑是靳邵《服石論》中方歟。可攷。但用鴈肪者，治氣不通利之功也。

久服益氣不飢，輕身耐老。

黑字云：「長毛髮鬚眉。」日云：「久服助氣，壯筋骨。脂和豆黄作丸，補勞瘦，肥白人。其毛自落者，小兒帶之療驚癇。」孟詵云：「鴈膏，可合生髮膏，仍治耳聾者，灰和泔洗頭，長髮。」

立之案：日、孟二說，共似斥鵝鳥。蘇云：《別錄》云鴈喉下白毛，療小兒癇。又云鵝毛，主小兒驚癇痫者。此二說亦共云鵝也。然則，日所說「其毛自落」，亦謂鵝也。又黑字：「白鴨屎，主煞石藥毒。」《序例》云：「石藥中毒，白鴨矢解之。」而吳氏云「鴈肪，殺諸石藥毒」，孟詵云「鵝肉性冷，不可多食。與服丹石人相宜」是亦鴨鵝可互通用之證也。

又案：《本草和名》訓「加利」，《醫心方》同，是據《新修》以爲野鴈耳。○《千金方》云：「鴈肪，味甘平，無毒，主風攣拘急，偏枯，血氣不通利。肉，味甘，平，無毒。久服長髮鬢鬚眉，益氣不飢，輕身耐暑。」○《本草經》云：「鴈肪，一名鶩肪。味甘平，生池澤。治風緊拘急，偏枯，氣不通。久服長髮益氣，不飢能老，輕身，生南海。」引《御覽》《吳氏本草經》云：「鴈肪，神農、岐伯、雷公：甘，無毒。採無時。鶩肪殺諸石藥毒。」同上

牡蠣，

蠣，《醫心方》作「厲」，古字。李唐遺卷多皆作「厲」。

立之案：《說文》「蛤」下云：「蜃屬，有三，皆生於海。厲，千歲雀所匕，秦人謂之牡厲。」據此，則「牡厲」之名，原爲秦人方言，樊石謂之羽涅，亦出於秦人方言。因攷《本草經》不經秦火，全然存今日，故往往有秦時語，其宜哉。其實則厲蛤爲正名，言蛤品中最猛厲也。而《說文》又有「蠇」字，云：「蚌屬，倡蠊微大，出海中。今民食之，從蟲萬聲，讀若賴。」此字蓋晚出之篆文，而爲「牡蠣」字。宜以蛤下作「牡厲」爲正，而刪去「蠇」字也。又據「若賴」之讀攷之，則其殼磥塊如厲瘡之義歟。《醫心方》引《七卷經》云「有癩瘡不可食」，是亦忌其殼似厲，及有厲名也。否則，非有毒之物也。宜攷究矣。黑字云：「採無時。」陶云：「是百歲鵰所化作，以十一月採爲好，去肉二百日成。道家以左顧者是雄，故名牡蠣。右顧則牝蠣爾。生著石，皆以口在上，舉以腹向南視之，口邪向東則是。或云以尖爲左顧者，未詳孰是。例以大者爲好。」陳云：「天生萬物，皆有牝牡，惟蠣是鹹水結成，塊然不動。牝牡之事，何從而生。《經》言牡者，應非其雄也。」○陳，今據《醫心》正。《蜀本圖經》云：「海中蚌屬，以牡者良，二月三月採之。」孟詵云：「藥家比來取左顧者，若食之即不揀左右也，可長服之。海族之中惟此物最貴，北人不識，不能表其味爾。」《酉陽雜

俎》云：「牡蠣言牡，非謂雄也。」謝靈運《遊名山志》云：「新溪蠣，味偏甘，有過紫溪者。」《御覽》《嶺表錄異》云：「蠔即牡蠣也。其初生海島邊，如拳石，四面漸長，有高一二丈者，巉巖如山，每一房內蠔肉一片，隨其所生，前後大小不等，每潮來，諸蠔皆開房，伺蟻入即合之，以斧揳取殼，燒以烈火，蠔即啓房，挑取其肉，貯以竹筐。蠔肉大者醃爲炙，小者炒食，肉中有滋味，食之即甚壅腸胃。」同上《南越志》云：「南土謂蠣爲蠔，甲爲牡蠣。合澗洲圓蠣，土人重之。語曰得合澗一蠣，雖不足豪，亦可以高也。」同上

立之案：蠔，即豪雄之豪，謂其殼磈礧可畏也。與豪豬之豪同義。《南越志》所云圓蠣，即是牝蠣。凡蠃蛤之類，皆有雌雄。圓豊者，其肉必多爲雌。瘦稜者，其肉甚少爲雄。蠣之牝牡亦當如此，而藥用以牡爲上，食用以牝爲佳也。

又案：《本草和名》訓「乎加歧乃加比」，即謂牡蠣殼也。《醫心方》訓「加支」。加支者，搔取之義。此殼重疊數百，共成一塊，搔取之則各各爲一蠣殼，故有「加歧」之名耳。雀鵰化作之說，及左顧右顧之辨，共是道家之所說，其出妄誕，固無論。陳氏、孟氏、段氏共辨其非，可從也。

一名蠣蛤。

蠣蛤說見前。黑字云：「一名牡蛤。」

立之案：《圖經》云「晉安人呼爲蠔莆」蓋牡蛤之倒語，於字上無論也。猶「薪蓂，一名篾析」，「充蔚，一名爵臭」之倒耳。

味鹹平。

黑字云：「微寒，無毒。」《藥性論》云：「君。」孟詵云：「牡蠣火上炙，令沸，去殼，食之甚美。」謝靈運《遊名山志》云：「蠣，味偏甘。」

生池澤。

黑字云：「生東海池澤。」陶云：「今出東海，永嘉、晉安皆好。」《蜀本圖經》云：「今萊州昌陽縣海中多有。」《圖經》云：「今海傍皆有之，而南海閩中及通泰間尤多。」《海藥》云：「按《廣州記》云：出南海水中。」《茅君内傳》云：「取東海左顧牡蠣。」《南越志》云：「南土合澗洲蠣圓，土人重之。」《永嘉郡記》云：「樂成縣新溪口有蠣嶼，方圓數十畝，四面皆蠣，其味偏好。」謝靈運《遊名山志》云：「新溪蠣，味偏甘，有過紫溪者。」《嶺表錄異》云：「廣州既敗，餘言（疑作黨）奔於海島野居，唯食蠔蠣，疊殼爲牆壁。」（《茅君内傳》以下並《御覽》引）

治傷寒，寒熱，

黑字云：「除留熱在關節榮衛，虛熱去來不定，煩滿止汗，心痛氣結，止渴。」

立之案：《傷寒論·太陽下篇》云：「傷寒五六日，已發汗而復下之，胸脇滿微結，小便不利，渴而不嘔。但頭汗出，往來寒熱，心煩者，此爲未解也。柴胡桂枝乾薑湯主之。方 柴胡半斤，桂枝三兩，去皮，乾薑二兩，栝樓根四兩，黃芩三兩，牡蠣二兩，熬，甘草二兩，炙，右七味，以水一斗二升，煮六升，去滓再煎，取三升，溫服一升，日三服。初服微煩，復服汗出，便愈。」此證汗下之後，邪結胸中，飲癖之間，其結未甚，故曰微結。而逐飲專在牡蠣、栝樓根二味。牡蠣澤瀉散亦有此二味，其理同。凡飲中結邪者，非牡蠣不能解之，無飲者不得用此也。今世醫用牡蠣，往往失其所。

溫瘧洒洒，

黑字云：「心脇下痞熱。」《藥性論》云：「治溫瘧。」

立之案：《外臺》引仲景《傷寒論》：「牡瘧多寒者，名牡瘧，牡蠣湯主之。方 牡蠣四兩，熬，麻黃四兩，去節，甘草二兩，炙，蜀漆三兩，若無，用常山代之。右四味，切，以水先洗蜀漆三遍，去腥，以水八升煮蜀漆及麻黄，去沫，取六升内二物，更煎取二升，去滓，溫服一升，即吐。勿更服，則愈，忌海藻、菘菜。」此證亦是瘧邪結胸痰，尤甚，故爲多寒。故用牡蠣吐去飲結，用麻黄散邪熱，用甘草、蜀漆除去濕邪之餘蘊，一舉兩得法也。

驚恚，怒氣，

黑字云：「除老血。」《海藥》云：「能補養安神，治孩子驚癇。」

立之案：《千金》「治少小中風，狀如愈絶湯方」，又「主小兒五驚夜啼，龍角丸」，又「主小兒暴驚啼絶死，千金湯。」共用牡蠣。此物鎮墜，與龍骨稍同功，而又有破飲之能也。《傷寒論》治傷寒八九日下之胸滿煩驚，用柴胡加龍骨牡蠣湯。又治亡陽驚狂，臥起不安者，用桂枝去芍藥加蜀漆牡蠣龍骨救逆湯。《外臺》引《小品》云「師曰：病有奔豚，有吐膿，有驚怖，有火邪。此四部病者，皆從驚發得之。火邪者，桂枝加龍骨牡蛎湯主之」今本《金匱》多誤訛並可以爲證矣。

除拘緩，

立之案：拘緩者，拘急縱緩之略言。亦驚恚、怒氣、癇證之見徵耳。

鼠瘻，

《靈樞·寒熱篇》云：「黄帝問於岐伯曰：寒熱瘰瀝在於頸腋者，皆何氣使生？岐伯曰：此皆鼠瘻寒熱之毒氣也。留於脈而不去者也。」《病源》：「鼠瘻者，飲食之時，不擇蟲蛆，變化所生也。」《養生方》云：「正月勿食鼠殘食，作鼠瘻。」《外臺》引《集驗》說：「九種瘻，二曰鼠瘻，始發於頸，無頭尾如鼷，鼠瘻核時上時下，使人寒熱脱肉。」詳見於「雄黄」下陳云：「主丹毒。」

立之案：《醫心方》引《葛氏方》「治皮肉卒腫起，夾長赤痛，名曰編方」，又引《范汪方》治瘰癧龍骨散方，《千金》治鼠瘻方，並用牡蠣，即破却瘀血之義。

女子帶下赤白，

黑字云：「除老血，澀大小腸，止大小便。」陳云：「肉煮食，主虛損，婦人血氣，調中。」《藥性論》云：「治女子崩中。」《千金方》：「治婦人漏下不止。方　龜甲，炙，牡蠣二味分等，爲散，酒服方寸匕，日三。」

立之案：此物澀血尤甚，故治婦人血崩，其效如神。但澀血之後，宜專爲養血之手段耳。《金匱》亡血失精，用桂枝龍骨牡蠣湯。

久服強骨節。

黑字云：「療洩精。」孟詵云：「食之甚美，令人面光白，永不值時氣，主鬼交精出。」《海藥》云：「主男子遺精，虛勞乏損，補腎正氣。」

立之案：此物澀精，故有強骨節，令面光白之效。然血實者若用之，則有壅塞之弊，不可不辨也。《嶺表錄異》云「肉食之即甚壅腸胃」，此之謂也。

殺邪鬼，

立之案：道家用左顧牡蠣，及治邪瘧小兒驚證，並是殺邪鬼之理也。

延年。

《海藥》云：「久服輕身，用之炙令微黃色，熟後研令極細，入丸散中用。」

鯉魚膽，

黑字云：「取無時。」陶云：「鯉魚，最爲魚之主，形既可愛，又能神變，乃至飛越山湖，所以琴高乘之。」陳云：「鯉，從脊當中數至尾，無大小，皆有三十六鱗，亦其成數也。」又崔豹：「兗州人謂赤鯉爲赤驥，謂青鯉爲青馬，黑鯉爲玄駒，謂白鯉爲白驥，黃鯉爲黃雉。」《圖經》云：「即赤鯉黑也。其脊中鱗一道，每鱗上皆有小黑點，從頭數至尾，無大小皆三十六鱗。古語云：五尺之鯉與一寸之鯉，大小雖殊，而鱗之數等是也（此語出自《金樓子》）。蓋諸魚中，此爲最佳，又能神變，故多貴之。今人食品中以爲上味。」

立之案：《本草和名》訓「古比」，蓋古比者，「古比志多夫」之義，即戀慕之訓。古來每云雙鯉，亦雌雄必相雙行之義。因攷，則鯉之爲言儷也，亦雙雙相伴之義歟。

味苦寒。

黑字云：「無毒。」《藥性論》云：「味大苦。」孟詵云：「其在沙石中者，毒多在腦中，不得食頭。」日云：「鯉魚，涼，有毒。諸溪澗中者，頭内有毒。」《唐本草》大腹水腫通用藥云：「鯉魚，寒。」《藥對》云：「平。」陳士良云：「無毒。」

生池澤。

黑字云：「生九江池澤。」《圖經》云：「今處處有之。」

治目熱，赤痛，青盲，明目。

《藥性論》云：「鯉魚膽，亦可單用點眼，治赤腫瞖痛，小兒熱腫，塗之。」日云：「膽，治障瞖等。」《食療》云：「膽，主除目中赤及熱毒痛，點之良。」《肘後方》：「療雀目，鯉魚膽及腦傅之，燥痛即明。」

立之案：「燥」恐「慘」訛。青盲見「空青」下。

久服強悍，益志氣。

立之案：鯉膽專治目，所以膽味歸肝，久服之則肝氣自盛，亦所以強悍益志氣也。

蠡魚，

黑字云：「取無時。」陶云：「今皆作鱧字，舊言是公蠣蛇所變，然亦有相生者。至難死，猶有蛇性。」日云：「諸魚中，惟此膽甘，可食。」《圖經》云：「今俗間所謂黑鱧魚者，亦至難死，形近蛇類，浙中人多食之。」《衍義》云：「蠡魚，今人謂之黑鯉魚。道家以謂頭有星爲厭，世有知之者，往往不敢食。」《埤雅》云：「鱧，今玄鯉是也。諸魚中，惟此魚膽甘，可食。有舌鱗，細有花文。一名文魚。與蛇通氣，其首戴星，夜則北向。」《爾雅翼》云：「鱧魚圓長，而班點有七星作北斗之象。」陸機《詩疏》云：「鱧似鯉，狹而厚。」《韓詩外傳》卷七曰：「南假子過程本，本爲之烹鱺魚。南假子曰：聞君不食鱺魚。」《說苑・襍言篇》載此語作「鯢魚」，斥鯨鯢，斥兒魚歟。

立之案：蠡，《說文》作「鱺」，云「鮦也」。《爾雅》云：「鱧鯇。」郭以爲各物，云：「鱧，鮦也。」「鯇，今鱓魚，似鱒而大。」舍人、孫炎共謂鱧鯇一魚，其說自異。竊謂蠡音之字，自有黑義。蠡魚者，即黑魚之謂，與後世謂黑鯉云「玄鱧」同義。《說文》「黎，履黏也」轉注爲黎黑義；《玉篇》「黧，力兮切。黑也。亦作黎」；《廣韻》「黧，郎奚切。黑而黄也。又癧，郎計切。瘦黑」並可以徵。凡蠡聲、黎聲，皆有黑義也。《說文》「鱺」字，是晚近俗篆，而爲蠡魚字，無他書用之者，宜從《本草》以作「蠡」爲正。而黑色之魚，多得名「鱧」。《爾雅》云：「鱧鯇。」《說文》云：「鱧，鱯也。」又：「鰈，鱧也。」鯇、鱯，並黑色之魚，故亦得鱧名也。鰈蓋鱯之異構（別有攷證）。或作鱧、作鱺者，皆以音借用，無異義也。云黑鯉者，鯉亦鱺之音轉，非「鯉魚」字也。「黎盧」之「黎」亦與此同義。《本草和名》訓「波牟」，非是鱧魚，國産無之，清俗呼爲九星魚。聞文化甲子，所舶來活鱧魚十餘頭，大者尺餘，小者數寸，其狀頭尾大小相等，腹亦不脹大，體黏滑如黄顙魚，頭長，居身之三分之一，口大而多細齒，目上有七小孔，外亦小孔甚多，背有黑斑，尾圓而無岐，此物吹上御沼中，今猶有種子云，其寫眞世或傳之。

一名鮦魚。

立之案：此物首尾同等，大口圓尾如竹筒然，故名。《本草和名》「一名鯛魚」，楊玄操音「重」。《説文》：「鮦，鮦魚也，從魚同聲，讀若絝襱(丈冢切)。」《鉉音》：「直隴切。」《玉篇》：「鮦，直壟切。鱧魚也。」《廣韻》：「鮦，徒紅切。《爾雅》云：鰹，大鮦。又直冢、直柳二切。又直隴切。魚名。」又：「襱，直隴切。袴也。又作艦。」依此，則楊音「重」，自存古音。(《廣韻》始爲「徒紅切」也。)

味甘寒。

黑字云：「無毒。」

生池澤。

黑字云：「生九江池澤。」《圖經》云：「今處處有之。」

治濕痹，面目浮腫，下大水。

黑字云：「療五痔。」陶云：「合小豆白煮，以療腫滿，甚效。」孟詵云：「鱧魚，下大小便擁塞氣。「又作鱠，與脚氣風氣人食之，效。」

立之案：《圖經》云：「黑鱧魚，主婦人姙娠。《千金方》有安胎單用黑鱧魚湯方，而《本經》不言有此功用，恐是漏落耳。」今本《千金》無攷。《醫心方》任婦養胎篇引《千金方》云：「安胎魚臛法。鯉魚二斤，生者去鱗藏，粳米一升，有相和作臛，少著鹽，勿著豉、醋，噉之。日別三過食之，滿十箇日(疑作「月」)。」

「又方，取鯉魚長一尺者，水自没，内鹽煮飲之。」《圖經》引以爲黑鱧魚，恐誤。但鯉、鱧二字多相通用，故誤耳。

蒲陶，原作「葡萄」，俗字。《藝文類聚》作「蒲萄」，《千金》作「蒲桃」，今據《新修》及《醫心方》正。陶云：「魏國使人多齎來，狀如五味子而甘美。不植淮南，亦如橘之變於河北矣。人說即是此間蘡薁，恐如彼之枳類橘耶。」蘇云：「蘡薁與蒲桃相同，然蘡薁是千歲虆。」《外臺》廿一ヲ四引《近效》云：「千歲虆汁，一名蘡薁藤汁。」《蜀本圖經》云：「蔓生，苗葉似蘡薁而大。子有紫、白二色，又有似馬乳者，又有圓者，皆以其形爲名。又有無核者，七月八月熟。」《廣志》云：「蒲萄有黄白黑三種。」《御覽》引《酉陽雜俎》云：「葡萄有黄白黑三種，成熟之時，子實逼側也。」《圖經》云：「花極細而黄白色，江東出一種實細而味酸，謂之蘡薁子。」

立之案：《本草和名》訓「於保衣比加都良」，而紫葛訓「衣比加都良」，則謂比紫葛，則其莖葉子實皆大也。白字有蒲陶無蘡薁，蓋舉其甘美者，而包其種類。

又案：「蒲陶」之反爲「袍」。袍，裒也，裒聚也。見《廣韻》謂「其實數百，裒聚一枝也」。《酉陽雜俎》所云「子實逼側」是也。逼側，蓋與輔湊同義，乃謂鳩集也。《博物志》云：「張騫使西域，還得蒲萄。」《御覽》引

味甘平。

黑字云：「無毒。」《藥性論》云：「君，味甘酸。」崔禹云：「味甘，小冷。」《醫心方》

生山谷。

黑字云：「生隴西五原，燉煌山谷。」陶云：「魏國使人多齎來。」《圖經》云：「今河東及近京州郡皆有之。」又云：「張騫使西域，得其種而還，種之，中國始有。蓋北果之最珍者。魏文帝詔群臣，説葡萄云：醉酒宿醒，掩露而食，甘而不飴，脆而不酸，冷而不寒，味長汁多，除煩解飴，他方之果寧有匹之者。」《衍義》云：「先朝西夏持師子來獻，使人兼賫葡萄，遺州郡，比中國者皆相似。最難乾，不乾不可收，仍酸澌不可食。」

治筋骨濕痹，

黑字云：「逐水利小便。」《藥性論》云：「除腸間水氣，調中，治淋，通小便。」

益氣倍力，強志，令人肥健耐飢，忍風寒。

陶云：「北國人多肥健耐寒，蓋食斯乎。」

立之案：此物與龍眼、荔枝稍同其味，所以有強志耐飢之效也。

久食輕身，不老。

立之案：是食用之物，故云「久食」，與五芝條同。

可作酒。

陶云：「狀如五味子而甘美，可作酒。云用其藤汁，殊美好。」蘇云：「蒲陶作酒法，惣收取子汁，釀之，自成酒。蘡薁、山蒲桃亦堪爲酒。陶景言用藤汁爲酒，謬矣。」《蜀本圖經》云：「子釀爲酒及漿，别有法。謹按蘡薁是山葡萄，亦堪爲酒。」孟詵云：「葡萄，不問土地，但收之釀酒，皆得美好。」《圖經》云：「《史記》云：大宛以葡萄爲酒，富人藏酒萬餘石，久者十數歲，不敗。今太原尚作此酒，或寄至都下，猶作葡萄香。」《衍義》云：「李白所謂胡人歲獻葡萄酒者是。」《御覽》引魏文帝詔云：「釀以爲酒，甘於麴糵，善醉而易醒，道之固以流漾咽唾，況親食之，即他方之果，寧有疋者。」○《御覽》引《本草經》云：「蒲萄，生五原隴西燉煌，益氣強志，令人肥健，延年輕身。」又引《吳氏本草》云：「蒲陰實（「陰」即「陶」誤），生平谷或園中，延蔓如瓜葉，實如桃。七月採，止溫，延年。」《本草和名》果末引崔禹「藕陰」云云，亦「蒲陶」之訛字耳。○《千金》食治篇云：「蒲桃，味甘，辛平，無毒。主筋骨濕痺，益氣倍力強志，令人肥健耐飢，忍風寒，久食輕身不老，延年。治腸間水，調中。可作酒常飲，益人，逐水利小便。」

蓬蘽，

「蘽」原作「藟」，今據《新修》《醫心方》正。邢昺《爾雅疏》引作「藟」。《御覽》引《抱朴子》作「累」。黑字云：「覆盆，五月採實。」孟詵云：「五月於麥田中得之良。採得及烈日晒乾，免爛不堪。」《衍義》云：「四月五月紅熟，失採則就枝生蛆，收時五六分熟，便可採。烈日曝，仍須薄綿蒙之。」陳云：「四月熟，甘美如覆盆子者是也。餘不堪入藥。陶云、李云即是人所食苺耳。蓬蘽是根名，方家不用，乃昌容所服以易顏色者也。覆盆，是實名。李云是苺子，乃似覆盆之形，而以津汁爲味，其核甚微細，藥中所用覆盆子小異此，未詳孰是。」蘇云：「覆盆、蓬蘽，一物異名，本謂實，非根也。李云：苺子，近之。其根不入藥用。然生處不同，沃地則子大而甘，塉地則子細而酸。此乃子有甘、酸，根無酸味。陶景以根酸，子甘，將根入菓，重出子條，殊爲孟浪。」《圖經》云：「苗短不過尺，莖葉皆有刺，花白，子赤黄如半彈丸大，而下有莖承，如柹蒂狀。小兒多食其實，五月採其苗，葉採無時。」《衍義》云：「覆盆子，長條，四五月紅熟，其味酸甘，外如荔枝。櫻桃許大，軟紅可愛。」

立之案：《說文》：「莓，馬莓也。」「茥，缺盆也。」「葥，山莓也。」「藨，鹿也（原本作「鹿，藿也。」今據徐鍇及段玉裁說改。）。」郭注

《爾雅》：「茥，蒛葐。云覆盆也。實似莓而小，亦可食。」又注：「藨麃」云：「麃即莓也。今江東呼爲藨莓，子似覆盆而大赤，酢甜可啖。」又注「葥，山莓」云「今之木莓也。實似藨大，亦可食」。攷《爾雅》三莓，麃是莓類之揔偁。葥，是木莓，即懸鈎子。茥，即覆盆。三物分明如此，而《本草經》「蓬虆，一名覆盆」者，即《爾雅》「藨麃」，《說文》「莓，馬莓」，共是莓類之揔偁。蓋「麃」「藨」古今字，而「藨」「莓」本同字音假，遂成二字。《史記》作「苞」，亦借音假字，非有異義。又莓之緩呼爲「馬莓」（《說文》《本草和名》引《疏》文），爲馬慶（《御覽》引甄氏《本草》，《本草和名》引《疏》文「慶」作「屨」），爲蓬虆（《本草》白字）。蓬虆即是莓，共爲實名，而非葛藟字也。李當之云：「人所食莓子。」郭璞云：「今江東呼爲藨莓。」《圖經》云：「江南人謂之莓。」日華子云：「莓子。」郝懿行云：「南人呼爲普盤，北人呼爲槃門，皆即藨莓聲之轉也。」並「藨莓揔偁」之徵也。

又案：《說文》：「魁蛗，一名復蚼。」《吳語》：「其民必移就蒲蠃於東海之濱。」《廣雅》：「蛙蛗，蒲盧也。」《夏小正》：「十月，雉入於淮爲蜃。」傳云：「蜃者，蒲盧也。」《中山經》：「青要之山，南望墠渚，是多僕纍蒲盧。」《爾雅》：「果蠃，蒲盧。」蓋蓬虆、復蚼、蒲蠃、蒲盧、僕纍，並同音轉語，而其義皆同，謂勃然爲塊也。細腰蜂腰下有腹，其狀肥而蒲盧。然則「蒲盧」之急呼爲「肥」也。又例言曰：「蠃母，《西山經》槐江之山，邱時之水出焉。其中多蠃母。」郭注云：「即蝶螺也。」又《本草和名》引《釋藥性》：「麥門冬，一名濮壘。」亦其根成塊之名也。黑字作「陵累、陰累（《新修》）」，《抱朴子》作「蓬虆，一名陵累」（《御覽》引）共可徵。與「藟」字不相涉。《證類本草》作「蓬蘽」者，宋人所改，不可從也。麃之爲言泡也。謂其實勃然泡起也。「莓」即「莓」俗字，非田原每每字也。但以音同。莓、莓互相通用，猶「麃藨」「莓泡」之例。《說文》已收茥、葥、藨、莓四字，《爾雅》有「莓」無「莓」，「莓」當作「莓」，乃與《說文》合。至究其物，則只是木生、蔓生二種耳。蔓生爲茥，木生爲葥，而藨、莓並爲總偁。凡莓無不爲覆盆形者，但其有大小長短之異耳。故入藥皆宜通用也。《本草和名》蓬蘽訓「以知古」，覆盆訓「加宇夫利以知古」。《和名抄》以覆盆子直訓「以知古」。「以知古」名義未攷，竊謂「以知古」者，「以天古」之轉訛。凡草子木實，皆皮中有肉核，去皮而後始可食。此物無皮直可食，故名。即出子之義歟。凡實名曰「古」者，零餘子訓「奴加古」之例也。又攷海蟹腹下有抱鮞子一塊者，謂之「天古」，即出子之義也。莓實似之，故有此名歟。「加宇夫利以知古」者，其實自上冒覆之謂也，則與覆盆之義同。《本經》「蓬蘽，一名覆盆。味酸平，生平澤」者，今俗呼草莓、藪莓、和世莓者是也。又有呼苗代莓三葉莓者。又有呼冬莓者，又有呼夏莓德利莓者黑字云「覆盆味甘平，五月採實」者是，共皆蔓生而爲莖之一類。又有呼木莓者，山中多生，葉形不定。又有數種皆木生，而爲葥之一類，《本草拾遺》所謂「懸鉤子」是也。

又案：陶云：「蓬蘽是根名，方家不用，乃昌容所服，以易顏色者也。」《列仙傳》云：「昌容者，常山道人也。自稱殷王女，食蓬蘽根，往來上下，見之者二百餘年，而顏色如二十許人。」蓋所謂蓬蘽根者，即是莓根，昌容特所食者。陶氏依此，以《本經》蓬蘽爲根名，誤也。昌容知食莓有益精強志之功，并食其根，是亦好奇之所作，非常例也。自陶氏一誤，諸家或以蓬蘽爲覆盆之藤蔓，或以蓬蘽、覆盆爲二物，唯蘇敬以爲一物，謂實非根也。可從。清·王引之亦主張蘇說，而辨諸家之非，然不知蓬蘽之爲莓，故其說亦竆矣，不可不辯也。

一名覆盆。

盆，《新修》《醫心》作「瓫」，俗字。《本草和名》同。《醫心》諸藥和名篇作「盆」。

味酸平。

黑字云：「蓬蘽，鹹，無毒。覆盆子，味甘平，無毒。」蘇云：「沃地子大而甘，墝地子細而酸。」《藥性論》云：「覆盆子，臣，微熱，味甘辛。」陳士良云：「酸甘。」陳云：「甘美。」孟詵云：「味酸。」《衍義》云：「其味酸甘，食之多熱。」《醫心》引崔禹云：「味酸美香。」

生平澤。

黑字云：「生荊山平澤及冤句。」《圖經》云：「今處處有之，而秦吳地尤多。」《衍義》云：「秦州甚多，永興華州亦有之。」

安五藏，益精氣，長陰令堅，強志倍力，有子。

黑字云：「覆盆子益氣。」《藥性論》云：「覆盆子，能主男子腎精虛竭，女子食之有子。主陰痿，能令堅長。」陳云：「食其子，令人好顏色。」日云：「莓子，安五藏，益顏色，養精氣，長髮，強志。」《衍義》云：「益腎，縮小便。」《開寶》云：「今用覆盆子補虛續絶，強陰建陽，悅澤肌膚，安和藏府，溫中益力，療勞損風虛，補肝明目。」

立之案：《醫心》方食治篇引崔禹云：「覆瓮，味酸，美香。主益氣力，安五藏，是烈眞常噉之，遂登仙矣。」此用覆盆，而其主治，與白字蓬蔂本功合。蓋崔氏所受自是別傳，且云「烈眞常噉之」，則爲道家常食可知也。

又案：《千金》補腎篇五輔湯中用覆盆子，《千金翼》養老食療篇大黃耆圓、彭祖延年柏子仁圓方中，共用覆盆子。《外臺》長肌膚方，引范汪大行諧散方中，亦用覆盆子，《外臺》卷四十ヲ二九引《肘後》「療中水毒方，取大莓連根，右一味擣作屑服之，亦可投水擣絞汁，飲一二升，并導下部生蟲者」云云。黑字云：「又療暴中風，身熱大驚。」日云：「療中風，身熱及驚。」

久服輕身不老。

陳云：「變白不老。」佛說云：「蘇蜜那花點燈，正言此花也。笮取汁合成膏，塗髮不白。食其子，令人好顔色。」《圖經》云：「昌容服之以易顔，其法四五月候甘實成採之，暴乾擣篩，水服三錢匕，安五藏，益精強志，倍力輕體不老，久久益佳。」

大棗，

黑字云：「一名乾棗，一名美棗，一名良棗。八月採，曝乾。大棗煞烏頭毒。」陶云：「今出青州。出彭城棗形小，核細，多膏甚甜《證類》作「形小」作「形大」，今從《新修》。其皮利肉補，所以合湯皆擘用之。」《說文》云：「棗，羊棗也。從重朿。棘，小棗叢生者，從並朿。」《埤雅》云：「大曰棗，小曰棘。棘，酸棗也。棗性高，故重朿。棘性低，故並朿。朿音次，棗、棘皆有刺鍼，會意也。」

立之案：《爾雅》「洗，大棗」郭注云「今河東猗氏縣出大棗，子如雞卵」是自一種，非《本經》大棗也。黑字云：「生河東。」陶云「舊云河東猗氏縣棗特異」，即是《爾雅》所謂大棗，亦非《本經》大棗也。名醫或以充之，故陶駁之也。《說文》所云「棗，羊棗」者，即《爾雅》所云「遵，羊棗」，而郝懿行云：「羊棗者，其味善，故曰羊。羊，善也。此即曾皙所嗜者也。」此說可從。《爾雅》又云：「棗，壺棗。」郭注云：「今江東呼棗大而銳上者爲壺。壺猶瓠也。」《釋文》引孫炎云：「棗形上小下大似瓠，故曰壺。」然則，《說文》單云棗者，謂常棗中味美者。《爾雅》單云棗者，謂常棗中形大者，而《本草經》「大棗白字，一名美棗，一名良棗黑字」者，即謂常棗中形大而味美者，則與《說文》《爾雅》單偁棗者合，其義始明白。《本草和名》大棗訓「於保奈都女」，生棗訓「奈末奈都女」，《和名抄》棗訓「奈都米」。《新撰字鏡》櫕訓「奈豆女」，棟字同訓。新井氏曰：「奈都米，夏芽也。是木至夏初生芽，與諸木之春生芽不同，故名。」

味甘平。

黑字云：「無毒，生棗，辛。令人多熱。」孟詵云：「乾棗，溫。」《醫心方》引朱思簡曰：「味甘，令熱。」

生平澤。

黑字云：「生河東平澤。」陶云：「今出青州，出彭城、鬱州者亦好，小不及耳。江東臨沂金城棗，形大而虛，少脂，好者亦可用。及南棗大惡，殆不堪噉。」孟詵云：「第一青州，次蒲州者好。諸處不堪入藥。」《圖經》云：「今近北州郡皆有，而青、晉、絳州者特佳。江南出者，堅燥少脂。」何晏《九州論》云：「安平好棗。」《御覽》引《衍義》云：「大棗，今先青州，次晉州。此二等可煞曝入藥。」

治心腹邪氣，

黑字云：「除煩悶心下懸，腸澼。三歲陳核中人，燔之，味苦，主腹痛邪氣。」孟詵云：「洗心腹邪氣。」日云：「乾棗，潤心肺，止嗽，補五藏。」《梅師方》：「治姙娠四、五月，忽腹絞痛，以棗十四枚，燒令焦，爲末，以小便服。」

安中養脾，

《吳氏本草》云：「棗，主調中，益脾氣。」孫眞人云：「脾病宜食。」《證類》並引孟詵云：「補腸胃，肥中益氣。」《衍義》云：「今將乾棗去核，於鐺鍋中微火緩逼乾，爲末，量多少入生薑末，爲湯，點服，調和胃氣。又將煮棗肉，和治脾胃丸藥，尤佳。」

助十二經，平胃氣，通九竅。

日云：「除腸胃癖氣。」

立之案：大棗養脾平胃，脾胃之氣，能灌注藏府經絡，故云助十二經，通九竅。

補少氣少津，

孟詵云：「補不足氣，主補虛液。」《服氣精義》云：「常含棗核受氣，令口行津液，佳。令人受氣生津液。」

身中不足，大驚，四肢重。

黑字云：「補中，益氣，強力。」孟詵云：「強志。」吳氏云：「美志氣。」日云：「治虛勞損。」

立之案：大驚是肝虛之證，所謂治肝補脾之理也。身中不足，四肢重，共是脾虛之證，故以養脾爲主。

和百藥，

《千金》「和」上有「可」字。孟詵云：「和百藥毒。」《醫心》引《七卷經》云：「和百藥。」

立之案：甘草解毒白字，又解百藥毒，爲九土之精，安和七十二種石，一千二百種草黑字。大棗和百藥，其義自異。甘草解藥毒，故諸藥無不加之。大棗甘平，安中養脾，助十二經脈，通九竅，補少氣少津，身中不足，五藏百骸，無所不通。與石蜜稍同其質，故能和百藥，令各藥性味混然融和入胃中，以配達全身諸經，即「和百藥」之謂也。石蜜白字亦云「和百藥，丸藥以棗肉合和」者，亦是此理，而孟詵云「和百藥毒」，「毒」字恐衍，《醫心方》引孟詵不引此語，然引《七卷經》亦唯云「和百藥」，無「毒」字，則《證類》有「毒」字，尤可疑，姑錄存攷。

久服輕身長年。

黑字云：「不飢，神仙。」陶云：「道家方藥，以棗爲佳餌。」吴氏云：「棗令人好顏色。」

葉覆麻黄能出汗。

蘇云：「《别録》云：棗葉散服，令人瘦。久即嘔吐，揩熱沸瘡，至良。」日云：「棗葉，温，無毒。治小兒壯熱，煎湯浴，和葛粉裛沸子，佳，及治熱瘤也。」

立之案：麻黄性温，棗葉亦温，故兩性相感，令麻黄增發表之力。猶令鹽魚減鹽味，暫漬鹽水之理乎。○《御覽》引《本草》云：「凡棗九月採，日乾，補中益氣，久服神仙。」○《千金》食治篇云：「大棗味甘，辛熱滑，無毒。主心腹邪氣，安中養脾氣，助十二經，平胃氣，通九竅，補少氣，津液身中不足，大驚，四肢重。可和百藥，補中益氣，强志，除煩悶，心下懸，治腸澼。久服輕身，長年不飢，神仙。」

藕實莖，

黑字云：「一名蓮，八月採。」陶云：「即今蓮子，八九月取，堅黑者，乾擣破之。華及根並入神仙用。今云莖，恐即是根，不爾不應言甘也。宋帝時，大官作羊血䘓，人削藕皮，誤落血中，遂皆散不凝，醫仍用藕療血，多效也。」《蜀本圖經》云：「此生水中，葉名荷，圓徑尺餘。《爾雅》云：荷，芙蕖。其莖茄，其葉蕸，其本蔤，其華菡萏，其實蓮，其根藕，其中的，的中薏是也。《爾雅》釋曰：芙蕖，其總名也。别名芙蓉，江東人呼荷，菡萏，蓮華也。的，蓮實也。薏，中心也。郭云：蔤，莖下白蒻在泥中者。今江東人呼荷華爲芙蓉，北方人便以藕爲荷，亦以蓮爲荷。蜀人以藕爲茄，或用其母爲華名，或用根子爲母葉號。此皆名相錯，習俗傳誤，失其正體也。陸機疏曰：蓮，青皮裏白，子爲的，的中有青爲薏，薏味苦，故里語云苦如薏是也。」

立之案： 藕實莖者，謂藕實在房連莖者也。黑字「一名蓮」，陳云「藕實，蓮也」共可以徵也。陶云「莖，恐即是根」未深攷耳。蓋藕是根名，其根往往成兩歧，故名藕耳。《說文》「從艸水作蕅」，是漢篆而非古篆也。凡酒酢米鹽之類，人間常用之品，白字皆不收，藕根不載，亦此例。採用蓮實，併房與莖收之，故偁云藕實莖也。與藥實根，用根不用實同文例。《本草和名》藕實訓「波知須乃美」，《和名抄》蓮子同訓，蓮房似蜂窠故名。

（眉）陳徐陵《玉臺新詠》卷十近代襍歌三首青陽歌曲曰：「青荷蓋綠水，芙蓉發紅鮮，下有並根藕，上生同心蓮。」可知荷葉也，芙蓉花也，藕根也，連房也。

又案： 芙蓉開花名菡萏，荅花名。蓋「夫容」之緩言爲放，「菡萏」之緩言爲含。宋曾《茶山集·種芭蕉詩》云：「一身菡萏然，萬竅玲瓏間，滿中貯春水，烈日何能乾。」

一名水芝丹。

《千金》無「丹」字，《古今注》同。

立之案：《本草和名》引《兼名苑》：「一名水日[「日」恐「白」訛]，一名靈芝，一名澤芝。」又引《古今注》：「一名水華[今本「華」作「花」]。」蓋道家藕根之尊偁。

（眉）一名水芝丹者，葉似菌芝，華丹赤而在水之義。

味甘平。

黑字云：「寒，無毒。」《藥性論》云：「藕汁亦單用，味甘。」孟詵云：「蓮子性寒。」陳云：「荷鼻，味苦平，無毒。即荷葉蒂也。」日云：「蓮子，溫。蓮花，暖，無毒。藕溫。」《千金》食治篇云：「藕實，味苦，甘寒，無毒。」《醫心》引崔禹云：「藕實根，味甘冷。根大冷。」馬琬云：「根效與實相似也。」

生池澤。

黑字云：「生汝南。」《圖經》云：「今處處有之。」

補中養神，益氣力，除百疾。

孟詵云：「蓮子，性寒（《醫心》引無「性」字），主五藏不足，傷中氣絶（《醫心》無此四字），利益十二經脈血氣（《醫心》引止此，「血氣」作「廿五胳」三字），生食微動氣，蒸食之，良。」陳云：「經秋正黑者，名石蓮，入水必沉，惟煎鹽鹵能浮之。」日云：「蓮子，溫，并石蓮。益氣止渴，助心止痢。治腰痛，治泄精，安心。多食令人喜，又名蓮的。」

立之案：「菌桂」下曰：「治百病。」百疾，謂凡虛勞不足之百疾也。崔禹云：「藕實根，味甘冷，食養心神。根，大冷，主煩熱鼻血不止。」（《醫心》引）馬琬云：「食之養神，除百病，根效與實相似也。」（同引）是實根共爲食用之徵也。陸機《詩疏》云「的，五月中生，生啖脆，至秋表皮黑，的成，可食，或可磨以爲飯，如粟飯，又可爲糜」，是亦以實充食用也。《簷曝雜記》卷六云：「魏象樞，初無子，或教以空心日服建蓮子，遂生子。李奉倩有子十一人，云亦服此方有驗。」

久服輕身耐老，不飢延年。

陶云：「蓮子花及根，並入神仙用。」孟詵云：「蓮子，熟去心，爲末，蠟蜜和丸，日服三十丸，令人不飢。此方仙家用爾。又鴈腹中者，空腹食十枚，身輕，能登高涉高，鴈食，糞於田野中，經年尚生。又或於山巖之中止息，不逢陰雨，經久不壞。又諸鳥、猨猴不食，藏之石室内，有得三百餘年者，逢此食，永不老矣。」陳云：「石蓮，山海間經百年不壞，取食之，令髮黑不老。」陸機《詩疏》云：「的，可磨以爲飯，輕身益氣，令人強健。又可爲糜。」《太清諸草木方》云：「九月九日採蓮實九分，陰乾擣篩，服方寸匕，令人不老。」○《千金方》云：「藕實，味苦，甘寒，無毒。食之令人心歡，止渴去熱，補中養神，益氣力，除百病，久服輕身耐老，不飢延年。一名水芝，生根，寒，止熱渴，破留血。」

雞頭實，

黑字云：「一名芡，八月採。」陶云：「此即今蔿子，子形上花似雞冠，故名雞頭。」《蜀本圖經》云：「此生水中，葉大如荷，皺而有刺，花子若拳大，形似雞頭，實若石榴，皮青黑，肉白如菱米也。」《古今注》云：「芡，雞頭也。一名鴈頭。一名芰（「芰」恐是「葰」訛）。葉似荷而大，葉上蹙皺如沸，實有芒刺，其中如米，可以度饑也。」《埤雅》云：「蓋其蓬鑮似雞首，故曰雞頭。」

立之案：《說文》：「芡，雞頭也。」《周禮·籩人》「加籩之實，有芡」鄭玄云：「芡，雞頭也。」《疏》云：「今人或謂之鴈頭。」《方言》云：「葰芡，雞頭也。北燕謂之葰，青徐淮泗之間謂之芡，南楚江湘之間謂之雞頭，或謂之雁頭，或謂之烏頭。」《廣雅》：「葰芡，雞頭也。」（據《方言》）《古今注》云：「芡，雞頭也。一名鴈頭。」《呂氏春秋·恃君篇》云：「夏日則食蔆芡。」高注云：「芡，雞頭也。一名鴈頭。生水中。」《淮南·說山訓》云：「雞頭已瘻。」高注云：「雞頭，水中芡。幽州謂之鴈頭。」《莊子·徐無鬼篇》云：「雞廱也。」司馬彪注云：「雞廱，即雞頭也。一名芡。」據此，則芡爲正名，雞頭爲俗呼。《本經》以通俗爲主，故往往以俗呼爲大名。門冬、白英、澤舄、車前之類是也。《本草和名》訓「美都布布岐」，《和名抄》訓「美都布布支乃美」。所謂「美都布布岐」者，水款冬之義，謂生水中莖葉，似款冬也。今俗呼鬼蓮者是也。

一名鴈喙實。

立之案：鴈喙之名，他書無所攷。蓋鴈喙即鴈頭，無二義也。猶烏頭「一名烏喙」之例耳。《方言》又或謂之「烏頭」，可併攷。

味甘平。黑字云：「無毒。」孟詵云：「作粉食之，甚好，生食動小冷氣。」

生池澤。

黑字云：「生雷澤。」《圖經》云：「今處處有之，生水澤中。」

治濕痹，腰脊膝痛。

立之案：此物生水中，而其實在水上，與蓮實及穀類不異，故能開胃助氣（出日華子），有滲濕利水之功，所以治濕痺腰脚痛也。

補中，除暴疾。

《新修》無「暴」字，誤脱。《醫心》無「除暴疾」三字。

立之案：「天門冬」下云：「治諸暴風濕偏痺。」「女萎」下云：「治中風暴熱，不能動搖。」此所謂暴疾，亦言諸暴風濕偏痺也。後世謂卒中風是也。此物補中去濕，所以治卒痱也。

益精氣，強志。

《千金》「志」下有「意」字。

耳目聰明。

《醫心》無「氣」字。又引崔禹云：「益氣力，耳目明了。」又引《七卷食經》云：「食之益精氣。」《經驗後方》云：「治益精氣，強志意，聰利耳目，以雞頭實三合，煮令熟，去殼，研如膏，入粳米一合煮粥，空心食之。」

久服輕身，不飢耐老，神仙。

陶云：「仙方取此并蓮實合餌，能令小兒不長，自別有方，正爾食之，亦當益人。」蘇云：「此實去皮作粉，與菱粉相似，益人勝菱之。」孟詵云：「雞頭作粉，食之甚好。此是長生之藥，與蓮實合餌，令小兒不能長大，故知長服，當駐其年耳。生食動小冷氣，蒸之，於烈日晒之，其皮即開，亦可舂作粉。」《證類》《醫心》二書校合《莊子·徐無鬼篇》司馬彪注云：「雞頭與藕子合爲散，服之延年。」《圖經》云：「服餌家取其實并中子，擣爛，暴乾。再擣下篩，熬金櫻子煎和丸服之。云補下益人，謂之水陸丹。」〇《御覽》引《本草經》云：「雞頭，一名鴈實，生雷澤。」〇《醫心方》云：「雞頭實。」《本草》云：「味甘平，無毒，主療濕痺，腰脊膝痛，補中益精強志，耳目聰明，久服輕身不飢，耐老神仙。」

白瓜子，

《新修》「瓜」作「苽」，俗字。《千金》無「白」字。蘇云：《經》云冬瓜人也。八月採之已下，此爲冬瓜人說。《廣雅》云：水芝，瓜也。非謂冬瓜別名。據《經》及下條瓜蔕，並生嵩高平澤，此即一物。但以「甘」字似「白」，後人誤以爲「白」也。若其不是甘瓜，何因一名白瓜。此即是甘瓜不惑。且朱書論甘瓜之效，墨書說冬瓜之功，功異條同，陶爲深誤矣。案：《廣雅》冬瓜，一名地芝。與甘瓜全別，墨書宜附冬瓜科下。瓜蔕與甘瓜共條。《別錄》云：甘瓜子，主腹內結聚，破潰膿血，最爲好，腹腎脾內癰湯要藥。《本草》以爲冬瓜，但用蔕，不云子也。人今腸癰湯中之用。俗人或用冬瓜子，非也。又案：諸《本草》單云「瓜子」，或云「甘瓜子」，今此本誤作「白」字，當改從「甘」也。

立之案：《本草和名》訓「宇利乃佐禰」，蓋「宇利」者，「宇留和宇」之義，瓜類，皆光澤多汁，故名。新井氏曰：「與梅同爲宇牟之義。」如然，則「利」之語不通，非是也。白字云「白瓜子」，黑字云

「一名白瓜子」，似不通。故蘇氏有此說，尤可從也。但破陶爲冬瓜之說則是，改「白瓜」作「甘瓜」則非，既云「味甘平」，則不可又名甘瓜子，與竹葉味苦平，不名云「苦竹」一例（苦竹、甘瓜共是後出之名。）。然則蘇所據《本草經》已爲誤本，非陶舊。蓋陶所見《本經》，只作「瓜子」，故出「一名白瓜子」，且白字有瓜蔕，則此亦當單云「瓜子」。古單偁瓜者，不違枚舉（《詩》「瓜瓞」、《大戴禮》「五月乃瓜」、《曲禮》「爲天子削瓜」、《左傳》「瓜時而往」之類是），皆謂甜瓜。《御覽》引《本草經》云：「瓜，一名土芝。」又引《吳氏本草》云：「瓜子，一名瓣。」《千金》食治門亦只作「瓜子」，無「白」字。又《雷公炮炙論·序》云：「血泛經過，飲調瓜子。」而「瓜蔕」下說瓜子云：瓜子，凡使勿用瓜子實云云。則古《本草》必是作「瓜子」可知，宜删「白」字而復舊也。但今本所據已有「白」字，則不得妄删，姑存攷耳。

一名水芝。

《廣雅》云：「水芝，瓜也。其子謂之𤬏。」《御覽》引曹植《求祭先王表》云：「乞請水瓜五枚。」

立之案：郝懿行云：「蓋以其瓤中多水，故得水芝之名也。」此說可從。案：「陶注云：若覺食多入水自漬，即便消。」又云：「《博物志》云：水浸至項，食瓜無數。」（《初學記》引《博物志》云：「人以冷水自漬至膝，可頓噉數十枚瓜，漬至腰，啖轉多，至頸可啖百餘枚。所漬水又皆作瓜氣、瓜味。」《御覽》同。）是亦內水外水相得，而自消化之理也。

味甘平。

黑字云：「寒，無毒。」崔禹云：「味甘冷，無毒。未熟者冷，黃熟者平，其瓤甘。」孟詵云：「寒。」《御覽》引劉禎《瓜賦》云：「甘侔蜜房，冷甚水圭。」

立之案：寒冷並謂肉性也，子人則甘而平。《炮炙論·序》云「血泛經過，飲調瓜子」，陳藏器注云「甜瓜子內仁，擣杵末去油，飲調服之，立絶」可以徵也。

生平澤。

黑字云：「生嵩高。」

令人悅澤，好顏色，益氣不飢。

《食療》云：「其子熟，補中宜人。」

立之案：《開寶》云：「《本經》云：令人悅澤。《別錄》云：可作面脂，令人悅澤。而又面脂方中多用冬瓜仁，不用甘瓜。按此即是冬瓜子明矣。」《嘉祐》云：「《千金》面藥方，只用冬瓜仁。」今攷《千金》面藥篇中，用冬瓜人方凡十一，並面脂澡豆之方，而非服藥。其用白瓜子僅三方，皆服藥而非外傅，唯有治面皰冬葵子、柏子人、冬瓜人、茯苓，四味酒服方。《外臺秘要》引《肘後》即同方，但散服不用酒。《醫心方》引《千金》：「作治面皰甚者。方　冬葵子、柏子人、伏苓、苽子，凡四味，分等，服方寸匕，日三。」是眞人之眞面目，而今本《千金》《外臺》作「冬瓜人」者，皆經宋臣妄改，不足據也。蓋眞人所輯多是從前古方，而治面病外傅藥中不用白瓜子，其內服藥中不冬瓜子，尋其意，冬瓜性冷利，故黑字有「久服寒中」之語，入面脂用，亦取清熱。《外臺》廿一十九ヲ：「《千金》補肝散云云，明目。」又方：「白瓜子七升，絹袋盛，絞沸湯中，三遍訖，以酢五升，漬一宿，暴乾，擣下篩，酒服方寸匕，日三。久服佳。」日華子云：「冬瓜仁，去皮膚風刺黑皯，潤肌膚。」是。又白瓜子白字云「益氣」。凡《本經》偁益氣者，皆使五藏九竅通利之藥，故面皯散服、酒服俱有效，而非可外傅之物也。則白瓜、冬瓜之別頒然明白。又《醫心方》引《葛氏方》：「治面多皯黷，或如雀卵色。方　桃花、瓜子，分等，搗以傅面。」《外臺》引文仲療皯黯方，即此方，而「分等」作「各等分」，以瓜子外傅，僅此一方耳。殆不無疑。按今本《肘後》載：「葛氏服藥取白。方　白苽子中仁五分，白楊皮二分，桃花四分，搗末，食後服方寸匕，日三。欲白如苽子，欲赤加桃花，三十日面白，五十日手足俱白。」熟攷此方意，療面皯黯令白色，故以白色滑澤之瓜子，紅色鮮明之桃花，爲末傅面，方在令色澤美好耳。桃華令人好色，瓜子好顏色，共出白字。陶云：「三月三日採花，亦供丹方所須。方言，服三樹桃花盡，則面色如桃花。人亦無試之者。」據此，則桃花亦内服之藥，與瓜子内服令好顏色同。而今以此二物爲外傅，唯令色如桃花，澤如瓜子之意也。故云「欲白加瓜子，欲赤加桃花」，可知當時俗間所傳方，葛氏采以收入，而其實始於吳氏。《御覽》引吳氏云：「瓜子可作面脂。」《圖經》引宗懍《荊楚歲時記》云：「七月採瓜犀，以爲面脂。」（今本無此文）是等方法，葛氏時尚傳在人間，而非神農家言也。凡《葛氏方》中，往往有此例，宜活潑潑而看也。

久服輕身耐老。

《食療》云：「益氣耐老，除心胸滿，取瓜子七升，以絹袋盛之，投三沸湯中，須臾出暴乾，如此三度止。又與清苦酒漬經一宿，暴乾爲末，日服之方寸匕。令人肥悅，明目，延年不老。又取子三五升，退去皮，擣爲丸。空腹服三十丸，令人白淨如玉。」（此文今本《證類》「白冬瓜」下、「白瓜子」下兩引，而「白冬瓜」下作「瓜子」，「白瓜子」下作「冬瓜仁」，則作「冬瓜仁」者，宋人所妄改，今據「白冬瓜」下，作「瓜子」，則爲甜瓜子無疑。）○《御覽》引《本草經》云：「瓜，一名土芝。」○《藝文類聚》引《本草經》云：「水芝者，是白瓜、甘瓜也。」○《御覽》引《吳氏本草》云：「瓜子，一名瓣。七月七日採，可作面脂。」嵇含《瓜賦》云：「世云三芝，瓜具處全焉。故植根玉巖，潤葉飛泉。攬之者壽，食之者仙。是謂雲芝。芙蕖振采濯莖，玄瀨葩暎，莫此爲最，是謂水芝。甘瓜普植，用薦神祇，其名龍膽，其味亦奇，是謂土芝。」（《初學記》《藝文類聚》同）

瓜蔕，

黑字云：「七月七日採，陰乾。」陶云：「瓜蔕，多用早青瓜，此云七月採，便是甜瓜蔕也。」雷公云：「凡使，勿用白瓜蔕，要採取青綠色瓜，待瓜氣足，其瓜蔕自然落在蔓莖上。採得未用時，使榔榔葉裹，於東牆有風處掛，令吹乾用。」《御覽》引古詩云：「甘瓜抱苦蔕。」

立之案：《本草和名》瓜蔕訓「爾加宇利乃保曾」，是謂瓜蔕之味苦也，非謂苦瓜之蔕也。國語蔕訓「保曾」，今俗呼爲「邊多」，又蔕則細也，丁也。「宇利乃登利天」。《文選·西京賦》注引《聲類》：「蔕，果鼻也。」今藥用以越前足羽郡福井所産者爲上品，其瓜形小，色綠，少帶黑色，肉甚甜，而蔕甚苦，尤能令人吐。此物種他處，則二年變常瓜。越前俗呼鼠瓜，又鼠眞桑，又有加賀呼「美濃瓜」，越後地藏堂呼「蔓瓜」者，亦是甘瓜苦蔕，共可入藥用，但不及越前者。

味苦寒，生平澤。

黑字云：「有毒。」《藥性論》云：「瓜蔕，使。」日云：「無毒。」

治大水，身面四肢浮腫，下水。

《食療》云：「瓜蔕，主身面四肢浮腫。」

立之案：「下品，苦瓠，味苦寒，生川澤，治大水，面目四肢浮腫，下水，令人吐」與此文全相同，但「身面」作「面目」爲異，因攷瓜蔕與苦瓠氣味政同，其功效亦不異，宜通用也。瓜肉、瓜子共入血分，而有利水之功。瓜蔕味苦，苦味能通達欝滯，無所不至，驅逐之限，上吐下利，一併而來，但暴疾實滿者主之，虛弱者尤可禁之耳。

殺蠱毒，

《食療》云：「殺蠱。」

立之案：苦瓠、苦參、黃連、猪膽之類，亦能治蠱，與此同理。

欬逆上氣，

立之案：凡用吐劑，皆痰飲上迫至咽喉之時而後行之。《傷寒論·太陽中篇》：「病如桂枝證，頭不痛，項不強，寸脈微浮，胸中痞鞕，氣上衝喉咽，不得息者，此爲胸有寒也。當吐之，宜瓜蔕散。」又《辨可吐篇》「病胸上諸實一作寒，胸中鬱鬱而痛不能食，欲使人按之，而反有涎唾云云。此可吐之」並是飲迫之證，「胸有寒」「胸上諸實」，共宜添「飲」字而看。

食諸果不消，病在胸腹中，皆吐下之。

《金匱》云：「宿食在上管，當吐之，宜瓜蔕散。」方後云：「以快吐爲度，而止亡血及虚者，不可與之。」

立之案：《本草序例》「飲食中毒，煩滿，煮苦參飲之，吐出」與此同理。治食果不消者，以類導之意也。在胸腹，吐下之者，謂在胸中者吐之，腹中者下之也。《序錄》所謂「飲食不消，以吐下藥」是也。或曰：瓜蔕性味效功似非上品，恐原是在下品，與苦瓠相鄰，淺人移此時，誤以苦瓠條下「治大水身面四肢浮腫，下水，殺蠱毒」十四字入此條下歟。余謂不然，瓜子甘平，固爲上品無論。瓜蔕，則其蔕也，雖非上品，以其爲子母兄弟，故別條並舉也。猶丹沙與水銀，伏苓與松脂之例也。餘具於苦瓠下。

冬葵子，

黑字云：「十二月採之，黄芩爲之使。」陶云：「以秋種葵，覆養經冬，至春作子，謂之冬葵，多入藥用，至滑利，能下石淋。春葵子亦滑，不堪餘藥，用根故是常葵耳。葉尤冷利，不可多食。」

立之案：《本草和名》冬葵子訓「阿布比乃美」，《和名抄》葵訓「阿布比」。《新撰字鏡》云：「葵，阿保比。」蓋「阿保」者，「阿保久」之略。「比」者，日也。即《左傳》所云衛足之義，葉葉重疊迎日之謂也。《玉篇》云：「葵葉向日，不令照其根是也。」《延喜式》大膳職内膳司等式所云葵，即是此物。清人阮元著《葵攷》，以金錢紫花葵爲正葵，是《爾雅》之「荍，蚍衃」，郭注之「荊葵」，《爾雅翼》《本草圖經》之錦葵，而冬葵之一種，陶所謂春葵是也。以爲正葵，誤矣。古單云葵者，即是冬葵也。黑字云「葉爲百菜主，心傷人」；陶云「用根，故是常葵耳。葉尤冷利，不可多食」；日云「秋葵即是種早者，俗呼爲葵菜」；《醫心》引《神農經》云「久食利骨氣」，又引《膳夫經》云「葵葉尤冷利」；又引《千金方》云「十日一食葵，葵滑所以通五藏擁氣」；《金匱》云「葵心不可食，傷人。葉尤冷」；《御覽》引《師曠占》云「黄帝問師曠云：欲知牛馬貴賤，秋葵下小葵生，牛馬貴，大葵不蟲，牛馬賤」；又引《博物志》云「陳葵子秋種覆蓋，令經冬不死，至春有子是也」並是冬葵之説也。冬葵，今俗呼寒阿布比，又冬阿布比，諸州江海濱多有之。近來城州多栽培，收其子，以貨於四方，一栽則其根永不絶，年年繁殖。葉似錦葵葉，而徑三四寸，圓而五凸，凸處尚圓而不尖，周邊有細鋸齒。青莖直立，高三五尺。又有紫莖者，葉互生，春每葉間開花，大三四分許，五瓣，攢簇滿枝，色白而微帶黄紫，形如錦葵花而小，花後結實亦如錦葵子而小，冬春花實開謝相續，生葉焙食有海苔氣。又有一種呼「岡乃利」者，葉邊凸凹不平，焙食與海苔全無異也。

味甘寒。

黑字云：「無毒。」陶云：「至滑利。」《藥性論》云：「臣，滑平。」孟詵云：「葵，冷。」《圖經》云：「苗葉作菜茹，更甘美。大抵性滑利，能宣導積壅。」

生平澤。

立之案：此物缺出處，蓋當云「生平澤」，今補正。大棗、白瓜子、葱實、大豆之屬，並云「生平澤」，則宜例推。蓋園生者，謂之平澤，乃爲本書之通例耳。黑字云：「生少室山。」《圖經》云：「今處處有之。」

治五藏六府寒熱，羸瘦。

立之案：甘草治五藏六府寒熱邪氣，熊脂治五藏腹中積聚，寒熱羸瘦，與此主治相類。蓋此物性滑利，尤能破血，除惡血而生新血，所以寒熱羸瘦，一切屬瘀血諸症自愈也。《圖經》所云「能宣導積壅」者是也。久服則積壅漸去，遂至於堅骨、長肌肉也。

五癃，利小便。

「五癃」已見「髮髲」下。黑字云：「療婦人乳難内閉。」陶云：「能下石淋。」《藥性論》云：「能治五淋，主妳腫，能下乳汁。」孟詵云：「女人産時，可煮頓服之，佳。若生時困悶，以子一合，水二升，煮取半斤，去滓，頓服之，少時便産。」

立之案：《金匱》：「治姙娠有水氣，身重，小便不利，洒淅惡寒，起即頭眩。葵子茯苓散主之。」《千金》治子淋，有葵子一味，水煮法，並是破血通經之方。而散服者，在令散漫之水氣收集而通利，水煮者其證尤急，故令以水導水，一齊下也。

久服堅骨，長肌肉，輕身延年。

日云：「冬葵久服堅筋骨。」○《千金方》云：「冬葵子，味甘寒，無毒，主五藏六府寒熱羸瘦，破五淋，利小便，婦人乳難血閉，久服堅骨長肌肉，輕身延年，十二月採。葉，甘寒滑，無毒，宜脾，久食利胃氣。其心傷人，百藥忌食心，心有毒。」

莧實，

黑字云：「葉如藍，十一月採。一名莫實，細莧亦同。」

立之案：「莧」即「見」字加艸冠者，此物專有明目之效，故名見實。一名莫實，亦治目視莫莫之義。

陶云、李云，即是莧菜也。今馬莧別一種，其莧實當是白莧，所以細莧亦同，葉如藍也。細莧即是糠莧，食之乃勝，而並冷利，被霜乃熟，故云十一月採。《蜀本》注云：「惟人、白二莧，實入藥用。按人莧小，白莧大。」孟詵云：「其子九月霜後採之。」《圖經》云：「即人莧也。《經》云：細莧亦同，葉如藍是也。入藥者，人、白二莧，俱大寒，亦謂之糠莧，亦謂之胡莧，亦謂之細莧，其實一也。但人莧小而白莧大耳。其子霜後方熟，實細而黑。細莧，俗謂之野莧，猪好食之，又名猪莧。」

立之案：人莧，對馬莧立名，即細莧，今俗呼「乃比由」，又「伊奴比由」者是也。此物自生甚多，苗高七八寸，赤莖，葉小而末不尖鋭，長一寸許，互生，夏秋間枝末成穗，簇生，細小花，花後結細子。白莧，對赤莧立名，非謂白色，謂莖葉俱淡綠色也。俗間七月盂蘭會以爲豆實者，呼「唐比由」，又「眞比由」是也。苗高四五尺，莖葉共青，葉互生，花簇生葉間，如鴈來紅，花後結子甚小，形如雞冠，色如黑漆。《本草和名》訓「比由」。新井氏曰：疑以味甘寒，名「比由」，今俗譌呼「比也宇」。而稗亦訓「比衣」，出《和名抄》及《新撰字鏡》，蓋謂稗米性冷，「比衣」即「比衣留」之義。

一名馬莧，

立之案：「一名馬莧」，即「鴈肪，一名鶩肪」之例。《醫心方》十六ヲ廿二馬莧訓「宇萬比由」，即今俗呼「須百里比也宇」者是也。陶云：「今馬莧別一種，布地生，實至微細，俗呼爲馬齒莧，亦可食，小酸，恐非今莧實。」蘇云：「馬莧，一名馬齒草。味辛溫，無毒。主諸腫瘻，疣目，搗揩之，飲汁，主反胃，諸淋，金瘡血流，破血癥癖，小兒尤良。用汁洗緊脣面皰，馬汗，射工毒，塗之差。」《蜀本》注云：「馬莧如馬齒。」陳云：「陶以馬齒與莧同類，蘇亦於莧條出馬齒功用。按此二物，厥類既殊，合從別品。」《證類》下品引《開寶》云：「馬齒莧，主目盲白瞖，利大小便，去寒熱，殺諸蟲，止渴，破癥結癰瘡。服之長年不白，和梳垢，封丁腫。又燒爲灰，和多年醋滓，先灸丁腫，以封之，即根出。生擣絞汁服，當利下惡物，去白蟲。煎爲膏塗白禿。又主三十六腫風結瘡，以一釜煮澄清，內蠟三兩重，煎成膏，塗瘡上，亦服之。子明目，《仙經》用之。」雷公云：「凡使，勿用葉大者，不是馬齒草，其內亦無水銀。」《蜀本》云：「馬莧，味酸寒，無毒。」又注云：「此有二種，葉大者不堪用，葉小者節葉間有水銀，每十斤有八兩至十兩以來，至難燥，當以槐木槌碎之，向日東作架曬之，三兩日即乾，如隔年矣。其莖無效，不入藥用。大抵此草能肥腸，令人不思食。」孟詵云：「馬齒莧，又主馬毒瘡，以水煮，冷服一升，并塗瘡上。濕癬白禿，以馬齒膏和灰塗，效。治疳痢及一切風，傅伏瘡，良。及煮一椀和鹽醋等，空腹食之，少時當出盡白蟲矣。」《圖經》云：「馬齒莧，舊不著所出州土，今處處有之。雖名莧類，而苗葉與人莧輩都不相似，又名五行草，以其葉青，梗赤，花黄，根白，子黑色。」

味甘寒。

黑字云：「大寒，無毒。」《千金方》云：「莧菜實，味甘，寒，濇，無毒。小莧菜，味甘，大寒。滑，無毒。」

生川澤。

黑字云：「生淮陽川澤及田中。」《圖經》云：「今處處有之。」

治青盲，明目。

黑字云：「白瞖。」孟詵云：「其子明目。」《圖經》云：「主瞖目黑花，肝風客熱等。」《食醫心鏡》：「主青盲白翳，除邪氣，利大小腸，去寒熱。馬齒莧，一大升，擣爲末，每一匙煮葱豉粥和攪，食之。煮粥及著米糝，五味作羹亦得。」

除邪，利大小便。立之案：大寒，故除邪熱，滑利，故利溺屎。《食療》云：「五月五日採莧菜，和馬齒莧，爲末，等分，調與姙娠，服之易産。」《産寶》云：「産後血痢，小便不通，臍腹痛。生馬齒菜，杵汁三合，煎一服，下蜜一合，攪服。」由此，則人莧、馬莧效功亦相類，故以一名馬莧併入。猶「鴈肪，一名鶩肪」「蛞蝓，一名陵蠡」之類也。

去寒熱，

孟詵云：「莧，除熱。葉亦動氣，冷中損腹。」《圖經》云：「其子主肝風客熱，又射工毒中人，令寒熱，發瘡，偏在一處，有異於常者，取赤莧合莖葉，擣絞汁，飲一升，日再，差。」

久服益氣力，不飢輕身。

陶云：「藥方用莧菜甚稀，斷穀方中時用之。」日云：「莧菜，通九竅，子益精。」《食療》云：「延年益壽，明目。」○《千金方》云：「莧菜實，味甘，寒濇，無毒。主青盲白瞖，明目，除邪氣，利大小便，去寒熱，殺蚘蟲，久服益氣力，不飢輕身。一名馬莧，一名莫實，即馬齒莧也。治反花瘡。小莧菜，味甘，大寒，滑，無毒。可久食，益氣力，除熱。不可共鼈肉食，成鼈瘕。蕨菜，亦成鼈瘕。」

苦菜，

黑字云：「生益州山谷，生山陵道旁，陵冬不死，三月三日採，陰乾。」陶云：「桐君《藥錄》云：「苦菜，葉三月生扶疏，六月花猣《證類》作「從」葉出，莖直黄。八月實黑。實落桐《證類》作「根」復生，冬不枯。」蘇云：「《顔氏家訓》案《易統卦驗玄圖》曰：苦菜，生於寒秋，經冬歷春，得夏乃成。一名游冬。葉似苦苣而細，斷之而有白汁，花黄似菊。此則與桐君略同，今所在有之也。」《蜀本圖經》云：「春花夏實，至秋復生，花而不實，經冬不凋。」《衍義》云：「苦菜，四方皆有，在北道則冬方凋斃，生南方則冬夏常。此《月令》小滿節後，所謂苦菜秀者是。此葉如苦苣，更狹，其綠色差淡，折之白乳汁出，常常點瘢子，自落。味苦，花與野菊似，春夏秋皆旋開花。去中熱，安心神。」

立之案：《說文》：「荼，苦荼也。」《爾雅》云：「荼，苦菜。」郭注云：「苦菜可食。《詩·緜·正義》引樊光曰：「苦菜可食者也。」郭注據之。」《詩》云：「菜荼薪樗。」又云：「堇荼如飴。」又云：「采苦采苦。」《傳》云：「苦，苦菜。」《內則》：「濡魚（當作「豚」），包苦實蓼。」《公食大夫禮》：「鉶毛（當作「芼」）羊苦。」然則，單云荼，又單云苦，或又云苦荼，俗云苦菜也。蓋「苦」與「荼」一音之轉。重言之，亦云苦荼耳。《本草和名》訓「爾加奈」，又「都波比良久久佐」。《醫心方》同。《和名抄》訓「於保都知」，恐誤。「爾加奈」，即苦菜之義。而「都波」者，恐是「都也波」之略，與「都波布歧」之「都波」同義。「都也波」，即光葉之義。「比良久」者，開張之義，云「都波比良久久佐」者，光葉開張之謂也。菥蓂，亦訓「都波比良久佐」，蓋以此名誤於彼下也。據此，則此「久」字衍，亦當改作「都波比良久佐」歟。今俗呼「乃介之」，又「介之阿佐美」者是也。秋月子生，葉似薊無刺，青白色，如罌粟葉色，有青莖、紫莖二種，俱中空有五稜，至春苗高一二三尺，葉互生，葉間分枝叉，上開小花如萵苣，花黃色，花後成白絮，絮下有小長子聚在萼中，如蒲公英絮，子熟則白絮隨風而飛，其苗根亦隨枯，與《藥錄》已後所說形狀正合。

一名荼草，

說具於前文中。

一名選。

立之案：「選」是「荈」字。《説文》無「荈」字，則選、荈古今字可知也。《爾雅》：「檟，苦荼。」郭注云：「樹小似梔子，冬生葉，可煮作羹飲。今呼早採者爲荼，晚取者爲茗（《和名抄》引「茗」字重）。一名荈，蜀人名之苦荼。」《釋文》云：「荈，尺兗反。荈、𣘻、茗，其實一也。張揖《雜字》云：茗之別名也。」《吴志·韋曜傳》云：「曜初見禮異，或密賜荼荈以當酒。」《御覽》引《吴興記》云：「烏程縣西有溫山，出御荈。」《茶經》云：「其名有五，一曰茶，二曰檟，三曰蔎，四曰茗，五曰荈。」以上並以「荈」爲茗之一名。

又案：《説文》：「蔎，香艸也。」（段玉裁曰：「香艸」當作「艸香」，是也。）劉向《九歎》「懷椒聊之蔎蔎」王注：「椒聊，香草也。蔎蔎，香貌。」又陸機《詩疏》云：「椒，蜀人作茶，吴人作茗，皆合煮其葉，以爲香。然則，椒葉亦堪爲茗。」《方言》云：「蜀西南人謂茶曰蔎。」因攷，則凡椒葉、檟葉之屬，煮以爲飲，其香氣蔎蔎爾。與蘭茝之芳自別者，曰之爲蔎，是從香氣得之名。而「蔎」爲本字，「選」爲假借，「荈」爲俗字，古三字同音，故相通用也。

又案：《和名抄》引《風土記》云：「荈者，老葉名也。」《御覽》引《魏王花木志》云：「老葉謂之荈，細葉謂之茗。」《集韻》云：「荈，茶葉老者。」《藝文類聚》引晉·杜育《荈賦》云：「靈山惟嶽，奇產所鍾。厥生荈草，彌谷被崗。承豐壤之滋潤，受甘露之霄降。月惟初秋，農功少休，結偶同旅，是采是求。」並以「荈」爲老葉之名，已非古義也。棭齊翁曰：《釋草》《毛傳》《説文》並以荼爲苦菜，是「荼」字本訓，以茗其味苦，轉謂茗亦爲荼。《釋木》云「檟，苦荼」是也。余謂藥用，亦以苦菜、苦檟同味同效，故白字併入於此。猶「鴈肪，一名鶩肪」「蛞蝓，一名陵蠡」之例也（詳具《釋荼篇》中）。蘇云：『茗乃木類，殊非菜流。茗春採爲苦𣘻。𣘻音途遐反，非途音也。案：《爾雅·釋草》「荼，苦菜」，《釋木》云「檟，苦荼」，二物全別，不得爲例。』是蘇未解白字之通例。「一名選」之義，故爲此言也。今通攷全書，而始知同效異類者，亦取以爲「一名」，是白字變例矣。

味苦寒。

黑字云：「無毒。」《千金方》：「苦，大寒，滑，無毒。」《御覽》引《神農食經》云：「茗，苦茶。味甘苦，微寒。」

生川谷。

黑字云：「生益州。」又云：「生山陵道傍。」

立之案：《御覽》引《桐君錄》云：「西陽、武昌、晉陵皆出好茗。」又引《茶陵縣圖經》云：「茶陵者，謂陵谷生茶茗也。」依此，則黑字「山陵」云者，茶茗之所出。「道傍」云者，苦菜之所出。宜如此分別而看也。

治五藏邪氣，厭。

《新修》作「㾚」。

穀胃痺，

黑字云：「腸澼，渴熱，中疾，惡瘡。」《衍義》云：「苦菜，去熱中。」

立之案：凡苦寒者，皆有解熱消穀之能。故苦菜與苦茗，共有此功也。《御覽》引晉·劉琨《與兄子南兗州刺史演書》云「吾體中煩悶，恒假負茶」，郡齋《讀書後志》引《國史補》云「自茗飲行於世，世人不復病黃癉」（《點烙三十六黃經》一卷下）可併攷矣。今飯後茗飲，天下慣以爲常例，亦厭穀之方耳。

久服安心益氣，聽察少臥，輕身耐老。

黑字云：「耐飢寒，高氣不老。」陶云：「巴東間別有眞茶，火熇（此二字《新修》無）作卷結爲飲，亦令人不眠。恐或是此。」

立之案：《博物志》云：「飲眞茶，令少眠睡。」《御覽》引《桐君錄》云：「巴東別有眞香茗，煎飲令人不眠。」陶所說蓋據此也。陸羽《茶經》引《神農食經》云：「茶茗久服，令人即悅志。」《御覽》又引《神農食經》云：「茶茗宜久服，令人有力，悅志。」又曰：「茗，苦茶。味甘苦，微寒，無毒。主瘻瘡，利小便，少睡去痰，消渴宿食。冬生益州川谷山陵道傍，淩冬不死。三月二月採，乾（據《新修》「二月」恐是「三日」訛）。」又引華佗《食論》云：「苦茶久食，益意思。」壺居士《食志》云：「苦茶，久食羽化，與韮同食，令人身重。」陶弘景《新錄》云：「茗茶，輕身換骨□。丹丘子、黃山君服之。」《天台記》云：「丹丘出大茗，服之生羽翼。」杜育《荈賦》云：「調神和內，倦懈康除。」○《千金方》云：「苦菜，味苦，大寒，滑，無毒。主五藏邪氣，厭穀胃痹，腸澼大渴，熱中暴疾惡瘡，久食安心益氣，聰察，少臥，輕身，耐老，耐飢寒。一名茶草，一名選，一名遊冬，冬不死，四月上旬採。」

胡麻，

陶云：「八穀之中，唯此爲良。淳黑者名巨勝。巨者，大也，是爲大勝。本生大宛，故名胡麻。又莖方名巨勝，莖圓爲胡麻。」蘇云：「此麻以角作八稜者爲巨勝，四稜者名胡麻。都以烏者良，白者劣耳。」《圖經》云：「園圃所種，稀復野生。苗梗如麻，而葉圓鋭光澤，嫩時可作蔬。」

立之案：《本草和名》無訓，《和名抄》云：「此間音五末。訛云宇古萬。」《醫心方》亦訓「宇古末」。《新修》標記同，「宇古萬」見《空物語》藤原君卷。此物本彼地所齎，故無國名。與菊花、牽牛子同例。椵齊翁曰：「胡麻載在《本草經》，恐非本出大宛。蓋胡之言烏也，以其色黑有是名（岩大洲已有此說，但未了。）」此說可從。

又案： 胡與玄爲一聲，黑與玄爲一音。然則胡之爲黑之義，益明矣。巨勝、鴻藏、狗風（《千金》卄六如此作）並皆爲「胡」之緩言。或曰：香膏，薰之緩言。疑。王念孫曰：「有黑白紅三種，高者四、五尺以來，其莖皆方。紅、白二種皆四稜，黑者獨六稜。夏秋間作黃華，九月收實。白者子多，作油其香美，黑者不及，而入藥則良。」今就國産究之，則白、黑、紅外有淡黑及斑二種，凡爲五種。

一名巨勝。

《抱朴子》云：「巨勝，一名胡麻。」陶云：「淳黑者巨勝。巨者，大也，是爲大勝。又莖方名巨勝。」

蘇云：「角作八稜者，爲巨勝。」

立之案： 八稜、四稜之說，與昌蒲一寸九節、一寸十二節相類。蓋出於道家之流，不論而可也。竊謂巨之言秬，勝之言稜，謂其子黑而尖也。陶云「淳黑者」是也。其爲「巨大」，爲「莖方」，爲「八稜」者，共似未妥，今錄愚案，以俟後攷。

味甘平。

黑字云：「無毒。」吳氏云：「神農、雷公：甘平，無毒。青蘘，神農、雷公：甘。」

生川澤。

黑字云：「生上黨。」

立之案： 《御覽》引《晉書·安帝紀》云：「殷仲堪在荊州，以胡麻爲廩。」《淮南子》云：「汾水濛濁而宜胡麻。」共「生川澤」之謂也。

治傷中虛羸，補五内，益氣力，長肌肉，填髓腦。

黑字云：「堅筋骨，療金瘡，止痛，及傷寒溫瘧，大吐後，虛熱羸困。」陳士良云：「初食利大小腸，久食即否，去陳留新。」《藥性論》云：「患人虛而吸吸，加胡麻用。」日云：「胡麻，補中益氣，養五藏，治勞氣，産後羸困，耐寒暑，止心驚。子，利大小腸，催生落胞，逐風濕氣，遊風頭風，補肺氣，潤五藏，填精髓。」《食療》云：「潤五藏，主火灼，填骨髓，補虛氣。」《外臺》引文仲：「手脚酸痛兼微腫方。烏麻五升，微熬，碎之。右一味，以酒一升，漬一宿。隨多少飲之。盡更作，大佳。《備急》同。」《肘後方》：「治齒痛。胡麻五升，水一斗，煮取五升。含漱吐之，莖、葉皆可用之。姚云：神良，不過二劑，腫痛即愈。」

立之案：胡麻人中皆是脂，所以補虛羸，長肌肉，填髓腦也。陳士良所説尤妙，乃爲潤補最品。

久服輕身不老，葉名青蘘。

黑字云：「明耳目，耐飢渴，延年。」陶云：「服食家當九蒸九暴，熬擣餌之。斷穀長生，充飢易得。俗中學者，猶不能恒，而况餘藥耶。」《抱朴子》云：「餌服之，不老，耐風濕。」《藥性論》云：「巨勝者，《仙經》所重，白蜜一升，子一升，合之，名曰靜神丸。常服之，治肺氣，潤五藏。其功至多，亦能休粮，填人骨髓，甚有益於男子。」《千金方》：「治白髮還黑。烏麻九蒸九曝，末，以棗膏丸，服之。」孫眞人曰：「胡麻三升，去黃黑者，微熬令香，杵爲末。下白蜜三升，和調煎，杵三百杵，如梧桐子大丸。旦服三十丸，腸化爲筋。年若過四十已上，服之效。」《修眞秘旨》云：「神仙服胡麻法，服之能除一切痼病，至一年，面光澤不飢。三年水火不能害，行及奔馬，久服長生。上黨者尤佳。胡麻三斗，淨淘，入甑蒸，令氣遍出，日乾，以水淘去沫，却蒸，如此九度。以湯脫去皮，簸令淨，炒令香，杵爲末，蜜丸如彈子大。每溫酒化下十丸，忌毒魚、生菜等。」《御覽》引《抱朴子》云：「胡麻好者一石，蒸之如炊。須暴乾復蒸，丸和細篩，白蜜丸如雞子大，日二枚。一年面色美，身體滑。二年白髮黑，三年齒落更生，四年入水不濡，五年入火不燋，六年走及奔馬。或蜜水和作餅，如糖狀，炙食一餅。」《神仙傳》云：「魯女生服胡麻，餌朮，絶穀，八十餘年，甚少壯，一日行三百里，走及麞鹿。」《御覽》引《孝經援神契》云：「鉅勝，延年。」宋均注曰：「世以鉅勝爲狗杞子。」王引之曰：「狗杞當爲狗蝨，後人改之也。」○《御覽》引《本草經》云：「胡麻，一名巨勝。味甘平，生川澤。治傷中虛羸，補五藏，益氣，久服輕身不老。生上黨。」又引《吴氏本草》云：「胡麻，一名方金，一名狗虱。神農、雷公：甘平，無毒。立秋採。青襄，一名蔓《證類》作「夢」。神農：苦。雷公：甘。」○《千金方》云：「胡麻，味甘平，無毒。主傷中虛羸，補五内，益氣力，長肌肉，填髓，堅筋骨，療金瘡，止痛，及傷寒溫瘧，大吐下後，虛熱困乏。久服輕身不老，明耳目，耐寒暑，延年。作油微寒，主利大腸，産婦胞衣不落，生者摩瘡腫，生禿髮。去頭面遊風，一名巨勝，一名狗蝨，一名方莖，一名鴻藏。葉名青蘘，主傷暑熱，花主生禿髮。」

麻蕡，

黑字云：「此麻華上勃勃者，七月七日採良。」陶云：「麻蕡即牡麻，牡麻則無實，今人作布及屬用之。」蘇云：「蕡，即麻實，非花也。」《爾雅》云：「蕡，枲實。」《禮》云：「苴，麻之有蕡者。」注云：「有子之麻爲苴。皆謂子耳。陶以一名麻勃，謂勃勃然如花者，即以爲花，重出子條，誤矣。既以麻蕡爲米之上品，今用花爲之，花豈堪食乎。」《圖經》云：「朱字云：麻蕡，味辛。麻子，味甘。此又似二物。疑《本草》與《爾雅》《禮記》有稱謂不同者耳。又古方亦有用麻花者，云味苦，主諸風及女經不利，以蟅蟲爲使。然則蕡也，子也，花也，其三物乎。」

立之案：《說文》：「萉，枲實也。或從麻蕡作落𧃀。」《周禮·籩人》鄭衆注云：「熬麻曰蕡。」《少牢》鄭注云：「蕡，熬枲實也。」《廣韻》二十文曰：「蕡，草木多實。」蓋蕡之言墳也。黑字所云勃勃者。是牡麻、苧麻共有蕡花，但牡麻蕡花耳，苧麻則花後蕡中有子，以此爲別。藥用不論牡苧二麻，採「勃勃然如花」者，七月七日即採花之期也。凡大麻有有蕡而無子者，未有無蕡而有子者，故《禮經》則云：「蕡而包實。」《本經》則云：「蕡而不包實。」只謂「花蕚簇出蕡然」者也。《御覽》引《吳氏本草經》出麻子中人、麻蕡、麻花三物，尤可疑。蓋麻蕡對中人上華，而謂包人之蕚，其形蕡然也。《本經》云蕡，花蕚并偁，吳氏則花蕚分偁，《圖經》以爲三物，與吳氏同。蘇以蕡爲實，非是。《本草和名》訓「阿佐乃三」，亦據蘇注也，不可從。宜訓「阿佐乃波奈」也。

一名麻勃。

已解上。《齊民要術》卷二種麻第八云：「勃如灰，便刈。」又引氾勝之書曰：「穫麻之法，穗勃勃如灰拔之。」

立之案：「墳」與「勃」同音而同義，即統稱花蕚也。

味辛，平。

黑字云：「有毒。」《藥性論》云：「麻花，白麻是也。味苦，微熱，無毒。」《御覽》引吳氏云：「麻藍，一名麻蕡，一名青羊，一名青葛。神農：辛。岐伯：有毒。雷公：甘。葉上有毒，食之殺人。麻勃，一名麻花。雷公：辛，無毒。」

生川谷。

黑字云：「生太山。」《圖經》云：「今處處有，皆田圃所蒔也。」

治五勞七傷，利五藏，下血寒氣。

黑字云：「破積止痺，散膿。」《藥性論》云：「方用能治一百二十種惡風，黑色遍身苦痒，逐諸風惡血。主女人經候不通，蟅蟲爲使。」

多食令見鬼，狂走。

《千金方》：「治瘧，無問新久者方，常以七月上寅日採麻花，酒服末方寸匕。」又方：「擣莨菪根，燒爲灰，和水服一合，量人大小強弱用之。」《金匱》治牡瘧蜀漆散方後，宋臣注云：「雲母，一作雲實。」《外臺》同。而《千金》載蜀柒散，方後宋臣注云：「《要略》不用雲母，用雲實。」

立之案：雲實下云「華見鬼精物，多食令人狂走，久服輕身通神明」，莨菪子下云「使人健行見鬼，多食令人狂走，久服輕身，走及奔馬，強志益力通神」並與此文義相同。蓋辛溫多食，則每至於見鬼狂走，與醉酒飽煙，其狀正同。蘭軒先生曰：「嘗見五人食麻葉，皆瘨狂，二人即死者。」劉桂山《奇方隨鈔》云：「麻葉有大毒，寬政十二年庚申夏，江戸湯嶋本鄉一寺園中多蓺大麻，其葉蓁蓁可愛，摘採爲葅食之，食之者五六人皆一時發狂，恰如醉人，過兩日猶未止，初未知何所爲，或謂神佛譴祟，後漸以爲麻葉食毒，一醫多與解毒藥而愈。」

案：《吳氏本草》云：「麻葉有毒，食之殺人。」據此，則其不死者，殆幸矣。詳具於「雲實」下。

久服通神明，輕身。

此二字，《御覽》在「通」上，似是。陶云：「麻勃，方藥亦少用，術家合人參服，令逆知未然。」

麻子，

「麻」上《千金》有「白」字，此下原有氣味文，今據《御覽》刪正，爲黑字。黑字云：「味甘平，無毒。九月採。入土者損人。」《食療》云：「微寒。」陶云：「其子中人，合丸藥，并釀酒，大善。而是滑利性。」陳云：「壓爲油，可以油物。早春種爲春麻子，小而有毒。晚春種爲秋麻子，入藥佳。」《圖經》云：「今用麻人，極難去殼。醫家多以水浸，經三兩日，令殼破，暴乾，新瓦上擂取白用。」《證類本草》引《唐本餘》云：「麻子，寒。」

補中益氣，

黑字云：「中風汗出，逐水利小便，破積血，復血脈，乳婦産後餘疾，長髮，可爲沐藥。」陳云：「麻子，下氣，利小便，去風痺皮頑。炒令香，擣碎。小便浸取汁服。婦人倒産，吞二七枚，即正。麻子去風，令人心歡。」《藥性論》云：「治大腸風熱結澀及熱淋。又麻子二升，大豆一升，熬令香，擣末，蜜丸，日二服，令不飢，耐老益氣。子五升，研，同葉一握，擣相和，浸三日，去滓。沐髮，令白髮不生。補下膲，主治渴。又子一升，水二升，煮四，五沸，去滓，冷服半升，日二服，差。」陳士良云：「大麻人，主肺藏，潤五藏，利大小便，踈風氣。不宜多食，損血脈，滑精氣，痿陽氣，婦人多食發帶疾。」日云：「大麻，補虚勞，逐一切風氣，長肌肉，益毛髮，去皮膚頑痺，下水氣及下乳，止消渴，催生，治横逆産。」《圖經》云：「張仲景治脾約，大便秘，小便數。麻子丸。麻子二升，芍藥半斤，厚朴一尺，大黄、枳實各一斤，杏仁一升，六物熬，擣篩，蜜丸，大如梧桐子。以漿水飲下十丸，食後服之，日三。不知，益加之。唐方七宣麻仁丸，亦此類也。」

久服，

此二字原黑字，今據《御覽》增正。同書《資産部》作「令人」二字，似是。

案：《本經》例副品下，無「久服」字，作「令人」二字者，爲舊面歟。然「不老」語，「久服」下之言，則作「久服」者，却是也。

肥健不老。

《御覽·資産部》「不老」二字無。《證類》引《唐本餘》云：「肥健不老。」

立之案：此物性滑利，能潤腸胃，通大小便，推陳致新，遂至於肥健不老也。〇《御覽》引《本草經》云：「麻蕡，一名麻勃，味平辛，生川谷，治七傷，利五藏，下血氣，多食，令人見鬼狂走，久服輕身，通神明。麻子，補中益氣，久服肥健，不老。生太山。」又引《吳氏本草經》云：「麻子中人，神農、岐伯：辛。雷公、扁鵲：無毒。不欲牡厲、白薇。先藏地中者，食殺人。麻藍，一名麻蕡，一名青羊，一名青葛。神農：辛。岐伯：有毒。雷公：甘。畏牡厲、白薇。葉上有毒，食之殺人。麻勃，一名麻花。雷公：辛，無毒，畏牡厲。」〇《千金方》云：「白麻子，味甘平，無毒。宜肝，補中益氣，肥健不老。治中風，汗出，逐水利小便，破積血風毒腫，復血脈，産後乳餘疾，能長髮，可爲沐藥。久服神仙。」

本草經卷中

東京　枳園森立之攷注

本草經卷中　一

雄黃，

陶注云：「好者作雞冠色，不臭而堅實。若黯黑及虛軟者，不好也。此藥最要，無所不入。」蘇注云：「塊方數寸，明徹如雞冠，或以爲枕，服之辟惡。其青黑堅者，不入藥用。」《抱朴子》云：「雄黃，純而無雜，其赤如雞冠，光明曄曄者，乃可用耳。其但純黃似雌黃色無光者，不任作仙藥，可以合理病藥耳。」《嘉祐》引吳氏云：「山陰有丹雄黃，生山之陽，是丹之雄，所以名雄黃也。」《圖經》云：「形塊如丹砂，明徹不挾石，其色如雞冠者爲眞，有青黑色而堅者名薰黃，有形色似眞而氣臭者名臭黃，並不入服食藥，只可療瘡疥耳。其臭以醋洗之，便可斷氣，足以亂眞，用之尤宜細辨。又階州接西戎界，出一種水窟雄黃，生於山巖間，有水泉流處，其石名青煙石、白鮮石。雄黃出其中，其塊大者如胡桃，小者如栗豆，上有孔竅，其色深紅而微紫，體極輕虛，而功用勝於常雄黃。丹竈家尤所貴重。」或云：「雄黃，金之苗也。故南方近金坑冶處，時或有之，但不及西來者眞好耳。」日華子云：「通赤亮者爲上，驗之可以熇蟲死者爲眞，臭氣少，細嚼，口中含湯不激辣者，通用。」《藥性論》云：「雄黃，金苗也。」《衍義》云：「雄黃，非金苗。今有金窟處無雄黃。」金條中言：「金之所生，處處皆有，雄黃豈處處皆得也。」

立之案：《本草和名》訓「歧爾」。「歧爾」者，黃丹之義。此物丹類而黃色，故名之。「其爾」之解，詳見於丹沙下。今俗呼「於和宇」，又「于和于」，共雄黃之音轉。舶來，如雞冠者上品，產陸奥仙臺者，氣臭而色淺，即所云薰黃也。（薰黃，《外臺》廿三ノ七ウ）

一名黃食石。

蘇注云：「出石門名石黃者，亦是雄黃，而通名黃食石。而石門者，最爲劣爾。」

味苦平。

黑字云：「甘，大溫，有毒。」吳氏云：「神農：苦。」《藥性論》云：「辛，有大毒。」蕭炳云：「君。」日華子云：「微毒。」繆仲淳云：「察其功用，應是辛苦溫之藥，而甘寒則非也。」

生山谷。主寒熱，鼠瘻，

《靈樞·寒熱篇》云：「黃帝問於歧伯曰：寒熱瘰癧在於頸腋者，皆何氣使生。」歧伯曰：「此皆鼠瘻寒熱之毒氣也。留於脈而不去者也。」《病源》：「鼠瘻者，飲食之時不擇，蟲蛆變化所生也。使人寒熱，其根在肺。」《養生方》云：「正月勿食鼠殘食，作鼠瘻。」《外臺》引《集驗》說九種瘻：「二曰鼠瘻，始發於頸，無頭尾，如鼷鼠，瘻核時上時下，使人寒熱脫肉。此得之由食大鼠，餘毒不去，其根在胃，狸骨主之，知母爲佐。四曰蜂瘻，其根在脾。雄黃主之，黃芩爲佐。」

惡瘡，疽痔，

黑字云：「療疥蟲䘌瘡，目痛，鼻中息肉。」陳藏器云：「主惡瘡，殺蟲，薰瘡疥蟣蝨。」日華子云：

「治疥癬。」

死肌，黑字云：「絶筋破骨，百節中大風。」繆仲淳云：「此諸證，皆濕熱留滯肌肉所致，久則浸淫而生蟲。此藥苦辛，能燥濕殺蟲，故爲瘡家要藥。」

殺精物惡鬼邪氣，黑字云：「中惡腹痛，鬼注。」《藥性論》云：「能治鬼疰，百邪鬼魅，殺蠱毒。」日華子云：「風邪，癲癇，嵐瘴。」《千金方》：「卒中鬼擊及刀兵所傷，血漏腹中不出，煩滿欲絶。方 雄黃粉，酒服，一刀圭，日三，血化爲水。又辟魘。方 雄黃如棗大，係左腋下，令人終身魘。」

立之案：丹沙下云「殺精魅邪惡鬼」與此同義。《史記・封禪書》：「能使物，卻老。」如淳曰：「物，鬼物也。」《漢書・郊祀志》顏師古注同。餘詳見「丹沙」注。

百蟲，毒腫。《外臺》引《小品》：「療被毒箭傷。方 雄黃末，傅之愈。亦療蛇毒。」《御覽》引《淮南》萬畢術曰：「夜燒雄黃，水蟲成列。」注云：「水蟲聞燒雄黃自死，氣皆趣火。」

勝五兵，《靈樞・玉版篇》：「五兵者，死之備也。」《周禮》：「司兵，掌五兵。」鄭衆曰：「五兵者，戈、殳、矛、戟、無夷也。步卒五兵，則無無夷，而有弓矢也。」（慧琳《經音》九ノ六ウ引）馬玄臺以爲「弓、殳、矛、戟、戈」。張景岳以爲「刀、劒、矛、戟、矢」。

立之案：勝者，壓勝之義。言常帶雄黃，則五兵凶器亦不能害也。（「白青」黑字云「辟五兵」）

鍊食之，輕身神仙。

鍊石方，見《抱朴子》《太平廣記》《太上八帝玄變經》等書中，鍊食之「食」與「餌」同義。

雌黃，

黑字云：「生武都山谷，與雄黃同山，生其陰。山有金，金精熏則生雌黃。」《典術》云：「天地之寶藏於中極，命曰雌黃。雌黃千年化爲雄黃，雄黃千年化爲黃金。」引《御覽》陶注曰：「今雌黃出武都⿰飠隹池者，謂爲武都⿰飠隹池黃。色小赤扶南林邑者，謂崑崙黃。色如金而似雲母甲錯，畫家所重。依此言，既有雌雄之名，又同山之陰陽，於合藥便當以武都爲勝，用之既稀，又賤於崑崙。《仙經》無單服法，唯以合丹砂、雄黃，共飛鍊爲丹爾。金精雌黃，銅精空青。而服空青，反勝於雌黃，其義難了也。」雷公云：「按《乾寧記》云：指開拆得千重，軟如爛金者上。」《圖經》云：「今出階州，以其色如金，又似雲母甲錯可析者爲佳。其夾石及黑如鐵色者，不可用。或云：一塊重四兩者，析之可得千重，此尤奇好也。」

味辛平。

黑字云：「甘，大寒，有毒。」《別錄》：「凡不可入湯、酒、茶，有雌黃。」《藥性論》云：「雌黃，君，不入湯服。」

主惡瘡，

黑字云：「蝕鼻中息肉，下部䘌瘡，身面白駮，散皮膚死肌。」《聖惠方》：「治烏癩瘡，殺蟲。用雌黃研如粉，以醋并雞子黃打令勻，塗於瘡上，乾即更塗。」

頭禿，

《病源》白禿、赤禿外別有鬼舐頭候，云：「人有風邪在於頭，有偏虛處則髮禿落，肌肉枯死，或如錢大，或如指大，髮不生，亦不痒，故謂之鬼舐頭。」

立之案：此頭禿，蓋亦鬼舐頭之類。

痂疥，

水銀條云：「疥瘙痂瘍。」此云痂疥是統言，析言之別耳。《病源》云「乾疥但痒，搔之皮起作乾痂」即此義。

殺毒蟲蝨，

黑字云：「殺蜂蛇毒。」《聖惠方》：「殺蟲。」方見於前

身痒，

《說文》：「痒，瘍也。」「蛘，搔蛘也。」

立之案：「搔痒」字宜作「蛘」，而頭瘍，亦必搔蛘，故以搔蛘字變虫从疒，別作痒字。蓋古唯有蛘字，無痒字也。今「痒」行而「蛘」廢矣。凡《說文》中自有古字古義，今字今義，非通貫全書者，未易道也。

邪氣諸毒，

黑字云：「恍惚邪氣。」青霞子云：「雌黃，去邪去惡。」《百一方》：「天行病，小腹滿，不得小便。細末雌黃，蜜丸，如棗核大，內溺孔中，令入半寸，亦以竹管柱陰，令痛嘲之通。」

鍊之久服輕身，增年不老。

黑字云：「令人腦滿。」

石流黃，

黑字云：「礬石液也。」《御覽》引《本草經》云：「生谷中。」陶云：「今第一出扶南林邑，色如鵞子

初出殼，名崑崙黄。次出外國，從蜀中來，色深而煌煌。俗方用之療脚弱及痼冷。此云礬石液，今南方則無礬石，恐不必爾也。」吳氏云：「流黄，一名石留黄（《御覽》「留」作「流」）。或五色黄，是潘水石液也。燒令有紫焰者。」（案：「潘水」二字，恐是「潘」字之譌壞。）《石藥爾雅》云：「石流黄，一名流黄。」《本草和名》引《釋藥性》：「一名留黄。」

立之案：流、留古多通用。「流飲」作「留飲」之類是也。《本草和名》云：「出太宰，而訓由乃阿加。」《字類抄》同。「加」即「和」之訛。《醫心方》作「由乃阿和」。《長生順抄》《香藥抄》裏書同。所云「由乃阿和」者，即湯乃泡。湯，謂溫泉也。《本經逢原》云：「硫是礬之液，礬是鐵之精。慈石是鐵之母，故鍼砂慈石制入硫黄，立成紫粉，硫能乾汞，見五金而黑，得水銀則赤也。」

味酸溫。

黑字云：「大熱，有毒。」吳氏云：「神農、黄帝、雷公：鹹，有毒。醫和、扁鵲：苦，無毒。」《藥性論》云：「君，有大毒，味甘。」蕭炳云：「臣。」

主婦人陰蝕，

《肘後方》：「女子陰瘡，末硫黄傅之。」《梅師方》：「治陰生濕疱瘡（方同《肘後方》）。」

疽痔惡血，

黑字云：「鼻衄，惡瘡，下部䘌瘡。止血殺疥蟲。」吳氏云：「治婦人血結。」日華子云：「下部痔瘻，惡瘡疥癬，殺腹藏蟲，邪魅。」《藥性論》云：「生用治疥癬。」

堅筋骨，

黑字云：「脚冷疼弱無力。」《藥性論》云：「治脚弱，腰腎久冷，除冷風頑痺。」日華子云：「補筋骨勞損，風勞氣。」

除頭禿，

《藥性論》云：「能下氣。」《千金方》「治小兒聤耳。流黃末以粉耳中」與此同理。

能化金銀銅鐵奇物。

《靈樞·淫邪發夢篇》云：「厥氣客於肺，則夢見金鐵之奇物。」陶云：「所化奇物，並是《黃白術》及合丹法。」《藥性論》云：「太陽之精，鬼焰居焉。伏鍊數般，皆傳於作者。」《丹房鏡源》云：「硫黃見五金而黑，得水銀而色赤。」徐靈胎云：「硫黃乃石中得火之精者也。石屬陰，而火屬陽，寓至陽於至陰，故能治陰分中寒濕之疾。其氣旺而性暴，故又能殺蟲而化諸金也。」

石鍾乳，

黑字云：「一名公乳。」（《御覽》引作「留公乳」）《神仙服餌方》云：「一名孔公乳。」（《本草和名》引）公、重古同音，則「公」字並亦「湩」之假借也。《爾雅》「夫之兄爲兄公」注云「今俗呼兄鍾，語之轉耳」可以證也。《醫心方》廿五第七篇引《産經》云：「夫五情善惡，七神所稟，無非乳湩而生化者也。」所云「乳湩」二字，蓋亦古言之存者，與「鍾乳」同義。陶注云：「惟通中輕薄如鵝翎（《醫心》引無）管，碎之如爪甲，中無鴈齒，光明者爲善。長挺乃有一二尺者，色黃，以苦酒洗刷則白。」蘇注云：「陶云鍾乳一二尺者，謬説。」《開寶本草》引《別本注》云：「乳有三種：有石乳、竹乳、茅山之乳。石乳以其山洞純石，以石津相滋，陰陽交備，蟬翼文成，謂爲石乳。竹乳者，以其山洞偏生小竹，以竹津相滋，乳如竹狀，謂爲竹乳。茅山之乳者，山有土石相雜，偏生茅草，以茅津相滋爲乳，乳色稍黑而滑潤。石乳性溫，竹乳性平，茅山之乳微寒。一種之中，有上中下色，餘處亦有，不可輕信。凡乳光澤爲好也。」雷公云：「須要鮮明，薄而有光潤者，似鵝翎筒子爲上，有長五六寸者。」蕭炳云：「如蟬翅者上，爪甲者次，鵝管者下。明白薄者可服。」日華子云：「通亮者爲上。更有蟬翼乳，功亦同前。」《圖經》云：「今醫家但以鵝管中空者爲最。又云長者六七寸，色白微紅。」《耆婆方》云：「凡鍾乳白光者爲上，黄光者爲次，赤者不中服。」（《醫心方》引）《廣雅·尺器》：「湩謂之乳。」《疏證》云：「《穆天子傳》巨蒐之人，具牛馬之湩，以洗天子之足。」郭璞注云：「湩，乳也。今江南人亦呼乳爲湩。」《史記·匈奴傳》：「不如湩酪之便美。」《漢書》「湩」作「重」。案：「湩者，重濁之意。」《廣韻》云：「湩，濁多也。」卷三云：「穜，蓐厚也。」穜與湩，蓐與乳，聲義並相近。

立之案：陶云「一二尺者」，并孔公孽而言。蘇以爲謬説，亦失之一偏耳。「殷孽」下陶注云「此即今人所呼孔公孽。大如牛羊角，長一二尺左右」可以證也。孫星衍云：「鍾當作湩。《説文》云：乳汁也。鍾假借字。」此説可從。吳氏云：「鍾乳，一名虛中。生山谷陰處，岸下聚溜汁所成，如乳汁，黄白色，空中相通。」所云「如乳汁」者，即「湩」字之義，單稱謂之乳，連稱謂之鍾乳。與玉或謂之「玉泉」同例。

又案：《本草和名》云：「出備中國。」《和名鈔》訓「伊之乃知」，今俗呼「都良良以之」。曾槃曰：「其最巨大者，在下野出流山洞穴中，山僧以爲觀音像，近江犬上郡佐目村巖洞中者，亦巨大也。可充藥用者，産於美濃三國岳，薩摩坊津，豐後大野郡木浦山，石見銀山舊坑，甲斐金峯山者，皆好品也。隨地亦有之，不遑枚舉。有一種似鍾乳而柔軟者，武藏秩父郡，上吉田村方言巖垂。土人採取研末，傅金創擦破云。」

味甘溫。

黑字云：「無毒。」吳氏云：「神農：辛。桐君、黄帝、醫和：甘。扁鵲：甘，無毒。」《藥性論》云：「有大毒。」《耆婆方》云：「性大熱，諸長生補益之中，不過乳也。」（《醫心方》引）

生山谷，主欬逆上氣，

《藥性論》云：「寒嗽。」《千金方》：「治寒冷欬嗽上氣，胸滿，唾膿血。鍾乳七星散。」二方，共有鍾乳。《聖濟錄》：「治肺虛喘急，連綿不息。生鍾乳粉光明者五錢，蠟三兩，化和飯甑内蒸熟，研，丸如梧子大，每水下一丸。」徐靈胎云：「鍾乳石，體屬金，又其象下垂而中空，故能入肺降逆。」

明目益精，

青霞子云：「補髓添精。」《藥性論》云：「主泄精。」

安五藏，通百節，利九竅，

《藥性論》云：「壯元氣，建益陽事，能通聲。」柳宗元《與崔連州書論石鍾乳》云：「使人榮華溫柔，其氣宣流，生胃通腸，壽攷康寧。」徐靈胎云：「降氣則藏安，中虛則竅通。」

下乳汁。

案：是以物治物之義。猶馬莖治陰不起，伏翼夜視有精光之類。《醫心》十九服石鍾乳方第十六引《本草經》「下乳汁」下，有「益氣精，補虛損，療脚弱，疼冷，下焦傷竭，強陰。久服延年益壽，好色不老，令人有子。不練食之令人淋」。

殷孽，

陶云：「此即今人所呼孔公孽。大如牛羊角，長一二尺左右。」蘇云：「此即石堂下孔公孽根也。盤結如薑，故名薑石。往人乃以孔公孽爲之，誤矣。」

立之案：蘇說爲長。黑字「鍾乳根也」已下十八字，爲孔公孽說。蓋前輩有爲此說者，故陶氏有此解也。與「白瓜子」條混黑字「冬瓜人」說同例。《事物紺珠》云：「殷，大也。孽，庶生也。乃鍾乳根旁芽。」此解非是。《廣雅》：「孽，子餘也。」商頌《長發傳》云：「櫱，餘也。」《方言》：「孑，蓋餘也。」《說文》：「櫱，庶子也。」竊謂乳之所孽，其根即孔公孽，孔公孽之所孽，其根即殷孽，乃殷大之義也。

一名薑石。

說見蘇注。

味辛溫。

黑子云：「無毒。」

主爛傷瘀血，

《千金》治婦人三十六疾，白石脂圓、白堊圓，共用鍾乳，而與鍾乳本功不相涉，此等恐是用殷孽之義。

泄利，

《外臺》引《古今錄驗》「療得毒病後，得重下赤白絞痛方」及引《集驗》「療脾滑胃弱，洩下不禁。建脾丸方」共用鍾乳，是亦用殷孽之義也。

寒熱，鼠瘻，

《千金翼》用藥處方腸痔條有殷孽。《千金》九漏門治轉脈漏方中有鍾乳。

癥瘕結氣。

《千金翼》用藥處方，固冷積聚，腹痛腸堅條下有殷孽。《千金》堅癥積聚門，五石烏頭丸中用鍾乳。與此同理。

孔公孽，

黑字云：「一名通石，殷孽根也，青黃色。」陶云：「此即今鍾乳牀也。皆大塊打破之。凡鍾乳之類，三種同一體，從石室上汁溜積久盤結者爲鍾乳牀，即此孔公孽也。其次以小巃嵸者爲殷孽，今人呼爲孔公孽。殷孽復溜輕好者爲鍾乳，雖同一類，療體爲異。」蘇云：「此孽次於鍾乳，如牛羊角者，中尚孔通，故名通石。《本經》誤以爲殷孽之根，陶依《本經》以爲今人誤也。」《蜀本》云：「凡鍾乳之類有五種。一鍾乳、二殷孽、三孔公孽、四石牀、五石花。雖同一體，而主療有異。」

立之案：黑字「殷孽根也」已下十二字，蓋亦名醫輩所錄，其說錯誤，宜依蘇注是正也。則陶所說孔公孽，即《本經》殷孽。殷孽即孔公孽。不然，則一通一塞，薑石、通石二名，殆不可通。李時珍曰：「蓋殷孽，如人之乳根。孔公孽，如乳房。鍾乳，如乳頭也。」一言而足矣。且孔公孽主治頗涉達欝，殷孽所療專主解凝，性之輕重可自知矣。奈須玄盅子云：「孔、公二合聲，與空聲近。《字書》殷，盛也，大也。盛大自有中實之意，則空不空之義可知也。此物不必與鍾乳同生。黑字殷孽爲鍾乳根，孔公爲殷孽根，與陽起石爲雲母根同例。陽起、雲母不必同處生也。」此說頗有理。

又案：《本草和名》引《神仙服餌方》云：「石鍾乳，一名孔公乳。」孔公乳即孔公孽，蓋統言不分者也。雷公云：「凡使鍾乳，勿用頭粗厚并尾大者，爲孔公石。」孔公石即孔公孽，亦析言則分別如此，蓋孔亦有大之義。

味辛溫。

黑字云：「無毒。」吳氏云：「神農：辛。岐伯：鹹。扁鵲：酸，無毒。」《藥性論》云：「味甘，有小毒。」日華子云：「味甘，暖。此即殷孽牀也。」

主傷食不化，

黑字云：「傷食病，常欲眠睡。」

邪結氣，

以上七字，《御覽》作「消食化氣」四字，並取中空通利，兼寓破結之意。

惡瘡疽瘻痔，

黑字云：「男子陰瘡，女子陰蝕。」《嘉祐本草·諸病通用》惡瘡下引《藥對》云：「孔公孽，溫。主男女陰蝕瘡，臣。」《千金翼·用藥處方》腸痔下有孔公孽。

利九竅，下乳汁。

「鍾乳」下亦有此六字。此物與鍾乳同質，故有此同功也。或云是鍾乳條錯簡。

凝水石，

黑字云：「一名寒水石，一名凌水石。色如雲母，可析者良。鹽之精也。生常山山谷，又中水縣及邯鄲。」陶注云：「常山即恒山，屬并州。中水縣屬河間郡，邯鄲即趙郡，並屬冀州域。此處地皆鹹鹵，故云鹽精，而亦似朴消也。此石末置水中，夏月能爲冰者佳。」吳氏云：「或生邯鄲，採無時，如雲母色。」

立之案：陶氏所說者即是鹽精，故與鹵鹹主治相類似也。蘇敬以後所說者，自是一種石藥，而非鹽精也。李時珍云：「蓋昔人所謂寒水石者，即硬石膏也。」此謂蘇敬已後所說者也。《本草和名》云唐者，亦據蘇說也。今諸州鹽戶，及市中販鹽家中多收食鹽，鹽水自入土中，白色透明如礬石，味微苦而不鹹，不甚重，暑天不融解者是眞也。《本經逢原》云：「寒水石生積鹽之下，得陰凝之氣而成鹽之精也。治心腎積熱之上藥，如無眞者，戎鹽玄精石皆可代用，總取鹹寒降泄之用耳。」

一名白水石。

吳氏云：「凝水石，一名白水石，一名寒水石。」

味辛寒。

黑字云：「甘，大寒，無毒。」吳氏云：「神農云：辛。岐伯、醫和、扁鵲：甘，無毒。」李氏：「大寒。」

主身熱，

黑字云：「五藏伏熱，胃中熱。」

腹中積聚，

黑字云：「水腫，小腹痺。」

邪氣皮中如火燒，

《新修》「燒」下有「爤」字。《御覽》無「皮中」以下五字。黑字云：「除時氣熱盛。」

煩滿水飲之，

黑字云：「煩滿止渴。」《集驗方》：「治風熱心躁，口乾狂言，渾身壯熱及中諸毒。龍腦甘露丸。寒水石半斤，燒半日，淨地坑内盆合，四面濕土擁起，候經宿取出，入甘草末、天竺黄各二兩，龍腦二分，糯米膏丸，彈子大，蜜水磨下。」

立之案：此方寒水石，似斥鹽精矣。

久服不飢。

石膏，

黑字云：「一名細石。細理白澤者良，黄者令人淋。」雷公云：「其色瑩淨如水精，性良善也。」陶云：「今出錢塘縣獄地中，雨後時時出，取之，皆方如棋子，白徹最佳，比難得。近道多有而大塊，用之不及彼土。」蘇云：「石膏、方解石大體相似，而以未破爲異。今市人皆以方解石代石膏，未見有眞石膏也。石膏生於石傍，其方解石不因石而生，端然獨處，大者如升，小者如拳。或在土中，或生溪水，其上皮隨土及水苔色，破方解，大者方尺。今人以此爲石膏，療風去熱雖同，而解肌發汗不如眞者。」日華子云：「通亮，理如雲母者上。又名方解石。」《圖經》云：「今石膏中，時時有瑩徹可愛，有縱理，而不方解者，好事者或以爲石膏。然據《本草》，又似長石。」《御覽》引《廣州記》曰：「彰平縣有石膏山，望之皎若霜雪。」李時珍云：「石膏有軟硬二種。軟石膏大塊，生於石中，作層如壓扁米糕形，每層厚數寸，有紅白二色。紅者不可服，白者潔淨，細文短密如束鍼，正如凝成白蠟狀，鬆軟易碎，燒之即白爛如粉。硬石膏作塊而生，直理起稜，如馬齒堅白，擊之則段段橫解，光亮如雲母、白石英有牆壁，燒之亦易散，仍硬不作粉。自陶弘景、蘇敬、大明、雷斆、蘇頌、閻孝忠皆以硬者爲石膏，軟者爲寒水石。至朱震亨始，斷然以軟者爲石膏，而後人遵用有驗，千古之惑始明矣。」

立之案：黑字及雷公所說爲眞物，陶氏已後以方解石爲石膏，石膏不分明。然蘇敬云：「石膏、方解石大體相似，而以未破爲異。」據此，則似知眞物者。《圖經》云「今石膏中云云，好事者或以爲石膏」是亦斥眞物也。而李時珍以軟、硬二種爲之分別，其說可從矣。《本草和名》云：「出太宰備中國。」《醫心方》訓「之良以之」。曾槃曰：「今此邦出奥羽諸山中，軟石膏也。但其層片短促，且無潤澤，蓋地勢使然也。」

味辛，微寒。

黑字云：「甘，大寒，無毒。」《藥性論》云：「使。」蕭炳云：「臣。」《藥對》云：「大寒，臣。」

主中風寒熱，

黑字云：「除時氣頭痛，身熱，三焦大熱，皮膚熱，解肌發汗。」《藥性論》云：「能治傷寒頭痛如裂，

壯熱皮如火燥，煩渴，解肌，出毒汗。」日華子云：「治天行熱。」《太上八帝玄變經》云：「發汗。」

心下逆氣，

黑字云：「腸胃中隔氣，煩逆。」《藥性論》云：「主通胃中結，煩悶，心下急，煩躁。」《藥對》云：「主心下急。」

驚，

日華子云：「狂。」

喘，

黑字云：「喘息。」

口乾舌焦，不能息。

黑字云：「止消渴咽熱。」《藥性論》云：「煩渴，治脣口乾焦。」日華子云：「心煩躁。」

腹中堅痛，

黑字云：「腹脹。」

除邪鬼，

《千金》辟溫門·治五藏溫病陰陽毒七方中，六方有石膏，即亦除邪鬼之義。

產乳，

「產乳」字又見《千金》產難門。

金創，

立之案：產乳金創古方中，未見用石膏者，今人金創以越婢湯發欝。蓋產乳、金瘡二病運絕之際，血熱鬱極，難得解散，故暫用石膏以驅除鬱熱。仲景白虎大青龍諸湯所用石膏，與此同義。

陽起石，

黑字云：「雲母根也。生齊山山谷及琅邪，或雲山、陽起山。」陶云：「此所出即與雲母同，而甚似雲母，但厚實耳。今用乃出益州，與礬石同處，色小黃黑，即礬石。雲母根，未知何者是。」蘇云：「此石以白色肌理似殷孽，仍夾帶雲母，滋潤者爲良，故《本經》一名白石。今有用純黑如炭者，誤矣。雲母條中既云黑者名雲膽，又名地涿，服之損人，黑陽起石，必爲惡矣。」黑字云：「生陽起山。」《御覽》引吳氏同《圖經》云：「今齊州城西惟一土山，石出其中，彼人謂之陽起山，其山常有溫暖氣，雖盛冬大雪徧境，獨此山無積白，蓋石氣熏蒸使然也。山惟一穴，官中常禁閉，至初冬則州發丁夫，遣人監視取之，歲月積久，其穴益深，鑱鑿他石，得之甚艱。以色白、肌理瑩明、若狼牙者爲上。」徐靈胎云：「陽起石，得火不然，得日而飛。蓋稟日之陽氣，以成天上陽火之精也。所以能蓋人身陽火之陽也。」《本草和名》云：「唐。」

立之案：此物不產於他地，特生齊山，故名其山爲陽起山耳，非以生此山名曰陽起石也。

一名白石。

其色白瑩，故以名焉。說詳於上。

味鹹，微溫。

黑字云：「無毒。」《御覽》「鹹」作「酸」。吳氏云：「神農、扁鵲：酸，無毒。桐君、雷公、岐伯：鹹，無毒。李氏：小寒。」《藥性論》云：「味甘平。」蕭炳云：「臣。」

主崩中漏下，

《千金翼》用藥處方「崩中下血」下有陽起石。日華子云：「治帶下。」

破子藏中血，

《唐本草》諸病通用藥「月閉」下，及《千金翼》用藥處方「血閉」條，並有陽起石。《藥性論》云：「能煖女子子宮久冷，止月水不定。」《千金》治月水不調，有陽起石湯。

癥瘕結氣，寒熱腹痛。

《藥性論》云：「冷癥寒瘕。」日華子云：「冷氣。」

立之案：子藏有冷血，故爲此諸證也。

無子，

黑字云：「令人有子。」

陰痿不起，

《新修本草》作「陰陽痿不合」。黑字云：「療男子莖頭寒，陰下濕癢。」

補不足，

《藥性論》云：「主補腎氣精乏，腰疼膝冷濕痺。」日華子云：「補五勞七傷。」《衍義》云：「治男子、婦人下部虛冷，腎氣乏絶，子藏久寒。」《御覽》九百八十七《本草經》曰：「陽起石，一名白石。味酸，微溫，生山谷，治崩中補足，內攣，藏中血結氣，寒熱腹痛，漏下無子，陰陽不合。生齊地。」《吳氏本草》曰：「陽起石（或作「羊」字），神農、扁鵲：酸，無毒。桐君、雷公、岐伯：無毒。李氏：小寒。或生太山，或陽起山，採無時。」

慈石，

《證類本草》作「磁石」，《千金翼方》作「礠石」，並俗字。今從《本草和名》《新修本草》《醫心方》

《千金方》眞本。黑字云：「生慈山山陰有鐵處，則生其陽。」陶云：「今南方亦有好者，能懸吸鍼，虛連三、四、五爲佳。殺鐵毒，消金。」陳藏器云：「磁石毛，鐵之母也。取鐵如母之招子焉。《本經》有磁石，不言毛。毛、石功狀殊也。又言磁石，寒。此彌誤也。」《衍義》云：「磁石毛輕紫，石上皸澀，可吸連鍼鐵，俗謂之熁鐵石。」徐靈胎云：「磁石乃石中鐵之精也，故與鐵同氣而能相吸。鐵屬腎，故磁石亦補腎，腎主骨，故磁石堅筋壯骨，腎屬冬令，主收藏，故磁石能收斂正氣，以拒邪氣。」

立之案： 生慈山，故名慈石，與陽起石同義。

一名玄石。

立之案： 慈石，其色黑，故一名玄石。而黑字別出玄石一條，云：「生太山之陽，山陰有銅。銅者雌，玄者雄。且性味功用全不同，蓋是別一種物。」故陶云：「《本經》磁石，一名玄石。」《別錄》各一種。今按：「其一名處石，既同，療體又相似，而寒溫銅鐵及畏惡有異。俗方既不復用之，亦無識其形者，不知與磁石相類否。」此說明白可從。蘇敬以不能拾鍼之磁石，當黑字之玄石，非古義也。不能吸鍼，非無醫藥功，但劣耳。

味辛寒。

黑字云：「鹹，無毒。」《藥性論》云：「臣，味鹹，有小毒。」陳藏器云：「磁石毛，味鹹，溫，無毒。」日華子云：「味甘，澀，平。」

主周痺，

《蜀本注》云：「凡痺，隨血脈上下，不能左右者，爲周痺。」《靈樞·周痺篇》云：「周痺者，在於血脈之中，隨脈以上，隨脈以下，不能左右，各當其所。」

立之案：《蜀本注》全本於此。據《經》「周」是周旋之義，非周遍義。

風濕，肢中痛，不可持物，洗洗酸痟。

此說周痺之狀也。

立之案：酸痟，蓋古語。《說文》：「痟，酸痟，頭痛。從疒肖聲。」《周禮》「痟，首疾」注：「痟，酸削也。」疏云：「人患頭痛，則有酸嘶而痛。」《列子》「指擿無痟癢」注：「痟癢，酸痟也。」《釋名》云：「酸，遜也。遜遁在後也。言脚疼力少，行遁在後。以遜遁者也，消弱也。如見割消筋力弱也。」《金匱》：「酸削不能行。」《病源》作「痠廝」。《外臺》作「痠削」。《本經》木蝱條「寒熱酸㾾無子」，即酸消、酸削、痠削、酸㾾、酸嘶、痠廝，皆與酸痟同一聲之轉也。此云洗洗酸痟，蓋古語之偶存者，而謂周身麻痺之證也。似痛非痛，似痒非痒，其狀不可名，謂之酸痟也。

立之案：洗洗與洒洒，同音同義，謂惡寒惡風情狀耳。《本經》當歸、蟅蟲條共云「寒熱洗洗」，白薇條云「温瘧洗洗」並同義。此周痺之狀，未爲頑固之證。邪在血脈中，與正氣交爭，故爲此洗洗、寒熱、酸痟之狀也。洗洗，《千金》七ノ廿諸散第三秦艽散，主治洗洗寒熱。《巢源》七傷寒候引《養生方》導引法：「傷寒頭痛，頭痛洗洗。」黑字云：「強骨氣，益精，通關節。」《藥性論》云：「能補男子腎虛，風虛，身強，腰中不利，加而用之。」陳藏器云：「補絶傷，益陽道，治腰脚，長肌膚。」

除大熱，煩滿，

黑字云：「除煩，消癰腫，鼠瘻頸核喉痛，小兒驚癇。」

立之案：鐵落，主風熱。與慈石除大熱煩滿，及耳聾同理。

又案：此云洗洗、酸痟，與木蝱條「寒熱酸㾾」同。此云洗洗，彼云寒熱，其義相通。

及耳聾。

黑字云：「養腎藏。」《衍義》云：「養益腎氣，補塡精髓，腎虛耳聾目昏皆用之。」

理石，

黑字云：「如石膏，順理而細。」陶云：「俗用亦稀，《仙經》時須，亦呼爲長理石。」《丹房鏡源》云：「長理石可食。」蘇云：「此石夾兩石間如石脈，打用之。或在土中重疊，而皮黄赤，肉白，作鍼理文，全不似石膏。市人或刮削去皮，以代寒水石，并以當礜石，並是假僞。」《圖經》云：「諸郡無復出理石，醫方亦不見單用，往往呼長石爲長理石。又市中所貨寒水石，亦有帶黄赤皮者，不知果是理石否。」《衍義》云：「理石如長石，但理石如石膏，順理而細，其非順理而細者爲長石。治療亦不相遼。」

立之案：蘇敬所説者，似斥即今石膏也。李時珍云：「理石，即石膏中之長文細直，如絲而明絜，色帶微青者。」此説未允。然黑字云：「如石膏順理而細，則其爲石膏之類也必矣。」蘇敬注蜜陀僧云：「作理石文。」注礜石云：「今市人乃取潔白細理石當之。」今石膏一種有皮黄肉白，作鍼理文，眞似蜜陀僧者，宜以充之。曾槃曰：「理石，俗云南部石膏。陸奥瓢濱及閉伊郡久磁村山中，及南部伊豆尾張備中等之地出之，其狀如石膏，長文細直如絲，白色明潔。」此説可從也。

一名立制石。

陶云：「石膽，一名立制石，今又名立制。疑必相亂類。」此説可從。詳見於礬石條。

又案：此所云「立制石」，與「石膽，一名立制石」，字同而義異。此云「立制」者，蓋「理」之緩言爲「立制」也。猶「門冬」天、麥異義耳。葛根名雞齊，與此「立制」同理。

味辛寒。

黑字云：「甘，大寒，無毒。」

主身熱，利胃解煩。

黑字云：「除榮衛中去來大熱結熱，解煩毒，止消渴。」

益精明目，

即是辛寒清熱之義。

破積聚，去三蟲。

石質細理，故能解凝破固，又兼辛散。

長石，

黑字云：「理如馬齒，方而潤澤，玉色，生長子山。」（《御覽》引吳氏同）陶云：「俗方、《仙經》並無用此者。」蘇云：「此石狀同石膏而厚大，縱理而長文似馬齒。今均州遼坂山有之，土人以爲理石者，是長石也。」《圖經》云：「今靈寶丹用長理石爲一物，醫家相承用者乃似石膏。與今潞州所出長石無異，而諸郡無復出理石，醫方亦不見單用。往往呼長石爲長理石。」《千金翼》云：「馬牙石，一名長石，一名太乳，一名牛腦石。出在齊州歷城縣。」

立之案：理如馬齒，故名馬牙石。又似牛腦色澤，故名牛腦石。倶爲唐時俗間之稱。蓋本出長石，故名曰長子山。亦與慈石、陽起石一例。

又案：長石、理石，本一類二種，故氣味功用頗相同，但有輕重之分。《丹房鏡源》所謂長理石，恐亦長子山所出理石之義，與代赭同例歟。姑錄俟攷。李時珍云：「長石，即俗呼硬石膏者，狀似軟石膏，塊不扁，性堅硬潔白，有粗理，起齒稜，擊之則片片橫碎，光瑩如雲母、白石英，亦有墻壁似方解石，但不作方塊爾，燒之亦不粉爛而易散。方解燒之亦然。但烢聲爲異爾。昔人以此爲石膏，又以爲方解。今人以此爲寒水石，皆誤矣。但與方解乃一類二種，故亦名方石，氣味功力相同，通用無妨。唐宋諸方所用石膏，多是此石。」此說可從也。但不詳以方石爲一名之旨，故至此而窮矣。曾槃曰：「今陸奥南部備中薩州屬嶋沚玖島稀有之，狀如軟石膏，堅硬白亮，有粗理，起齒稜，擊之則片片斜碎，其光瑩似雲母、白石英，而有牆壁，亦似方解石，不作方塊爾。」

一名方石。

《御覽》引呉氏：「一名方石、直石。」

立之案：方石即方解石也。其石碎散皆方解，故名方石、長石。直理長文，故又名直石也。以其方石與長石同效，故爲一名。猶「莧實，一名馬莧」「鴈肪，一名鶩肪」之例耳。《本草和名》云：「唐。」

味辛寒。

黑字云：「苦，無毒。」

主身熱，四肢寒厥，

立之案：蓋是熱極而生寒者，故用辛寒折欝熱，則四末厥復而全體爲熱，亦與石膏發汗同理也。

利小便，通血脈。

《千金翼》用藥處方下「利小便」，「利血脈」二條，共用長石。

立之案：長石、理石，俱與滑石稍同質，與石膏稍同味。而理石走氣，長石走血，則長石比理石少屬重實，然至於清利則一也。

明目，去翳眇。

立之案：《方言》：「殹，幕也。」郭注云：「謂蒙幕也。」《說文》：「眇，一目小也。」轉注爲凡目病不能張眼而正視之稱。《和名抄》眇，師說眇讀「須加女」。《新撰字鏡》睞字、眺字，並同訓。谷川氏曰：當是「須加比」，與往「須加不」之「須加」不同。《醫心方》卷二陳延之云：「《黄帝經禁》曰：絲竹空灸之，不幸使人目小。」《千金》同。所云目小，即謂眇也。此云翳眇者，謂目中有障翳及不能正視二證也。此物能通利血脈，故有明目效也。

下三蟲，殺蠱毒。

濕熱生蟲，蠱亦熱毒，故用質淨性寒物鎮墜血中之瘀熱也。

久服不飢。

立之案：《本經》云「不飢者」，凡廿四條，並謂可食者，唯長石一物，非可食物，尤可疑矣。《御覽》引《本草經》不載此文。引吳氏作「長服不飢」。或曰：飢，恐老訛。陽起石條黑字亦有「久服不飢」文。因攷此四字，恐是元黑字，《開寶》時誤爲白字歟。然《丹房鑑源》亦云「長理石可食」，則末爲餌食可知也。

膚青，

黑字云：「一名推青，一名推石。生益州川谷。」陶云：「俗方及《仙經》並無用此者，亦相與不復識之。」

立之案：膚青，黑字「生益州」，與空青同産地。又《本草和名》引《稽疑》出土綠、鴨屎綠二名。攷《說文》：「臚，皮也。籀文作膚。」《紹興本草》目六「地膚子」，作「地盧子」。《范子計然》曰：「盧青出弘農豫章。」《御覽》「空青」下引此文據此，則膚青蓋空青、扁青類之未成形而凝著於石上者歟。推石土綠、鴨屎等之名，亦可以爲證也。李時珍引范成大《桂海志》云：「石綠一種，脆爛如碎土者，名泥綠，品最下。」所謂泥綠者，疑是膚青歟。

又案：據《御覽》作「盧青」，則此物青類中帶黑色者，對白青而立名歟。姑錄二說存攷。《廣雅》「碧瓐」王念孫曰：「碧瓐，蓋青黑色玉也。瓐之言驢也。」《釋器》云：「碧青也，驢黑也。」《淮南·氾論訓》云：「劒工惑劒之似莫邪者，唯歐冶能名其種。玉工眩玉之似碧盧者，唯猗頓不失其情。」盧與瓐通。因攷膚青者，即今俗呼巖紺青者是也。《醫心方》卅十一ウ引《呉錄地志》云：「建安郡有橘，冬月樹覆之，至明年春夏，色變爲青黑，味尤絶美。」《上林賦》曰：「盧橘，夏熟者色黑。」所云盧橘，亦謂青黑色也。

味辛平。

黑字云：「鹹，無毒。」

主蠱毒及蛇菜肉諸毒，

《新修本草》「及」作「毒」。按「白青」下云「殺諸毒三蟲」，「扁青」下云「解毒氣」與此同理。

惡瘡。

「扁青」下云：「折跌癰腫，金瘡不瘳。」○《御覽》引《本草經》云：「盧精治蠱毒，味辛，平，生益州。」此文今本誤入卷九百九十草類中。

鐵落，

黑字云：「一名鐵液，可以染皂。」陶云：「鐵落，是染皂鐵漿。」陳藏器云：「鐵漿，取諸鐵於器中，以水浸之，經久色青沫出，即堪染帛成皂。」《素問·病能論》「生鐵洛」。《甲乙》「洛」作「落」。《太素》同。楊上善注云：「鐵漿也。」《聖濟總錄》「鐵落，染皂鐵漿」是。

立之案：以上諸說，皆傳古義而不誤，至於蘇敬則云：「鐵落，是鍛家燒鐵赤沸，砧上鍛之，皮甲落者也。若以漿爲鐵落，鋼生之汁，復謂何等。落是鐵皮落液，黑於餘鐵，以陶說爲誤。」《圖經》亦從此說，云「俗呼爲鐵花是也」，是則後標新異，以眩惑後人已。《本草和名》訓「久呂加禰乃波太」，亦據蘇注也。「波太」者，肌之義。即謂鐵皮落也。蓋落是酪字，古無「酪酥」二字。假「落蘇」以爲之鐵落，即鐵漿之義，一名鐵液。足以相證。蘇就「落」字爲說，故以爲鐵皮落也。《本草和名》引《藥訣》云：「鹵鹹，一名青牛落。」（《石藥爾雅》同）蓋謂似牛酪而色青也。酪酥、醍醐，共是梵語。故《說文》不載。古唯用落，蘇字可知也。又《本草和名》引崔禹出茄子，引《拾遺》出「一名落蘇」，《證類本草》引孟詵「落蘇云云」，蓋茄子亦自西域所傳播。「一名落蘇」，亦取於其味美如酪酥也。依此，則「落蘇」之爲「酪酥」，其來也久矣。

味辛平。

黑字云：「甘，無毒。」

主風熱，

《病能論》云：「陽厥，治之以生鐵洛爲飲。夫生鐵落者，下氣疾也。」黑字云：「除胸膈中熱氣，塞食不下。」日華子云：「鐵液治心驚邪時疾熱狂。」陳藏器云：「鐵漿，主癲癇，發熱，急黃，狂走等。」

惡瘡瘍疽，

《千金》：「治發背方，飲鐵漿二升，取利。」

瘡痂，疥氣在皮膚中。

黑字云：「去黑子。」日華子云：「一切毒蛇蟲及蠶咬，漆瘡，腸風，痔瘻，脫肛。并染鬚髮。」陳藏器云：「人爲蛇犬虎狼毒惡蟲等嚙，服之，毒不入内也。」

鐵，

《詳定本草》作「熟鐵」禹錫引。日華子云：「鐵，味辛，平，有毒。」蘇注云：「單云鐵者，鍒鐵也。」《圖經》云：「初鍊去鑛，用以鑄鎢器物者，爲生鐵。再三銷拍，可以作鍱者，爲鑐鐵，亦謂之熟鐵。」《本草和名》訓「阿良加禰」。

立之案：即是樸鐵之義。《和名抄》訓「久呂加禰」。《長生》生鐵訓「久呂加禰」。據此，則《本經》單云鐵者，即謂生鐵也。

堅肌耐痛。

《開寶本草》「秤錘，止産後血瘕腹痛。無錘用斧」，《聖惠方》「治婦人血瘕痛，用古秤錘，或大斧，或鐵杵，以炭火燒，内酒中飲之」皆用熟鐵之義也。《醫心方》引《范汪方》：「治脫肛。方　生鐵三斤，以水一斗，煮取五升，出鐵，以汁洗上，日三。」

鐵精，

陶云：「鐵精，出鍛竈中，如塵，紫色，輕者爲佳。」《醫心方》引《葛氏方》：「治卒大便脫肛。方　以鐵精粉之。」《外臺》卷廿八三六ヲ引《小品》：「療人食菜及果子中蛇毒。方　以雞血和眞鐵精，吞如梧子大一丸。」《古今錄驗》同

立之案：《醫心》七ノ十一ヲ鐵精，《本草和名》訓「加奈久曾」，又「加禰乃佐比」。《千金》卷八血痺門，鐵

精湯方中用黃鐵。黃鐵，蓋鐵銹黃粉也。《唐書・地理志》：「楊州土貢鐵精。」

平。 黑字云：「微溫。」

主明目，《千金翼方》用藥處方，明目條有鐵精。陳藏器云：「鐵漿明目。」

化銅。 陶云「亦以摩瑩銅器用之」，此義。

當歸， 黑字云：「二月、八月採根，陰乾。惡蔄茹，畏昌蒲、海藻、牡蒙。」陶云：「今隴西四陽黑水當歸，多肉少枝，氣香，名馬尾歸（《證類》作「馬尾當歸，草當歸。」今據《本草和名》删二「當」字，唐本蓋如此）稍難得。西川北部當歸，多根枝而細。歷陽所出，色白而氣味薄，不相似。呼爲草歸，闕少時乃用之。方家有云眞當歸，正謂此有好惡故也。俗用甚多，道方時須爾。」蘇云：「當歸苗有二種，於内一種似大葉芎藭，一種似細葉芎藭，惟莖葉卑下於芎藭也。今出當州、宕州、翼州、松州，宕州最勝。細葉者，名蠶頭當歸。大葉者，名馬尾當歸。今用多是馬尾當歸，蠶頭者不如此，不復用。陶稱歷陽者，是蠶頭當歸也。案，蠶頭當歸者，謂小根兩三岐，大如蠶頭。馬尾當歸者，謂大根而小岐無數，形如馬尾也。」《圖經》云：「春生苗，綠葉有三瓣。七、八月開花，似蒔蘿，淺紫色。根黑黄色。二月、八月採根，陰乾。然苗有二種，而不枯者爲勝。」

立之案：《爾雅》：「薜，山蘄。」郭云：「《廣雅》云：山蘄，當歸。當歸，今似蘄而麤大。」又：「薜，白蘄。」郭云：「即上山蘄。」《釋文》：「薜，方奭反。」郭：「布革反。」蓋「白蘄」即「薜」之緩呼。以其生山中，亦名山蘄，並爲正名。而《本草》云當歸者，爲俗稱。刑昺云：「《本草》當歸，不言名薛及山蘄，是即以時驗而言也。」可從矣。竊謂歸亦蘄音轉，「當」自有大義。當歸者，即大芹之謂歟。白字「一名乾歸」，《本草和名》引《釋藥性》「一名山蘄」，引《雜藥訣》「一名山歸」可以證矣。《釋文》云：「蘄，古芹字。」邢疏云：《說文》云：蘄，草也。生山中者，一名薛，一名山蘄。色白者，名白蘄，生平地即名蘄。郭云「今似蘄而粗大」，言似平地蘄，而差粗大耳。

又案：薛、白並有麤大義。白蘄，亦大芹之謂歟。郝懿行以陶注「色白而氣味薄者」爲白蘄，恐非是。《本草和名》訓「也末世利」，又「宇末世利」，又「加波佐久」。《和名抄》又訓「於保勢利」，而無「加波佐久」之名。「也末世利」即山芹。「宇末世利」「於保世利」，共大芹之義。但「加波佐久」之名，未詳。（眉）「加波佐久」，「佐久」，「佐幾久佐」之急呼。《萬葉集》卷五、卷十共「三枝」，訓「佐幾久佐」，即割草、離草之義。《萬葉集》訓「割」「離」「放」「開」四字，並訓「佐計」也。大凡三枝之草，有「佐久」名，此及莎草百合皆是。加波者，即水邊之義也。

一名乾歸。

《御覽》「乾」作「干」。

立之案：歸，即當歸之略語。乾歸者，乾當歸之謂。此物入藥必乾之，故名。《范子計然》云「無枯者善」是謂雖乾尚滋潤，不至枯朽者也。猶獨活，一名羌活。升麻，一名周麻之例。

味甘溫。

黑字云：「辛，大溫，無毒。」《吳氏本草》云：「黃帝、桐君、扁鵲：甘，無毒。岐伯、雷公：辛，無毒。李氏：小溫。」《藥性論》云：「臣。」

生川谷。

黑字云：「生隴西。」吳氏云：「或生羌胡地。」《范子計然》云：「出隴西。」《秦州記》云：「隴西襄武縣有牛山，是出當歸。」《建康記》云：「建康出當歸，不堪用。」《廣州記》云：「鄣平縣出當歸。」

治欬逆上氣，

《藥性論》云：「止嘔逆。」

溫瘧寒熱，洗洗在皮膚中。

《藥性論》云：「虛勞寒熱。單煮飲汁，治溫瘧。」日華子云：「治一切風。」黑字云：「中風痓汗不出，濕痺中惡，客氣虛冷。」

婦人漏下絶子。

黑字云：「溫中，除客血內塞，補五藏。」《藥性論》云：「破宿血，主女子崩中，下腸胃冷，補諸不足，止痢腹痛。主女人瀝血腰痛，療齒疼痛不可忍。患人虛冷，而加而用之。」日云：「治一切風（此四字原略），一切血，補一切勞。破惡血，養新血及主癥瘕。」《子母祕錄》云：「治小便出血。當歸四兩，細剉，酒三升，煮取一升，頓服之。」《葛氏方》：「治倒産，子死腹中。擣當歸末，酒服方寸匕。」支太醫方：「治婦人百病，諸虛不足。當歸四兩，地黄二兩，爲末，蜜和丸，如梧子大，食前米飲下十五丸。」

諸惡瘡瘍，金創，煮飲之。

黑字云：「生肌肉。」雷公云：「若要破血，即使頭一節硬實處。若要止痛止血，即用尾。若一時用，不如不使，服食無效，單使妙也。」○《本草經》云：「當歸，一名干歸。味甘溫。生川谷。主治逆，止氣，溫瘧寒熱。生隴西。」（《御覽》引）

立之案：《博物志》云：「《神農經》云：下藥治病，謂大黄除實，當歸止痛。」據此則古《本草》當歸必下品，可知耳。名醫輩或以列中品，爾後不能改，因循至於今歟。

防風，

黑字云：「二月、十月採根，暴乾。得澤瀉、藁本，療風。得當歸、芍藥、陽起石、禹餘糧，療婦人子藏風。殺附子毒，惡乾薑、藜蘆、白斂、芫花。」陶云：「惟實而脂潤，頭節堅如蚯蚓頭者爲好。」《范子計然》云：「白者，善。」（《御覽》）《呉氏本草》云：「正月生葉細圓（《證類》草下品下「燈心草叢生，莖圓而細長直」。案：「圓細」與「細圓」同，亦可徵。），青黑黄白，五月黄花，六月實黑，二月、十月採根，日乾。」（同上）

立之案：呉氏所說，即今蘹香是也。其云青黑黄白者，謂青葉、黑實、黄花、白根也。黑字云：「一名茴草」（《本草和名》作「曰草」。「曰」即「囬」訛）。呉氏云：「一名廻雲，一名回草。」《集韻》十五灰「茴，藥艸」「防風，葉也。一曰茴香」並茴香之證也。蓋回者，花爲繖狀，衆萼相繞回之義。又黑字「一名百枝」者，其細枝繁茂，與餘草異故名。又一名百蜚。蜚即「枝」語轉。又一名蕳根。蕳恐茴訛。呉氏「一名百韭」，韭，即蜚訛。又「一名百種」。種亦枝音訛。《本草和名》云：「蘹香子（《和名抄》《長生療養方》《香字抄》並「蘹」作「懷」），一名時羅（出崔禹），一名懷芸，一名香芸。（已上出《兼名苑》）」而訓「久禮乃於毛」，此名未詳。然「久禮」者，爲「呉」之義，則其子爲舶來，可知也。

再案：「於毛」者，「於毛乃」之略語。即「御物」之義，謂御膳也。「久禮乃於毛」者，謂呉舶齋來之菜也。《唐本草》：（《證類》中品收）「蘹香子，味辛平，無毒。主諸瘻霍亂及蛇傷。」蘇云：「葉似老胡荽，極細，莖麄，高五六尺，叢生。」《開寶》云：「一名茴香子。」《圖經》云：「蘹香子，亦名茴香。今交廣諸蕃及近郡皆有之。入藥多用蕃舶者，或云不及近處者有力。三月生葉，至五月高三四尺，七月生花，頭如傘蓋，黄色。結實如麥而小，青色。北人呼爲土茴香。茴、蘹聲近，故云耳。八、九月採實，陰乾。今近道園圃種之甚多。」《衍義》云：「褱香，徒有葉之名，但散如絲髮，特異諸草。」以上所說並與吳氏防風形狀相符，但云「交廣諸蕃，及入藥多用蕃舶者」，即是大茴香之說也。宜分別而看，不可混同也。而吳氏所云「葉細圓」者，即《衍義》所云「如絲髮」是也。吳氏云「正月生葉，五月花，六月實」，《圖經》云「三月生葉，五月高三四尺，七月生花，八、九月採實」，似不同。然吳氏云「琅邪者良」，《圖經》云「近郡有之」，即謂大梁近郡也。蓋大梁與琅邪，寒暖不同，故有此不同，非各物也。今以古《本草》防風爲茴香，以茈胡爲今之防風，則六朝以上方書皆宜從之。唐以後者，則今之防風（筆頭樣）、柴胡（竹葉者）應如此分別也。陶注「桑上寄生」云「葉員青」，與吳氏云「防風，葉細圓」，其義相同，宜併攷也。《本草和名》訓「波末須加奈」，又「波末爾加奈」。《和名抄》同。蓋「波末爾加奈」者，對「波末阿加奈」（柴胡）名之。即今之牡丹、人參（充防葵者）是也。又名「波末須加奈」者。須賀即洲瀉。《萬葉集》（二ノ十八ウ）「滷者無鞆鯨魚取（カタハナクトモイサナトリ）」，遠州橫須賀，相州須賀，武州金澤橫須賀，共皆海岸沙地，爲洲瀉之義。可以徵耳。（《和名抄》潟，訓「加太」。契沖曰：潟，蓋與堅同語。）多生海濱沙地，故名。輔仁例據蘇注，故以此物充之，而以防葵也。「末奈須比」是斥龍葵、龍珠之類而言歟。

一名銅芸。

立之案：《本草和名》引《兼名苑》云：「一名茴芸。」又引《釋藥性》云：「一名同雲。」據此，則「銅」是「同」假借，謂似芸而非，與茴蒿同例。其作「雲」，亦是「芸」假借。今防風與茴香甚相似，但以葉細圓爲異。

味甘溫。

黑字云：「辛，無毒。」吳氏云：「神農、黃帝、岐伯、桐君、雷公、扁鵲：甘，無毒。李氏：小寒。」《藥性論》云：「臣。」

立之案：《唐本草》：「蘹香子，味辛，平，無毒。」《藥性論》云：「味苦，辛。和諸食中甚香。」是防風用根而不用子，懷香用子而不用根也。蓋白字云「甘溫」，是根之氣味。黑字云「辛」，是莖葉及實之味歟。

生川澤。

黑字云：「生沙苑及邯鄲、琅邪上蔡。」《御覽》引《本草經》云：「生川澤、生沙苑。」又引《吳氏本草》云：「或生邯鄲上蔡云云。琅邪者良。」又引《范子計然》：「出三輔。」

立之案：陶云：「郡縣無名沙苑。」蘇云：「沙苑在同州南，亦出防風，輕虛不如東道者。陶云無沙苑，誤矣。」《水經》云：「洛水東南經沙阜北，其阜東西八十里，南北三十里，俗名沙苑。」（《御覽》）據此，則蘇說是而陶不知耳。

治大風，頭眩痛。

黑字云：「脇風，脇痛，頭面去來。」陶云：「俗用療風最要也。」

惡風風邪，目盲無所見，風行周身，骨節疼痺，煩滿。久服輕身。

黑字：「四肢攣急，字乳，金瘡，内痓。葉主中風熱汗出。」

立之案：《開寶》云：「茴香子，亦主膀胱腎間冷氣，及盲腸氣，調中止痛，嘔吐。」《藥性論》云：「蘹香，亦可單用。味苦辛，和諸食中甚香，破一切臭氣。又卒惡心，腹中不安。取莖、葉煮食之，即差。川中多食之。」《醫心方》卷九（二七ウ）引孟詵《食經》惡心方，取懷香華葉煮服之。即同方。日云：「得酒良。治乾濕脚氣并腎勞，癩疝氣，開胃下食。治膀胱痛陰疼。入藥炒。」《圖經》云：「古方療惡毒癰腫，或連陰髀間疼痛急攣，牽入小腹不可忍，一宿則殺人者。用茴香苗葉，擣取汁一升，服之，日三四，用其滓以貼腫上。

冬中根亦可用。此外國方，永嘉以來用之，起死神效。」《食療》云：「國人重之，云有助陽道，用之未得其方法也。生擣莖葉汁一合，投熱酒一合，服之。治卒腎氣衝脇，如刀刺痛，喘息不得。亦甚理小腸氣。」孫眞人云：「治瘴瘧，渾身熱連背項，蒓，茴香子，擣取汁服。」《食醫心鏡》：「茴香治霍亂，辟熱，除口氣臭，煮作羹及生食並得。」（《證類》）蓋防風用根（白字），葉（黑字）。茴香用子及苗葉，古今異其用，又異其名。《唐本草》以後，以古茈胡爲防風，以防風爲蘹香，遂以茈胡爲竹葉茈胡。爾後，因循不知改之，延及於今日，無有唯一人正此者，何也。今斷以唐以上所用茈胡，爲今防風，以防風爲茴香根，則應知古今方書，藥自有古今之異。如候氏黑散、桂芍知母湯、紫石寒食散之類，所用防風，宜用茴香。如防風通聖散、清上防風湯之類，宜用葦防風也。○《本草經》云：「防風，一名銅芸。甘溫，生川澤。治大風，頭眩痛，目盲無所見，風行周身，骨節疼痛，久服輕身。生沙苑。」《吳氏本草》云：「防風，一名迴雲，一名回草，一名百枝，一名蕳根，一名百韭，一名百種。神農、黄帝、岐伯、桐君、雷公、扁鵲：甘，無毒。李氏：小寒。或生邯鄲上蔡，正月生，葉細圓，青黑黄白。五月黄花，六月實黑，二月、十月採根，日乾。琅邪者良。」（並《御覽》引）

秦艽，

艽，《醫心方》作「朻」，同書「諸藥和名篇」作「芁」，《眞本千金》作「膠」。黑字云：「二月、八月採根，暴乾。」陶云：「長大黄白色爲佳。根皆作羅文相交，中多銜土，用之熟破除去。方家多作秦膠字。」蘇云：「字或作朻，或作糺，正作艽。」（《證類》有誤，今據《本草和名》所引）蕭炳云：「《本經》名秦爪。」日云：「又名秦爪，羅紋者佳。」《圖經》云：「根土黄色而相交糾，長一尺已來，麁細不等。枝簳高五六寸，葉婆娑，連莖梗，俱青色，如萵苣葉。六月中開花，紫色，似葛花，當月結子。每於春秋採根，陰乾。」

立之案：《說文》：「丩，相糾繚也。」秦艽根相交丩，故名丩也。蓋本出秦嶺，故名秦丩也。蘇云「今出涇州、鄜州、岐州者良」，《圖經》云「今河陝州軍多有之」並皆去秦州不遠之地也，則與秦椒名義相同。《證類》出秦州秦艽圖，蓋是《圖經》傳來之圖，而花葉與欝金輩相似，亦可以證。秦艽出秦嶺中，以其爲草名，字作芁。《玉篇》芁，秦芁，藥名是也。又作艽、芄、茿，共芁之俗體，又作朻、札，共芁之異構也。凡從丩字，俗變作乢，又省作乚，如糾作糺、糺，虯作虬、虬之類是也。其作膠者，亦芁之假音借字，出於俗間者也。《證類》引蕭炳及日華子作「秦爪」者，《說文》云：「茻，艸之相丩者。」「糾，繩三合也。」共其音義相似而非秦丩之「丩」也。蕭炳、日華作「秦爪」，蓋爪是芁、芄等字之訛。芄訛作苽，又訛作爪。爪，恐宋人所改歟。李時珍改作「秦爪」，妄改不足論也。《本草和名》訓「都加利久佐」，又「波加利久佐」，未詳爲何物。小野氏曰：「享保中所傳朝鮮種，今蕃在於官園，葉似毛莨而無毛，一根叢生，中抽方莖，葉互生，開花淡黃色，似烏頭花而小，根黃黑色相交糾，此物與伶人草（花戶所呼）同。但伶人草有紫花、黃花二種耳。城州、野州、信州、甲州等有之，根亦與漢種同。味苦蘞，或云是牛扁，而非秦艽。」此說可從。以何知然。享保舶來秦艽，櫃中雜枯葉數枝，其狀似蘘荷葉而堅，絶不似毛茛，其根蘆頭甚似藜蘆。韓保昇曰：「藜蘆葉似欝金、秦艽、蘘荷。」據此說，則知朝鮮種秦艽及伶人草俱是牛扁也。然《證類》齊州秦艽圖，與韓種同，則以牛扁根形交糺，亦充秦艽。彼土既有此說，非朝鮮致僞種也。

味苦平。

黑字云：「辛，微溫，無毒。」日云：「苦，冷。」

生山谷。

黑字云：「生飛烏山谷。」陶云：「飛烏或是地名，今出甘松、龍洞、蠶陵。」蘇云：「今出涇州、鄜州、岐州者，良。」《圖經》云：「今阿陝州軍多有之。」

治寒熱邪氣，

《藥性論》云：「去頭風。」日云：「主傳尸骨蒸，治疳及時氣。」

立之案：秦艽根羅紋交糾，味苦辛，以除筋絡骨節間寒熱邪氣，與通草之中通，能利血脈，牛膝之中潤，能逐血氣，其效相類似，而其質各不同也。

寒濕，風痺，肢節痛。

黑字云：「療風無問久新，通身攣急。」陶云：「與獨活療風常用，道家不須爾。」《藥性論》云：「差五種黃病。」蕭炳云：「世人以療酒黃，黃疸，大效。」《圖經》云：「《正元廣利方》療黃，心煩熱，口乾，皮肉皆黃。以秦艽十二分，牛乳一大升，同煮，取七合，去滓，分溫再服，差。此方出於許仁則。」

下水，利小便。

《藥性論》云：「畏牛乳，點服之，利大小便，解酒毒。」《圖經》云：「崔元亮《集驗方》凡發背疑似者，須便服秦艽牛乳煎。當得快利三、五行，即差。法並同此。」

黃耆，

黑字云：「二月、十月採，陰乾。」陶云：「第一出隴西叨陽，色黃白，甜美，今亦難得。次用黑水宕昌者，色白肌膚麄新者，亦甘溫補。又有蠶陵白水者，色理勝蜀中者，而冷補。又有赤色者，可作膏貼，用消癰腫，俗方多用，道家不須。」蘇云：「此物葉似羊齒，或如蒺藜，獨莖或作叢生。」《蜀本圖經》云：「葉似羊齒草，獨莖，枝扶踈，紫花，根如甘草，皮黃肉白，長二三尺許。」蕭炳云：「花黃。」《圖經》云：「其實作莢，子長寸許。八月中採根用，其皮折之如綿，謂之綿黃耆。今人多以苜蓿根假作黃耆，折皮亦似綿，頗能亂眞。但苜蓿根堅而脆，黃耆至柔靭，皮微黃褐色，肉中白色，此爲異耳。」

立之案：《本草和名》訓「也波良久佐」，又「加波良佐佐介」。今諸州所出即是此物。「也波良久佐」者，即根軟如綿之義。小野氏曰：「京北山中所生者，葉似槐，莖柔弱，偃地如蔓，夏月葉間有花淺黃色他州生者，或有淡紫花者。形如豆花而小數朶成穗，後結角如小豆而狹小，中有一隔，子滿其中，形至小，淡褐色。秋後苗枯，春自舊根叢生，葉味甘，根味微苦而硬，即是木耆也。豐後下野信濃所産者，葉味苦，根味甘而軟未出於肆中。加州白山、越中立山、和州金剛山所出亦同。但安藝廣島所出花戶呼唐種是，形狀同前。唯是莖幹直上三四尺，似苦參而圓有毛，葉亦有毛餘形狀同前條木耆。以上並爲綿黃耆。今以廣嶋種栽河州和州者，根軟而白肉黃心，味甘厚，上品，與舶來物不異。陳承《別說》以爲綿黃耆出綿上，恐非是。」《本草啓蒙》

又案：黃耆，古但云「耆」字，又作「蓍」。日華子云「白水耆、赤水耆、木耆」，雷公亦云「勿用木耆草」可以徵也。黑字「一名芰草」，「芰」是「耆」之異文。又「一名蜀脂」，「脂」是「耆」之假借，出蜀郡，故名蜀脂。《說文》：「耆，老也。」《方言》：「耆，長也。」《廣韻》：「鬐，馬項上鬐也。鰭，魚脊上骨。」馬鬐、魚鰭，並爲長之義。則黃耆亦其根長二三尺許，蓋直長無過此者，其色黃，故名黃耆也。

一名戴糝。

立之案：《說文》：「糂，以米和羹也。從米甚聲。一曰粒也。古文從參作糝。」《釋名》云：「糝，黏也。相黏⿰黍攵也。」畢沅云：「今人所謂飯糝。亦或曰飯黏子。」因攷「戴糝」者，淺黃小花，簇簇成叢，似上戴飯糝之狀，故名。黑字：「一名戴椹。」椹，即「糂」訛字。又「一名獨椹。」「獨」即「戴」之假借。古戴、獨一音，唯有去入清濁之分耳。

味甘，微溫。

黑字云：「無毒。」陶云：「第一隴西甜美，次黑水亦甘溫補。又白水冷補。」《藥性論》云：「蜀白水者，微寒。」日云：「白水耆，涼，無毒。赤水耆，涼，無毒。木耆，涼，無毒。」

生山谷。

黑字云：「生蜀郡山谷，白水漢中。」陶云：「第一出隴西叨陽，次用黑水宕昌者。又有蠶陵白水者，色理勝蜀中者。」蘇云：「今出原州及華原者最良。」《蜀本圖經》云：「今原州者好，宜州、寧州亦佳。」《藥性論》云：「生隴西者下，補五藏。蜀白水赤皮者，微寒，此治客熱用之。」蕭炳云：「出原州華原谷子山，花黃。」日云：「白水耆，功次黃耆。赤水耆，治血，退熱毒。餘功用並同上。木耆，力微於黃耆，遇闕即倍用之。」《圖經》云：「今河東、陝西州郡多有之。」

立之案：《元和紀用經》云：「黃耆生隴西，即陽者，大焦，色黃白，甘美。生白水者，冷補，惟隴西者最好。皮赤色，專主消瘡腫，出原寧宜州者亦佳。」此說與陶注同，而末一句，與蘇注及《蜀本》合。因攷黃芪，以隴西者爲最上品，甘美，溫補。原州、寧州等其地去隴西不遠，共爲佳也。黑水亦不甚遠，故次隴西者。《御覽》：「隴蜀諸水部中有黑水。」黑字所云「蜀郡」，亦斥此歟。白水，即屬河南，《圖經》所云陝西是也。白水黃耆，冷補，與隴西者自異其性，而其味、其狀非他草，猶是人參，以上黨爲上品，他處所產皆非眞參之例，物非異，地使然也。

治癰疽久敗瘡，排膿止痛。

黑字云：「逐五藏間惡血。生白水者，冷補，其莖葉療渴及筋攣，癰腫疽瘡。」陶云：「又有蠶陵白水者，色理勝蜀中者而冷補。又有赤色者，可作膏貼，用消癰腫，俗方多用，道家不須。」《藥性論》云：「治發背，內補。蜀白赤水皮者，微寒，此治客熱用之。」日云：「白水耆，涼，無毒，排膿治血，及煩悶熱毒，骨蒸勞。功次黄耆。」

立之案：《外臺》引《劉涓子》：「療癰腫有熱，黄耆貼方，數用神驗。甘草炙、大黄、白斂、黄耆、芎藭，右五味各等分，擣篩，以雞子黄和如濁泥，塗布上，隨赤熱有堅處大小貼之，燥易，甚效。」又引《刪繁》有黄耆貼二方。《醫心方》廿六引張仲景方：「治消核腫黄耆怗。方　黄耆三兩，眞當歸三兩，大黄三兩，芎藭一兩，白斂三兩，黄芩三兩，房風三兩，勺藥二兩，雞子十枚，黄連二兩，凡十物擣蓰，以雞子白和，塗紙上，怗腫上，燥易。」據此，則傅貼法遙出於東漢，而「怗」恐「帖」訛。《說文》：「帖，帛書署也。」轉注爲附貼之義，後世別作「貼」字，非是。《醫心》引仲景宜從而正也。

大風癩疾，五痔鼠瘻。

黑字云：「婦人子藏風邪氣。」日云：「破癥癖，瘰瘰癭贅，腸風，血崩，帶下，赤白痢，産前後一切病，月候不匀，消渴，痰嗽，并治頭風，熱毒赤目等。」

立之案：《唐書》云：「許胤宗初事陳，爲新蔡王外兵參軍時，柳太后病風不言，名醫治皆不愈。脈益沈而噤。胤宗曰：口不可下藥，宜以湯氣薰之，令藥入腠理，周理即差。乃造黄蓍防風湯數十斛，置於牀下，氣如煙霧，其夜便得語。」蓋是逐惡血，利陰氣黑字之效驗也。

補虛，

黑字云：「補丈夫虛損五勞羸瘦，止渴，腹痛，洩痢，益氣，利陰氣。」《藥性論》云：「主虛喘，腎衰，耳聾，療寒熱。生隴西者下，補五藏。」日云：「黄耆助氣，壯筋骨，長肉補血，破癥癖。藥中補益，呼爲羊肉。」

立之案：《金匱》：「血痺，黄耆桂枝五物湯主之。」「虚勞裏急，諸不足，黄耆建中湯主之。」即黄耆助氣，亦能補血（日華）。所謂氣者，載血而行其氣，舒暢則其血亦自復，是補虚之理。

小兒百病。

立之案：古方治小兒無用黄耆者，何故。此云小兒百病，蓋小兒易虚易實，若逢虚證，則不可不急救，峻補參耆是也。但氣血兩虚者，先益氣則血隨復。《醫心方》卷廿五變蒸門引僧深方云：「無熱但有寒者，懃服乳頭單當歸散、黄耆散。」張元素曰：「黄耆，甘溫，純陽。其用有五：補諸虚不足一也，益元氣二也，壯脾胃三也，去肌熱四也，排膿止痛，活血生血，内托陰疽，爲瘡家聖藥五也。」又曰：「補五藏諸虚，治脈弦，自汗，瀉陰火，去虚熱，無汗則發之，有汗則止之。」李杲曰：「《靈樞》云：衛氣者，所以溫分肉而充皮膚，肥腠理而司開闔。黄耆既補三焦，實衛氣，與桂同功，特比桂甘平，不辛熱爲異耳。但桂則通血脈，能破血而實衛氣，耆則益氣也。又黄耆與人參、甘草，三味爲除躁熱肌熱之聖藥。脾胃一虚，肺氣先絶，必用黄耆溫分肉，益皮毛，實腠理，不令汗出，以益元氣而補三焦。」又曰：「小兒脾胃伏火，勞役不足之證，及服巴豆之類。胃虚而成慢驚者，今立黄耆湯瀉火補金益土，爲神治之法。用炙黄耆二錢，人參一錢，炙甘草五分，白芍藥五分，水一大盞，煎半盞，溫服。」陳嘉謨曰：「人參補中，黄耆實表。凡内傷脾胃，發熱惡寒，吐瀉怠臥，脹滿痞塞，神短脈微者，當以人參爲君，黄耆爲臣，若表虚自汗亡陽，潰瘍，痘疹，陰瘡者，當以黄耆爲君，人參爲臣，不可執一也。」其説並可從矣。《本草經》云：「黄耆，味甘，微溫，生山谷。」（御覽）

呉茱萸，

黑字云：「九月九日採，陰乾。蓼實爲之使，惡丹參、消石、白惡，畏紫石英。」《千金・食治篇》云：

「食茱萸，九月採，停陳久者良。其子閉口者，有毒，不任用。」《齊民要術》種茱萸條云：「食茱萸也。山茱萸則不任食，用時去中黑子。」陶云：「此即今食茱萸。《禮記》亦名藙，而俗中呼爲蔱子，當是不識藙字。藙字似蔱，仍以相傳。」《圖經》云：「木高丈餘，皮青綠色，葉似椿而闊厚，紫色。三月開花，紅紫色。七月、八月結實，似椒子，嫩時微黃，至成熟則深紫。九月九日採，陰乾。」《御覽》引《西京雜記》云：「漢武帝宮人賈佩蘭云：在宮時，九月九日佩茱萸，飲菊花酒，令人長壽。」又引《風土記》云：「俗九月九日爲上九，茱萸到此日氣烈，熟色赤，可折茱萸囊以插頭，云辟惡氣，禦冬。」又引《續齊諧記》曰：「汝南桓景，隨費長房遊學累年，房謂之曰：九月九日汝家有災厄，宜令急去，家人各作絳囊，盛茱萸以繫臂上，登高飲菊花酒，此禍可消。景如言，舉家登高山。夕還，見雞、犬、牛、羊一時暴死。房聞之曰：此代矣。今世人每至此日，登高山飲酒，戴茱萸囊是也。」

立之案：《本草和名》訓「加良波之加美」。蓋「波之加美」者，椒之古名。此物舶來，而味辛辣似椒子，故以名之。

一名藙。

《御覽》作「藙」，《新修》作「蔱」，並「藙」之俗字。《爾雅·釋文》作「榝」。

立之案：《說文》作「藾」，云：「煎茱萸也。从艸顡聲。漢津：會稽獻藾一斗。」《內則》云：「三牲用藙。」鄭云：「藙，煎茱萸也。漢律會稽獻焉。《爾雅》謂之榝。」然則，藾隸作藙，俗作藙、蔱，又訛作蔱。故陶云：「俗中呼爲蔱子（《新修》及《本草和名》如此作）。當是不識藙字，藙字似蔱，仍以相傳。」由此，則陶所據《本草》作「一名藙」可知也。《爾雅·釋文》云：「榝，所黠反。」《字林》云：「似茱萸，出淮南。《本草》云：茱萸，一名榝。案今樹極似茱萸，唯子赤細。」由此，則陸所據《本草》作「一名榝」，似與《爾雅》合。

然與陶所說不合，則陸所見《本草》亦作蔱，淺人從木作榝，以與《爾雅》本文同歟。且「榝」下引《字林》與《說文》同。陸何故不引《說文》而引《字林》乎。因攷，陸所見《說文》無「榝」字，故引《字林》，「茱」下《說文》云：「榝椒實裏如裘也。」是許據《釋木》解「茱」字，不妨「榝」字，《說文》所無也。然則榝遂爲何物，即是茱萸中一種。其子細赤者，所云「食茱萸」是也。《說文》云：「似茱萸。」（《字林》同）陸德明曰：「今樹極似茱萸，唯子赤細。」《外臺》二十六ヲ五引深師云：「榝木根皮似茱萸。」

立之案：朱臾爲疊韻，蓋「朱臾」之急言爲取、爲聚、爲椒、爲榝，謂其辛辣戟口舌之狀。《本草衍義》細辛條云：「嚼之習習如椒。」所云「習習」與朱臾同義。今俗呼爲「比利比利」者是也。此物本邦和州鷹峯官園所出吳茱萸，蓋即是，其比吳茱萸則小，色不甚黑，少帶赤色。陶注云「此即今食茱萸。《禮記》亦名藙，而俗中呼爲蔱子」可以證矣。蓋榝之言⿱殺米也。乃細小之義，茱萸中一種，其子細小堪食者是也。《本草和名》引《養性要集》云：「一名掇。」掇亦榝之轉訛字。又《廣雅》「梳、榝、欓、越、椒，茱萸也」，是統言不分者也。蓋椒之緩呼則「茱萸」，或云椒，或云茱萸，共是椒類之實成茱，葉似樗者之總稱也。郭注《爾雅》「椒榝醜茱」云：「茱，萸子聚生成房貌。」所云「萸」亦「茱萸」之急呼，乃椒榝類之總稱也。榝亦單訓茱萸。《離騷》云：「椒專佞以慢慆兮，榝又欲充夫佩幃。」王注云：「榝，茱萸也。似椒而非也。榝子皆房生。」《詩正義》引李巡云：「榝，茱萸也。」又有作藙者，《南都賦》云：「蘇藙紫薑，拂徹羶腥。」《外臺》卷七ヲ五五引范汪「療三十年心疝神方，眞射罔釃好者，新好茱萸，一名殺子，右二味等分，擣篩，蜜和丸」，則與陶云「蔱子」合，是統言則榝亦訓茱萸，而單云茱萸者，吳茱萸子大者，爲藥用。其云榝似茱萸者，即食茱萸，而子細赤爲食料。

味辛溫。

黑字云：「大熱，有小毒。」《藥性論》曰：「吳茱萸，味苦，辛，大熱，有毒。」日云：「茱萸葉熱，無毒。」《食療》云：「微溫。」《千金》云：「食茱萸，味辛苦，大溫，無毒。」

生川谷。

黑字云：「生上谷及冤句。」《圖經》云：「今處處有之，江浙蜀漢尤多。」

溫中下氣，止痛，欬逆，寒熱。

《千金》云：「食茱萸，止痛，下氣，除欬逆。去五藏中寒冷，溫中，諸冷實不消。」黑字云：「去痰冷，腹内絞痛。諸冷實不消，中惡，心腹痛，逆氣。」《藥性論》云：「吳茱萸，能主心腹疾，積冷，心下結氣，疰心痛。治霍亂轉筋，胃中冷氣，吐瀉，腹痛不可勝忍者，可愈。療遍身𤸷痺，冷食不消，利大腸擁氣。」孟詵云：「茱萸，主心痛，下氣。除嘔逆，藏冷。」日云：「建脾，治霍亂瀉利，消痰，破癥癖，治腹痛腎氣。」《食療》云：「主痢止瀉，厚腸胃，肥健人不宜多食。」

立之案：《金匱》云：「嘔而胸滿者，茱萸湯主之。用吳茱萸一升，人參三兩，生薑六兩，大棗十二枚。」《醫心》引僧深方作：「茱萸半升，大棗十枚，人參三兩，生薑六兩。」蓋作「茱萸」者，必是仲景之原文。古《本草經》亦當無「吳」字。《御覽》、孟詵、日華並無「吳」字。《晉宮閣名》云「華林園茱萸三十六株」，《范子計然》云「茱萸出三輔」（《御覽》引），《千金》宋臣例云「古文從簡，則茱萸渾於山吳」可以徵也。而《新修本草》始作「吳茱萸」（《藥性論》同）。《證類》《圖經》皆據此不改，遂至於無知古所謂茱萸者，即是吳茱萸者也。

除濕血痹，逐風邪，開湊理湊，原作腠，俗字。今據《新修》《御覽》正

黑字云：「利五藏。」《藥性論》云：「療遍身[疒需]痹。」孟詵云：「患風瘙痒痛者，取茱萸一升，清酒五升，和煮取一升半，去滓，以汁煖洗。」又：「魚骨在人腹中，刺痛，煮一盞汁服之，止。」又：「骨在肉中不出者，嚼封之，骨當爛，出。脚氣衝心，末和生薑汁，飲之，甚良。」日云：「通關節，逐風，脚氣水腫，下産後餘血。」《千金》：「治中風口噤不知人方。豉伍升，吳茱萸一升，右二味，以水七升，煮取三升，漸漸飲之。」注云：《肘後》以治不能語。**立之案**：《醫心》引《拯要方》文少異。注云：《千金》同之。《外臺》亦引《千金》，《證類》引《肘後》方後七、三作五、二。《外臺》引《古今錄驗》：「療陰下濕痒生瘡。方 吳茱萸一升，水三升，煮取三五沸，去滓，以洗瘡。諸瘡亦治之。」又引《肘後》：「療癧疽發背及乳。方 取茱萸一升，擣之，以苦酒和，帖癧上，乾易之，佳。」

立之案：《千金·食治門》食茱萸下云：「賊風中人，口僻不能語者，取茱萸一升，去黑子，及合口者好，豉三升，二物以清酒和煮四五沸，取汁，冷服半升，日三，得小汗差。」《證類本草》引孟詵云：「中賊風，口偏不能言者，取茱萸一升，清酒一升，和煮四五沸，冷服之半升，日三服，得少汗差。謹按殺鬼疰氣。又鬪目者，不堪食。」孟詵此方與《千金·食治門》方相類，則當知其取原必是古《食經》文。而所云「鬪目」，蓋「閉口」訛。又云「去黑子及合口者」，蓋吳茱萸熟則紫赤而四裂，其不四裂者，謂之合口及閉口也。其不紫而黑色者，謂之黑子也。與蜀椒合口者害人自異。血痹，見乾地黄下。風邪，見秦椒及防風下。

又案：《金匱》云：「腠者，是三焦通會元眞之處，爲血氣所注。理者，是皮膚藏府之文理也。」《廣韻》：「輳，輻輳。亦作湊。」湊理，會也，聚也。而《說文》無「輳」字。「湊」下云「水上人所會也」。是爲正義，轉注爲輻湊及湊理也。則其作輳、腠，共爲俗字也。《扁鵲傳正義》云「輳，音湊」可以證也。《金匱》云「通會元眞」，則與「湊」字本義相合。蓋氣之所聚謂之湊，血之所通謂之理。統言則理，亦謂之湊。

《生氣通天論》云「留連肉腠」，王注云「結於肉理」；《儀禮・公食大夫禮》「載體進奏」注「奏，謂皮膚之理也」；又《鄉飲酒禮》「皆右體進腠」注「腠，理也」；是也。《陰陽應象大論》：「清陽發腠理，濁陰走五藏。」王注：「腠理，謂滲泄之門。」《生氣通天論》又云：「湊理以密（《太素》「湊」作「腠」）。」《文心雕龍》：「湊理無滯。」此等偶古字之存者。而《周禮》作「奏」者，即古文假借之例耳。

根殺三蟲。

黑字云：「根白皮，殺蟯蟲，治喉痹欬逆，止洩注食不消，女子經產餘血，療白癬。」陶云：「其根南行、東行者爲勝。道家去三尸方亦用之。」《藥性論》云：「削皮，能療漆瘡，主中惡，腹中刺痛，下痢不禁，治寸白蟲。」孟詵云：「皮止齒痛。」陳云：「梂子根濃煮浸痔，有驗。燒末服亦主痔病。」《千金》云：「食茱萸，其生白皮，主中惡腹痛，止齒疼。其根細者，去三蟲寸白。」《外臺》引《千金》：「療白蟲。方 取茱萸北陰根，洗去土，切，以酒一升，漬一宿。平旦去滓，分再服。凡茱萸皆用細根，東北陰者良。若指以上大者，皆不佳。用之無力。范汪同。」（今本《千金》文少異，似經宋校，故今據《外臺》錄）

又案：《千金・九蟲篇》中有「用吳茱萸東行根皮，及東行吳茱萸根白皮者」，與黑字合。又有用吳茱萸細根者，與《千金・食治篇》「食茱萸」條所說合，蓋用細根者，似非古說矣。又《外臺》引深師「療五痔槐子丸。方中用樧木根皮。注云：似茱萸。所謂茱萸者即椒也。」〇《御覽》引《本草經》云：「茱萸，一名藙（音訝）。味辛溫，生川谷。開湊理，根，去三蟲，久服輕身。生上谷。」《千金・食治篇》云：「食茱萸，味辛，苦，大溫，無毒。九月採，停陳久者良。其子閉口者，有毒，不任用。止痛，下氣，除欬逆，去五藏中寒冷，溫中，諸冷實不消。」

黄芩，

黑字云：「三月三日採根，陰乾。得厚朴、黄連止腹痛，得五味子、牡蒙、牡蠣令人有之（子）。得黄耆、白斂、赤小豆療鼠瘻。山茱萸、龍骨爲之使。惡葱實。畏丹沙、牡丹、藜蘆。」陶云：「圓者，名子芩爲勝，破者名宿芩，其腹中皆爛，故名腐腸。惟取深色堅實者爲好。俗方多用，道家不須。」蘇云：「葉細長，兩葉相對，作叢生，亦有獨莖者。」《圖經》云：「苗長尺餘，莖榦麄如筯（筋），葉從地四面作叢生，類紫草，高一尺許。亦有獨莖者，葉細長，青色，兩兩相對。六月開紫花，根黄如知母，麄細長四五寸。二月、八月採根，暴乾用之。」

立之案：《本草和名》訓「比比良岐」，又「波比之波」。岡邨氏曰：「皇國古無黄芩，今有之者，享保中求之朝鮮蕃息者也。古蓋代用刺蘗，刺蘗清熱之功與黄芩同，其樹纖條柔靡有刺，今呼目木。有刺，故古名比比良岐。纖條柔靡有刺，故或名波比之波。」是説覈實可從。蓋皇國古言疼，訓「比比良久」，此物有刺刺人，故名爲「比比良岐」，即疼木之義也。枸骨亦同名。巴戟天今俗呼數珠根樹者亦訓「也末比比良岐」，共有刺之偁也。今俗用。柊爲枸骨木名，訓「比比良岐」，是疼字變疒從木者也。

一名腐腹。

「腹」原作「腸」，今據《本草和名》及陶所説正。凡古鈔腹、腸相誤者甚多。《御覽》作「腸」，蓋經宋校。黑字：「一名空腸，一名内虚。」《御覽》引吳氏「一名虹勝」《本草和名》引。《釋藥性》同。虹勝即空腸之音轉假借。虹者，空字之去穴從虫者，不與虹蜺字同原，其從虫，取蟲蝕之義耳。王引之曰：「虹與紅同，紅亦腐也。」恐非是。勝、腸古音通用，然則白字「一名腐腹」，黑字「一名空腸」。古本蓋如此，宋板已後作腐腸、空腸。今雖《新修》逸草部，幸有《本草和名》一書，而僅存唐前面目。

味苦平。

黑字云：「大寒，無毒。」《藥性論》云：「黄芩，臣，味苦甘。」《御覽》引吳氏云：「神農、桐君、黄帝、雷公、扁鵲：苦，無毒。李氏：小温。」

生川谷。

黑字云：「生秭歸川谷及冤句。」陶云：「秭歸屬建平郡，今第一出彭城，鬱州亦有之。」蘇云：「今出宜州、鄜州、涇州者，佳。兖州者大實亦好，名㹠尾芩也。」《圖經》云：「今川蜀、河東、陝西近郡皆有之。」

治諸熱，

黑字云：「療痰熱，胃中熱，小腹絞痛。」《藥性論》云：「能治熱毒，骨蒸，寒熱往來，去關節煩悶，解熱渴，治熱，腹中㽲痛，心腹堅脹。」日云：「下氣，主天行熱疾。」《圖經》云：「仲景治傷寒心下痞滿，瀉心湯四方，皆用黄芩，以其主諸熱，利小腸故也。」

黄疸，

黑字云：「胃中熱。」《藥性論》云：「腸胃不利，破擁氣。」

立之案：黄芩治黄疸，與蘗木治黄疸同理。蘭軒先生曰：「黄疸，古説以爲脾土本色，非是。今就病人驗之，血被欝熱，因成黄色。」《本經》芩、蘗共主疸，即清解血熱之義，可以證也。

腸澼泄利，逐水，

黑字云：「消穀，利小腸。其子主腸澼膿血。」《藥性論》云：「腸胃不利，破擁氣。」

立之案：《傷寒論》：「太陽病桂枝證，醫反下之，利遂不止，脈促者，表未解也。喘而汗出者，葛根黄芩黄連湯主之。」《外臺》引仲景《傷寒論》云：「乾嘔，下利，黄芩湯主之。方　黄芩三兩，人參三兩，桂心二兩，大棗十二枚，擘破，半夏半升，洗乾薑三兩強，右六味，切，以水七升，煮取三升，温分三服。忌羊肉、錫（餳）、生葱。」是主熱利之方也。不論血與水，而其欝閉者，此物能驅能逐，所云破擁氣是也。

下血閉，

黑字云：「女子血閉，淋露下血。」《藥性論》云：「破擁氣。」日云：「下氣。」

惡瘡，疽蝕火瘍。

日云：「丁瘡排膿，治乳癰發背。」

立之案：諸瘡屬血熱者主之。疽蝕者謂疽及蝕瘻也。「孔公孽」下云「惡瘡，疽瘻」蓋同義。火瘡，見景天、槐實、雞子下。火爛，見牛膝下。可併攷。《醫心方》引張仲景方消核腫黄耆帖，方中用黄芩三兩。

○《御覽》引《本草經》云：「黄芩，一名腐腸。味苦，平，生非谷。治諸熱。」又引《吳氏本草》云：「黄芩，一名黄文，一名妬婦，一名虹勝，一名經芩，一名印頭，一名内虚。神農、桐君、黄帝、雷公、扁鵲：苦，無毒。李氏：小溫。二月生赤黄葉，兩兩、四四相值，莖空中或方員，高三四尺。四月花紫紅赤，五月實黑、根黄。二月至九月採。」

黄連，

黑字云：「二月、八月採。黄芩、龍骨、理石爲之使。惡菊花、芫花、玄參、白鮮。畏款冬，勝烏頭，解巴豆毒。」陶云：「用之當布裹，挼去毛，令如連珠。」《蜀本圖經》云：「苗似茶，花黄，叢生，一莖生三葉，高尺許，冬不凋。江左者，節高若連珠。」《圖經》云：「苗高一尺以來，葉似甘菊，四月開花，黄色。六月結實似芹子，色亦黄。二月、八月採根用。生江左者，根若連珠，其苗經冬不凋，葉如小雉尾草，正月開花作細穗，淡白微黄色。六、七月根緊，始堪採。」

立之案：《本草和名》訓「加久末久佐」。竊謂「加久末」者，蓋「加介末」之轉語，加介者，即崖。末者，即間。此物生崖石間，故名。《御覽》引《名山記》云：「扶容石草多黄連。」《本草和名》引《兼名苑》「一名石髓」，共謂生崖石間也。《蜀本》所云「三葉」者，即今俗呼三葉黄連，野州謂之熊手黄連，又片反鼻黄連。出加州、奥州、野州、甲州是也。又有呼五加葉黄連者，又呼蔓黄連，又呼錢黄連，又圓葉黄連，又梅花黄連。出城州天台山横川，又鞍馬山及大原醫王谷等，是與三葉者全一類也。《圖經》所云「葉似甘菊」者，俗呼菊葉黄連，出加州及奥州南部津輕是也。又所云「葉如小雉尾草」者，俗呼細葉黄連，出江州伊吹山、比良山城州大原寂光院及鞍馬山是也。又有大葉黄連似芹葉而大，丹波及城州愛宕山溪間生之。又有長葉黄連，形似大葉黄連而長，若州出之。又有芹葉者，形狀大小總如芹菜葉，和州畝日山有之。明和年間舶來者爲最上品，比加州産肥大一倍矣。國産以加州爲上，根肥大，爲三五分枝，如鷹爪、雞爪，藥舖稱加賀者，多是越中所出，宜揀取。仙臺次之，無毛，長五分許，藥舖呼「都不都不様」，皮色金黄，與加州不異。丹波所出肥大同加州者，但多毛爾。又時有爲雞爪者，越前所出，長二分許，成連珠形而無鬚。江州日野所出，形細無毛，長四五分許。佐渡所出，外皮帶黑而裏黄，長四五分至寸許。播州笠形山所出者，肥大多毛如丹波者。又越後美濃和州、紀州及越中出之，有大小數種。凡用藥不論肥瘦，宜撰堅實深黄者爲佳，雖肥大而質輕虛，或帶青色及黑色者爲下，不堪用。

又案：連之爲言健也。《方言》三云：「凡人獸乳而雙產，秦晉之間謂之健子。」《廣雅》：「健，孿也。」《玉篇》：「健，雞鴨成健。」《文字音義》云：「江東呼畜雙產謂之健。」

一名王連。

立之案：王、黄古多通用。王連即黄連。《淮南·時則訓》「黄瓜生」注：「王瓜，栝樓也。」王孫黑字「一名黄孫」。《詩毛傳》「綠，王芻也」，並借王爲黄也。

味苦寒。

黑字云：「微寒，無毒。」《藥性論》云：「臣。」《御覽》引《吳氏本草》云：「神農、岐伯、黄帝、雷公：苦，無毒。李氏：小寒。」

生川谷。

黑字云：「生巫陽及蜀郡太山。」《御覽》引《本草經》云：「生巫陽。」引《吳氏本草》云：「或生蜀郡太山之陽。」又引《范子計然》云：「出蜀郡，黄肥堅實者，善。」又引《名山記》云：「扶容，石草多黄連。」《湘州記》云：「邵陵天夷縣衡山出黄連。」《永嘉記》云：「松陽縣草有黄連，覆地。」陶云：「巫陽在建平。今西間者，色淺而虛，不及東陽，新安諸縣最勝，臨海諸縣者不佳。」蘇云：「蜀道者，麁大節平，味極濃苦，療渴爲最。江東者，節如連珠，療痢大善。今澧州者更勝。」《開寶》云：「醫家見用，宣州九節堅重，相擊有聲者爲勝。」《蜀本圖經》云：「江左者節高如連珠。蜀都者，節下不連珠。今秦地及杭州、柳州者佳。」蕭炳云：「今出宣州絶佳，東陽亦有，歙州、處州者次。」《圖經》云：「今江湖荊夔州郡亦有，而以宣城者爲勝，施黔者次之。」《本經逢原》云：「産川中者，中空，色正黄，截開分瓣者爲上，雲南水連次之。日本吳楚爲下。」

治熱氣，

黑字云：「五藏冷熱。」《藥性論》云：「去熱毒，殺小兒疳蟲。」陳云：「主羸瘦氣急。」日云：「治五勞七傷。又盜汗，天行熱疾。猪肚蒸爲丸，治小兒疳氣。」《廣利方》：「治骨節熱，漸黄瘦。黄連四分，辟切，以童子小便五大合，浸經宿，微煎三四沸，去滓，食上分兩服，如人行四五里，再服。」

目痛，眥傷泣出，明目。

《藥性論》云：「點赤眼昏痛，鎮肝。」《圖經》云：「治目方用黄連多矣，而羊肝丸尤奇異，取黄連末一大兩，白羊子肝一具，去膜，同於砂盆内，研令極細，衆手撚爲丸如梧子。每食以煖漿水呑二七枚，連作五劑，差。但是諸眼目疾及障翳、青盲皆主之，禁食猪肉及冷水。劉禹錫云：「有崔承元者，因官治一死罪囚，出活之，囚後數年以病自致死。一旦，崔爲内障所苦，喪明逾年後，半夜歎息獨坐，時聞階除間悉窣之聲。崔問爲誰。曰：是昔所蒙活者囚，今故報恩至此，遂以此方告訖而没。崔依此合服，不數月，眼復明，因傳此方於世。又今醫家洗眼湯，以當歸、芍藥、黄連等分停，細切，以雪水或甜水煎濃汁，乘熱洗，冷即再溫洗，甚益眼目。但是風毒赤目、花翳等，皆可用之。其説云：凡眼目之病，皆以血脈凝滯使然，故以行血藥合黄連治之，血得熱即行，故乘熱洗之，用者無不神效。」《證類》引《外臺》云：「治目卒痒，目痛，末黄連，乳汁浸，點眥中，止。」（今本《外臺》眼目門無此方。但小兒眼赤痛方中引《古今録驗》療小兒眼痛方云：以人乳浸黄連點之。）《外臺》引深師：「療眼赤痛，除熱黄連煎。方黃連半兩，大棗一枚，擘，右二味以水五合，煎取一合，去滓，展綿取如麻子，注目，日十夜再。忌豬肉。」

腸澼，腹痛下利。

黑字云：「久下洩，澼膿血，除水調胃厚腸，止消渴，大驚。」陶云：「俗方多療下痢及渴，道方服食長生。」蘇云：「江東者，療痢大善。」《外臺》引《必效》：「白痢方　黃連末，右一味，以水和，每服三匕，即愈。」又引《肘後》：「療重下。方　黃連一升，切，右一味以酒五升，煮取一升半，分溫再服，臍當小絞痛，則差。」又引：「文仲治熱痢久不瘥者，黃連丸。方　黃連末以雞子白和丸，如梧子，飲服十丸至二十丸，日三。」《衍義》云：「黃連，今人多用治痢，蓋熱以苦燥之義。若氣實，初病，熱多血利，服之便止，仍不必盡劑也。或虛而冷，則不須服。」《古今錄驗》：「療心痛黃連湯，即一味水煮。」方後云：「《肘後》，范汪同。」

婦人陰中腫痛。

黑字云：「療口瘡。」日云：「止血并瘡疥。」《千金》：「治男女陰中瘡濕癢。方　黃連、梔子、甘草、黃蘗各一兩，蛇牀子二兩，右五味治下篩以粉，瘡上無汁，以豬脂和塗之。深者，用綿裹內瘡中，日二。」《外臺》引《古今錄驗》：「療婦人陰腫，苦瘡爛，麻黃湯洗法。」又引同書，療婦人陰中生瘡，黃芩湯洗方中共用黃連。

立之案：陰中腫痛者，即血中之濕熱，熱中必帶濕，故不論冷熱虛實，以燥濕爲主，所以用黃連、黃蘗之類也。今驗之病人，多是黴毒所爲，古無黴毒之目，故皆以陰瘡爲名，而至其治方則一也。

久服令人不忘。

黑字云：「大驚，利骨，益膽。」陶云：「道方服食長生。」日云：「益氣，驚悸煩燥，潤心肺，長肉。」

宋·王微《黄連讚》云：「黄連苦，左右相因。斷涼滌暑，闡命輕身。縉雲昔御，飛蹕上旻。不行而至，吾聞其人。」梁·江淹《黄連頌》云：「黄連上草，丹砂之次。禦孽辟妖，長靈久視。驂龍行天，馴馬匝地。鴻飛以儀，順道則利。」○《御覽》引《本草經》云：「黄連，一名王連。味苦寒。生川谷。治熱氣目痛，眥傷泣出，明目生巫陽。」又引《吳氏本草》云：「黄連，神農、歧伯、黄帝、雷公：苦，無毒。李氏：小寒。或生蜀郡太山之陽。」

五味，

「味」下原有「子」字，今據《醫心方》《眞本千金方》《本草和名》刪正。黑字云：「八月採實，陰乾。蓯蓉爲之使。惡萎蕤。勝烏頭。」陶云：「其核並似豬腎，此藥多膏潤，烈日暴之，乃可擣篩。」《衍義》云：「入藥生曝，不去子。」蘇云：「葉似杏而大，蔓生木上。子作房如落葵，大如蘡子。」《蜀本圖經》云：「莖赤色，蔓生，花黄白，生青熟紫，味甘者佳。八月採子，日乾。」《圖經》云：「春初生苗，引赤蔓於高木，其長六七尺。葉尖圓，似杏葉。三、四月開黄白花，類小蓮花。七月成實，如豌豆許大，生青熟紅紫。」

立之案：《說文》云：「菋，荎藸也。」《爾雅》同。郭注云：「五味也。蔓生，子叢在莖頭。」《爾雅》有或作「味」者。《釋木》重出，亦作「味，荎著」，蓋「味」是古名。凡草木之實味之多，無過之者，故名味，後從艸作菋，此爲晚出之篆文。《本經》曰五味者，是俗間所呼之名。與門冬、遠志同例。《本草和名》訓「佐禰加都良」，俗呼美男葛。此物葉經冬不枯，長厚綠色，似莽草、山茶輩，而光潤有鋸齒。冬春葉背變紫色，夏季葉間開花，形如蓮花，而大小如錢，蒂長寸餘，花後結實，數十相圍，成圓毬子而下垂，實如落霜紅大，熟赤，乾枯仍赤，藥鋪呼和五味子者是也。李時珍曰：「五味，今有南北之分，南産者色紅。」皇國先輩據此，以美男葛爲南五味子，似是。然張思（志）聰曰：「南産者色紅核圓。北産者，色紅兼黑，核形似豬腎。」與陶所說「建平者少肉，核形不相似，味苦，亦良」合。今究美男葛，其核形亦似豬腎而不圓，則似不可斷爲彼土所云「南五味子」。且彼書中無「冬有葉」之説，可攷耳。但爲一類無疑，代用而佳也。又享保中所傳朝鮮五味子，今蕃殖在官園，葉似杏，又似木天蓼而有皺紋。春每舊藤節間生芽，四五葉一所攢生，花實與美男葛粗同。但其實毬不圓而長，垂下一二寸，生青熟赤，日乾變黑色爲異。陶云：「今第一出高麗，多肉而酸甜。」《方書》云「遼五味子及北五味子者」即是也。又有駿州自生與韓種同者，享保中採以獻之官云。又一種有呼「末都夫佐」者折枝條有松氣，故名。一名「也波良都留」，一名「宇志夫多宇」。泉州、紀州、播州、土州山中出之，葉長隋（橢）而尖，比南五味則短，邊有鋸齒，光澤，春生葉而冬枯，與韓種同，花實亦同狀，亦是北五味子之一種，而少異者也。

味酸溫。

黑字云：「無毒。」蘇云：「五味，皮肉甘酸，核中辛苦，都有鹹味，此則五味具也。」《本經》云：「味酸，當以木爲五行之先也。」《蜀本圖經》云：「味甘者佳。」《藥性論》云：「君。」雷公云：「凡小顆皮皺泡者，有白撲鹽霜一重，其味酸鹹苦辛甘味全者眞也。」

生山谷。

陶云：「又有建平者。」《圖經》云：「杭越間亦有。」以上「南五味子」之說黑字云：「生齊山及代郡。」陶云：「今第一出高麗，多肉而酸甜。次出青州、冀州，味過酸，其核並似豬腎。」蘇云：「一出蒲州及藍田山中。」《開寶》云：「今河中府歲貢焉。」《圖經》云：「今河東、陝西州郡尤多。」《衍義》云：「今華州之西至秦州皆有之。」又《千金翼》藥出州土篇，關内道華州、河東道蒲州下並有五味子。以上北五味子之說

益氣，

《藥性論》云：「能治中下氣。」日云：「明目，暖水藏，治風下氣，消食。」

欬逆上氣，

《藥性論》云：「止嘔逆，病人虛而有氣兼嗽，加用之。」日云：「暖水藏，下氣。」

立之案：《傷寒論·太陽中篇》：「傷寒心下有水氣，欬而微喘。」《金匱》溢飲及欬逆倚息不得臥，並小青龍主之（方中用五味子半升）。又《金匱》欬嗽門，桂苓五味甘草湯，治其氣衝加減五方，共用五味子半升。成無己曰「肺欲收，急食酸以收之，以酸補之。芍藥、五味之酸，以收逆氣而安肺」，朱震亨曰「黃昏嗽，乃火氣浮入肺中，不宜用涼，宜五味子、倍子斂而降之」，汪機曰「五味治喘嗽，須分南北，生津止渴，潤肺補腎，勞嗽，宜用北者。風寒在肺，宜用南者」（已上三說，共《綱目》引）並可從。但傷寒表未解而欬者，小青龍湯主之。蓋邪氣已微而水氣尤盛，故唯有芍藥一味酸寒，而餘七物皆是辛甘溫散之藥。《雜病》溢飲亦用之。日華子所云「暖水藏」，是一言而足矣。

勞傷羸瘦，補不足，

黑字云：「養五藏，除熱。」《藥性論》云：「補諸虛勞，令人體悅澤，除熱氣。」日云：「霍亂轉筋，痃癖，賁豘，冷氣，消水腫，反胃，心腹氣脹，止渴，除煩熱，解酒毒。」《衍義》云：「治肺虛寒，補下藥亦用之。」張璐曰：「加乾薑，治冬月肺寒欬嗽，同人參、門冬治夏月精神困乏而虛熱久嗽，不可誤用表散，須以此去核之辛溫，助火。但用皮肉之酸鹹，以滋化之，不宜多用，恐酸收太過，反致閉遏而成虛熱也。」

強陰，益男子精。

黑字云：「生陰中肌。」陶云：「道方亦須用。」日云：「壯筋骨。」《御覽》引《抱朴子》云：「羨門子服五味十六年，始降玉女，能入水火。」又引《典術》云：「五味者，五行之精，其子有五味。《淮南》公美（羨）門子服五味十六年，入水不濡，入火不燋，日行萬里。」

立之案：五味子象腎形，所以益精之理，自在於此也。《本草經》云：「五味，一名會及。」《吳氏本草》云：「五味，一名玄及。」**立之案**：據此，則「會及」似白字一名。今本《證類》誤爲黑字歟。

決明，

「明」下原有「子」字。今據《醫心方》《本草和名》刪正。黑字云：「十月十日採，陰乾百日。著實爲之使。惡大麻子。」《蜀本圖經》云：「三月、四月採之。」日云：「石決明，亦名九孔螺。」

立之案：古云決明者，即是鰒魚肉之名，而西土希有之物，故陶氏以馬蹄決明爲本條決明，以石決明誤爲副品，分裂退入魚部中。今《證類》廿卷黑字「石決明」條，即是本條正文，故採以注於此。陶氏已前《本草經》面目蓋如此云。陶注石決明云：「俗云是紫貝，定小異，亦難得。又云是鰒魚甲，附石生，大者如手，明耀五色，內亦含珠。今人皆水漬紫貝，以熨眼，頗能明。此一種本亦附見決明條中，既是異類，今爲副品也。」蘇注石決明云：「此物是鰒魚甲也。附石生，狀如蛤，惟一片無對，七孔者良。今俗用者紫貝，全別，非此類也。」《嘉祐》引《唐本》云：「石決明，是蜯蛤類，形似紫貝，附見別出在魚獸條中，皆主明目，故並有決明之名。俗方惟以療眼也。」《開寶》云：「石決明，生廣州海畔。殼大者如手，小者如三兩指，其肉南人皆噉之，亦取其殼，以水漬洗眼。七孔、九孔者良，十孔已上者不佳，謂是紫貝及鰒魚甲，並誤矣。」《圖經》云：「舊說或以爲紫貝，或以爲鰒魚甲。按紫貝即今人砑磦，古人用以爲貨幣者，殊非此類。鰒魚，王莽所食者，一邊著石，光明可愛，自是一種，與決明相近耳。」

立之案：自陶氏不詳決明即鰒魚以來，石決明亦糢糊不明。至李時珍博物之極則云，石決明與鰒魚一種二類，故功用相同。段玉裁注《説文》「鰒」字亦引李氏説。然則，歷世至今無有唯一人識此者也。而《御覽》《後漢書·伏湛傳》注引《本草》云：「石決明，一名鰒魚。」即是《本草》黑字之文，今《證類》無此名，《本草和名》亦不載，則《新修》亦無此名可知。而陶所據《本草》蓋脱此一名歟。抑陶不採之歟。不然則何故存紫貝、鰒魚二説而不決乎。蘇直以石決明爲鰒魚甲，可從矣。《漢書》注又引郭璞《三蒼》注云：「鰒似蛤，偏著石。」又引《廣志》云：「鰒無鱗有殼，一面附石，決明細孔雜雜（崔禹作「離離」似是，宜從改）或七或九。」（《御覽》引）《醫心方》引崔禹云：「貌細孔離離，或九或七，以鰒爲眞。或作鮑字，亦爲誤。食之利九竅，心目聰了，故有決明之名。亦附石生，故呼曰石決明耳。秦皇之世，不死之藥覔東海者，豈謂於斯歟。」《説文》云：「鰒，海魚也。」而厠鮐鮫之間，則爲決明可知。《魏志》云「倭國人入海捕鰒魚，水無深淺，皆沉没取之」（《御覽》引）即是耳。《本草和名》石決明訓「阿波比」，《醫心方》訓「阿波比乃加比」。

又案：陶氏時決明有三種：一馬蹄決明。陶以爲本條。二石決明，退在魚部。三草決明，即萋蒿子。然則，凡明目藥皆得決明之名也。

又案：《廣志》所云「決明」二字，今細玩之，宜連下句而讀。決明者，謂穿孔引明也。此爲決明本義。如崔禹所説爲第二義也。因攷此孔即與鰓同情，爲呼吸之門戶也。故此殼有明目之功，猶通草利水道，秦艽治肢節痛之例。蓋取洞明之理，鰒之爲言覆也。隻殼無對，常覆蓋之義也。

味鹹平。

黑字云：「無毒。」《蜀本》云：「石決明，寒。」日云：「石決明，涼。」《衍義》云：「石決明，《經》云：味鹹。即是肉也。人採肉以供饌，及乾致都下，北人遂爲珍味。肉與殼兩可用。」《醫心方》引崔禹云：「溫。」

生川澤。

黑字云：「石決明生豫章。」又云：「生南海。魚部」《開寶》云：「石決明生廣州海畔。」《蜀本圖經》云：「今出萊州。」即墨縣南海內。《圖經》云：「今嶺南州郡及萊州皆有之。」《衍義》云：「石決明，登萊州甚多。」

立之案：《千金翼·藥所出州土》河南道萊州，出七孔決明、牡蠣、馬刀、文蛤、烏賊魚、海蛤、海藻。

治青盲，目淫，膚赤，白膜，眼赤痛，淚出。

黑字云：「主目障翳痛青盲。」《蜀本》云：「鰒魚主欬嗽，噉之明目。」日云：「明目，殼磨障翳。」《海藥》云：「主青盲内障，肝肺風熱，骨蒸勞極，並良。」《衍義》云：「方家宜審用之。然皆治目，殼研，水飛，點磨外障翳。」

久服益精光輕身。

黑字云：「久服益精輕身。」《嘉祐》引《唐本》云：「道術時須。」《醫心》引崔禹云：「主腰脚諸病，補五藏，安中，益精氣。」〇《御覽》引《本草經》云：「石決明，味酸。草決明，味鹹。理自珠精。」立之案：「酸」與「鹹」互訛，「自」恐「目」訛。又引《吳氏本草》云：「決明子，一名草決明，一名羊明。」《醫心方·食治》引《本草》云：「味鹹平，無毒。主目白瞖，翳痛，清盲，久服益精輕身。」

勺藥，

「勺」原作「芍」，俗字。今據《醫心方》正，《本草和名》作「芍」。然《醫心方·諸藥和名篇》作「勺」。與《毛詩·鄭風·溱洧》「贈之以勺藥」合，則今本《本草和名》偶經俗改可知耳。黑字云：「二月、八月採根，暴乾。須丸爲之使。惡石斛、芒消、石鼈甲、小薊。反藜蘆，惡葵菜「惡石斛」已下，據《醫心》及《眞本千金》。」《吳氏本草》云：「二月、三月生。」（《御覽》引）陶云：「今出白山、蔣山、茅山最好，白而長大。餘處亦有，而多赤，赤者小利。」《開寶》引《別本注》云：「此有兩種。赤者利小便，下氣。白者止痛，散血。其花亦有紅、白二色。」日云：「赤色者多補氣，白者治血。此便是芍藥花根。」《圖經》云：「春生紅芽作叢，莖上三枝五葉，似牡丹而狹長，高一二尺。夏開花，有紅、白、紫數種，子似牡丹子而小。秋時採根，根亦有赤、白二色。」《衍義》云：「芍藥全用根，其品亦多，須用花紅而單葉，山中者爲佳。芍藥多即根，然其根多赤色，其味澀。若或有色白麄肥者，益好。餘如《經》。」

立之案：「勺藥」二字疊韻，謂其花色勺藥然也。《說文》：「焯，明也。」「爚，火光也。」然則，焯，爚爲正字。《西京賦》：「震震爚爚。」李善引《字指》曰：「儵爚，電光也。」蓋「儵爚」，即「焯爚」，亦作「焯爍」「淖約」「綽約」「灼爍」「的皪」「玓瓅」「的礫」，皆同。《莊子·招摇游》「淖約如處子」《釋文》引司馬云：「好貌。」《文選·舞賦》「綽約閒靡」注：「綽約，美貌。」《文選·蜀都賦》「暉麗灼爍」劉淵林注：「艷色也。」《漢書·楊雄傳上》「焯爍其陂」注：「焯爍，光貌。」《上林賦》「宜笑的皪」《索隱》引郭璞曰：「鮮明貌也。」又「明月珠子，玓瓅江靡」《索隱》引應劭曰：「其光輝照於江邊也。」張衡《思玄賦》「離朱脣而微笑兮，顏的礫以遺光」注云：「明貌。」《魏都賦》「丹藕淩波而的礫」注云：「光明也。」《西山經》：「繡山其草多芍藥。」《中山經》句欐之山、條谷之山、洞庭之山，並云「其草多芍藥」，是「芍」字連「藥」字誤冠草冠者，遂與芍、鳧、茈字無異。《本草和名》訓「衣比須久須利」，又「奴美久須利」。說者曰：此物舊無國産，從彼土傳其種，故名夷藥。「奴美」與「乃美」同。「乃美久須利」者，煮湯治腹痛諸病之謂也。或然矣。

味苦平。

黑字云：「酸，微寒，有小毒。」吳氏云：「神農：苦。桐君：甘，無毒。岐伯：鹹。李氏：小寒。雷公：酸。」《藥性論》云：「臣。」

生川谷。

黑字云：「生中岳川谷及丘陵。」陶云：「今出白山、蔣山、茅山最好。」日云：「海鹽、杭越俱好。」《圖經》云：「今處處有之，淮南者勝。」《御覽》引《范子計然》云：「芍藥出三輔。」又引《建康記》云：「建康出芍藥，極精好。」又引《晉宮閣名》云：「暉章殿前，芍藥華六畦。」《別說》云：「謹按《本經》芍藥生丘陵川谷，今世所用者，多是人家種植。欲其花葉肥大，必加糞壤，每歲八、九月取其根分削，因利以爲藥，遂暴乾貨賣，今淮南眞陽尤多。藥家見其肥大，而不知香味絶不佳，故入藥不可責其效。今攷，用宜依《本經》所說，川谷、丘陵有生者爲勝爾。」

治邪氣，

黑字云：「通順血脈，時行寒熱。」《藥性論》云：「能治肺邪氣，注（主）時疫，骨熱。」日云：「治風天行熱疾，瘟瘴。」柳沜先生曰：「太陽中風之爲候，肌理不緻，陰弱自汗，不宜發表迅速之藥，然不汗解則邪無出路，仍用桂枝通衛氣，芍藥爲之臣，而走營和液，合甘草、薑棗而諧氣血，一舉廓然。是方中所以用芍藥也。」

腹痛，

黑字云：「緩中，中惡腹痛。」陶云：「白者止痛。」《藥性論》云：「腹中㽲痛。」柳沜先生曰：「少陰病，其人素有水氣，外爲寒邪所攻，裏則爲腹痛下利，嘔欬之證。眞武湯主之。蓋附子壯陽，茯苓滲濕，术之燥濕，薑之禦寒。得芍藥之和液而緩中，相依爲效也。」

立之案：《金匱》：「婦人懷娠，腹中㽲痛，當歸芍藥散主之。」「産後腹痛，煩滿不得臥，枳實芍藥散主之。」前方用芍藥一斤，酒和服。姙娠腹痛，多是停飲冷血所爲，故以酒服末藥。後方枳、芍各分等末服者，産後腹痛瘀血未盡，故單用散藥，令其下導也。《抱朴子·至理篇》云「當歸、芍藥之止絞痛」，此之謂也。

除血痺，

黑字云：「散惡血，逐賊血。」《藥性論》云：「婦人血閉不通，消瘀血。」

立之案：《金匱》血痺，黄耆桂枝五物湯主之。即桂枝湯中加黄耆，蓋氣虚，故血爲之痺閉，先使表氣舒暢，則血痺隨愈也。又《元和紀用經》有涼血解倉散，即芍藥、當歸、甘草三味末服。

破堅積，寒熱，疝瘕，止痛。

黑字云：「消癰腫，腰痛。」陶云：「俗方以止痛，乃不減當歸。」《別本注》云：「白者止痛，散血。」《藥性論》云：「血氣積聚，通宣藏府擁氣，治邪痛敗血，治心腹堅脹，能蝕膿。」日云：「補勞，主女人一切病，并産前後諸疾。通月水，退熱除煩，腸風瀉血，痔瘻，發背瘡疥。」

立之案：《金匱》治寒疝有烏頭桂枝湯。又《千金》：「神明度命丸，治久病腹内積聚，大小便不通，氣上搶胸，腹中脹滿，逆苦飲食，服之甚良。方　大黄一兩，勺藥一兩，二味蜜丸如梧子，服四丸，日二，不知，可增至六七丸，以知爲度。」（據《醫心方》録）《廣利方》：「治金瘡血不止，痛。白芍藥一兩，熬令黄，杵令細，爲散，酒或米飲下二錢，並得。初三服，漸加。」（《證類》）又：「金創血不止而痛者，亦單擣白芍藥末，傅上即止，良驗。」（《圖經》）凡用芍藥治疝瘕，止痛散血（《別本注》），消瘀血（《藥性論》），益好血（《證類》引《唐本注》）之意。但實熱者，可酌用。虚寒者，不可用。《衍義》云：「血虚寒人，禁此一物。」古人有言曰：「減芍藥以避中寒，誠不可忽。」可從矣。

利小便，

黑字云：「去水氣，利膀胱大小腸。」陶云：「赤者，小利。」《别本注》云：「赤者，利小便，下氣。」《博濟方》：「治五淋。赤芍藥一兩，檳榔一箇，麵裹煨爲末，每服一錢匕，水一盞，煎七分，空心服。」

益氣，

陶云：「道家亦服食之，又煮石用之。」《藥性論》云：「强五藏，補腎氣。」日云：「退熱除煩，益氣。赤色者多補氣。」《圖經》云：「古人亦有單服食者。安期生服鍊法云：芍藥二種：一者金芍藥，二者木芍藥。救病用金芍藥，色白，多脂肉。木芍藥，色紫，瘦多脈。若取審看，勿令差錯。若欲服餌，採得淨刮去皮，以東流水煮百沸，出，陰乾，搗末，以麥飲或酒服三錢匕，日三。滿三百日，可以登嶺，絶穀不飢。」○《本草經》云：「芍藥，味苦，辛[辛恐平訛]。生川谷。主治邪氣腹痛，除血痺，破堅積寒熱瘕，止痛。」《吴氏本草》云：「一名其積，一名解倉，一名誕，一名餘容，一名白朮。神農：苦。桐君：甘，無毒。岐伯：鹹。李氏：小寒。雷公：酸。二月、三月生。」[引《御覽》]

桔梗，

黑字云：「二月、八月採根，暴乾。節皮[《醫心》作秦皮]爲之使。得牡蠣、遠志療恚怒。得消石、石膏療傷寒。畏白及、龍眼、龍膽。」《御覽》引吴氏云：「葉如薺苨，莖如筆管，紫赤，二月生。」陶云：「二、三月生，可煮食之。」蘇云：「薺苨、桔梗，又有葉差互者，亦有葉三四對者，皆一莖直上，葉既相亂，惟以根有心，爲别爾。」《圖經》云：「根如小指大，黄白色。春生苗，莖高尺餘。葉似杏葉而長橢，四葉相對而生，嫩時亦可煮食之。夏開花紫碧色，頗似牽牛子花，秋後結子。八月採根，細剉，暴乾用，其根有心。」《本草和名》訓「阿利乃比布歧」，又「乎加止止歧」。《和名抄》不收「乎加止止歧」名。

立之案：《本草和名》沙參無國名，唯云「唐」。因攷「阿利乃比布歧」是沙參之名。此物嫩葉圓而小，似款冬葉，故名「阿利」，即蟻。「比布歧」，即「布布歧」，謂款冬也。云蟻之款冬者，小款冬葉之義也。「乎加止止歧」者，蓋是今桔梗。桔梗山中多自生，而原野無有之物，故名「止止歧」者，「知知歧」，乳木之義。凡折莖白汁出之草，皆呼爲「止止歧」。千歲蘽，訓「止止歧」。赭魁，訓「爲乃止止歧」之類，可以證也。

又案：《新撰字鏡》桔梗，有「加良久波」「阿佐加保」「岡止止支」之名。而無「阿利乃比布歧」之名。《古今集》《六帖》《拾遺集》音讀「歧知加宇」。《散木集》隱題云「歧京」。據此，則皇國古昔以沙參爲不審，故云「唐」。以今沙參充桔梗，故云「阿利乃比布歧」。以今桔梗充薺苨，故云「佐歧久佐奈」，一名「美乃波」。說別有成書，今不贅。後桔梗種子齎來於彼土，始知有山中自生者，因名曰「岡止止歧」，「阿利乃比布歧」之名遂廢而不用歟。云「歧知加宇」，云「歧京」，猶菊花、牽牛子，云「歧久介仁古之」之例也。

又案：王念孫曰：「《說文》桔，直木也。《爾雅》云：梗，直也。桔梗之名，或取義於直與。」此說可從。蓋古唯云梗，黑字云「一名梗草」是也。舒言之又曰「桔梗」，猶「昌」又云「昌陽」，「苨」又云「芪苨」《爾雅》，「椒」又云「椒聊」《毛詩》之例。今本《說文》作「桔梗，藥名。從木吉聲。一曰直木」。竊謂《說文》取《本草經》而入木部，此亦爲晚出之篆。《莊子·徐無鬼》「桔梗」，《釋文》云：「桔，音結。本亦作結。」則古作「結梗」，後連「梗」字而遂作「桔梗」可知耳。

又案：《爾雅·釋詁》：「梏，梗，直也。」蓋梏梗、桔梗古音相通。

味辛，微溫。

黑字云：「苦，有小毒。」《藥性論》云：「臣，苦平，無毒。」《御覽》引《吳氏本草經》云：「神農、醫和：無毒。扁鵲、黄帝：鹹。岐伯、雷公：甘，無毒。李氏：大寒。」

生山谷。

黑字云：「生嵩高山谷及冤句。」陶云：「近道處處有。」《圖經》云：「今在處有之。」又云：「關中桔梗根黄，頗似蜀葵，根莖細青色，葉小青色，似菊花葉。」《千金翼》：藥出州土，關内道華州、河南道號州，共有桔梗。

治胸脇痛如刀刺。

黑字云：「療喉咽痛。」《藥性論》云：「主肺氣氣促嗽逆。」日云：「下一切氣，補虚痰喉痺。」《金匱》：「欬而胸滿，振寒，脈數，咽乾不渴，時出濁唾腥臭，久久吐膿如米粥者，爲肺癰，桔梗湯主之。桔梗、甘草二味，以水三升，煮取一升，分溫再服，則吐膿血也。」（《外臺》引《集驗》云：張文仲、《千金備急》《古今錄驗》、范汪同。此本張仲景《傷寒論》方。）《千金方》：「治喉痺及毒氣。方　桔梗二兩，水三升，煮取一升，頓服之。」

立之案：《莊子釋文》引司馬彪注云：「桔梗治心腹血瘀瘕痺。」即謂心血瘀，腹瘕痺。心血瘀，此爲肺癰，吐膿之證也。《醫心方》十八（五十六ヲ）：「《集驗方》云：治卒中蠱，下血如雞肝者，晝夜去石餘血，四藏悉壞，唯心未毀，或乃鼻破待死者。方　桔梗擣下篩，以酒服方寸匕，日三。」又：「方　隱忍根，擣取汁二升，分三服，桔梗苗也。」

腹滿，腸鳴幽幽。

黑字云：「利五藏腸胃，溫中，消穀。」《藥性論》云：「能治下痢，破血，積氣，消聚痰涎，除腹中冷痛。」日云：「止霍亂轉筋，心腹脹痛。」《百一方》：「若被打擊，瘀血在腸内，久不消，時發動者。取桔梗末，熟米下刀圭。」《證類》

立之案：「丹參」下亦云：「腸鳴幽幽如走水。」「半夏」下有「欬逆腸鳴」之文。據此，則腸鳴政爲水飲所爲，可知也。《金匱》又有「腹中寒氣雷鳴，切痛，水走腸間瀝瀝有聲，腹滿脇鳴相逐」等之語，可併攷。

驚恐，悸氣。

黑字云：「補血氣。」《藥性論》云：「主中惡及小兒驚癇。」日云：「補五勞，養氣。」

立之案：《金匱》云：「心下悸者，半夏麻黄丸主之。即二味蜜丸，飲服。」凡驚悸二證，多是水飲寒結，迫於心竅之所爲，故用辛苦溫散之桔梗，驅逐飲結，則驚悸自定也。驚悸，又見茯苓、栢實、人參條下。

○《本草經》曰：「桔梗，□□□□味辛，微溫。生山谷。治胸脇痛，腸鳴，驚悸。生嵩高。」《吳氏本草經》云：「桔梗，一名符蔰，一名白藥，一名利如，一名梗草，一名盧茹。神農、醫和：無毒。扁鵲、黄帝：鹹。歧伯、雷公：甘，無毒。李氏：大寒。葉如薺苨，莖如筆管，紫赤，二月生。」

乾薑，

黑字云：「九月採，秦椒爲之使。殺半夏、莨菪毒。惡黄芩、黄連、天鼠矢。」陶云：「凡作乾薑法，水淹三日畢，去皮，置流水中六日，更去皮，然後曬乾，薑（置）甕中，謂之釀也。」《圖經》云：「苗高二三尺，葉似箭竹葉而長，兩兩相對。苗青根黄，無花實。秋採根，於長流水洗過，日曬爲乾薑。」

立之案：《說文》：「薑，禦濕之菜也。从艸彊聲。」《本草和名》訓「久禮乃波之加美」。《和名鈔》生薑同訓，俗云「阿奈波之加美」。乾薑，「保之波之加美」。《醫心方》生薑又訓「都知波之加美」。《延喜式》

生薑見大膳職内膳式，乾薑見民部省式，稚薑見内膳式，種薑，見民部省式。此物元無國産，爲呉舶齎來，故曰「久禮乃被之加美」。「波之加美」者，椒之古名，説具椒下。

味辛溫。

黑字云：「大熱，無毒。生薑，味辛，微溫。」《藥性論》云：「乾薑，臣，味苦，辛。生薑，使。」孟詵云：「生薑，溫，皮寒，性溫。」陳藏器云：「須熱即去皮，要冷即留皮。」《御覽》引《春秋運斗樞》云：「薑，辛而不臭。」

生川谷。

黑字云：「生犍爲川谷及荊州、楊州。」陶云：「乾薑，今惟出臨海、章安，兩三村，解作之。蜀漢薑舊美，荊州有好薑，而並不能作乾者。」《圖經》云：「今處處有之，以漢溫池州者爲良。」

治胸滿欬逆上氣，

黑字云：「生薑，主傷寒頭痛，鼻塞，欬逆上氣，止嘔吐。」陶云：「去痰下氣，止嘔吐。」《藥性論》云：「乾者，治嗽。生薑，主痰水氣滿，下氣。主心下急痛氣實，心胸擁隔冷熱氣，神效。」孟詵云：「汁作煎，下一切結實衝胸膈惡氣，神驗。」《金匱》：「肺痿吐涎唾不欬者，其人不渴，必遺溺，小便數。所以然者，以上虚不能制偃下故也。此爲肺冷，必眩，甘草乾薑湯主之。以溫其藏。方　甘草四兩，炙，乾薑二兩，右二味，切，以水三升，煮取一升半，分溫二服。服湯已，小溫，覆之。若渴者，屬痟渴。忌海藻，菘菜。」今本有誤。今據《外臺》引仲景《傷寒論》錄之《千金》：「療冷嗽。方　乾薑三兩，末，膠飴一升，右二味攪令和調，蒸五升米下，令熟，以棗大含化，稍稍嚥之，日五夜三。」今本經宋校，今據《外臺》所引錄　又：「治三十年欬嗽。方　白蜜一斤，生薑二斤，取汁，右二味，先秤，銅銚知斤兩，訖，內蜜復秤知數，次內薑汁，以微火煎，令薑汁盡。惟有蜜斤兩在止，旦服，如棗大，含一丸，日三服，禁一切雜食。」

溫中，

黑字云：「寒冷腹痛，中惡霍亂脹滿。」《藥性論》云：「主溫中，用秦艽爲使。主霍亂不止，腹痛，消脹滿，冷痢，治血閉。病人虛而冷，宜加用之。」日云：「治轉筋吐瀉，腹藏冷，反胃乾嘔。」《肘後方》：「治霍亂，心腹脹痛，煩滿短氣，未得吐下。生薑一斤，切，以水七升，煮取二升，分作二服。」

立之案：凡云「溫中」，及「安中」，並言胃中也。與「補中」之「中」，其義不同也。

止血，

黑字云：「止唾血。」《藥性論》云：「破血。」陳云：「生薑本功外破血。」日云：「瘀血撲損。」《楊氏產乳》：「胎後，血上衝心。生薑五兩，切，以水八升，煮三升，分三服。」《證類》

出汗，

黑字云：「風邪諸毒。生薑，主傷寒頭痛。」陶云：「除風邪寒熱。」《藥性論》云：「去風，通四肢關節。」

立之案：《傷寒論》治太陽病，桂枝葛根諸湯，凡屬表虛者，多用生薑，乃辛散之義也。

逐風濕痺，

黑字云：「風邪諸毒，皮膚間結氣。」《藥性論》云：「去風毒，冷痺。」孟詵云：「薑屑末，和酒服之，除偏風。」

立之案：薑是辛香溫散之品，故入皮膚經絡間，能逐風散濕，所以痺痛自愈也。

腸澼，下利。

《藥性論》云：「主霍亂不止，腹痛消脹滿，冷痢。」孟詵云：「冷痢，取椒烙之爲末，共乾薑末等分，以醋和麵，作小餛飩子，服二七枚。先以水煮，更稀飲中重煮，出停冷，吞之，以粥飲下，空腹日一度作之良。」日云：「治轉筋吐瀉，腹藏冷。」《圖經》云：「崔元亮《集驗方》載勑賜薑茶治痢。方 以生薑切如麻粒大，和好茶一兩椀，呷任意，便差。若是熱痢，即留薑皮，冷即去皮，大妙。」

生者尤良。

立之案：乾地黃下云「生者尤良」與此同例。但薑在東南諸方，則無處不有之，其在北方則爲最難得之物。《外臺》崔氏引阮河南曰：「今諸療多用辛甜薑桂人參之屬，此皆貴價難得，常有比行求之，轉以失時。」《千金》卷十亦載此文，蓋採用阮河南文也。阮河南，梁人，名炳，字文叔，蓋是北方人，故其言如此。本邦北國及岐岨道中，有絕無薑之地。然則，彼土無薑之地，其價貴，與桂參侔者，必非妄說也。《醫心方》卷十一ウ七：「《葛氏方》治霍亂心腹脹痛，煩滿短氣，未得吐下。方 生薑若乾薑一二升，以水五、六升，煮三沸，頓服。」

久服，去臭氣，通神明。

陶云：「生薑久服，少志少智，傷心氣，如此則不多食長御，有病者是所宜也耳。今噉諸辛䪥物，唯此最恒。故《論語》云：不徹薑食。言可常噉，但勿過多耳。」蘇云：「《經》云：久服通神明，即可常噉也。今云少智少志，傷心氣，不可多服者，誤爲此說，撿無所據也。」

立之案：《千金》食治篇云：「生薑去胸膈上臭氣，通神明。黃帝云：八月、九月勿食薑，傷人神，損壽。胡居士云：久服令人少志少智，傷心性。」《隋志》云：「胡洽《百病方》二卷。」蓋是本書中文。據此，則陶氏用胡居士說。蘇云無所據者，却是妄斷爾。○《千金》食治篇云：「乾薑，味辛，熱，無毒。主胸中滿，欬逆上氣，溫中，止漏血，出汗，逐風濕痺，腸澼下利，寒冷腹痛，中惡，霍亂，脹滿，風邪諸毒，皮膚間結氣，止唾血。生者尤良。生薑味辛，微溫，無毒。辛歸五藏，主傷寒頭痛，去淡下氣，通汗，除鼻中塞，欬逆上氣，止嘔吐，去胸膈上臭氣，通神明。」

芎藭，

黑字云：「一名胡窮，一名香果。其葉名蘼蕪。三月、四月採根，暴乾。得細辛療金瘡、止痛。得牡蠣療頭風，吐逆。白芷爲之使。」陶云：「今惟出歷陽，節大莖細，狀如馬銜，謂之馬銜芎藭。蜀中亦有而細，苗名蘼蕪，亦入藥。別在下說。俗方多用，道家時須爾。」蘇云：「今出秦州，其人間種者，形塊大，重實多脂潤。山中採者，瘦細，味苦辛。以九月、十月採爲佳。今云三月、四月，虛惡非時也。陶不見秦地芎藭，故云惟出歷陽。歷陽出者，今不復用。」《蜀本圖經》云：「苗似芹、胡荽、蛇牀輩，叢生，花白，今出秦州者爲善。九月採根，仍佳。」《圖經》云：「其苗四、五月間生葉，似芹、胡荽、蛇牀輩，作叢而莖細，其葉倍香，或蒔於園庭，則芬馨滿徑。七、八月開白花，根堅瘦，黃黑色。惟貴形塊重實，作雀腦狀者，謂之雀腦芎，此最有力也。」《呉氏本草》云：「葉香細，青黑文，赤如藁本。冬夏叢生，五月華赤，七月實黑，莖端兩葉，三月採根，根有節，似如馬銜狀。」（《御覽》引）《衍義》云：「芎藭，今出川中，大塊，其裏色白不油色，嚼之微辛甘者，佳。他種不入藥，止可爲末，煎湯沐浴。」

立之案：芎藭生川谷，蘼蕪生川澤，元爲各物。黑字云「芎藭，其葉名蘼蕪」，是名醫所說，非《本經》古義也。（詳開於蘼蕪條下）

又案：《范子計然》云：「無枯者善。」《呉氏本草》云：「冬夏叢生。」（並《御覽》引）今國産者，冬凋，則非古《本草》所說芎藭乎？曰：否。依土地寒煖而然耳，非別物也。其根皆作馬銜、雀腦形。蓋馬銜者，言其根形塊塊相連如馬銜狀。雀腦者，即雀頭。言其根塊大小如雀頭也。《本草和名》訓「於無奈加都良久佐」，此物莖葉柔軟，似蔓生，故名也。大和栽養者，香氣尤多，根白色，微黃，經年漸變黃色，此物藥用爲上，經年者尤良。豊後及奥州仙臺出之，共爲下品。丹後亦有自生者。

味辛溫。

黑字云：「無毒。」《吳氏本草》云：「神農、黄帝、岐伯、雷公：辛，無毒，香。扁鵲：酸，無毒。李氏：生溫中，熟寒。」（引《御覽》）蘇云：「山中採者，瘦細，味苦，辛。」《藥性論》云：「臣。」

生川谷。

黑字云：「生武功川谷、斜谷西嶺。」《吳氏本草》云：「或生胡無桃山陰，或斜谷西嶺，或太山。」《范子計然》云：「芎藭，生洽。」《遊名山志》云：「橫山諸小草多芎藭。」（並《御覽》引）陶云：「今惟出歷陽，蜀中亦有。」胡居士云：「武功去長安二百里，正長安西與扶風狄道相近。斜谷是長安西嶺下，去長安一百八十里，山連接七百里。」蘇云：「今出秦州，陶不見秦地芎藭，故云惟出歷陽。歷陽出者，今不復用。」《蜀本圖經》云：「今出秦州者爲善。」《圖經》云：「今關陝、蜀川、江東山中多有之，而以蜀川者爲勝。」《衍義》云：「芎藭，今出川中。」

治中風入腦頭痛，

黑字云：「除腦中冷動，面上遊風去來，目淚出，多涕唾，忽忽如醉。」又云：「得牡蠣療頭風吐逆。」日云：「治一切風，一切氣，一切勞損，一切血。」《衍義》云：「此藥今人所用最多，頭面風不可闕也。然須以他藥佐之。」

立之案：《外臺》引《小品》：「萎蕤湯，療冬溫及春月中風傷寒，則發熱，頭眩痛，喉咽乾，舌強，胸内疼，心胸痞滿，腰背強。」方中用芎藭。又引《延年》療風邪氣未除，發即心腹滿急，頭旋眼運欲倒。方中有芎藭。《元和紀用經》：「芎藭散，凡不辨傷寒傷風，頭痛身熱，或身不甚熱，拘倦無汗，頭重，腰膝沉〓，恍惚無力。羌活壹兩，芎藭、牡丹皮、當歸、防己四物各半兩，甘草炙肆錢，右末，每服三匕，水一升半，入生薑一分煎，減半去滓，溫服，不拘時。」古方中惟有此三方，與《本經》合。而古方治頭痛無單用芎藭者。《衍義》所云「須以他藥佐之」，即是也。張元素曰：「川芎上行頭目，下行血海，亦要言耳。蓋芎之爲物，辛散兼燥，故凡濕欝諸證，用之切當。」所云中風入腦頭痛者，亦有胸中淡欝在而然，故用芎散胸淡，則頭痛自愈。朱震亨曰：「欝在中焦，須撫芎開提其氣以升之，氣升則欝自降。」此言似是而實非也。芎藭，辛香，能升能降，頭體血脈無所不達，清頭目，開胸欝，治筋攣之諸功用，惟著一「濕」字而看，則萬舉萬當。

寒痺，筋攣緩急。

黑字云：「諸寒冷氣，心腹堅痛，中惡，卒急，腫痛，脇風痛。溫中内寒。」《藥性論》云：「能治腰脚軟弱，半身不遂，治腹内冷痛。」日云：「補五勞，壯筋骨，調衆脈。」《元和紀用經》：「活血舒和散，療風冷變痺筋脈急迫。芎藭、續斷各壹兩半，牛膝叁兩，眞懷州者，右末煮木瓜酒，調服方寸匕。本方木瓜浸酒，以服其散。孟仕用四物浸酒，木瓜三兩，淡乾不澀爲眞者，煎，㕮咀，生絹袋入，二斗酒中浸，如常日數，飲酒盡。焙藥末之，米飲服，夏以飲酒發躁故耳。」

立之案：《金匱》侯氏黑散、署預丸。《古今録驗》續命湯，共用芎藭，並與此合，亦溫散冷血之義也。

金創，婦人血閉無子。

《藥性論》云：「主胞衣不出，治腹内冷痛。」日云：「破癥結宿血，養新血，長肉，鼻洪，吐血，及溺血痔瘻，腦癰發背，瘰癧瘻贅，瘖疥及排膿消瘀血。」《千金方》：「治崩中，晝夜十數行，衆醫所不能瘥者。方　芎藭八兩，㕮咀，以酒五升，煮取三升，分三服，不飲酒，水煮，亦得。」〇《本草經》云：「芎藭，味辛溫。治中風入頭腦痛，寒痺，生武功。」《吳氏本草》云：「芎藭，一名香果。神農、黃帝、歧伯、雷公：辛，無毒，香。扁鵲：酸，無毒。李氏：生溫中，熟寒。或生胡無桃山陰，或斜谷西嶺，或太山。葉香細青黑，文赤如藁本。冬夏叢生，五月華赤，七月實黑，莖端兩葉，三月採根，根有節，似如馬銜狀。」引《御覽》

蘪蕪，

黑字云：「一名茳蘺。芎藭苗也。四月、五月採葉，暴乾。」陶云：「今出歷陽，處處亦有，人家多種之。葉似蛇牀而香，騷人借以爲譬，方藥用甚稀。」蘇云：「此有二種：一種似芹葉，一種如蛇牀，香氣相似，用亦不殊爾。」

立之案：黑字已後所說，皆謂芎藭苗也。蘇所云似芹者，即大葉。所云似蛇牀者，即細葉。並謂芎藭也。《吳氏本草》云「蘪蕪，一名芎藭」引《御覽》是也。而白字蘪蕪，恐非芎藭苗，別是一種草。芎藭生川谷，蘪蕪生川澤。又相如賦「芷若射干，穹窮昌蒲，江蘺蘪蕪」，又云「被以江離，糅以蘪蕪」，其爲各物可知耳。《爾雅》云：「蘄茝，蘪蕪。」此舉蘄也、芎也、蘪蕪也，三物也。說者或合爲一物，非也。《說文》云：「江蘺，蘪蕪也。楚謂之蘺，晉謂之虈，齊謂之茝。」引《御覽》此舉《方言》以證爲一物也。蓋蘄之緩言爲「江離」，江離、蘄，共長大之義。蘪蕪之爲言蕪也。即爲繁蕪細小之義。《方言》云：「東齊言布帛之細者曰綾，秦晉曰靡。」郭注：「靡靡，細好也。」又十三云：「蘪，蕪也。」注：「謂草穢蕪也。」據此，則蘪蕪、靡靡，共爲同義。《大玄經》「去次五庭有蘪」范望注：「麋，草也。蓋或云麋，或云麋蕪。」然則，《爾雅》之蘄，即《說文》之江蘺，而解云蘪蕪也者，不知《爾雅》蘄茝、蘼蕪爲各物，誤爲一物，爲白茝苗也。其自枝葉長大言之，則以江離爲茝也。其自枝葉細小言之，則以蘪蕪爲芎藭苗也。雖白字蘪蕪，竟未詳爲何物，其爲似蒿本、蛇床輩而香者，可知也。故或以爲白茝苗。（《說文》、樊光《爾雅注》《玉篇》，茝，香草。《字林》云：蘪蕪別名）或以爲芎藭苗（吳氏、樊光。引《藥對》）。但藥用以芎藭苗有效，故《名醫》獨載之也。又郭璞注《爾雅》「蘪蕪」云香草也。葉小如萎狀。《春秋運斗樞》云：「維星散爲蘪蕪。」《淮南子》云：「亂人者，若蛇床之與蘪蕪。」《山海經》：「洞庭之山，其草多蘪蕪。」《廣志》云：「微蕪，香草。魏武帝以藏衣中。」古詩云：「上山採蘪蕪，下山逢故夫。」郭璞《讚》云：「蘪蕪善草，亂之蛇床，不隕其貴，自別以芳。」（並《御覽》引）以上並古說，故今錄此以備參攷。

又案：郭子橫《洞冥記》云：「元朔二年，波祇國，亦名波弋國，獻神精香草，一名荃蘪，一名春蕪，一根五百條，其枝間如竹節柔軟，其皮如絲，可以爲布，所謂春蕪布，亦曰香荃布，堅密如紈也。掘之一斤，滿宮皆香。婦人帶之，彌爲香馥。」（《御覽》引）所云「荃蘪」「春蕪」，一音之轉。又任昉《述異記》云「龜甲香，即桂香嘉者，一名紫木香，一名金杜香，一名蘪草香。出蒼梧、桂林二郡界，今吳中有蘪草似藍而甚芳香」（《御覽》引），並似斥古之蘪蕪，故亦錄焉。

一名薇蕪。

《爾雅·釋文》作「微」。《御覽》引《廣志》同。正字，可從。

味辛溫。

黑字云：「無毒。」

生川澤。

黑字云：「生雍州川澤及冤句。」陶云：「今出歷陽，處處亦有。」

立之案：陶注芎藭云：「今惟出歷陽。」然則，陶所說即芎藭苗，可知耳。

治欬逆。

立之案：辛香，治欬，與薄荷、杜蘅之類同。即溫散水寒之義也。《千金翼》用藥處方「欬逆上氣」下有蘪蕪。

定驚氣，

立之案：厚朴、沙參下亦云「驚氣」，是亦辛香之物，能鎮墜淤濁之逆氣，與麝香同例。

辟邪惡，除蠱毒鬼注。

立之案：《千金翼》用藥處方「鬼魅」下有蘼蕪。「麝香」下云「辟惡氣，殺鬼精物蠱毒」同效，宜併攷。

去三蟲。

立之案：《千金翼》用藥處方「三蟲」下有蘼蕪。麝香下云：「去三蟲。」

久服通神。

立之案：橘柚、秦椒下共云「通神」，此物亦辛香芬芬，故云「通神」也。

藁本，

黑字云：「正月、二月採根，暴乾，三十日成。惡藺茹。」陶云：「俗中皆用芎藭根鬚，其形氣乃相類。」而《桐君藥錄》說：「芎藭苗似藁本，論說花實皆不同，所生處又異。今東山別有藁本，形氣相似，惟長大爾。」蘇云：「藁本莖、葉、根味與芎藭小別。以其根上苗下似藁根，故名藁本。」《圖經》云：「葉似白芷香，又似芎藭，但芎藭似水芹而大，藁本葉細耳。根上苗下似禾藁，故以名之。五月有白花，七、八月結子，根紫色。正月、二月採根，暴乾，三十日成。」

立之案：《本草和名》訓「加佐毛知」，又「佐波曾良之」。《和名抄》無「加佐毛知」名。蓋白茝亦訓「加佐毛知」，又「佐波宇止」，又「與呂比久佐」。據此，則古昔白茝、藁本同訓。而「加佐毛知」者，笠持之義，每莖頭著花如繖子形故名。「佐波曾良之」者，「佐波」，即「澤」，「曾良之」，未詳。然以「曾呂布曾太都」之訓律之，則爲長大之偁，可知耳。又黑字云：「暴乾，三十日成。」陶云：「惟長大爾。」《圖經》云：「葉似白芷香。」依此諸說攷之，莖、葉、根，共爲長大者，可知古與白芷同訓者，似是。今究之白茝一種，有俗呼大葉川芎者，一葉長二尺餘，闊尺餘，苗高五六尺許。花實莖葉與白茝相類，根大而有小塊，三四相連，作連珠形，此物恐是眞藁本，古名「佐波曾良之」者，蓋是此物。以「暴乾三十日成之」言，及《證類》所圖之狀攷之，則必不小草，自明矣。又有呼鈴鹿芹者，勢州鈴鹿山谷多有，故名。傳云：此物與享保舶來藁本中偶存莖葉者，形狀相符，則其爲藁本一種，自明矣。却疑近年所傳漢種者，恐非眞物。白、黑二本草主治，大抵與白芷相類，則亦爲白芷之一類可知矣。然則，藥用宜以白芷代用而可歟？姑錄存攷。

一名鬼卿，

立之案：此名恐是白芷之一名。蓋「鬼卿」之急呼爲繭。《說文》「晉謂之繭，齊謂之茝」是也。《玉篇》：「芷，閶及切。白止也。又音及杭、渠周切，白芷也。」芷、杭二字共是繭之俗字異體。白芷，黑字「一名莞」，亦繭之音轉假借耳。

又案：藁本之藁，亦與繭一音之轉，非有二字也。則藁本者，繭根之義。《中山經》云「青要之山有草焉，其本如藁本」，《西山經》云「皋塗之山有草焉，其狀如藁茇」，郭璞注《上林賦》云「槀本，藁茇也」，《說文》云「茇，草根也」亦可以爲徵也。

一名地新。

立之案：新，即辛假借。「馬新」又作「馬辛」（詳見「茺蔚子」下），可以證焉。地新者，根味辛，故名。與「生薑，一名地辛」（《本草和名》引《兼名苑》）同例也。

味辛溫。

黑字云：「苦，微溫，微寒，無毒。」《藥性論》云：「臣，微溫。」

治婦人疝瘕，陰中寒，腫痛，腹中急。

立之案：白芷治女人漏下赤白，血閉陰腫，寒熱風頭侵目淚出，長肌膚潤澤，可作面脂。與此條主治甚相類，則爲一類二種可知。蓋生川谷者，謂之茝。生山谷者，謂之虈。至其氣芳芬，則以川谷者爲優。至其根，味辛烈，大根滋潤，則以山谷者爲良。故白芷一名芳香。藁本，一名地新。（黑字云「暴乾，三十日成」。）《廣雅》云：「山茝、蔚香，藁也。」所云山茝，謂茝類一種，生山中者。藁，即虈也。蓋此物辛溫，能散血中寒欝濕氣，故專主婦人胞内疾也。

除風頭痛，

《藥性論》云：「去頭風，䵟䵟皰。」日云：「治癇疾。」《唐本草》諸病通用藥「頭風」下有藁本。

長肌膚，

黑字：「辟霧露，潤澤，療風邪嚲曳，金瘡。」《藥性論》云：「能治一百六十種惡風，鬼疰流入，腰痛冷，能化小便，通血。」

立之案：《證類本草》諸通用藥「療風」下，《嘉祐》引《藥對》有藁本。又「惡瘡」下，《嘉祐》引《藥對》云：「藁本，溫，臣。」「白芷」下白字亦云「長肌膚」，可證爲一類也。二物共溫散血中濕欝，故其驗至於長肌膚耳。

悅顏色。

黑字云：「可作沐藥面脂。」《藥性論》云：「皯皰。」日云：「皮膚疵皯，酒皻粉刺。」

立之案：白芷，白字亦云「可作面脂」，亦與此一類之證也。《水經》云：「三城水，又經香陘山。山上悉生藁本香，世故名焉。」《御覽》引

立之案：「香陘」之急言爲「槀」，蓋此出藁本，故名也。猶零陵、都梁、陽起山之例耳。

麻黃，

黑字云：「立秋採莖，陰乾令青。厚朴爲之使。惡辛夷、石韋。」陶云：「今出青州、彭城、滎陽、中牟者爲勝，色青而多沫。蜀中亦有，不好。用之折除節，節止汗故也。先煮一兩沸，去上沫，沫令人煩。其根亦止汗，夏月雜粉用之。俗用療傷寒解肌第一。」《圖經》云：「苗春生，至夏五月則長及一尺已來。梢上有黃花，結實如百合瓣而小，又似皂莢子，味甜，微有麻黃氣，外紅皮，裏仁子黑，根紫赤色。俗說有雌雄二種，雌者於三月、四月内開花，六月内結子。雄者無花，不結子。至立秋後收採其莖，陰乾令青。」

立之案：《酉陽雜俎》云：「麻黃，莖端開花，花小而黃，簇生，子如覆盆子，可食。至冬，枯死如草，及春却青。」又康熙纂輯《畿輔通志》云：「麻黃，苗春生，至夏五月則長及一尺，梢有黃花，實如百部，瓣而小，其色黃，其味麻，故名。」此說全據《圖經》，而「百合」作「百部」，可從。且名義說得分明。《本草和名》訓「加都禰久佐」，又「阿末奈」。所云「加都禰」者，數根。「阿末奈」者，即甘菜。蓋數根叢生，其味甘之義。今呼杉菜者，或是歟。國産無麻黃，故以杉菜充之。今研究其物，「保曾爲」「須歧奈」「以奴止久佐」，三物皆一類，而其有節與麻黃相似，而中空者，杉菜是也。其無節，與麻黃相似，而中

實者，鼠莞是也。共與麻黄其效亦相類，宜代用也。但其氣味亦甚薄之爲恨矣。

（眉）成氏注葛根加半夏湯云「湯泡去黄汁」亦可攷也。

一名龍沙。

立之案：沙，即「須」之假借。龍沙者，龍須之義。「沙參，一名虎鬚」出黑字。《本草和名》引《釋藥性》作「虎須」。又引《藥對》作「虎治須」。蓋沙參之「沙」亦「須」之義。其根潔白細長，故名。

又案：沙草之「莎」，亦蓋古唯作沙，加艸冠者，却是今字。猶「白堊」作「白惡」之例。《本草和名》「莎草，一名沙草」注云：「出蘇敬注。」而今本《證類》作「莎草」。《本草和名》又引《雜要決》云：「一名地髮。」然則沙音之字，皆自有細小之義，故其虎鬚、地髮二名，可以證矣。又《小雅》「南山有臺」義疏云：「舊説夫須，莎草也。可爲蓑笠。」《御覽》引《廣志》云：「莎，可以爲雨衣。」是亦、須莎、蓑三字同音之證也。

味苦溫。

黑字云：「微溫，無毒。」《藥性論》云：「君，味甘平。」《御覽》引《吳氏本草經》云：「神農、雷公：苦，無毒。扁鵲：酸，無毒。李氏：平。」

生川谷。

此三字今本《證類》所無。今據《御覽》補正。黑字云：「生晉地及河東。」陶云：「今出青州、彭城、滎陽、中牟者爲勝。蜀中亦有，不好。」蘇云：「鄭州鹿臺，及關中沙苑、河傍沙州上太多，其青徐者，今不復用。同州沙苑最多也。」《開寶》云：「今用中牟者爲勝。開封府藏貢焉。」《圖經》云：「今近京多有之，以滎陽、中牟者爲勝。」《御覽》引《范子計然》云：「出漢中三輔。扁鵲、吳氏云：或生河東。」

《衍義》云：「出鄭州者佳。」《類聚》（九十一、九十三ヲ）引《三因方》云：「蓋中牟之地生麻黃處，雪爲之不積者數尺，故治寒病最得其宜。」

治中風，傷寒頭痛，

黑字云：「通腠理，疎傷寒頭疼，解肌。」陶云：「俗用傷寒解肌第一。」《藥性論》云：「治溫瘧。」日云：「通九竅，調血脈，開毛孔皮膚，逐風。」

立之案：此物莖中通氣，似空非空，似實非實，故以入皮膚腠理毛孔、血脈中微纖微眇之處，通徹一切之實邪，令發汗而解。《傷寒論》麻黃湯，即其正治方也。於桂枝湯方後云：「若一服汗出，病差，停後服，不必盡劑。」於麻黃湯方後則云：「覆取微似汗，不須啜粥，餘如桂枝法將息。」然則，用麻黃湯得一汗而止劑也，必矣。黑字云：「不可多服，令人虛是也。」

溫瘧，發表出汗，去邪熱氣。

黑字云：「洩邪惡氣，消赤黑班毒。」《藥性論》云：「主壯熱，解肌，發汗，溫瘧。」日云：「退熱，禦山嵐瘴氣。」

立之案：茝庭先生曰：「麻黃爲汗藥中之最烈者。《金匱》苓甘五味加薑辛半杏湯條云：麻黃發其陽。蓋發陽二字，實盡其功用，不待李時珍發散肺經火鬱之說也。」柳沜先生曰：「太陽病，頭痛發熱，身疼腰痛，骨節疼痛，惡風無汗而喘者，麻黃湯主之。是風寒束表，衛氣閉實，而不得宣通，乃使麻黃得桂枝之辛溫，走表而發汗。得杏人之膩潤，踈氣而利肺。一舉兩解，因其發陽之性，能助諸藥以爲功也。」二說相得，而麻黃發表之理盡於此矣。

止欬逆上氣，

黑字云：「止好唾。」《圖經》云：「張仲景治肺痿上氣，有射干麻黄湯，厚朴麻黄湯，皆大方也。」

立之案：《金匱》：「欬逆倚息不得臥，小青龍湯主之。」《傷寒論》：「傷寒表不解，心下有水氣，乾嘔，發熱而欬，小青龍湯主之。」是亦以麻黄爲君，專溫散水寒也。

除寒熱，破癥堅積聚。

黑字云：「五藏邪氣緩急，風脇痛，字乳餘疾。」日云：「破癥癖積聚，逐五藏邪氣。」

立之案：曾青、附子、甘遂下亦有「破癥堅積聚」之文。大黄下云：「寒熱破癥瘕積聚。」巴豆下云：「破癥瘕結堅積聚。」亭歷下云：「治癥瘕積聚，結氣，飲食寒熱。」蕘華下云：「破積聚大堅癥瘕。」鳶尾下云：「破癥瘕積聚。」蜀漆下云：「寒熱腹中癥堅，痞結積聚。」白頭公下云：「寒熱癥瘕積聚。」天鼠矢下云：「破寒熱積聚。」桃核下云：「桃毛寒熱積聚。」蓋癥瘕屬血，積聚屬飲，故多有寒熱往來之證。所以《本經》以寒熱繫癥積也。如大黄、巴豆之類云「破癥積」者，是破血利水之義。曾青云「破癥積」者，是散凝解結之義。附子之破癥，取大溫散固寒。蜀漆之破癥，取辛臭導濁飲。至麻黄之破癥堅積聚，其理似不可解。蓋麻黄發陽，一切寒欝，不論表與裏，血與飲，無所不通。癥堅積聚之證，用諸潰堅解凝之藥而不瘉，得解肌發汗而瘉者，間目驗之，亦發陽通氣之效。麻黄發其陽，見《金匱》痰飲門。○《本草經》云：「一名龍沙。味苦溫。生川谷。治中風傷寒出汗，去熱邪氣，破堅積聚。生晉地。」《吳氏本草經》云：「麻黄，一名卑相，一名卑監。神農、雷公：苦，無毒。扁鵲：酸，無毒。李氏：平。或生河東。四月立秋採。」（《御覽》引）

葛根，

黑字云：「五月採根，暴乾。殺野葛、巴豆、百藥毒。」陶云：「即今之葛根，人皆蒸食之，當取入土深大者，破而日乾之。」《圖經》云：「春生苗，引藤蔓，長一二丈，紫色。葉頗似楸葉而青，七月著花，似豌豆花，不結實。根形如手臂，紫黑色。五月五日午時採根，曝乾。」

立之案：《本草和名》訓「久須乃禰」。蓋「久須」者，「加豆良」之縮語。「加豆良」者，「加介(懸)都良奈留(連)」之略語，又以蔓訓「豆留」，蓋亦「加豆良」之略語耳。而葛即爲凡藤蔓類中之其根可食之物。《詩》所謂「葛之覃，施於中谷」是也。轉注之爲凡藤蔓類之揔偁。野葛、紫葛之類是也。《爾雅》云「拔，蘢葛」，《廣雅》云「女青，葛也」，共不載常葛也。與不載常葵同例。蓋葛之爲言遏也。葉蔓長大，壅遏山谷，故名葛也。

一名雞薺根。

立之案：「雞齊」之反切爲雞。雞與葛爲同音同位(《韻鏡》牙、清)。雞齊根，即葛根。與蘧麥、巨句、麥茨、蒺藜昌、昌陽同義。古名不可解者，多有此例。《説文》藹字，從言葛聲，而「於害切」，亦可以證矣。下品「姑活」下，蘇注云：「《別錄》一名雞精。」蓋「姑活」之急呼爲活，「雞精」亦爲活之緩呼，與「葛根，一名雞齊根」同義。

味甘平。

黑字云：「無毒。」《藥性論》云：「乾葛，臣。」日云：「葛，冷乾者力同。」《吳氏本草》云：「葛根，神農：甘。」(《御覽》引)

生川谷。

黑字云：「生汶山川谷。」陶云：「南康、廬陵間最勝。」《圖經》云：「今處處有之，江浙尤多。」

治消渴，身大熱。

黑字云：「生根汁，大寒，療消渴，傷寒壯熱。」陶云：「生者擣取汁飲之，解溫病發熱。」《藥性論》云：「止煩渴，治時疾，解熱。」日云：「治胸隔熱，心煩悶熱。」《開寶》云：「葛粉，味甘，大寒，無毒。去煩熱，利大小便，止渴。」

立之案：《醫心方》十四引《葛氏方》云：「傷寒有數種，若初舉頭痛宍熱脈洪起，一二日便作。方 葛根四兩，水一斗，煮取三升，内豉一升，煮取升半，一服。又方 擣生葛根汁，服一二升，佳。」

嘔吐，

《藥性論》云：「能治天行，上氣嘔逆，開胃下食。」《肘後方》：「治卒乾嘔不息，擣葛根，絞取汁，服一升，差。」《廣利方》：「治心熱吐血不止。生葛根汁半大升，頓服，立差。」

諸痺，

黑字云：「止痛，脇風痛。」陶云：「五月五日，日中時取葛根爲屑，療金瘡，斷血爲要藥。亦療瘧及瘡，至良。」陳云：「生者，破血，合瘡，墮胎。」日云：「排膿破血。」《千金》：「療被傷筋絶。方 擣葛根汁飲之，葛白屑，熬令黃，傳瘡，止血。並出第二十六卷中。」（今本《千金》不錄，今據《外臺》）

立之案：葛根爲破血通經之藥，故以治諸筋絡中之痺痛。但滋潤血中之燥熱，而通達之，此所以與諸破血藥不同也。

起陰氣，

黑字云：「療傷寒中風頭痛，解肌，發表，出汗，開腠理，療金瘡。」

立之案：「起陰氣」三字，提出葛根功能尤妙。仲景治傷寒葛根諸湯，亦在甘平滋潤解肌開腠，發起陰氣，令血爲汗而出也。陳藏器、日華子共云「破血」，可以證矣。《肘後方》：「治金瘡，中風痓，欲死。擣生葛根一斤，㕮咀，以水一斗，煮取五升，去滓，取一升服。若乾者，擣末，溫酒調，三指撮。若口噤不開，但多服竹瀝，又多服生葛根自愈，食亦妙。」乃起陰氣之理也。蓋謂葛根起陰氣，與麻黄發陽氣相爲反對。葛根湯，五味配合。實與神農家意如合符節，眞古方哉。

解諸毒，

黑字云：「花主消酒。」陶云：「其花并小豆花，乾末，服方寸匕，飲酒不知醉。」陳云：「葛根，生者解酒毒。」《藥性論》云：「乾葛主解酒毒。」日云：「傅蛇蟲齧，解罯毒箭。」《食療》云：「蒸食之，消酒毒，其粉亦甚妙。」《千金方》：「酒醉不醒，擣葛根汁，飲一二升，便醒。」《肘後方》：「服藥失度，心中苦煩，飲生葛根汁，大良。無生者，擣乾葛末，水服五合。亦可煮服之。」又方：「食諸菜中毒，發狂煩悶，吐下欲死，煮葛根汁飲之。」黑字《序例》云：「野葛毒，葛根汁解之。」

葛穀，治下利十歲已上。

蘇云：「葛穀，即是實爾。陶不言之。」

立之案：穀即殼假借。《文選·七命》「剖椰子之殼」注：「殼，即核也殼。凡物内盛者，皆謂之殼。」即是枳殼之殼。《說文》「一曰素也」之轉注也。葛穀者，謂葛之花，後成莢者也。《圖經》云：「七月著花，似豌豆花，不結實。」非是也。今之葛花，後結小莢數十重疊連綴，中有子，至小扁褐色，堅實。蓋謂此物連莢而用之，故云穀。○《本草經》云：「葛根，一名雞齊。根味甘平。生川谷。治消渴，身大熱，嘔吐，諸痺，起陰氣，解毒。生汶山。」《御覽》《吳氏本草》云：「葛根，神農：甘，生太山。」

知母，黑字云：「二月、八月採根，暴乾。」陶云：「形似菖蒲而柔潤，葉至難死，掘出隨生，須枯燥乃止。堪治熱病，亦主瘧疾。」（據《爾雅・釋文》所引錄）《圖經》云：「根黃色，似菖蒲而柔潤。葉至難死，掘出隨生，須燥乃止。四月開青花如韭花，八月結實。二月、八月採根，暴乾用。」

立之案：《本草和名》訓「也末止古呂」，《醫心方》訓「也末志」。俗呼「也末須介加良須須介」者是也。山生根似萆薢，故名。「也末止古呂」，竊謂草名。單呼「志」者，羊蹄也。知母根、葉共不似羊蹄，則「志」是「須介」之急呼也。「末志」即「也末須介」也。此物山生佀菅，故名。《延喜式》：「攝州、勢州、相州、武州、江州丹波、播摩備中等，並皆出知母數斤。」

一名蚳母。

立之案：《玉篇》「蚳，巨支切。土蝱也」非此義。《說文》：「芪，芪母也。」《廣雅》：「芪母，兒踵東根也。」是蚳字去蟲從艸者，爲晚出之字。蓋蚳即蛓假借，根多毛似蛓蟲，故名。母音之字，亦自有根義。赤箭，一名離母。酸摸之摸，百部之部，並爲根義。王引之注《廣雅》「棓芰，根也」曰「棓芰，聲之轉。根之名芰，又名棓。猶杖之名拔，又名棓也」。《說文》曰「柭，棓也」，高誘注《淮南・詮言訓》云「棓，大杖也」是其例矣。《名醫別錄》有百部根。陶注云：「根數十相連。」然則，此草根多，因名百部歟。「部」與「棓」古字通。若《詮言訓》「羿死於桃棓。」《說山訓》作「桃部」矣。因攷，則母、模、部、棓、芰，並一音之轉，共爲根之名。故此蚳母，亦爲根毛似蛓之義也。

一名連母，

立之案：連母者，其根横行相連之義。白及，一名連及草。蓋與此同義。

一名野蓼，

立之案：蓼，恐蔘訛。《玉篇》：「蓡，或作蔘。」則與地参、水参同例。謂其根多鬚，似参也。「参」字自有鬚義。黑字「一名水須」，可併攷也。

一名地参，一名水参，一名水浚，

立之案：浚，亦恐参訛字。或曰：據黑字「水須」之名，則浚「須」訛。

又案：沙参下白字有「一名知母」，則此「野蓼」已下四名，恐是沙参之一名，以同名知母，誤入於此歟。

一名貨母，

立之案：貨，恐貸訛。「貸」與「知」同音之轉也。或曰：是貝母之一名，錯簡在此。

一名蝭母。

《外臺》卷二引深師「酸棗湯」，方中用蝭母。注云：「知母也。」又卷十五四三ウ引深師「療風搔」，方中亦同。又卷十七引深師「小酸棗湯」，亦作蝭母四七ヲ。

立之案：蚳、蝭，一音之轉。郭注《爾雅》「蕁，莐藩」云：「生山上。葉如韭。一曰提母。」《御覽》引《范子計然》《吳氏本草》並作「提母」。《本草和名》引《釋藥性》亦作「提母」。未詳提、蝭何新古，姑錄存攷。《玉篇》：「䓋，是支切。䓋母草，即知母也。」因攷知母，即爲提母之音轉。然則，蚳母爲正名，一轉作蝭母，再轉作知母也。

味苦寒。

黑字云：「無毒。」《吳氏本草》云：「神農、桐君：無毒。」引《御覽》《藥性論》云：「君，性平。」日云：

「味苦甘。」

生川谷。

黑字云：「生河南川谷。」陶云：「今出彭城。」《圖經》云：「今瀕河諸郡及解州、滁州亦有之。」《范子計然》云：「提母出三輔，黄白者善。」

立之案：《延喜式》：「攝津伊勢、相摸武藏、近江丹波、播摩備中，並出知母。」

治消渴熱中，除邪氣，

黑字云：「療傷寒久瘧，煩熱，脇下邪氣，膈中惡。」陶云：「堪治熱病，亦主瘧疾。」《藥性論》云：「主治心煩燥悶，骨熱勞往來，生産，通小腸，消痰止嗽，潤心肺，補虛乏。」

立之案：仲景白虎湯所用知母清熱潤燥，佐石膏慓悍之力，以治煩渴之證也。

肢體浮腫，下水，

黑字云：「風汗内疸，多服，令人洩。」

立之案：知母暴乾，猶潤軟，以此滋澤之質，能入淤濁血水之中，同潤相引而利水清熱，即滋補之例藥也。《金匱》「百合知母湯，治發汗後者，蓋其證腹滿，微喘云云」病在中焦之證也。其用知母，亦潤燥而利水清熱之理。又治歷節疼痛，桂枝芍藥知母湯，佐桂、芍而能入血濕之中，引出血中之濕熱之理也。

補不足益氣。

《藥性論》云：「生産後蓐勞，腎氣勞，憎寒虛損。患人虛而口乾，加而用之。」日云：「治熱勞傳尸疰病，補虛乏，安心，止驚悸。」

立之案：《金匱》：「虛勞虛煩不得眠，酸棗湯主之。」方中以酸棗爲君，知母佐之，以潤虛燥滋補之劑

也。○《吳氏本草》云：「知母，一名提母。神農、桐君：無毒，補不足，益氣。」《御覽》

貝母，

黑字云：「十月採根，暴乾。厚朴、白薇爲之使。惡桃華。畏秦艽、礜石、莽草。反烏頭。」陶云：「形似聚貝子，故名貝母。斷穀，服之不飢。」蘇云：「此葉似大蒜。四月蒜熟時採，良。若十月苗枯，根亦不佳也。」《圖經》云：「根有瓣子，黄白色，如聚貝子。二月生苗，莖細青色，葉亦青，似蕎麥葉，隨苗出。七月開花碧綠色，形如鼓子花。八月採根，曬乾。此有數種。《鄘・詩》言采其莔。陸機《疏》云：「貝母也。其葉如栝樓而細小，其子在根下，如芋子正白。」四方連累相著有分解，今近道出者正類此。郭璞注《爾雅》云：「白花，葉似韭。」此種罕復見之。

立之案：《本草和名》訓「波波久利」。說者云：「波波久利」，即「波波古由利」之轉語，而未詳斥何物。《延喜式》：「房州、濃州共出貝母。」蓋是即今呼「宇波由利」者。而《圖經》所說「葉似蕎麥葉」者，《本草彙箋》所謂「象山貝母」是也。乃爲貝母一種，非眞貝母也。眞貝母者，爲國産所無，今傳播彼種，多蕃殖諸州。陶、蘇及郭璞所說，即是花戸呼春百合，又編笠百合者也。今舶來亦有二品，古渡形小而白，即川貝母，爲上品。今渡形麁大而輕虛，即象山貝母，爲下品。

又案：《廣雅》：「貝父，藥實也。」父與母一音，互相通用。《醫心方》卷十八引《小品方》云：「蘆薇根五寸，如人足父指大者。又方　土茋根，大如母指，長三寸。」是母指亦稱父指，與「貝母，又名貝父」一例。

一名空草。

立之案：黑字「一名勤母」，《本草和名》作「勒母」，恐共是「勲母」之訛。二字合音爲哏也。又一名商草。因攷空、商，共莔字訛。《爾雅》：「莔，貝母。」《說文》同。通作「䕄」。《鄘風·載馳篇》云：「采其䕄。」《傳》云：「䕄，貝母也。采其䕄者，將以療疾。」陸機《疏》云：「䕄，今藥草，貝母也。其葉如栝樓而細小，其子在根下，如芋子正白，四方連累相著，有分解。又通作蝱。」《管子·地員篇》云：「其山之旁，有彼黃蝱。」又作菧、茋。《本草和名》云：「一名菧。」注云：「仁諝音莫耕反，又作萠。」蓋菧即䓢訛。萠即䓢誤體歟。

又案：貝母，即其根似聚貝子之義。母義見知母下，而「貝母」之急呼爲「䕄」。《說文》作莔，云：「從艸朙省聲。」不得其義。則貝母爲正名，莔爲一名，而䕄蝱爲古假借字，迢古於莔字也。《廣雅》云：「貝父，藥實。」父母一音之轉，而云母、云父，共爲根塊之義。

（眉）藥實，藥即櫟字之從艸者，與藥實根同義。貝母根塊似櫟實，故名。

味辛平。

黑字云：「苦，微寒，無毒。」蘇云：「江南諸州亦有。味甘苦，不辛。」《藥性論》云：「臣，微寒。□□□」黑字云：「生晉地。」陶云：「今出近道。」蘇云：「出潤州、荊州、襄州者最佳。江南諸州亦有。」《圖經》云：「今河中、江陵府、郢、壽、隨、鄭、蔡、潤、滁州皆有之。」

立之案：貝母，不記出處，蓋係缺脫，如此類有凡十條，詳開於茵陳蒿下。

治傷寒煩熱，淋瀝，邪氣。

黑字云：「洗洗惡風寒，目眩，項直，欬嗽上氣。止煩熱渴，出汗。」《藥性論》云：「治虛熱，主胸脇逆氣，療時疾，黃疸。」日云：「消痰，潤心肺。末和沙糖爲丸，含止嗽。」《別說》云：「貝母能散心胸欝結之氣，殊有功。」

立之案：淋瀝者，即淋淋瀝瀝，延日月不愈之義。《外臺》傳屍篇引蘇遊論云：「傳屍之疾，本起於無端，莫問老少男女，皆有斯疾，大都此病相剋而生，先内傳毒氣，周遍五藏，漸就羸瘦，以至於死，死訖復易家親一人，故曰傳屍，亦名轉注。以其初得半臥半起，號爲殗殜。氣急欬者，名曰肺痿。骨髓中熱稱爲骨蒸，内傳五藏，名之伏連。不解療者，乃至滅門。假如男子因虚損得之，名爲勞極。吴楚云淋瀝，巴蜀云極勞。」所云淋瀝，即謂傳屍之證，是淋瀝之一端，而不得云淋瀝即傳屍也。又作連歷。《病源》瘴氣候云：「治不差，成黄疸，黄疸不差，爲屍疸。屍疸疾者，嶺南中瘴氣，土人連歷不差，變成此病，不須治也。」又作廉瀝。唐·張彦遠《法書要錄》云：「陶隱居梁武帝啓云：治廉瀝一紙，凡二篇，並是謝安衛軍參軍任靖書，後又治廉瀝狸骨方一紙，是子敬書，亦似摹迹。」所云廉瀝亦斥傳屍也。《外臺》引文仲治傳屍方中用野狸頭。又九十九疰方、崔氏金牙散二方中，並亦有狸骨，可以徵也。白鮮亦云「欬逆淋瀝」，與此同義。而注家皆以淋癃溺疾爲之解，非是。所云欬逆淋瀝者，即後世所謂勞嗽。詳見於「白鮮」下。

疝瘕，

黑字云：「腹中結實，心下滿。」《藥性論》：「主胸脇逆氣。」

立之案：此二字，當屬前句而讀。云「淋瀝邪氣疝瘕」者，或爲邪氣淋瀝，或爲疝瘕淋瀝之謂也。疝瘕爲痼疾者，往往而有。

喉痺，

《藥性論》云：「與連翹同。主項下瘤癭疾。」日云：「消痰，潤心肺。」

乳難。

《藥性論》云：「主難産，作末服之。兼治胞衣不出，取七枚，末，酒下。」

立之案：《金匱》：「妊娠小便難，飲食如故，當歸貝母苦參丸主之。」蓋貝母滑利之尤者，且爲苦參所惡，故配合之也。乃與《本經》主乳難同理。

金創，風痓。

黑字云：「安五藏，利骨髓。」《藥性論》云：「與連翹同主項下瘤癭疾。」日云：「燒灰油傅人畜惡瘡。」《圖經》云：「此藥亦治惡瘡。唐人記其事云：江左嘗有商人，左膊上有瘡如人面，亦無它苦。商人戲滴酒口中，其面赤色。以物食之，亦能食，食多則覺膊內肉脹起，或不食之，則一臂痺。有善醫者，教其歷試諸藥，金石草木之類，悉試之，無苦。至貝母，其瘡乃聚眉閉口。商人喜曰：此藥可治也。因以小葦筒毀其口灌之，數日成痂，遂愈。然不知何疾也。謹按《本經》主金瘡，此豈金瘡之類歟。」

立之案：人面瘡，自是一種瘀血欝毒之所爲，非金瘡之類也。《圖經》云「金瘡之類歟」，是謂《本經》有治金瘡之功，而不及諸瘡。然則「金瘡」二字中，包括凡血熱欝結之諸瘡也。

栝樓，

原有「根」字。今據《醫心方》《眞本千金》《本草和名》《御覽》刪正。黑字云：「入土深者良，生鹵地者有毒。二月、八月採根，曝乾，三十日成。枸杞爲之使，惡乾薑，畏牛膝、乾漆，反烏頭。」陶云：「藤生，狀如土瓜，而葉有叉。《毛詩》云：「果蠃之實，亦施於宇。」其實中人，今以雜作手膏用也。根入土六七尺，大二三圍者，服食亦用之。」蘇云：「今用根作粉，大宜服，及虛熱人食之。作粉如作葛粉法，潔白美好。」《圖經》云：「實名黃瓜，根亦名白藥，皮黃肉白。三、四月內生苗，引藤蔓，葉如甜瓜葉，作叉，有細花。七月開花，似葫蘆花，淺黃色。實在花下，大如拳，生青。至九月熟，赤黃色。其實有正圓者，有鋭而長者，功用皆同。」

立之案：《爾雅》：「果蠃之實栝樓。」郭注云：「今齊人呼之爲天瓜。」《詩正義》引孫炎曰：「齊人謂之天瓜。」然則，郭取孫說也。《正義》又引李巡曰：「栝樓，子名也。」因攷細腰蜂，亦名果蠃者，栝樓實之在花下之狀，與細腰正相似，故名。蓋借草實之名，以爲蟲名也。《本草》從木，作栝樓，與《爾雅》合，蓋古字之偶存者，與桔梗同例。而《說文》從艸作苦蔞者，却是近字俗篆，不得據《說文》改《本草》作「苦蔞」也。

又案：栝樓本爲實名，而《本經》專用根，故《證類本草》妄加「根」字，今刪正。《傷寒論》小陷胸湯方後云「先煮栝樓，取三升」是云栝樓，而斥實，亦古言之僅存者也。《本草和名》訓「加良須宇利」，今呼黃鴉瓜者是也。蓋栝樓、王瓜爲一類二種。猶萎蕤、黃精，細辛、杜衡，茈胡、前胡，白朮、赤朮之例也。

一名地樓，

立之案：樓，即栝樓之略，而「蓏」字假借也。地樓，即地蓏，謂草實在地上也。或曰「地樓是根名」，非是。《說文》蓏下云「在木曰果，在地曰蓏」，張晏曰「有核曰果，無核曰蓏」，應劭曰「木實曰果，草實曰蓏」（並《漢書·食貨志》注引）共可以徵矣。

味苦寒。

黑字云：「無毒。」日云：「栝樓子，味苦冷，無毒。」

生川谷。

黑字云：「生洪農川谷及山陰地。」陶云：「出近道。」蘇云：「今出陝州者，白實最佳。」《圖經》云：「今所在有之。」《唐書·地理志》：「楊州土貢栝蔞粉。」

治消渴，身熱。

黑字云：「脣乾，口燥，短氣。」曰云：「栝樓根通小腸。」

立之案：《金匱》：「小便不利者，有水氣，其人苦渴，栝樓瞿麥丸主之。方 栝樓根二兩，茯苓、薯蕷各三兩，附子一枚，炮，瞿麥一兩，右五味末之，煉蜜丸梧子大，飲服三丸，日三服，不知，增至七八丸，以小便利，腹中溫爲知。」此藥治下焦有宿冷畜水者，腎氣丸之類方也。有宿水，故用丸法。方後以小便利，腹中溫爲知，可活看也。又「百合病渴不差者，栝樓牡蠣散主之。方 栝樓根、牡蠣熬，等分，右爲細末，飲服方寸匕，日三服」；又《傷寒論·太陽上篇》小柴胡湯方後云「若渴，去半夏，加栝樓根四兩」；又《外臺》引《古今錄驗》「療淋小便數，病膀胱中熱，滑石散。方 滑石二兩，栝樓三兩，石韋二分去毛，右三味，擣篩爲散，以大麥粥清服方寸匕，日二」共云栝樓，而用根，與《本草》合。此物能潤腸，行津液，故治渴，又治小便不利，又治淋數。能使不利者利，使利者不利。故黑字云：「止小便利。」宜活潑而看。與樊石「堅骨齒白字」，而岐伯云「久服傷人骨黑字」同理。古聖用心之言，不可容易看過者，往往有之。

煩滿大熱，

黑字云：「除腸胃中痼熱，八疸，身面黄。」曰云：「治熱狂時疾。」

立之案：《傷寒論·太陽下篇》：「傷寒五六日，已發汗而復下之，胸脇滿，微結，小便不利，渴而不嘔。但頭汗出，往來寒熱，心煩者，此爲未解也。柴胡桂枝乾薑湯主之。方 柴胡半斤，桂枝三兩去皮，乾薑二兩，栝樓根四兩，黄芩三兩，牡蠣二兩，熬甘草二兩，炙。右七味，以水一斗二升，煮取六升，去滓再煎，取三升，溫服一升，日三服。初服微煩，復服汗出便愈。」又《金匱》：「柴胡桂薑湯，治瘧寒多，微有熱。或但寒不熱。服一劑如神。」蓋宋臣所見《外臺》瘧門有此方也。而今本宋版不收，係於脫落與。又《外臺》張仲景《傷寒論》：「瘧發渴者，與小柴胡去半夏加栝樓湯。方　柴胡八兩，黄芩三兩，人參三兩，大棗十二枚，擘，甘草三兩，炙，生薑三兩，栝樓根四兩，右七味以水一斗二升，煮取六升，去滓更煎，取三升，溫服一升，日三。」柴胡桂薑湯本治胸中飲結證，轉注之瘧邪飲結者，亦治之。小柴胡去半夏加栝樓根湯，亦同證而稍輕者宜之。竊謂栝樓根過於潤利，故配牡蠣則相須而有效。猶麻黄與石膏相配，則發表解熱之力更峻也。

補虚安中，

陶云：「服食亦用之。」蘇云：「今用根作粉，大宜服，及虚熱人食之。」日云：「排膿，消腫毒，生肌長肉。」

續絶傷，

黑字云：「通月水，止小便利。」日云：「消撲損瘀血，乳癰發背，痔瘻瘡癤。」《肘後方》：「折傷，取栝樓根以塗之，重布裹之，熱除，痛即止。」

立之案：白字不說栝樓實。黑字云：「實，名黄瓜《爾雅·釋文》引「名」上有「一」字。主胸痺，悦澤人面。」日云：「栝樓子補虚勞，潤心肺，療手面皺。」《外臺》引仲景《傷寒論》：「胸痺之病，喘急，欬唾，胸背痛，短氣，寸脈沈而遲，關脈小緊數者，栝樓薤白白酒湯主之。方　栝樓實一枚，薤白切半升，右二味，以白截酒七升，煮取二升，去滓，溫分再服。」此藥以栝樓實之滑潤冷利爲君，以薤白之辛溫散結爲臣，以酢酒之酸溫散水爲佐，且借酢酒之酸味，誘引胸中宿飲酸敗淤濁之物來而下導之，是通因通用之妙方也。後世治喘嗽方中多用樓實者，皆胚胎於此方來也。○《本草經》云：「栝樓，一名地樓。味苦寒，生川谷。」《吳氏本草》云：「栝樓，一名澤巨，一名澤冶。」《御覽》引

丹參，

黑字云：「五月採根，暴乾。畏醎水，反藜蘆。」陶云：「莖方有毛，紫花，時人呼爲逐馬。」《御覽》引《吳氏本草》云：「莖華小方，如茌毛，根赤。四月華紫，三月、五月採根，陰乾。」蘇云：「此藥冬採良，夏採虛惡。」蜀本《圖經》云：「葉似紫蘇有細毛，花紫亦似蘇花。根赤，大者如指，長尺餘，一苗數根。今所在皆有。九月、十月採根。」《圖經》云：「二月生苗，高一尺許。莖榦方稜，青色。葉生相對，如薄荷而有毛。三月開花，紅紫色似蘇花。根赤大如指，長一尺餘，一苗數根。」

立之案：《本草和名》云：「唐，又殖美濃國。」同《醫心方》《延喜式》云：「丹參，相模國四斤，武藏國廿五斤，美濃國十四斤。」而傍訓云：「仁古多久佐」，此物未詳斥何物。然據武、相二州出之，及「仁古多」之名攷之，則今呼鍬形草者蓋是也。鍬形草，花形似桐花，而小似脣口形，數花成穗，有含笑之狀，故名「仁古多久佐」歟？蓋「仁古」，立草之義。《萬葉集》以「仁古」爲草花之義，可以徵矣。今舶來者眞也。根有數枝，每長寸餘，或二三寸許，徑一二分，兩頭細而如連珠，外皮赤，色如塗黃丹，內紫褐色，有白筋，間有連苗葉者，其莖方而細，枝葉對生，皆有細毛，葉小而橢，有鋸齒。今鍬形草雖非眞物，蓋一類耳。

一名郄蟬草。

立之案：郄蟬名義未詳。案《方言》十三云：「蟬，毒也。」戴震曰：「蟬即慘聲之轉耳。」《說文》云：「慘，毒也。」《廣雅》：「毒，惡也。」因此，則郄蟬者，謂除却積聚癥瘕之類。凡心腹中瘆毒疼痛也。又「蟬」是「疝」假借，此物「破癥除瘕白字」，「去心腹痼疾，結氣，腰脊強黑字」。《吳氏本草》云：「治心腹痛。」《御覽》《聖惠方》：「治寒疝，小腹及陰中相引痛，白汗出，欲死。以丹參一兩，杵爲散，每服熱酒調下二錢匕，佳。」故有郄疝草之名歟。錄以俟後攷。

味苦，微寒。

黑字云：「無毒。」陶云：「時人服多眼赤，故應性熱。今云微寒，恐爲謬矣。」《藥性論》云：「臣，平。」《御覽》引《吳氏本草》云：「神農、桐君、黄帝、雷公、扁鵲：苦，無毒。李氏：大寒。岐伯：鹹。」

生川谷。

黑字云：「生桐栢山川谷及太山。」陶云：「此桐栢山，是淮水原所出之山，在義陽，非江東臨海之桐栢也。今近道處處有。」《蜀本圖經》云：「今所在皆有。」《圖經》云：「今陝西、河東州郡及隨州亦有之。」《御覽》引《吳氏本草》云：「生桐栢，或生太山山陵陰。」

治心腹邪氣，腸鳴幽幽如走水，

黑字云：「腰脊强脚痺，除風邪留熱，久服利人。」陶云：「酒漬飲之，療風痺。」《藥性論》云：「能治脚弱疼痺，主中惡，治百邪鬼魅，腹痛，氣作聲音鳴吼。」蕭炳云：「酒浸服之，治風軟脚，可逐奔馬，故名奔馬草，曾用有效。」

立之案：「腸鳴幽幽」已見桔梗下，皆爲宿飲所結。脚弱風痺，亦是濕邪流關節證。

又案：丹參色赤，在五參中屬心，故治心腹邪氣。

寒熱積聚，破癥除瘕，止煩滿。

黑字云：「去心腹痼疾結氣。」日云：「治冷熱勞，骨節疼痛，破宿血，補新生血，安生胎，落死胎，止血崩帶下，調婦人經脈不勻，血邪心煩。」

立之案：此草根赤，不與他草類，故專入血中。能破能補，無所不通，所以除癥瘕積聚也。

益氣。黑字云：「養血。」陶云：「道家時有用處。」《藥性論》云：「能定精。」日云：「養神定志，通利關脈，排膿止痛，生肌長肉。」

立之案：氣血不各立，相得而營養一身。此藥專走血，血順而後氣自益也。○《吳氏本草》云：「丹參，一名赤參，一名木羊乳，一名郗蟬草。神農、桐君、黄帝、雷公、扁鵲：苦，無毒。李氏：大寒。岐伯：鹹。生桐栢或生太山山陵陰。莖華小方，如茬毛，根赤，四月華紫，三月、五月採根，陰乾。治心腹痛。」《御覽》引

龍眼，

黑字云：「其大者似檳榔。」陶云：「廣州別有龍眼，似荔支而小，非益智，恐彼人別名今者爲益智耳。食之並利人。」蘇云：「樹似荔枝，葉若林檎，花白色。子如檳榔，有鱗甲，大如鴉卵。味甘酸。」《開寶》云：「按此樹高二丈餘，枝葉凌冬不凋，花白色。七月始熟，一名亞荔枝。大者形似檳榔而小，有鱗甲，其肉薄於荔枝，而甘美堪食。」《圖經》云：「木高二丈許，似荔枝而葉微小，凌冬不凋。春末夏初，生細白花。七月而實成，殼青黄，文作鱗甲，形圓如彈丸，核若無患而不堅，肉白有漿，甚甘美。其實極繁，每枝常三二十枚。」

立之案：《廣志》云：「龍眼樹，葉似荔支，蔓延緣木生，子大如酸棗，色異，純甜無酸。」《交州記》云：「龍眼樹高五六丈，似荔支而小。」《廣州記》云：「龍眼子似荔支，七月熟。」《嶺表錄異》云：「龍眼子，樹如荔支，葉小，殼青黄色，形圓如彈丸，大核如木槵子，而不堅，肉白帶漿，其甘如蜜，一朶恒二三十顆。荔支方過，龍眼即熟，南人謂之荔支奴，以其常隨後也。」並《御覽》引《圖經》全采用此文，非目驗可知也。

《本草和名》訓「佐加歧乃美」。《醫心方》同。《和名鈔・祭祀具部》引《漢語抄》云：「龍眼，木佐賀歧。」《日本紀私記》云：『坂樹刺立以爲祭神之木。今案：《本朝式》用「賢木」二字。《漢語抄》用「榊」字，並未詳。』棭翁曰：『賢木，見延喜太神宮、齊宮、寮齊院、司大嘗祭等式，《古事記》亦用是字。榊字，又出《日本後記》。又《新撰字鏡》榊、梿、椗、杜皆訓「佐加木」。按「佐加歧」是榮樹之義，謂經霜雪不凋落諸木之總稱。則坂樹、賢木並是假借。榊，即皇國所制會意字，蓋以祭祀必用之也。《萬葉集》或用「神樹」二字，則「榊」，非漢語也。《新撰字鏡》「梿」字與之同意。又曰後世別有一種名「佐加歧」之木，中古以來，祭祀必用之，《漢語抄》《本草和名》所訓者即是，故源君引之。』然龍眼，皇國所無，近年清舶載來，盆養生樹，薩州亦種子繁茂。江戶團子阪種樹家六三郎養得薩産，初有花實，看官成群，爲一時之盛事。遂至將軍有郊遊之舉，安床於龍眼樹下，爾後年年花實不絕，眞當日之老郭橐駝也。氣味與《本草》所云合。以龍眼爲佐賀歧，非是。貝原氏曰：「佐加歧，山中多有，漢名未詳。」錦小路賴卿曰：「《中山傳信錄》所載青精是也。」

一名益智，

《開寶》云：「《本經》云：一名益智者。蓋甘味歸脾，而能益智，非今益智子爾。」此說可從。《齊民要術》引《吳普本草》云「龍眼，一名益智，一名比目」《御覽》引無「一名益智」，《廣雅》云「益智，龍眼也」並是白字之益智，與豆寇類之益智爲各物。豆蔻既爲黑字，而豆蔻下陶注始說益智。《御覽》引顧徽《廣州記》、周景式《廬山記》《廣志》《南方草木狀》、陳祁暢《異物志》說其形狀，甚詳。

味甘平。

黑字云：「無毒。」蘇云：「味甘酸。」《開寶》云：「甘美堪食。」《御覽》引《廣志》云：「純甜無酸。」又引《嶺表録異》云：「肉白帶漿，其甘如蜜。」

生山谷。

黑字云：「生南海山谷。」陶云：「廣州别有。」《圖經》云：「今閩、廣、蜀道出茘枝，處皆有之。」《御覽》引謝承《後漢書》云：「交阯七郡獻龍眼。」

治五藏邪氣。

立之案：五藏邪氣。又見苦菜、王孫下。五内邪氣，見枝子、無夷下。蓋甘味歸脾土，固以灌注五藏，無所不至，與大棗治心腹邪氣，安中養脾，助十二經，平胃氣，通九竅同理。

安志厭食，

立之案：苦菜下亦有「安心厭穀」之語。蓋苦寒之物能安能厭，與甘平之物，能安能厭，其理自異。猶心腹疼痛有用熊膽而愈，有用甘草而治者，是神農家必究之事也。

久服，强魂魄，聰察。

立之案：玉泉、丹沙、茯苓下共云「安魂魄」，人參下云「定魂魄」，此云「强魂魄」，不得無異也。蓋食料之品與服藥不同。白芝下云「强志意，勇悍」與此稍類。「聰察」，又見黑芝及苦菜下，比乾枯諸藥其功尤捷。矧是果中絶品，益智之名，宜不虛耳。

輕身不老，通神明。

黑字云：「除蟲，去毒。」《蜀本》云：「除蟲毒，去三蟲。」

本草經攷注

修訂版 下

[日]森立之　撰
郭秀梅　校注
[日]岡田研吉　審訂

學苑出版社

本草蒙筌　卷之十

喜慶《本草經攷注》出版

二〇〇一年十月《傷寒論攷注》、二〇〇二年四月《素問攷注》二書點校本相繼由中國學苑出版社刊行，近期《本草經攷注》亦將上梓。森立之三部《攷注》著作能够在中國出版，完全是郭秀梅女士對《攷注》慧眼賞識的結果。

正如前二書的序中所述，森立之是我最崇敬的私淑之師，其著作是我學問之楷模。一九七九年至一九八四年，由日本名著出版影印刊行《近世漢方醫學書集成》巨帙叢書，該書網羅近世日本漢方醫學主要著作。但是，其中僅收錄森立之《神農本草經（復元）》《遊相醫話》《經籍訪古志》三部著作，當時日本對於森立之學術著作的認識只不過如此而已。其後，以我微薄之力，使森立之業績漸昌於世，時至今日方獲公允評價。

森立之於一八五七年完成《本草經攷注》，一八六四年完成《素問攷注》，一八六七年完成《傷寒論攷注》。其孫女鐄在祖父歿後曾述懷曰：「雖一生博學，而於本草用功最深，并以此爲砥柱之學。」可見，森立之最得意之學問當爲本草學。《本草經攷注》是三部《攷注》之初作，并廣泛參攷、應用《醫心方》及其他日本遺存的古代文獻及研究成果，實可謂白眉之作。因此，要充分理解此書，必須具備相當高的本草學、古典學、日本國語學等多方面素養，《本草經攷注》至今未受學界重視的原因之一亦在於此。具有清朝攷證學統的楊守敬，於一八八〇至一八八四年期間訪日，曾與森立之等日本漢方學者密切接觸，歸國之後，在其《日本訪書志》中記云：「如森立之、淺田惟常，今巍然猶存。皆博覽群書，爲中土方今醫家所未有也。」以此向中國醫界發出警訓。

喜慶《本草經攷注》出版

森立之在《本草經攷注》完成之後，於一八五八年元旦賦詩一首以自賀。

半百未衰添二齡，
椒樽對坐眼先青。
今春別有驩心事，
攷注新成本草經。

百五十年後的今天，恕我僭越，與天界的森枳園先生共慶《本草經攷注》將在中國出版，並褒揚郭女士之勤黽。

二〇〇二年　七夕之日

北里研究所教授　小曾戶洋　識

（郭秀梅　譯）

『本草経攷注』の出版を慶ぶ

二〇〇一年十月に『傷寒論攷注』が、二〇〇二年四月には『素問攷注』が中国の学苑出版社より翻字刊行されたが、このたびこれに続き『本草経攷注』が出版されるという。中国におけるこの森立之の『攷注』三部作の出版は、ひとえに郭秀梅女史の『攷注』に対する情熱の結果にほかならない。

前の二書の序でも述べたが、森立之は私の最も私淑する師で、その著作は私の学問の模範である。日本では一九七九年から一九八四年にかけて名著出版より『近世漢方医学書集成』という一大叢書が刊行され、近世日本の漢方医学の主だった著作が網羅的に影印されたが、森立之の著作は『神農本草経(復元)』『遊相医話』『経籍訪古志』が収録されたのみであった。当時の森立之に対する認識は日本でもこのようなものに過ぎなかったのである。しかるに、その後、私の微力も手伝ってか、森立之の業績は次第に評価され、今日に至った。

森立之は一八五七年に『本草経攷注』を、一八六四年『素問攷注』を、一八六七年に『傷寒論攷注』を脱稿したが、孫の鐄が没後に「としごろ博くそのまなびしを識れし中にも、本草の学を旨ときめたまひ……」と記しているように、森立之が最も得意としたのは本草学であった。『本草経攷注』は三部作のうちの初作とはいえ、『医心方』ほか日本残存の古文献資料とその研究成果を全書にくまなく活用したもので、著作中の白眉である。したがってこの書を理解するにはかなりの本草学的、古典的、日本国語学的素養が必要である。これまで『本草経攷注』が評価されにくかった理由の一つはここにある。清朝攷証学の学統

『本草経攷注』の出版を慶ぶ

一八八〇～八四年に来日して森立之ら日本の漢方学者らと接し、帰国して『日本訪書志』にあった楊守敬は「如森立之？浅田惟常、今巍然猶存。皆博覧群書、為中土方今医家所未有也」と記し、中国医界に警告を発した。

森立之は『本草経攷注』の完成を自ら祝い、一八五八年の正月元旦に

半百未衰添二齢
椒樽対坐眼先青
今春別有驩心事
攷注新成本草経

と賦した。

百五十年後の今日に至り、中国で『本草経攷注』が出版される。潜越ではあるが、天界の森枳園先生とともにいま再びこれを慶び、郭女史の労を譜えたい。

二〇〇二年　七夕の日

北里研究所教授　小曽戸洋　識

校注說明

一、**底本**

《本草經攷注》底本採用青山道醇影抄本，現藏於杏雨書屋。

二、**構成**

《本草經攷注》分上·中·下三卷，每卷分六部，共十九册。此次點校，盡可能保留原書内容，不增不删。

三、**文字處理**

1．原文用黑體大字。採用通行規範正字，同時為便於表述版本校勘、字形攷證等，保留異體字，如輙、輒，并、併，痒、癢等，一依原文。尤其所引《醫心方》等貴重資料，皆保留原稿字體。書名中異體字予以保留，如《攷注》。

2．原文中重文符號，如：「〃」、「々」、「丶」等，一律逕改成對應文字。

3．原稿衍脱誤倒之處，隨文用圓括號標出，不另出校注。

4．難以判讀文字，一字用一「□」表示，字數難以判明之處，以「◇」表示。

四、**標點符號**

1．使用新式標點。

2．原稿用圓括號提示重點詞語，不影響閱讀理解，給予保留。

五、行文格式

1．保留底本上·中·下三卷形式，内容體例完全按照底本，即原文、校勘記事、諸家注釋、森立之案語。

2．底本之眉批有兩類：一類屬於補充正文内容，作者於需補入之處標記△或○符號，故一律按作者意圖補入正文，不另作説明。一類未作標記，係森立之眉批，將該類眉批排入正文，單獨成段，并加「（眉）」字表示。

3．原稿見有言之未盡，或僅列條目而無内容的情況，皆原樣保留。

六、假名數字表示

作者用片假名及數字標記原文所在之處，爲便於中國讀者閱讀，簡要説明如下：

ノ：之、的。ヲ、オ：表（オモテ），書葉表面（正面）。ウ：裏（ウラ），書葉裏面（反面）。如：三ノ二二ヲ，即指第三卷二十二葉表面（正面）；五ノ一ウ，即指第五卷一葉裏面（反面）。

七、日本語漢字音譯

本書使用日本語漢字讀音，例如「上氣」讀作「古美阿介留」之類，具有一定文獻價值，故原文保存，不加注釋。

八、索引

《本草經攷注》卷末附録「本草經攷注藥名索引」，包括原文藥名及《攷注》中藥物别名、異名，按筆劃順排列。

序

《本草經攷注》終於在中國點校出版了，這是一件值得慶賀的事。

森枳園先生不僅是被日本漢學界非常尊崇的學問大師，也是我本人景仰已久的學者先輩。他所著《本草經攷注》歷時二十五年，記載了日本幾代漢醫學者吸收消化中國歷代本草學的成果，記載了他們學習運用清代樸學大師研究《爾雅》《說文》的方法所取得的成績，記載了森氏文字訓詁、名物攷據的心得，以及他通過臨牀驗證和實地攷察而得出的結論。森枳園致力於中藥辨僞求眞的同時，還不遺餘力地推進中藥材的日本國產化，他甚至在自己家的後園栽植過從中國引進的大黄。《本草經攷注》見證了中日人民之間在十九世紀進行中藥交流的歷史。

森氏的《傷寒論攷注》和《素問攷注》已於二〇〇一年、二〇〇二年由學苑出版社出版，郭強先生受郭秀梅女士之托，寄給了我各一套，我當即致函郭秀梅、岡田研吉、加藤久幸，崔仲平教授，表示祝賀。今年春郭秀梅取道北京來看我，不巧我出差離京。

記得一九九九年初冬，郭秀梅曾與崔仲平教授、日本友人加藤久幸先生造訪寒舍，當時他們正在商量《傷寒論攷注》的點校，没想到這麼快就把三部《攷注》全部點校完成了。這大概也得力於電腦的幫助吧？《本草經攷注》這部巨著在森氏有生之年僅得完稿。日本明治維新後禁絶漢醫，此書未能上梓，而被楊守敬購得，輾轉流傳到臺北故宫博物院，一九八七年由新文豐出版公司影印出版。這次學苑出版社出版此書，既是中日學術合作的一件盛事，也是兩岸岐黄學者交流的一件盛事。

森立之和楊守敬的筆談佳話，今天正由新一代的中日學者續寫。郭秀梅女士索序，我被她鍥而不舍的精神所感動，就把我藏在心裏多年的話寫上幾句，算作序吧！

中國中醫研究院　馬繼興

二〇〇二年七月於北京

目录

厚朴，

黑字云：「十月採皮，陰乾。乾薑爲之使。惡澤舄、寒水石、消石。」陶云：「極厚肉紫色者，爲好。殼薄而白者，不如。用之去上甲錯皮。俗方多用，道家不須之。」《圖經》云：「木高三、四丈，徑一、二尺。春生葉如槲葉，四季不凋，紅花而青實，皮極鱗皴而厚，紫色，多潤者佳。薄而白者不堪。三月、九月、十月採皮，陰乾。」

立之案：《本草和名》訓「保保加之波乃岐」，《醫心方》同，今俗呼「保保乃岐」者是也。「保保」者，赤之義。與「保保都支」之「保保」同。此物嫩葉紅色，漸大而如槲葉，故名。與《圖經》所說形狀相似，蓋一類耳。宜代用而可也。《延喜式》：「山城、大和、攝津、伊勢、尾張、參河、美濃、丹波、播摩、美作、備中、紀伊十二國出之，近年出越後銀山。御用厚朴，其皮厚，肉紫潤，不似諸國所出者，稍近眞厚朴。國産以此爲上，未詳其形狀，宜詳問之耳。《本草原始》云：「肉厚紫油潤者，佳。」故俗呼爲紫油厚朴。山厚朴，肉薄而色淡，不堪用。所云紫油厚朴者，陶云爲好。是所云山厚朴，陶云不如者也。近來新舶甚稀，其載來者，亦多是山厚朴也。文化□□□蘭軒先生在崎陽日，遇清人林仁壽，語次及厚朴事。仁壽曰：「福建數里間有厚朴林，其大樹不知幾千萬株。有嘉慶帝兄林發枝者，嘗爲賊主，橫行洋上，尤極富豪，世呼爲海帝。海帝兵燹之餘，延及厚朴林，林皆燒刼，不存一株。今培養小樹僅數尺，非經百餘年，則不足採用。」此言眞不誣也。李時珍曰：「朴樹膚白肉紫，葉如檞葉，五、六月開細花，結實如冬青子，生青，熟赤，有核。七、八月采之，味甘美。」此自是一種，而非《圖經》所說物，尤可疑也。

又案：《說文》：「朴，木皮也。」凡木皮厚者，莫甚於此，故名曰厚朴。又曰重皮，又曰厚皮，又曰赤朴。而黑字云「其樹名榛」，蓋是出於《方言》者歟。非榛栗及秦皮字也。

味苦溫。

黑字云：「大溫，無毒。」《吳氏本草》云：「神農、岐伯、雷公：苦，無毒。李氏：小溫。」《藥性論》云：「臣。忌豆。食之者動氣。味苦辛，大熱。」雷公曰：「凡使要用紫色，味辛，爲好。」

生山谷。

原無「山谷」二字。今據《御覽》補。黑字云：「生交阯冤句。」陶云：「今出建平宜都。」《開寶》云：「出梓州、龍州者最佳。」《御覽》引《范子計然》云：「厚朴，弘農。」又引《本草經》云：「生文山。」又引《吳氏本草》云：「生交阯。」《圖經》云：「今京西、陝西、江淮、湖南、蜀川山谷中往往有之，而以梓州、龍州者爲上。」《衍義》云：「厚朴，今西京伊陽縣及商州亦有，但薄而色淡，不如梓州者。厚而紫色，有油，味苦，不以薑製則棘人喉舌。」

治中風，傷寒，頭痛、寒熱，

黑字云：「消痰下氣，去留熱。」《藥性論》云：「除痰飲，去結水，破宿血。消結水破宿。」云：「瀉膀胱，泄五藏一切氣，調關節。」

立之案：厚朴，苦溫，與麻黃苦溫同。治中風、傷寒、頭痛，比茈胡、獨活之苦平，則其性尤重，其氣尤烈，故在凡外邪内飲相搏諸證，爲必用之藥。麻黄下黑字云：「厚朴爲之使，治欬有厚朴麻黄湯，可互發耳。」《傷寒論》桂枝加厚朴杏子湯，厚朴生薑半夏甘草人參湯，梔子厚朴湯，及大小承氣之厚朴，並皆其意。與《本經》本功正相符。則陶云：「張仲景一部，最爲衆方之祖。又悉依《本草》。」不亦宜乎。

驚氣，

黑字云：「溫中益氣，消痰下氣，除驚，心煩滿。」《藥性論》云：「主心腹滿，病人虛而尿白。」日云：「除驚，去煩悶。」

立之案：桔梗下云：「驚恐悸氣。」此云「驚氣」，省文也。驚悸，亦爲心胸飲結之證，故桔梗厚朴共能治之。驚氣，又見蘼蕪、沙參下。驚，見石膏下。驚恚怒氣，見牡蠣。宜併攷。

血痺死肌，

黑字云：「溫中益氣。」《藥性論》云：「破宿血。」日云：「建脾，調關節。」

立之案：厚朴，破氣下氣之最者，故用治血痺，死肌。氣通則血自利。厚朴三物、厚朴七物共治腹滿，亦同理。

去三蟲。

黑字云：「療霍亂及腹痛脹滿，胃中冷逆，胸中嘔不止，洩痢淋露，厚腸胃。」《藥性論》云：「主療積年冷氣，腹内雷鳴虛吼，宿食不消，止痛，大溫胃氣，嘔吐酸水。」日云：「主反胃，霍亂轉筋，冷熱氣，殺腹藏蟲。」

立之案：厚朴去三蟲者，苦溫，破氣之效也。與茱萸根、薏苡根共殺三蟲同例也。《金匱》：「治婦人咽中如有炙臠，半夏厚朴湯。」余嘗轉注之，治梅核氣因蛔者，有奇效。○《本草經》云：「厚朴，味苦溫。

生山谷。治中風傷寒熱，血痺，死肌，去蟲，生文山。」《吳氏本草》云：「厚朴，一名厚皮。神農、岐伯、雷公：苦，無毒。李氏：小溫，生交阯。」《御覽》引

猪苓，

黑字云：「二月、八月採，陰乾。」陶云：「舊云是楓樹苓，其皮至黑作塊，似猪矢，故以名之。肉白而實者佳。用之削去黑皮乃稱之，比年殊難得耳。」《吳氏本草》云：「䐗零如茯苓。」《御覽》引《圖經》云：「舊說是楓木苓，今則不必楓根下，乃有生土底，皮黑作塊似猪糞，故以名之。」

立之案：《本草和名》訓「加之波岐」，又「久岐」，又「岐」又「也末加之波」。《醫心方》同。但「久岐」作「久奴岐」，似是，今俗呼「波岐保止」者是也。竊謂西土古來，皆以爲楓樹下所生。陶弘景、蘇頌、李時珍輩所說是也。皇國多生灌小雜木下，故名「波岐保止」。「波岐」者，蓋葉木之義，相州津久井縣呼諸灌叢雜木，一年生者爲「波岐」，不專言胡枝也。因攷，胡枝叢生之最者，故專得「波岐」之名也。古言之存。山中往往有如此者，蓋古多在槲櫟樹下得之，故有「加之波岐」「久奴岐」之名。猶今世在叢木下得之，因名「波岐保止」也。「保止」解已見茯苓條下。

一名猳猪矢，

立之案：《莊子·徐無鬼》「豕零」，《釋文》云：「司馬本作豕囊。云：一名猪苓根，似豬卵，可以治渴」。《御覽》引作「《莊子》曰：豕橐也。司馬彪注曰：一名苓根，似䐗矢，治渴。」《本草和名》亦「一名豕橐」。注云：「疏文云：出《莊子》。」蓋此物形狀類猪矢，又似猪卵，故有此二名耳。

味甘平。

黑字云：「苦，無毒。」《吳氏本草》云：「猪零，神農：甘。雷公：苦，無毒。」《藥性論》云：

「臣，微熱。」

生山谷。 黑字云：「生衡山山谷及濟陰宛句。」《圖經》云：「今蜀州、眉州亦有之。」

治痎瘧，

《藥性論》云：「解傷寒溫疫大熱，發汗。」

立之案： 猪苓與伏苓同其質，而利水之力稍峻，而少帶苦味，故爲臣藥。痎瘧多因飲者，故用之，以利水也。

解毒蠱注不祥，

《藥性論》云：「主腫脹滿，腹急痛。」

立之案： 此物與雷丸藋菌同質，即草木精華之所結成，故以「解毒蠱注不祥」之效有之。不祥，即鬼字之義。毒蠱注不祥者，謂蠱毒鬼注也。宜「衛矛」條並攷。不祥，見蘭草下。

利水道。

立之案：《傷寒論》五苓散、猪苓湯共治小便不利。蓋猪苓輕虛而鬆，能聚水吸濕，而後導送下焦，與滑石同理，與諸利水藥不同。

久服輕身耐老。

《衍義》云：「猪苓，行水之功多，久服必損腎氣，昏人目。果欲久服者，更宜詳審。」○《本草經》云：「豬零，一名豭豬矢。味甘平，生山谷。治痎瘧，解毒蠱蛀不祥，利水道，久服輕身，能不老，生衡山。」《吳氏本草》云：「勝零，神農：甘。雷公：苦，無毒。如茯苓，或生宛句。八月採。」

竹葉

黑字云：「䈽竹葉。」《新修本草》作「芹竹葉」陶云：「竹類甚多，此前一條云是䈽竹《新修》作「篁竹」訛，次用淡苦耳。又一種薄殼者，名甘竹葉，最勝。又有實中竹、笙竹。又有䈽竹。並以笋爲佳，於葉無用。凡竹瀝，唯用淡竹耳。竹實出藍田，江東乃有花而無實，故鳳鳥不至，而頃來斑斑有實，實狀如小麥也。堪可爲飯此四字《新修》無。」《圖經》云：「䈽竹、淡竹、苦竹，《本經》並不載所出州土，今處處有之。竹之類甚多，而入藥者惟此三種，人多不能盡別。謹按《竹譜》䈽字，音斤。其竹堅而促節，體圓而質勁，皮白如霜，大者宜刺船，細者可爲笛。苦竹有白有紫，甘竹似篁而茂，即淡竹也。然今之刺船者多用桂竹。作笛者有一種，亦不名䈽竹。苦竹亦有二種，一種出江西及閩中，本極麄大，笋味殊苦，不可噉。一種出江浙，近地亦時有，肉厚而葉長闊，笋微有苦味，俗呼甜苦笋，食品所最貴者，亦不聞入藥用。淡竹肉薄，節間有粉，南人以燒竹瀝者，醫家只用此一品，與《竹譜》所說大同小異也。竹實今不復用，亦稀有之。」

（眉）《外臺》廿七卷許仁則小便數多方。萹竹根飲子方曰，筋竹根。宋本尒，程本作「䈽」字。案：䈽，恐今孟宗竹歟。

立之案：䈽、芹二字共俗字，蓋是「箘」假借。《說文》：「箘簬，竹也。」或單曰箘。《中山經》云：「暴山，其木多竹箭、䉋箘。」郭注云「箘亦篠類，中箭。《呂氏春秋》越駱之箘」是也。王念孫曰：「箘之言圓也。」《說文》云：「圜謂之囷，方謂之京。」是囷、圓聲近義同。箭竹小而圓，故謂之箘也。《玉篇》《廣韻》共云：箘，竹名。小野氏曰：淡竹，一種全竹有白粉如霜者，俗呼「加之呂多介」，此即䈽竹也。未詳然否。藥用宜以淡竹爲上，俗呼「波知久」者是也。《本草和名》竹葉、芹竹葉、淡竹訓「久禮多介」。《醫心方》同。又名「加波多介」。《和名抄》竹訓「多介」。又云：「弁色」。立成云：「苦竹，加波多介。」

《漢語抄》云：「淡竹，於保太介。」《文字集略》云：「篁，似箽而下節茂葉者也。音甘。」《漢語抄》云：「吳竹也。和語云：久禮太計。」蓋「久禮多介」者，即吳竹。其原種爲船來可知也。《本草和名》以淡竹訓「久禮多介」。《和名抄》以篁爲吳竹。篁亦淡竹中一種，共爲彼種，故同得名吳竹也。《和名抄》又以苦竹訓「加波多介」，似是此皇國所生自然竹，今呼眞竹者是也。《徒然草》云：「吳竹葉細，河竹葉濶。御溝邊者即河竹，仁壽殿邊者即吳竹也。」可以證矣。《和名抄》又以淡竹訓於「保多介」。所云大竹，未知指今之「波知久」否。「多介」者，「多介留多加歧」之義，謂漸漸生長也。

味苦平。

《新修》作「辛平」。案：辛，即平之誤衍，因誤脱「苦」字者。黑字舉淡竹葉氣味，而不舉苦竹葉氣味，可證。白字本文斥苦竹也。而名醫輩以「芹竹」爲白字本文所言之物，叵從。黑字云：「箽竹葉，大寒，無毒。淡竹葉，味辛平，大寒。其瀝大寒，其皮茹微寒，竹笋味甘，無毒。」《藥性論》云：「淡竹葉味甘，無毒。青竹茹使，味甘。」日云：「淡竹并根，味甘，冷，無毒。莖葉同用。苦竹味苦，冷，無毒，作瀝功用與淡竹同。」孟詵云：「笋，寒。」《蜀本圖經》云：「竹節間黄白者，味甘，名竹黄。」《食療》云：「淡竹上，甘竹次，淡竹瀝大寒，箽淡苦甘，外餘皆不堪，不宜人。」

立之案：古單稱竹者，苦竹是也。白字「味苦平」，可以證也。但食料以淡、甘二竹笋爲上，因引及藥用。藥用亦以淡甘爲佳，與菊華同例。今依《本草》白字，以苦竹爲藥用，尤佳。葉、瀝、茹並宜用苦竹也。□□□，黑字云：「生益州。」案：蓋生平澤歟。

治欬逆上氣，

黑字云：「除煩熱，喉痺，嘔吐。淡竹葉主胸中淡熱，欬逆上氣，苦竹葉及瀝通利九竅。」

立之案：傷寒解後，虚羸少氣，氣逆欲吐，竹葉石膏湯主之。産後中風，發熱，面正赤，喘而頭痛，竹葉湯主之。竊謂竹葉垂下，動風嫋嫋，經霜雪綠色不變，故能入肺部，解無根之虚熱。下胸中之淡水，宜用苦竹葉也。

溢筋，

黑字云：「其皮茹療嘔啘溫氣，寒熱吐血，崩中，溢筋。」

立之案：《素問·痿論》所云：「心熱者，色赤而絡脈溢。」楊上善云：「絡脈脹見爲溢。」與此云「溢筋」正同。《醫心方》引《小品方》云：「惡胲病，與諸瘡痕、瘰癧、結筋相似。」所云「結筋」，亦與「溢筋」同。蓋火之妄行，血熱使之然也。黑字：「敗蒲席，主筋溢，惡瘡。」所云「筋溢」，即溢筋也。《醫心方》引《葛氏方》云：「凡捥折，折骨諸瘡腫者，慎不可當風臥濕及自扇，中風則發痓口噤，煞人若已，中此覺頸項強，身中急者，方急作竹瀝飲二、三升。若口已噤者，以物強開發內也。禁冷飲食及飲酒。」（《外臺》引《肘後》文少異，方後云：《小品》《備急》、文仲、《古今錄驗》同）又云：「若爲人所打，舉身盡有瘀血者。方　刮青竹皮二升，亂髮如雞子大，四枚，火炙令焦，與竹皮合搗末，以一合内酒一升中，煮三沸，頓服之，日四、五過。又内蒲黃三兩。」又《外臺》引許仁則「療吐血及墮損」雞蘇七味湯、桑白皮八味散，方中共用青竹茹，並與《本經》治溢筋合。

惡瘍，

立之案：惡瘍，即惡瘡。謂惡核、惡肉、惡脈之類也。《醫心方》引《小品》：「治惡脈及惡核、瘰癧、風結諸胲腫氣痛。」五香連翹湯方中用淡竹瀝汁。

殺小蟲，

立之案：小蟲，解見天名精下。《外臺》引范汪：「療三蟲。竹節丸，用燒竹節、雷丸、錫屑、橘皮四味蜜丸。」

根，日云：「淡竹並根，味甘冷，無毒。」

作湯，益氣，止渴，補虛下氣。

黑字云：「消毒。」陳云：「苦竹笋，主不睡，消渴，明目，除熱氣，健人。諸笋皆發冷血及氣。淡竹根煮取汁，主丹石，發熱渴，除煩熱。」日云：「淡竹根消痰，治熱狂煩悶。」孟詵云：「笋，寒。主逆氣，除煩熱，動氣發冷癥。」《食療》云：「苦竹根，細剉一斤，水五升，煮取汁一升，分三服。大下心肺五藏熱毒氣，苦笋不發痰。」《食醫心鏡》：「苦竹笋，主消渴，利水道，下氣，理風熱，脚氣。取蒸煮食之。又筀竹笋，主消渴，風熱，益氣力，發氣脹，蒸煮炒任食。」

汁，主風痓。

黑字云：「筀竹葉，除煩熱，風痓。」又云：「其瀝大寒，療暴中風痺，胸大熱，止煩悶。苦竹葉及瀝療口瘡，明目眼痛，通九竅。」《藥性論》云：「竹燒瀝治卒中風，失音不語，苦者治眼赤。」日云：「苦竹作瀝，功用與淡竹同。」孟詵云：「慈竹瀝療熱風，和食飲服之良」《食療》云：「淡竹瀝大寒，主中風，大熱，煩悶，勞復。」《廣利方》：「治金瘡，中風，口噤欲死。竹瀝半大升，微微煖服之。」

立之案：竹性柔靱，屈曲自在而不折斷，甚似人之筋脈，故其瀝汁能入千筋萬脈之間，能清熱導滯，與他藥自別。故中風、失音、熱煩諸證用之有效。

實，

陶云：「竹實出藍田，江東乃有花而無實，而頃來班班有實，狀如小麥。」《別說》云：「舊稱竹實鸞鳳所食。今近道竹間時見，開花小白如棗花，亦結實如小麥子，無氣味而澀。江浙人號爲竹米，以爲荒年之兆，及其竹即死，信非鸞鳳之所食也。」《本草和名》訓「多介乃美」。

通神明，輕身益氣。

《御覽》引《本草》云：「竹花，一名華草。」《初學記》引《本草》曰：「竹葉，一名升斤。竹花，一名草華。」

立之案：《本草和名》引《養性要集》云：「竹笋，一名草華。」因攷，宜作「竹笋，一名草華」。而《御覽》引《本草》，此則宋臣所增入，非修文殿本之舊。却是引用於《初學記》，亦不可知矣。姑錄俟後攷已。

枳實，

黑字云：「九月、十月採，陰乾。」崔寔《四民月令》云：「九月九日收枳實。」（《御覽》引）陶云：「今處處有。採破令乾，用之，除中核，微炙令香。亦如橘皮，以陳者爲良。枳實俗方多用，道家不須也。」蘇云：「枳實日乾，乃得陰便濕爛。用當去核及中瓤乃佳。今云用枳殼乃爾。若稱枳實，須合核瓤用者，殊不然也。誤矣。」陳云：「《本經》採實用，九月、十月，不如七月、八月，既厚且辛。舊云：江南爲橘，江北爲枳。今江南俱有橘、枳，江北有枳無橘。此自是別種，非關變易也。」《圖經》云：「如橘而小，高亦五、七尺。葉如棖，多刺。春生白花，至秋成實。九月、十月採，陰乾。舊說七月、八月採者爲實，九月、十月採者爲殼。今醫家多以皮厚而小者爲枳實，完大者爲殼，皆以翻肚如盆口唇狀，須陳久者爲勝。近道所出者，俗呼臭橘，不堪用。」雷公云：「凡使，勿使枳實，緣性效不同，若使枳殼，取辛苦腥并有隟油，能消一切痽，要塵久年深者爲上。用時先去瓤，以麩炒過，待麩燋黑，遂出，用布拭上燋黑，然後單擣如粉用。」

立之案：雷公及《藥性論》以枳實、枳殼各別爲說。日華子只說枳殼，不說枳實。《開寶本草》依之別出枳殼條云：「生商州川谷。」未知何據，蓋《拾遺》所錄乎？《本草和名》訓「加良多知」，即「加良多知波奈」之略語。據此名則原傳彼種可知也。古云「加良多知」者，必是眞枳實，而今呼「加良多知」者，《圖經》所云「臭橘」，李時珍所說「枸橘」，而枳類之一種，無香而臭者。凡橘橙之類，皆有香臭二種，但有上下二品之分耳。今有韓種爲眞枳實，樹葉共似柑而多刺，夏開白花，亦似柑花，實亦似柑，而肌細皮厚，內穰尤多。又有一種，九州呼「加夫須」者，肥後、肥前薩摩海濱甚多，樹葉共似橘而多刺，實如回青橙而小，生青，熟黃，味苦甚香。七、八月採者，小而極青，俗呼薩摩枳實，又呼丸藥樣者是也。此亦枳之一種，而亦可代用。又有一種藥店呼柿之皮樣者，即臭橘也，亦後世方中用枳殼者，加之而可也。

又案：古無實、殼之別，《素問》云「黃如枳實」，即謂老黃，金色也。唐人專稱枳殼，以爲木名。如「處處春風枳殼花」是也。黑字云：「九月、十月採，陰乾。」陶云：「破，令乾，除中核，微炙令香。」並是今之枳殼老黃者，而與《素問》合。蘇云：「用當去核及中瓤，乃佳。今云用枳殼乃爾。若稱枳實，須合核瓤用者，殊不然也。」據此，則老黃去瓤爲枳殼，堅實合核爲枳實。蘇敬時已然，猶陳皮、青皮之例也。清·陳復正《幼幼集成》云：「枳殼，鮮者更妙。」即臭橘子是也。樹名鐵籬笆，多刺而鞕，人家園塹多植之，以禦宵人者。

味苦寒。

黑字云：「酸，微寒，無毒。」《藥性論》云：「枳實，臣，味苦辛。枳殼，使，味苦辛。」《衍義》云：「枳實，枳殼一物也。小則其性酷而速，大則其性詳而緩。」雷公云：「若使枳殼，取辛苦腥并有隟油，要塵久年深者爲上。」《開寶》云：「枳殼，味苦酸，微寒，無毒。」

生川澤。

黑字云：「生河内川澤。」陶云：「今處處有。」《開寶》云：「枳殼生商州川谷。」《圖經》云：「今京西、江湖州郡皆有之，以商州者爲佳。」《山海經》云：「北嶽之山，其上多枳。」

立之案：《延喜式》：「山城、大和、攝津、近江、若狹出枳實。」

治大風在皮膚中，如麻豆苦痒。

《藥性論》云：「枳殼，治遍身風疹，肌中如麻豆惡痒。主腸風，痔疾。」日云：「皮膚痒，痔腫，可炙熨。」《開寶》云：「枳殼，主風痒麻痺，通利關節。」《外臺》引《延年》：「塗風瘮。方　取枳實，以醋漬令濕，火炙令熱，適寒溫用熨上，即消。」文仲處。又引《必效》：「熨痔法：痔頭出，或疼痛不可堪忍。方　取枳實，煻灰中煨之，及熱熨病上，盡七枚，立定。發即熨之，永除也。」奈須玄盅曰：「此條麻者，如大麻子。後世所云痲疹豆者，如大小豆許。後世所云痘疹也。」（《本朝醫談》）

除寒熱，熱結，

黑字云：「除胸脅痰癖，逐停水，破結實，心下急，痞痛，逆氣，脅風痛。」《藥性論》云：「枳實解傷寒結胸，入陷胸湯。用主上氣，喘欬而有氣，加而用之。」又云：「枳殼治心腹結氣，兩脅脹虚，關膈擁塞有氣，加而用之。」日云：「枳殼，建脾開胃，癖五膈氣。」《開寶》云：「枳殼，散留結胸膈，痰滯，逐水。」

立之案：寒熱，熱結者，謂邪熱結於胸也。邪熱何以結於胸？必有淡癖邪氣留於此而然。所謂痰爲邪藪也。張君治傷寒承氣柴胡梔子厚朴湯，治雜病枳實薤白桂枝湯、橘皮枳實生薑湯、桂枝生薑枳實湯、厚朴七物湯、厚朴三物湯、麻子仁丸、厚朴大黄湯、枳朮湯、梔子大黄湯、排膿散、枳實芍藥散、四時加減柴胡飲子，所用之枳實，皆係心胸腹間飲結所爲，宜就本書而攷也。但《藥性論》云：「解傷寒結胸，入陷胸湯。」用者尤爲可疑。大小陷胸湯方中並無枳實，何以爲此言乎？

止利，

黑字云：「安胃氣，止溏洩。」日云：「建脾開胃，調五藏，治霍亂，瀉痢，消食，利大小腸。」《證類》枳實下《千金》：「治少小久痢，淋瀝，水穀不調，形羸不堪，大湯藥者宜此枳實散。方　枳實二兩，治下篩。三歲已上，飲服方寸匕。若兒小，以意服，日三。」

立之案：《證類本草》引《廣利方》文少異。云：《子母祕錄》同。並據《千金》也。

長肌肉，利五藏，益氣，輕身。

黑字云：「明目。」陶云：「俗方多用，道家不須。」

立之案：枳實、枳殼，與青皮、陳皮同例，而橘皮即辛溫而香，枳實即苦寒而香，其性大異。然其芳香利氣之功則同，但其利氣之力尤猛悍，故導痰逐水無所不至，則肺胃四肢之氣通暢而不滯，其效終至於長肌肉，利五藏，益氣，輕身，明目也。〇《本草經》云：「枳實，味苦寒，生川澤。治大風在皮膚中，如麻豆苦癢。除寒熱結，止利，長肌肉，利五藏，益氣，輕身。生河內。」《御覽》《吳氏本草》云：「枳實，苦。雷公：酸，無毒。李氏：大寒。九月、十月採，陰乾。」同上

玄參，

黑字云：「三月、四月採根，暴乾。惡黃耆、乾薑、大棗、山茱萸。反藜蘆。」陶云：「今出當補「近道，處處有。莖似」人參而長大，根甚黑，亦微香，道家時用，亦以合香。」蘇云：「玄參，根苗並臭，莖亦不似人參。陶云道家亦以合香，未見其理也。」《開寶本草》云：「詳此草莖方大，高四五尺，紫赤色而有

細毛，葉如掌大而尖長。根生青白，乾即紫黑，新者潤膩，合香用之。俗呼爲馥草。陶云似人參莖，唐本注言根苗並臭，蓋未深識爾。」《圖經》云：「二月生苗，葉似脂麻，又如槐柳，細莖青紫色。七月開花，青碧色。八月結子，黑色，亦有白花，莖方大，紫赤色而有細毛，有節若竹者，高五六尺，葉如掌大而尖長如鋸齒。其根尖長，生青，乾即紫黑，新者潤膩。一根可生五、七枚，三月、八月、九月採，暴乾。或云蒸過日乾。」

立之案：此物根黑，故名玄參。陶云「莖似人參而長大，根甚黑」者，只是玄參二字之注解，非謂莖形必似人參。然依此語攷之，則亦陶不目擊，直（真）人參之一證也。《本草和名》訓「於之久佐」，蓋「於之」者，「於保之」之略語，即爲生長之義。莖幹直立四、五尺，故名。今俗呼胡麻草者，即是也。但《圖經》所說「葉如槐柳，細莖青紫色。七月開花，青碧色」者，似斥苦參。以根味共苦，混誤歟？《延喜式》「玄參」傍訓「於之久佐」之外，亦有訓「久良良」者。蓋玄參味苦，令人目眩，故亦名「久良良」，與苦參自相爲同名耳，非苦參與玄參爲同物也。（「久良良」名義見苦參下）

一名重臺，

立之案：直莖數尺，兩兩葉相對，葉間出花，重重成層，故名重臺。

味苦，微寒。

黑字云：「鹹，無毒。」陶云：「根亦微香。」蘇云：「根苗並臭。」《藥性論》云：「使，味苦。」《呉氏本草》云：「神農、桐君、黃帝、雷公、扁鵲：苦，無毒。岐伯：鹹。李氏：寒。」

生川谷。

黑字云：「生河間川谷及冤句。」陶云：「今出近道，處處有。」《圖經》云：「今處處有之。」《御覽》

引《建康記》云：「建康出玄參。」又引《范子計然》云：「玄參出三輔，青色者善。」

治腹中寒熱，積聚。

黑字云：「主暴中風，傷寒身熱，支滿狂邪，忽忽不知人，溫瘧洒洒，血瘕，下寒血，除胸中氣，心腹痛堅癥。」《藥性論》云：「能治暴結熱，主熱風頭痛，傷寒復勞。」日云：「治頭風，熱毒，遊風，心驚煩躁，劣乏，骨蒸傳尸邪氣。」

立之案：《千金翼·用藥處方》固冷積聚腹痛腸堅第九、消渴第十九、傷寒溫疫第四十四下，並有玄參。又《千金》肝藏門，治筋實極，四肢筋急，煩滿。地黃煎方中用生玄參汁一升，畢竟此物苦寒，紫黑能清解血中之瘀熱，凡血瘕堅積，一切屬實者，皆主之。

女子產乳餘疾，

黑字云：「下水。」

立之案：產乳餘疾者，謂產後惡血不盡，腹痛不止等證也。亦取下惡血淤物。《千金》：「治產後惡物不盡，或經一月、半歲、一歲。升麻湯。方　升麻三兩，以清酒五升，煮取二升，去滓，分再服。當吐下惡物，勿怪，良。」此方升麻酒煮與玄參同意。

補腎氣，

黑字云：「定五藏，久服，補虛，明目，強陰，益精。」日云：「補虛勞損劣乏，骨蒸傳尸，止健忘。」

立之案：五參名，見黑字《七情條例》藜蘆、大豆黃卷下。蓋是五參依五色補五藏，猶五色石脂、五色芝之例也。白字云：「人參補五藏，玄參補腎氣，沙參益肺氣。」黑字云：「苦參養肝膽氣，丹參養血，去心腹痼疾，結氣。」據此，則人參歸脾，玄參歸腎，沙參歸肺，苦參歸肝，丹參歸心。而腎脾云補，肺云益，心肝云養。所以脾腎肺不可瀉，心肝不可補也。又紫參通九竅，利大小便（白字），療腸胃（黑字），是五藏之外，專入血分，而利腸通竅耳。

令人目明，

黑字云：「久服補虛，明目益精。」

立之案：明目，亦涼血之效也。黑字云：「散頸下核癰腫。」《藥性論》云：「散瘤癭瘰癧。」日云：「消腫毒。」《廣利方》云：「治瘰癧經年久不差。生玄參，搗碎，傅上，日二易之。」亦上部涼血與明目同理。」○《本草經》云：「玄參，一名重臺，味苦，微寒。生川谷。治腹中寒熱，女子乳，補腎氣，令人目明。生河間。」《御覽》《吳氏本草》云：「玄參，一名鬼藏，一名正馬，一名重臺，一名鹿腸，一名端，一名玄臺。神農、桐君、黃帝、雷公、扁鵲：苦，無毒。歧伯：鹹。李氏：寒。或生冤句山陽。二月生葉，如梅毛，四四相值似芍藥，黑莖莖方，高四、五尺，華赤生枝間，四月實黑。」（上同）

沙參，

黑字云：「二月、八月採根，暴乾。惡防己，反藜蘆。」陶云：「叢生，葉似枸杞，根白實者佳。此沙參并人參是爲五參，其形不盡相類，而主療頗同，故皆有參名。又有紫參，正名牡蒙，在中品。」《圖經》「苗長一、二尺以來，叢生崖壁間，葉似枸杞而有叉牙。七月開紫花，根如葵根，節許大，赤黃色，中正白實者佳。南土生者，葉有細有大，花白，辨上仍有白粘膠，此爲小異。」

立之案：《本草和名》云：「唐。」《醫心方》同，今俗呼「止止歧仁牟志无」者，是也。蓋古不審「沙參」爲「止止歧仁无志无」，故只云「唐」，却以「止止歧仁无志无」充桔梗，即訓以「阿利乃比布歧」。（詳見於桔梗條）畢竟薺苨、桔梗、沙參皆爲一類異種也。

（眉）登登岐者，乳木之義。

一名知母，

立之案：知母，白字有「地參」「水參」之名。黑字有「水須」之名。沙參，白字「一名知母」。黑字「一名虎鬚」。（《御覽》引吳氏作「虎須」。《本草》引《釋藥性》「一名虎須」。引《藥對》「一名虎治須」。）因攷沙參、知母，古誤混同，猶「杜若，一名杜衡」之例。而知母下「地參、水參、水須」之名，蓋爲沙參一名。沙參下黑字「一名虎鬚」，亦是知母條錯簡歟？

味苦，微寒。

黑字云：「無毒。」《御覽》引《吳氏本草》云：「神農、黄帝、扁鵲：無毒。岐伯：鹹。李氏：大寒。」《藥性論》云：「臣。」

生川谷。

黑字云：「生河内川谷及冤句般陽續山。」陶云：「今出近道。」蘇云：「今沙參出華州爲善。」《圖經》云：「今出淄、齊、潞、隨州，而江、淮、荆、湖州郡或有之。」《御覽》引《吳氏本草》云：「生河内川谷，或般陽瀆山。」又引《建康記》云：「建康出沙參。」又引《范子計然》云：「白沙參出雒陽，白者善。」

治血積驚氣，

黑字云：「療胃痺，心腹痛。」《藥性論》云：「疝氣下墜。」

立之案：《唐本草》諸病通用藥「驚邪虛勞」下並有沙參，《千金翼》用藥處方「固冷積聚」下有人參，無沙參。據此，則沙參與人參效功相類，性味相似，而以其性稍輕，過苦寒爲異。

除寒熱，

黑字云：「結熱邪氣，頭痛，皮間邪熱。」《藥性論》云：「能去皮肌浮風，宣五藏風氣。」日云：「一切惡瘡疥癬及身痒。排膿，消腫毒。」

立之案：沙參色白，味苦，能入肺部，除皮間邪熱。故又治瘡疥身痒，去皮肌浮風。與玄參專入血分，治上部瘡瘍，自有輕重之分。《痘科鍵》加減排膿湯，人參下注云：「初發有勃勃之勢，以沙參易用亦可。」是亦可徵，比人參則補輕寒也。

補中益肺氣，

黑字：「安五藏，補中。」《藥性論》云：「治常欲眠，養肝氣。」日云：「補虛，止驚煩，益心肺。」

立之案：《唐本草》諸病通用藥「驚悸心氣」下、「好眠」下、「不得眠」下引《藥對》，並有沙參。《千金翼》用藥處方「補五臟」下，但有沙參。

久服利人，

立之案：苦寒疎利之藥，久服之，則通利人百骸，筋肉，氣血。因攷丹參下，黑字云：「久服利人。」玄參下亦云：「久服補虛明目，強陰益精。」並是似白字語氣，今本爲黑字，恐誤矣。只苦參下，無「久服」字，蓋極苦大寒，非可久服物也。

又案：據此，陶注所說則丹、玄、苦、沙四參連條可知也。《眞本千金》七條情例，四參連續可從，但沙參在前，苦參後，非其次，宜據陶注而乙正。○《本草經》云：「沙參，一名知母。味苦，微寒。生川谷。治血積驚氣，除寒熱，補中益肺氣。生河內。」《御覽》《吳氏本草》云：「白沙參，一名苦心，一名識美，一名虎須，一名白參，一名志取，一名文虎。神農、黃帝、扁鵲：無毒。岐伯：鹹。李氏：大寒。生河內川

谷，或般陽瀆山。三月生，如葵，葉青實白，如芥根大，白如蕪菁。三月採。」上同

苦參，

黑字云：「三月、八月、十月採根，暴乾。玄參爲之使。惡貝母、漏蘆、菟絲。反藜蘆。」陶云：「葉極似槐樹，故有槐名。花黃，子作莢，根味至苦。」蘇云：「以十月收其實，餌如槐子法。久服輕身不老，明目，有驗。」《圖經》云：「其根黃色，長五、七寸許，兩指麄細。三、五莖並生，苗高三、二尺已來。葉碎青色，極似槐葉，故有水槐名。春生冬凋，其花黃白，七月結實如小豆子。河北生者，無花，五月、六月、八月、十月採根，暴乾用。」

立之案：《本草和名》訓「久良良」，又「末比利久佐」。竊謂「久良良」者，「久良久良」之略，此物苦味至烈，令人目眩，「久良久良」然也。「末比利久佐」者，「目比利久佐」之義。「比利亦比利比利」之略，謂疼痛之狀也。此物至苦，以洗目，則眼眶「比利比利」而痛，故名焉。《醫心方》作「末止利久佐」，恐訛。

一名水槐，

黑字云：「一名地槐，一名菟槐，一名驕槐。」《本草和名》引《釋藥性》云：「一名顛槐。」陶云：「葉極似槐樹，故有槐名。」

一名苦識，

立之案：《古今注》云：「苦蒧，一名苦蘵。」《證類》引《嘉祐》云：「苦耽，一名皮弁草。又有一種小者名苦蘵。」攷「蘵」，又作「藏」。《爾雅》：「藏，黃蒢。」又作「蘵」。《玉篇》：「蘵草，葉似酸漿。」共俗字。《說文》：「蒢，黃蒢，職也。」《爾雅·釋文》云：「藏又作職。」則職爲正字，又通作

「識」。《夏小正》：「三月采識。」識，草也。《顔氏家訓》云：「《爾雅》蘵。黄蒢。今河北謂之龍葵。」然則，蘵即龍葵，酸漿似龍葵而苦，故謂之苦蘵。《本草和名》訓「保保都岐」，又「奴加都岐」者即是（「奴加都岐」者，即「仁加都岐」，爲苦木之義。説具酸漿下）。攷《本經》「酸漿，味酸，平（白字）。五月採，陰乾（黑字）」其用實可知也。而其根味至苦，其功用與苦參同。故此舉酸漿根之名而曰苦蘵，猶「莧實，一名馬莧」，「鴈肪，一名鶩肪」之例。酸漿，《蜀本》云：「根如菹芹，白色，絶苦。擣其汁，治黄病多效。」亦與本條本功合，則應知同味同效。

味苦寒。

黑字云：「無毒。」陶云：「根味至苦。」

治心腹結氣，癥瘕積聚。

黑字云：「安五藏，定志，除伏熱，平胃氣，令人嗜食，輕身。」《藥性論》云：「治腹中冷痛，中惡腹痛，除體悶，治心腹積聚，不入湯用。」日云：「殺疳蟲。」《外臺》引張文仲：「療天行熱毒，垂死破棺。千金湯。方　苦參一兩，右一味，㕮咀，以酒二升半。舊方用苦酒煮取半斤，去滓，併服。當吐如烊膠，便愈，神驗。《肘後》同。」《延年》：「治天行四、五日，結胸滿痛，壯熱身痛。」《千金》：「治狂邪發無常，被頭大喚，欲殺人，不避水火。方　單服苦參五斤，蜜和丸，如酸棗，十丸。」又：「治飲食中毒煩懣。方　苦參三兩，㕮咀，以酒二升半，煮取一升，頓服之，取吐，愈。」又：「治卒中惡心痛。方　苦參參兩，㕮咀，以好酢壹升半，煮取捌合，強人頓服，老小貳服。」

立之案：以上諸方，並皆今人用熊膽及山龍膽（今俗呼「千振」者）之證候。而凡治實熱心腹痛，必用至苦物則效，故諸獸鳥魚，其膽皆苦，其效亦相類，所以有一名苦蘵也。余嘗以苦參酒煎作膏，代熊膽用，其效亦不減膽。

生山谷。

黑字云：「生汝南山谷及田野。」陶云：「今出近道，處處有。」《圖經》同

黄疸，

《外臺》：「《集驗》療勞疸、穀疸丸。方 苦參三兩，龍膽一兩，右二味下篩，牛膽和丸先食，以麥粥飲，服如梧子大五丸，日三，不知，稍增。《千金》同。」

溺有餘瀝，逐水，

黑字云：「利九竅，腸澼，止渴，醒酒，小便黄赤。」日云：「炒帶煙，出爲末，飯飲下，治腸風瀉血並熱痢。」《外臺》：「姚氏療大小便不利。方 苦參、滑石、貝齒各等分爲散，飲下一匕，或煮葵汁服之，彌佳。文仲同。」又：「范汪療小便數而多。方 黄連二分，苦參二分，麥門冬去心一兩，土瓜根、龍膽各一分，右五味，擣篩，以蜜丸，如梧子，每服十丸加至二十丸，良。」

立之案：苦參，治肝經血熱，與龍膽相同。范汪方苦參龍膽同用，方意尤妙。後世龍膽瀉肝湯，蓋出於此方。

除癰腫，

黑字云：「療惡瘡，下部䘌。」陶云：「惡病人，酒漬飲之多差。患疥者，一兩服亦除，蓋能殺蟲。」《藥性論》云：「能治熱毒風，皮肌煩燥生瘡，赤癩，眉脱。」《圖經》云：「古今方用治瘡疹最多，亦可治癩疾。其法用苦參五斤，切，以好酒三升，漬三十日。每飲一合，日三。常服不絶，若覺痺，即差。取根皮末服之，亦良。」

立之案：《金匱》狐惑篇云：「蝕於下部，則咽乾，苦參湯洗之。」與黑字「療下部䘌」合。亦黑字出

仲景輩之一證也。蘖木「治陰陽蝕瘡（白字）」與此同理。

補中，

黑字云：「安五藏，定志益精，令人嗜食，輕身。」

明目止淚，

黑字云：「養肝膽氣，利九竅。」蘇云：「其實久服明目，有驗。」

立之案：《倉公傳》：「齊中大夫病齲齒，臣意灸其左手陽明脈，即爲苦參湯，日嗽三升，出入五六日，病已。」《夢溪筆談》有苦參揩齒痛，歲久後病腰，自後不用苦參，腰疾頓愈之話，與明目其理方同。○《本草經》云：「苦參，一名水槐。」

續斷，

黑字云：「七月、八月採，陰乾。地黃爲之使。惡雷丸。」陶云：「按《桐君藥錄》云：續斷生蔓莚，葉細，莖如荏大，根本黃白有汁。七月、八月採根。今皆用莖葉。節節斷，皮黃皺，狀如雞脚者，又呼爲桑上寄生，恐皆非眞。時人又有接骨樹，高丈餘許，葉似蒴藋。皮主療金瘡，有此接骨，疑或是。而廣州又有一藤，名續斷，一名諸藤，斷其莖，器承其汁飲之。療虛損絶傷。用沐頭，又長髮。折枝插地即生，恐此又相類。李云虎薊，與此大乖，而虎薊亦自療血爾。」蘇云：「此藥所在山谷皆有，今俗用者，是葉似苧而莖方，根如大薊，黃白色。陶注者非也。」《蜀本圖經》云：「葉似苧，莖方，兩葉對，花紅白色，根如大薊，一株有五六枚。」《圖經》云：「三月已後生苗，榦四稜，似苧麻，葉亦類之，兩兩相對而生。四月開花，紅白色，似益母花。根如大薊，赤黃色。七月、八月採。謹按《范汪方》云：續斷即是馬薊，與小薊菜相似，但大於小薊耳。葉似旁翁菜而小厚，兩邊有刺，刺人。其花紫色，與今越州生者相類。」日云：「又名大薊、山牛房。」

立之案：《藥錄》所說蔓生者，即陶所謂諸藤，而《本草拾遺》之含水藤是也。以今俗呼行者之水者充之。陶所說又有桑上寄生，又有接骨樹，即陸英。李當之及范汪、日華子所說即虎薊，並有續筋之功，故皆得續斷之名。猶大毒鉤人吻者，皆得鉤吻之名，草石共有禹餘粮之例也。本條續斷即是虎薊。李、范所說必是傳來之古說。《本草和名》云：「馬薊，一名生續斷。出《錄驗方》。」亦可以徵也。《外臺》卷廿七ウ引《古今錄驗》：「療淋。方　取生續斷，絞汁一升，服之。」所云生續斷者，即是大薊也。白字「續斷」，即爲黑字「大薊」，猶「赤箭」與「天麻」之例。今藥用宜用大薊根也。《本草和名》訓「波美」（《醫心方》作「波美久佐」）。又「於爾乃也加良」。此二名，蓋今俗呼「鬼阿佐美」者，而虎薊是也。「波美」者，其刺刺人肉之謂也。刺肉謂之爲「波美波牟」，古言也。凡高大異常形者，皆謂之「於爾」「於爾和良比」「於爾止古呂」之類是也。虎薊，高大有刺，故名「於爾之也加良」。《延喜式》不載大、小薊及飛廉，唯載續斷，云：「下總、美濃、若狹、丹後、因幡、出雲、備中、安藝、伊豫出之。」傍訓「也末阿佐美」，是亦古以「續斷」充「大薊」之徵也。凡輔仁所訓國名，當時自有今古，如續斷訓「波美」，古言也。如大、小薊訓「阿佐美」，今言也。《新修本草》續斷、大小薊共載之。故續斷存古言，薊用今言也。《延喜式》唯載「續斷」一草，故訓以今言「也末阿佐美」耳。

又案：「阿佐美」者，「阿佐牟岐」之義。此草紫花綠葉可愛，人若觸之，則有刺刺人，似欺人，故名薊茹，亦訓「禰阿佐美」（《本草和名》）。《延喜式》謂之「也末阿佐美」，亦同義。詳見本條下。

一名龍豆，

立之案：此名恐是石龍芻條一名，錯簡在此耳。與龍須、龍珠、龍豆共一音之轉，其龍芻，有續斷之名

者。即所謂寸寸有節，拔之可復之義，與本條續斷，以功用名自是別矣。猶二門冬，其義不同之例。（詳見石龍芻條下）

一名屬折，

《本草和名》云：「楊玄操音：上蜀，下市列反。」黑字云：「一名接骨。」

立之案：屬折、接骨者，共是以功用名之。白字所云「折跌續筋骨」之義。

味苦，微溫。

黑字云：「辛，無毒。」《藥性論》云：「君。」《藥對》云：「臣。」

立之案：大小薊根，黑字云：「味甘，溫。」《藥性論》云：「大薊味苦，平。」日云：「小薊根涼，無毒。大薊葉涼。」《圖經》云：「小薊當二月，苗初生二、三寸時，并根作茹，食之甚美。四月採苗，九月採根，並陰乾入藥。」

生山谷。

黑字云：「生常山山谷。」《范子計然》曰：「續斷出三輔。」（《御覽》）《廣州記》云：「鄣平縣出續斷。」（同上）《圖經》云：「今陝西、河中、興元府、舒、越、晉州亦有之。」陶云：「小薊是猫薊，田野甚多薊。」云：「大薊生山谷，小薊生平澤。」《千金翼》藥出州土條「華州」下有續斷。

治傷寒，

《藥性論》云：「去諸溫毒。」

立之案：《藥性論》云：「能通宣經脈。」日華子云：「助氣，調血脈。」則爲專消散血中之淤熱之藥，故以治傷寒，溫疫，熱在血分者。乃秦艽、白薇之例藥也。

補不足，

黑字云：「腰痛，關節緩急。」日云：「破癥結瘀血，婦人産後一切病。面黄虚腫，縮小便，止泄精，尿血，胎漏，子宫冷。」《唐本草》諸病通用藥「虚勞」下有續斷。

金創癰傷，折跌，續筋骨，

黑字云：「金創，血大漏，止痛，生肌肉及踠傷，惡血。」《藥性論》云：「主絶傷。」日云：「消腫毒，腸風，痔瘻，乳癰，瘰癧，撲損。」

立之案：《證類本草》諸病通用藥「踒折」下，《嘉祐》引《藥對》云：「續斷，微溫，臣。」又「腰痛」下、「婦人崩中」下同。《千金翼》用藥處方「濕痺腰脊」下、「攣急疼曳」下、「堅筋骨」下，並有續斷。《外臺》引《古今録驗》有療金瘡中筋骨續斷散，十六味爲散，酒飲和服方。又《醫心方》引《醫門方》：「金創血内漏腹滿欲死。方　用白芷、黄耆、當歸、續斷、芎窮、甘草、蒲黄、乾地黄，擣篩爲散，以酒服。」又《千金翼》：「療落馬墮車及諸傷腕折，方中有續斷，亦爲散，酒服。」《外臺》又引深師療折踠傷筋骨槐子膏，又引范汪蹉跌膏兼療金瘡方，又引《肘後》續斷膏治葛蛇銜膏方，共用續斷，皆去惡血，生新血之效也。

婦人乳難，

黑字云：「崩中漏血。」日云：「婦人産前後一切病。」

久服，益氣力。

立之案：前文云「補不足」，此又云「益氣力」，黑字云「生肌肉」，並是活血之功驗也。○《本草經》云：「續斷，一名龍豆。味苦，微溫，生山谷。治傷寒，補不足，金瘡癰傷，折跌續筋骨，婦人乳難，崩中漏血，久服益力。生常山。」

山茱萸，

黑字云：「九月、十月採實，陰乾。蓼實爲之使。惡桔梗、防風、防己。」陶云：「大樹，子初熟，未乾赤色，如胡蘈子，亦可噉，既乾皮甚薄，當以合核爲用爾。」《圖經》云：「木高丈餘，葉似榆，花白。」吳普云：「一名鼠矢。葉如梅，有刺毛，二月花如杏，四月實如酸棗赤，五月採實。與此小異也。舊說當合核爲用。」而雷斅《炮炙論》云：「子一斤，去核，取肉皮用，只秤成四兩半。」

立之案：享保七年，朝鮮國所獻山茱萸實僅七粒。此種子蕃殖，今滿國中其樹高大侶李，葉如土牛膝葉，無毛而多紋脈，兩兩對生。春先葉而開花，小花四出簇生，蕋花共黃色。大三分許，後結實，形如桃葉珊瑚實，初綠色，秋後熟變赤色。又有南京種，比韓種則葉稍狹而實少肉。又有皇國自生者，形狀與韓種同。但《圖經》云「花白」，似不合。然《救荒本草》云「木高丈餘，葉似榆葉而寬稍團，紋脈微麄，開淡黃白花，結實似酸棗大，微長，兩頭尖艄，色赤，既乾則皮薄味酸」與韓種方相合。據此，則今本《圖經》「花」下，或脫「黃」字，亦未可知矣。《本草和名》訓「以多知波之加美」，又「加利波乃美」。蓋謂「以多知波之加美」者，似吳茱萸、蜀椒之類，而其實不可食，故名歟。「加利波乃美」，名義未詳。中古俗呼「山久美」，今以山茱萸爲通稱也。

一名蜀棗，

立之案：蜀中所出實似棗，故名蜀棗歟。《圖經》引吳普云「實如酸棗赤」，《救荒本草》云「結實似酸棗大，微長」是也。

味酸平。黑字云：「微溫，無毒。」《藥性論》云：「山茱萸，使，味鹹，辛，大熱。」

生山谷。黑字云：「生漢中山谷，及琅邪冤句，東海承縣。」陶云：「出近道諸山中。」《圖經》云：「今海州亦有之。」

立之案：《千金翼》藥出州土條「華州」下有山茱萸。《延喜式》：「尾張、近江二國貢進山茱萸。」

治心下邪氣，寒熱，

黑字云：「腸胃風邪，寒熱，出汗。」《藥性論》云：「能發汗。」日云：「除一切風，逐一切氣。」

溫中，

黑字云：「溫中下氣，強陰益精，安五藏，止小便利。」《藥性論》云：「治腦骨痛，止月水不定，補腎氣，興陽道，堅長陰莖，添精髓，療耳鳴，除面上瘡，止老人尿不節。」日云：「暖腰膝，助水藏，治酒皻。」雷公云：「能壯元氣，秘精核，能滑精。」

逐寒濕痺，

黑字云：「頭風，風氣去來，鼻塞目黃，耳聾面皰，通九竅。」《藥性論》云：「治腦骨痛，療耳鳴，除面上瘡。」日云：「暖腰膝，助水藏，治酒皻。」

立之案：《外臺》脚氣不隨門引崔氏云：「若脚氣上入少腹，少腹不仁，即服張仲景八味丸。方　乾地黃八兩，澤瀉四兩，附子二兩，炮，署預四兩，茯苓三兩，桂心三兩，牡丹三兩，去心，山茱萸五兩，右八味擣篩，蜜和爲丸，如梧子，酒服二十丸，漸加至三十丸。仍灸三里、絶骨。若脚數轉筋，灸承山。若脚脛內稍不仁，灸三陰交。忌豬肉、冷水、生葱、醋物、蕪荑。」宋臣采以入《金匱》脚氣門附方中，方中山茱萸與本條本功方合。

去三蟲，

黑字云：「疝瘕。」日云：「破癥結。」

立之案：山茱萸，去三蟲者，亦逐血中之濕熱之功也。日華子所云「助水藏，除一切風，逐一切氣」者是也。

久服輕身。

黑字云：「明目，強力，長年。」

桑根白皮，

黑字云：「採無時。出土上者，殺人。續斷、桂□、麻子爲之使。」陶云：「東行桑根乃易得，而江邊多出土，不可輕信。」《圖經》云：「用東行根益佳，或云木白皮亦可用。初採得，以銅刀剝去上麁皮，取其裏白，切，焙乾，其皮中青涎，勿使刮去，藥力都在其上。惡鐵及鈆，不可近之。」《本草和名》訓「久波乃加波」。《醫心方》訓「久波乃禰乃加波」。

味甘寒。

黑字云：「無毒。」《藥性論》云：「桑白皮，使，平。」日云：「桑白皮，溫，家桑東行根，暖，無毒。」

生山谷。

黑字云：「生犍爲山谷。」《圖經》云：「今處處有之。」

治傷中，五勞六極羸瘦，崩中脈絶，補虛益氣。

黑字云：「去脈中水氣，止唾血，熱渴，水腫，腹滿，臚脹，利水道，去寸白，可以縫創。」《藥性論》云：「能治肺氣喘滿，水氣浮腫，主傷絶，利水道，消水氣虛勞，客熱頭痛，內補不足。」孟詵云：「桑根白皮煮汁飲，利五藏。又入散用，下一切風氣水氣。」日云：「調中下氣，益五藏，消痰止渴，利大小腸，開胃下食。殺腹藏蟲，止霍亂吐瀉，此即出桑根皮。」又云：「家桑東行根，研汁，治小兒天弔驚癇客忤，及傅鵞口瘡，大驗。」《葛氏方》：「産後下血不止。炙桑白皮，煮水飲之。」《千金》：「治脈極虛寒，鬢髮墮落，令髮潤澤，沐頭方。桑根白皮，切，三升，以水五升，淹漬，煮五六沸，去滓，洗沐髮，數爲之，自不復落。」《葛氏方》：「卒小便多，消渴，入地三尺，取桑根，剥取白皮，炙令黄黑，剉，以水煮之，令濃，隨意飲之。亦可內少水，勿入鹽。」

葉，除寒熱出汗。

黑字云：「汁，解吳公毒。」蘇云：「葉，味苦，甘寒，有少毒。水煎取濃汁，除脚氣水腫，利大小腸。」陳云：「桑葉汁，主霍亂，腹痛吐下。冬月用乾者，濃煮，服之。研取白汁，合金瘡。又主小兒吻瘡。細剉，大釜中煎取如赤糖。去老風及宿血。葉椏者，雞桑。」蕭炳云：「桑葉炙煮飲，止霍亂。」孟詵云：「桑葉炙煎飲之，止渴，一如茶法。」日云：「家桑葉，暖，無毒。利五藏，通關節，下氣。煎服，除風痛，出汗，并撲損瘀血。並蒸後罯，蛇蟲蜈蚣咬，鹽挼傅上。春葉未開時，可作煎，酒服。治一切風。」《圖經》云：「桑葉，夏秋再生者爲上。霜後採之，煮湯淋渫手足，去風痺，殊勝。」又云：「桑葉可常服。《神仙服食方》以四月桑茂盛時採葉，又十月霜後三分、二分已落時，一分在者名神仙葉，即採取，與前葉同陰乾，擣末，丸散任服，或煎以代茶飲。令人聰明，安魂鎮神。又炙葉令微乾，和桑煎服。治痢，亦主金創及諸損傷，止血。」

桑耳，

黑字云：「味甘，有毒。一名桑菌，一名木夋。」陶云：「桑耳斷穀方云：木檽，又呼爲桑上寄生。案：老桑樹生燥耳，有黄赤白者。又多雨時，亦生軟濕者。人採以作葅，皆無復藥用。」《藥性論》云：「桑耳，使，一名桑臣，又名桑黄。味甘，辛，無毒。」日云：「桑耳，溫，微毒。」

黑者，主女子漏下赤白汁，血病，癥瘕積聚，腹痛，陰陽寒熱，無子。

黑字云：「月水不調。其黄熟陳白者，止久洩，益氣不飢。金色者，療澼飲積聚，腹痛，金創。」《藥性論》云：「能治女子崩中帶下，月閉血凝，産後血凝，男子痃癖，兼療伏血，下赤血。」日云：「止腸風瀉血，婦人心腹痛。」《千金》：「治痔方。取桑耳作羹，空腹飽食之，三日食之。」《肘後方》：「治人少小鼻衄，小勞輒出。桑耳無多少，熬令焦，擣末，每衄發，輒以杏仁大塞鼻數度，即可斷。《深師方》同。」《證類》《廣利方》：「治瀉血不止。桑耳一大兩，熬令黑，以水一大升，三合，煎取六大合，去滓，空心分溫二服。」上同

五木耳名檽。

陶云：「此云五木耳，而不顯四者是何木。」蘇云：「柠耳，人常食。槐耳，用療痔。榆、柳、桑耳，此爲五耳。軟者並堪噉。」《藥性論》云：「木耳亦可單用，平。」孟詵云：「寒，無毒。利五藏，宣腸胃氣擁毒氣，不可多食。惟益服丹石人熱發，和葱豉作羹。」《藥性論》云：「蕈耳亦可單用，平。古槐、桑樹上者良。能治風，破血，益力。其餘樹上多動風氣，發痼疾，令人肋下急，損經絡，背膊悶。又煮漿粥，安槐木上，草覆之，即生蕈，次柘木者良。」孟詵云：「菌子，寒。發五藏風擁經脈，動痔病，令人昏昏多睡，背膊四肢無力。又菌子有數般，槐樹上生者良。野田者恐有毒，殺人。又多發冷氣，令腹中微微痛。」

立之案：《和名抄》葨訓「歧乃美美」。引《四聲字苑》云：「葨，木耳，即木菌也。狀似人耳而黑也。」今俗呼「歧久良計」是也。檽，《新修》作檽，可從。蓋耎之作需也，久矣。恐自篆體而訛者，耎，篆作「需」，故隸變作「需」，需，與需相似，因互訛耳。需與需字音、字義共不相涉，但依體似而誤耳。《說文》：「葨，木耳也。從艸耎聲。」而耎字從大而聲，云：「稍前大也。」則葨檽栭耳，共爲同字。《內則》「芝栭」，《攷工記》「之而」同字，但有今古耳。《禮釋文》云：「芝，音之，栭音而，本又作檽。」可以證也。因此攷之，檽栭共爲「葨」俗字，而葨亦古只作「而耳」二字。《本草經》《攷工記》偶存古字，蓋單言云「而」，重言云「之而」，其實一也。餘見五芝下。

又案：桑耳下附五木耳者，五木耳中桑耳尤良，故附錄於此。又《齊民要術》卷八云：「䵢，七艶反。䵢者，樹根下生木耳，要復接生。」又云：「若無䵢，用菰菌，用地菌。」䵢亦與葨檽同字，蓋當時俗體如此作者也。《外臺》八十二ヲ：「唐療脚氣云云。取桃柳槐桑穀五木枝葉，各切，一斗，以水（一《醫心方》）斛，鹽五升，煮取五斗，浸捋膝以下，一捋得七日差，發即浸捋亦良。」三善爲康《掌中歷》卷上曰：「五木，榆柳、棗杏、柞楢、槐檀、季夏桑柘。今案《周書·月令》云：春採榆柳火，夏採棗杏火，秋採柞楢火，冬採槐檀火，季夏採桑柘火。」《論語》同之。〇《本草經》云：「桑根旁行，出土上者名伏蛇，治心痛。」《御覽》《神農本草》云：「桑根白皮，是今桑樹根上白皮，常以四月採，或採無時，出見地上名馬領，勿取，毒殺人。」

松蘿，

黑字云：「五月採，陰乾。」陶云：「東山甚多，生雜樹上，而以松上者爲眞。《毛詩》云：蔦與女蘿，施於松上。蔦是寄生，今以桑上者爲眞，不用松上者，此互有異同耳。」

立之案：《本草和名》訓「末都乃古介」。《和名抄》一云「佐流乎加世」。攷「末都乃古介」，見《元輔歌》，又《六帖歌》謂之「萬都乃歧乃古介」，《躬恒歌》謂之「萬都爾加加禮留古介」，共謂松蘿也。狩谷棭齋翁曰：「乎加世」，麻桛也。以桛所綰之麻縷爲麻桛，今俗亦有「加世絲」之名。是物在深山，其狀似麻桛，故云猿麻桛也。桛，訓「加世比」。《古今集》物名有「左賀利古計」，即此物。故《日本紀纂疏》云：蘿謂垂苔也。或名「幾都禰乃乎賀世」。今周防俗呼「佐留乃乎賀世」，南部俗呼「佐留加世」是也。

一名女蘿，

立之案：女者，細小柔軟之義。天門冬，一名女木（出《兼名苑》），「菟絲子，一名王女（黑字）」，可以徵矣。蘿即羅网字從艸者，此物細縷纏綴，有似羅网，故名。《爾雅》「蕁，海藻」郭注云：「一名海蘿。如亂髮生海中。」乃與女蘿同義。

又案：《爾雅》云：「唐蒙，女蘿。女蘿，菟絲。」亦與此同名異物，而名義相同。

味苦平。

黑字云：「甘，無毒。」《藥性論》云：「使，味苦，辛，微熱。」

生川谷。

黑字云：「生熊耳山川谷松樹上。」陶云：「東山甚多，生雜樹上，而以松上者爲眞。」

治瞋怒邪氣，止虛汗出。

黑字云：「療淡熱溫瘧，可爲吐湯，利水道。」《藥性論》云：「能治寒熱，能吐胸中客痰涎。」日云：「令人得眠。」《圖經》云：「古方入吐膈藥，今醫家鮮用，亦不復採之。」

風頭，女子陰寒腫痛。

《藥性論》云：「去頭瘡，主項上瘤癭。」

白棘，

陶云：「李云：此是棗樹鍼。今人用天門冬代之，非眞也。」蘇云：「白棘，莖白如粉垩，子葉與赤棘同。棘林中時復有之，亦爲難得。」《圖經》云：「棘，小棗也。叢高三、四尺，花葉莖實都似棗，而有赤、白二種。然有鉤、直二種。直者，宜入補藥。鉤者，入癰腫藥。鍼採無時，花，冬至後百二十日採。實，四月採。又棗鍼，療喉痺不通藥中亦用。」《本草和名》訓「奈都女乃波利」。

立之案：《外臺》引《小品》：「療齒蟲腐，棘刺漱湯。方 腐爛棘鍼二百枚，即是棗木刺朽落地者。用一物，以水二升，煎取一升，含之即差。日四、五度，以差爲度。」《醫心》卷五引《小品文》少異《說文》：「棘，小棗叢生者，從並朿。」凡棗椒類，小樹五六尺際其刺尤多，至高大則刺甚少，或至無有。棘字爲多刺義，故訓以小棗叢生也。

一名棘鍼。

黑字云：「一名棘刺。」《本草和名》引《雜要訣》云：「白棗，一名白輔。」

味辛寒。

黑字云：「無毒。」

生川谷。

黑字云：「生雍州川谷。」《圖經》云：「今近道皆有之。」

治心腹痛，

黑字云：「療丈夫虛損陰痿，精自出。補腎氣，益精髓。」

癰腫，潰膿，止痛。

黑字云：「決刺結。」《千金翼》用藥處方「癰腫」下有白棘。《外臺》引蘇澄：「療尿血。方　棘刺二升，水五升，煮取二升，分三服，差。」又引《古今錄驗》：「療丁腫。方　用曲頭棘刺東枝白腐者。」又引《備急》《廣濟》療丁腫方，並用反勾棘鍼。

狗脊，

黑字云：「二月、八月採根，暴乾。萆薢爲之使，惡敗醬。」陶云：「與菝葜相似而小異。其莖葉小肥，其節疏，其莖大直上有刺。葉圓有赤脈，根凹凸巃從如羊角，細強者是。」《呉氏本草》云：「如萆薢，莖節如竹，有刺，葉圓青赤，根黃白亦如（竹）根，毛有刺。岐伯一經：莖無節，根黃白亦如竹根，有刺，根葉端圓赤，皮白有赤脈。二月採。」

立之案：陶注萆薢云：「亦似菝葜而小異，根大，不甚有角節，色小淺。」又注拔葜云：「此有三種。大略根苗並相類。菝葜，莖紫短小，多細刺小減。萆薢而色深，人用作飲。」因攷陶所說狗脊，即與呉氏所說同物。今俗呼猿捕茨，又和之山歸來者是也。陶所說菝葜，即是猿捕茨一種木本者是也。《廣雅》云：「菝挈，狗脊也。」《玉篇》：「菝葀，狗脊根也。」共與《本草》說合。《本草和名》訓菝葜以「宇久比須乃佐留加岐」，又「佐留止利」，又「於保宇波良」三名。蓋所云「宇久比須乃佐留加岐」，謂猿捕茨木本者也。其苗短小，故有「宇久比須」之名也。「佐留止利」，又「於保宇波良」二名，蓋今呼猿捕茨者是也。云猿捕，云大茨，其非短小者可知也。故今以此二名，當本條狗脊。而《本草和名》以狗脊訓「於爾和良比」，又

「以奴和良比」者，全據蘇敬注也。凡輔仁所訓，皆依《新修本草》，故往往有與古說乖者也。

一名百枝。

立之案：《御覽》作「百丈」，恐「百支」訛。《御覽》又引《呉氏本草》云：「萆薢，一名百枝，一名狗脊。」《本草和名》引《釋藥性》云：「萆薢，一名百支。」蓋狗脊、萆薢以相似，其名互相通。《博物志》云「菝葜與萆薢相亂，一名狗脊」是也。

味苦平。

黑字云：「甘，微溫，無毒。」《藥性論》云：「味苦，辛，微熱。」《呉氏本草》云：「神農：苦。桐君、黄帝、歧伯、雷公、扁鵲：甘，無毒。李氏：溫。」《御覽》引

生川谷。

黑字云：「生常山川谷。」《御覽》引《建康記》云：「建康出狗脊。」

治腰背強，關機緩急，周痺，寒濕膝痛，頗利老人。

《御覽》「周」作「風」。《藥性論》云：「能治男子、女人毒風軟脚，邪氣濕痺，腎氣虚弱，補益男子，續筋骨。」○《本草經》云：「狗脊，一名百丈。味苦，平，生川谷。治要背強，關機緩急，風痺寒濕，膝痛，利老人。生常山。」《御覽》《呉氏本草》云：「狗脊，一名狗青，一名萆薢，一名赤節，一名強膂。神農：苦。桐君、黄帝、歧伯、雷公、扁鵲：甘，無毒。李氏：溫。如萆薢，莖節如竹，有刺，葉圓青赤，根黄白，亦如竹根，毛有刺。歧伯一經：莖無節，根黄白如竹根，有刺，根葉端圓赤，皮白有赤脈。二月採。」

萆解，

黑字云：「二月、八月採根，暴乾。薏苡爲之使。畏葵根、大黃、茈胡、牡蠣。」陶云：「亦似菝葜而小異，根大，不甚有角節，色小淺。」日云：「時人呼爲白菝葜。」《圖經》云：「根黃白色，多節，三指許大。苗葉共青，作蔓生，葉作三叉，似山芋。又似綠豆葉，花有黃紅白數種，亦有無花結白子者。春秋採根，暴乾。今成德軍所産者，根亦如山芋，體硬，其苗引蔓，葉似蕎麥，子三稜，不拘時月採。」

立之案：萆解者，痺解之義。此物功用專令諸痺解除，故名。與溲疏止遺溺(白字)，通利水道(黑字)同例。凡經中有以效名藥者，遠志、杜仲、續斷、溲疏、卑解是也。《本草和名》引《釋藥性》「一名快節」，引《兼名苑》「一名強脂」，共可以徵矣。《本草和名》訓「於仁止古呂」。今俗有二種，一呼「江戸止古呂」，又「阿末止古呂」。根大，味甘，微蘞，可蒸煮而食。一呼「木止古呂」，又「於爾止古呂」。花後實成，三稜莢，與《圖經》所云「成德軍所産者」合。又《本草和名》引崔禹薢訓「止古呂」。《和名鈔》亦引崔禹《食經》云：「薢音解，度古侶。俗用⿱艹宅字。《漢語抄》用野老二字。今案並未詳。」棭齋翁曰：「登許呂豆良，見《古事記·景行段歌》。⿱艹宅見《大膳職式》。」新井氏曰：「宅，讀「也止古呂」，故皇國俗從艸從宅，諧聲。又曰：「薢，根蔟生，多鬚，如老者多鬚，故皇國俗用野老字也。竊謂萆薢年年生一處，不移其所，永久不枯，故名止古呂。春盤盛之，亦取於此。」

味苦平。

黑字云：「甘，無毒。」《醫心方》引崔禹云：「薢，味苦小甘，無毒，小溫。」

生山谷。

黑字云：「生眞定山谷。」《圖經》云：「今河、陝、京東、荊、蜀諸郡有之。」《延喜式》：「攝津，近江、丹波、因幡、出雲、紀伊、阿波，貢萆薢。」

治腰背痛，強骨節，風寒濕，周痺。

黑字云：「關節老血，老人五緩。」《藥性論》云：「能治冷風㿗痺，腰脚不隨，手足驚掣，主男子腎腰痛，久冷，是腎間有膀胱宿水。」日云：「治癱緩軟，風頭旋，補水藏，堅筋骨，益精明目，中風失音。」

惡瘡不瘳，熱氣。

黑字云：「傷中恚怒，陰痿失溺。」日云：「癇疾。」○《醫心方》食治門：「薢，崔禹云：食之厚腸胃，益氣力，止飢，味苦，小甘，無毒，小溫，駐面色，勝於麥豆，燒蒸充粮。」《和名》「止已呂」

通草，

黑字云：「正月採枝，陰乾。」陶云：「繞樹藤生，汁白。莖有細孔，兩頭皆通，含一頭吹之，則氣出彼頭者，良。或云：即葍藤莖。」蘇云：「此物大者徑三寸，每節有二三枝，枝頭有五葉。其子長三四寸，核黑，穰白，食之甘美。南人謂之爲鷰蕧，或名烏蕧。今言葍藤。葍、蕧，聲相近爾。」《圖經》云：「生作藤蔓，大如指。其莖幹大者，徑三寸，每節有二三枝，枝頭出五葉，頗類石韋，又似芍藥。三葉相對，夏秋開紫花，亦有白花者，結實如小木瓜，核黑，瓤白，食之甘美。或以謂之木通。」孟詵云：「鷰蕧子，江北人多不識，江南人多食。」又云：「北人但識通草，不委子之功，其皮不堪食。」陳士良云：「鷰蕧子，實名桴棪子，莖名木通，野生。」日云：「子名蕧子。七、八月採。」陳云：「江東人呼爲畜葍子，江西人呼爲拏子。如算袋穰黃，子黑，食之當去其皮。蘇云色白乃猴葍也。」

立之案：《本草和名》訓「阿介比加都良」。《和名抄》葍子訓「阿介比」。阿介比者，「阿加都比」之急言，實熟而破裂，其狀似女陰，故名。皇國中古醫方書「阿介比」，或用「赤女」二字，可以徵也。《廣韻》「蓪，蓪草，藥名。中有小孔通氣」是即通草之字，與《說文》筩字同義，則通草爲古昔之俗呼，蓋葍爲正名，而字或作蔔，共見《說文》。葍蔔，猶菲芴，一音之轉耳。《齊民要術》卷十葍條云：「《詩》云：言采其葍。毛云：惡菜也。」《義疏》曰：「河東關内謂之葍，幽兗謂之燕葍。一名爵弁，一名藑根，正白著熱灰中溫噉，饑荒可蒸以禦饑。漢祭甘泉或用之，其華有兩種：一種莖葉細而香，一種莖赤有臭氣。」《風土記》曰：「葍，蔓生，被樹而升，紫黄色，子大如牛角，形如蟦，二、三同，葉長七、八寸，味甘如蜜，其大者名抹。夏統別傳注：獲，葍也，一名甘獲。正圓赤，粗似□。《義疏》及《風土記》所說共葍子之謂，而《本草》之通草實是也。《圖經》云：「葉頗類石韋。」陳云「畜葍子，穰黄，子黑」者，俗呼「止岐波阿介比」，又「無倍」是也。所云畜葍者，蓋冬不凋落之義。陳又云：「蘇云色白，乃猴葍也。」據此，則穰黄者，畜葍。而無倍，穰白者，猴葍，而「阿介比」也。《義疏》所云莖赤有臭氣爲無倍，莖葉細而香爲阿介比也。《風土記》所說葉長七、八寸者，亦無倍也。

又案：《爾雅》：「葍，藑茅。」又云：「葍拂。」又云：「莌，雀弁。」郝懿行曰：《說文》：「藑茅，葍也。一名舜。」舜當作䑞，云艸也。楚謂之葍，秦謂之藑。蔓地連華，象形。然則藑，又名䑞。䑞、藑聲近。《釋文》：「莌，悦轉反。」又：「藑，詳兗反。」藑、莌聲亦相近。陸機云：「葍，一名爵弁，一名藑。」如陸說，即葍、藑、莌三者爲一物。」此說可從。然郝氏知三者爲一物，而未知爲何物，故以郭蘆菔說，及鼓子花附論，非是也。戴侗曰：「葍之蔓，即木通。」可從。又攷《爾雅》所云「雀弁」，即爵弁。而蘇敬所說鷰藑、烏藑，共爲同義。藑，即冒覆之字，則與雀弁同理，謂其實前裂後附似弁帽之形也。仁諝音「方禍反」《本草和名》引，非是也。《說文》䑞字，古來爲不詳。今據陸機說攷究之，則「蔓地連華」四字，寫得通草形狀尤妙，且葍恐實名。葍之爲言覆也，狀似帽子故名，所謂葍子是也。藑者，有赤義，乃赤華之名也。又

《圖經》所云似芍藥，三葉相對者，今俗呼「三都波阿介比」者，是就中亦有有鋸齒，無鋸齒二種。

又案：陳士良所云桴棪子者，蓋燕覆，又作覆燕，覆燕又借用桴棪字也。

一名附支。

立之案：附支者，附枝，附着樹枝之義。《本草和名》作附支。因黑字一名「丁翁」，爲「通」之反切，攷之則白字附支。或是蓄之緩言歟。存疑。

味辛，平，

黑字云：「甘，無毒。」《藥性論》云：「木通，臣，微寒。」蘇云：「子，食之甘美。」孟詵云：「鷰覆子，平。」陳士良云：「鷰覆子，寒，無毒。」《海藥》云：「味溫平。」陳云：「子，味甘。」

生山谷。

黑字云：「生石城山谷及山陽。」孟詵云：「江北人多不識，江南人多食。」《圖經》云：「今澤潞漢中、江淮、湖南州郡亦有之。」《海藥》云：「按徐表《南州記》云：生廣州山谷。」《延喜式》：「通艸，山城大和貢之。」

去惡蟲，

黑字云：「去三蟲。」

除脾胃寒熱，

黑字云：「療脾疸噦出音聲。」《藥性論》云：「除煩熱。」陳士良云：「理風熱。」日云：「退熱。」

通利九竅血脈關節，

黑字云：「療耳聾，散癰腫，諸結不消，及金瘡、惡瘡、鼠瘻、踒折、齆鼻息肉、墮胎。」《藥性論》

云：「治五淋，利小便，開關格，主水腫浮大。用根治項下瘤癭。」孟詵云：「其莖名通草，食之，通利諸經脈擁不通之氣。」陳士良云：「莖名木通，主淋疾，小便數急疼，小腹虛滿。宜煎湯並葱食之，有效。」日云：「治鼻塞，通小腸，下水，破積聚血塊，排膿，治瘡癤，止痛，催生下胞，女人血閉，月候不勻，天行時疾，頭痛目眩，羸劣乳結，及下乳。」

令人不忘。

黑字云：「常欲眠，心煩。」《藥性論》云：「治人多睡。」日云：「安心除煩，治健忘，明耳目。」陳云：「子，食之令人心寬，止渴下氣。」○《本草經》云：「通草，一名附支。味辛，平，生山谷。去惡蟲，除脾胃寒熱，利九竅血脈關節，不忘，生石城。」（《御覽》）《吳氏本草》云：「通草，一名丁翁，一名附支。神農、黃帝：辛。雷公：苦。生石城山谷，葉青蔓延，止汗。自正月採（丁翁反為通）。」

石韋，

黑字云：「用之去黃毛，毛射人肺，令人欬，不可療。不聞水及人聲者良。二月採葉，陰乾。液石、杏人爲之使，得昌蒲良。」陶云：「蔓延石上，生葉如皮，故名石韋。以不聞水聲及人聲者爲良。出建平者，葉長大而厚。」蘇云：「此物叢生石傍陰處，不蔓延生。生古瓦屋上，名瓦韋。用療淋亦好也。」《圖經》云：「叢生石上，葉如柳，背有毛而班點如皮，故以名之。二月、七月採葉，陰乾。」

《本草和名》訓「以波乃加波」，又「以波之」，又「以波久佐」。

立之案：「以波之」者，謂生石上，葉似羊蹄。羊蹄國名「之」，與紫苑訓「乃之」，大黃訓「於保之」同例也。《延喜式》傍訓「伊波加之波」，謂似橿葉也。

一名石韀。

立之案： 韀字《說文》所無，《篇韻》亦不載，而《玉篇》有𩏄字，云「思亦切」，履也。亦作舄。《廣韻》舄下有𩏄字。云上同。因攷，韀亦𩏄之異體。《本草和名》云：「韀，楊玄操音：之夜反。」《集韻》亦云：「韀，之夜切。石韀，藥艸，一名石韋。」共未知舄之異體，故以「之夜」音之耳。

味苦，平。

黑字云：「甘，無毒。」《藥性論》云：「使，微寒。」

生山谷。

黑字云：「生華陰山谷石上。」陶云：「今處處有。」《圖經》云：「今晉絳、滁海、福州、江寧府皆有之。」《延喜式》：「石韋，近江丹波播摩貢之。」

治勞熱邪氣，

黑字云：「止煩下氣，補五勞，安五藏，去惡風，益精氣。」《千金翼》用藥處方「治風」「補五藏」「長陰陽」「益精氣」「下氣」下，並有石韋。

五癃閉不通，利小便水道，

黑字云：「通膀胱滿。」《藥性論》云：「治五淋，胞囊結熱不通，膀胱熱滿。」日云：「治淋瀝遺溺，入藥須微炙用。」《唐本草》諸病通用藥「小便淋」下有石韋。

瞿麥，

黑字云：「立秋採實，陰乾。蘘草、牡丹爲之使。惡桑螵蛸。」陶云：「一莖生細葉，花紅紫赤可愛，合子葉刈取之，子頗似麥，故名瞿麥。此類乃有兩種：一種微大，花邊有叉椏，未知何者是。今市人皆用小者。復一種，葉廣相似而有毛，花晚而甚赤。按《經》云：採實中子至細，燥熟便脱盡。今市人惟合莖葉用，而實正空殼，無復子爾。」雷公云：「凡使，只用蘂殼，不用莖葉。」《圖經》云：「苗高一尺以來，葉尖小，青色，根紫黑色，形如細蔓菁。花紅紫赤色，亦似映山紅。二月至五月開，七月結實作穗，子頗似麥，故以名之。立秋後，合子葉收採，陰乾。」

《本草和名》訓「奈天之古」。《新撰字鏡》《萬葉集》同。《和名抄》又訓「度古奈都」。「度古奈都」見《古今集・躬恒歌》及《貫之歌》。新井氏曰：「其花自春至秋常如夏，故名。」

立之案：陶及《圖經》所説似映山紅者，今俗呼「唐撫子」，又呼「石竹」者是也。陶云一種微大，花邊有叉椏者，今俗呼「撫子」者是也。蓋爲一類二種。陶云「復一種，葉廣有毛，花晚而甚赤」者，俗呼「仙翁花」。《祕傳花鏡》「剪秋羅」是也。今藥用宜據陶説，用唐橅子也，不必用野生也。

又案：《説文》：「蘧，蘧麥也。」菊下云：「大菊，蘧麥。」《爾雅》同。蓋菊爲正名，古來俗間呼大菊，而瞿麥即蘧麥，瞿即爲蘧假借。「蘧麥」之反爲菊，猶「亭歷」之反爲適，俗加大字謂「大適」之例。黑字云：「一名大菊，一名大蘭，蘭即爲菊之草體訛字。」陶云：「子頗似麥。」是就字爲説，非是。今研究之，不甚似麥也。

一名巨句麥。

立之案：「巨句麥」，亦爲蘧麥之緩言，猶「魯果能」之反爲龍芮也。《説文繫傳》云：「今謂之瞿麥，又名句麥。其小而華色深者，俗謂石竹。」

（眉）契冲曰：瞿麥之名，固蓋用梵語，其作「牛麥」者，正字。瞿譯云牛，見《一切經音義》卷第十二。

味苦，寒。

黑字云：「辛，無毒。」《藥性論》云：「臣，味甘。」

生川谷。

黑字云：「生太山川谷。」陶云：「今出近道。」《圖經》云：「今處處有之。河陽、河中府出者，苗可用。淮甸出者，根細，村民取作刷幕。」《延喜式》：「伊勢、上總、下總、近江、出雲、備前貢瞿麥。」

治關格，諸癃結，小便不通。

黑字云：「逐膀胱邪逆，止霍亂。」《藥性論》云：「主五淋。」《金匱》：「小便不利者，有水氣，其人苦渴，栝樓瞿麥丸主之。方 栝樓根二兩，茯苓、薯蕷各三兩，附子一枚，炮，瞿麥一兩，右五味末之，煉蜜丸梧子大，飲服三丸，日三。服不知，增至七、八丸，以小便利，腹中溫爲知。」

出刺，決癰腫。

黑字云：「長毛髮。」日云：「破血塊，排膿，葉治痔疾及腫毒。搗傅治浸淫瘡，並婦人陰瘡。」《醫心方》引《錄驗方》：「治箭鏃入人腹中不出。瞿麥散方 末瞿麥，酒服方寸匕，日三夜再，亦可治百刺，亦和酒塗。」

立之案：瞿麥，爲王不留行一類，其花葉形狀甚相似，功用亦相類。

明目去翳，

黑字云：「養腎氣。」日云：「葉治眼目腫痛。」

破胎墮子，下閉血，

日云：「石竹葉治痔漏並瀉血，作湯粥並得子，治月經不通。」《千金方》：「治産難子死腹中。方 瞿麥一斤，以水八升，煮取一升，服一升，不出，再服。」

敗醬，

黑字云：「八月採，暴乾。」陶云：「葉似豨薟，根形似茈胡，氣如敗豆醬，故以爲名。」蘇云：「多生崗嶺間，葉似水莨及微銜，叢生，花黃根紫，作陳醬色，其葉殊不似豨薟也。」日云：「七、八、十月採。」《蜀本圖經》云：「蛇苺根似敗醬。」《圖經》云：「根紫色，似柴胡，作陳敗豆醬氣，故以爲名。八月採根，暴乾。」

《本草和名》訓「於保都知」，又「知女久佐」。《醫心方》又訓「久知女久佐」，又「加末久佐」。

立之案：古名並未詳。陶所說似「比歧於古志」。蘇所說似山吹草，山吹草即《救荒本草》「石芥」也。《救荒本草》云：「石芥生輝縣鴉子口山谷中，苗高一二尺，葉似地棠菜葉而濶短，每三葉或五葉攢生一處，開淡黃花，結黑子，苗葉味苦，微辣。」

一名鹿腸。

《本草和名》作「鹿腹」。

立之案：古鈔諸本腸、腹互訛者，不遑枚舉，此亦未審何是。黑字云：「一名鹿首，一名馬草，一名澤敗，並謂爲敗醬臭氣也。」

味苦，平。

黑字云：「鹹，微寒，無毒。」《藥性論》云：「鹿醬，臣，敗醬是也。味辛，苦，微寒。」日云：「味酸，又名酸益。」

生川谷。

黑字云：「生江下川谷。」陶云：「出近道。」蘇云：「此藥不出近道，多生崗嶺間。」《圖經》云：「今江東亦有之。」《范子計然》曰：「敗醬出三輔。」（《御覽》）

治暴熱火瘡，赤氣，疥瘙，疽痔，馬鞍熱氣。

黑字云：「除癰腫浮腫，結熱，風痺不足，產後疾痛。」《藥性論》云：「治毒風㾓痺，主破多年凝血，能化膿爲水，及產後諸病，止腹痛，餘疹，煩渴。」日云：「治赤眼障膜，努肉，聤耳，血氣心腹痛結，癥結，產前後諸疾，催生落胞血暈，排膿，補瘻，鼻洪吐血，赤白帶下，瘡痍疥癬丹毒。」《圖經》云：「張仲景治腹癰，腹有膿者，薏苡仁附子敗醬湯。薏苡仁十分，附子二分，敗醬五分，三物擣爲末，取方寸匕，以水二升，煎取一升，頓服之。小便當下，愈。」○《本草經》云：「敗醬似桔梗，其臭如敗豆醬。」（《御覽》）

立之案：暴熱火瘡，謂火傷瘡也。赤氣者，即丹毒之類也。大熱火瘡見「景天」條，熱火瘡見「雞子」下，火瘡見「槐實」下，火瘍見「黃芩」下，並宜併攷。熱氣者，亦謂熱瘡也。凡小瘡隨生隨滅，丹毒之類，蓋古皆偁氣也。

秦皮，

黑字云：「二月、八月採皮，陰乾。大戟爲之使，惡茱萸。」陶云：「俗云是樊槻皮，而水漬以和墨書，青色不脫，徹青，且亦殊薄，恐不必爾。俗方惟以療目。」蘇云：「此樹似檀，葉細，皮有白點而不麄錯，取皮，水漬，便碧色，書紙者，背青色者是。」《圖經》云：「其木大都似檀，枝幹皆青綠色，葉如匙頭許大，而不光，並無花實，根似槐根，俗呼爲自㭬木。」

《本草和名》訓「止禰利古乃岐」，又「多牟岐」。

立之案：「止襧利古」者，舍人子也。舍人陳列庭上之際，不可睡眠。故以秦皮或葉嚙之，則能令不眠，故名「止襧利古乃歧」與「多牟歧」者，檀木之義。與或曰味苦似膽，故名膽木。再攷「多牟歧」者，「多末歧」，玉木也。樹身有白點似珠之義也。

又案：黑字「一名岑皮」。《御覽》引《呉氏本草》曰：「岑皮，一名秦皮。」《本草和名》云：「楊玄操作梣字，並申林反。」《說文》：「梣，青皮木。」《淮南子》云：梣木，色青。因攷岑字，自有青義。《思元賦》云：「飲青岑之玉醪。」可併攷。《呉氏本草》及黑字作「岑皮」，蓋是古字之僅存者。《說文》《淮南子》共作「梣」者，卻是晚近俗篆也。秦即爲岑之假借。《圖經》云「俗呼爲自㮛木」，亦秦之緩呼，重疊爲自尋也。本條秦皮，即《說文》「梣，青皮木」。陸《疏》「檀木。」《御覽》引《廣雅》青檀而正青，滑澤無駁點者也。其有白點者，《爾雅》「魄，榽橀」，《說文》「梔，黃木可染」者是也。蘇注以此物爲本條，非是也。畢竟檀木有青檀、黃檀、六駁三種耳。《齊民要術》卷九合墨法云：「梣，江南樊雞木皮也。其皮如水，綠色解膠，又益墨色。」

味苦，微寒。

黑字云：「大寒，無毒。」蘇云：「俗見味苦，名爲苦樹。」《藥性論》云：「秦白皮，平。」《呉氏本草》云：「神農、雷公、黃帝、岐伯：酸，無毒。李氏：小寒。」立之案：「神農」下恐脫「苦」字。

生川谷。

黑字云：「生廬江川谷及冤句。」《圖經》云：「今陝西州郡及阿陽亦有之。」《建康記》云：「建康出秦皮。」《御覽》《延喜氏》：「秦皮伊勢、若狹、丹波、備中貢之。」

治風寒濕痺，

日云：「皮膚風痺。」**立之案：**秦皮專解血中之濕熱。

洗洗寒氣，

立之案：「洗洗」已解於阿膠下，洗洗寒氣者，乃謂血熱憎寒之證也。蓋「寒氣」二字爲古語，今俗偁「佐牟介」者即是。

除熱，

黑字云：「小兒癇，身熱。」《藥性論》云：「治小兒身熱，作湯浴，差。」日云：「小兒熱驚，退熱。」

立之案：《藥性論》云「去肝中久熱」，即清解血熱之謂也。

目中青翳白膜。

黑字云：「可作洗目湯。」陶云：「俗方惟以療目。」蘇云：「用皮療眼有效。」《藥性論》云：「主明目，兩目赤腫疼痛，風淚不止。皮一升，水煎，澄清，冷洗赤眼極效。」日云：「洗肝明目。」

立之案：《外臺》引謝道人曰：「眼忽腫發痛者，須煮秦皮作湯洗，是主療也。」又引《近效》：「療赤眼及眼睛上瘡。方 秦皮一大兩，以清水一大升，於白瓷椀中浸，春夏一食久以上，看碧色出，即以筯頭纏綿，點下碧汁，仰卧點所患眼中，仍先從大眥中，滿眼著，微痛，不畏量久三、五度，飯間即側臥，瀝却熱汁，每日十度以上，著不過兩日，差。忌酢、蘿蔔。」李諫議《近效方》：「凡苦寒物黄汁出者，皆能療目。黄連、黄蘗、豬膽、鯉魚膽之類是也。」秦皮苦寒尤甚，而漬水，青汁出，木皮中之滋液最多者，與諸膽稍同其效，故以治眼疾。屬實熱諸證，腫痛翳膜無所不用也。《和名抄》：「目翳，俗云比。」棭齊翁曰：今俗有「宇波比」「曾古比」之稱；《説文》訓華蓋，轉爲凡蔽之稱。冰，亦訓「比」，凡訓比者，皆隔物之名。曾孫訓「比古」，亦與此同。《新撰字鏡》：「眚，目生翳也。萬介。」

久服，頭不白輕身。

黑字云：「男子少精，婦人帶下，皮膚光澤，肥大有子。」陶云：「道家亦有用處。」日云：「益精。」

立之案：秦皮清解血中一切濕熱，敗血既去，新血自生，其效至頭不白，皮膚光澤，肥大有子也。

○《本草經》云：「秦皮，味苦，微寒，生川谷。治風濕痺寒氣，除熱，目中青翳，久服頭不白，輕身。生廬江。」《御覽》《吳氏本草》云：「岑皮，一名秦皮。神農、雷公、黄帝、歧伯：酸，無毒。李氏：小寒。或生冤句水邊，二月、八月採。」同上

白芷，

黑字云：「二月、八月採根，暴乾。當歸爲之使，惡旋復華。」《范子計然》云：「白芷，以春取黄澤者，善也。」《圖經》云：「根長尺餘，白色，麄細不等，枝蘚去地五寸已上，春生葉，相對婆娑，紫色，闊三指許，花白微黄，入伏後結子，立秋後苗枯。」竇素君曰：「楊倞《荀子·勸學》注云：《本草》白芷，一名白茝。陶弘景云：即《離騷》所云蘭茝也。《本草和名》白芷，一名蘭茝。出陶景注。足以徵斯本之所佚焉。」

立之案：《本草和名》訓「加佐毛知」，又「佐波宇止」，又「與呂比久佐」，「加佐毛知」與藁本同名，解已見藁本下，「與呂比久佐」者，謂葉葉平敷，共一枝，似甲衣狀，故名與呂比久佐。「與呂比」者，「與呂布」之義，寄合之謂也。

又案：《本草和名》引《雜要訣》：「一名白芝。」與《家語》芝蘭之室合。蓋茝字隸變作芷，又訛作

芷，遂用止音讀。《說文》：「茝，虈也。」「虈，楚謂之蘺，晉謂之虈，齊謂之茝。」《玉篇》：「芷，支視切。白芷，藥名，一名茝。茝，齒改切，香草也。」《廣韻》：「茝，諸市切。香草。」《字林》云：「蘼蕪，別名。又昌待切。」「芷，白芷，藥名是也。」今山城，大和多栽之，大和爲上。又奥州南部有自生者，最良。享保中船載漢種，今蕃殖滿官園，香氣尤勝。

一名芳香，

黑字云：「一名白茝，一名虈。」陶云：「道家以此香浴，去尸蟲。又用合香也。」

味辛，溫。

黑字云：「無毒。」《藥性論》云：「君。」

生川谷。

黑字云：「生河東川谷下澤。」陶云：「今出近道，處處有，近下濕地東間甚多。」《范子計然》云：「出齊郡。」《圖經》云：「今所在有之，呉地尤多。」

治女人漏下，赤白，血閉陰腫。

《藥性論》云：「能治心腹血刺痛。主女人血崩，療婦人瀝血腰痛，能蝕膿。」日云：「補胎漏滑落，破宿血，補新血，乳癰發背瘰癧，腸風痔瘻，排膿瘡痍疥癬，止痛。」《千金》：「治風搔隱軫。方　白芷根葉煮汁，洗之。」

立之案：《衍義》云：「今人用治帶下，腸有敗膿，淋露不已，腥穢殊甚，遂至臍腹更增冷痛。此蓋爲敗膿血所致，卒無已期，須以此排膿。白芷一兩，單葉紅蜀葵根二兩，芍藥根白者、白礬各半兩，礬燒枯，別研，餘爲末，同以蠟丸，如梧子大，空肚及飯前米飲下十丸或十五丸，俟膿盡，仍別以他藥補之。」

寒熱風頭，

黑字云：「療風邪，久渴，吐嘔，兩脅滿，風痛頭眩。」《藥性論》云：「除風邪。」《子母祕錄》：「治小兒身熱。白芷煮湯浴兒，避風。」

侵目淚出，

黑字云：「目痒。」《藥性論》云：「明目止淚出。」日云：「治目赤努肉。」

立之案：白芷辛香，能溫散風邪，入血中係肝經者，故治侵目淚出也。侵目者，謂目眶常侵潰赤爛也。《靈樞・熱病篇》云：「木者，肝也。熱病云云。筋躄目浸，索筋於肝。」則浸是侵俗字。張介賓曰：「目浸者，淚出不收也。」《釋名》：「目生膚入眸子曰浸。」浸，侵也。言侵明也。亦言浸淫，轉大也。則《本經》作「侵」爲正字。《靈樞》《釋名》共作「浸」，爲俗字也。《醫方類聚》百八十二（四十一ヲ）引《和劑局方》云：「或肛邊生瘡，赤爛侵漬。」乃與此所云「侵目」同義，而此云侵目者，《釋名》所云「浸」是也。謂努肉也。《病源・目睢候》云：「風客於瞼膚之間，所以其皮緩縱，垂覆於目，則不能開，世呼爲睢目，亦名侵風。」所云「侵風」與「侵目」自別，唯錄存攷。

長肌膚，潤澤，可作面脂。

黑字云：「可作膏藥面脂，潤顏色。」日云：「生肌，去面皯疵瘢。」○《本草經》云：「白芷，一名芳香，味辛，溫，生河東。」（《御覽》）《吳氏本草》云：「白芷，一名虈，一名符離，一名澤芬，一名葩。」（上同）

杜若，

黑字云：「二月、八月採根，暴乾。得辛夷、細辛良。惡茈胡、前胡。」陶云：「葉似薑而有文理，根亦似高良薑而細，氣味辛香。又絶似旋覆根，殆欲相亂，葉少異爾。」《楚詞》云：「山中人兮芳杜若。」蘇云：「杜若，苗似廉薑，生陰地，根似高良薑，全少辛味。陶所注旋復根，即眞杜若也。」《蜀本圖經》云：「苗似山薑，花黃赤，子赤色，大如棘子，中似豆蔻。」

立之案：《說文》「若」下「一曰杜若，香草」。蓋「若」爲正名。《子虛賦》云：「衡蘭芷若。」乃謂杜衡、蘭草、白芷、杜若四物也。杜，根也，此物用根，故云杜若。黑字「一名若芝」，是併言杜若、白芝，誤爲一物也。《本草和名》云：「唐。」岩崎常正以高良薑一種青之熊竹蘭充之，未可也。

一名杜衡，

陶云：「此物一名杜衡，今別有杜蘅，不相似。」《范子計然》云：「杜蘅，杜若也。」《證類》

立之案：其根橫行，故名杜衡。黑字「一名杜連，一名白連」，共爲同義。又「一名白芩」，「芩」恐「黔」假借。《廣韻》：「黔，黃色。」乃謂根黃白色也。與黑字「杜蘅」爲同名異物。

味辛，微溫。

黑字云：「無毒。」陶云：「味辛香。」蘇云：「全少辛味眞也。」

生川澤。

黑字云：「生武陵川澤及冤句。」陶云：「今處處有。」蘇云：「生陰地。」《蜀本圖經》云：「今出硤州嶺南者甚好。」《范子計然》云：「出蜀郡漢中，大者大善。」《圖經》云：「今江湖多有之。」

治胸脅下逆氣，溫中。

立之案：此物辛溫，下胸氣者，亦有飲令然之證也。後世用莪朮、欝金之類，與杜若同理。蓋白字唯有杜若，而用根是高良薑、廉薑、山薑類。用根者，其主治皆同，爲其一類可知也。

風入腦戶，頭腫痛，多涕淚出。

黑字云：「眩倒目䀮䀮，止痛，除口鼻氣。」

立之案：杜若治風頭痛及淚出，亦與芎藭、藁本同理。凡辛香之藥，皆能通貫上部，千絡百筋，無所不至也。涕、淚古今字，而二字連用者，古多有此例。《文選・褚淵碑文》張銑注云：「平如秤稱焉。蘇甦齝齝。」見《日本靈異記》。怔忪，見《直指方・眩暈門》蘇合香圓下。《廣韻・至韻》：「淚，力遂切。涕淚。」又《霽韻》：「涕，他計切，涕淚。」蓋涕淚連用，其來也久。詳見「曾青」條下

久服，益精明目，輕身。

黑字云：「令人不忘。」○《本草經》云：「杜若，一名杜衡。」

本草經卷中 四

蘗木

黑字云：「惡乾漆。」《蜀本圖經》云：「黄蘗，樹高數丈，葉似吳茱萸，亦如紫椿，皮黄。」《圖經》云：「葉經冬不凋，皮外白，裏深黄色。」

立之案：《本草和名》訓「歧波多」。《和名抄》《新撰字鏡》同訓。蓋「歧波多」者，黄肌，即爲皮裏黄色之義。《萬葉集》皮字訓「波多」。《和名抄》膚訓「波太倍」是也。《説文》：「檗，黄木也。」《本草和名》引《釋藥性》作「檗木」，爲正字。《廣韻》「檗，俗作蘗」。又案：「檗木，可擘皮以入藥，染用，故名。」《廣韻・麥韻》檗、擘同音，可以爲徵也。

一名檀桓。

《本草和名》引《釋藥性》：「檀桓，一名檠根。案：檠，亦檕假字。與梔梘同。」《説文》：「梔，黄木。」

立之案：《新修》作：「一名檀桓根，名檀桓。」《證類》：「根，一名檀桓。」因攷檀桓即檗木一名，以爲根名，出黑字也。《説文》：「檀，木也。」《毛詩・伐檀》《傳》曰：「檀，彊刃之木。」《疏》云：「檀材可以爲車。」並似云黄蘗。而陸機《詩疏》云：「檀木皮，正青滑澤，與檕迷相似。」所謂檀木，似指秦皮，非黃蘗也。蘇注秦皮云：「似檀葉，細，皮有白點而不麄錯，取皮，水漬，便碧色。」所云似檀者，謂似黃蘗也。陳云：「蘇云檀似秦皮。」今無此文。陸機《毛詩疏義》云：「六駮馬梓，其樹皮青白駮犖，遙視似馬，故謂之駮馬。」《御覽》崔豹《古今注》云：「六駮山中有木，葉似豫章，皮多癬駮，名六駮木。」所云六駮，與蘇所說秦皮形狀相合。然則，陸云馬梓者，即馬梣之假借，梣樹之一種。樹皮青白，駮犖似馬呼連錢者，故名。非梓桐字，音義應自別矣。《御覽》魄條引《廣雅》云：「青檀似奚榼。語曰：齊人斫檀，奚榽先殫。」今本《廣雅》無攷。《廣雅》二字恐訛，或《廣志》訛。所謂青檀，即陸疏所云檀木。《說文》所云「梣，青皮木」，而秦皮，皮無駮點者是也。其有白駮點者，乃《爾雅》「魄，榽橀」郭注云：「魄，大木，細葉似檀，今江東多有之。」蓋「魄」即與白、駮同音同義。榽橀，《釋文》本亦作醯。《方言六》云：「傒醯，危也。東齊椅物而危謂之傒醯。」《玉篇》：「椅，戴也。」即危之緩言爲傒醯也。此樹直立危然，故名奚醯歟。陶注秦皮曰：「俗云樊槻皮，而水漬以和墨，青色不脫。」所云樊槻皮者，槻木皮，水漬以和墨，青色不脫，色不脫似不用樊石，而與用樊石者同，故以名樊槻皮。槻，和名「都岐」，是亦樊槻之義，即染之碧色，附著不脫之謂也。「奚醯」之反爲槻，則《爾雅》「魄，榽橀」，《本草》「秦皮」蘇注，陸機所說六駮及槃迷是也。凡似蘗木、梣木而相類者，其樹有數種，故致此錯亂。皇國所産就中亦有數種，可以其皮色及味爲之辨別也。

又案：檀桓，即檀之緩言，猶昌陽、椒聊之例，以爲根名。蓋黑字諸家之所定，非古義也。《子虛賦》：「欃檀。」孟康《漢書音義》曰：「欃，檀別名也。」《索隱》曰：「欃，音讒。」《皇覽》云：「孔子墓後有欃檀樹也。」《御覽》引《聖賢冢墓記》作「孔子墓有檀樹」。然則欃桓之爲檀，猶檀桓之爲檀，亦析蓂作蔑析，萹蓄作畜瓣之例耳。黃疸之疸，蓋古作黃檀，黃色似蘗皮之義，後去木從疒，作⿸疒亶，又省作疸。《說文》只訓「黃病」，而其本字、本義無有知焉者。今究黃木之檀，而延及黃病之疸，原流當如此耳。疸說詳見《序錄》中。《醫方類聚》百八十四六十八ヲ引《備預百要方》：「諸痔。方　黃檀葉，焙乾，細末，粥下。」

（眉）約之案：《玉篇》：「槻，吉維切。木名。」《廣韻》五・支：「槻，木名，堪作弓材。」皇國古訓ツキ，蓋強木之義。即今ケヤキ類之大名ツキ也。但ケヤキ之名，後世俗呼也。古訓則ツキ也，之良久奴岐也，奈美久奴岐也，此三名也。之良久奴岐，奈美久奴岐二名，見《本草和名》舉樹皮下。舉樹《本草》黑字昉出，即今ケヤキ是也。今エノキ亦ケヤキ之屬，但ケヤキ上喬舉竦也。エノキ下垂扶疏也。エノキ蓋柄木，言強幹剛楨，故堪刀斧之柄也。古來言語姓氏，憩庥諸事，用ツキ者太多，與今用ケヤキ爲道標、蹊栞及翳薈之用相同也。知與「秦皮，一名樊槻」字全別，樊槻即圃樊槻埒之義，非此用也。ツキ用欟，日本字也。今江戶工商隊皮ケヤキ板，稱ツキノ板。

味苦，寒。

黑字云：「無毒。」《藥性論》云：「黃蘗，使，平。」日云：「身皮力微，次於根。」

生山谷。

黑字云：「生漢中山谷及永昌。」陶云：「今出邵陵者，輕薄色深爲勝。出東山者，厚重而色淺。」《蜀本圖經》云：「今所在有，本出房商合等州山谷。」《圖經》云：「今處處有之，以蜀中者爲佳。」

治五藏腸胃中結氣熱，

黑字云：「療驚氣在皮間，肌膚熱赤起，目熱赤痛，口瘡。」日云：「安心除勞，治骨蒸，殺疳蟲，治蚘心痛。」

立之案：色黃味苦，能清解血熱，與黃連相似。但黃連深黃濃苦，與黃蘗淺黃輕苦自別。故黃連專治結胸及心下悸，端的逐水飲，除結熱之義也。黃蘗主治腸胃中血熱，比黃連稍爲緩輕，後世謂黑炒黃蘗，以制膀胱命門之伏火者，乃日華子所云「安心除勞」之義也。

黃疸，腸痔，

日云：「蜜炙，治腸風瀉血後分急熱腫痛。」

立之案：《傷寒論・陽明篇》：「傷寒身黃發熱，梔子蘗皮湯主之。方　肥梔子十五箇，甘草一兩，黃蘗二兩，右三味以水四升，煮取一升半，去滓，分溫再服。」《金匱》：「黃疸腹滿，小便不利而赤，自汗出，此爲表和裏實，當下之，宜大黃消石湯。方　大黃、黃蘗、消石各四兩，梔子十五枚，右四味，以水六升，煮取二升，去滓，內消石，更煮取一升，頓服。」並清血解熱之劑也。凡黃色者，皆能除血熱，黃疸亦血鬱之證。古人以爲脾土敗而見其本色者，非是黃色者，即鬱血之色，猶紅花、蘇木煮汁，其色黃，煎練則至其色深紅。（蘭軒先生已有此說，予今演之。）嘗聞一賣魚人，誤傷手濺血，黃色恰如金，後忽病黃，亦因血之徵。

又案：腸痔者，即內痔。猪懸蹄下云：「五痔伏腸，亦謂腸痔也。」腸痔是五痔中之一證，而五痔中只腸痔、血痔二證在腸中，他三痔並謂在外之瘡痔也。然則痔者，外瘡之名也，必矣。餘見於《序錄》及槐實下。

止泄利，

陳云：「蟲瘡痢下血，殺蛀蟲。」《金匱》：「熱利下重者，白頭翁湯主之。方　白頭翁二兩，黃連、黃蘗、秦皮各三兩，右四味，以水七升，煮取二升，去滓，溫服一升，不愈，更服。」

女子漏下赤白，陰陽蝕瘡。

陳云：「主熱瘡皰起。」《藥性論》云：「主男子陰痿。治下血如雞鴨肝片，及男子莖上瘡，屑末傅之。」日云：「洗肝，明目，多淚，口乾，心熱。」《葛氏方》：「男子陰瘡損爛，水煮黃蘗，洗，白蜜塗之。」又云：「卒喉痺，取黄蘗片，切，含之。」又：「黄蘗一斤，㕮咀，酒一斗，煮三沸，去滓，恣飲便愈。」**立之案**：治陰陽蝕瘡與口舌糜爛，其病機同一，用藥亦不異，所以咽喉與肺葉，其際甚相近。肛門與腸胃，亦相鄰接，故下焦有熱，則咽喉乾燥，痔疾忽愈，則口舌生瘡。今俗有目病點藥，能治痔疾之言也。

枝子

立之案：原作「梔子」，古無「梔」字，今據《新修》正。而再案《太平御覽》引《本草經》及諸書，並作「支子」。《藝文類聚》同，宜從改作「支子」也。

黑字云：「九月採實，暴乾，解玉支毒。」陶云：「亦兩三種小異，以七道者爲良。經霜乃取之，今皆入染用，於藥甚稀。玉支即躑躅萌也。」雷公云：「凡使勿用顆大者，號曰伏尸梔子，無力。須要如雀腦并鬚長，有九路，赤色者上。」《圖經》云：「木高七、八尺，葉似李而厚硬，又似樗蒲子。二、三月生白花，花皆六出，甚芬香，俗說即西域薝匐也。夏秋結實，如訶子狀，生青熟黄，中仁深紅，此亦有兩三種，入藥者山梔子。方書所謂越桃也。皮薄而圓，小刻房，七稜至九稜者爲佳。其大而長者，乃作染色。又謂之伏尸梔子，不堪入藥用。」

立之案：支子，名義未詳。《本草和名》訓「久知奈之」。《和名抄》《新撰字鏡》梔、支子同訓。《和名抄》云：「今案醫家書等用支子二字。」而今所傳宋刻諸醫書皆作「梔子」，《醫心方》引之，皆作「支子」。又史《漢·司馬相如傳》注，謝靈運《山居賦》自注，《御覽》引《本草經》《地鏡圖》《晉令》《晉宮閣名》《遊名山志》《葛洪方》，並作「支子」。《天武十年紀》《新撰字鏡》《大膳式》皆同。但《漢書·貨殖傳》曰：「巵茜千石。」作「巵」不作「支」。據此，則支子之名，只在音而不在義，可知也而已。《説文》：「巵，圜器也。一名觛。」角部云：「觛者，小巵也。」據此，則巵子形似巵，故名之。猶罌實、覆盆之例。巵形未詳。今就巵子之狀，却得巵之形，可乎。

又案：《說文》：「縳，白鮮巵也。縞，鮮巵也。」《漢書・地理志》顏注云：「縞，鮮支也。」《司馬相如傳》注同。是亦巵、支通用之證也。蓋云巵、云支，共謂黃色也。

一名木丹。

立之案：《圖經》云：「子中仁深紅。」木丹之名，蓋亦此義。謂木實中人，其色如丹也。

味苦，寒。

　黑字云：「大寒，無毒。」

生川谷

　黑字云：「生南陽川谷。」陶云：「處處有。」《圖經》云：「今南方及西蜀州郡皆有之。」《御覽》引《遊名山志》云：「樓石山多支子也。」

治五内邪氣，胃中熱氣，

　黑字云：「胸、心、大小腸大熱，心中煩悶，胃中熱氣。」《藥性論》云：「山梔子，殺䗪蟲毒，去熱毒風，利五淋，主中惡，通小便，解五種黃病，治時疾，除熱及消渴，口乾。」《衍義》云：「梔子，仲景治發汗吐下後，虛煩不得眠。若劇者，必反覆顛倒，心中懊憹，梔子豉湯治之。虛，故不用大黃，有寒毒故也。梔子雖寒，無毒，治胃中熱氣，既亡血亡津液，腑藏無潤養，内生虛熱，非此物不可去。張仲景《傷寒論》已著。又治心經留熱，小便赤澀，去皮山梔子火炮，大黃、連翹、甘草炙等分，末之，水煎三、二錢匕，服之無不效。」

面赤、酒皰、皶鼻，白癩、赤癩，瘡瘍。

黑字云：「目熱赤痛。」《藥性論》云：「明目，目赤腫病。」《食療》：「去瘖啞，紫癜風，黃疸，積熱，心燥。」

《醫心方》引龍門方火燒瘡。方 支子二七枚，蜜三合，漬，塗，日三。

立之案：此物能解血熱，而兼滋潤，故不論邪之有無，與氣之虛實，皆通治之也。○《本草經》云：「支子，一名木丹，葉兩頭尖，如樗蒲形，剥其子，如蠒而黃赤。」《御覽》

合歡，

陶云：「嵇公《養生論》亦云：合歡蠲忿，萱草忘憂。」合歡，舉俗無識之者，當以其非療病之功，稍見輕略，遂致永謝，猶如長生之法，人罕敦尚，亦爲遺棄也。」蘇云：「此樹生葉似皂莢、槐等，極細。五月花發，紅白色，名曰合歡，或曰合昏，秋實作莢，子極薄細。」陳云：「葉至暮即合，故云合昏也。」蜀本《音義》云：「樹似梧桐，枝弱，葉繁，互相交結，每一風來，輙似相解了，不相牽綴，樹之階庭，使人不忿。」日云：「夜合皮，又名合歡樹。」《御覽》引《風土記》云：「夜合葉晨舒而暮合，一名合昏。」《圖經》云：「五月花發，紅白色，瓣上若絲茸，然採皮及葉，用不拘時月。」《衍義》云：「合歡花，其色如今之蘸暈線，上半白，下半肉紅，散垂如絲，爲花之異。」《本草和名》訓「禰布利乃歧」。《和名抄》同。《伊呂波字類抄》載睡樹字。廣本《和名抄》引《弁色立成》同

立之案：合歡即合昏，一音之轉。而比目、比翼之類，令其字面清佳耳。《廣韻》：「棔，合棔，木名。」朝舒暮歛，則棔爲合昏木之字，非古字也。昔爲甘草，蕀爲五味之例也。

又案：凡皂莢、合歡之類，小葉排列，數葉相對以成一葉者，皆夜合晝開。苦參、紫藤、胡枝之類，亦

夜合也。

味甘，平。

黑字云：「無毒。」

生川谷。

黑字云：「生益州川谷。」蘇云：「所在山澗中有之。今東（疑脫「西」）京第宅山池間亦有種者。」《圖經》云：「今近京雍洛間皆有之，人家多植於庭除間。」

安五藏，和心志，令人歡樂無憂。

《古今注》云：「欲蠲人之憂，贈以丹棘。丹棘，一名忘憂。欲蠲人之忿，贈以青裳。青裳，一名合歡，能忘忿。枝葉繁弱，互相交結，每一風來，輒自相解，不相牽綴。嵇康種之舍前。」《御覽》

久服輕身明目，得所欲。

陳云：「合歡皮殺蟲，擣爲末，和鐺下墨，生油調塗蜘蛛咬瘡，及葉並去垢。」日云：「夜合皮殺蟲，煎膏，消癰腫，並續筋骨，葉可洗衣垢。」

立之案：合歡皮，蓋順血、利血之藥，故後世多爲打撲之藥。國方一物醋炒爲末，酒服，以治婦人血運諸證，每每有驗。〇《本草經》云：「合歡味甘，平，生川谷。安五藏和心氣，令人歡樂無憂。久服輕身，明目。生益州。」《御覽》《神農本草》云：「合歡生豫州河內川谷，其樹似狗骨樹。」同上

衛矛

黑字云：「八月採，陰乾。」陶云：「其莖三羽，狀如箭羽，俗皆呼爲鬼箭，而爲用甚希。用之削取皮及羽也。」《圖經》云：「三月以後生莖，苗長四、五尺許，其幹有三羽，狀如箭翎，葉亦似山茶，青色。八

月、十一月、十二月採條莖，陰乾。其木亦名狗骨。」《衍義》云：「衛矛，葉絶少，其莖黄褐色，若蘗皮，三面如鋒刃。」《本草和名》訓「加波久末都都良」，又「久曾末由美乃加波」。《和名抄》同。《和名抄》以檀訓「末由美」。

立之案：單云「末由美」者，蓋今俗呼山錦木者是也。此物無箭羽，故對之云有羽者爲「久曾末由美」，以其樹不至高大也。又對之云枝條屈曲者爲「波比末由美」。古以充杜仲，今俗呼正木是也。此杜仲一種，而非衛矛類也。衛矛有數種，唯以有羽者爲眞。掖齋翁曰：「箭羽名衛，故鬼箭又名衛矛。」《釋名》云：「矢旁曰羽，如鳥羽也。齊人曰衛，所以導衛矢也。」《士喪禮記》「翭矢一乘，骨鏃短衛」鄭注云：「凡爲矢五分笴長而羽其一。」《疏》云：「謂之衛者，以其無羽則不平正，羽所以防衛其矢不使不調，故名羽爲衛。」《攷工記》「矢人設羽矢而搖之，以眡其豐殺之節也」鄭注云：「今人以指夾矢儛衛是也。」王念孫曰：「羽、衛，聲之轉，衛之言䎗也。」《廣雅》云：「䎗，羽也。羽謂之䎗。箭羽謂之衛，聲義同矣。」

一名鬼箭。

陶云：「俗皆呼爲鬼箭。」《藥性論》云：「鬼箭，一名衛矛。」日華子云：「鬼箭羽。」《廣雅》云：「鬼箭，神箭也。」《御覽》引《吳氏本草經》云：「鬼箭，一名衛與。」

味苦，寒。

黑字云：「無毒。」《藥性論》云：「使，有小毒。」日云：「味甘，澀。」《御覽》引《吳氏本草經》云：「神農、黄帝、桐君：苦，無毒。」

生山谷。

黑字云：「生霍山山谷。」陶云：「山野處處有。」《圖經》云：「今江淮州郡或有之。」《衍義》云：

「所在山谷皆有之，然未嘗於平陸地見也。」《吳氏本草經》云：「或生野田。」《御覽》

治女子崩中下血，

黑字云：「令陰中解。」《開寶》云：「醫家用鬼箭療婦人血氣，大效。」《藥性論》云：「能破陳血，能落胎。」日云：「通月經，止血崩帶下及産後血咬肚痛。」

腹滿汗出，除邪，殺鬼毒蠱注，

黑字云：「中惡腹痛，去白蟲，消皮膚風毒腫。」《藥性論》云：「主中惡腰腹痛及百邪鬼魅。」日云：「破癥結，殺腹藏蟲。」《衍義》云：「人家多燔之遺祟，方家用之亦少。」

立之案：衛矛，苦寒破血之最者，以其天然具箭形，亦能殺鬼蠱也。

又案：鬼毒蠱注者，即鬼注蠱毒。豬苓下云：「解毒蠱注不祥。」是代鬼以「不祥」二字，即鬼注蠱毒之倒草法。戎鹽下云「毒蠱」，亦蠱毒倒言也。○《本草經》云：「衛矛，一名鬼箭。味苦，寒，生山谷。治女子崩中下血，腹滿汗出，除邪殺鬼毒。生霍山。」《御覽》《吳氏本草經》云：「鬼箭，一名衛與。神農、黃帝、桐君：苦，無毒。葉如桃如羽，正月、二月、七月採，陰乾。或生野田。」上同

紫葳，

陶云：李云是瞿麥根，今方用至少。《博物志》云：「郝晦行華草於太行山北得紫葳華。」必當奇異，今瞿麥華乃可愛，而處處有，不應乃在太行山。且又標其華葉，恐亦非瞿麥根。《詩》云：「有苕之華。」郭云：「陵霄藤。」亦恐非也。蘇云：紫葳，此即陵霄也。花及莖葉俱用。案：《爾雅·釋草》云：「苕，一名陵苕。黃華蔈，白華茇。」郭云：「一名陵時，又名陵霄」。《本草》云：「一名陵苕，一名茇華。」即用花不用根也。山中亦有白花者。案：瞿麥花紅，無黃白者。紫葳、瞿麥皆《本經》所載。若用瞿麥根爲紫

蕨，紫葳何得復用莖葉。體性既與瞿麥可異，生處亦不相關。郭云陵霄，此爲眞説。

立之案：陶引李當之以爲瞿麥根，然疑其非。又引郭璞云陵霄藤，亦恐非也。然則，陶未詳爲何物也。陸機《詩疏》云：《本草》云「陵苕，一名陵時，一名鼠尾。似王芻，生下濕水中。七月、八月華紫，似今紫草，可以染皂，煮，沐頭髮即黑。葉青如藍而多華」。（《御覽》）今《本經》無此文。蓋古《本草》有此文歟。

又案：《詩・正義》引陸機《疏》云：「一名鼠尾，生下濕水中。七、八月中華紫，似今紫草華，可染皂，煮以沐髮即黑。」此必是陸機之原文，可從也。《御覽》所引，蓋宋臣據《詩正義》誤混引《本草》，不可從也。宜從《詩正義》所引，以無「似王芻」，及「葉青如藍而多華」等字爲是矣。凡《御覽》所引諸書，若修文殿舊文則可取以爲徵，若宋臣增注，則不可據也。（如藍，恐如蘭訛。猶天名精，白字「一名蝦蟆藍」，黑字「一名蟾蜍蘭」之例也。）陶氏以來，別黑字鼠尾爲一條，以紫葳爲陵霄藤也。黑字云：「生西海川谷，生山陽者。」陶引《博物志》於太行山北得者，並是陵霄藤之説也。此物有毒，非可入中品也。《古本草》所説，即《爾雅》所云「葝鼠尾」。孫炎曰：「鼠尾，可染皂也。」（《御覽》）《吳氏本草》云：「鼠尾，一名葝，一名山陵翹。治痢也。」（同上）黑字（下品）「鼠尾草，味苦，微寒，無毒。主鼠瘻寒熱，下痢膿血不止。白花者主白下，赤花者主赤下。一名葝，一名陵翹。生平澤中。四月採葉，七月採花，陰乾。」陶云：「田野甚多，人採作滋染皂。又用療下瘻。當濃煮取汁，令可丸服之。今人亦用作飲。」《蜀本圖經》云：「所在下濕地，有葉如蒿，莖端夏生四、五穗，穗若車前，有赤、白二種花，七月採苗，日乾，用之。」陳云：「鼠尾草平，主諸痢，煮汁服，亦末服。紫花莖葉堪染皂，一名烏草。又名水青也。」《圖經》云：「今所在有之。惟黔中人採爲藥。」《外臺》引《肘後》：「療重下。方：鼠尾草，右一味以濃煮，煎如薄飴糖，服五合至一升，日三，赤下用赤花者，白下用白花者，佳也。文仲《備急》同。」

立之案：所云鼠尾草，俗呼田村草者是也。加州俗呼爲芽黑草，即可染皂之證也。此物有春、夏、秋三種，以秋之田村草爲本條。山野多自生，經冬不枯，脚葉搨地叢生，葉背紫色，向春暖，漸變綠色葉，五葉末三葉，本二葉，對生有鋸齒。又七葉末三葉，本兩對二節，又有分枝，似小升麻葉者。春、夏漸抽，方莖七、八寸，葉對生，梢葉三葉或一葉。八月成，長穗，開花似山薄荷花，而淡紫色。又有白花者，皆六七萼連綴一節，層層至尺餘。又有夏之田村草，生山間幽谷。五、六月開花，花大，深紫色，可愛。又有春之田村草，苗葉花穗共小，莖葉共青，春末開花，白色，至小。

又案：《本草和名》紫葳，訓「乃宇世宇」，又「末加也歧」。今俗呼「乃宇世無加都良」者是也。《醫心方》卷廿四背記云：紫葳，《本草》云：威靈仙，一名能消。注云：先於衆草。莖青，數葉相對，花淺紫。何以得知紫葳即能消，是草部文也。又木部云：紫葳，一名陵苕，一名茇華。蘇敬云：此即凌霄花。《爾雅》云，苕一名陵苕。黄華云云。是木部紫葳歟。於威靈仙者，不甘心之據此語，則「乃宇世宇」者，謂葳靈仙歟。抑古所謂葳靈仙者，乃是鼠尾草歟。可深攷也。陶引李說瞿麥根，辨其非。又引《博物志》於太行山北得紫葳華，云且有樹，其莖葉恐亦非瞿麥根。

味酸，微寒。

黑字云：「無毒。」又云：「莖葉苦，無毒。」《藥性論》云：「紫葳，臣，一名女葳。畏鹵鹹，味甘。」

立之案：日云，根云，云花葉功用同。又云，凌霄花，治酒皶熱毒云云。因攷前說，根花葉功用，蓋是鼠尾草之紫葳，而與後說凌霄花之紫葳各別舉之，尚未全誤也。黑字云：「鼠尾草，味苦，微寒，無毒。」陳云鼠尾草，平。所云苦，微寒無毒，與紫威黑字「莖葉味苦，無毒」合，可徵，白字紫威即是黑字鼠尾也。

生川谷。

黑字云：「生西海川谷及山陽。」《御覽》引《本草經》云：「生川谷，生西海。」又引《建康記》云：「建康出紫威。」又引《范子計然》云：「紫威出三輔。」又引《吳氏本草》云：「或生眞定。」

立之案：黑字鼠尾草，生平澤中。陶云田野甚多，《蜀本》云所在下濕地有之，《圖經》云今所在有之。所云「平澤下濕」，共與《本經》「川谷」合。但《本經》以遠於人間者稱之，故云川谷。黑字以在人間者稱，故云平澤。又出建康三輔者，亦似斥近於人間者，宜攷。

治婦人乳餘疾，崩中，癥瘕，血閉寒熱，羸瘦，養胎。

黑字云：「莖葉味苦，無毒。主瘻癧，益氣。」《藥性論》云：「主熱風風癇，大小便不利，腸中結實，止産後奔血不定，淋瀝，安胎。」日云：「根治熱風身痒，遊風風瘮，治瘀血帶下。花葉功用同。」又云：「凌霄花治酒皶熱毒風，刺風，婦人血膈遊風，崩中帶下。」

立之案：黑字云：「一名陵苕，一名茇華。」是據《爾雅》「苕，陵苕。黃華，蔈。白華，茇」之文也。郭注云：「一名陵時。」《本草》云，又云：苕、華色異，名亦不同。音沛。《詩·正義》引某氏曰：「《本草》云：陵時，一名陵苕。」又引舍人曰：「苕，陸苕也。黃華名蔈，白華名茇，別華色之名也。」《齊民要術》引孫炎云：「苕、華色異名者。」而《御覽》引孫炎與郭同。然則郭用古說，故以苕之花色異，各立名也。今《說文》以艸之白華爲茇之言律，則蔈苕之黃華，亦似當作艸之黃華。今本《說文》據《爾雅》淺人妄改者無疑。其次與「苕，艸也」相縣隔而廁葩、葉、英、荄之間，非苕華之字，可以徵也。則《爾雅》《說文》苕字，及《詩》苕之華，並皆《本草經》白字之紫威，而鼠尾草是也。鄭《詩·箋》云：「陵苕之華，紫赤而繁。」與陸《疏》所說鼠尾政合。《爾雅》又別有葝鼠尾者，猶《本草》黑字別有鼠尾，古名爲苕，新名爲葝，故二所出之，此例甚多，不啻此也。

又案：紫威者，蓋花紫色而威蕤然之義，其花穗細長如鼠尾，故又名鼠尾。「紫威」之反爲苕，又爲時，故又名陵苕、陵時。陵苕又轉爲陵翹。《御覽》引《吳氏本草》云「鼠尾，一名葝，一名山陵翹」是也。

又案：瞿麥，亦名紫威。陶引李當之云是瞿麥根。《御覽》引吳氏云：「紫威，一名瞿麥，一名陵居腹，一名鬼目。」蓋「陵」、「陝」訛。陝居腹、鬼目，共瞿麥之音轉。而陝居腹與巨句麥同例。○《本草經》云：「紫威，一名芰華，一名陵苕。味鹹，微寒，無毒。生川谷。治婦人乳餘疾崩中癥血，寒熱，養胎。生西海。」《御覽》《吳氏本草》云：「紫威，一名武威，一名瞿麥，一名陵居腹，一名鬼目，一名芰華。神農、雷公：酸。岐伯：辛。扁鵲：苦鹹。黄帝：甘，無毒。如麥根黑。正月、八月采，或生眞定。」同上又云：「鼠尾，一名葝，一名山陵翹。治痢也。」同上

無夷，

黑字云：「三月採實，陰乾。」陶云：「今唯出高麗，狀如榆莢，氣臭如狃，彼人皆以作醬食之。」《圖經》云：「大抵榆類而差小，其實亦早成，此榆乃大，氣臭如犱。《爾雅・釋木》云：無姑，其實夷。郭璞云：無姑，姑榆也。生山中，葉圓而厚，剥取皮合漬之，其味辛香，所謂蕪荑也。又《釋草》云，莁荑，蔱蘠。注云，一名白蕢。而與《本經》一名蕨蘠相近。蘇恭云：蔱蘠，蕨蘠字之誤也。然莁荑，草類。蕪荑，乃木也。明是二物。或氣類之相近歟。」陳云：「此山榆仁也。」《衍義》云：「蕪荑，有大小兩種。小蕪荑即榆莢也。揉取仁，醖爲醬，味尤辛。入藥，當用大蕪荑，別有種。然小蕪荑醖造多假以外物相和，不可不擇去也。」

《本草和名》訓「比岐佐久良」，又「也爾禮乃美」。

立之案：皇國無夷無有之，故以「爾禮」充之也。《說文》：「梗，山枌榆，有朿，莢可爲蕪夷也。」《集韻》：「牡橭，木名，山榆也。」《齊民要術》云：「山榆人，可以爲蕪荑。」《廣雅》云：「山榆，毋估也。《易》枯楊生荑。」《釋文》引鄭注云：「枯謂无姑，山榆荑木更生，謂山榆之實。」《御覽》引《爾雅》「無姑」作「無枯」。《秋官》：「壺涿氏：以牡橭午貫象齒。」杜子春注云：「橭，讀爲枯。枯，榆木名。」《廣志》云：「有枯榆，有郎榆。」《春秋繁露·郊語篇》云：「蕪荑生於燕，橘柚死於荊。」《急就篇》云：「蕪荑鹽豉醯酢醬。」顔師古注云：「蕪荑，無姑之實也。無姑，一名橭榆，生於山中，其莢圓厚，剥取樹皮，合漬而乾之，成其辛味也。」《爾雅》曰：「無姑，其實夷，故謂之蕪荑也。」蓋謂無姑，亦謂之姑無夷，又謂之夷，疊言、單稱之異耳。無姑、毋姑、牡橭，共曼胡之假音。後世所謂糢糊是也。《莊子·說劍》「曼胡之纓」《釋文》引司馬注云：「曼胡之纓，謂麤纓無文理也。」《御覽》引劉欣期《交州記》云：「蚼蠯四足，漫胡無指。」《釋名》：「胡餅作之大漫冱也。」畢阮（當作「沅」）校注云：『《說文》無「漫」字，當作吩胡。」案：大鄭注《周禮》鼈人云：「互物謂有甲吩胡，龜鼈之屬，則吩胡乃外甲兩面周圍蒙合之狀，胡餅之形似之，故取名也。」』姑榆莢圓而厚，其狀曼胡，故名無姑。無姑，原是莢之名，轉而爲木名。故《爾雅》云：「無姑，其實夷是也。」因攷「無夷」與「無姑」，亦一聲之轉，共爲莢名。《本經》云「無夷，一名無姑」是也。比《爾雅》以無姑爲樹名，以夷爲實名，則其說爲稍古矣。又《說文》：「醔䤈，榆醬也。」說者謂是爲榆人醬之字，與無夷醬用山榆莢者爲各物。余謂恐不然。無論白榆與山榆，共言無夷醔䤈，皆以榆莢爲醬之名也。《說文·酉部》醔䤈，即木部梗下之蕪荑，爲一物也必矣。王引之注《廣雅》，郝懿行之解《爾雅》，未究此義，何哉。

一名無姑，

立之案：無姑，見《爾雅》，而《廣雅》作「毋估」。《易》鄭注作「无枯」。《御覽》九百五十六引《爾雅》作「無枯」。《周禮》作「牡槔」。說具於前。

一名蕨蓎。

蘇云：《爾雅》云：「蕪荑，一名蔱蘠。」今名蕨塘，字之誤也。

立之案：《本草和名》云：「楊玄操音上殿下肫。」仁謂《音義》作「蔱蘠」，上音敊，下音牆，俗作殿堂，音非。又引《雜要訣》云：一名敊滿。滿即牆訛，蓋「殺牆」之反爲刺。《說文》「梗，山枌榆，有束，莢可爲蕪荑」是也。又《爾雅》云：蓲莖。郭注云，今之刺榆蓲，亦作藲。《詩》云，山有藲。而隸釋引《石經魯詩》作蓲。蓲亦「殺牆」之急言。而莖與挃音義同。《廣雅》云「挃，刺也」可以徵矣。

味辛，平。

黑字云：「無毒。」陶云：「其臭如犱。」郭注《爾雅》云：「其味辛香。」《藥性論》云：「使，味苦辛。」陳云：「其氣膻者良。」《食療》云：「作醬，甚香美，功尤勝於榆仁，塵者良。」《海藥》引《廣州記》云：「味辛，溫，無毒。」《衍義》云：「爲醬，味尤辛。入藥當用大蕪荑。」

生川谷。

黑字云：「生晉山川谷。」陶云：「今惟出高麗。」蘇云：「今延州、同州者最好。」《開寶》云：「河東、河西處處有之。況《經》云生晉山川谷，而陶以爲惟出高麗，蓋是不知其元也。」郭璞云：「生山中。」《圖經》云：「今近道亦有之。」《海藥》引《廣州記》云：「生太秦國，是波斯蕪荑也。」《延喜式》云：「信濃出蕪荑一斗。」

治五内邪氣，

黑字云：「散腹中温温喘出。」《藥性論》云：「能主積冷氣，心腹癥痛。」孟詵云：「主五藏邪氣。」《海藥》引《廣州記》云：「治冷痢心氣。」《食療》云：「散腹中氣痛。」《衍義》云：「治大腸寒滑及多冷氣，不可闕也。」

皮膚骨節中淫淫行毒，

《藥性論》云：「除肌膚節中風，淫淫如蟲行。」孟詵云：「主皮膚肢節邪氣，又熱瘡。擣和猪脂塗，差。又和白蜜治濕癬，和沙牛酪療一切瘡，陳者良。」日云：「治腸風，痔瘻，惡瘡，疥癬。」陳云：「作醬食之，主五雞病，除瘡癬。」《食療》云：「又和馬酪，可治癬。」

去三蟲，

黑字云：「逐寸白。」陶云：「高麗人皆以作醬食之，性殺蟲，置物中，亦辟蛀，但患其臭。」《圖經》云：「三月採實，陰乾。殺蟲方中多用之。」《海藥》引《交州記》云：「殺蟲，止痛。」《食療》云：「殺中惡蟲毒。」《千金方》：「主脾胃有蟲，食即痛，面黄無色，疼痛無時，必效。以石州蕪荑仁二兩，和麪炒令黄色，爲末，非時米飲，調二錢匕，差。」（《證類》引，今本《千金方》無攷）《圖經》云：「《續傳信方》治久患脾胃氣泄不止。蕪荑五兩，擣末以飯丸，每日空心，午飯前，各用陳米飲下三十丸，增至四十丸，久服去三尸，益神駐顔。云得之章鐐得力。」

化食。

孟詵云：「可少食之。傷多發熱心痛，爲辛故也。秋天食之尤宜人，長食治五痔，諸病不生。」《圖經》云：「今人又多取作屑，以芼五味，其用陳者良。人收藏之，多以鹽漬，則失氣味，此等不堪入藥，但可作食品耳。秋後尤宜食之。」○《本草經》云：「蕪荑，味辛，一名無姑，一名蕨（音殿）蘠（音唐），去三蟲，化食，逐寸白，散腹中嗢嗢喘息。（《御覽》引。○立之案：《御覽》此條恐宋臣所增，攷文例則非修文殿《御覽》舊文也。）

紫草，

黑字云：「三月採根，陰乾。」陶云：「即是今染紫者，方藥家都不復用。」蘇云：「苗似蘭香，莖赤，節青，花紫白色而實白。」《圖經》云：「二月有花，秋實。」

《本草和名》訓「无良佐歧」。

立之案：无良者，无良賀留之義。佐岐者，與佐歧、佐久之佐歧同義，而萌生榮昌之謂也。云无良佐歧者，言其色妖艷，與餘色不同，灼灼可愛也。《說文》云：「紫，帛青赤色。」是爲本義。此草根可染紫色，故名紫草也。猶甘味之草，名之甘草也。而《說文》又云：「茈草也。」徐鍇曰：「茈即今染紫草也。」《爾雅》「藐，茈草」郭注云：「可以染紫。」則茈是紫草之字。蘇注茈胡云：「茈古紫字。」非是。《和名抄》紫草下亦云：「今案《玉篇》等，茈即古紫字也。」今本《玉篇》但云紫色也。又云茈草可染。紫草之字作茈，猶甘草之字作苷，並是晚出之小篆，不可據。此作茈草，苷草也。但古茈、紫互相通用。《上林賦》「茈薑」，顏師古注曰：「薑之息生者，連其株木，則紫色也。」是假茈爲紫也。茈胡之茈，亦蓋古作紫，以其草類，故作茈。《醫心方》治癖食方引《廣利方》有紫胡，是偶古字之存者，可從也。（餘詳具於茈胡條下）

一名紫丹，

《齊民要術》卷五種紫草第五十四注引同。

立之案：紫根，以染之，一入，再入其色紅赤，故名紫丹耳。

一名紫芙。

《本草和名》「芙」作「芠」。

立之案：紫芙，蓋紫芵之訛。《本草和名》引《兼名苑》：「一名茈芵。」《爾雅》注：「一名紫芵。」芵，一訛作芠，再訛作芙。《證類》注云「哀老反」者，宋板所加，與白瓜子下「側絞反」同例，芙即苦芙之字，自是別義。今本《證類》但作「紫芙」，他書絕無作紫芙者，故今斷爲紫芵訛也。案：《說文》：「芵艸，可以染留黃。」《漢書·百官表》云：「諸侯王盭綬。」如淳注：盭，綠也。音灼。云盭草出琅邪，似艾，可染綠，因以名綬。《說文》：「綟，帛芵艸染色也。」各本芵作戾。《韻會》引作艾。《急就篇》云：「縹綟綠紈皁紫硟。」顔注云：「綟，蒼艾色也。東海有草，其名曰芵，以染此色，因名綟。」云蓋芵草者，艾類，而其染色青黃，比縹則稍濃，比綠則稍淡，故《急就篇》云「縹綟綠」，自縹而綟，自綟而綠，漸成濃色也。以芵草所染帛色爲綟，猶綠草所染謂之綠，茈草所染謂之紫也。《廣雅》云：「茈芵，茈草也。」《御覽》引作「紫艿，紫草也」，注云：「艿，音仍。」《爾雅》「藐，茈草」郭注云：「可以染紫，一名茈芵。」見《廣雅》。《西山經》「勞山多茈草」郭注云：「一名茈芵。」《周官》「掌染草」鄭注云：「染草，茅蒐、橐盧、豕首、紫茢之屬。」疏云：「紫茢，即紫芵也。」蓋染綠之草，謂之芵。轉注之染紫之草，亦假此字謂之紫芵，猶染青之草謂之藍，而轉注之染紅之草，亦謂之紅藍也。

味苦，寒。

黑字云：「無毒。」《藥性論》云：「味甘，平。」

生山谷。

黑字云：「生碭山山谷及楚地。」陶云：「今出襄陽，多從南陽新野來，彼人種之。」《博物志》云：

「平氏陽山紫草特好。魏國以染色，殊黑，比年東山亦種，色小淺於北者。」蘇云：「所在皆有。」《圖經》云：「今處處有之，人家園圃中或種蒔。」《西山經》云：「勞山多茈草。」《御覽》引《尋陽記》云：「石井山曾有行人見山上有採紫草者，此人謂村人揭鍤而往見，山上人便去。聞有呼昌容者曰：人來取爾草。既至山頂，寂寞無所見。」《列仙傳》云：「昌容，常山之道士也。自稱殷王女，二百餘年而顏色如少，能致紫草與染家，得錢以遺孤老。」

治心腹邪氣，

黑字云：「療腹腫脹滿痛。」

立之案：「心腹邪氣」，又見石龍芮、石龍芻、石密、大棗、丹參條。蓋邪在心腹者，非飲則血，爲之邪藪也。紫根能清血中之熱，併利水道也。

五疸，

《證類》豚卵條引《肘後方》云：「疸病有五：有黃疸、穀疸、酒疸、黑疸、女勞疸。」

立之案：《金匱》所說五名與《肘後》同。但無五疸之目，五疸之目，以出此爲最古。五疸，蓋謂《金匱》所說歟。

補中益氣，利九竅，通水道。

立之案：利九竅，通水道，故氣血無凝滯，所以補中益氣在焉。黑字云：「以合膏療小兒瘡及面皶。」《藥性論》云：「能治惡瘡癘癬。」《圖經》云：「古方稀見使，今醫家多用治傷寒時疾，發瘡瘮不出者，以此作藥，使其發出。《韋宙獨行方》治豌豆瘡，煮紫草湯飲。後人相承用之，其效尤速。亦利九竅，通水道之理也。」《醫心方》卷廿三引《千金方》「治產後風腫面欲烈破者。方以紫湯一服即差，神效。」〇《本草》

云：「紫草，一名地血。」《御覽》。案：黑字云：「茜根，一名地血。」此條引之恐誤。以單云《本草》，且在吳氏《本草》次敍之，則此九字恐宋臣所加歟。《吳氏本草》云：「紫草節赤，二月花。」

紫菀，

黑字云：「二月、三月採根，陰乾。款冬爲之使。惡天雄、瞿麥、雷丸、遠志。畏茵蔯蒿。」陶云：「生布地，花亦紫，本有白毛，根甚柔細。有白者名白菀，不復用。」蘇云：「白菀，即女菀也。療體與紫菀同。無紫菀時亦用白菀。陶云不復用，或是未悉。」日云：「形似重臺，根作節，紫色潤軟者佳。」《圖經》云：「三月内布地生苗葉，其葉三、四相連。五月、六月内開黄紫白花，結黑子，本有白毛，根甚柔細。」

《本草和名》訓「乃之」。

立之案：乃者，野也。之者，羊蹄也。此物野生，葉似羊蹄，故名乃之。

又案：紫菀者，蓋是紫色，而其根柔細、宛轉之謂。《廣韻》：「菀，茂木也。」又云：「宛宛然。」《説文》曰：「屈艸，自覆也。」其義自在焉。

味苦，溫。

黑字云：「辛，無毒。」《藥性論》曰：「臣，味苦，平。」

生山谷。

黑字云：「生房陵山谷及眞定、邯鄲。」陶云：「近道處處有。」《圖經》云：「今耀成泗壽臺，孟州興國皆有之。」《御覽》引《遊名山志》云：「石室紫菀。」

治欬逆上氣，

黑字云：「療欬唾膿血，止喘悸。」《藥性論》云：「下氣及胸脅逆氣。」日云：「肺痿吐血，消痰，止渴。」《衍義》云：「益肺氣。」《圖經》云：「《古今傳信方》用之最要，近醫療久嗽不差，此方甚佳。紫菀去蘆頭、款冬花各一兩，百部半兩，三物搗羅爲散，每服三錢匕，生薑三片，烏梅一箇，同煎湯調下，食後欲臥，各一服。」

胸中寒熱結氣，

立之案： 酸棗下云「心腹寒熱，邪結氣聚」；麥門冬、苦參下云「心腹結氣」；牡桂下云「上氣，欬逆，結氣。」亭歷下云「癥瘕積聚，結氣，飲食寒熱」；旋復華下云「結氣脅下滿」；蕤核下云「心腹邪結氣」；龍骨下云「心下結氣，不能喘息」；雲實下云「邪惡結氣」。蓋胸中結氣者，多是淡飲所作。凡邪結胸中，皆飲爲之邪藪耳。

去蠱毒，

立之案： 蠱毒亦是濕邪血冷之證，故用此苦溫下氣之物也。

《藥性論》云：「能治尸疰，治百邪鬼魅。」

痿蹷，

黑字云：「小兒驚癎。」日云：「潤肥膚，添骨髓。」

立之案： 紫菀，溫散冷血，所以治痿蹷也。痿蹷者，謂之脛痿弱不能行也。《說文》云：「蹷，僵也。」即此義。或以厥逆之厥爲之解則迂。《太素》卷卅云：「痿厥爲四束悗，乃疾解之，日二，不仁者十日而知，毋休，病已止。」注云：「四束，四支如束。悗，煩也。」本文甚叵解。然注以「四束」爲「四支」，則其爲足蹷之證一也。

安五藏。

黑字云：「五勞體虛，補不足。」《藥性論》云：「補虛勞氣虛熱。」日云：「調中。」○《御覽》引

《吳氏本草經》云：「紫菀，一名青苑。」

白鮮，

黑字云：「四月、五月採根，陰乾。惡螵蛸、桔梗、茯苓、萆薢。」陶云：「俗呼爲白羊鮮，氣息正似羊羶。或名曰羶。」蘇云：「此藥葉似茱萸，苗高尺餘，根皮白而心實，花紫白色，根宜二月採。若四月、五月採，便虛惡也。」日云：「根皮良，花功用同上，亦可作菜食。又名金雀、兒椒。」《圖經》云：「莖青，葉稍白，如槐。四月開花，淡紫色，似小蜀葵，根似蔓菁，皮黃白而心實。又名地羊羶。」《本草和名》訓「比都之久佐」。此名未詳斥何物，此草無國産，今傳彼種，繁殖於諸州，就中有大葉、小葉二種。大葉者，根味與舶來不異，則爲眞。

立之案：鮮，即羴假借。《說文》：「羴，羊臭也。或從亶作羶。」李時珍曰：「此草根白色，作羊羶氣。」

味苦，寒。

黑字云：「鹹，無毒。」《藥性論》云：「白鮮皮，臣。」

生川谷，治頭風。

黑字云：「時行腹中大熱飲水，欲走大呼，小兒驚癎。」《藥性論》云：「治一切熱毒風，惡風，風瘡疥癬赤爛，眉髮脫脆，皮肌急，壯熱，惡寒。」日云：「天行時疾，頭痛眼疼。」

立之案：《御覽》作「酒風」。因攷松蘿、白芷、莽草條，並有「風頭」之文。藁本下云「風頭痛」，枲耳下云「風頭寒痛」，杜若下云「風入腦戶，頭腫痛」。蓋白字每云「風頭」，而不云「頭風」，然則，此亦宜從《御覽》作「酒風」歟。《素問·病能論》云：「病身熱解墮，汗出如浴，惡風少氣，此爲何病？」

岐伯曰：「病名曰酒風。」《風論》云：「飲酒中風，則爲漏風。」王冰以爲「漏風」即「酒風」，可從。然《本經》無「酒風」目，則不可輒從也。

黄疸，

《藥性論》云：「主解熱黄，酒黄，急黄，穀黄，勞黄等，良。」

欬逆，淋瀝，

日云：「通小腸水氣。」《圖經》云：「李兵部手集方療肺嗽，有白鮮皮湯方，甚妙。」

立之案：欬逆淋瀝者，即後世所謂勞嗽，白鮮能解血分沈固之熱，故主之淋瀝，解詳於貝母下。

女子陰中腫痛，

黑字云：「婦人産後餘痛。」《圖經》云：「葛洪治鼠瘻已有口，膿血出者。白鮮皮煮汁，服一升，當吐鼠子，乃愈。」

立之案：陰中腫痛，又見黄連、白斂、藁本條。陰蝕，見營實、蚤休、羊蹄、淮木、石流黄下。陰陽蝕瘡，見蘗木下。陰瘡，見蝦蟇下。傷陰，見蛇全下。惡蝕瘡著陰，見桐葉下。此諸證多是先天遺毒，而後世所謂黴毒也。畢竟屬血中之濕熱，故此諸藥皆有效，詳見每條下。

濕痺死肌，不可屈伸，起止行步。

黑字云：「療四肢不安。」《藥性論》云：「皮肌急。」日云：「通關節，利九竅及血脈，并一切風痺筋骨弱乏，通小腸水氣。」○《本草經》云：「白鮮治酒風。」

白薇，

黑字云：「三月三日採根，陰乾。惡黄耆、大黄、大戟、乾薑、乾漆、山茱萸、大棗。」陶云：「根狀似牛膝而短小爾。」《圖經》云：「莖葉俱青，頗類柳葉。六、七月開紅花，八月結實，根黄白色，類牛膝而短小。今云八月採。」《本草和名》訓「美奈之古久佐」，又「久呂女久佐」，又「阿末奈」。

立之案：此物蓋是今俗呼仙翁花者也。陶注瞿麥云：「復一種，葉廣相似而有毛，花晚而甚赤。」亦此也。「美奈之古」，亦對「奈天之古」之名。瞿麥柔細，嫋嫋可愛，故名「撫子」。白薇相似，而大葉肥莖有毛，故名「孤子」，今俗名仙翁，亦對「撫子」之名。至究命義，則古今一串。又名「久呂女久佐」者，仙翁嫩芽，黑色不與凡草同，其色紫黑，亦合《圖經》所云「六、七月開紅花」，及《證類》所圖，亦與仙翁合。皇國先輩皆以「夫奈波良」當之，未妥。

再案：《救荒本草》云：「白薇，鈞州密縣山野中亦有之。苗高一二尺，莖葉俱青，頗類柳葉而濶短。又似女婁腳葉而長，硬毛澁，開花紅色。」又云：「紫花結角似地稍瓜而大，中有白瓤，根狀如牛膝根而短，黄白色，味苦，醎。」據此，則《救荒》前説爲仙翁花，後説「又云」已下，即今之「夫奈波良」紫花者是也。

又案：「白薇」之急呼爲微，微之爲言無也，尨也，毛也。乃謂有毛茸慧慧然也。此草莖葉有細毛，故名。

味苦，平。

黑字云：「醎，大寒，無毒。」《藥性論》云：「臣。」

生川谷。

黑字云：「生平原川谷。」《圖經》云：「今陝西諸郡及滁舒潤遼州亦有之。」《延喜式》：「伊勢、下總、近江、若狹、播磨出之。」傍訓「美奈之古久佐」。

治暴中風，身熱肢滿，忽忽不知人，狂惑，邪氣，寒熱酸疼。

陶云：「方家用多療驚邪風狂疰病。」《藥性論》云：「能治忽忽睡不知人，百邪鬼魅。」

立之案：女萎下云「中風，暴熱不能動搖」與此同，謂卒中風也。「肢滿」，餘條無攷，唯在此耳。蓋謂四肢重痺，不能動搖也。大棗下云「四肢重」，酸棗、阿膠條並云「四肢酸疼」，慈石下云「風濕肢節中痛，不可持物，洗洗酸痟」，秦艽下云「寒濕風痺，肢節痛」，陸英下云「骨間諸痺，四肢拘攣疼酸，膝寒痛，脚腫」並可以互證也。或曰「肢滿，恐支滿訛」，似是。

又案：忽忽，即忽之義，重言之者，示不知人之形容也。《説文》「忽，忘也」是也。忽忽，又言恍忽，單偁之言忽，共爲迷亂之義也。《文選·高唐賦》「悠悠忽忽」注云：「忽忽，迷貌。」《素問·玉機眞藏論》「忽忽眩冒而巔疾」注云：「忽忽，不爽也。」畢竟虛字皆在諧聲之例，言語之上原無有意義也。酸疼義已見於酸棗下。

再案：此證與雲母條「中風寒熱，如在車船上」同，乃謂風癲也。前說非，宜改。

溫瘧洗洗，發作有時。

黑字云：「療傷中，淋露，下水氣，利陰氣，益精，久服利人。」

立之案：溫瘧，即熱瘧。此物苦寒，能清解血熱，而兼滋潤筋絡骨節間。當歸下云：「溫瘧寒熱洗洗在皮膚中。」此是滋潤中兼清解，與白薇相爲表裏也。黑字云：「一名白幕。」即白薇之音轉。又云：「一名薇草。」乃「白薇」之急呼爲微也。又云：「一名春草，一名骨美。」共謂其效也。

薇銜，

黑字云：「七月採莖葉，陰乾。得秦皮良。」陶云：「俗用亦少。」蘇云：「此草叢生，似茺蔚及白頭翁，其葉有毛，莖赤。南人謂之吳風草。一名鹿銜草。言鹿有疾銜此草，差。又有大小二種，楚人猶謂大者爲大吳風草，小者爲小吳風草也。」《蜀本圖經》云：「葉似茺蔚，叢生有毛，黄花，根赤色。」

立之案：《本草和名》云「唐」，而皇國先輩以張良草爲大吳風草，以樊噲草爲小吳風草，共莖葉光澤無毛，爲不妥。今攷之，俗呼藁本者就中有大小二種，大者即鈴鹿芹是也。共莖葉，共有毛，莖赤色，葉有微香，所云七月採莖葉陰乾者，即是也。《御覽》引《吳氏本草》作「薇蓹」。《眞本千金·合和法篇》作「微銜」。《證類》敗醬條引唐本注同。蓋是唐本之面目，未經宋校者也。

一名麋銜。

《御覽》引吳氏作「縻蓹」。《本草和名》《政和本草》並作「麋銜」。今據大全本《素問·病能論》及王冰注正。

立之案：麋銜爲正名。此草鹿之所嗜，故名。蘇云，一名鹿銜草。言鹿有疾病，銜此草差。則「微銜」爲假借。黑字「一名無顛。」《御覽》引吳氏作「無願」，「無願」亦「麋銜」之假音借字。黑字「又一名無心」。「無心」亦「無顛」之轉語耳。

又案：「吳風」之急呼爲「銜」，風爲凡聲，故知然。

味苦，平。

黑字云：「微寒，無毒。」

生川澤。

黑字云：「生漢中川澤及冤句邯鄲。」蘇云：「南人謂之吳風草。」又云：「有大、小二種，楚人猶謂大者爲大吳風草，小者爲小吳風草也。」

治風濕痺歷節痛，

黑字云：「暴癥逐水，療痿躄。」

立之案：蓋是除濕逐水之物，其質與敗醬、蘪蕪之類相同。能去筋脈、骨節間之邪風濕熱，所以黑字有承膏、承肌名。

驚癇，吐舌，悸氣。

立之案：吐舌者，即弄舌之證，小兒驚癇常有之候也。蓋苦平能解肝經邪熱耳。「悸氣」又見桔梗下。蚤休下有「驚癇搖頭弄舌」之文，可併攷。

賊風，

《素問·病能論》云：「帝曰：有病身熱解墮，汗出如浴，惡風少氣，此爲何病？岐伯曰：病名曰酒風。帝曰：治之奈何？岐伯曰：以澤瀉、朮各十分，麋銜五分，合，以三指撮，爲後飯。」《靈樞·賊風篇》第五十八云：「黄帝曰：夫子言賊風邪氣之傷人也，令人病焉，今有其不離屏蔽，不出室穴之中，卒然病者，非不離賊風邪氣，其故何也？岐伯曰：此皆嘗有所傷於濕氣，藏於血脈之中，分肉之間，久留而不去。若有所墮墜，惡血在内而不去，卒然喜怒不節，飲食不適，寒溫不時，腠理閉而不通，其開而遇風寒，則血氣凝結，與故邪相襲，則爲寒痺，其有熱則汗出，汗出則受風，雖不遇賊風邪氣，必有因加而發焉。黄帝曰：今夫子之所言者，皆病人所自知也。其毋所遇邪氣，又毋怵惕之所志，卒然而病者，其故何也？唯有因鬼神之事乎？岐伯曰：此亦有故邪留而未發，因而志有所惡，及有所慕，血氣内亂，兩氣相搏，其所從來者微，視之不見，聽而不聞，故似鬼神。黄帝曰：其祝而已者，其故何也？岐伯曰：先巫者，因知百病之勝，先知其病之所從生者，可祝而已也。」

立之案：據此，則賊風者，謂濕氣在血脈分肉間，爲痺也。麋銜主風濕痺歷節痛，故用之也。但實熱證所宜。《病能論》治酒風，可以證也。若虛寒證，則礜石烏頭天雄之類所主，不在此例。王冰云：「麋銜，苦寒，平，主治風濕筋痿。」筋痿，《本草》無攷。今本黑字云：「療痿蹷。」蓋上原有「筋」字歟，抑王氏漫添「筋」字歟？蘇云：「療賊風大效，南人謂之呉風草。」

鼠瘻，癰腫。

立之案：此亦清解血中之濕熱也。○《御覽》九百九十一引《呉氏本草》云：「薇蘅，一名麋蘅，一名無顛，一名承膏，一名承魄，一名無心鬼。」

枲耳，

枲原作葈，《千金》作蒼，今據《爾雅釋文》引正。下「胡枲」同。「耳」下原有「實」字。《千金》作「子」。今據《醫心方》《眞本千金》《本草和名》《和名類聚抄》《爾雅釋文》刪正。

黑字云：「實，熟時採。」陶云：「此是常思菜，傖人皆食之，以葉覆麥，作黃衣者，一名羊負來。昔中國無此言，從外國逐羊毛中來，方用亦甚稀。」蘇云：「蒼耳，三月已後，七月已前刈，日乾。」

立之案：黑字以後所說皆是羊負來。《本草和名》訓「奈毛美」。今俗以蒼耳呼「於奈毛美」，以稀薟呼「女奈毛美」。莖葉堅硬，葉互生，多刻缺，青白色。莖有黑點者爲蒼耳雄，莖葉軟弱，葉對生，無鋸齒，有三縱道，其色深綠色者爲稀薟雌，二物共爲柔滑之品，故名「奈毛美」。蓋「奈毛」與「奴女」同義，爲柔滑之偁。《本經》用實，故名「奈毛美」歟。竊謂此二草非一類，似不可以雌雄呼，唯以柔滑相同得此名耳。

又案：《爾雅》：「菤耳，苓耳。」郭注云：「《廣雅》云：枲耳也。亦云胡枲。江東呼爲常枲。或曰：苓耳。形似鼠耳，叢生如盤。」《說文》：「蓩，卷耳也。」鉉音，亡攷切。《廣韻》以爲毒草者，與蓩混，無分別，誤。苓卷耳也。《詩》「采采卷耳」《傳》云：「卷耳，苓耳也。」《廣雅》「無心鼠耳也」《御覽》引《廣志》云：「鼠耳，葉如耳，縹色。」《別錄》有名無用。云：「鼠耳，一名無心，生田中下地，厚葉肥莖，味酸，無毒。主痺寒熱，止欬。」《酉陽雜俎》云：「蚍蜉，酒草。一曰鼠耳，象形也。亦曰無心草。」《本草和名》引崔禹云：「苓耳，一名卷耳，一名鼠麴。」以上並是《荊楚歲時記》所謂鼠麴。《嘉祐本草》云：「鼠麴草，生平崗熟地，高尺餘，葉有白毛黃花。」見陳藏器、日華子。李時珍曰：『日華《本草》鼠麴，即《別錄》鼠耳也。唐宋諸家不知，乃退鼠耳入有名未用中。李杲《藥類法象》用佛耳草，亦不知其即鼠耳也。原野間甚多，二月生苗，莖葉柔軟，葉長寸許，白茸如鼠耳之毛，開小黃花，成穗，結細子。楚人呼爲米麴，北人呼爲茸母，故邵桂子《甕天語》云：「北方寒食采茸母草和粉食。」宋徽宗詩：「茸母初生認禁煙」者是也。』以上所說，今俗呼御形者，甚允當。但郭注《爾雅》引《廣雅》枲耳、胡枲、常枲，則以卷耳、枲耳爲一物，非是。或曰：苓耳形似鼠耳。已下是謂鼠麴也。苓耳、枲耳爲各物。《本草》白字：「枲耳、胡枲、地葵。」黑字：「葹常思。」高誘注《淮南》云：「葈者，葈耳，菜名也。幽冀謂之檀菜，雒下謂之胡枲。」蘇注、孟詵、《千金翼》《食醫心鏡》《廣雅》《列子·楊朱篇》尺文引《倉頡篇》所云「蒼耳」爲一物。《毛詩》《爾雅》《說文》「卷耳」，《爾雅》《毛傳》「苓耳」，《說文》「苓」，《廣雅》《別錄》「無心」，《酉陽雜俎》「無心草」，《廣雅》《廣志》《別錄》《酉陽雜俎》「鼠耳」，《荊楚歲時記》及《本草拾遺》、崔禹《食經》所云「鼠麴」，共爲一物。但《詩正義》引陸機《疏》云：「葉青白色，似胡荽。白華，細莖，蔓生。可煮爲茹，滑而少味。四月生子，正如婦人耳璫，今或謂之耳璫。幽州人謂之爵耳。」郝懿行云：「今蒼耳未見有蔓生。竊謂所云耳璫，即謂白莫。」《爾雅》「苻鬼目」郭云：「葉似葛子，如耳璫，赤色是也。」陸以當卷耳，非是也。然則《爾雅》卷耳，即鼠麴。《本經》枲耳，即蒼耳。二物判然無疑。陸機所云：「苓耳，即白莫。」自是同名異物，非《詩》所云「卷耳」也。

又案：卷耳，卷即菤假借。苓耳，苓即䉖假借。《廣雅》：「鼠屬有鼩䶄。」《玉篇》：「鼩，公熒切。班鼠也。䶄，力丁切。鼩屬。」《廣韻》：「鼩䶄，班鼠。」蓋云鼩䶄，云鼩、云䶄，共爲班鼠之稱。然則，卷耳、苓耳，與鼠耳同有毛茸之義也。

又案：云鼠麴、云蚍蜉酒，爲同義。麴，即酒母。蚍蜉，即大螘鼠兒。以爲之麴，猶云蚍蜉，以爲之酒也。

又案：《廣韻》十五：「青蘋鼠耳，草也。本亦作苓，是爲苓耳。字又羚羊子也。」是爲苓耳之本字也。

（眉）苓者，小義也。務者，微而有毛之義也。

一名胡枲，

《廣雅》：「苓耳、蒼耳、葹常枲、胡枲，枲耳也。」郭注《爾雅》亦引《廣雅》云：「枲耳，亦云胡枲。」《御覽》九百二引《博物志》云：「胡蕙，蜀中本無也，洛中人有驅羊入蜀，其子著羊毛，蜀人取種，因名禾羊負來。」《本草和名》引《兼名苑》：「一名金蕙。」

立之案：蕙，蓋葸訛，「禾」字衍，胡葸，即胡枲。陶云：「從外國逐羊毛中來。」恐亦據《博物志》說也。

又案：枲耳、常枲、常思，並枲之緩言。枲，或作葹，出黑字。王引之曰：「《玉篇》蕣，且己切。枲耳也。蕣，當爲葈之誤。葈蓋從𦏧囟聲。葈從囟聲而讀如枲。猶恖從囟聲而讀如司。《廣韻》《集韻》胡枲，竝作胡葈。葈，即莾字筆畫小異耳。《列子釋文》引《倉頡篇》枲耳之枲作莾，亦葈之誤。」此說可從。「胡枲」之胡，據陶說則爲胡地之義也。又攷陸《疏》所說「卷耳蔓生」者，蓋是白莫，俗呼「鶇上戶」者是也。郭注《爾雅》「苻鬼目」云：「今江東有鬼目草，莖似葛葉員而毛，子如耳璫也。赤色，叢生。」陸所以耳璫草，亦斥此物也。

一名地葵。

李時珍曰：「其味如葵，故名。」

立之案：地葵，猶云地菜，非味如葵之義。地膚，亦名地葵。出白字，與此同義。

味甘，溫。

黑字云：「苦葉，味苦，辛，微寒，有小毒。」《藥性論》云：「味甘，無毒。」孟詵云：「溫。」

生川谷。

黑字云：「生安陸川谷及六安田野。」《圖經》云：「今處處有之。」

治風頭寒痛，

《藥性論》云：「主肝家熱。」孟詵云：「主中風傷寒頭痛。」日華子云：「治一切風氣。」蘇云：「主大風癲癇頭風。」《食療》云：「治一切風。」

風濕周痺，四肢拘攣痛，

黑字云：「膝痛，溪毒。」陳云：「葈耳子，炒，令香，搗去刺，使腹破，浸酒。去風，補益。」日云：「治一切風氣，填髓，暖腰腳。」《千金方》：「治諸風葈耳散方，當以五月五日午時，乾地刈取葈耳葉，洗，暴燥，擣下篩，酒若漿，服一方寸匕，日三。作散。若吐逆，可蜜和爲丸，服十丸，準前計一方寸匕數也。風輕易治者，日再服。若身體有風處，皆作粟肌出，或如麻豆粒，此爲風毒出也。可以鈹鍼刺，潰去之，皆黄汁出盡乃止。五月五日多取，陰乾之，著大甕中，稍取用之，此草辟惡。若看病省疾者，便服之，令人無所畏。若時氣不和，舉家服之。若病胃脹滿，心悶發熱，即服之。并殺三蟲，腸痔，能進食，一周年服之佳。七月七、九月九，皆可採用。」《食醫心鏡》：「除一切風濕痺，四肢拘攣。蒼耳子三兩，擣末，以水一升半，煎取七合，去滓，呷。」蘇云：「蒼耳，三月已後，七月以前刈，日乾，爲散。夏水服，冬酒服。主大風，癲癇，頭風，濕痺，毒在骨髓。日三服，丸服二十、三十丸，散服一、二匕。服滿百日，病當出。如瘑疥或癢，汁出，或斑駮甲錯皮起，後乃皮落，肌如凝脂，令人省睡，除諸毒螫殺疳濕䘌。久服益氣，耳目聰明，輕身強志，主腰膝中風毒尤良。忌食猪肉、米泔。亦主猘狗毒。」

惡肉死肌，

陳云：「子，燒作灰，和臘月猪脂，封丁腫，出根。」孟詵云：「丁腫困重，生擣蒼耳根葉，和小兒尿絞取汁，冷服一升，日三度，甚驗。」日云：「治瘰癧疥癬及瘙痒，入藥炒用。」《食療》云：「拔丁腫根腳。又治一切風。取嫩葉一石，切擣，和五升麥糵，團作塊，於蒿艾中盛二十日，狀成麴，取米一斗，炊作飯，看冷暖入蒼耳、麥糵麴，作三大升釀之，封一十四日，成熟，取此酒，空心暖服之，神驗。封此酒可兩重布，不得全密，密則溢出。」《千金方》：「治一切丁腫方，蒼耳根、莖、苗、子，但取一色燒爲灰，醋泔澱和如泥，塗上，乾即易之，不過十度，即拔根出，神良。余以正觀四年，忽口角上生丁腫，造甘子振母（《外臺》引「母」作「每」）爲帖藥，經十日不差。余以此藥塗之，得愈。已後常作此藥以救人，無有不差者，故特論之，以傳後嗣也。丁腫方殆有千首，皆不及此方。齊州榮姥方，亦不勝此物，造次易得也。」

立之案：《本經》云：「惡肉死肌。」諸瘡疔腫，亦血中熱毒所釀，與惡肉死肌同爲肌肉之病，但有陰陽之別耳。

久服益氣，耳目聰明，強志輕身。

蘇云：「久服益氣，耳目聰明，輕身強志。」

茅根，

黑字云：「六月採根。」陶云：『此即今白茅菅。《詩》云「露彼菅茅」，其根如渣芹，甜美，服食此，斷穀甚良。』日云：「是白花茅根也。」《圖經》云：『春生苗，布地如鍼，俗間謂之茅鍼，亦可噉，甚益小兒。夏生白花茸茸然，至秋而枯。其根至潔白，亦甚甘美，六月採根用。又有菅，亦茅類也。陸機《草木疏》云：「菅似茅而滑無毛，根下五寸中有白粉者，柔韌宜爲索，漚之尤善。其未漚者名野菅。」《詩》所謂「白茅菅兮」是此也。入藥與茅等。』

《本草和名》訓「知乃禰」。《和名抄》茅訓「知」。竊謂「知」，自有細小之義，「知利」塵「知留」散「知久佐」千草之類是也。

又案：「知」與「之」相通，亦細小繁茂之義也。「之乃」篠「之波」柴芝「之波之波」數數之類是也。今俗以茅花，呼「都波奈」者，是「知波奈」之轉語而已。

立之案：茅蓋花名，茅之爲言髦也。其毛茸不與凡花類，故名茅。所云白茅，亦謂花也。

一名蕑根，

原作「蘭根」，今據《本草和名》《香藥抄》正。

立之案：蕑，即菅俗字。《本草和名》：「蕑，仁諝音菅。」《和名抄》引《唐韻》云：「菅，音奸。亦作蕑，草名也。」《廣韻》同，而訓「須計」。《說文》：「菅，茅也。」《楚辭·招魂》注，《廣雅》同，皆以菅、茅爲一。《詩·小雅·白華篇》：「白華菅兮，白茅束兮。」《傳》曰：「白華，野菅也。已漚爲菅。」

《箋》云：「人刈白華於野，已漚名之爲菅，菅柔忍中用矣。」而更取白茅收束之，茅比於白華爲脆。據毛鄭意，在野未漚，謂之野菅。刈取已漚，謂之菅。與茅同類異物，故「東門之地（當作「池」）」，陸機《疏》云：「菅似茅而滑澤，無毛，根下五寸中有白粉者，柔韌，宜爲索，漚乃尤善矣。」《中山經》郭注：「菅似茅也。」《本草圖經》云：「菅亦茅類也。」然則，許愼、王逸、張揖以茅釋菅，統言之耳。但陶注云：『此即今白茅菅。《詩》云：「露彼菅茅。」其根如渣芹，甜美。』蘇於此注，載菅花，亦似溷同菅、茅爲一，宜依《鄭箋》、郭注爲一類二種也。菅宜訓「加夜」，順訓「須計」，非是。「須計」者，《詩》所云「臺」也。「須計」者，直毛之義。其葉細長直暢如毛髮，故名。亦菅茅之類也。茅、菅、薹，共其莖不中空，是一類之證也。而本條以菅爲茅，一名者，非爲一物也。茅根與菅根各物，而取以爲一名者，以其功相同也。猶鴈肪，一名鶩肪之例耳。

一名茹根，

立之案：茹，葭假借，非荷莖之字也。《玉篇》：「葭，葦未秀也。」李陵與蘇武書云「胡葭互動，卷蘆葉吹之也。今作茄」，可以證也。《說文》云：「葭，葦之未秀者。」《爾雅·釋草》：「葭，蘆。」郭注：「葦也。」《釋草》又云：「葭，華。」《正義》引舍人曰：「葭，一名華。」是與《本經》假「茄」爲「葭」，其義相同。則茅根爲本條，而菅、葭二根，亦可通用，其功效亦相同耳。《本草和名》蘆根訓「阿之乃禰」。《和名抄》蘆、葦訓「阿之」。《神代紀》《萬葉集》葦同訓。《八雲抄》謂葦，或云「與之」。今俗所呼同。蓋避「阿之」，其訓與惡同，換以嘉名也。猶「白惡，一名白善」之例耳。蓋「阿之」者，「阿保之乃」之畧語。《國語》云：『凡軟條謂之「乃之」，與須音義皆同。』椳翁曰：『須，瘦清之義。洲訓須，謂無汚泥也。酢酒訓須，謂其味之清也。訓澄爲「須牟」，活用是語，直訓「須具」，進訓「須須牟」，皆同語。草叢生者，其莖必細瘦無枝，故云須。叢生，故疊言云須須。岐謂草也，則知「須須岐」，是草叢生之名。《赤染衛門集小序》謂瞿麥叢生者，云「奈天之古乃須須岐爾奈利多留」是也。』可從。

又案：羊蹄訓「之」者，「之」亦「須」之義，此草根葉味酸，故名之耳。菅、蘆共與茅同功一類，故爲一名也。黑字「一名兼杜」，亦是蘆根之名也。《唐書・地理志》：「楊洲貢白芒。」白芒，即白茅。芒、茅，蓋音通假借耳。《醫心方》廿九引《養生要集》云：「茹、蘆合多食，飲酒敏人。」是似爲以茹、蘆爲各物。然則，茹爲蘆芽，蘆爲蘆根，以爲二物歟？可攷。

又案：蘆、荻，共莖中空如竹，不與菅茅同類。但以其同效，併載於此也。

味甘，寒。

黑字云：「無毒。」陶云：「甜美。」蘇云：「菅花，味甘，溫，無毒。」《藥性論》云：「白茅，臣。」陳云：「茅鍼，味甘，平，無毒。鍼即茅筍也。」日云：「茅鍼，涼。」

生山谷。

黑字云：「生楚地山谷、田野。」《圖經》云：「今處處有之。」

治勞傷虛羸，補中益氣，

黑字云：「除客熱在腸胃，堅筋，久服利人。」日云：「茅根，通血脈，淋瀝。」

立之案：此物利水破血，能去淤血，生新血，故有補中益氣之效也。古所謂勞傷虛羸者，多是瘀血之證。就中有冷血、乾血之二證。冷血，鹿茸、射干之類所主。乾血，茅根、地黃之類所治。二證須然可明耳。

除瘀血，血閉，寒熱。

陶云：「俗方稀用，惟療淋及崩中爾。」蘇云：「菅花主衄血吐血，灸瘡。」《藥性論》云：「白茅能破血。」陳云：「茅鍼主惡瘡腫未潰者。煮服之，服一鍼一孔、二鍼二孔。生挼傅金瘡，止血。煮服之，主鼻衄及暴下血，成白花者，功用亦同。」日云：「茅鍼通小腸癰毒，軟癤不作頭，濃煎和酒服。花罯刀箭瘡，止血并痛。根主婦人月經不勻。」又云：「茅根通血脈淋瀝，是白花茅根也。」

利小便，其苗下水。

陶云：「惟療淋。」《藥性論》云：「根治五淋，煎汁服之。」日云：「通血脈淋瀝。」《圖經》云：「今人取茅鍼，挼以傅金瘡，塞鼻洪，止暴下血及溺血者，殊效。」《肘後方》：「療熱淋，取白茅根四升，剉之，以水一斗五升，煮取五升，適冷煖飲之，日三服。」《外臺》引《必效》作「療五淋。」「升」作「斤」。方後云：《肘後》《千金》同。出第三卷中。

百合，

黑字云：「二月、八月採根，暴乾。」陶云：「根如胡蒜，數十片相累，人亦蒸煮食之。乃言初是蚯蚓相纏結，變作之。」蘇云：「此藥有二種，一種細葉，花紅白色。一種葉大莖長根麄，花白，宜入藥用。」《圖經》云：「春生苗，高數尺，莖麄如箭，四面有葉，如雞距。又似柳葉，青色，葉近莖微紫，莖端碧白。四、五月開紅白花，如石榴嘴而大，根如葫蒜，重疊生二、三十瓣。又有一種花，黃，有黑斑，細葉，葉間有黑子，不堪入藥。」《食療》：「紅花者，名山丹，不甚良。」

《本草和名》訓「由利」。《和名抄》同。《古事記》神武天皇幸狹井河邊。注云：其河謂狹阿由者，其河邊山由理草多在，故號佐韋河。山由理之本名云佐韋也。因攷「佐韋」者，「佐由理」之急言。佐者，小之義。山中自生百合，其根小，故名「佐由理」也。「由利」者，花之名，細莖大花，無風而獨搖，故名「由利」，即「由禮留」之義。今呼「佐佐由利」者，亦「佐由利」之轉也。八丈島出一種山百合，土俗呼爲「佐久」，蓋亦「佐韋」之轉，而古語之偶存者也。《本草和名》《莎草和名》：「美久利，一名佐久。」所云「佐久」者，亦三枝之義。莎草抽莖，上分三枝，枝著花子，故名。與百合訓「佐韋」同義。入藥宜山百合白花者。而《衍義》所說及日華子所云「紅百合」，《綱目》所云「卷丹」，俗呼鬼百合者，而非百合。李時珍已辨其誤，可從也。然及究其性味，但有甘苦之分，猶甘竹、苦竹，甘菊、苦菊之例耳。其功用亦宜不甚遠也。

又案：《說文》：「葍艸，枝枝相值，葉葉相當也。」《和名鈔》引《文字集略》同，而訓「佐岐久佐」。又云：「《日本紀私記》云：福草。案顯宗三年紀云：置福草部。」《天武十二年紀》云：「福草部，造賜姓曰：連孝德大化二年紀有人名葛城福草。神社福草。」又佐岐久佐，見《天木集曾禰好忠若菜歌》《永範卿大嘗會屏風歌》。岡部氏曰：「《古事記》山由理草之本名，云佐韋也。」山由理草，百合也。佐韋、佐岐一聲之轉，則佐岐、久佐是百合之古名。《萬葉集》所謂「三枝」即是也。是草莖梢分三枝著花，故云三枝。《神祇令》「三枝祭」《義解》云：「率川社祭也。以三枝華飾酒罇祭，故曰三枝。」《姓氏錄》云：「顯宗天皇御世喚集諸氏人等，賜饗醼，於時三莖之草生於宮庭，採以奉獻，乃負姓三枝部連，皆當是百合花也。」此說可從。因攷百合，黑字：「一名重匡，一名重邁，一名中逢。」《御覽》引吳氏「中逢」作「中庭」，蓋葍之緩呼爲「重匡」，又爲「重遇」，遇字從艸作邁，非行邁字也。又爲中庭，其作中逢者，恐是中庭之訛字耳。然則，葍爲正名，緩呼之曰「重匡」。又作「重遇」，曰中庭，又作「中逢」。謂之百合者，即是古昔之俗偁。凡《本草經》所載藥名，悉是上古之俗呼，人間通知之名偁，欲使人易知其物之意存焉，故與《爾雅》《說文》名偁往往不相合者，全在於此也。《催馬樂此殿者歌》歌云「ク已乃止乃波牟戸毛牟戸毛止美介利左支久左乃安波禮左支久左乃波禮」「左支久左乃美川波與川波乃奈可爾止乃川久利世利也止乃川久利世利也」。

味甘，平。

黑字云：「無毒。」《藥性論》云：「百合，使，有小毒。」日云：「紅百合，涼。無此是紅花者，名連珠。」《食療》云：「平。紅花者名山丹，不甚良。」

生川谷。

黑字云：「生荊州川谷。」陶云：「近道處處有。」

治邪氣腹脹，心痛，利大小便。

黑字云：「除浮腫，臚脹，痞滿寒熱，通身疼痛及乳難喉痺，止涕淚。」《藥性論》云：「主百邪鬼魅，涕泣不止，除心下急滿痛。治脚氣，熱欬逆。」日云：「白百合治癲邪，啼泣，狂叫，驚悸，殺蠱毒氣，乳癰發背及諸瘡腫，并治産後血狂暈。」又云：「紅百合治瘡腫及療驚邪。」《食療》云：「主心急黄。蒸過蜜，和食之，作粉尤佳。」孫眞人《食忌》：「治陰毒傷寒。煮百合濃汁，服一升，良。」

補中益氣。

陶云：「亦堪服食。」日云：「白百合安心定膽，益志養五藏。」《圖經》云：「人亦蒸食之，甚益氣。又百合作麵最益人，取根，暴乾，擣細篩，食之如法。」

酸漿，

黑字云：「五月採，陰乾。」陶云：「葉亦可食，子作房，房中有子，如梅李大，皆黄赤色。」蜀本云：「根如葅芹，白色，絶苦。」《圖經》云：「苗似水茄而小，葉亦可食，實作房囊，囊中有子如梅李大，皆赤黄色。」《衍義》云：「苗如天茄子，開小白花，結青殼，熟則深紅，殼中子大如櫻，亦紅色。櫻中腹有細子，如落蘇（落蘇，今茄也）之子，食之有青草氣，此即苦躭也。」

《本草和名》訓「保保都歧」，又「奴加都歧」。

立之案：保保，即火火，謂赤色也。「都」是語助。「保保都歧」，謂赤木也。「奴加」，即「仁賀」之轉，謂苦木也。此物至秋深，則莖葉及房子並皆赤色，且根莖花實共有苦味，故有此二名也。又《爾雅》「葴，寒漿」郭注云：「今酸漿草，江東呼曰苦葴。音鍼。」

一名酢漿，

立之案：酸漿、酢漿，共爲實名。《唐本草》下品，別有酢漿草，則同名異物，國俗呼「加多波美」者是也。

味酸，平。

黑字云：「寒，無毒。」《衍義》云：「子，食之有青草氣。」

生川澤。

黑字云：「生荊楚川澤及人家田園中。」陶云：「處處人家多有。」

治熱煩滿，

陶云：「小兒食之，能除熱。亦主黃病，多效。」蜀本云：「根擣其汁，治黃病，多效。」

立之案：除熱煩滿。又見「梅實」下。

定志益氣，

立之案：凡酸味之物，皆有益氣之功。梅實、蓬蔂、酸棗、蒲陶之類是也。宜與各條參看。

利水道。

立之案：酸漿利水道者，用酸苦多汁之物，能誘引酸敗液汁快然令通利，猶鮑魚去鹽法，鹽水漬之之例也。

產難吞其實，立產。

立之案：是亦利水逐瘀之效也。丁巳五月，余目擊一女子誤吞生青酸漿子忽墮胎者，大驚其效如神，與《本經》符合，故錄於此矣。《證類·菜部》上品，又有苦耽一條云：「苗、子，味苦，寒，小毒。主傳尸伏連，鬼氣疰忤，邪氣，腹内熱結，目黄不下食，大小便澀，骨熱欬嗽，多睡勞乏，嘔逆痰壅，痃癖痞滿，小兒無辜，癧子寒熱，大腹殺蟲，落胎，去蠱毒。並煮汁服，亦生擣絞汁服，亦研傅小兒閃癖，生故墟垣塹間，高二三尺，子作角，如撮口袋中有子如珠，熟則赤色，人有骨蒸多服之。關中人謂之洛神珠，一名王母珠，一名皮弁草。又有一種小者，名苦蘵。」所謂苦耽，即本條酸漿。而苦蘵乃今世「無奈利保保都岐」也。蘵，本龍葵正名。《本經》附見於苦參下，與酸漿別其功。宜參「苦參」下。○《御覽》引《本草》曰：「酢漿一名。酸，平，寒，無毒，生川澤及人家田園中。治熱煩滿，定志益氣，利水道，產難吞其實，立產。」○呉氏《本草》曰：「酸漿，一名酢漿。」

蠡實，

黑字云：「五月採實，陰乾。」陶云：「方藥不復用，俗無識者。」蘇云：「此即馬藺子也。」《月令》云：「荔挺出。」鄭注云：「荔，馬薤也。」《說文》云：「荔似蒲，根可爲㕞。」《通俗文》：「一名馬藺。」《本經》：「一名荔實。」子，療金瘡血内流癰腫等病有效。」《圖經》云：「蠡實，馬藺子也。北人音訛呼爲馬楝子。葉似薤而長厚。三月開紫碧花，五月結實作角，子如麻大而赤色有稜，根細長，通黄色，人取以爲刷。三月採花，五月採實，並陰乾用。」

立之案：《本草和名》訓「加岐都波太」。《醫心》《和名抄》同。仁和寺本《醫心》作「加岐都波奈」。藤原爲兼《玉葉集》用「垣旗」，又「垣津」幡字。《萬葉集》八ノ七九ウ云：「家乃垣内乃。」又九ノ卅一ウ云：「小垣内。」乃是略「宇知」之「宇」，而以「都」代「知」者也。《子虚賦》云：「高燥則生葴析苞荔。」《顔氏家訓》云：「馬薤，河北平澤率生之，江東頗有此物，人或種於階庭，呼爲旱蒲。」因攷「加歧都波太」者，謂籬垣之側邊也。此草植籬邊，以賞其花，故名。《本草和名》「由跋」，亦訓「加歧都波奈」。《醫心》同，或訓「加歧都波多」。則今俗呼「波奈阿也女」者之類，凡長葉如薤，紫花六出者，古總偁「加歧都波多」。今以生水中，紫花六出，媚好可愛，闊葉甚似射干者，專偁「加歧都波多」，故以陸生闊葉者，爲「以知波都」。「以知波都」者，爲由跋。以陸生，花葉稍瘦小者偁「阿也女」，以其最矮小，葉相軫軳者偁「禰慈阿也女」，俗又偁「波禮牟」，即「馬楝」之音讀。但宜以「以知波都」充本條也。白字「蠡實」，黑字「由跋」，爲同物也。其花時形狀俱與《圖經》所説「三月開花，五月結實，及根細長，取以爲刷」方合。

（眉）某氏《和歌本草提要》：「ニカキツハタト云ヘルハ垣津花之《日本紀》ノ皤荻ノ例之垣津ノ津ハノニ通ヒテ垣ノ花之水尾尾串ヲミヲクシ滝ノ瀬ヲタキツセトイフ例ナリ。」

又案：《説文》云：「荔，似蒲而小，根可爲刷。」《廣雅》云：「馬薤，荔也。」《通俗文》亦云：「馬藺」。《月令》「仲冬之月，荔挺出」鄭注云：「荔挺，馬薤也。」《易統通卦驗玄圖》云：「荔挺不出，則國多火災。」蓋荔爲正名，單呼則云荔，緩言則云荔挺。猶昌，又謂之昌陽之例也。顔之推據蔡邕《月令章句》，高誘《呂氏春秋注》爲荔草挺出之義，以《月令》注「荔挺」爲草名，爲誤。王引之駁之曰：「據《易通卦驗》則以荔挺二字爲草名者，自西漢時已然。」又《逸周書·時訓篇》云：「荔挺不生，卿士專權。」鄭注相承舊説，非臆斷也。此説可從。然未明「荔」與「荔挺」自有緩急之義，却以「挺」爲「莛」之假借，則頗失鑿矣。「蠡」乃「荔」之假借，「藺」「楝」亦一聲之轉，無論耳。

再案：《本草經》作「蠡」者，却古字而義在於此。《方言》六云：「蠡，分也。楚言蠡，秦晉曰離。」

《玉篇》：「劙，解也。」《荀子·賦篇》「攙兮其相逐而反也」楊倞注云：「攙與劙同。攙兮，分判貌。」《廣雅》：「離，分也。」因此，則此物其實熟則分裂三破，故名蠡實。《說文》「荔」字却是「蠡實」之字。與苷、荒、茎等字同例，而爲晚出之俗篆耳。

又案：醫經多用略字，古來爲然，則蚤字，《御覽》《醫心》如此作者可從。《外臺》廿八卷引崔氏云：「凡蠱有數種云云。今省煩，皿上安一虫字，或作虫邊，大非體也「大」恐「古」訛。」可以徵矣。

又案：馬藺，自是似藺而大葉之艸，或訛作「馬楝」，以爲蠡實者耳。

一名劇草，

《墭囊抄》一ノ廿條古抄本，鈴木眞年藏劇草カキツハタト，傍訓セリ，岡邨尚謙曰：「劇草，當是劙草之誤。劙，即蠡字之俗。」

立之案：此說似是而實非。「蠡」字俗省畫作「蟸」「蚤」則當然似不宜添畫作「劙」。竊謂「劇草」是「刷草」訛，此物根可爲刷，見《說文》。且已云「蠡實」，則不可又云「蠡草」，傳寫遂致此訛耳。

一名三堅，

立之案：三堅者，子名也。實中有膜，三隔之中有百小扁子，故名。凡此種類之花，皆六瓣，而其實皆是三瓣，三大瓣爲正花，三小瓣補翼之。其子三堅，可以徵也。

一名豕首，

岡邨氏曰：當蠡實之壞字。蠡或作蠡、蚤，此作豕者，脫虫若虫也。「實」字脫「宀」下「貝」，誤爲「首」也。「獨活」條云：「豚實爲之使。」亦「蚤實」之誤。

味甘，平。

黑字云：「溫，無毒。」蜀本云：「蠡實，寒。」《圖經》云：「大溫。」

生川谷。

黑字云：「生河東川谷。」《圖經》云：「今陝西諸郡及鼎澧州亦有之，近京尤多。」

治皮膚寒熱，胃中熱氣。

黑字云：「止心煩滿，利大小便。」日云：「馬藺，治婦人血氣煩悶，産後血暈，并經脈不止，崩中帶下。」

立之案：此物甘溫，能入皮膚經脈之中，解散熱氣，與雲實除寒熱同理。蜀本云「蠡實寒」，可疑也。

風寒濕痺，堅筋骨，令人嗜食。

黑字云：「長肌膚肥大。」日云：「消一切瘡癤腫毒，止鼻洪吐血，通小腸，消酒毒，治黄病。」又云：「多服令人溏洩。」

立之案：能通利血脈水道，故有此諸效。苦多服則通利之極，至於令人溏泄也。

久服，輕身。

《圖經》云：「《列仙傳》寇先生者，宋人也。好種荔，食其葩實焉。今山人亦單服其實，云大溫，益下，甚有奇效。」

華葉，去白蟲，

黑字云：「療喉痺。」《圖經》云：「崔元亮治喉痺腫痛，取荔花皮根共十二分，以水一升，煮取六合，去滓，含之細細嚥汁，差，止。」《外臺》卷卅二引《肘後》：「療面及鼻病酒皶方。馬藺子花擣，封之佳。」

○《御覽九百九十一》「蠡實華」《呉氏本草》曰：「蠡實，一名劇草，一名三堅，一名劇荔華。同九百九十二」豕首，《本草經》曰：「豕首，一名劇草，一名蠡實。」

王孫，

陶云：「今方家皆呼名黄昏，又云牡蒙，市人亦少識者。」唐本注云：「《小品》述本草牡蒙，一名王孫。《藥對》有牡蒙，無王孫。」《外臺》卷十五ウ十七引《深師》療五藏六府血氣少云云。十黄散方中有「黄孫」，注云：「牡蒙也。一方云黄昏。」「奴波利久佐」又「乃波利」此則一物明矣。又：「主金瘡，破血生肌肉，止痛，赤白痢，補虚益氣，除腳腫，發陰陽也。」《蜀本》注云：「葉似及已而大，根長尺餘，皮肉亦紫色。」《御覽》引吳氏云：「蔓延，赤文，莖葉相當。」李時珍云：「王孫，葉生顛頂，似紫河車葉。」《本草和名》訓「奴波利久佐」，又「乃波利」。《和名抄》云：「沼波利久佐，此間云都知波利。」

立之案：皇國古名並未詳。《蜀本》所説，小野蘭山以「津久波禰佐宇」充之，此物東北州深山幽谷皆有之。一根一莖，葉似百合葉而薄，有縱文，四葉攢生，莖端又有三葉、五葉至七、八葉者，中央抽一莖，著一花四出，綠色内有金線八條而長聳，又別有蘂，與《蜀本》所説形狀稍似，然未究其根形，則未妥。黑字：「一名黄孫，一名黄昏。」據此，則「王」即「黄」假借，與「王瓜」「王連」同例。「王孫」者，「黄根」之義。「黄昏」，亦同「長孫」，亦根向長之義。「公草」，亦根如髮而黄，如老公髮，故名。

味苦，平，

黑字云：「無毒。」《吳氏本草經》云：「神農、雷公：苦，無毒。黄帝：甘，無毒。」《御覽》

生川谷。

黑字云：「生海西川谷及汝南城郭垣下。」《御覽》引《本草經》云：「生海西。」又引《吳氏本草經》云：「生西海生谷及汝南城郭垣下。」

治五藏邪氣，濕痺，四肢疼酸，膝冷痛。

黑字云：「療百病，益氣。吳名白功草，楚名王孫，齊名長孫，一名黃孫，一名黃昏，一名海孫，一名蔓延。」《本草和名》無「一名黃昏」四字，而引陶注云：「一名黃民，一名牡蒙。」《御覽》引吳氏亦無「黃昏」名，然則「黃昏」之名，所無可知耳。《本草和名》云：「一名公草。」出《釋藥性》。○《御覽》引《本草經》云：「王孫，味苦，平。治五藏邪氣，濕痺，四支疼酸。生海西。」《吳氏本草經》云：「黃孫，一名王孫，一名蔓延，一名公草，一名海孫。神農、雷公：苦，無毒。黃帝：甘，無毒。生西海生谷及汝南城郭垣下。蔓延，赤文，莖葉相當。」

爵牀，

蘇云：「此草似香葇，葉長而大，或如荏且細。生平澤熟田近道傍。甚療血脹下氣。俗名赤眼老母草。」《開寶》引《別本注》云：「今人名爲香蘇。」

立之案：《本草和名》無訓。《醫心方》訓「乃加加毛」。是次條白前名誤入於此者，非此名也。今俗呼「狗香薷者」是也。原野甚多，高一二尺，莖方，枝葉對生，葉似香薷而短，有小毛，揉葉嗅之始有微香，後有臭氣。八月枝梢間開花，如蘇穗而小，不似香薷。長三四寸許，淡紫色，一花大不足一分，花後結實，蒂形亦似紫蘇子，熟而苗根共枯。又有白花者。

又案：「爵床」，《御覽》引《本草經》及《吳氏本草經》共作「爵麻」。李時珍曰：『爵牀不可解。按《吳氏本草》作「爵麻」，甚通。』因攷，原作「爵麻」，一訛作「爵床」，二訛作「爵牀」，與《本草和名》引《龍門方》云「一名雀荏草」，亦可以徵也。

又案：「爵床」之急呼爲「柔」，「爵麻」之急呼亦爲「柔」，據此，則「爵床」即是「香薷」。蘇注爲「香葇」，爲一草，故以「爵床」爲「赤眼老母草」也。或曰「爵牀」與「蛇牀」同義。細子，雀所嗜，雀兒枕席於此之義亦通。

味鹹，寒。

黑字云：「無毒。」李時珍曰：「微辛。」

生川谷。

黑字云：「生漢中川谷及田野。」蘇云：「生平澤熟田近道傍。」《御覽》引《本草經》云：「生漢中。」

治腰脊痛，不得著牀，俛仰艱難，除熱，可作浴湯。

《御覽》引《本草經》云：「爵麻，生漢中。」《吳氏本草經》云：「爵麻，一名爵卿。」

王瓜，

黑字云：「三月採根，陰乾。」陶云：「今土瓜生籬院間亦有，子熟時赤如彈丸大，根今多不預乾，臨用時乃掘取，不堪入大方，正單行小小爾。」《禮記·月令》云「王瓜生」，此之謂也。鄭玄云：「菝葜。」殊爲繆矣。蘇云：「此物蔓生，葉似栝樓，圓無叉缺。子如梔子，生青，熟赤，但無稜爾。根似葛，細而多糝。北間者纍纍相連，大如棗，皮黄肉白，苗子相似，根狀不同。試療黄疸，破血。南者大勝也。」《圖經》云：「葉似栝樓，圓，無叉缺。有刺如毛。五月開黄花，花下結子如彈丸，生青熟赤，根似葛而多糝，謂之土瓜根。均房間人呼爲老鴟瓜，亦曰菟瓜。」《衍義》云：「王瓜，體如栝樓，其殼徑寸，一種長二寸許，上微圓，下尖長，七、八月間熟，紅赤色，殼中子如螳螂頭者，今人又謂之赤雹子，其根即土瓜根也。於細根上又生淡黄，三五相連，如大指許，根與子兩用，紅子同白土子。」

立之案：《本草和名》訓「比佐久」。「比佐久」者，匏是也。以充王瓜，非也。王瓜，今俗呼「鴉瓜」者是也。

又案：《爾雅》「鉤，藈姑」郭注云：「鉤，𤬏也。一名王瓜，實如瓝瓜，正赤，味苦。」《釋文》：「藈菇，本作睽姑。」又引《字林》云：「𤬪𤬏，王瓜也。」而《廣雅》云：「藈菇、𤬪𤬏，王瓜也。」然則，郭、吕共本此。竊謂《爾雅》《廣雅》所以（當作「云」）「藈茹」者，即「鉤」之緩呼。就「鉤」字而攷之，則鄭注《月令》以爲「菝葜」者，是云𤬪𤬏者，亦鉤之緩呼。與苦蔞字不相涉。《爾雅》《廣雅》所説，即《月令》之「王瓜」也，與栝樓各物。今《月令注》作「王瓜，萆挈也」。《正義》云，王瓜，萆挈。魯《本草》文據此，則以「王瓜」爲「菝葜」。本草家别有此説。張揖、鄭玄共從之也。《吕氏春秋·孟夏紀》「王菩生」高注云：「菩，或作瓜、𤬪、𤬏也。」又注《淮南·時則訓》云：「王瓜，栝樓也。」是以《月令》「王瓜」混「栝樓」之「王瓜」，誤也。陶氏亦從此説，以鄭説爲繆，非是也。郭注《爾雅》「鉤藈姑」，云「王瓜實如瓝瓜」，其誤與高誘同。但《廣雅》别出「菝挈，狗脊也」一條，似音與「𤬪𤬏」「王瓜」重出。而狗脊今呼「猿捕茨」者，王瓜，今呼「竹葉山歸來者」是也。一類二種。亦如「栝樓」與「土瓜」，而「菝挈」根凹凸如羊角，故名狗脊。𤬪𤬏根肥大，類芋塊，其色黄赤，故名王瓜。王瓜即黄瓜也。與土瓜之「王瓜」爲同名異物。蘇云：「菝葜，根作塊，結黄赤色是也。」而「栝樓」與「王瓜」亦爲一類二種，猶「委蕤」與「黄精」，「扁青」與「層青」之類。《金匱》有「土瓜根散」，《脈經》作「王瓜根散」，「王」恐「土」訛。白字云：「一名土瓜。」蓋「土瓜」爲正名，土瓜者即「地瓜」，謂老鴟瓜也。與《廣雅》「土瓜，芴也」，郭注《爾雅》「菲芴」云「即土瓜」同名異物。此則謂似「瓝瓜」而不可食，彼則謂根在土中如瓜也。古經方絶無用王瓜者，皆用土瓜。因攷「土」字訛作「王」，「璽」又作「璽」。人參，黑字「一名土精。」《本草和名》引《釋藥性》作「玉精」。《御覽》引《吴氏本草》云：「人參，一名五精，一名王精。」署預，黑字云：「越名土藷。」《本草和名》引《雜要決》：「一名王茅（《醫心》作「芧」）。」王羲之《東方朔畫像贊》「涅」作「涅」。天平間舊抄《十地論序》中，「瑩」作「瑩」。《太素・十四眞藏脈形》云：「眞脈雖見，目猶見人，人得至土時而死也。」是「土」字亦恐「王」訛。土州矦藏本，羕曆三年己未抄本義「涇」作「涇」。然則，篆隸共王、土二體互相通用，可以爲徵矣。與「栝樓」黑字云「實名黃瓜」不同。「黃」與「王」通，故亦「黃連，一名王連白字」「王芻，一名黃草《御覽》引吳氏」「王孫，一名黃孫黑字」是也。但「王瓜」不可與「黃瓜」同。栝樓黃熟，故名黃瓜。土瓜紅熟，不可名黃瓜。應知王瓜即土瓜訛字，不可混黃瓜。「王瓜，一名土瓜」者，古來相傳之誤。猶「白瓜子，一名甘瓜子」之例也。

一名土瓜。

《齊民要術》引《本草》云：「王瓜，一名土瓜。」說見前。

味苦，寒。

黑字云：「無毒。」《藥性論》云：「土瓜根，使，平。」陳云：「根葉絞汁服，當吐下，有小毒故也。」

治消渴，

黑字云：「止小便數，不禁。」《藥性論》云：「治小便數遺不禁。」日云：「王瓜子潤心肺，生用。」

內痺。

立之案：「內痺」未詳，恐「肉痺」訛。「莨蓎子」下云：「肉痺拘急。」此下文云：「酸疼。」則「內痺」亦當「肉痺」訛。黑字云：「散癰腫留血，逐四肢骨節中水，療馬骨刺人瘡。」日云：「王瓜子治黃病，生用。土瓜根通血脈。」又云：「酒黃疸。」《肘後》《千金》十ノ十六ウ文同：「治黃疸變成黑疸，醫所不能治，土瓜根汁頓服一小升，平旦服。食後須病汗，當小便出愈，不爾再服。」《證類》《葛氏方》：「療面上疿、㾦子，用之仍得光潤，皮急。以土瓜根擣篩，漿水勻和，入夜先漿水洗面，傅藥，旦復洗之，百日光華射人。小兒四歲發黃，生擣絞汁，三合，與飲不過三飲已。」並是肌肉内血氣痺閉之證也。蓋與「肌痺」同義。

瘀血月閉。

立之案：「月閉」者，即「經閉」，謂月事不下也。「白惡」「鼠婦」條共有「月閉」，可併攷。黑字云：「婦人帶下不通。」蘇云：「破血。」日云：「王瓜子，肺痿吐血，腸風瀉血，赤白痢，炒用。土瓜根排膿，治撲損，消瘀血，破癥癖，落胎。」《金匱》云：「帶下經水不利，少腹滿痛，經一月再見者，土瓜根散主之。」「土瓜根散方（陰癩腫亦主之）土瓜根、芍藥、桂枝、䗪蟲各三分，右四味，杵爲散，酒服方寸匕，日三服。」土瓜根、䗪蟲，治經水不利。桂枝、芍藥，治少腹滿痛。四物酒服，尤爲得法矣。

寒熱，

黑字云：「療諸邪氣熱結，鼠瘻。」陳云：「王瓜，主瘧。取根及葉，擣絞汁服，當吐下。宜少進之，有小毒故也。」日云：「土瓜根，天行熱疾，酒黄病，壯熱，心煩悶，吐痰，痰瘧，熱勞。」

立之案：寒熱者，邪在血分之證。鼠瘻、瘧疾，共是邪在血分也。

酸疼，

立之案：「酸疼」已見「酸棗」條，「蠱毒」亦必有此證。《千金方》云：「蠱毒千品，種種不同，或四肢沈重，百節酸疼。」是陳云「王瓜主蠱毒」。《藥性論》同。《外臺》引《小品》：「療蠱方，土瓜根大如拇指，長三寸，切，以酒半升，漬一宿，一服當吐下。」《古今錄驗》同。

益氣，

黑字云：「下乳汁。」《產書》：「下乳汁。土瓜根爲末，酒服一錢，一日三次。」

立之案：日華子云：「土瓜根，通血脈，血脈通利，則其氣自益。下乳汁亦爲通脈之功。」

愈聾，立之案：愈聾，亦是爲破血通脈之效。《衍義》云：「白土子治頭風。」同理。

生平澤。黑字云：「生魯地平澤田野及人家垣墻間。」陶云：「生籬院間。」《圖經》云：「今處處有之。」

本草經卷中　五

馬先蒿，

陶云：「方云一名爛石草，主惡瘡。方藥亦不復用。」蘇云：「此葉大如茺蔚，花紅白色。實八月、九月熟，俗謂之虎麻是也。一名馬新蒿。所在有之。茺蔚苗短小，子夏中熟，而初生二種極相似也。」《開寶》引《別本注》云：「近道處處有。三月、八月採莖葉，陰乾。」

立之案：《本草和名》訓「波波古久佐」。《和名抄》訓「比岐與毛岐」。蓋「波波古」者，鼠麴之名。而《本草和名》菴汳子、馬先蒿，共有「波波古」之名。茵蔯蒿、菴汳子，共有「比岐與毛岐」之名。但似艾非艾，似蒿非蒿之物，皆有「波波古比岐」與「毛岐」之名也（「比岐」與「毛岐」解已見「菴汳」下）。蘇所說「虎麻即茺蔚紅花者，而俗呼苦艾」者是也。則「茺蔚」爲白花者，《拾遺》之「鏨菜」，俗呼「幾世和多」者是也。而《嘉祐本草》據陸疏說，以《爾雅》「蔚，牡菣」爲「馬新蒿」，今俗呼「鹽竈菊」者是也。然陸所云「馬新蒿」，蓋土俗所呼，而非《本草》「馬先蒿」也。《廣雅》亦云：「因塵，馬先。」是亦土俗所呼，而非《本草》馬先蒿也。本條宜從蘇說「虎麻」以「苦艾」當之。《醫心方》引《葛氏方》：「治癩取馬新蒿。一名馬矢蒿，一名爛石草。搗末，服方寸匕。」《外臺》（三十ノ八ウ）引范汪同。蓋羅列一名者，以別非爛石草之馬新蒿也。可知當時馬新蒿，已非一物矣。《本草和名》：「茺蔚子，一名天麻草，一名苦麻。已上二名，茺蔚子苗也。出《耆婆方》。」「一名虎麻，一名馬新蒿，一名馬矢蒿。已上三名，出《稽疑》。」所云苦麻，即虎麻，避唐諱者，與「虎壽」《拾遺》作「苦壽」同。又「茺蔚」，白字：「一名大蕺，一名馬辛。」此八字原在「菥蓂」下，今移「茺蔚子」下，說詳見「茺蔚」條。據此攷之，則馬先、馬新、馬辛，共皆「馬矢」之音轉借字。《外臺》卷十五癮瘮、風瘮一十三首注云：「俗呼爲風矢者是也。」《雷公炮炙論》云：「兔蕈，俗云兔屎。」共是辛、矢通音之證也。其作「馬先」者，「馬矢」之訛字，隸變「矢」字如「先」，故致此誤也。唐扶頌「惟直如夭。」《書・皐陶》「矢厥謨」，《釋文》云：「矢，本又作夭。」「夭」字又一變作「先」也。猶「王瓜」「白瓜」之例。或曰矢、辛音通，辛音亦通先。恐不然也。

又案：此物與茺蔚同物，而茺蔚子是用子之名。馬先蒿，是用莖葉之名，其功不同，其品階亦異，故中上分出二條。猶青葙、草蒿之例也。

一名馬矢蒿。

矢，原作屎，俗字。今據《本草和名》正。

味苦，平。

黑字云：「無毒。」

生川澤。

黑字云：「生南陽川澤。」蘇云：「所在有之。」《別本注》云：「近道處處有。」

治寒熱鬼注，中風濕痺，女子帶下病，無子。

立之案：凡此濕熱在血分，令血淤濁腐敗之諸證，並主之。所以苦臭之物，却誘出敗血淤物也。陶云「主惡瘡」，《外臺》引：「范汪療癩方，取馬薪蒿，一名馬矢蒿，一名爛石草。擣末，服方寸匕，日三。百日如更赤起，一年都差，平復。《肘後》同。」

蜀羊泉，

黑字云：「一名羊泉，一名羊飴。」陶云：「方藥亦不復用。彼土人時有採識者。」蘇云：「此草俗名漆姑。葉似菊花，紫色。子類枸杞子，根如遠志，無心有糝。」《本草和名》「蜀羊泉」下注云：「隱居《本草》，泉作全字。」又云：「一名羊全。出《雜要決》唐。」

立之案：羊泉、羊全，共爲「羊涎」之假借。《顏氏家訓》云：「南人以錢爲涎。」《醫方類聚》百九十〔三八ウ〕有「龍泉粉」，即「龍涎粉」，共可以徵矣。陶注「蔥」云：「葉中涕名蔥苒。」苒亦爲涎之假借，而「羊泉」爲正名，作「蜀羊泉」者，謂生蜀郡也。猶周麻、羌活、蜀椒、秦椒之例也。《玉篇》：「芊，與良切。芊菉，藥名，菉音泉。」芊菉，黑字「一名羊泉」，可以證也。此物莖葉有粘液如漆，故有「羊涎」及「漆姑」之名也。今俗呼「鵯上戸」者是也。但蔓生而白花黃蘂，似與蘇說異。然蔓生或有特生，別種白花，時出紫花異品者往往有之，則以「鵯上戸」爲允當。上品「白莫」即爲「鵯上戸」，特生圓葉者。而蘇注「白莫」云：「此鬼目草也。蔓生，葉似王瓜，小長而五椏，實圓若龍葵子，生青熟紫黑。」據此，則蘇所說「白莫」，亦似指蔓生之「鵯上戸」。然則，蘇所說「白莫羊泉」爲一物歟？但據《爾雅》郭注，以圓葉叢生爲「白莫」，據蘇說以菊葉蔓生爲「蜀羊泉」，則爲穩矣。

味苦，微寒。

黑字云：「無毒。」

生川谷。

黑字云：「生蜀郡川谷。」蘇云：「所在平澤皆有之。」《別本注》云：「今處處有，生陰濕地。」

治頭禿，惡瘡，熱氣，疥瘙。

立之案：云「熱氣」者，亦如云「熱瘡」，隨熱隨搔隨生小瘡之類。不定其處者，揔謂之氣。「松脂」條「疥瘙風氣」，「石灰」條「疥瘙熱氣」，「牛扁」條「身皮瘡熱氣」，「萆解」條「惡瘡不瘳熱氣」，「敗醬」條「暴熱火瘡赤氣，馬鞍熱氣」，「鐵落」條「疥氣在皮膚中」之類是也。「風氣」，猶云「熱氣」。「鹿藿」「蓋草」條共有「瘍氣」，即亦同義

痂癬蟲，

立之案：「水銀」條云「痂瘍」，「草蒿」條云「痂癢」，「柳葉」下云「痂瘡」，皆同。凡有鱗介之瘡，皆謂之痂耳。《說文》：「癬，乾瘍也。」《釋名》：「癬，徙也。浸淫移徙處日廣，故青徐謂癬爲徙也。」玄應《一切經音義》引作「瘲，徙也」。「藿菌」下白字云「白瘲」，共用俗字也。《和名抄》云：『俗云「錢加佐」，今俗呼「多牟之」者是也。』「苔蘚」字亦自癬瘡出也。《北齊馮翼王平等寺碑》：「詹甍傾□結構崩頹，駁癬上於雕梁，青苔衣於藻井。」王昶云：「駁癬當是駁蘚之借字。」又《御覽》引《古今注》云：「苔蘚，一名員癬，一名綠癬。」又引《述異記》云：「苔錢，亦呼爲宣癬。」共可以爲證也。又「汳茹」條云「殺疥蟲」，「莽草」條云「蟲疽瘡」，「石灰」條云「殺痔蟲」，共謂瘡中有蟲也。顏師古注《急就章》云：「疥，小蟲攻齧皮膚，灌錯如鱗介也。」近日西洋學盛行於世，以顯微鏡試之，始知疥瘡中有小蟲如蜘蛛，以喙刺肉，令人痒悶，以爲一大奇事，而蓋倉頡造字之本，「痒」作「蛘」。《說文》云：「蛘，搔蛘也。」「疥」亦作「蚧」。《後漢書·烏桓傳》云：「手足之蚧搔。」併《本草經》「疥蟲」「癬蟲」之語，攷之則瘡中有蟲爲之痒，固應不須辨而自知也。大抵西洋之學，其原多皆在震旦，不啻此矣。但使其精密明了，故一時奇絶驚人目，竟是不奇也。

積雪草，

陶云：「方藥亦不用，想此草當寒冷爾。」蘇云：「此草圓如錢大，莖細勁，蔓延生溪澗側，擣傅熱腫丹毒，不入藥用。荊楚人以葉如錢，謂爲地錢草。《徐儀藥圖》名連錢草，生處亦稀。」《別本注》云：「八月、九月採苗葉，陰乾。」陳云：「東人呼爲連錢，生陰處，蔓延地，葉如錢。」唐慎微引《圖經》云：「《天寶單行方》云：連錢草，甚香。俗間或云圓葉似薄荷，江東吳越丹陽郡極多，彼人常充生菜食之。河北柳城郡盡呼爲海蘇，好近水生，經冬不死。咸、洛二京亦有。或名胡薄荷，所在有之。」又「薄荷」下云：「又有胡薄荷，與此相類，但味少甘爲別。生江浙間，彼人多以作茶飲之，俗呼新羅薄荷。近京僧寺亦或植一、二本者。《天寶方》名連錢草者是。」陳士良云：「胡菝蕳，俗呼爲新羅菝蕳。」《嘉祐》引段成式《酉陽雜俎》云：「地錢葉圓，莖細有蔓，一曰積雪草，一曰連錢草。」

立之案：《本草和名》引陶景注云：「此草當奇寒冷耳。」又云：「一名停雪。出《釋藥》。」「一名水冰。出《雜要決》。」而訓「都保久佐」。「都保」者，即「坪」。人家坪庭垣籬間常生之，故名「都保久佐」也。今俗呼「世仁久佐」，又「蔓薄荷」，又「加岐止遠之」者是也。此物中古呼爲「癇取草」，謂治小兒癇疾也。今羽州猶呼此名。繈褓及兒女服章，往往染出此草莖葉，古畫卷中每有此圖，可以證矣。

又案：陶氏未詳此草。蘇氏云：「荊楚人以葉如錢，謂爲地錢草。」《圖經》引《天寶單行方》云：「好近水生，經冬不死。」並與白字「積雪草」之名，黑字生「荊州川谷」之言合。則以「當（疑作「地」）錢草」爲允也。

味苦，寒。

黑字云：「無毒。」陶云：「想此草當寒冷爾。」日云：「味苦，辛。」《天寶單行方》云：「連錢草，味甘，平，無毒，甚香。」

生川谷。

黑字云：「生荊州川谷。」蘇云：「生溪澗側，荊楚人爲地錢草。《徐儀藥圖》生處亦稀。」《別本注》云：「今處處有，生陰濕地。」《天寶單行方》云：「連錢草元生咸陽下濕地，亦生臨淄郡、濟陽郡池澤中，江東、吳越、丹陽郡極多，河北柳城郡咸、洛二京亦有，所在有之。」《衍義》云：「今南方多有，生陰濕地，不必荊楚。」

治大熱，

立之案：大熱，又見「栝樓」「鹵鹹」「石長生」條。蓋「大熱」二字，冒「惡瘡」「癰疽」而言。

惡瘡，癰疽，

《藥性論》云：「單用能治瘰癧鼠漏。」日云：「以鹽挼貼，消腫毒。」

浸淫赤熛，皮膚赤，身熱。

立之案：「身熱」二字，宜蒙「浸淫」以下而看。棭齋曰：『《說文》有「侵」無「浸」。《史記·孝武本紀》《文選·上林賦》《風賦》「浸淫」字皆作「侵淫」，知「浸」即「侵」字，連下字變「人」從「水」也。或曰古書或借「濅」爲「侵淫」之「侵」，因謂「浸淫」之「浸」，即《說文》「濅」字之省，非是。』此說可從。《本草經》作「浸淫」。《說文》「淫」字下云：「浸淫，隨理也。」司馬相如《難蜀父老》曰：「六合之內，八方之外，浸淫衍溢。」依此則作「浸淫」，其來亦久矣。《史記·封禪書》：「是年天子始巡郡縣，浸尋於太山矣。」《索隱》曰：「侵尋，即浸淫也。」故晉灼云：「遂往之意也。」小顏云：「浸淫，漸染之義。」蓋尋、淫聲相近，假借用耳。竊謂「浸淫瘡」者，即癬瘡。「浸淫」之急言爲「癬」，讀如「徙」

字，又作「⿸疒徙」。《釋名》云：「癬，徙也。浸淫移徙處日廣。」是浸淫二字以解「癬」字也。《病源・浸淫瘡候》云：「是心家有風熱，發於肌膚，初生甚小，先痒後痛而成瘡，汁出侵潰肌肉。浸淫漸潤，乃遍體。若從口出，流散四肢者則輕。若從四肢生，然後入口者則重。以其漸漸增長，因名浸淫也。」又癬候云：「皮肉隱胗如錢大，漸漸增長，或圓或斜，痒痛，有匡郭，裏生蟲，搔之有汁，此風濕邪氣客於腠理，復値寒濕與血氣相搏，則血氣否澀發此疾。」又濕癬候云：「亦有匡郭，如蟲行，浸淫，赤，濕痒，搔之多汁成瘡，是其風毒氣淺，濕多風少，故爲濕癬也。其裏亦有蟲。」所云濕癬，即是浸淫瘡也。《病源》釋「濕癬」用「浸淫」二字，亦與《釋名》合。浸淫赤濕痒五字，與本條「浸淫赤熛皮膚赤」符。且今目驗濕癬病人，先自下部起，漸至上部，繞咽喉者多死。因知古所云浸淫瘡者，即今濕癬也。諸他小瘡自非内攻，絶無有至死者，唯濕癬一證，漸及遍身，則血液漸竭，形體枯槁，遂屬不治也。

又案：《玉機眞藏論》云：「心脈大過，則令人身熱而膚痛，爲浸淫。」浸淫二字，本爲形容病證之疊韻字，仍加「瘡」字而爲病名也。《本草》《素問》共非病名，至仲景始爲病名也。

再案：浸淫，非唯爲「濕癬」之名，蓋是諸瘡日久多汁，漸長大蔓延者，皆謂之浸淫也。《千金》廿二卷有「治瘭疽浸淫多汁，日漸大方。又有瘡表裏相當，名浸淫瘡方。又有治久瘑疥，濕瘡，浸淫日廣，癢不可堪，搔之黄汁出，差後復發方。」《外臺》引《肘後》：「療卒得浸淫瘡，轉廣有汁，多起於心，不早療之，繞身周匝，則能殺人。」據此數語，則凡瘡内攻，則必外剥，此瘡始終浸淫多汁，非内攻外剥，而内外相通，毒熱相應，血液輸泄，往往至不治。《千金》云：「表裏相當，名浸淫瘡。」蓋此之謂也。

水蓱，

蓱，原作萍。今據《本草和名》《和名抄》正。案：《說文》：「蓱，苹也。」「苹，蓱也。」水部云：

「萍，苹也。水艸也。」蓋二字本一字。故《玉篇》云：「萍，萍草無根水上浮。蓱同，上。苹，萍也。」《爾雅》：「苹，萍。其大者蘋。」是以今字解古字也。凡《說文》從「艸」「水」之字甚多，皆是水中及水傍之草也。蓋是漢時俗篆，非古篆也。說亦見「藕實」下。黑字云：「三月採，暴乾。」陶云：「此是水中大萍爾，非今浮萍子。」《藥錄》云：「五月有花，白色，即非今溝渠所生者。」蘇云：「水萍者，有三種。大者名蘋，水中又有荇菜，亦相似，而葉圓。水上小浮萍主火瘡。」陳云：「水萍有三種。大者曰蘋，葉圓闊，寸許，葉下有一點如水沫，一名芣菜。」《御覽》引《吳氏本草》云：「水萍，一名水廉。生池澤水上，葉圓小，一莖一葉，根入水。五月華白，三月採，日乾之。」

立之案：《本草》訓「宇歧久佐」，《醫心方》又訓「以乎女」。蓋謂「以乎」者，魚也。女者，與「毛」通，謂藻乃魚藻之義，云魚每逍遙於此間也。據吳、陶二說，及白字「水華」，黑字「水白」之名，則本條宜用大萍，即蘋也。《楚詞》云：「登白萍兮騁望，與佳期兮夕張。」杜恕《篤論》云：「夫萍之浮，與菱之浮相似。菱植根，萍隨波。是以堯舜嘆巧言之亂德，仲尼惡紫之奪朱。」（《御覽》引）共亦似指大萍。此物池澤溝渠多有之，葉圓而厚，有一缺，色緑黃，光澤，葉背中心有泡子，數葉相繞而平布。八月抽莖，開花三瓣，大五、七分，白色蘂黃，俗呼「加邊留惠牟佐」，又「知也牟」。「知也牟」，毛者是也。此物雖名浮草，其根在水底。吳氏云：「根入水。」《蓬溪縣志》云：「蘋，根生水底，葉敷水上，不若水浮萍之無根而漂浮也。」說得分明矣。

又案：《本經》水萍，用「大萍」，至《拾遺》則云：「《本經》云水萍，當小者，爾後入藥多用小浮萍，故《圖經》云大蘋。」今醫方解用「浮萍」，俗醫用是也。畢竟「蘋」與「小浮萍」二種同類，入藥宜通用也。「荇菜」自是爲與「蓴」一類。但李時珍以「蘋」爲「田字草」，甚誤。此物非萍類，不可用也。

一名水華。

華，原作花，俗字。今據《御覽》《藝文類聚》《初學記》正。《本草和名》：「一名水䔢。出《雜要決》。」䔢，即華訛字。「一名水英。出《兼名苑》。」則與「水華」同義。

味辛，寒。

黑字云：「酸，無毒。」

生池澤。

黑字云：「生雷澤、池澤。」《圖經》云：「今處處溪澗水中皆有之。」

治暴熱身痒，

陶云：「水上浮萍，主火瘡。」陳云：「擣絞取汁飲，主蛇咬毒入腹，亦可傅熱瘡。」日云：「治熱毒風熱，疾熱狂熁腫毒，湯火瘡風㾸子。」《子母秘錄》：「熱毒，浮萍擣汁，傅之令遍。」《圖經》云：「大蘋，今醫方鮮用。浮萍，俗醫用治時行熱病，亦堪發汗，甚有功。其方用浮萍草一兩，四月十五日者，麻黃去節根，桂心、附子炮裂去臍皮，各半兩，四物擣，細篩，每服二錢，以水一中盞，入生薑半分，煎至六分，不計時候，和滓熱服，汗出乃差。又治惡疾遍身瘡者，取水中浮萍濃煮汁，漬浴半日，多效。此方奇古也。」

立之案：《聖惠方》：「治少年面上起細皰，挼浮萍盦之亦可，飲少許汁，良也。」此挼盦法，似指大萍，蓋亦唐前遺方耳。

下水氣，

黑字云：「下氣。」陳云：「擣汁服之，主水腫，利小便。」《千金翼》：「治小便不利，膀胱脹，水氣流腫方。水上浮萍，乾末，服方寸匕，日三。」

勝酒，

陸機《詩疏》云：「蘋，今水上浮萍是也。其粗大者謂之蘋，小者曰萍。季春始生，可糝蒸以爲茹。又可用苦酒淹，以就酒。」

立之案：《詩疏》又云：「荇，鬻其白莖以苦酒浸之，脆美，可案酒。」蓋荇、蘋同類，宜同效。據此，則「蓴菜」亦可案酒也。《救荒野譜》云：「浮薔食莖葉，入夏生水中，六、七月采，生熟皆可食。」又云：「此種即浮蘋，葉員白花者，是若葉尖黄花者，其名曰荇，其根莖亦可蒸爲蔬」。

長鬚髪，

黑字云：「以沐浴生毛髪。」陳云：「又爲膏，長髪。」

止消渴，

陳云：「暴乾，與栝樓等分，以人乳爲丸，主消渴。」

立之案：是亦利水清熱之效。

久服，輕身。

白字云：「長鬚髪。」

立之案：利水消毒，下氣活血，故有輕身之功也。〇《御覽》引《本草經》云：「水萍，一名水華。味辛，寒。生池澤水上，療暴熱身癢，下水氣，勝酒，長鬚髪，久服輕身。」又引《呉氏本草》云：「水萍，一名水廉。生池澤水上，葉圓小，一莖一葉，根入水。五月華白，三月採，日乾之。」

海藻，

黑字云：「七月七日採，暴乾，反甘草。」陶云：「生海島上，黑色如亂髪而大少許，葉大都似藻葉。」

陳云：「大葉藻，生深海中及新羅，葉如水藻而大。」《圖經》云：「今謂海藻者，乃是海中所生，根著水底石上，黑色如亂髮而麄大少許，葉類水藻而大，謂之大葉藻。」《本草和名》訓「之末毛」，又「爾岐女」，又「於古」。

立之案：「之末毛」者，即嶋藻，謂海島所生藻也。蓋泛偁非指一物也。「爾岐女」者，《和名抄》云：「海藻，邇岐米，俗用和布字。」攷「和布」見《三代實錄》貞觀十二年紀及主稅寮大膳職主水司等式、《萬葉集》「稚海藥」「和海藥」，共即「和可米」也。《延喜式》亦或用「稚海藥」字。「於古」者，《和名抄》引《本朝式》作「於期菜」。「於期菜」，又見《延喜》民部省主計寮、大藏省大膳等式，而主稅寮宮內省內膳司等式作「於期」，無「菜」字，二物共非海藻。輔仁出此二名者，以海藻爲不限一物也。今攷陶所說者，今俗呼穗俵者，而《本朝式》《和名抄》引「莫鳴菜」，《漢語抄》「神馬藻」是也。《本朝式》莫鳴菜，訓「奈奈利曾」。新井氏曰：「此物喫之，則齒下有聲，波梨波梨喧人耳，故制之曰莫鳴也。」又引楊氏《漢語抄》神馬藻，訓「奈能利曾」，云：「今案本文未詳，但神馬莫騎之義也。」椴齋曰：『按：「奈能利曾毛」名義，詳允恭十一年紀、《萬葉集》作「莫告藻」，蓋本義也。用「神馬藻」字，神馬莫騎之義訓耳。源重之歌云：「千速振出石乃宮乃神乃駒努莫騎曾也崇毛曾須留。」是其義用莫鳴者，以一聲之轉假借也。』陳藏器所說大葉藻者，穗俵一種大葉肥莖者是也。穗俵生時莖葉黑色，入湯中則變綠色，春盤所盛，即此物。入藥宜用此。

立之案：奈能利曾者，蓋波仁乘天曾多通之義。甘遂，名「爾波曾之曾」也。

一名落首。

立之案：黑字：「一名藫。」《爾雅》「薚，海藻」郭注云：「藥草也，一名海蘿，如亂髮生海中。」《本草》云。」孫炎以爲薚古潭字，是以薚、藫爲一字也。《爾雅》又云：「藫，石衣。」郭注云：「水苔也，一名石髮。江東食之。」《廣雅》：「石髮，石衣也。」《御覽》引《風土記》云：「石髮，水衣也。青綠色，皆生於石也。」郝懿行曰：「薚、藫同，並是水苔，其生於海者名海藻也。」《廣雅》云：「海蘿，藻也。」《初學記》引沈懷遠《南越志》云：「海藻，一名海苔。或曰海羅。生研石上（《御覽》引《南越》無「生研石上」四字）。」劉逵《吳都賦》注：「海苔，生海水中，正青，狀如亂髮，乾之赤，鹽藏有汁，名曰濡苔，臨海出之。」張勃《吳錄》云：「⿱艹陸蘿生海水中，正青，狀如亂髮。按：此即海蘿，蘿與離聲相轉，又即海苔。苔、薚亦聲相轉也。」此說可從。而本條「一名落首」者，即是《爾雅》之「⿱艹陸，海藻」，《南越志》之「海蘿」，而俗呼「毛都久」者，是「落首」，即「絡首」，即如亂髮之義。《方言》四云：「絡頭，帞頭也。自關而西秦晉之郊曰絡頭。」《廣雅》「絡頭，幧頭也」鄭注《士喪禮》云：「斬衰髻髮以麻免而以布。」此用麻布爲之，狀如今之著幧頭矣。自項中而前交於額上，卻繞紒也。乃以布絡髮，謂之絡頭也。此云「落首」亦是與「絡頭」同義，乃謂如結髮狀也。而絡頭爲秦之方言，則落首亦是傳秦時俗呼，亦未可知也。說見於樊石下。《和名抄》引《漢語抄》水雲，云「毛都久」，今案未詳。竊謂「毛都久」者，水雲之訛略，生水中纏繞如雲之義。《拾遺》所說「海蘊」是也。云：「生大海中，細葉如馬尾似海藻而短也。」李時珍曰：「緼，亂絲也。其葉似之，故名。」蓋緼亦纏繞之意也。陳云：「馬尾藻，生淺水，如短馬尾細，黑色，用之當浸去鹹。」是謂「毛都久」也。但黑色，似不允。然云「當浸去鹹」，則非生物，而爲乾枯可知也。「毛都久」，色青，曝之則變黑色，故云爾耳。

味苦寒。

黑字云：「鹹，無毒。」《藥性論》云：「臣，味鹹，有小毒。」陳云：「用之當浸去鹹。」

生池澤。

黑字云：「生東海池澤。」陶云：「生海島上。」陳云：「馬尾藻，生淺水。大葉藻，生深海中及新羅。」《圖經》云：「今出登萊諸州海中。」

治癭瘤氣，頸下核。

黑字云：「留氣熱結。」《肘後方》：「治頷下瘰癧如梅李，宜速消之，海藻一斤，酒一升，漬數日，稍稍飲之。」又方：「治頸下卒結囊，欲成癭。海藻一斤，洗去鹹，酒浸飲之。」

立之案：陶注昆布云：「凡海中菜，皆療癭瘤結氣，青苔、紫苔輩亦然，乾性熱，柔甚冷。」此說尤妙。

破散結氣癰腫，癥瘕堅氣。

黑字云：「療皮間積聚暴㿉。」《藥性論》云：「治氣疾急滿，療疝氣下墜，疼痛核腫。」孟詵云：「海藻，主起男子陰氣，常食之，消男子㿉疾。南方人多食之，傳於北人，北人食之倍生諸病，更不宜矣。」

腹中上下鳴，下十二水腫。

黑字云：「利大小便。」《藥性論》云：「去腹中雷鳴幽幽作聲。」〇《御覽》九百九十二引《本草經》云：「海藻着頸下，破散結。」又卷一千引《本草》云：「海藻，一名海蘿。生東海中，或生河澤，莖似亂髮。」

假蘇，

陶云：「方藥亦不復用。」蘇云：「此藥即菜中荊芥是也。薑荊，聲訛耳。先居草部中，今人食之，錄在菜部也。」《蜀本》注引《呉氏本草》云：「名荊芥，葉似落藜而細，蜀中生噉之。」陳士良云：「荊芥，

《本草》呼爲假蘇。又別按：假蘇葉鋭圓，多野生，以香氣似蘇，故呼爲蘇。」《圖經》云：假蘇，荊芥也。取花實成穗者，暴乾入藥，亦多單用，效甚速。又有胡荊芥，俗呼新羅荊芥、石荊芥，體性相近，入藥亦同。」陳云：「一名薑芥，即今之荊芥是也。薑、荊語訛耳。按張鼎《食療》云：荊芥一名析蓂。《本經》既有荊芥，又有析蓂，如此二種，定非一物。張鼎亦誤爾。

《本草和名》訓「乃乃衣」，又「以奴衣」。

立之案：「乃乃衣」者，野之荏。「以奴衣」者，狗荏。共謂野生似荏非荏也。黑字「蘇」亦訓「以奴衣」，又「乃良衣」。因攷，假蘇非荏類，恐是「蘇」下之訓誤入於此條，爲重複歟。錄存攷。此物無舶來，南部有自生，城州山城鄉、長池和州、紀州等栽蒔，以出京師藥市假蘇者，即似蘇非蘇之義。《廣韻》云：「假，非眞也。」《圖經》引張鼎《食療》「一名析蓂」者，「析蓂」恐「鼠蓂」之音轉假字，古「鼠」與「析」其聲相近，故致此誤。蘇頌不辨此義，漫謂張鼎亦誤，非是也。

（眉）藒車芞輿，出《爾雅》《楚辭》《史記》《漢書》《說文》《文選》等。藒車芞輿，即荊芥古名也。《啓蒙》云：「莖葉俱黃緑色，香氣多矣。」

案：花細小，白色。後世「留宇陀草」，亦固荊芥之屬耳。荊芥與藒車聲相近也。車，音居。

又案：藒車，即假。假者，藒車之急言。又，車音居，則藒車芞輿，並亦假之正言，假其急呼。假古入魚虞韻，是歌麻韻之例。

一名鼠蓂。

立之案：奥州南部俗呼爲「禰都美久佐」，又「禰都久佐」。云此草莖插鼠穴，則鼠不敢入。蓋鼠蓂者，令鼠兒瞑眩之義。《本草和名》作「鼠蓂，楊玄操音：莫結反。又音茗。曾憲音銘」。同書「菥冥」作「菥寘」，此作「萯」，蓋亦「萛」訛「冥」字。後漢永壽三年韓勑後碑作「寘」。又建和二年楊君后門頌作「寘」。又永興元年平都相蔣君碑作「寘」。又光和五年孔耽神祠碑作「寘」。「萯」之作「萛」，亦「萯」之訛略耳。

味辛溫。

黑字云：「無毒。」《食療》云：「性溫。」陳士良云：「香氣似蘇。」《圖經》云：「初生香辛可噉，人取作生菜。」

生川澤。

黑字云：「生漢中川澤。」《圖經》云：「今處處有之。」

治寒熱鼠瘻，瘰癧生瘡。

《藥性論》云：「治丁腫，取一握，切，以水五升煮取二升，冷分二服。主通利血脈，傳送五藏不足氣，能發汗，除冷風。又擣末和醋封毒腫。」陳云：「去邪，除勞渴，主丁腫，出汗，除風冷，煮取汁服之，杵和酢傅丁腫。」《圖經》云：「近世醫家治頭風虛勞，瘡疥，婦人血風等爲要藥。」

結聚氣，破散之。

日云：「荊芥，利五藏，消食下氣，醒酒，作菜生熟食并煎茶，治頭風并出汗。豉汁煎治暴傷寒。」《食療》云：「傳送五藏不足氣，助脾胃多食，熏五藏神，通利血脈，發汗動渴疾。」

《醫心方》十六第九云：「瘰癧結筋。」所云「結筋」，與此所云「結聚氣」同，可併攷。

立之案：《證類》引孫眞人云：「荊芥動渴疾。」是亦破氣尤甚之徵也。

又案：「瘰癧」本非病名，謂瘻瘡連屬，累累歷歷然也。《病源》卷三十四蜂瘻候云：「出發於頸項，歷歷三、四處，或累累四、五處是也。」又瘰癧瘻候云：「此由風邪毒氣客於肌肉，隨虛處而停結爲瘰癧，或如梅李棗核等，大小兩三相連在皮間，而時發寒熱是也。久則變膿潰成瘻也。」據此，則結核謂之瘰癧，膿潰謂之瘻也。

下瘀血，

《圖經》云：「治產後血暈，築心眼倒風縮欲死者，取乾荊芥穗，擣篩，每用末二錢匕，童子小便一酒盞，調熱服，立效。口噤者，挑。齒閉者，灌鼻中。皆效。近世名醫用之無不如神。云醫官陳巽處。」

除濕痺，

《藥性論》云：「荊芥可單用，治惡風賊風，口面喎邪，遍身痹痺，心虛忘事，益力添精。」陳士良云：「荊芥，主血勞，風氣壅滿，背脊疼痛，虛汗。理丈夫腳氣，筋骨煩疼及陰陽毒，傷寒頭痛，頭旋目眩，手足筋急。」

犀角，

黑字云：「松脂爲之使，惡雚菌、雷丸。」陶云：「犀有三角，以額上者爲勝。又有通天犀角，上有一白縷直上，此至神驗。或云是水犀角，出水中。凡犀見成物，皆被蒸煮，不堪入藥。唯生者爲佳，雖曰屑片亦是已煮炙，況用屑乎。又有兕犀，其角甚長，文理亦似犀，不堪藥用耳。」蘇云：「犀有兩角，鼻上者爲良，通天犀者，即水犀。兕是雌犀，文理細膩，班白分明，俗謂班犀，服用爲上，然充藥不必犀之雌。」陳云：「犀無水陸二種，並以精麤言之。通天者，腦上角。千歲者，長且鋭，白星徹端能出氣，通天則能通神，可破水駭雞，故曰通天。其鼻角，一名奴角，一名食角。」《圖經》云：『今出南海者爲上，黔蜀者次之。犀似牛猪首，大腹痺腳，腳有三蹄，色黑，好食棘，其皮每一孔皆生三毛，頂一角，或云兩角，或云三角。謹按郭璞《爾雅》注云：「犀三角，一在頂上，一在額上，一在鼻上。鼻上者，即食角也。小而不橢，亦有一角者。」《嶺表錄異》曰：「犀有二角，一在額上爲兕犀，一在鼻爲胡帽犀。牯犀亦有二角，皆爲毛犀，而今人多傳一角之説。此數種俱有粟文，以文之麁細爲貴賤。角之貴者，有通天花文。犀有此角，必自惡其影，常飲濁水，不欲照見也。其文理絶好者，則有百物之形。或云犀之通天者是其病，理不可知也。文有倒插者，有正插者，有腰鼓插者。其倒插者，一半已下通。正插者，一半已上通。腰鼓插者，中斷不通。其類極多，足爲奇異。故波斯呼象牙爲白暗，犀角爲黑暗，言難識別也。犀中尤大者，墮羅犀，一株有重七八斤者，云是牯犀，額角其花多作撒豆班，色深者堪帶胯，斑散而色淺者，但可作器皿耳。或曰兕是犀之雌者，未知的否。凡犀入藥者，有黑白二種，以黑者爲勝，其角尖又勝。方書多言生犀相承，謂未經水火中過者是，或謂不然。蓋犀有捕得殺而取者爲生犀，有得其蛻角者爲退犀，亦猶用鹿角法耳。唐相段文，昌門下醫人吳士皋，因職於南海，見舶主言海人取犀角之法，先於山路多植木如猪羊棧，其犀以前腳直常依木而息，多年植木爛，犀忽倚之，即木折犀倒，久不能起，因格殺而取其角。」又云：「犀每自退角，必培土埋之，海人知處，即潛作木寓角而易之，再三不離其處，時復有得者。若直取之，則犀去於別山退藏，不可尋也。」未知今之取犀角果如此否。』《海藥》云：『謹按《異物志》云：「山東海水中，其牛樂聞絲竹。彼人動樂，牛則出來，以此採之。有鼻角、頂角，鼻角爲上。凡犀屑了，以紙裹於懷中良久，合諸色藥物，絶爲易擣。」又按：通天犀，胎時見天上物命過，并形於角上，故云通天犀也。欲驗，於月下以水盆映，則知通天矣。《正經》云：「是山犀，少見水犀。」《五溪記》云：「山犀者，食於竹木，小便即竟日不盡，夷僚家以弓矢而採，故曰黔犀。又劉孝標言犀墮角，里人以假角代之，未委虛實。」』

（眉）周夷王六年，王獵於杜林，獲犀牛一以歸。《竹書紀年》：「周昭王十六年，代楚涉漢，遇大兕。」

《太平御覽》八百九十引作「獵於桂林，得一犀牛」。時珍曰：「《爾雅翼》云：兕與牸音相近，猶羖之爲牯也。」大抵犀、兕本是一物，古人多言兕，後人多言犀，北音多言兕，南音多言犀，爲不同耳。

（眉）《酉陽雜俎》云：「犀之通天者必惡影，常飲濁水。當其溺時，人趁不復移足。角之理，形似百物。或云犀角通者，是其病。然其理有倒插、正插、腰鼓插。倒者，一半已下通。正者，一半已上通。腰鼓者，中斷不通。故波斯謂牙爲白暗，犀爲黑暗。成式門下醫人吳士皋，嘗職於南海郡，見舶主說本國取犀，先於山路多植木如狙杙。云犀前腳直，常倚木而息，木欄折則不能起。犀牛一名奴角。有鴆處，必有犀也。犀三毛一孔。劉孝標言，犀墮角，埋之，以假角易之。」

《慧琳經音卷三十ウ六・寶雨經》卷二犀角下云：上洗賷反。郭注《爾雅》云：「犀似牛，猪頭，大腹，卑腳，色黑，三角，好食棘。」《說文》云：「從牛尾省。」經作尾，俗字也《慧》。又卷八十六ヲ三《辨正論》卷第六犀首下云：上音西。《攷聲》「犀，獸名也」。《爾雅》「犀牛似豕」郭注云：「犀形如牛，豬頭，大腹，卑腳，三蹄，黑色，二角，一在腦上，一在鼻上。鼻上者，名食用之角。」《說文》：「犀牛出南海徼外，從牛，從尾省。」論從辛作犀，非也。今不取《慧》。又卷卅一ウ十八《佛說慧印三昧經》如犀下云：「下洗賷反。」《山海經》云：「禱過之山，多犀兕也。」郭注《爾雅》云：「犀形似水牛，猪頭，大腹，卑腳，腳三蹄，黑色，二角，一在頂上，一在鼻上。在鼻上，則食角小而不墮，好食棘也。」《說文》：「南徼外一角鼻上，似豕，從牛尾省聲也。」《慧》又十九ヲ八《虛空孕經》上卷犀牛下云：「先奚反。」郭注《爾雅》云：「形似水牛，大腹，有三蹄，黑角□角，好食棘。亦有一角者。」《玄》又卷十六ヲ十六《發覺淨心經》上卷犀牛下云：「洗雞反。」《爾雅》：「犀似水牛，猪頭，大腹卑腳，腳有三蹄，黑色，二角，一角在頂，一角在鼻者，即名食角也。小而不墮，好食棘。」《慧》又卷十四ヲ七《大寶積經》第五十九卷如犀下云：音西，獸名也。《爾雅》云：

「犀似豕。」郭璞注云：「形如水牛，猪頭，大腹，卑脚，足有三蹄，黑色，二角，一在頂上，一在鼻上。鼻上者，名爲食角，好食棘刺。亦有一角者，經喻一角。」

雷公曰：「凡使，勿用奴犀、㹀犀、病水犀、殖子犀、下角犀、淺水犀、無潤犀，要使烏黑肌麁皺，坼裂光潤者，上。」《食療》云：「此只是山犀牛，未曾見，人得水犀，取其角。此兩種者，功亦同也。鼻上角尤佳。」《衍義》云：「川犀及南犀紋皆細，烏犀尚有顯紋者，露黄犀紋絶少，皆不及西番所出，紋高，兩脚顯也。物像黄外黑者爲正透，物像黑外黄者爲倒透，蓋以烏爲正，以形象肖物者爲貴，既曰通犀。又須紋頭顯，黄黑分明，透不脱，有兩脚滑潤者，爲第一。鹿取茸，犀取尖，其精鋭之力盡在是矣。犀角尖磨服爲佳，若在湯散則屑之。西番者佳。」

《本草和名》云：「唐。」《和名鈔》云：「犀音西，此間音在。」

立之案：《説文》云：「犀，南徼外，一角在鼻，一角在頂，似豕。」劉逵《吴都賦》注云：「犀狀如水牛，頭似猪，四足，類象，倉黑色，一角當額上，鼻上角亦墮也。又有小角長五寸，不墮，性好食棘，口中灑血，武陵已南山中有之。」《春秋正義》引《交州記》云：「犀出九德，毛如豕，蹄有三甲，頭似馬，有三角，鼻上角短，額上頭上角長。」又《説文》：「兕如野牛青色，其皮堅厚，可制鎧，象形，與禽离頭同。」又載「兕」字云：「古文從儿。」《爾雅》「兕，似牛」郭云：「一角青色，重千斤。」《海内南經》：「兕，其狀如牛，蒼黑，一角。」《南山經》「禱過之山多犀兕」注：「兕亦佀。水牛青色，一角重三千斤。」《毛詩正義》引某氏曰：「兕牛千斤。」與郭注《爾雅》合。則《南山經》注「三」字恐衍。《春秋正義》引劉欣期《交州記》云：「兕出九德，有一角，角長三尺餘，形如長鞭柄。」乾隆辛亥王大海所著《海島逸志》云：「犀牛，狀如牛而大過之，皮如荔殼而紋大如錢，背有跡如馬鞍，以覆其項，足臃腫如象，頭如鼠，嘴如䶂，好行荊棘中，喜食藤刺，頭一角在鼻梁上，世所繪其角在額者，誤也。此余所目睹，每行深林中，觸樹木皆傾折，飛禽走獸聞之莫不辟易。」據以上數説攷之，則犀兕一物，而犀爲雄，兕爲雌。蘇敬説爲是。犀如牛三角，兕大於牛一角，以是爲别，猶槖駝與封牛也。古人所説並出於實驗，然不辨犀與兕，故其説混亂。王大海記所目擊，而但見一角者，以爲其角在額者，誤也。是亦知一而不知二也。蓋頭額二角，隨落隨生，但鼻上短角不墮，故或以爲一角，或以爲二角、三角，其落而未生之時見之而爾言耳。王大海目擊而云一角者，亦因一角之時見之也。然則，兕一角長者在鼻梁上，犀短角一在鼻，長角二在額頭上，隨落隨生，故或短或長，因其採時而爾，不得云長者必是頭角，短者必是鼻角也。安政乙卯年，清商所賫犀角中，有二角雙生連皮者，即爲本藩所藏，其一角長一尺二寸，蓋是額角。其一角長六寸三分，蓋是頭角，其重五百六十錢，以其連皮攷之，則《交州記》所云「鼻上角短，額上頭上角長」，其説出目驗可知耳。今以古説與目驗攷之，則其角不黑，及無澤者，皆是自落物，其自梢至根純乎黑澤及連皮者，蓋格殺所取爲上。

味苦寒。

黑字云：「酸鹹，微寒，無毒。」《藥性論》云：「牯犀角君，味甘，有小毒。」日云：「犀角味甘，辛。」《食療》云：「生角寒，可燒成灰，鼻上角尤佳。肉微溫，味甘，無毒，若食過多，令人煩。」《海藥》云：「大寒，無毒。」

生川谷。

原作「山谷」，今據《新修》改。黑字云：「生永昌川谷及益州。」陶云：「今出武陵、交州、寧州諸遠山。」《圖經》云：「今出南海者爲上，黔蜀者次之。」《衍義》云：「西蕃者良。」

治百毒蠱注，邪鬼障氣，殺鉤吻鴆羽蛇毒。

黑字云：「諸毒氣。」《藥性論》云：「能辟邪精鬼魅，中惡毒氣。能治發背癰疽，瘡腫化膿作水。」《食療》云：「主卒中惡，心痛，諸飲食中毒及藥毒熱毒肉，主瘴氣百毒，蠱疰邪鬼。」黑字解百藥毒例，惡氣障毒，百毒，用犀角。又莨菪毒用犀角解之。《外臺》引《肘後》：「服藥過劑及中毒多煩悶欲死方。燒犀角末，服一方寸匕。」黑字云：「鴆鳥毛有大毒，入五藏爛殺人，其口主殺蝮蛇毒，一名䳢日。生南海。」陶注云：「此乃是兩種鴆鳥，狀如孔雀，五色雜斑，高大黑頸赤喙，出交廣深山中。䳢日鳥，狀如黑傖雞，其共禁大朽樹，令反覓蛇呑之，作聲似云同力，故江東人呼爲同力鳥，并噉蛇。人誤食其肉，亦即死。鴆鳥毛羽不可近人，而並療蛇毒。帶鴆喙，亦辟蛇也。昔時皆用鴆毛爲毒酒，故名酖酒，頃來不復爾。」

立之案：鴆鳥不一，其羽畫酒以殺人之鳥，皆謂之鴆。猶凡鉤人吻之毒草，皆謂之鉤吻也。明・彭用光《體仁彙編》云：「鴆鳥毒即孔雀毛并膽也。」《嶺南雜記》云：「孔雀尾金眼有毒，孩童戲取啣口中有死者，其膽與糞尤毒能殺人。」《品字箋》云：「孔雀之頂有毛長一二寸，以之畫酒中飲之立死。又謂鴆毒。」因攷陶隱居曰「鴆鳥狀如孔雀」，是陶氏已以爲孔雀之一類之證也。不知陶所云鴆鳥，即今孔雀，而陶所云孔雀似而自別物，非今孔雀也。

立之案：諸角其功用大抵相類何也？蓋角者，五藏之精華純粹之氣上而所成立，猶草木之子實，故諸角功用大抵相類。就中犀角爲最上品，亦猶諸膽中熊膽爲最也。此物能入血中清解毒熱，故一切血中濕熱毒熱莫不解、莫不清。又黑字序例云：「莨菪毒用升麻犀角并解之。」《千金方》治傷寒木香湯方後云：「若無犀角以升麻代之。」共是黑字已後所說。升麻，苦寒之物，宜犀角同功也。白字：「升麻味甘平。」吳氏云：「神農：甘。」蓋與黑字以後物自別，存疑。

除邪，黑字云：「療傷寒溫疫，頭痛寒熱。」《藥性論》云：「解大熱，散風毒，主療時疾，熱如火，煩悶，毒入心中狂言妄語。」日云：「退熱消痰，解山瘴溪毒，治中風失音，熱毒風，時氣發狂。」《海藥》云：「主風毒攻心毷萎，熱悶擁毒赤痢。小兒麩豆，風熱。」《食療》云：「可燒成灰治赤痢，研爲末和水服之。又主筋骨中風，心風煩悶皆差。肉，除客熱頭痛，及五痔諸血痢。」

不迷惑魘寐，

《藥性論》云：「鎮心神。」日云：「治心煩，止驚，安五藏，補虛勞，鎮肝明目。」《食療》云：「以水磨取汁，與小兒服，治驚熱，肉食之，入山林不迷失其路。」《海藥》云：「主風毒攻心毷萎熱悶，小兒驚癇。」《肘後方》：「臥忽不寤，若火照之，則殺人，但痛嚙其踵，又足拇指甲際而多唾其面，即活犀角枕佳，或以青木香內枕中並帶。」《廣利方》：「治孩子驚癇不知人，迷悶嚼舌仰目者，犀角末半錢匕，水二大合服之，立效。」

久服輕身，

黑字云：「駿健。」〇《御覽》引《本草經》云：「犀牛角味鹹，治百毒。」

零羊角，

「零」原作「羚」。《御覽》作「靈」，今據《醫心方》《新修》正。黑字云：「採無時。」陶云：「多兩角，一角者爲勝。角甚多節，蹙蹙圓繞。別有山羊角極長，唯一邊有節，節亦疏大，不入藥用。而《爾雅》云名樫羊。而羌夷云：只此即名零羊，甚能陟峻。短角者乃是山羊耳。亦未詳其正。」蘇云：『《爾雅·釋獸》云：「環，大羊。」如牛大，其角堪爲鞍鞽。一名樫羊，俗名山羊，或名野羊。善鬭至死，又有山驢，大如鹿，皮堪靴用。有兩角，角大小如山羊角。前言其一邊有蹙文又疏慢者此也。陶不識，謂之山羊，誤矣。二種並不入藥，而俗人亦用山驢角者。今用細如人指，長四寸，蹙文細者。南山、商、淅間大有，梁州、龍州、直州、洋州亦貢之。而（已下十六字《證類》無，故蝕二字無由校正，今據舊）□相□用此，所用零羊角未知孰是也。』陳云：「山羊、山驢、羚羊，三種相似，醫工所用，但信市人，遂令湯丸或致乖舛。且羚羊角有神，夜宿以角掛樹不着地。但取角彎深鋭緊小，猶有掛痕者即是眞，慢無痕者非，作此分別，餘無他異。眞角，耳邊聽之集集鳴者良。陶云一角者，謬也。」《圖經》云：「戎人多捕得來貨，其形似羊青而大，其角長一二尺，有節如人手指握痕，又至堅勁。今入藥者，皆用此角。」又云：「今牛羊諸角，但殺之者，聽之皆有聲，不必專羚角也。自死角則無聲矣。」

立之案：《說文》：「麢，大羊而細角。」《廣韻》云：「麢環上同。」《釋獸》：「麢，大羊。」（《和名抄》引亦作「麢」，注云：「字亦作環。」）攷此物鹿類，非羊類也。作「麢」可以證矣。其云麢羊者，俗呼耳。《本草經》作「零羊」者，蓋是古文假借，亦「虋冬」作「門冬」，「人彼」作「人參」之例也。或曰：凡羊類不墮角，而此物獨墮角，故有零羊之名。未詳必然否。錄俟後攷。

（眉）在鹿類中。

立之案：訓「加末之之乃都乃」，《新撰字鏡》訓「狹加萬志之」，《皇極紀童謠》有「柯麻之之」，又山羊同訓，今俗呼「加毛志志」，又「加毛之加」。蓋「加末」者，「加牟婆之岐」之義，謂香美也。此肉特不羶臭而香美，故名曰「加末之志」，又「加毛之志」也。「加毛」「加末」一聲之轉，皃訓「加毛」，蒲訓「加末」，共謂其氣臭香美也。今俗又訓「仁久」，亦與「之志」同義，言其可食耳。

味鹹，寒。

黑字云：「苦，微寒，無毒，」《藥性論》云：「臣，味甘。」

立之案：諸角多是鹹味，唯犀角不鹹，與諸角不同，宜攷也。

生川谷。

黑字云：「生石城山谷及華陰山。」蘇云：「南山商、淅間大有，今出梁州、龍州、直州、洋州，亦貢之。」《圖經》云：「今秦、隴、龍、蜀、金、蘭州山中皆有之。」

明目，益氣，起陰。

黑字云：「起陰益氣，利丈夫。」

立之案：此物能清解血中筋脈間之毒熱，與犀角頗相類而不同。犀角無□，自根至梢有微妙小穴數萬而通氣，不與餘角相似，專主解毒涼血，而無起陰益氣之功。麢角有心堅白實。雷公所云：「其神，羊角有二十四節，内有天生木胎，此角有神力，可抵千牛之力也。」是不啻清解血熱，又益氣益精之力尤峻，而爲肝經筋絡之藥，故有明目起陰之功，宜久服，但不宜虚寒之人耳。《外臺》引《深師》：「黄牛肝散療青盲積年。方　黄牛肝一具，土瓜根三兩，羚羊角屑三升，蕤人三兩，細辛六兩，車前子一升，右六味藥合肝於瓶中，春夏之月封之十五日，冬月封之三十日，出暴乾，擣下篩，酒服方寸匕。忌肥魚五辛生菜等。」又《醫方類聚》引《龍珠菩薩眼論》有用零羊角煮湯三方。又《聖惠方》有治肝藏久積風熱，兩眼赤痛，羚羊角散。蓋並是唐前遺方。而《眼論》作「零羊角」者，可證其方尤古矣。

去惡血注下，

《藥性論》云：「散産後血衝心煩悶，燒末酒服之，能散惡血。」《食療》云：「傷寒熱毒下血，末服即差。又療疝氣。」《千金方》：「羚羊角散治産後心悶，是血氣上衝心。方　羚羊角一枚，燒作灰，下篩，以東流水服方寸匕，若未差，須臾再服，悶差乃止。」《外臺》引《廣濟》即此方《肘後方》：「血氣逆心煩滿，燒羚羊角，若水羊角末，水服方寸匕。」《證類》引

辟蠱毒，惡鬼，不祥。

黑字云：「療傷寒時氣，寒熱，熱在肌膚，溫風注毒，伏在骨間，除邪氣。」《藥性論》云：「能治一切熱毒風攻注，中惡毒風卒死，昏亂不識人，燒末酒服之，治山瘴。」孟詵云：「羺羊角主中風筋攣，附骨疼痛，生摩和水塗腫上及惡瘡，良。久卒熱悶，屑作末研，和少蜜服，亦治熱毒痢及下痢。」陳云：「主溪毒，心胸間惡氣，毒瘰癧。」

立之案：《外臺》引文仲：「療中蠱吐血。方　用羚羊皮方三寸，得敗鼓皮亦佳。」又引崔氏：「療中蠱下血及毒下，羚羊皮湯。用羚羊皮方三寸，炙犀角屑。」又《古今錄驗》：「五蠱湯。用羚羊皮方二寸，炙犀角屑」。《千金方》用「羚羊皮方廣五寸，炙犀角屑」。孟詵云：「北人多食，南人食之免爲蛇蟲所傷。」據此，則治蠱毒用皮肉而不用角，然角亦宜同效也。

安心氣，常不魘寐。

黑字云：「除邪氣驚夢，狂越僻謬及食噎不通。」陳云：「主驚悸煩悶，卧不安。」《藥性論》云：「燒末酒服之，主小兒驚癎，燒灰治噎塞不通。」孟詵云：「羺羊和五味子炒之，投酒中，經宿飲之，治筋骨急強中風。」《外臺》：「深師療噎。方　羚羊角　右一物，多少自在，末之飲服，亦可以角摩噎上良。」

久服強筋骨，輕身。

○《御覽》引《本草經》云：「靈羊角安心氣，不悸。」

羖羊角，　黑字云：「取無時，勿使中濕，濕即有毒，菟絲爲之使。」蘇云：「此羊角以青羝爲佳，餘不入藥。」《衍義》云：「羖羊角出陝西河東，謂之羖䍽羊，尤很健，毛最長而厚，此羊可入藥，如要食，不如無角白大羊。《本草》不言者，亦有所遺爾。」

立之案：《説文》云：「夏羊牡曰羖，（夏）羊牝曰羭。」《爾雅》云：「夏羊：牡羭、牝羖。」段玉裁云：「《爾雅》羭羝互誤。」此説可從。《説文》又云：「羝，牡羊也。」據郭璞《爾雅》注則羖羝俱牡羊，而夏羊爲黑羊，吳羊爲白羊也。《醫心方·諸藥和名篇》云：「唐。」《本草和名》無「唐」字，蓋脱之耳。

味鹹，溫。

黑字云：「苦，微寒，無毒。」《藥性論》云：「羖羊角，使。青羊角亦大寒。」

生川谷。

黑字云：「生河西川谷。」孟詵云：「河西羊最佳，河東羊亦好。」《圖經》云：「今河東陝西及近都州郡皆有之。」

治青盲，明目。

黑字云：「風頭痛。」又云：「青羊膽主青盲，明目。」《新修·目醫通用藥》云：「青羊膽平。」《藥性論》云：「青羊肝服之明目。膽點眼中，主赤障白膜風淚。」

殺疥蟲。

蘇云：「羊尿（疑作「屎」）燒之熏瘡，療諸瘡中毒痔瘻等，骨蒸彌良。」陳云：「皮作臛食之，去風屎。」《圖經》云：「其皮厚硬，不堪多食。」《肘後方》：「療面目身辛，得赤斑或痒或瘭子腫起，不即治之，甚煞人。羖羊角燒爲灰，研令極細，以雞子清和塗之，甚妙。又方療面多皯呻如雀卵色，以羖羊膽一枚，酒二升合煮三沸，以塗拭之，日三度，差。」

止寒泄。

黑字云：「婦人産後餘痛。」又云：「羊屎燔之，主小兒洩利腸鳴。」《藥性論》云：「治産後惡血煩悶，燒灰酒服之。」

立之案：蘇云：「羊肉熱病後食之，發熱煞人也。」孟詵云：「羊肉溫，主丈夫五勞七傷，藏氣虛寒。肚主補胃，小便數，以肥肚作羹食，三、五度，差。」日云：「羊肉開胃肥健。」《金匱》治寒證用當歸生薑羊肉湯，可知肉角共溫中也。

辟惡鬼，虎狼，

黑字云：「蠱毒吐血，燒之殺鬼魅虎狼。」日云：「羖羊角退熱，治山瘴溪毒，燒之去蛇。」陳云：「羊角灰主鬼氣下血。」

止驚悸。

黑字云：「療百節中結氣。」《藥性論》云：「治小兒驚癇。」黑字云：「羊肉味甘，大熱，無毒，止驚。羊屎燔之主小兒驚癇。」蘇云：「羊頭主小兒驚癇，骨療同。」《食醫心境》：「羊頭主小兒驚癇。」《千金方》：「治卒驚悸，九竅血溢出，取新屠羊血熱飲二升，差。」《證類》

久服安心，益氣力，輕身。

黑字云：「羊肉，補中，益氣，安心。」

白馬莖，

黑字云：「陰乾百日。」陳云：「凡收白馬莖，當以遊牝時力勢正強者，生取爲良。」雷公云：「要馬無病，嫩身如銀，春收者妙。」

味鹹，平。生平澤。

黑字云：「甘，無毒。」《藥性論》云：「使，味鹹。」

治傷中脈絶，陰不起，強志益氣，長肌肉，肥健，生子。

黑字云：「小兒驚癇。」《藥性論》云：「能主男子陰痿，堅長，房中術偏要。」孟詵云：「益丈夫陰氣，陰乾者，末和蓯蓉，蜜丸，空心酒下四十丸，日再，百日見效。」

立之案：脈絶，已見竹葉條。蓋脈絶者，血氣不足之證，謂筋脈萎弱無力也，非謂脈氣不至也。乾地黄下云「絶筋傷中」，即與此云「傷中脈絶」同義。

眼治驚癇，腹滿，瘧疾。

《新修·驚癇通用藥》云：「馬眼，平。」蘇云：「白馬眼主小兒魃母帶下之。」

立之案：《政和本》此下有「當殺用之」四字，今據《大全本》爲黑字刪正。《新修》「殺」作「熬」，而四字夾注分書，攷「熬」一訛作「煞」，再訛作「殺」也。唐人所書「殺」字，多作「煞」，故遂誤「熬」，爲「煞」也。蓋是黑字之文，然蝟皮、露蜂房、桑螵蛸、螻蛄、蜣蜋、貝子等條亦有如此文例。則似□輒定爲黑字，故錄以存疑耳。

又案：馬之性與人之性頗相似，故御者能得馬之情，馬能得御者之情。驚、駭、驕、騷等之字，從「馬」，轉注而爲人用字，亦可以證矣。馬多驚疾與人病癇同，馬醫治馬，亦與治人不異，此馬眼治驚癇者，是以類治之，即鎮肝墜驚之義也。

懸蹄治驚癇瘈瘲。

《新修・齒痛通用藥》云：「馬懸蹄，平。」孟詵云：「懸蹄主驚癇。」

立之案：《說文》云：「蹏，足也。」犬狗之有懸蹏者是也，俗呼「介豆女」，此所謂懸蹄即蹄也。馬蹄前著地，後空明不著地如有懸，故名曰懸蹄，與狗猪之懸蹄名同而實異。《齊民要術》云：「恕（疑作「怒」）蹄欲厚三寸，硬如石，下欲深而明，其後開如鷂翼能久走，所云怒蹄者，怒力在此也。其後開如鷂翼者，所以名曰懸蹄也。」此語蓋《相馬經》文。《食療》云：「蹄，無夜眼者勿食。」此云蹄，捴稱足部。

又案：瘈瘲，《病源・癇候》作「掣縱」，是爲古字，乃爲掣縮縱緩之義。《說文》云：「瘛，小兒瘛瘲病也。」《急就篇》《漢書・藝文志》共作「瘛瘲」，謂之近古俗篆，則爲病名之字。掣，《說文》作「𢪔」云引縱曰𢪔。

乳難，

劉涓子：「治被打腹中瘀血，白馬蹄燒煙盡，取灰末，酒服方寸匕，日三夜一。亦治婦人血病塞上。《廣利方》同。」（《證類》）《千金方》云：「凡腸癰，其狀兩耳輪文理甲錯，初患腹中苦痛，或繞臍有瘡如粟皮，熱便膿血出似赤白下，不治必死。方　馬蹄灰、雞子白和塗，即拔氣，不過再。」《千金方》：「治五色帶下。方　燒馬左蹄爲末，以酒服方寸匕，日三服。」又：「方　燒馬蹄底護，乾爲末，以酒服方寸匕，日三。」

辟惡氣鬼毒，蠱注不祥。

陶云：「東行白馬蹄下土作方術，知女人外情。」《肘後方》：「避溫疫。馬蹄屑二兩，縫囊帶之，男左女右。」《食療》云：「赤馬蹄辟溫。」《千金》：「治齲齒。方　切白馬懸蹄如米許，以綿著痛處孔中，不過三度，亦所以辟惡氣不祥也。」

牡狗陰莖，

黑字云：「六月上伏取，陰乾百日。」

立之案：牡狗陰莖，《醫心方》《眞本千金方》作「狗陰」，無「牡莖」二字。宋本《千金》唯無「牡」字，然「牡狗陰莖」蓋是古語，猶羖羊角、中暍之例耳。

一名狗精。

立之案：《說文》：「精，擇米也。」轉注爲凡好之偁，又爲凡微妙之偁，又爲鋭利之義。《上林賦》「抗士卒之精」郭注：「精鋭也。」《呂覽·簡選》「欲其精也」注：「精猶鋭利。」又《易·繫辭下傳》「精義入神」姚注：「陽稱精是也。狗莖常縮入皮中，當其將交也，突出赤莖鋭利者數寸，以其神妙鋭利，故謂之狗精也。」或曰：「精即莖音轉借字，非有異義。與露蜂房，一名蜂場同例。」此說亦通。《聖惠方》：「治大腸風毒瀉血不止。方用白羊精肉十兩，細切。」（《證類》百八十二引）所云「羊精」，蓋亦謂陰莖也。

味鹹，平。

黑字云：「無毒。」《千金》作「酸平」。

生平澤。

原無此語，今據《新修》增正。

治傷中，陰痿不起，令強熱，大生子，除女子帶下十二疾。

《千金》「陰」上有「丈夫」二字。日云：「大陰治絶陽及婦人陰痿。」

立之案：《千金》卷四云：「女人腹中十二疾，一曰經水不時，二曰經來如清水，三曰經水不通，四曰不周時，五曰生不乳，六曰絶無子，七曰陰陽減少，八曰腹苦痛如刺，九曰陰中寒，十曰子門相引痛，十一曰經來凍如葵汁狀，十二曰腰急痛。凡此十二病得之時，因與夫臥起，月經不去。或臥濕冷地，及以冷水洗浴，當時取快，而後生百疾。或瘡痍未瘥，便合陰陽，及起早作勞，衣單席薄，寒從下入。」又云：「龍骨散治淳下十二病絶産，一曰白帶，二曰赤帶，三曰經水不利，四曰陰胎，五曰子藏堅，六曰藏癖，七曰陰陽患痛，八曰内強，九曰腹寒，十曰藏閉，十一曰五藏酸痛，十二曰夢與鬼交，宜服之「淳下」作「腹下」。」此云帶下十二疾，蓋謂此等證也。

膽明目。

黑字云：「痂瘍惡瘡。」《藥性論》云：「狗膽亦可單用，味苦有小毒，主鼻齆，鼻中息肉。」孟詵云：「膽去腸中膿水。又白犬膽和通草桂爲丸，服令人隱形，青犬尤妙。」日云：「膽，主撲損瘀血，刀箭瘡。」《新修・衄血通用藥》云：「狗膽，平。」

立之案：並通血脈之功。

鹿茸，

黑字云：「四月五月解角時取，陰乾，使時燥。麻勃爲之使。」蘇云：「鹿茸夏收陰乾，百不收一，縱得一乾，臭不任用，破之火乾，大好。」日云：「酥炙入用。」《衍義》云：「凡用茸無須大嫩，唯長四、五寸，茸端如馬瑙紅者最佳，須佐以他藥則有功。」《醫心》十九引《養生要集》云：「鹿茸、鹿角皆不中嗅，角中有細蟲似白粟，入咽令人蟲癩，方術不能治。」《證類》引孟詵云：「鹿茸不可以鼻嗅，其茸中有小白蟲，視之不見，入人鼻必爲蟲顙，藥不及也。」《千金方》云：「凡餌藥之人，不可食鹿肉，服藥必不得力。所以然者，鹿恒食解毒之草，是故能制散諸藥也。」引《醫心方》《證類》引壺居士云：「鹿，性多驚烈，多別良草，恒食名物諸草，不食處必山崗，産婦下澤，饗神用其肉者，以其性別清淨故也。凡餌藥之人，不食鹿肉，服藥必不得力。所以鹿恒食解毒草，能制諸藥耳。名草者，葛花、菜鹿、葱白、藥苗、白蒿、水芹、甘草、齊頭、蒿山、倉耳、薺苨。」

（眉）式鹿茸，一本傍記曰：「所謂房角。」《廣韻》十一·没：「縱角始生也。」

〇《千金》廿六引胡居士云：「鹿，性驚烈，多別良草，恒食九物，餘者不嘗，群處必依山岡。産婦下澤饗神用其肉者，以其性列清淨故也。凡餌藥之人不可食鹿肉，服藥必不得力。所以然者，以鹿常食解毒之草，是故能制毒散諸藥故也。九草者，葛葉、花鹿、葱、鹿藥、白蒿、水芹、甘草、齊頭、蒿山、倉耳、薺苨。」

立之案：《説文》：「茸，艸茸茸皃。」《廣韻》：「茸，草生皃。」轉注爲凡物初生茸弱之偁。則鹿茸者，謂鹿角之初生，茸弱不堅，宜云鹿角茸。而云鹿茸，蓋是古俗所呼名偁耳。《本草和名》云：「鹿茸，而庸反。鹿角初生。」此五字，蓋《本草音義》文，未詳出誰氏，恐楊玄操、仁遲輩所記，而訓「加乃和加都乃」。《和名抄》《字類抄》同。攷「加」者，臭也。鹿肉有一種之臭氣，故曰加，又曰「加乃之之」。本居士曰：『訓「志加」者，當是謂牡鹿，非牝牡總稱也。仁德三十八年紀有牡鹿訓「之加」，顯宗即位前紀訓注牡鹿，此云「左嗚子加佐」美稱，與眞通，故《古事記》作「眞男鹿」。地名有「加」稱「佐」者，有「加」稱「眞」者，其義同，如佐檜隈眞熊野是也。是可知「佐乎之加之」，爲眞牡鹿之義。然則，佐衣、佐筵、佐夜、佐寢之「佐」，亦即與「眞」通「之佐」而同，美稱也。』據此，則《和名抄》以牝鹿曰文，訓「米賀」，是對「之加」成語，而《仁德紀》牝鹿訓「女之加」者，恐非古也。

味甘，溫，

黑字云：「酸，微溫，無毒。」《藥性論》云：「鹿茸，君，味苦辛。」《醫心方》引《本草》云：「茸，味甘酸，溫，無毒。」

生川谷。

三字今補。

立之案：《圖經》云：「鹿茸并角，《本經》不載所出州土，今有山林處皆有之。麞骨及肉，《本經》不載所出州土，今陂澤淺草中多有之。」陶云：「野肉之中麞鹿可食。」《詩》云：「林有樸樕，野有死鹿。」又云：「呦呦鹿鳴，食野之苹。」又云：「瞻彼中林，甡甡其鹿。」《列子》云：「鄭人有薪於野者，遇駭鹿。」共謂在平野，不在山谷可知也。故今沿例爲生川谷也。

治漏下，惡血。

黑字云：「溺血，破留血在腹。」《藥性論》云：「女人崩中漏血，炙末空心，溫酒服方寸匕。又主赤白帶下，入散用。」日云：「破○血，安胎。」

寒熱驚癇，益氣強志，生齒不老。

黑字云：「療虛勞，洒洒如瘧，羸瘦，四肢酸疼，腰脊痛，小便利，洩精，散石淋癰腫，骨中熱疽，養骨（「養」原訛作「癢」，今據《新修》及日華子所説正）安胎下氣，煞鬼精物，不可近陰令痿，久服耐老。」《藥性論》云：「主補男子腰腎虛冷，腳膝無力，夜夢鬼交，精溢自出。」《衍義》云：「麋茸，利補陽。鹿茸，利補陰。」

角，治惡瘡癰腫，逐邪惡氣，留血在陰中。

黑字云：「味鹹，無毒，除少腹血痛，腰痛折傷惡血，益氣，七月取，杜仲爲之使。」蘇云：「角，主猫鬼中惡，心腹疰痛。」《新修·癰疽通用藥》云：「鹿角，溫，微溫。」《千金》引華陀云：「角錯取屑一升，白蜜五升，溲之微火熬，令小變色，暴乾，更擣篩服方寸匕，日三。令人輕身益氣力，強骨髓，補絕傷。」《百一方》：「若男女喜夢與鬼交通，致恍惚者。方　截鹿角屑三指撮，日二服，酒下。」《食療》同。又方：「丹者，惡毒之瘡，五色無常，燒鹿角和猪脂傅之。」

立之案：陰中者，云子宮也。卷栢條云「女子陰中寒熱痛」，蛇床子條云「婦人陰中腫痛」，白斂條云「女子陰中腫痛」是也。留血在陰中者，即謂經閉也。《百一方》：「胎死得效。方　鹿角屑二、三方寸匕煮，葱豉湯和服之，立出。」《子母祕錄》：「療煩悶腹痛，血不盡。鹿角燒末，豉汁服方寸匕，日二服，漸加至三錢匕。」《産寶》：「治姙娠卒腰痛。方　以鹿角截五寸燒令爛赤，内酒一大升中浸之，冷又燒數赤，又浸，如此數過，細研空心酒調鹿角末方寸匕服。」○《御覽》引《本草經》云：「鹿茸，強志不老。」《醫心》引《本草》云：「茸，味甘酸，無毒，主漏下惡血，益氣強志，生齒不老，四支酸疼，腰脊痛，洩精溺血，養安胎，下氣煞鬼精物，不可近陰令痿。角主惡瘡癰腫，逐耶腰痛，折傷惡血。」

伏翼，

黑字云：「立夏後採，陰乾，莧實、雲實爲之使。」陶云：「自非白色倒懸者，亦不可服之也。」蘇云：「伏翼，以其晝伏有翼爾。」李氏《本草》云：「即天鼠也。」又云：「西平山中別有天鼠，十一月、十二月取。」《方言》：「一名仙鼠，在山孔中食諸乳石精汁，皆千歲。頭上有冠，淳白，大如鳩鵲。食之令人肥健，長年。其大如鶉，未白者皆已百歲，而並倒懸，其石孔中屎皆白，如大鼠屎，下條天鼠屎，當用此也。」

《本草和名》訓「加波保利」。新井氏曰：『今俗呼「加夫毛利」，轉語也。謂「河守」也。猶「蛇醫」訓爲「毛利」「守宮」訓「也毛利」之例，在水岸石間及橋下陰處，白晝潛居，晚間飛行，翱翔水上似守溝水，故名河守也。』

（眉）「加波保利」，或曰「河堀」義，或曰「河觸」義，或曰「蚊邊觸」之義。「邊」助語之詞，猶曳也。並非是。**案**：「加波」者，皮也。薄皮成翅，飛觸諸物，故名。他蟲鳥獸爲此行者，人間不多見，所以此名也。

立之案：《爾雅》：「蝙蝠，服翼。」

約之案：獸而以翼爲服，大奇，故名。古來或爲鳥屬、蟲屬，皆非，亦胎生也。「伏」同音通用借子。

又案：蝠，伏也。獸晝伏故名伏，其古字而其身生翼，故又呼伏翼，即蝠翼義。《爾雅》作「服」，「服」借字，「蝠」音「福」，而「伏」音「服」，其聲至近，「伏」「畐」常通，且畐滿字音「伏」也。《方言》云：「蝙蝠，自關而東謂之服翼，或謂之飛鼠，或謂之老鼠，或謂之僊鼠。自關而西秦隴之間謂之蝙蝠。北燕謂之觀輓。」《新序·雜事篇》云：「黃鵠白鶴，一舉千里，使之與燕服翼，試之堂廡之下廬室之間，其便未必能過燕服翼也。」曹植《蝙蝠賦》云：「二足爲毛，飛而含齒。巢不哺鷇，空不乳子。不容毛群，斥逐羽族。下不蹈陸，上不馮木。」是其情狀也。《廣雅》云：「伏翼、飛鼠、仙鼠，絏輓也。」《玉篇》：「觀，之力切。北燕呼蝙蝠爲觀輓。絏，同上。」《古今注》云：「蝙蝠，一名仙鼠，一名飛鼠。五百歲則色白，腦重集則頭垂，故謂之倒折，食之神仙。」雷公云：「凡使，要重一斤者方採之。」

一名蝙蝠。

立之案：據《方言》則蝙蝠，秦人所呼，亦經秦人之手一證矣。《說文》蟲部·蝠篆下云：「蝙蝠，服翼也。」蝙下云：「蝙蝠也。」此物單呼曰蝠，緩呼之曰服翼。蝙蝠，蓋蝠之緩言，逼也，飛行逼人之謂。蝙之言翩也，翩翩飛行之謂。《廣韻》：「媥，身輕便皃。蹁躚旋行皃。」亦同義。「僊鼠」之「僊」亦與「躚」

同。《廣雅》：「僊僊舞皃。」又云：「躚舞皃。」則與飛鼠同義，而與「天鼠」一音之轉耳。

（眉）《廣韻》上五・旨「鸓似へ蝠而長。」

味鹹，平。

黑字云：「無毒。」《藥性論》云：「伏翼，微熱，有毒。」

生川谷。

白字云：「生太山川谷。」黑字云：「及人家屋間。」

立之案：「生太山川谷」五字今本《證類》爲白字，是僅存舊面者也。而陶云「白色倒懸」者，蘇云「西平山中別有天鼠，十一月、十二月取」，雷公云「重一斤」者，並是山中所生倒懸者，呼爲「八重山加夫毛利」，又「深山加夫毛利」者是也。白字云「生川谷」，黑字云「人家屋間，立夏採」，即今俗呼「加久比止里」者是也。此物原入蟲部，自宋《開寳》移入鳥類，從《爾雅》《廣雅》也。然字從蟲旁，又有鼠名，宜在蟲鼠屬，不宜爲鳥類也。凡獸身肉翅如鸓鼠（白字）、寒號蟲（《開寳》）之類，皆宜在獸類鼠屬之例也。

治目瞑（黑字云「痒痛」），**明目，夜視有精光。**

黑字云：「療淋，利水道。」《藥性論》云：「服用治五淋。」陳云：「取其血滴目，令人不睡，夜中見物。」《鬼遺方》：「治金瘡出血内瘻，蝙蝠二枚，燒煙盡末，以水調，服方寸匕，令一日服盡，當下如水血消也。」《百一方》：「治久咳嗽上氣，十年、二十年，諸藥治不差。方：蝙蝠除翅足，燒令焦，末，飲服之。」

立之案：此物陰獸，畏明伺闇，與鼠同性，故能入陰分委曲之血中，藥氣不能達之處，而誘引血中之濕毒出焉。目瞑也，五淋也，金瘡也，久嗽也，皆血中有濕毒之證也。俗間有鼠兒，燒存性，治疥瘡之方，與此同理。

久服令人喜樂，媚好無憂。

蘇云：「仙鼠，其腦主女子面皰，服之令人不忘也。」日云：「蝙蝠，久服解愁。」《抱朴子》：「千歲蝙蝠，色白如雪，集則倒懸，蓋腦重也。得而陰乾末服，令人壽千歲也。」《衍義》云：「此物善服氣，故能壽，冬月不食，亦可驗矣。」

立之案：媚好無憂，亦是消除血中游濁之氣之效也。

蝟皮，

黑字云：「取無時，勿使中濕，得酒良，畏桔梗、麥門冬。」陶云：「田野中時有此獸，人犯近便藏頭足，毛刺人不可得捉，能跳入虎耳中，而見鵲便自仰腹受啄，物有相制不可思議爾。其脂烊鐵注中，内少水銀，則柔和鉛錫矣。」蘇云：「蝟極獰鈍，大者如小㹠，小者如瓜大，或惡鵲聲，故反腹令啄，欲掩取之，猶蚌鷸爾。虎耳不受雞卵，且去地三尺，蝟何能跳之而入？野俗鄙說遂爲雅記，深可怪也。」《淮南・說山訓》云：「膏之殺鼈，鵲矢中蝟。」高誘注云：「中亦殺也。」《史記・龜策傳》「蝟辱於鵲」《集解》引郭璞曰：「蝟能制虎，見毛仰地。」《易林・豫之比》云：「虎飢欲食，爲蝟所伏。」《說苑・辨物篇》云：「鵲食蝟，蝟食鵕鸃。」《蜀本圖經》云：「狀如猯㹠，腳短刺，尾長寸餘，蒼白色，取去肉火乾良也。」日云：「作猪蹄者妙，鼠腳者次。」《食療》云：「又有一種，村人謂之豪猪，形狀樣似蝟鼠。」

立之案：《本草和名》訓「久佐布」，未詳指何物。蝟皮舶來有全皮頭足尾鬚俱具者，但背有刺而腹有毛，俗呼「毛鍼鼠」者是也。蘇云：「大者如小㹠。」日云：「作猪蹄者。」並是《食療》所云「豪猪」，而非蝟鼠，則爲一類二種。猶蝙蝠與仙鼠之例也。《說文》「彙，蟲也。似豪豬而小。」（據《廣韻》）或作「蝟」。《爾雅・

釋獸》云：「彙，毛刺。」郭云：「今蝟狀似鼠。」《廣雅·釋蟲》云：「虎王蝟也。」《御覽》引《孝經·援神契》云：「蝟多毛刺，故不使超踰抑揚。」蓋此物獸類而鼠屬，《爾雅》入釋獸，《本草》《廣雅》入蟲部，共無不可也。

（眉）「久左布」恐是謂山鼠之類乎？「久左布」者，蓋草臥之義歟？

味苦，平。

黑字云：「無毒。」《藥性論》云：「蝟皮，臣，味甘，有小毒。」

生川谷。

黑字云：「生楚山川谷田野。」陶云：「田野中時有此獸。」《圖經》云：「今在處山林中皆有之。」

治五痔，陰蝕，

《藥性論》云：「主腸風瀉血，痔病有頭，多年不差者，炙末白飲下方寸匕，燒末吹，主鼻衄甚，解一切藥力。」日云：「止血汗，脂治腸風瀉血。」《食療》：「其皮細剉，炒令黑入丸中，治腸風妳痔效，主腸風痔瘻。」《肘後方》：「治腸痔大便血，燒蝟皮傅之。」《千金翼》：「治蠱毒下血，蝟皮燒末，水服方寸匕，當吐蠱毒。」又《外臺》引《廣濟》有蝟皮散十一味散方。

下血赤白五色，血汁不止，陰腫痛引腰背。

黑字云：「又療腹痛疝積。」日云：「開胃氣，肚脹痛，疝氣。」孟詵云：「蝟食之肥下焦，理胃氣，令人能食。其皮可燒灰和酒服，及炙令黄，煮汁飲之，主胃逆。」

立之案：此物亦鼠屬而毛刺，故能入血中，癒沈固之疾，所以陰蝕陰痛共治也。

酒煮殺之。

黑字云：「亦燒爲灰酒服之。」又云：「得酒良，古來用之皆燒熬炙灰。」「殺」字全「熬」誤，「殺」俗作「煞」，與「熬」相似，因訛作「殺」也，詳見「白馬莖」下有「露蜂房」「蜣蜋」條，共火熬之良例。

石龍子，

黑字云：「五月取著石上，令乾，惡流黃、斑猫、蕪荑。」陶云：「其類有四種，一大形，純黃色，爲蛇醫母，亦名蛇舅母，不入藥。次似蛇醫，小形長尾，見人不動，名龍子。次有小形而五色，尾青色可愛，名蜥蜴，並不螫人。一種喜緣籬壁，名蝘蜓，形小而黑，乃言螫人必死，而未嘗聞中人。」蘇云：「此言四種者，蛇師，生山谷，頭大尾短小，青黃或白斑者是。蝘蜓，似蛇師，不生山谷，在人家屋壁間，荊楚及江淮人名蝘蜓，河濟之間名守宮，亦名榮螈，又名蝎虎，以其常在屋壁，故名守宮，亦名壁宮，未必如術飼朱點婦人也，此皆假釋爾。其名龍子及五色者，並名蜥蜴，以五色者爲雄而良，色不備者爲雌，劣爾，形皆細長，尾與身相類，似蛇著四足，去足便直蛇形也。蛇醫則不然。按《爾雅》亦互言之，並非真說。又云：朱飼滿三斤。殊爲謬矣。」《蜀本圖經》云：「長者一尺，今出南襄州、安州、申州。以三月、四月、八月、九月採，去腹中物，火乾之。」《圖經》云：『《爾雅》云：「蠑螈，蜥蜴。蜥蜴，蝘蜓。蝘蜓，守宮也。」《字林》云：「蠑螈，蛇醫也。」《說文》云：「在草曰蜥蜴，在壁曰蝘蜓。」《方言》云：「秦、晉、西夏謂之守宮，或謂之蠦蝭，或謂之蜥易。南陽人呼蝘蜓，其在澤中者，謂之易蜴音析。南楚謂之蛇醫，或謂之蠑螈。」又東方朔云：「非守宮，即蜥蜴。」按諸文，即是在草澤中者名蠑螈、蜥蜴，在壁者名蝘蜓、守宮也。』《衍義》云：「今人但呼爲蜥蜴，大者長七八寸，身有金碧色。」

立之案：《本草和名》訓「止加介」，《和名抄》蝘蜓同訓，而在草石間者呼「止加介」，在池澤中者呼爲「毛利」。「毛利」者即「井守」之義，對於「守宮」名也。「毛利」之名也。竊謂「止加介」者，常陰之義。國歌所詠有「山之常陰」之語，謂山中陰處也。蓋此物常在草石間，陰處不見，雖時出行，見人忽入陰處，故名常陰。新井氏曰：「止加介者，戶陰之義。」今俗隨地皆呼在草石間者爲「止加介」，偶古言之僅存者耳。陶注所謂四種，蛇醫母未詳。龍子，今呼「止加介」。蜥蜴，呼「阿止加介」。蝘蜓，呼「也毛利」是也。《本草》以石龍子爲本條，故陶說四種不及榮螈。《爾雅·釋魚》以蠑螈爲本文，以蜥蜴、蝘蜓附錄。蓋三種一類，統言不分者也。則在水者爲蠑螈，在草者爲蜥蜴，在壁者爲蝘蜓，三物一類，故通名耳。

又案：易，重言之曰「析易」《說文》，倒言之曰「易蜴」《方言》「析」音「蜴蜥」。《衍義》《病源》廿五有「蜴蜥蟲」，《外臺》十八廿一ウ引蘇恭金牙散，方中作「蜴蜥」，郝懿行曰：「析易，蛇醫聲之轉耳。」可從。《本草》謂之石龍子，蓋取於俗偁也。據白字云「生川谷，味鹹」，黑字云「五月取著石上令乾，有小毒」之語，則本條即蠑螈而爲「毛利」也。蝘，重言之曰「蝘蜓」《說文》。又謂之「榮蚖」《說文》，「蠑螈」《爾雅》俗字，倒言之曰「螈蠑」《本草圖經》引《方言》。又謂「水蜴」陸疏，而「易」象形字，爲析易類之揔名。蝘之言偃也。《論語》孔注，《荀子》楊注並云：「偃，仆也。」《孟子》趙注云：「偃，伏也。」《論語》皇疏云：「偃，臥也。」此物伏行自在，故名蝘，又名蝘蜓，又名榮蚖，俱同義。就中有在野、在家、在水三種，其狀少異。

一名蜥蜴。

立之案：據《說文》《方言》則「蜥蜴」宜作「蜥易」，冒上「蜥」而作「蜴」也。此物即「止加介」也。據《方言》則「蜥易」亦是秦語歟？

味鹹，平。

黑字云：「有小毒。」

生川谷。

黑字云：「生平陽川谷及荊山石間。」蘇云：「蛇師生山谷，蝘蜓在人家屋壁間。」《蜀本圖經》云：「今出南襄州、安州、申州。」《圖經》云：「今處處有之。」

治五癃邪結氣，破石淋，下血，利小便水道。

立之案：並利水之功，而蠑螈生於水，所以有利水之功也。《御覽》九百四十六引吳氏《本草經》云：「石龍子，一名守宮，一名石蜴，一名山龍子。」

露蜂房，

黑字云：「七月七日採，陰乾，惡乾薑、丹參、黄芩、芍藥、牡蠣。」陶云：「此蜂房多在樹腹中及地中，今此曰露蜂，當用人家屋間及樹枝間苞裹者。乃遠舉荷曼，未解所以。」蘇云：「此蜂房用樹上懸得風露者，其蜂黄黑色，長寸許，蠆馬、牛、人，乃至欲死者，用此皆有效，非人家屋下小小蜂房也。」《蜀本圖經》云：「樹上大黄蜂窠也。大者如甕，小者如桶。今所在有，十一月、十二月採。」《藥性論》云：「土蜂房亦可單用，不入服食。」《衍義》云：「露蜂房有兩種，一種小而其色淡黄，窠長六七寸，有一尺者，闊二三寸如蜜脾下垂，一邊是房，多在叢木鬱翳之中，世謂之牛舌蜂。又一種或在高木上，或屋之下，外作固，如三、四煤許，小者亦一、二煤，中有窠，如瓠之狀，由此得名。蜂色赤黄，其形大於諸蜂，世謂之元瓠蜂。《蜀本圖經》言十一月、十二月採者，應避生息之時也。今用露蜂房，兼用此兩種。」

《本草和名》訓「於保波知乃須」，即今呼「也末波知乃須」是也。黑字云「七月七日採」者，及陶所說「雷公所云石蜂窠」，則指樹枝及屋間小蜂房也。黑字又云「生荷曼山谷」者，及蘇注、《蜀本圖經》云「十一月、十二月採」，則爲大黄蜂窠也，雷公所云「革蜂窠」是也。

一名峰塲。

「塲」原作「腸」，今據《本草和名》正。

立之案：塲者，壇塲之義，謂蜂窠重層成壇塲之狀也。《一切經音義》引《埤蒼》云：「鼠塲，鼠垤也。與蜂塲同義，或曰塲房同音，借用蜂塲，即蜂房也。」未知然否。

味苦，平。

黑字云：「鹹，有毒。」日云：「露蜂房微毒。」

生山谷。

黑字云：「生荷曼山谷。」陶云：「當用人家屋間及樹枝間苞裹者。」蘇云：「此蜂房用樹上懸得風露者。」《圖經》云：「今處處山林中皆有之。」

治驚癇瘈瘲，寒熱邪氣癲疾。

立之案：蜂房治癇，在於清血熱，通經絡。蓋蜂房有隔，每隔有空，通氣，故以治一切氣血閉塞之疾。《千金方》云：「卒癇，蜂房大者一枚，水三升，煮，令濃赤以浴小兒，日三、四佳。」（《證類》引）

鬼精蠱毒，

立之案：鬼精，又見狼毒條。鬼精物，見商陸、皂莢條。鬼注精物，見鬼臼、石下長卿下。則鬼精蠱毒者，謂鬼注蠱毒也。石下長卿下亦曰「百精蠱毒」，即同義。蘇云：「《別錄》云：亂髮蛇皮三味合燒灰，酒服方寸匕，日二，主諸惡疽，附骨癰，根在藏府，歷節腫，出丁腫，惡脈諸毒皆差。又水煮露蜂房，一服五合汁，下乳石，熱毒壅悶服之，小便中即下石末，大效。灰之酒服，主陰痿。水煮洗狐尿刺瘡。」（《千金翼》十九·雜療第八載此文，文少異）

腸痔，

蘇引《別錄》云：「服之療上氣赤白痢，遺尿失禁也。」日云：「治牙齒疼，痢疾，乳癰，蜂（疔）惡瘡，即煎洗。」《肘後方》：「治鼻中外查瘤，膿水血出，蜂房火炙，焦末酒服方寸匕，日三。又方治風瘻，蜂房一枚，炙令黃赤色，爲末，用一錢臘月猪脂勻調，傅瘡上。」《子母祕錄》：「小兒赤白痢，蜂房燒末，酒服飲服。又方小兒大小便不通，蜂房燒末酒服三錢，日再服。」《千金方》：「崩中漏下，青黃赤白，使人無子。蜂房末三指撮酒服，大神效。」（《證類》引）

立之案：鼻痔、風瘻、下痢、崩血，共與腸痔同爲瘀血證也。

火熬之良。

日云：「入藥并炙用。」

樗雞，

黑字云：「七月採暴乾。」陶云：「形似寒衍而小，今出梁州，方用至稀，惟合大麝香丸用之。樗樹似漆而臭，今以此樹上爲好，亦如芫菁、亭長，必以芫、葛上爲良矣。」蘇云：「此物有二物，以五色具者爲雄，良。青黑質白斑者是雌，不入藥用。」《圖經》云：「今在樗木上者，人呼爲紅娘子，頭、翅皆赤，乃如舊說，然不名樗雞，疑即是此。蓋古今之稱不同耳。」《衍義》云：「形類蠶蛾，但頭、足微黑，翅兩重，外一重深紅色，五色皆具。腹大，此即樗雞也。今人又用之，行瘀血月閉。」

立之案：《本草和名》訓「奴天乃岐乃牟之」。《醫心方》同。此物未詳指何物。今飛蛾一種有呼「由不賀保邊通登宇」者，大二寸許，黃昏飛翔，好吸草木花蕊，多在胡盧花上，故名。《大倉州志》：「善拂燈火夜飛，謂之飛蛾。又有大而黃或斑者，謂之天蛾。乃鳳仙匾豆葉間，大青黑蟲所化是也。」陶氏以來諸家

《本草》所說似指此物。而《爾雅・釋蟲》云「藕天雞」，蓋是《釋鳥》之「鬪天雞」之錯簡入《釋蟲》，故易「鬪」作「藕」。郭注云：「小蟲黑身赤頭，一名莎雞，又曰樗雞。」《正義》引樊光云：「謂小蟲黑身赤頭，一名莎雞。」李巡曰：「一名酸雞。」《御覽》引《廣志》云：「莎雞似蠶蛾而五色，亦曰 奩雞。」《廣雅・釋蟲》云：「樗鳩，樗雞也。」以上諸說，並與陶氏以來諸家所說同。郝懿行引玉德瑛說云：「蘇頌《圖經》呼紅娘子，今俗亦同此名，然視其頭亦灰色而不赤，惟眼赤色。」郭云「黑身赤頭」殊不似也。是亦謂天蛾而說皆同。唯陸機《詩疏》「莎雞或謂之天雞，幽州人謂之蒲錯」者，言今俗呼「久通波无志」者也。此物黃昏發聲，通夜振羽，索索作聲，蒲錯之名，亦象聲也。謂之莎雞者，此物午間無聲，但六時時頭每索索作聲，故有雞名，猶水嗹亦謂之水雞。此物日間六時每恰恰出聲一例也。至天蛾謂之樗雞，則其義未詳，蓋俗間所呼其名，叵知者往往而有，不啻此也。竊謂《本草經》白字所云樗雞，恐非天蛾也。何以知然？黑字云：「樗雞，生河内川谷樗樹上，七月採暴乾。」與桑上寄生「弘農川谷桑樹上，五月採莖葉，陰乾」松蘿「生熊耳山川谷松樹上，五月採陰乾」文例正合。與蚱蟬白字云「生楊柳上」不同。蚱蟬隨處有之，但以在楊柳上者爲良。與雞頭黑字云「東門上者良」同例。此條名曰樗雞，而曰生樗樹上，則樗雞者，即樗菌。菌與雞一音之轉，謂樗木耳也。木耳名雞，其證如左。《千金方》：「治痔。方 取槐耳赤雞一斤爲末，飲服方寸匕，日三，即是槐檽也。廿三ノ十九ウ」《外臺》引作「《集驗》療痔。方 以槐赤雞一斤爲散，飲服方寸匕。注云：《千金》云：槐檽也」《醫心》引《僧深方》「治痔神方。槐耳爲散，○服方寸匕。亦粉穀道中甚良。」即同方 又《千金》卷十一堅癥門蜥蜴丸中用桑赤雞。又卷十七飛尸鬼疰第八蜥蜴丸方中，用桑赤雞二分。《本草和名》：「槐耳，一名槐耳匿雞，即槐樹檽也。出《錄驗方》。」《酉陽雜俎》卷十九曰：「竹肉江淮有竹肉生竹節上如彈丸，味如白雞，皆向北有大樹雞如佛棬，呼爲胡孫眼。」昝殷《産寶》卷下：「療血氣痛欲死。方 槐雞半兩，右擣爲末，以酒濃煎，頓服，立效。」韓愈有《答道士寄樹雞詩》注云：「樹雞即木耳。」陳藏器毒菌條云：『《爾雅》云：「中馗，菌。」注云：「地蕈子也。或云地雞，亦云麞頭。」』時珍曰：「雞菌，南人謂爲雞詀，皆言其味似之也。」又曰：「雞詀出雲南，生沙地間下蕈也，高腳繖頭。」《聖惠方》：「治痔疾下血不止，神效。桑雞丸。方　桑雞一兩微炙，槐雞一兩微炙。」《醫方類聚》卷之百八十二、七十葉引又：「治酒痔黄耆散。方　桑雞一兩微炙。」同上七十五葉引《衛生易簡方》癰疽門治發腦疽，用康楊樹上所生蛾耳、胡椒炒，各五錢，枯凡三錢，共爲末云云。郝懿行《爾雅義疏》云：「《說文》桑坩，即今桑鵝。」

約之案：雞之爲菌，猶蚈蠲爲熒音，枅姃爲稽音也。《證類》木上品槐花下引《簡要濟衆》：「治婦人漏下血不絶，槐花鵝，不以多少燒爲灰云云。」《聖惠方》卷七十二治婦人月水不斷諸方篇：「末槐鵝二兩，炒令黄云云。」又方：「右以桑黄擣爲末云云。」宋・黄庭堅《七言古答永新宗令寄石耳詩》曰：「況乃桑鵝與楮雞。」又宋・楊萬里《蕈子詩》曰：「菘羔楮雞避席揖。」《食醫心鏡》：「治腸滑赤白下痢，白樹雞粥方。曰：樹雞三兩，洗，擇細，切。一名白木耳。米二合，薤白五合，切。右相和於豉汁中，煮作粥，空心食之。」《醫方類聚》引《齊民要術》卷九云：「菌，一名池雞。」池，恐「地」訛，地雞即地菌，並可以徵也。《要術》所云「池雞」，李時珍所云「雞菌」，蓋今俗呼「波都多介」者也。

味苦，平。

黑字云：「有小毒。」

生川谷。

黑字云：「生河内川谷樗樹上。」陶云：「今生粱州。」蘇云：「今出岐州，河内無此物也。」《圖經》云：「今近都皆有之。」《衍義》云：「樗雞東、西京界尤多。」《千金翼》：「藥出州土，岐州下有樗雞。」

治心腹邪氣，陰痿，益精強志，生子好色，補中輕身。

黑字云：「又療腰痛下氣，強陰多精，不可近目。」

立之案：《千金》卷十二大金牙散用樗雞，而大麝香丸中不用。陶氏所云大麝香丸，自是別方歟，抑大金牙散之誤歟，姑錄俟後攷。

又案：桑耳「治癥瘕積聚腹痛」，與此云「治心腹邪氣白字」，又「療腰痛黑字」相似。桑耳「治陰陽寒熱無子」，與此云「陰痿益精生子」相類。凡諸木菌，皆其樹之精液灌注而成其形，與陰莖一樣，其治陰痿益精，並通因通用之理也。

蚱蟬，

黑字云：「五月採，蒸乾之，勿令蠹。」陶云：『今此云生楊柳樹上。是《詩》云「鳴蜩嘒嘒」者，形大而黑。傴僂丈夫，止是掇此。昔人噉之。故《禮》有雀、鷃、蜩、范，范有冠，蟬有緌，亦謂此蜩。此蜩復五月便鳴，俗云五月不鳴，嬰兒多災。今其療亦專主小兒也。』蘇云：「蚱者，鳴蟬也。」《蜀本圖經》云：『此鳴蟬也，六月、七月收，蒸乾之。今據《玉篇》云：「蚱者，蟬聲也。」按：《禮記》云：「仲夏之月蟬始鳴。」《本經》云「五月採」，即是此也。其餘不入藥用。』《圖經》云：「《月令》禮家所謂蟬，本草所謂蚱蟬，其實一種，蟬類雖衆，而爲時用者，獨此一種耳。」

立之案：《本草和名》蚱蟬訓「奈波世美」，《和名抄》《醫心方》同。「世美」者蟬之音呼，猶馬訓「牟未」，蟬訓「之美」之例。「奈波」者，蓋「仁波」之音轉，即謂不入山中，人家園際所生之蟬也。今俗呼「阿夫良世美」者是也。所云「生楊柳上」者，亦謂園際也。其在人間小兒黏取者，多皆「阿夫良世美」，而古今一事僞呼不誤耳。

又案：蓋蟬之緩呼爲「蚱蟬」，《方言》：「蟬，楚謂之蜩，宋衛之間謂之螗蜩，陳鄭之間謂之蜋蜩，秦晉之間謂之蟬。」據此，則本條蚱蟬，亦用秦人語也。

味鹹，寒。

黑字云：「甘，無毒。」《藥性論》云：「使，味酸。」

生楊柳上。

《圖經》云：「今處在有之。」

治小兒驚癇，夜啼癲病，寒熱。

黑字云：「驚悸，婦人乳難，胞衣服不出，又墮胎。」《藥性論》云：「主治小兒驚哭不止，殺疳蟲，去壯熱，治腸中幽幽作聲。」

立之案：蟬之爲物，出土而蛻，蛻而上樹，飲而不食，長鳴高飛，好陽惡陰，好熱惡寒，故入血中脈間，而通水導滯，無所不到。《千金》：「白羊鮮湯，治小兒風癇，胸中有疾。方　白羊鮮三銖，蚱蟬二枚，大黃四銖，甘草、鈎藤皮、細辛各二銖，牛黃如大豆四枚，蛇蛻皮一寸，右八味㕮咀，以水二升半，煮取一升二合，分五服，日三。若服已盡，而癇不斷者，可更加大黃、鈎藤各一銖，以水漬藥半日，然後煮之。」《外臺》引《備急》無白羊鮮，有黃耆，名蛇蛻皮湯。又：「龍角丸，主小兒五驚夜啼。方　龍角三銖，牡蠣九銖一作「牡丹」，黃芩半兩，蚱蟬二枚，牛黃入小豆五枚，川大黃九銖，右六味末之，蜜丸如麻子，蓐裏兒服二丸。隨兒大小，以意增減之。」崔氏名五驚丸。立之案：《外臺》引《廣濟》「牡蠣」作「牡丹」。《外臺》引《古今錄驗》鈎藤湯、五癇湯，又引《必效》鈎藤湯，二方並用蚱蟬、蛇脫皮二物，其方意與《千金》白羊鮮湯相類，其意在通行氣血而無餘蘊耳。應知蚱蟬專歸於血，蛇蛻皮專走於氣，相須而成其功也。

白彊蠶，

「彊」原作「殭」，俗字。今據《眞本千金》正。《醫心方》不入湯酒條作「強」，《諸藥和名篇》作「⿰虫畺」，《本草和名》同。蓋古作「彊」。陶氏注以殭字爲之解也。《廣韻》：「殭，居良切。死不朽也。豁蛩白（陽韻）。」《玉篇》同，而又舉居亮一切。《廣韻》：「彊，居亮切，屍勁硬也（漾韻）。」然則「彊」「殭」古今字，《本草》當從弓作「彊」，而讀居亮切，去聲也。《聖惠方》卷（七十二）治婦人月水不利諸方篇：「赤龍鱗散。方云白彊蠶三分，微炒。」「彊」字從弓，古字偶存。黑字云：「四月取自死者，勿令中濕，濕有毒，不可用。」陶云：「人家養蠶時，有合箔皆殭者，即暴燥都不壞。今見小白色，似有鹽度者爲好。」蘇云：「此白殭死蠶，皆白色。」《蜀本圖經》云：「有殭死白色者，再生一生俱用。」日云：「入藥除綿絲，并子盡，炒用。」《圖經》云：「用自殭死白色而條直者爲佳。」《衍義》云：「蠶有兩、三番，惟頭番殭蠶最佳，大而無蛆。」

立之案：白彊蠶，《本草和名》訓「加比古」，《醫心方》同。是蠶之名，而非白彊名也。《和名鈔》以蠶訓「加比古」是也。蓋「加比」者，養育之名。古者，子也，從卵養之，經三眠三起，而後作繭，故名「加比古」也。白彊蠶，相州俗呼「於志也利」者是也。養蠶得法，已過三眠，數十薄中，時有一二殭死雪白者，呼爲「於志也利」，即是眞白彊蠶而希有之物。有此一、二殭白者，則餘蠶悉是安穩，故土人以爲善兆也。陶云「合箔皆殭」者，蓋非眞物。《天工開物》所謂「若風則偏忌西南，西南風大勁，則有合箔皆殭者」是也。蓋合箔皆殭者，固非常事，不堪入藥用。《本草彙言》云：「蠶病風死，其體直殭，其色自白，死且不朽也。今市肆多用中濕死蠶，或用石灰末淹拌令白，服之爲害最深，不可不慎也。」所云「中濕死蠶」，亦陶云「合箔皆殭」者也。今藥肆所沽者，皆是石灰淹製也。入藥宜就養蠶家而求之，市上者，非眞也。

味鹹，平。

黑字云：「辛，無毒。」《藥性論》云：「白殭蠶惡桑螵蛸、桔梗、茯苓、茯神、萆薢，有小毒。」

生平澤。

黑字云：「生潁川平澤。」《圖經》云：「今所在養蠶處皆有之。」

治小兒驚癇，夜啼，去三蟲，滅黑皯，令人面色好。

黑字云：「女子崩中赤白，産後餘痛，滅諸瘡瘢痕。」蘇云：「《別錄》云：末之封丁腫，根當自出，極效。」日云：「治中風失音并一切風疾，小兒客忤。」

立之案：《千金》卷十四治癲癇方中有白殭蠶。又卷四治婦人帶下方中亦有用白殭蠶者，此物食桑而自死，殭直爲破血之最品，故風驚痙疾，一切瘡腫及女子崩中共用有效，其意在於開通一切血欝處，令不閉塞而新血灌注也。

男子陰瘍病，

「瘍」原誤「瘍」，今正。

立之案：「瘍」當作「易」，此作「瘍」者，蓋連下「病」字添「疒」冠也。《傷寒論》云：「傷寒陰易之爲病，其人體重少氣，小腹裏急，或引陰中拘攣，熱上衝胸，頭重不欲舉，眼中生花，膝脛拘急者，燒褌散主之。」《病源候論》云：「陰陽易病者，是男子婦人傷寒病新瘥未平復，而與之交接得病者，名爲陰陽易也。其男子病新瘥未平復，而婦人與之交接得病者，名陽易。其婦人得病新瘥未平復，而男子與之交接得病者，名陰易。」白殭蠶治此症者，暫散血中暴欝之熱氣之意也。欝熱一散，然後補血益氣之藥乃可議耳。

本草經卷中　六

木䖟，

黑字云：「五月取。」陶云：「此䖟不噉血，狀似䖟而小，近道草中不見，市人亦少有賣者，方家所用，惟是蜚䖟也。」

立之案：蘇所說木䖟大小二種，共是蜚䖟，而其云蜚䖟狀如蜜蜂，黄黑色，今俗用多以此也。是亦木䖟中一種，而非蜚䖟也。《本草和名》訓「於保阿布」，是據蘇注，即今俗呼「宇末阿布」者，而蜚䖟是也。今據陶注及黑字文，以木䖟斷爲「波奈阿布」。「波奈阿布」有大小數種，大者狀如大黄蜂，而無鬚無刺，色黄，好吮花蘂，薩州名「都牟都牟波伊」，備後謂之「夫伊夫伊」。其小者瘦狹而色帶微黑，其最瘠小者，亦有數品，皆在花上，而不害人馬，即本條之木䖟是也。

一名魂常。

立之案：魂恐魄訛。魄常者，䖟之緩言，猶髦謂之門冬，熒謂之委萎，萎謂之女委，皆一例耳。因攷「木䖟」亦䖟之緩言，非謂木上之䖟也。此物飛時羽聲芒芒，故名䖟也。《說文》：「䖟，齧人飛蟲。」《楚語》云：「譬如牛馬，處暑之既至，䖟䗫之既多，而不能掉其尾。」韋昭注云：「大曰䖟，小曰䖷。」據此，則䖷爲木䖟，而䖟爲蜚䖟歟。

味苦，平。

黑字云：「無毒。」

生川澤。

黑字云：「生漢中川澤。」

治目赤痛，皆傷淚出，瘀血血閉，寒熱酸⿰忄斯，無子。

立之案：蘇云：「體以療血爲本。」《圖經》云：「《淮南子》曰：蝱散積血。」《衍義》云：「以其惟食牛馬等血，故治瘀血血閉。」木蝱雖不咂牛馬血，然探花啄香與蜜蜂同，而彼自釀蜜，此則不釀，唯有花香在腹内，故能專通血脈，兼破血，與蜚蝱專破血消積不同。其破血之力雖似比蜚蝱則稍劣，而生動至眇之物，入血絡至微之際，無所不至，若緩緩施治則用此爲眇，所復蜚蝱之不能及也。此有木蝱、蜚蝱二條，猶有箘牡二桂、天雄烏附、盤蝥地膽也。

又案：「酸⿰忄斯」已解於慈石條下，而⿰忄斯字他書無所見。《廣韻》：「㾡，先稽切。」瘦㾡疼痛亦作㾡。《禮記·内則》疏云：「嘶謂酸嘶。」古之「嘶」字單作「斯」耳。黑字「蘘草，主溫瘧寒熱，酸嘶邪氣」，與《禮》疏合。《慧音十九》云：「㾡，《聲類》酸疼也。」《集韻十二》叅「⿰忄斯」與「嘶」「㾡」並同音西也。「⿰忄斯」始出《集韻》也。此云「寒熱酸⿰忄斯」，謂身體不仁，因瘀血者也。

蜚蝱，

黑字云：「五月取，腹中血者良。」陶云：「此即今噉牛馬血者，伺其腹滿掩取乾之，方家皆呼爲蝱蟲矣。」蘇云：「但得即堪用，何假血充然始掩取。如以義求，應如養鷹，飢則爲用，若伺其飽，何能除疾爾。」

立之案：蘇注木蝱云：「蝱有數種，並能噉血，商、淅已南江嶺間大有木蝱，長大綠色，殆如次蟬，咂牛馬，或至頓仆。蜚蝱狀如蜜蜂，黄黑色，今俗用多以此也。又一種小蝱，名鹿蝱，大如蠅，齧牛馬亦猛，市人採賣之。三種體以療血爲本，餘療雖小有異同，用之不爲嫌。何有木蝱而不噉血。木蝱倍大蜚蝱。陶云似蝱而小者，未識之矣。」《衍義》云：「蜚蝱，今人多用之，大如蜜蜂，腹凹褊，微黄綠色。」今攷正之，則以上諸説並爲蜚蝱説，南陽所用蝱蟲即此物。《本草和名》訓「古阿布」，是亦據蘇注者，非是也。宜當今俗呼「宇志波伊」者，狀如蒼蠅，咂牛馬血，蘇所説鹿蝱是也。又有呼「於保宇志波比」者，狀如蒼蠅而色微綠，大如榛，其嘴尤利，好咂牛馬血，蘇所説木蝱是也。共可以入藥用。蝱蟲古舶者，每十頭皆以細篾横串瘠，小長六分許，綠頭而利嘴，即《本草彙言》所云「嘴鋭而利若鋒鑽，然春半後，秋半前出，暑月繁多」者是也。今市上者，紀州、熊野及丹波所出，皆每十頭，以松葉横串。又有以細篾串者，皆木蝱、鹿蝱也。宜揀選而用之。凡水蛭蝱蟲之屬，市上陳久者，不耐用，須自取得而供用也。

味苦，微寒。

黑字云：「有毒。」《藥性論》：「蝱蟲，使，一名蜚蝱。」

生川谷。

黑字云：「生江夏川谷。」

逐瘀血，破下血積堅痞，癥瘕寒熱，通利血脈及九竅。

黑字云：「女子月水不通，積聚，除賊血在胸腹五藏者，及喉痺結塞。」日云：「破癥結，消積膿，墮胎，入丸散，除去翅足，炒用。」

立之案：張長沙書抵當湯丸，以治太陽病瘀血證。又抵當湯以治經水不利，蓋此方取水陸之巧於吮血者，令淤血鳩集在一處，而桃人大黃引之下行，四物合力，一併奏效，其眇尤在蛭蝱二物，則此二物不可不撰擇也。

蜚廉，

「廉」原作「蠊」，俗字。今據《醫心方》《御覽》正。

黑字云：「立秋採。」陶云：「形亦似䗪蟲而輕小能飛，本在草中。八月、九月知寒，多入人家屋裏逃爾。有兩三種，以作廉薑氣者爲眞，南人亦噉之。」蘇云：「此蟲味辛辣而臭，漢中人食之，言下氣，名曰石薑，一名盧蜰，一名負盤。《別錄》云：形似蠶蛾，腹下赤，二月、八月採，此即南人謂之滑蟲者也。」《蜀本圖經》云：「金州、房州等山人噉之，謂之石薑，多在林樹間百千爲聚。」

立之案：《爾雅》「蜚，蠦蜰」郭注：「蜰即負盤臭蟲。」《說文》：「𧖴，或作蜚。云臭蟲負蠜也。蜰，盧蜰也。」《廣雅》云：「蟿螰，蜰也。」又「飛蟅，飛蠊也。」蓋郭璞以「蜚蠦」爲句，與許愼不同。據此，則「蜚廉」即「蜚盧」，爲一聲之轉，乃蜰爲正名，蜚盧、蜚廉、蟿螰，共爲俗呼。負盤亦爲蜚廉之音轉，不與鼠婦、䗪蟲，一名負蠜相涉也。盧即爲膚字。《說文》膚作臚，或作膚。蜚盧即飛臚之古字耳。蟿螰亦恐蜰之緩呼。此物似䗪而能飛，故名飛蟅也。清·臧琳《經義雜記》：『《左傳》莊廿九年蜚，《漢志》云：「劉歆云：負蠜也。性不食穀，食穀爲災，介蟲之孼。」可以取補注《左傳》。《漢志》亦云：「劉向以爲蜚色青，近青眚也。」非中國所有，南越盛暑，男女同川澤，淫風所生爲蟲臭惡。《公羊》何注：「蜚者，臭惡之蟲也。」』范注引《穀梁》說，云蜚者，南方臭惡之氣所生也。《本草和名》訓「阿久多牟之」，又「都乃牟之」，未詳指何物。據「都乃牟之」之名，則似指天牛。小野氏以「阿夫良牟」當之，未妥。李時珍曰：「今人家壁間竈下極多，甚者聚至千百，身似蠶蛾，腹背俱赤，兩翅能飛，喜燈火光，其氣甚臭，其屎尤甚。」郝懿行曰：「此蟲氣如廉薑，故名飛廉。圓薄如盤，故名負盤，今俗人呼之殨般蟲，其大如錢，輕薄如葉，黄色解飛，其氣殨惡。」即今俗呼「邊比利牟之」者，而黑字有名無用，云：「行夜，療腹痛寒熱，利血，一名負盤。」陶注云：「今小兒呼爲糟槃，或曰死蟨者即是也。此物夜中飛行，故有行夜之名。」本條蜚廉恐亦此物。然則蟨與糟、屁音義皆同。《玉篇》：「糟，孚謂切。失氣也。屁，匹避切。泄氣也。」國俗呼屁聲曰武夷。武夷即屁，因知屁亦爲放聲之義也。

（眉）《左·隱元年》傳有「蜚不爲災」，亦不書注「蜚，負蠜也」。又：「莊廿九年秋，有蜚爲災也。」

味鹹，寒。

黑字云：「有毒。」陶云：「作廉薑氣者爲眞。」蘇云：「味辛辣而臭。」

生川澤。

黑字云：「生晉陽川澤及人家屋間。」陶云：「本在草中，八月、九月知寒，多入人家屋裏。」蘇云：「漢中人食之。」《蜀本圖經》云：「金州、房州等山人噉之，謂之石薑。」

治血瘀癥堅寒熱，破積聚，喉咽痺，内寒無子。

○《御覽》引《本草經》云：「蜚廉，味鹹，治血瘀，逐下血，破積聚喉痺。生晉地山澤中，二月採之。」又引《吳氏本草》云：「蜚廉蟲，神農、黄帝云治婦人寒熱。九百四十九」

桑螵蛸，

黑字云：「螳蜋子也。二月、三月採，當火炙，不爾令人洩，得龍骨療洩精，畏旋覆花。」陶云：「俗呼螳蜋爲蚚蜋，逢樹便産，以桑上者爲好，是兼得桑皮之津氣，市人恐非眞，皆令合枝斷取之爾。僞者亦似膠著桑枝之上也。」《蜀本圖經》云：「此物多在小桑樹上，叢荊棘間並螳蜋卵也。三月、四月中一枝出小螳蜋數百枚，以熱漿中浸之，一伏時焙乾，於柳木灰中炮，令黃色用之。」

《本草和名》訓「於保知布久利」。

立之案：「於保知」謂祖父，「布久利」謂卵也。桑螵蛸其狀毿然輕鬆，有似老翁陰囊，故得此名也。《說文》：「蛸，蟲蛸，堂蜋子。蟲，蟲蛸也。」蓋螵蛸之爲言票也，輕嫖之義。此物堂蜋所作卵巢着桑枝上，長寸許，黑褐色，輕鬆嫖然，故名。《爾雅翼》以烏賊魚骨名螵蛸，亦取輕虛似桑螵蛸也。

又案：《爾雅》：「莫貈，蟷蜋，蛑。」又云：「不過，蟷蠰，其子蜱蛸。」《說文》：「蠰，蟷蠰也。蟷蠰，不過也。」又云：「蟲，蟲蛸也。蟲蛸，堂蜋子。」蟲或作蜱。《月令》云：「小暑至，螳蜋生。」鄭注：「螵蛸母也。」《正義》引舍人云：「不蝸名蟷蠰，今之螳蜋也。」孫炎云：「蟷蠰、蟷蜋，一名不蝸。」李巡云：「其子名蜱蛸，即螵蛸。」《藝文類聚九十七》引王瓚問曰：「《爾雅》云：莫貈、螳蜋同類物也。今沛魯以南謂之螳蠰，三河之域謂之螳蜋，燕趙之際謂之食肬，齊濟以東謂之馬敫。然名其子，則同云螵蛸。是以注云螳蜋，螵蛸母也。」即《鄭志》文《廣雅》：「芊芊、齕肬，螗蜋也。蟳蟭、烏洟、冒焦，螵蛸也。」《方言》：「螳蜋謂之髦，或謂之虰，或謂之蝆。」蝆，《集韻》：「蝆，母婢切。蝆蝆，螗蜋也。」蓋「莫貈」之急呼爲蛑，「不過」之急呼爲蟲，共謂螳蜋子也。莫貈、馬敫、芊芊、蟳蟭、冒焦，共螵蛸之音轉，而謂其狀冒然也。原爲子名，亦轉爲母名也。

一名蝕肬。

立之案：《藝文類聚》引《鄭志》答王瓚問曰：「今沛魯以南謂之螳蠰，三河之域謂之螳蜋，燕趙之際謂之食肬，齊濟以東謂之馬敫，然名其子則同云螵蛸。」高誘注《呂氏春秋·仲夏紀》云：「螳蜋，一曰天馬，一名齕疣。」李時珍曰：「肬即疣子，小肉贅也。今人病肬者，往往捕此食之，其來有自矣。」然則蝕疣者，螳蜋一名，此舉是名者，謂若無螵蛸則螳蜋亦可代用也。猶莧實，一名馬莧。鴈肪，一名鶩肪之例也。《新撰字鏡》蛣訓「伊比保牟志利」，今俗呼「加末幾利」，相模謂之「以保之利」，或曰「以保久比」。陸奧謂之「以保左之」，或曰「以保牟之」，並與蝕肬之名相符。

味鹹，平。

黑字云：「甘，無毒。」《藥性論》云：「臣，畏戴椹。」

生桑枝上。

《蜀本圖經》云：「此物多在小桑樹上，叢荊棘間。」《圖經》云：「今在處有之。」

治傷中疝瘕，陰痿，益精生子。

黑字云：「又療男子虛損，五藏氣微，夢寐失精，遺溺。久服益氣養神。」《藥性論》云：「主男子腎衰漏精，精自出，患虛冷者，能止之。」《圖經》云：「古今方漏精及主風藥中多用之。」

女子血閉腰痛，通五淋，利小便水道。

《藥性論》云：「止小便利，火炮令熱，空心食之，虛而小便利，加而用之。」《産書》：「治姙娠小便數不禁，桑螵蛸十二枚擣末，米飲下。」楊氏《産乳》同。又方：「療小便不通及胞轉，桑螵蛸擣末，米飲服方寸匕，日三。」《衍義》云：「鄰家有一男子小便數十次，如稠米泔，色亦白，心神恍惚，瘦瘁食減，以女勞得之。令服此桑螵蛸散末，終一劑而愈。安神魂，定心志。治健忘，小便數，補心氣。桑螵蛸、遠志、菖蒲、龍骨、人參、茯神，當歸、龜甲醋炙。已上各一兩爲末，夜臥，人參湯調下二錢，如無桑上者，即用餘者，仍須以炙桑白皮佐之，量多少可也。蓋桑白皮行水意，以接螵蛸就腎經，用螵蛸之意如此。然治男女虛損，益精，陰痿，夢失精，遺溺，疝瘕，小便白濁，腎衰不可闕也。」

採蒸之。

立之案：與蛇蜕、蟯蜋條共云「火熬之良」，貝子條云「燒用之良」，當歸條「煮飲之」，雄黃條「錬食之」同例。○《御覽》引《吳氏本草經》云：「桑蛸條，蝕肬，一名害焦，一名致。神農：鹹，無毒。九百四十九」

蠹蟲，

黑字云：「十月暴乾，畏皁莢、昌蒲。」陶云：「形扁扁如鼈，故名曰土鼈，而有甲不能飛，小有臭氣，今人家亦有之。」蘇云：「此物好生鼠壤土中及屋壁下，狀似鼠婦，而大者寸餘，形小似鼈，無甲但有鱗也。」《圖經》云：「今小兒多捕，以負物爲戲。」《衍義》云：「今人謂之簸箕蟲，爲其像形也。」《本草和名》訓「於女牟之」，鼠婦同訓。《和名抄》據此而引《本草》云：「蠹蟲，一名蛜蝛。」訓「於米牟之」。是據輔仁，二蟲同訓，誤以二蟲爲同物也。非《本草》有此文也。蓋蠹蟲、鼠婦爲一類二種，大者爲蠹蟲，小者爲鼠婦。故《廣雅》云：「負蠜，蟅也。」《玉篇》云：「蟅、鼠婦，負蠜也。蠹，同上。」又云：「蝜，蝜蝂蟲，大如蜆，有毒。」又云：「蝂，蝜蝂。」並以爲一物，是混言則不分也。國產無蠹蟲，故古昔以「於女牟之」當此歟。蓋亦有所受而然耳。聞羽州庄内所產，形狀與舶來者同，未見。宜搜索而得之土名也。

又案：《說文》：「蟠，鼠婦也。」「蛜，蛜威，委黍。委黍，鼠婦也。」「蟅，蟲也。」《爾雅》「蟠，鼠負」郭云：「瓮器底蟲。」《廣韻》：「噃，蝜負。蛜，蛜蝛，負蟲也。蝛，蛜蝛蟲也。一名蟠蝜。蠹，蟠蝜，蟲名，亦作蟅。」《廣韻》：「蝜，蟠蝜。蝂，蝂蝜蟲也。」據以上諸說通攷之，則蟠爲正名，而蟠之言噃也，謂其蟲白色也。蟠與負亦一語之緩急，此蟲衆多，故重言曰蝜蝂，又作蝂蝜。蟠又緩言之曰「負蟠」，又作負蠜，倒言之又曰蟠負，又曰鼠婦。見白字。而鼠婦爲俗偁，蟠負、鼠婦爲一語之轉。蓋「鼠婦」之急呼爲蟅。《御覽》引《說文》云：「蟠、蟅，鼠婦也。蛜威、委黍，鼠負也。九百卌九」必是許氏之舊文，而蟅之爲言庶也。伊威、委黍並爲群行繁多，詵詵滋生之義。但《本草》以䗪蟲、土鱉爲中品，以鼠婦、伊威爲下品，大小二種爲之分別，「於女牟之」者，恐「於幾女牟之」之略。「於幾女」即「於比女」，謂老嫗也。見《顯宗記》注。母亦訓「於毛」，見《舊事記》《日本紀》等。「毛」與「女」一音，蓋亦「於幾女」之略語，爲「於毛」也。今俗和州謂之「於佐牟志」，藝州謂之「於奈古牟志」，武州謂之「於也自牟志」，共古言之遺，而翁嫗之轉偁耳。

一名地鼈。

黑字云：「一名土鼈。」陶云：「形扁扁如鼈，故名土鼈。」

味鹹，寒。

黑字云：「有毒。」《藥性論》云：「使，畏屋遊，味苦鹹。」

生川澤。

黑字云：「生河東川澤及沙中，人家牆壁下土中濕處。」陶云：「今人家亦有之。」

治心腹寒熱洗洗，

立之案：「寒熱洗洗」，又見當歸下。

血積癥瘕，破堅下血。

《藥性論》云：「治月水不通，破留血積聚。」《圖經》云：「張仲景治雜病方，主久瘕積結，有大黃䗪蟲丸。又大鼈甲丸中，並治婦人藥，並用䗪蟲，以其有破堅積下血之攻也。」《衍義》云：「乳脈不行，研一枚，水半合，濾清，勿使服藥人知。」

立之案：《金匱》云：「五勞虛極，羸瘦腹滿，不能飲食，內有乾血，肌膚甲錯，兩目黯黑，緩中補虛，大黃䗪蟲丸主之。」又云：「結爲癥瘕，名曰瘧母，急治之，宜鼈甲煎丸。」又：「産婦腹痛，有乾血著臍下，宜下瘀血湯主之。亦主經水不利，又帶下經水不利，少腹滿痛，一月再見者，土瓜根散主之。」並與白字本功合。蓋此物生土濕處，故能入血結濕欝處，能破能散，除去淤濁臭穢物，無所不通，所以爲佐使也。

生子大良。

立之案：生子大良者，謂非暴乾而生動者尤良也。與乾地黃、乾薑下共云「生者尤良」文例相同，蓋生動物，故曰子。「大」恐「尤」訛，在方隅有生物難得處，故於條末出此一句，其意深長可玩味矣。

○《御覽》引《吳氏本草》云：「䗪蟲（「䗪」即「蟅」誤）一名土鼈。（九百卌九）」

蠐螬，

黑字云：「取無時，反行者良。蜚廉爲之使，惡附子。」陶云：『大者如足大指，以背行，乃駃於腳。《詩》云：「領如蝤蠐。」今此別之名以「蠐」字在下，恐此云「蠐螬」倒爾。』蘇云：「此蟲有在糞聚，或在腐木中，其在腐柳樹中者，內外潔白。土糞中者，皮黃內黑黯，形色既異，土木又殊，當以木中者爲勝。採雖無時，亦宜取冬月爲佳。」《蜀本注》云：『今據《爾雅》「蟦，蠐螬」注云：「在糞土中。」《本經》亦云：「一名蟦蠐。」又云「生積糞草中」，則此外恐非也。』陳云：「蠐螬居糞土中，身短足長，背有毛筋，但從水，入秋蛻爲蟬，飛空飲露，能鳴高潔。蝎在朽木中，食木心穿如錐刀，身長足短，口黑無毛，節慢，至春羽化爲天牛，兩角狀如水牛，色黑，背有白點，上下緣木，飛騰不遙。二蟲出處既殊，形質又別。蘇乃混其狀，總名蠐螬，乃千慮一失矣。」

立之案：《說文》：「蠐，蠐蠹也。」「蝎，蝤蠐也。」「蝤，蝤蠐也。」《爾雅》「蟦，蠐螬」郭注云：「在糞土中。」「蝤蠐，蝎」郭注云：「在木中，今雖通名爲蝎，所在異。」並是蠐螬、蝤蠐二物判然，而一在土中，一在木中，爲一類二種，故其名互通用。《方言》：「蟦螬謂之蟦，自關而東謂之蝤蟦，或謂之卷蠾，或謂之蝖螜。梁益之間謂之蛒，或謂之蝎，或謂之蛭蛒。秦晉之間謂之蠹，或謂之天螻。」《詩正義》引孫炎曰：「蠐螬謂之蟦蠐，關東謂之蝤蠐，梁益之間謂之蝎。」並統言不分者也。蓋《本草經》與《爾雅》《說文》合。白字「蠐螬生平澤」，則爲土中者。其木中者名蠹，桃蠹是也。《詩毛傳》云：「蝤蠐，蝎蟲也。」亦謂蠹也。」所以蠐螬條下白、黑字不載「蝤蠐」名也。《莊子·至樂篇》：「烏足之根爲蠐螬。」《論衡·無形篇》云：「蠐螬化爲復育，復育轉而爲蟬。」《御覽》引陸機《毛詩疏義》云：「蠐螬生糞中。」又引《淮南萬畢術》云：「黍成蠐螬。」共皆與本條同，謂土中者也。蓋螬爲正名《爾雅》《孟子》，螬之爲言巢也，謂巢栖不出也。緩呼之曰「蠐螬」，曰「蟦螬」。倒言又曰「螬蠐」。《莊子·至樂篇》蠐螬，《釋文》云：「司馬本作螬蠐，云蝎也。又謂之蟦《方言》，言其狀墳然而肥大也。又謂之蟦蠐《爾雅》《本草》。」《本草》黑字「一名蜰齊，一名勃齊」，皆一音之轉，而言肥美也。猶麻蕡，又作麻茈，又名麻勃之例。《御覽》引《本草經》蟦蠐，亦作蟦齊。《御覽》引《莊子》司馬彪注云：「曹，齊曹也。」郭注《方言》云：「亦呼當齊。」《御覽》引作「堂齊」。據此，則今本黑字作「齊」者，偶存古字也。《本草和名》訓「須久毛牟之」。新井氏曰：「俗稱糞土謂之須久毛，此物生糞土中，故有此名也。」此說可從矣。俗呼爲「地牟之」，又爲「禰岐利牟志」。肥前謂「古衣牟志」，阿州謂「入道牟志」是也。其土中者化爲蝮蛸，又爲蟬。蟬亦多種，其木中者，化爲金龜蟲。又天牛最大者爲獨角仙。

一名蟦蠐。

《本草和名》云：「仁謂，上音：扶非反。」

立之案：此音可從，乃與蜰齊、勃齊同音。《玉篇》《證類》作「扶文反」，非是。

味鹹，微溫。

黑字云：「微寒，有毒。」《藥行論》云：「蠐螬，臣。」

生平澤。

黑字云：「生河内平澤及人家積糞草中。」《圖經》云：「今處處有之。」

治惡血血瘀，痺氣，破折，血在脅下堅滿痛，月閉。

黑字云：「療吐血在胸腹不去，及破骨踒折，血結金瘡内塞，産後中寒，下乳汁。」日云：「糞土中者，可傅惡瘡。」《圖經》云：「今醫家與蓐婦下乳藥用之，乃是掘糞土中者，其效殊速。張仲景治雜病方，大䗪蟲丸中用蠐螬，以其主脅下堅滿也。《續傳信方》治喉痺，取蟲汁點在喉中，下即喉開也。」

立之案：血瘀痺氣者，謂血瘀氣痺也。是亦一種倒草法耳。血瘀甚則氣亦必痺閉，自然之理也。血瘀痺氣，即是血痺之謂也。《御覽》引《本草經》云「主治血痺」，可以證矣。《千金》云「風痺遊走無定處，名曰血痺」，《金匱》云「血痺外證，身體不仁，如風痺狀」，可互相發也。破折者，即「破傷折跌」之略語。黑字所云「破骨踒折」是也。蓋此蟲常在糞土中，而欲蛻出之氣存内，故其破血之力尤峻烈。仲景䗪蟲丸，用水蛭、蝱蟲、蠐螬、䗪蟲之四物，以配大黄、桃人、乾芐、乾漆，其要在於除乾血、生新血耳。

案：折血者，謂從高墜下，而被折傷，惡血在脅腹也。

目中淫膚，

《病源》目息肉淫膚候云：「此由邪熱在藏，氣衝於目，熱氣切於血脈，蘊積不散，結而生息肉，在於白睛膚瞼之間，即謂之息肉淫膚也。」

立之案：淫膚者即息肉，又曰膚肉，曰努肉是也。《外臺》引《小品》療眼膚肉生覆瞳子者方，又引《必效》有「努肉」字。《千金翼》亦有「努肉」語。

青翳白膜。

《藥性論》云：「汁主滴目中，去瞖障，主血止痛。」《千金方》：「治稻麥芒入眼，取蠐螬，以新布覆目上，持蠐螬從布上摩之，其芒出著布上，良也。」

立之案：《御覽》引《祖臺志恠》曰：「吳中書郎盛沖至孝，母王氏失明，沖暫行，勑婢食母，婢乃取蠐螬蒸食之，王氏甚以爲美，而不知是何物。兒還王氏語曰：汝行，婢進吾一食甚甘美，然非魚非肉，汝試問之。既而問婢，服食是蠐螬，沖抱母慟哭，母目霍然立開。九百卌八」陶云：「雜猪蹄作羹與乳母，不能別之，其作羹味美。」二説共同，而一治目暗，一通乳汁，共爲破血之效也。「青翳白膜」已見秦皮下。〇《御覽》引《本草經》云：「蠐螬，一名蟦齊，主治血痺。九百四十八」

蛞蝓，

黑字云：「八月取。」陶云：『蛞蝓無殼，不應有蝸名，其附蝸者，復名蝸牛。生池澤沙石，則應是今山蝸，或當言其頭形類猶似蝸牛蟲者，俗名蝸牛者，作「瓜」字，則蝸字亦音瓜。《莊子》所云戰於蝸角也。』蘇云：「蛞蝓乃無殼蝸蠡也。」《蜀本注》云：『此即蝸牛也。而新附自有蝸牛一條，雖數字不同，而主療與此無別，是後人誤剩出之。亦如《別録》草部已有雞腸，而新附又有蘩蔞在菜部。按：《爾雅》云：

「附蠃，螔蝓。」注云：「蝸牛也。」而《玉篇》「蝓」字下注亦云：「螔蝓，蝸牛也。」此則一物明矣。形似小螺，白色，生池澤草樹間，頭有四角，行則出，驚之則縮，首尾俱能藏入殼中。而蘇注云「無殼蝸牛」，非也。今據《本經》「一名陵蠡」，又有土蝸之名，且蝸、蠡者，皆蠃殼之屬也。陶云若無殼，則不合有蝸名是也。又據今下濕處，有一種蟲，大於蝸牛，無殼而有角，云是蝸牛之老者。』《衍義》云：「蛞蝓、蝸牛二物矣。蛞蝓，其身肉止一段。蝸牛，背上別有肉，以負殼行，顯然異矣。若爲一物，《經》中焉得分爲二條也。其治療亦大同小異，故知別類。又謂蛞蝓是蝸牛之老者，甚無謂。蛞蝓有二角，蝸牛四角，兼背有附殼肉，豈得爲一物也。」

立之案：《爾雅》「蚹蠃，螔蝓」郭注云：「即蝸牛也。」《說文》：「蝓，虒蝓也。」「蠃，蜾蠃也。一曰虒蝓。」又：「蝸，蝸蠃也。」與《爾雅》合。蓋謂蝓，又曰虒蝓。蠃，又曰蝸蠃，又作蜾蠃。俱一語之緩急耳。虒蝓之爲言濡也。蝸蠃之爲言顆也。細腰蜂曰蜾蠃，苦蔞子亦曰蜾蠃。蠃類甚多，有田中螺黑字、流螺《七卷食經》、靈蠃子崔禹、辛蠃子同上、大辛螺《七卷食經》、口廣大辛螺同上、白小辛螺同上、累小辛同上、甲蠃子崔禹、小蠃子同上數種，並謂其狀顆然也。虒蝓體常霑濡，故名虒蝓，與「恬愉」同音，乃爲一聲之轉，恬安愉悅之義。《淮南·原道》「恬愉無矜」注：「恬愉無所好憎也。」亦爲懦弱之義。懦弱與霑濡竟爲一理。《本經》蛞蝓即恬愉，非蝸牛也。而「一名陵蠡」爲蝸牛，是亦一類二種，其效不異，故爲一名。猶鴈肪一名鶩肪，莧實一名馬莧之例也。古來諸家或合而爲一，或分而爲二，共不知古本草一類二種，物繫之一名之理，故其說遂失於含糊，今此辨亦出於不得已也。《本草和名》蛞蝓，仁諝「移腴」二音，不誤。《證類》蛞，音闊，非古音也。蓋據仁諝音移，則古《本草》亦似作螔蝓，乃與《爾雅》《說文》合。不然，則無音蛞爲「移」之理。今本作蛞蝓者，恐屬後人所改。《本草和名》訓「奈女久知」，蓋「奈女」者，即「奴女」，爲粘液之義。「久知」者，即

「久知利」之畧。今京俗尚呼「奈女久知利」，又「奈女久知良」，是古言之遺，作州謂之「奈女久登」，雲州謂之「奈女多禮」，並一訛猶存古者，「久知利」與「幾太留」「久通留」同音，「奈女久知利」者，即以粘液滋潤，委蛇緣轉而行動之義。

一名陵蠡。

黑字云：「一名土蝸，一名附蝸。」

立之案：蠡，即蠃假借。《廣雅·釋魚》云：「蠡，蠃。」是以蠃釋蠡，示雙聲通用之理也。「陵蠡」猶云「土蝸」黑字、「山蝸」陶注，蠃類而不生水中，故曰陵蠡也。猶陵鯉之例也。《古今注》云：「蝸牛，陵螺也。形如螔蝓，殼如小螺，熱則自懸於葉下。」《莊子·則陽》云：「有所謂蝸者。」《釋文》引李頤注云：「蝸蟲有兩角，俗謂之蝸牛。」又引《三倉》云：「小牛螺也。一云，俗名黄犢。」《埤雅》引孫炎云：「負螺而行，因以名之。」陶注黑字蝸牛云：「蝸牛字是力戈反，而俗呼爲瓜牛。生山中及人家，頭形如蛞蝓，但背負殼爾。」《和名抄》引《本草》云：「作兒似螔蝓，背負殼耳。」又《中山經》「青要之山，南望墠渚，是多僕纍蒲盧」郭注云：「僕纍，蝸牛也。」《御覽》引「僕纍」作「倮纍」。《西山經》「邱時之水，其中多蠃母」郭注云：「即蠂螺也。」此僕纍、蠃母，共謂海螺也。蓋僕纍者，蠃母之倒語。郭注並非。《吳語》云：「其民必移，就蒲蠃於東海之濱。」韋昭注：「分蒲蠃爲二，則言蒲盧倮蠃也。」《周禮·鼈人》「共蠯蠃」，亦言「蒲盧倮蠃也」。鄭注《鼈人》《士冠禮》並以蠃爲螔蝓。《尚書大傳》云：「鉅定蠃。」鄭注：「蠃，蝸牛也。」又《士冠禮》鄭注：「今文蠃爲蝸。」又《醢人》《士冠禮》「蠃醢」，《内則》作「蝸醢」，是蠃、蝸，爲古今字也。鄭以蠃或爲螔蝓，或爲蝸牛，並非是。《周》《儀》食品之「蠃」，與「蠯」連偁，則爲水蠃明矣。鄭玄據《爾雅》《説文》爲之訓詁，故誤爲山蝸也。大鄭並無注。由爲其水蠃固勿論耳。《本草和名》蝸牛，訓「加多都布利」。新井氏曰：『片角振之義。其角或出右，或出左，或左右俱顯，故名。京師名曰「涅涅牟志」，讚州、阿州、備前謂之「涅牟涅牟无之」，「涅牟涅牟」謂鼓聲，此蟲兩角聳出似皷桴形，而左右交互，屈伸動搖之，如擊鼓狀，故名。江戸俗謂之「末比末比都夫利」，「末比」者，舞也。重言之者，左右兩角互舞之，似振舞兩角之狀，故名。「都夫利」者，即角振之義。

（眉）《晉書音義》下列傳六十七卷音曰：「蠡音螺。」

（眉）《醫心方》卷五第十七篇：「葛氏方，取生瓜牛一枚云云。」傍訓カタツフリ

再案：「加多」者，干瀉之瀉，而云丘陵也。《萬葉》所云「難波方久漏牛方」是也。「都布利」者，「都比」之緩言。「都比」即螺也。此物似田螺而不在水，故曰「加多都布利」，則與陵蠡名相合矣。

味鹹，寒。

黑字云：「無毒。」又云：「蝸牛味鹹，寒。」《藥性論》云：「蝸牛，一名蠡牛。有小毒。」日云：「冷，有毒。」

生池澤。

黑字云：「生太山池澤及陰地沙石垣下。」陶云：「生池澤沙石，則應是今山蝸。」《蜀本注》云：「蝸牛，生池澤草樹間。」《圖經》云：「凡用蝸牛，以形圓而大者爲勝，久雨晴竹林地沼間多有出者，其城牆陰處有一種扁而小者，無力，不堪用。」

治賊風喎僻，

黑字云：「蝸牛，主賊風喎僻。」

立之案：蛞蝓、蝸牛並治喎僻者，蓋是以粘液塗偏頰急引處，令筋弛緩之義歟。《醫心方》引《太素

經》云：「頰筋有寒，則急引頰移口，有熱則筋弛縱緩不勝，故噼治之以馬膏。其急者以白酒和桂以塗，其緩者以桑鈎鈎之，即以生桑炭置之坎中，與坐等，以膏熨急頰，且飲美酒，噉美炙，不飲酒者，自強也。爲之三拊而已。」因攷此方，用馬膏熨急頰，與蝓蠡治喎僻同理。

軼筋，

黑字云：「踠跌。」

立之案：軼筋，即跌筋。此條偶存古昔假字耳。跌筋，已見女萎、營實下。竹葉條作「溢筋」，亦與「軼」同字，而其本字爲「肤」。《說文》：「肤，骨差也。」蓋肤、跌古音如佚，故假「軼」「溢」字用之。《廣韻》五．質「軼，夷質切。又突也」與骨差義相近。

及脱肛，

黑字云：「大腸下脱肛。」《藥性論》云：「蝸牛亦可單用，能治大腸脱肛，生研。」

立之案：亦當是外傅方。《醫心方》引《小品方》：「治脱肛驗方，蒲黄二兩，猪膏三合，凡二物搗合和以傅肛上，當迫内之，不過再三，便愈。」《外臺》引《千金》云：「張文仲、《備急》同。此方用猪膏傅。」《外科正宗》有田螺汁治脱肛方，俱與本條同理。伊澤氏家藏方有：「治痔痛，蛞蝓一箇，如米糊，麻油和調，傅痛處方。」又京師一醫家，所秘有蝸牛大者四五十，以清油煮成膏，漬毛綿以敷痛所方，共與本功合。

驚癇攣縮，

黑字云：「筋急及驚癇。」日云：「治驚癇等入藥，炒用，此即負殼蜒蚰也。」《圖經》云：「蝸牛入嬰孺藥爲最勝，其殼亦堪用。韋丹主一切疳，取舊死殼七枚，皮薄色黄白者，直淨洗，不得小有塵滓，漉乾，内酥於殼中，以瓷盞盛之，紙糊盞面，置炊飲上蒸之，下饋時即坐甑中裝飯，又蒸飯熟，即已，取出細研如水淀，漸漸與喫，令一日盡爲佳。」《證類》引小兒宮氣方與此方同◯《御覽》引陶弘景《集注本草經》云：「蝛蝓，味鹹，寒，無毒。一名陵蠡，一名土蝸，一名附蝸。生泰山池澤，生陰地沙石垣下。蝛蝓入三十六禽限，又是四種角之例，營室之精矣。」九百四十七

水蛭，

黑字云：「五月、六月採，暴乾。」陶云：「蚑，今復有數種，此用馬蜞，得齧人腹中有血者，仍乾爲佳。山蚑及諸小者，皆不用。楚王食寒葅所得而呑之，果能去結積。雖曰陰祐，亦是物性兼然。」蘇云：「此物有草蛭、水蛭，大者長尺名馬蛭，一名馬蟥，并能咂牛馬人血，今俗多取水中小者用之，大效，不必要須食人血滿腹者。其草蛭在深山草上，人行即傅著脛股不覺，遂於肉中產育，亦大爲害，山人自有療法也。」《蜀本》云：「採得之，當用篁筒盛，待乾。又米泔浸一宿，後暴乾，以冬猪脂煎，令焦黃，然後用之，勿誤採石蛭、泥蛭用。石泥二蛭，頭尖腰麄色赤，不入藥。誤食之，則令人眼中如生煙，漸致枯損，今用水中小者耳。」《衍義》云：「大者，京師又謂之馬鼈，腹黃。黃謂之馬黃。」

立之案：《本草和名》訓「比留」，《和名抄》同。《神代紀》《新撰字鏡》並蛭同訓。攷「比留」者，「比比良久」之畧。凡刺人之物，皆有「比比良久」之名，巴戟天、黃芩是也。水蛭名「比留」，亦同義，刺人之謂也。蛇牀亦訓「比留无之呂」，說詳於蛇床下，備前、備後、石州美作謂之「比伊留」，一語之緩急，而與「比比良久」甚相近。

味鹹，平。

黑字云：「苦，微寒，有毒。」《藥性論》云：「水蛭，使。」

生池澤。

黑字云：「生雷澤池澤。」《圖經》云：「今近處河池中多有之。」

治惡血，瘀血，

立之案：張長沙治邪熱入血中，少腹滿者，有抵當湯、丸二方。治五勞腹滿内有乾血，有大黄䗪蟲丸。蓋水蛭得䗪蟲，則有龍虎之勢，相須而奏效。要在於令水陸之能咂者，鳩聚其血不分散也。丹波雅忠《醫略抄》引《經心錄》云：「以水蛭食去惡血。」陳藏器云：「水蛭本功外，人患赤白遊㽲及癰腫毒腫，取十餘枚，令啗（一作𡁷）病處，取皮皺肉白，無不差也。冬月無蛭蟲，地中掘取，暖水中養之，令動，先洗去人皮鹹，以竹筒盛蛭綴之，須臾便咬血，滿自脱，更用飢者。」崔知悌令兩京無處預養之，以防緩急，收乾蛭當展其身令長，腹中有子者去之。此物難死，雖加火炙，亦如魚子煙薰，三年得水猶活，以爲楚王之病也。賈子《春秋連語》云：「楚惠王食寒菹而得蛭，遂吞之。是夕也，惠王之後而蛭出，其久病心腹之疾皆愈。」《論衡·福虚篇》云：「蛭之性食血，惠王殆有積血之疾，故食食血之蟲而疾愈也。」宋·陳自明《外科精要》治癰癤，用蜞鍼。其説尤詳。皇國古昔禁中有蛭飼事（安貞元年八月卅日云云），見定家《明月記》。文永三年將軍家亦有蛭𡁷之由，見《吾妻鑑》。明和中，荻野元凱著《刺絡編》，大主張蜞鍼之功，近年上總來不去驛一商，治癰疽惡瘡有奇效。此法先以末藥傅腫所，則忽起發，後貼常用膏藥，其末藥即水蛭暴乾者云（同國來里醫官安西成章所話）。說具於《蘭軒遺稿》中。頃來西洋醫學盛行於世，蜞鍼無醫不爲，水蛭無處不沽，但不辨虚實，一切腫痛處叨用此法，故雖一旦奏效，往往促命期，宜察其實熱，肉裏血結未成瘡而行之，然後爲良法也。

月閉，破血瘕積聚，無子。

《藥性論》云：「主破女子月候不通，欲成血勞癥塊，能治血積。」日云：「畏石灰，破癥結，然極難修制，須細剉，後用微火炒，令色黄乃熟，不爾入腹生子爲害。」

立之案：《金匱》治婦人經水不利，用抵當湯，乃與本功合。

利水道，

黑字云：「又墮胎。」○《御覽》引《本草經》云：「水蛭，一名至掌。味鹹，治惡血瘀結水閉，破積，利水道。九百五十」又引陶洪（弘）景《集注》云：「《本草經》云：水蛭，味鹹，苦平，微寒，有毒。一名蚑。生雷澤、池澤蚑音蜞。」

海蛤，

黑字云：「生東海，蜀漆爲之使，畏狗膽、甘遂、芫花。」陶云：「海蛤至滑澤，云從鴈矢中得之，二三十過方爲良。今人多取相摝令磨蕩似之爾。」蘇云：「此物以細如巨勝、潤澤光澤者好，有麄如半杏仁者，不入藥用，亦謂爲㹠耳蛤，麄惡不堪也。」《開寶》引《别本注》云：「鴈腹中出者，極光潤。麄者如半片郁李仁，不任用，亦名㹠耳。」吴氏云：「海蛤，大節，頭有文，文如磨齒，採無時。」《藥性論》云：「海蚧亦曰海蛤，亦名紫薇。」日云：「此即鮮蛤子，鴈食後糞中出，有文彩者爲文蛤，無文彩者爲海蛤。鄉人又多將海岸邊爛蛤殼被風濤打磨瑩滑者僞作之。」陳云：「按海蛤是海中爛殼，久在泥沙，風波淘灑，自然圓淨，有大有小，以小者久遠爲佳。亦非一一從鴈腹中出也。文蛤是委爛時殼，猶有文者，此乃新舊爲名。二物元爲一類，假如鴈食蛤殼，豈擇文與不文。」

立之案：海蛤，陳藏器所説可從。《逸周書·王會篇》「東越海蛤」孔晁注：「東越則海際。蛤，文蛤。」是亦海蛤、文蛤爲一物之證也。而王念孫曰：「蛤之言合也。兩殼相合也。」則蛤爲兩殼相合蟲之總偁。故《説文》云：「蛤，蜃屬有三，皆生於海，厲千歲雀所化，秦人謂之牡蠣。海蛤者，百歲燕所化也。

魁蛤，一名復絫。老服翼所化也。」《本草和名》海蛤訓「宇牟岐乃加比」，《景行紀》白蛤訓「宇牟岐」，《新撰字鏡》蚶蠆蛖並同訓。本居氏曰：「宇牟伎」，乳母貝之義，則「於毛加比」之急言爲「宇牟伎」也。因《古事記》「蛤貝比賣，持水而塗母乳汁者，成麗壯夫」之故事名之。淫羊藿訓「宇无岐奈」亦同義。淫羊藿，一名剛前。海蛤黑字「療陰痿」，與「宇牟岐」之義合。今呼濱栗，其形似栗子，生海濱之謂也。蓋栗訓「久利」者，亦塊訓「都知久禮」之「久禮」，今俗語凡云「久利久利」，以爲圓塊之稱，是古語之存者也。《和名抄》引《兼名苑》：「蚌蛤，一名含漿。訓波末久利。」非是。

一名魁蛤。

黑字別有魁蛤條，云：「味甘平，無毒。主痿痺洩痢，便膿血，一名魁陸，一名活東，生東海，正圓兩頭空，表有文，取無時。」陶云：「形似紡軠，小狹長，外有縱橫文理，云是老蝙蝠化爲，用之至少，而《本經》海蛤，一名魁蛤。與此爲異也。」《蜀本圖經》云：「形圓長似大腹檳榔，兩頭有孔，今出萊州。」

立之案：《爾雅》「魁，陸」郭注云：『《本草》云：「魁，形如海蛤，員而厚，外有理縱橫。」即今之蚶也。』《釋文》引《字書》曰：「蚶，蛤也。出會稽，可食。」《說文》：「魁蛤，一名復絫，老服翼所化也。」《嶺表錄異》云：「瓦屋子，南中舊呼爲蚶子，以其殼上有稜如瓦壠，故名焉。殼中有肉，紫色而滿腹，廣人尤重之。」蓋蚶之爲言含也，蛤類中而所含尤多也。自外名爲魁，自內名爲蚶也。或單曰魁，又曰陸。《士冠禮》「以魁柎之」注：「魁，蜃蛤。」《集韻》：「蛙，海蛤。員厚而有文，通作陸。」與《爾雅》正合。蓋魁之言塊也，謂塊然正圓也。陸，即坴之假借。《說文》：「坴，土凷坴坴也。」《廣韻》：「坴，大塊。」則爲與魁同義。《嘉祐本草》云：「蚶，出海中，殼如瓦屋。」見陳藏器、蕭炳、孟詵、日華子郝懿行曰：「今出登州海中者，形如如摺疊扇，縱橫文如刻鏤。」《和名抄》蚶，訓「岐佐」。新井氏曰：「蚶殼有文理如刻成，故名岐佐。」

《和名抄》木類：「檼，《唐韻》云：音雲，木文也。」《漢語抄》云：「歧佐，或說歧佐者，蚶之和名也。」此木文與蚶貝文相似，故取名焉。今案：取和名者，義相近，以此字爲木名未詳。又獸類，象訓「岐佐」，《天智記》同訓。新井氏曰：「凡物有文理者，皆呼爲岐佐。蚶檼象，並同訓。」立之在相州日，聞土人言，凡畫木石及紙上作文理者，皆謂之「歧都」。今東都兒戲畫地投錢以爲之勝敗，名曰「歧都」，共古語之存者。而「歧都」亦恐「岐佐」之轉語，共可以證矣。今俗呼「阿加賀比」，謂其肉紫赤色也。

（眉）《證類備用本》廿二ノ八ウ蚶有本條新補，引藏器、蕭炳、孟詵、日華子。

又案：此條「海蛤，一名魁蛤」，亦「莧實，一名馬莧」之例耳。

味苦，平。

黑字云：「鹹，無毒。」吳氏云：「神農：苦。岐伯：甘。扁鵲：鹹。」《藥性論》云：「臣，味鹹，有小毒。」

生池澤。

原無此語，今據《御覽》增正。黑字云：「海蛤、文蛤並生東海。」《御覽》引《博物志》云：「東海有蛤，鳥嘗啖之，肉消盡殼起出，浮泊在沙岸，潮水往來，揩蕩白如雪，入藥最良，勝取自死者。」《蜀本圖經》云：「今萊州即墨縣南海沙湍中，四月五月採，淘沙取之。」《圖經》云：「今登萊滄州皆有之。」《博物志》云：「東海有蛤。」《御覽》

治欬逆上氣，喘息煩滿，胸痛寒熱。

《別本注》云：「主十二水滿急痛，利膀胱、大小腸。」蕭炳云：「止消渴，潤五藏，治服丹石人有瘡。」《藥性論》云：「能治水氣浮腫，下小便，治欬逆上氣，主治項下瘤癭。」日云：「治嘔逆，陰痿，胸脅脹急，腰痛，五痔，婦人崩中帶下病。」陳藏器曰：「海蛤，主水癊，取二兩先研三日，漢防已、棗肉、杏仁二兩，葶藶子六兩，熬研成脂，爲丸，一服十丸，利下水。」

立之案：海蛤之爲物，在海中被風波淘過，故能治宿飲止水，令其疏通下導而利尿也。

文蛤

黑字云：「味鹹，平，無毒。生東海。表有文，取無時。」陶云：「文蛤，小大而有紫斑，此既異類而同條。若別之則數多，今以爲附見，而在副品限也。凡有四物如此。」郁核條鼠李，海蛤條文蛤，六畜毛蹄甲條鼺鼠，蔥條薤，並爲異類而同條。陶據黑字分析之時，唯此四條仍舊，故其言如此耳。蘇云：「文蛤，大者圓三寸。小者圓五、六分。若今婦人以置燕脂者，殊非海蛤之類也。」《蜀本圖經》云：「背上有斑文者，今出萊州掖縣南海中，三月中旬採。」蕭炳云：「出密州。」

立之案：陳藏器以海蛤、文蛤爲新舊之名，說已具前，可從也。蓋西土古昔海物最少，故以貨貝爲寶。若文蛤稀見全物，所以本條出海蛤也，其他不知決明爲鰒魚，黑字以草決明爲之類皆然。狩谷氏曰：《本草和名》文蛤，訓「以多也加比」，「以多也加比」又見《新撰六帖・信實歌》，今俗呼「阿佐利」者是也。蓋文理縱橫如以柿葺屋狀，故名曰「板屋介」。文理縱橫甲錯不滑，故呼曰「阿佐利」，猶呼礫爲「砂利」也。即清俗所謂蛤仔是也。是物斑文美於波萬久利，故輔仁以文蛤充之。然文蛤即波萬久利，非阿佐利也。

治惡瘡，蝕五痔。

黑字云：「欬逆胸痺，腰痛脅急，鼠瘻，大孔出血，崩中漏下。」《圖經》云：「張仲景《傷寒論》曰：病在陽，應以汗解，反以冷水潠之，若水灌之，其熱被劫不得去，彌更益煩，皮上粟起，意欲水反不渴者，文蛤散主之。文蛤五兩，一味擣篩，以沸湯和一方寸匕服，湯用五合。此方醫家多用，殊效。」

立之案：白字「治惡瘡蝕五痔」，並是破血利水之功也。文蛤散證，外被冷水迫，邪熱結於胸飲爲煩，一味文蛤驅逐胸飲，則當小便通利，而表欝之邪得汗解也。○《御覽》引《本草經》云：「海蛤，味苦平，生地澤，治欬逆上氣喘煩，胸痛寒熱。文蛤主惡瘡，蝕五痔，生東海九百八十八。」又引《吳氏本草經》云：「海蛤，神農：苦。岐伯：甘。扁鵲：鹹。大節頭有文，文如磨齒，採無時上同。」又引《本草經》云：「文蛤，表文珠，鹹，無毒。主際陰蝕惡創，五痔大孔盡血，生東海九百四十二。」

龜甲，

黑字云：「採無時，勿令中濕，中濕即有毒，惡沙參、蜚廉。」陶云：「此用水中神龜，長一尺二寸者爲善，厭可以供卜，殼可以充藥，亦入仙方。用之當炙，溺甚療久嗽，亦斷瘧，肉作羹臛，大補。而多神靈，不可輕殺。書家載之甚多，此不具說也。」

立之案：《說文》：「龜，舊也。外骨内肉者也。從它。龜頭與它頭同。天地之性，廣肩無雄，龜鼈之類，以它爲雄，象足甲尾之形。」《和名抄》引《大戴禮》云：「甲蟲三百六十四原書四作而，《藝文類聚》《御覽》引同。神龜爲之長也。訓加米。」新井氏曰：「加米者，加美之轉，即神龜之謂。」《本草和名》龜甲，訓「宇美加米」，是對鼈之「加波加女」，而言湖中龜也，非云海中龜也，今俗呼「伊志賀女」者是也。甲高起者是雌，甲低平者是雄。《和名抄》云：「《兼名苑》云：龜，一名鼇。」《漢語抄》云「宇美加米」，是與輔仁所云「宇美加女」自別，而指海龜也，不可混同矣。

一名神屋。

立之案：《爾雅》說：「十龜，一曰神龜。」《御覽》引《京房易緯》云：「靈蓍四十九莖，下有千歲神龜守之。」又引《雒書》云：「靈龜者，玄文五色，神靈之精也。」又引《大戴禮》云：「甲之蟲三百六十，而神龜爲之長。」又引《禮統》云：「神龜之象，上員法天，下方法地，背上有盤法丘山，玄文交錯，以成列宿，五光昭若玄錦文，運轉應四時，長尺二寸，明吉凶，不言而信。」又引《南越志》云：「龜甲名神屋，出南海，生池澤中，吳越謂之元戲神龜，大如拳而色如金，上甲兩邊如鋸齒，爪利而能緣大木，捕鳴蟬，至美可食，不中於卜，以其小故也。九百三十一」因攷謂之神者，即神靈之義。謂之屋者，四柱屋蓋之義。

味鹹，平。

黑字云：「甘，有毒。」《藥性論》云：「龜甲，畏狗膽，無毒。」《食療》云：「溫，味酸。」

生池澤。

黑字云：「生南海池澤及湖水中。」《蜀本圖經》云：「江河湖水龜也，湖州、江州、交州者，皆骨白而厚，色分明，並堪卜，其入藥者，得便堪用，今所在皆有。」《圖經》云：「今江湖並有之。」

治漏下赤白，破癥瘕，

《千金》：「治崩中漏下赤白不止，氣虛竭方，龜甲、牡蠣各參兩，右二味治下篩，酒服方寸匕，日三。」

痎瘧，

陶云：「生龜溺甚，療久嗽，亦斷瘧。」

五痔陰蝕，

《藥性論》云：「血治脫肛，灰亦治脫肛。」

濕痺，四肢重弱。

蕭炳云：「殼主風腳弱，炙之末酒服。」《食療》云：「主除溫瘴氣、風痺身腫踒折。又方卜師處鑽了者，塗酥炙細羅，酒下二錢，療風疾。」蘇云：「龜取以釀酒，主大風緩急，四肢拘攣，或久癱緩不收攝，皆差。」

小兒顖不合。

黑字云：「頭瘡難燥，女子陰瘡，及驚恚氣，心腹痛，不可久立，骨中寒熱，傷寒勞復，或肌體寒熱，欲死以作湯，良。」《藥性論》云：「龜甲燒灰，治小兒頭瘡不燥。」孫眞人云：「治小兒龜背，以龜尿摩胸背上，差。」《食療》云：「其甲能主女人漏下赤白，崩中，小兒顖不合，破癥瘕痻瘧，療五痔陰蝕濕痺，女子陰隱瘡及骨節中寒熱，煮汁浴漬之良。」

久服輕身不飢。

黑字云：「益氣資智，亦使人能食。」陶云：「肉作羹臛，大補，而多神靈，不可輕殺。」

鼈甲，

黑字云：「取無時，惡礬石。」陶云：「生取甲，剔去肉爲好，不用煮脫者。今看有連厭及乾巖便好，若上有甲，兩邊骨出，已被煮也。用之當炙。夏月剉鼈，以赤莧包置濕地，則變化生鼈，人有褁鼈甲屑，經五月，皆能變成鼈子，此其肉亦不足食，多作癥瘕。」

《本草和名》訓「加波加女」（說見於龜甲下），今俗呼「須通保牟」，江州謂之「土呂加女」，則泥龜對石龜之名也。京師謂之「土牟加女」，亦「土呂加女」之轉也。

味鹹，平。

黑字云：「無毒。」《藥性論》云：「鼈甲，使，惡理石。」

生池澤，

治心腹癥瘕堅積寒熱，去痞。

黑字云：「療溫瘧血瘕腰痛，小兒脅下堅。」蘇云：「鼈頭燒爲灰，主小兒諸疾屍疰，心腹痛。」《藥性論》云：「能主宿食癥塊，痃癖氣冷，瘕勞瘦，下氣，除骨熱骨節間勞熱，結實擁塞，治婦人漏下五色。羸瘦者，但燒甲，令黃色，末，清酒服之方寸匕，日三服。又方，訶梨勒皮、乾薑末等分爲丸，空心下三十丸，再服，治癥瘕病。又治痃癖氣，可酢炙黃末，牛乳一合，散一匙調，可朝朝服之。又和琥珀、大黃，作散酒服二錢匕，少時惡血即下。若婦人小腸中血下盡即休服。」日云：「鼈甲去血氣，破癥結惡血，墮胎，消瘡腫，并撲損瘀血，瘧疾腸癰。」孟詵云：「鼈主婦人漏下羸瘦，中春食之美，夏月有少腥氣。」陳藏器云：「鼈主熱氣濕痺，腹中激熱，細擘五味，煮食之，當微洩。」日云：「鼈益氣調中，婦人帶下，治血瘕腰痛。」

立之案：《外臺》引《救急》有白朮、枳實、柴胡、鼈甲四味，療腹中痃氣連心以來相引痛緊急方。又引《必效》鼈甲丸，《廣濟》鼈甲丸，共主痃癖氣二十。又有《廣濟》療小兒痃癖，發腹痛，不食，黃瘦，鼈甲丸五卅。《肘後方》卒腰痛，不得挽仰，鼈甲一枚，搗末服方寸匕。又治老瘧，炙鼈甲，杵末，服方寸匕，至時，令三服盡，用火炙無不斷。《金匱》治瘧母癥瘕，有鼈甲煎丸二十三味，酒煎方。其意在多入破血藥，解血中沈固之熱也。山田玄瑞嘗曰：「龜鼈鰻鱺之類，常在泥中，故能清解血中骨間沈固之勞熱。」旨哉此言。

息肉，陰蝕，痔，惡肉。

蘇云：「鼈頭燒爲灰，主産後陰脱下墜。」《藥性論》云：「白頭血塗脱肛。」日云：「頭燒灰，療脱肛。」《千金》：「療脱肛歷年不愈方，以死鼈頭一枚，燒令煙盡作屑，以傅肛門上，手按之令入，兼炙横骨一百壯。」《外臺》引，今本《千金》不見。

鱓甲，

「鱓」原作「鮀」，別字。今據《醫心方》《本草和名》正。「甲」上原有「魚」字，今據《醫心方》

《眞本千金》删正。但《眞本千金》作「鼉」，本字。然據陶注所説，則《本經》古本作「鱓」可知矣。黑字云：「取無時，蜀漆爲之使，畏狗膽、芫花、甘遂。」陶云：「鱓即今鼉甲也，用之當炙。皮可以貫鼓，肉至補益，於物難死，沸湯沃口入腹，良久乃剥爾。」《蜀本圖經》云：「生湖畔土窟中，形似守宫而大，長丈餘，背尾俱有鱗甲，今江南諸州皆有之。」陳云：「口内涎有毒。長一丈者，能生霧，成霧致雨，力至猛，能攻陷江岸，性嗜睡，恒目閉，形如龍，大長者，自囓其尾，極難死，聲甚可畏。人於穴中掘之，百人掘亦須百人牽，一人掘亦須一人牽，不然終不可出。」

立之案：《本草和名》訓「古女」，又「衣比」。又引崔禹云：「韶陽魚，一名鰨。」亦訓「古女」。《和名抄》據此，韶陽魚亦訓「古米」，而同書下總本作「古萬米」，與《伊呂波字類抄》《撮壤集》合。《類聚名義抄》「古女」「古萬女」二名並載，因攷「古女」，恐是「古萬女」之急言。「古萬」即高麗女者，古偁魚皆謂女，蓋女是美之義，一音之轉。美者，謂肉也。以其魚與凡魚異形，謂之「古萬女」。又「衣比」者，即纓。此魚尾長似纓形，故名。「衣比」種類多而其尾皆長，故其形相似無尾者，謂之「加良衣比」，俗云「加禮比」，王餘魚是也。「加良」者，乾之義，空之義，宜有長尾之魚，而短尾故名。狩谷氏曰：「加良者，美稱，是魚形似邵陽魚而味最美，故名亦通。」

又案：輔仁以鱓訓「古米」，誤矣。鱓國産無，有紅毛舶來，名曰「加亞伊末牟」，又「加伊末牟」，此物近舶頻載來，全魚有大一二丈許者。

味辛，微溫。

黑字云：「有毒。」《藥性論》云：「鼉甲，臣，味甘，平，有小毒。」《陳藏器本草》云：「口内涎有毒也。」

生池澤。

黑字云：「生南海池澤。」《蜀本圖經》云：「生湖畔土窟中，今江南諸州皆有之。」《圖經》云：「今江湖極多。」

治心腹癥瘕伏堅積聚，寒熱，女子崩中下血五色，小腹陰中相引痛，瘡疥死肌。

黑字云：「五邪涕泣，時驚，腰中重痛，小兒氣癃眥潰肉，主小氣吸吸，足不立地。」陳云：「主惡瘡腹內癥瘕，甲更佳，炙浸酒服之。」《藥性論》云：「主百邪鬼魅，治婦人帶下，除腹內血積聚伏堅相引結痛。」孟詵云：「鼉，療驚恐及小腹氣疼。」日云：「鼉治齒疳𧏾宣露，甲用同功，入藥炙。」《肘後方》：「治五尸，鼉肝一具，熟炙切食盡，亦用蒜虀食之。」

立之案：鱓甲與鼈甲，其效大同小異，蓋鼉之爲物，至猛能陷岸，起霧豪於鮫鯉，故能破血，解凝之力最峻，其毒亦多。凡邪魅尸注之屬，惡瘡死肌之類，能破能解，所以非常難死之物，復有非常叵治之功。《千金》崩中多用生動蟲獸，亦此理也。

烏賊魚骨，

黑字云：「取無時，惡白斂、白及、附子。」陶云：「此是鸔烏所化作，今其口腳具存，猶相似爾。用其骨亦炙之，其魚腹中有墨，今作好墨用之。」陳云：「海人云：昔秦王東遊，棄筭袋於海，化爲此魚。其形一如筭袋，兩帶極長，墨猶在腹也。」《蜀本圖經》云：『鸔烏所化也，今目口尚在背上，骨厚三四分，今出越州。蘇恭引《音義》云：「無鸔字，言是鵯字。」乃以《爾雅》中「鵯鶋，一名雅烏」，小而多群，腹下白者爲之。《圖經》又云：「背上骨厚三四分，則非小烏也。」今據《爾雅》中自有「鶨，烏鸔」，是水烏，似鶂，短頸，腹翅紫白，背上綠色，名字既與《圖經》相符，則鸔烏所化明矣。』《御覽》引《南越記》

云：「烏賊魚有矴，遇風浪便虬前一鬚下矴而住。腹中血及膽正黑，中以書也。世謂烏賊壞墨而知禮，故俗云是海若白事小吏。或曰，古之諸生常自浮水，烏見以爲死，便往啄之，乃卷取烏，故謂烏賊，今烏化爲魚。」崔豹《古今注》云：「烏賊魚，名河伯從事小吏。」《嶺表錄異》云：「烏賊魚，只有骨一片，如龍骨而輕虛，以指甲刮之即爲末。亦無鱗而肉翼，前有四足。每潮來即以二長足捉石浮身水上，有小蝦魚過其前，即吐涎惹之，取以爲食。廣州邊海人往往探得大者，率如蒲扇，煠熟，以薑醋食之，極脆美。或入鹽渾醃爲乾，槌如脯，亦美，吳中好食之。」

立之案：《說文》：「鰂，烏鰂魚也，從魚則聲，或作鯽。」《玉篇》：「鰂，鰞鰂也。鰄同上。鰞，鰞鰂魚，本作烏。」《廣韻》：「鰄，烏鰄魚，鰂上同。鰞，鰞鰂魚。」《月令》云：「九月有寒，烏入水化爲烏鰂魚。」竊謂《本草》及諸書皆作烏賊，必是古字。《說文》作鰂，却是近字。蓋賊之言黑也，爲烏墨之義。蝙蝠，一名蟙蠌。出《兼名苑》。《廣雅》作「蚮蠌」。郭注《爾雅》「蝙蝠，服翼」云：「齊人呼爲蚮蠌。」《方言》：「蝙蝠，北燕謂之蟙蠌。」蟙蠌疊韻，急呼之爲賊，即爲玄黑之義。蝙蝠色黑，故名蟙蠌，烏賊吐墨，故名賊。二物名義爲一，然則賊自有黑義，謂之烏賊者，俗呼也。其卷取烏，及秦王棄筭袋，鸔烏所化，及烏入水化，並傳聞俗說，固莫論也。羅願曰：「卷取烏似無此理者爲是，而却謂烏所化，故名烏者爲非，所謂知一而不知二，何其說之不通也。」《本草和名》訓「以加」，《和名抄》同，《新撰字鏡》鰞、鰒、鱇同訓。蓋謂「以」者，「以乎」之略。「加」者，甲之義。凡甲皆訓「加比」，介、貝，同。蟹之訓「加仁」，蠣之訓「加幾」，並同。「加」者，「加多幾」之謂，以加者謂魚甲也。凡甲蟲類，皆表甲而裏肉，唯鰂表肉而裏甲，故名「以加」也。或曰「以加」者，「以留加」之略。凡甲皆在外面，此魚獨在裏面，故名「入甲」。或曰「以加」者，「以甲留」之義，能忿怒吐墨故名。共恐非是。

味鹹，微溫。

黑字云：「無毒，肉味酸平。」《藥性論》云：「使，有小毒。」王冰注《素問·腹中痛論》云：「古《本草經》曰：烏鰂魚骨，味鹹，冷平，無毒。」

生池澤。

黑字云：「生東海池澤。」《圖經》云：「今近海州郡皆有之。」

治女子漏下赤白，經汁血閉，陰蝕腫痛，寒熱癥瘕，無子。

黑字云：「驚氣入腹，腹痛環臍，陰中寒腫，令人有子。又止瘡多膿汁，不燥。肉益氣強志。」《藥性論》云：「止婦人漏血，主耳聾。」日云：「烏賊魚通月經，骨療血崩，殺蟲。心痛甚者，炒其墨醋調服也。」《食療》云：「骨主小兒大人下痢，炙令黃，去皮細研成粉，粥中調服之良。其骨能銷目中一切浮瞖。細研和蜜點之妙，久食之主絶嗣無子，益精。」《千金》：「治小戶嫁痛方，烏賊魚骨燒爲屑，酒服方寸匕，日三。」又：「治丈夫陰頭癰，師不能治，烏賊骨末粉傅之，良。」

立之案：《素問·腹中論》：「治血枯，以四烏鰂骨一藘茹，二物并合之，丸以雀卵，大如小豆，以五丸爲後飯，飲以鮑魚汁，利腸中及傷肝也。」王冰注云：「烏鰂魚骨、藘茹等並不治血枯，然經法用之，是攻其所生所起爾。」此說可從。此所謂血枯者，非血液虛竭證也，瘀血在肉而月經不調之證也。血枯，猶云血閉，故用烏賊骨暫止崩血，藘茹以去敗血，雀卵以補腎氣，鮑魚汁以誘出敗血，其妙尤在鰂骨一物，先收血，次破血，後補血之理也。說詳見於拙著《素問穿鑄》中。

蟹，

黑字云：「取無時，殺莨菪毒、漆毒。」陶云：「蟹類甚多，蝤蠑、擁劒、彭蜞皆是，並不入藥。惟蟹最多有用，未被霜，甚有毒。云水莨所爲，人中之，不即療多死。」

立之案：《説文》：「蠏有二敖八足，旁行，非它鮮之穴無所庇。」《廣雅》：「蜅，蟹蛫也。其雄曰[魚良][魚豈]，其雌曰博帶。」《玉篇》：「蜅，蜅蛸蟹也。」《廣韻》：「蜅，小蟹也。」《北户録》引《廣志》：「蜅，小蟹，大如貨錢。」蓋《本草經》所出蟹者，池澤中所産，而今俗所謂「加波加邇」者是也。蠏之爲言解也。《衍義》云：「此物每至夏末秋初，則如蟬蛻解。當日名蟹之意，必取此義。」可從也。「加仁」者，「加奴幾」之義。加者，甲也。介甲之類，凡堅殼之物皆訓加，堅實之義也。「奴幾」之反爲「仁奴幾」者，爲蛻解之義，與彼土名蟹同義。孟詵云：「蟹八月輸芒後食好，未輸時爲長未成。」《開寶》引陳藏器云：「蟹八月腹内有芒，食之無毒，其芒是稻芒，長寸許，向東輸海神，開腹中猶有海水。」《本經》云伊洛水中者。《圖經》云：「八足二螯，大者箱角兩出，足節屈曲，行則旁横。今人以爲食品之佳味。」以上三説，日華子所云「螃蠏」，即今俗呼「頭加邇」者是也。淡水産中藥食，共以此爲上，海産蟹類，數種不入藥用，故今不載於此。（詳具於釋蟹中）

味鹹，寒。

黑字云：「有毒。」陳云：「無毒。」日華子云：「螃蠏，凉，微毒。」

生池澤，

黑字云：「生伊洛池澤諸水中。」《圖經》云：「今淮海、京東、河北陂澤中多有之，伊洛乃極難得也。」《衍義》云：「今河北沿邊滄、瀛州等處所出甚多，徐州亦有，但不及河北者。」

治胸中邪氣熱結痛，喎僻面腫。

黑字云：「解結散血，養筋益氣。」陳云：「蟹腳中髓及腦並殼中黄，並能續斷絶筋骨。取碎之，微熬，内瘡中，筋即連也。」孟詵云：「蟹主散諸熱，治胃氣，理經脈，消食。醋食之，利肢節，去五藏中煩悶氣。」日云：「螃蟹，治産後肚痛，血不下，並酒服。筋骨折傷，生擣，炒罯，良。」《百一方》：「疥瘡，杵蟹傅之亦效。」又：「金瘡方。續筋，多取蟹黄及腦，并足中肉熬末，内瘡中。」黑字云：「爪主破胞墮胎。」日云：「爪破宿血，止産後血閉、肚痛，酒及醋湯煎服，良。」

敗漆，

黑字云：「愈漆瘡。」陶云：「仙方以化漆爲水，服之長生。」黑字序例云：「尋萬物之性，皆有離合，虎嘯風生，龍吟雲起，漆得蟹而散，麻得漆而湧，其氣爽有相關感，多如此類。其理不可得而思之。」

燒之致鼠。

陶云：「以黑犬血灌之三日，燒之，諸鼠畢至。」〇《御覽》引《本草經》云：「蟹味鹹，治胸中邪氣熱結痛。九百四十二」

梅實，

黑字云：「五月採，火乾。」陶云：「此亦是今烏梅也。用當去核，微熬之。」蕭炳云：「今人多用煙燻爲烏梅。」《圖經》云：「五月採其黄實，火熏乾作烏梅。」《衍義》云：「燻之爲烏梅，曝乾藏密器中爲白梅。」陸機《詩疏》云：「梅，杏類也。樹葉似杏葉有長尖，先衆木而花，其實酢曝乾爲脯，入羹臛虀中，又含之可以香口。」《汝南圃史》云：「梅熟者，以火熏之爲烏梅，以鹽殺之爲白梅，其青者以糖和之作糖梅，以蒜醋和之爲蒜梅，或又杵白梅和以紫蘇作梅醬。」《汀州志》云：「汀人置梅銅盆水中，取出漬蜜梅爲青梅，漬甘草爲甘梅。」《邵武志》云：「梅青者，以糖和之爲脆梅，以蜜煎之爲緑梅。」

立之案：本條爲烏梅，《藥性論》言梅人，陳藏器論梅實，日華子舉梅子，並與本條異。《本草和名》

訓「牟女」，《和名抄》同。《醫心方》作「宇米」，蓋古云「宇女」，後云「牟女」。猶「馬古」訓「宇末」，後訓「牟末」之例。或曰皇國古無梅，故《古事記》《日本書記》皆無此物，後自西土致之，則「宇女」爲梅字音可知也，與馬訓同例。

再案：「宇女」者，「宇美美」義。「宇美」斥熟，與膿倦等同，存攷。

味酸，平。

黑字云：「無毒。」陶云：「烏梅、生梅子及白梅，亦應相似。」《藥性論》云：「梅核人，味酸，無毒。」日華子云：「暖。」又云：「白梅，暖，無毒。烏梅，暖，無毒。」《醫心》引崔禹：「味酸，大溫。」又引《七卷經》云：「味酸，平。」

生川谷。

黑字云：「生漢中川谷。」《圖經》云：「今襄漢、川蜀、江湖、淮嶺皆有之。」

下氣，

孟詵云：「大便不通，氣奔欲死，以烏梅十顆置湯中，須臾挼去核，杵爲丸如棗大，內下部，少時即通。」《醫心》引崔禹云：「主安肝心下氣。」

立之案：酸味歸血，能墜上逆氣，令下降，所以除熱安心也。

除熱煩滿，安心。

黑字云：「止下痢，好唾，口乾。」陶云：「傷寒煩熱，水漬飲汁。」《藥性論》云：「仁能除煩熱。」陳云：「梅實本功外，止渴。令人膈上熱。烏梅去痰，主瘧瘴，止渴，調冷熱痢，止吐逆。」日云：「梅根、葉煎濃湯，治休息痢，并霍亂。烏梅除勞，治骨蒸，去煩悶，澀腸止痢，消酒毒，令人得睡。又入建茶、乾薑爲丸，止休息痢，大驗也。」《嘉祐》云：「烏梅擘破水漬，以少蜜相和，止渴，霍亂，心腹不安及痢赤，治瘧，方多用之。」《醫心》引孟詵云：「食之除悶安神。」

立之案：《素問》所謂酸苦輸泄爲陰之意也。

肢體痛，偏枯不仁，死肌。

蘇云：「《別録》云：梅根，療風痺，出土殺人。梅實，利筋脈，去痺。」日云：「治偏枯、皮膚麻痺。」葛氏：「治折傷，以五斤去核，飴五升合煮，稍稍食之，漸漸自消。」

去青黑誌，惡疾。

陶云：「今人多用白梅和藥，以點誌，蝕惡肉也。」孟詵云：「刺在肉中，嚼白梅封之，刺即出。」日云：「白梅治刀箭，止血，研傅之，烏梅去黑點。」《肘後方》：「治手指忽腫痛，名爲代指。以烏梅仁杵，苦酒和，以指漬之，須臾差。」《鬼遺方》：「治一切瘡肉出。以烏梅燒爲灰，杵末傅上，惡肉立盡，極妙。」

立之案：梅者，某之假借。《說文》：「某，酸果也，從木甘闕。」是爲本字，而經典皆借「梅」字爲之。《召南》「摽有梅」，《曹風》「其子在梅」，《小雅・四月》「侯栗侯梅」，《書・說命》「爾惟鹽梅」，《夏小正》「煮梅」，《昭廿年・左傳》「醯醢鹽梅」，《中山經》「靈山其木多桃李梅杏」是也。蓋梅之爲物，下子無所不生，冬春開花，香氣襲人，子亦早熟，香亦不減。花雖熟，甘猶有酸味。白梅、烏梅雖經數年，其味不變，其效尤多。但宜少食，不宜多食也。孟詵云：「烏梅多食損齒。」日華子云：「梅子多啖，傷骨，蝕脾胃，令人發熱。」可以證也。〇《御覽》引《吴氏本草》云：「梅核，明目益氣，不飢。」九百七十

蓼實，

陶云：「此類又多，人所食有三種。一是紫蓼，相似而紫色。名香蓼，亦相似而香，並不甚辛而好食。

一是青蓼，人家常有，其葉有圓者、尖者。以圓者爲勝，所用即是此。」陳云：「諸蓼並冬死，惟香蓼宿根重生。人爲生菜，最能入腰、脚也。」《蜀本圖經》云：「蓼類甚多，有紫蓼、赤蓼、青蓼、馬蓼、水蓼、香蓼、木蓼等，其類有七種。紫、赤二蓼，葉小狹而厚。青、香二蓼，葉亦相似而俱薄。馬、水二蓼，葉俱闊大，上有黑點。木蓼，一名天蓼，蔓生，葉似柘葉。諸蓼花皆紅白，子皆赤黑。木蓼，花黄白，子皮青滑。」《衍義》云蓼實，即《神農本經》第十一卷中水蓼之子也。彼言蓼則用莖，此言實即用子，故此復論子之功，故分爲二條。

立之案：《爾雅》「薔，虞蓼」郭注云：「虞蓼，澤蓼。」《説文》：「蓼，辛菜。」「薔，虞薔。」「薔，虞蓼。」與《爾雅》讀異，非是。凡《爾雅》多不録常用物，舉其種類，若舉蕢、赤莧，不舉莧；舉莃、菟葵，不舉葵之類，不遑枚舉。《詩·良耜》《正義》引某氏云：「薔，一名虞蓼。」孫炎曰：「虞蓼是澤之所生。」郭注亦同。「虞蓼」，此讀皆可從也。《本草和名》訓「多天」，國語曰熨搨爲「多天留」，此草莖葉絞取汁，以熨治脚腫，故名「多天」歟。蘇云：「水蓼，葉大似馬蓼而味辛，主被蛇傷，擣傅之。又水煮漬脚捋之，消脚氣腫。生下濕水傍。」陳云：「霍亂轉筋，多取煮湯及熱捋脚，葉擣傅狐刺瘡，亦主小兒頭瘡。」《日華子》云：「水蓼，蛇咬，擣傅，根莖並用。」又云：「赤蓼暴脚軟人，燒灰淋汁浸，持（以蒸桑葉罯，立愈）。」共可以徵矣。

又案：白字云：「生川澤。」黑字云：「生雷澤。」《爾雅》注家以虞蓼爲澤蓼，然則，爲其水蓼自明。食料辛香者，皆生下濕水傍，藥用亦以是爲佳。今俗呼「末多天」，又「保旡多天」者，是又有大葉、細葉數品也。陶所云紫蓼，俗呼「牟良佐歧多天」。圓葉者，俗呼「阿爲多天」。尖葉者，俗呼「也奈歧多天」是也。

味辛，溫。

黑字云：「無毒。」蘇云：「水蓼，味辛。」《藥性論》云：「蓼實，使，歸鼻。」日云：「水蓼，性冷，無毒。赤蓼，暖。」《醫心》引黄帝曰：「蓼食過多有毒。」

生川澤。

黑字云：「生雷澤川澤。」蘇云：「水蓼生下濕水傍。」《圖經》云：「今在處有之。」

明目溫中，耐風寒。

陶云：「乾之以釀酒，主風冷大良。」

立之案：《藥性論》云：「蓼實，歸鼻，除腎氣，葉主邪氣。」據此，則能溫散而利水，明目亦取去水濕之理，多食則卻損氣也。孟詵云：「蓼子多食，令人吐水，亦通五藏擁氣，損陽氣。」《醫心》引《拾遺》云：「一名女增，是其弱陽事也。不可近陰。」又：「蓼、蕺俱弱陽。」又引《七卷經》云：「多食吐水，又多損陽事。俱去水弊也。」《外臺》引文仲：「療夏月暍死方，濃煮蓼汁，灌三升，不差，更灌之。」《肘後》《千金》同。是亦溫中之義。

下水氣，面目浮腫。

黑字云：「葉歸舌，除大小腸邪氣，利中。」孟詵云：「蓼子通五藏擁氣。」

癰瘍。

陳云：「爲蝸牛蟲所咬，毒遍身者，以蓼子浸之，立差。」《藥性論》云：「蓼實，能去癧瘍，小兒頭瘡，擣末和白蜜，亦和雞子白，塗上，蟲出不作瘢。」《衍義》云：「又一種水紅，與此相類，但苗莖高及丈，取子，微炒，碾爲細末，薄酒調二三錢服，治瘰癧。久則效，效則已。」

馬蓼，

陶云：「馬蓼，生下濕地，莖斑，大有黑點。亦有兩三種，其最大者名蘢鼓，即是葒草。」蘇云：「《爾雅》云：葒，一名蘢鼓，大者名蘬。又有水蓼，葉大似馬蓼而味辛。生下濕水傍。」

立之案：馬蓼，俗呼「以奴多天」者是也，非眞蓼，而大葉有黑點或無黑點，共不堪食用者，皆名犬蓼，則與馬莧同義。水蓼，俗呼「美豆多天」者，似馬蓼而味甚辛，可供食用。凡有香氣者，必有帶臭一種。辛辣者，亦有不甚辛一種。苦味者，別有甘味一種。細葉者，出大葉一種。紅花者，生白花異品。無物而不然，是造物變化之理，當然而然者也。

去腸中蛭蟲。

立之案：蛭蟲，他書無所見，蓋蟯蟲之類耳。以其似蛭，名之歟。當是用馬蓼莖葉，恐非實也。但是苦臭，故有殺蟲功，無苦味則否，與藍葉解蠱毒同理，故不用眞蓼而用馬蓼也。

輕身。

黑字云：「益志。」

立之案：此二字是蓼實之效驗，非馬蓼之謂也。白字往往有此例，宜活看。〇《御覽》引《吳氏本草》云：「蓼實，一名野蓼，一名澤蓼。九百七十九」《藝文類聚》引蓼實下有「一名天蓼」四字。**立之案：**「天」恐「大」訛。大、野、澤三蓼並舉一種耳，白字已有此例也。

葱實，

陶云：「葱薤異物，而今共條。《本經》既無韮，以其同類故也。今亦取爲副品種數，方家多用葱白及葉中涕，名葱苒，無復用實者。」蘇云：「人間食葱，又有二種。有凍葱，即經冬不死，分莖栽蒔，而無子也。又有漢葱，冬即葉枯。食用入藥，湅葱最善，氣味亦佳。」《蜀本圖經》云：「冬葱夏衰冬盛，莖葉俱軟美，山南江左有之。漢葱冬枯，其莖實硬而味薄。」

立之案：《本草和名》訓「岐岐」者，氣也，其氣薰烈尤甚，故名。宮中隱語謂之「比止毛志」，俗用根爲食用，故謂之「禰岐」，得其培養者，白長於青處，故謂之「禰不加」。蓋葱爲青白色之義。《爾雅》青謂之葱。《說文》作「繱，帛青色也」。是作「蔥」爲古字，以「蔥」從「糸」作「繱」者爲今字。然則，《爾雅》蔥淺青色字，其義似自蔥葉色轉注來也。又《說文》「璁石之似玉者，從王，悤聲，讀若蔥。」又「驄，馬青白襍毛也。」《淮南子》：「水蠆爲蟌。」共爲青白色之義。《圖經》云：「湅葱，冬夏常有，氣味最佳，亦入藥用，一名冬葱。」今俗呼「和介岐」者。蘇云：「漢葱，冬即葉枯，食用。」《蜀本圖經》云：「漢葱冬枯，其莖實硬而味薄。」俗呼「加利岐」者。《蜀本圖經》又云：「胡葱莖葉麄短，根如金䔲。」出上野下仁田者，呼「下仁田禰」是也。《圖經》云：「胡葱類食葱而根莖皆細白。」舊別有條云：「生蜀郡山谷，似大蒜而小，形圓皮赤，稍長而銳。」別有《開寶本》條，俗呼「阿佐通岐」者是也。《圖經》云：「樓蔥亦冬蔥類也，江南呼龍角蔥，言其苗有八角，故云爾。」《衍義》云：「龍角蔥，每莖上出岐如角。皮赤者，名樓蔥。」俗呼「也久良禰岐」，蘇云山蔥曰：「茖似胡蔥。」《蜀本圖經》云：「茖蔥生於山谷，不入藥用。」《爾雅》云：「茖，山蔥。」釋曰：「《說文》云：蔥生山中者名茖，細莖大葉者是也。」《圖經》云：「茖葱食之香美於常葱。」俗呼行者仁牟仁久者，高野山中多生，僧徒采食，故名。

味辛，溫。

黑字云：「無毒。」

生平澤。

三字原在「薤」下，白字。舊葱、薤共條，今據陶注移於此。

黑字云：「生魯山平澤。」

明目，

黑字云：「葱白歸目，除肝邪氣，益目精。」日云：「子益精明目。」

立之案：葱白通氣，通利關節，故有明目之功。

補中不足，

日云：「子溫中補不足。」

其莖中作浴湯，

「中」原作「可」，無「浴」字，今據《新修》增正。

《食療》云：「葱白皮鬚，治瘡中有風水，腫疼。取青葉、乾薑、黄蘗相和，煮作湯，浸洗之，立愈。」《圖經》云：「唐・韋宙《獨行方》主水病兩足腫者，剉葱葉及莖，煮令爛，漬之，日三五作乃佳。」《衍義》云：「可煎湯潠下部。」

治傷寒寒熱，出汗中風，面目腫。

黑字云：「傷寒骨肉痛，喉痺不通，葱根主傷寒頭痛。」日云：「葱治天行時疾，頭痛，熱狂。」《食醫心鏡》：「主傷寒寒熱，骨節碎痛，出汗。治中風面目浮腫，喉咽不通，安胎，歸目，除肝藏邪氣，安中利五藏，益目睛，殺百藥，葉作羹粥，煠作虀，食之良。」陶云：「葱亦有寒熱，其白冷青熱。」《外臺》卷三引《救急》柴胡湯方中用葱白根，注云：「勿令有青處，青即熱，白即冷。」

薤，

陶云：「薤，又溫補。仙方及服食家皆須之。」蘇云：「薤有赤白二種，白者補而美，赤者主金創及風苦而無味。今別顯條於此。」《食療》云：「白色者，最好，雖有辛氣，不葷人五藏。」《蜀本圖經》云：「形似韭而無實，葉冬枯，春秋分蒔。」《衍義》云：「薤草如金燈，葉差狹而更光，故古人言薤露者，以其光滑難竚之義。」

立之案：《本草和名》訓「於保美良」，是對韭訓「古美良」而名。由薤根比韭則稍大也。俗呼「良都幾也宇」，即辣韭之轉也。《爾雅》「䪥，鴻薈」疏云：「一名鴻薈。」蓋「鴻薈」之反爲䪥，共是大之義。其根塊比韭則大，故名䪥也。《蜀本圖經》云：「山薤，一名葝，莖葉相似，體性亦同，葉皆冬枯，春秋分蒔。」《圖經》云：「山薤莖葉亦與家薤相類，而根長葉差大，僅如鹿葱，體性亦與家薤同。」《爾雅》云：「葝，山䪥。」郭注云：「今山中有此菜，如人家所種者。」小野氏曰：「薤之一種，有山良都幾也宇者，自生下濕地，葉厚於薤而細，深綠色，花深紫可愛，是可充山薤也。」此說可從。今小石川官園有所蒔種，呼「朝鮮禰義」者，即是此物也。

味辛。

黑字云：「苦溫，無毒。」《圖經》云：「薤雖辛而不葷五藏。」

治金創創敗，輕身，不飢，耐老。

黑字云：「歸於骨菜芝也。除寒熱，去水氣，溫中散結，利病人諸瘡，中風寒水腫，以塗之。」蘇云：「白者補而美，赤者主金瘡及風，苦而無味。」陳云：「調中，腹內常惡者，但多煮食之。」孟詵云：「療諸瘡或煮之，白色者最好。學道人長服之，可通神，安魂魄，益氣，續筋力。」日云：「輕身耐寒，調中補不足。」《食療》云：「輕身耐老，療金瘡，生肌肉。」《食醫心鏡》：「治諸瘡敗，能生肌，輕身，不飢，耐老，宜心，歸骨菜芝也。諸瘡中風寒水腫，生杵傅之。」《葛氏方》：「虎犬咬人，杵汁傅。又飲一升，日三，差。」

水蘇，

黑字云：「七月採。」陶云：「方藥不用，俗中莫識。九眞遼遠，亦無能訪之。」蘇云：「此蘇生下濕水側，苗似旋復，兩葉相當，大香馥。青齊關河間人名爲水蘇，江左名爲薺薴，吳會謂之雞蘇。」《蜀本圖經》云：「葉似白薇，兩葉相當，花生節間，紫白色，味辛而香，六月採莖葉，日乾。」陳云：「薺薴，葉上有毛，稍長，氣臭。」《圖經》云：「陳藏器謂薺薴自是一物，非水蘇。水蘇葉有鴈齒，香薷氣辛。」《衍義》云：「水蘇氣味與紫蘇不同，辛而不和，然一如蘇，但面不紫，及周圍搓牙如鴈齒，香少。」

立之案：《本草和名》水蘇訓「知比佐岐衣」，《醫心方》同。案：衣者，與江、兄同爲巨大之稱，水蘇比荏則小，故名「知比佐岐衣」。因之荏子亦訓「於保衣乃美」。據荏子訓「於保衣乃美」攷之，則全似荏而小者爲蘇，蘇者即水蘇也。其氣芳香，故《說文》云：「蘇，桂荏也。」《爾雅·釋草》同。蓋荏之言大也。《詩·生民》「荏菽旆旆。」《傳》：「荏菽，戎菽也。」《箋》云：「大豆也。」蘇之言小也。《詩·鄭風》：「山有扶蘇。」《傳》：「扶蘇、扶胥，小木也。」荏蘇一類二種，但以小大爲之別。《方言》云：「蘇，亦荏也。關之東西或謂之蘇，或謂之荏。」《廣雅》：「荏，蘇也。」是渾言不分也。黑字別出蘇條，陶云：「葉下紫色而氣甚香，其無紫色不香似荏者，名野蘇，不堪用。」所云野蘇、水蘇之一種，不香者也。陶以白字水蘇爲青蘇，以黑字蘇爲紫蘇，其說不誤。然古單云蘇者，非云紫蘇，云青蘇也。《爾雅》《說文》所云「蘇，桂荏」，亦非云紫蘇。蘇類有紫蘇，猶莧類有赤莧也。後世紫蘇專爲藥食用，故黑字別出蘇條。陶以爲紫色也。爾後紫蘇專行，而水蘇廢矣。徐鍇《說文繫傳》以荏爲白蘇，以桂荏爲紫蘇，非古義。其以荏爲白蘇則可，以桂荏爲紫蘇則不可。桂荏者，但有香之名，不可以紫白分也。《本草和名》又以蘇訓「以奴衣」，又「乃良衣」，恐是非紫蘇名，以陶所説野蘇誤爲之訓歟。或曰：此草似荏非荏，故名「以奴衣」，一名「乃良衣」者，則爲野蘇名。似是。

味辛微，溫。

黑字云：「無毒。」《蜀本圖經》云：「味辛而香。」日云：「雞蘇，暖。」《圖經》云：「香薷氣辛。」

生池澤。

黑字云：「生九眞池澤。」陶云：「九眞遼遠，亦無能訪之。」蘇云：「生下濕水側。」《圖經》云：「今處處有之，多生水岸傍。」

下氣殺穀，除飲食，辟口臭。

孟詵云：「熟擣生葉，綿裹塞耳，療聾。又頭風目眩者，以清酒煮汁一升服。産後中風，服之彌佳。」日云：「雞蘇治肺痿，崩中帶下，血痢，頭風目眩，産後中風及血不止。」

立之案：此物芳香下氣，利水溫血，故有此諸功也。

去毒，辟惡氣。

立之案：有大香馥，故能去毒辟惡氣也。

久服通神明，輕身耐老。

孟詵云：「可燒作灰汁及以煮汁，洗頭，令髮香，白眉不生，又收訖釀酒及漬酒，常服之佳。」○《御覽》引《本草經》云：「芥葅，一名水蘇。九百七十七」又引《吳氏本草》云：「芥葅，一名水蘇，一名勞祖。九百八十」《齊民要術》引《吳氏本草》云：「芥葅，名水蘇，一名勞粗。卷三種蜀芥第二十三注」

大豆黃卷，

黑字云：「九月採，惡五參、龍膽，得前胡、烏喙、杏人、牡蠣良。」陶云：「大、小豆共條，猶如葱、薤義也。以大豆爲蘖牙，生便乾之，名爲黃卷，用之亦熬服，食家所須。」《食療》云：「卷蘖，長五分者。」《本草和名》訓「末女乃毛也之」。新井氏曰：「末者，圓也。女者，美之轉而云實也。末女者，圓實之義。」

立之案：「毛也之」者，崩芽也。萌芽青黃，故萌黃訓「毛衣幾」。黃卷，即謂萌黃也。豆者，荅假借。《說文》「荅，小尗也」，董仲舒云「小豆，一名荅。」陶注引，並爲本字、本義。析言則尗爲大豆，荅爲小豆。統言則該大、小豆謂之尗。又該大、小豆謂之荅。鄭衆注《周禮・掌客》云：「秅讀爲秅秭麻荅之秅。」《漢婁壽碑》云：「蔍絺，大布之衣，蔍絺疏菜之食。」是也。秦漢以來「豆」字行，而「荅」字廢矣。但荅、豆不同音。然以「尤、侯」與「合、盍」古音相通之例推之，則「豆、荅」亦當通音假借耳。又《史記・貨殖傳》《正義》引顏師古云：「荅者，厚之貌也。」是以厚解「荅」字，原與「豆」同韻，則彌可以證豆、荅通音也。《圖經》云：「大豆有黑白二種，黑者入藥，白者不用。其緊小者爲雄豆，入藥尤佳。」此說可從矣。大豆對小豆而成名，非有異義也。

味甘，平。

黑字云：「無毒。」陳云：「極令黃卷平。」

生平澤。

黑字云：「生太山平澤。」《圖經》云：「今處處有之。」

治濕痺，筋攣膝痛。

黑字云：「五藏胃氣結積，益氣止毒，去黑皯，潤澤皮毛。」《食醫心鏡》云：「理久風濕痺筋攣，膝痛，除五藏胃氣結聚，益氣止毒，去黑痣面䵟，潤皮毛，宜取大豆黄卷一升，熬，令香爲末，空心暖酒下一匙。」《食療》云：「破婦人惡血，良。」

立之案：痺痛用黄卷者，亦破血之功也。必令生芽而用之者，要令其生氣透入筋絡機關之間耳。

生大豆，

黑字云：「味甘平。」陳云：「牛食温，馬食冷，醬平。」孟詵云：「大豆寒。」

立之案：凡醫方書云大豆者，皆謂黑豆也。蘇云「復有白大豆，不入藥」可以證也。《本草和名》生大豆，訓「於保末女」。

塗癰腫。

孟詵云：「和飯擣塗一切毒腫，療男女陰腫，以綿裹内之。」《肘後方》：「陰痒汁出，嚼生大豆黄，傅之，佳。」《廣利方》：「治蚘咬方，取黑豆葉，剉杵傅之，日三易，良。」

煮飲汁，殺鬼毒，止痛。

黑字云：「逐水脹，除胃中熱痺，傷中淋瀝下瘀血，散五藏結積内寒，殺烏頭毒，久服令人身重。熬屑，味甘，主胃中熱，去腫除痺，消穀止脹。」陳云：「大豆炒，令黑，煙未斷及熱投酒中，主風痺癱緩口噤，産後諸風，食罷生服半兩，去心胸煩熱，熱風恍惚，明目鎮心，温補，久服好顔色，變白，去風不忘。煮食寒，下熱氣腫，壓丹石煩熱。汁解諸藥毒，消腫。大豆炒食，極熱。煮食之及作豉，極冷。黄卷及醬，平。牛食温，馬食冷，一體之中，用之數變。」蜀本注云：「煮食之，主温毒水腫。」孟詵云：「殺諸藥毒。」《嘉祐本草》云：「謹按煮飲服之，去一切毒氣，除胃中熱痺，腸中淋露，下淋血，散五藏結積内寒，和桑柴灰汁煮之，下水鼓腹脹。」日云：「黑豆調中下氣，通關脈，制金石藥毒，治牛馬溫毒。」《產書》：「治産後猶覺有餘血水氣者，宜服豆淋酒。黑豆五升，熬之，令煙絶，出於甆器中，以酒一升淬之。」

赤小豆，

黑字云：「味甘酸平，溫，無毒。」《藥性論》云：「赤小豆，使，味甘。」陳士良云：「赤小豆微寒。」

立之案：《本草和名》赤小豆，訓「阿加阿都岐」，對青黑紫白黄緑諸小豆而立之名。「阿都岐」者，恐「阿知岐」之轉，即味木之義。此物莖葉嫩時可食，故名。《萬葉集》十二「小豆無」。同十一作「小豆鳴」，注家皆云：「即味氣無也。」可以證矣。

下水，排癰腫膿血。

黑字云：「主寒熱，熱中，消渴，止洩利小便，吐卒澼下，脹滿。」陶云：「小豆，性逐津液，久食令人枯燥矣。」蘇云：「《別錄》云：葉名藿，主止小便數，去煩熱。」陳云：「赤小豆和桑根白皮煮食之，主溫氣痺腫。小豆和通草煮食之，當下氣無限，名脱氣丸。驢食脚輕，人食體重。」《蜀本注》：「病酒，熱飲汁，即愈。」《藥性論》云：「能消熱毒癰腫，散惡血不盡，煩滿，治水腫皮肌脹滿，擣薄塗癰腫上。主小兒急黄，爛瘡，取汁令洗之，不過三度，差。能令人美食。末與雞子白調塗熱毒癰腫，差。」陳士良云：「縮氣行風，抽肌肉，久食瘦人，堅筋骨，療水氣，解小麥熱毒。」日云：「赤豆粉，治煩，解熱毒，排膿，補血脈。解油衣粘綴甚妙。葉食之明目。」《圖經》云：「主丹毒。」《小品方》：「以赤小豆末和雞子白如泥塗之，塗之不已，逐手即消也。其遍體者，亦遍塗如上法。又諸腫毒欲作癰疽者，以水和塗，便可消散毒氣，今人往往用之，有效。」又韋宙《獨行方》：「療水腫從脚起，入腹則殺人，亦用赤小豆一斗，煮令極爛，取汁四、五升，溫漬膝以下，若已入腹，但服小豆，勿雜食，亦愈。」李絳《兵部手集方》亦著此法，云：「曾得效，昔有人患腳氣，用此豆作袋置足下，朝夕展轉踐踏之，其疾遂愈。」〇《御覽》引《本草經》云：「大豆黃卷，味甘，平，生平澤。治濕痺筋攣膝痛。生大豆，張騫使外國得胡麻豆，或曰戎菽。塗癰腫，煮汁飲之，殺鬼毒止痛。赤小豆，下水，排癰腫，生太山。八百四十一」又引《吳氏本草》云：「大豆黃卷，神農、黃帝、雷公：無毒。採無時，去面䵟，得前胡、烏喙、杏子、牡厲、天雄、鼠屎，共蜜和，佳。不欲海藻、龍膽。此法大豆初出土黃牙是也。生大豆，神農、岐伯：生熟寒，九月採，殺烏頭毒，並不用玄參。赤小豆，神農、黃帝：鹹。雷公：甘。九月採。小豆花，一名應累，一名付月。神農：甘，無毒，七月採，陰四十日，治頭痛止渴。八百四十一」

新補白字藥八種

千歲虆汁，一名虆蕪，味甘，平，無毒，生川谷，補定五藏，益氣續筋骨，長肌肉，去諸痺，久服輕身不飢耐老，通神明。生太山。

右上品一種

陟釐，味甘，大溫，無毒，生池澤。治心腹大寒，溫中消穀，強胃氣，止泄利。生江南。

右中品一種

占斯，一名炭皮，味苦溫，無毒，生山谷，治邪氣濕痺，寒熱疽瘡，除水，堅積血癥，月閉無子，小兒躄不能行，諸惡瘡癰腫，止腹痛，令女人有子。生太山，採無時，解狼毒毒。

《御覽》九百九十一云：「《本草經》曰：占斯，一名虞及。味苦。」**約之案**：「虞及」，蓋「炭皮」

訛。〇占斯、蕈草、弋共在七情條例中。

蕈草，味鹹平，無毒，生平澤。養心氣，除心溫，溫辛痛，浸淫身熱，可作鹽。生淮南，七月採。樊石爲之使。

弋共，味苦，寒，無毒，生山谷。治驚氣傷寒，腹痛羸瘦，皮中有邪氣，手足寒無色。生益州，畏玉札、蜚廉。

鼠尾草，一名葝，一名陵翹。生平澤。味苦，微寒，無毒。治鼠瘻寒熱，下利膿血不止。白花者，治白下。赤花者，治赤下。四月採葉，七月採花，陰乾。

練石草，味苦寒，無毒，生川澤。治五癃，破石淋，膀胱中結氣，利水道小便。生南陽。

蘘草，味苦，寒，無毒，生山谷。治溫瘧寒熱，酸嘶邪氣，辟不祥。生淮南。

右下品六種

此餘，今黑字藥中出處文與白字藥同文者：

惡實　五色苻　赤赭　石脾　蕙實　青雌

本草經卷下

東京　枳園森立之攷注

本草經卷下　一

青琅玕，

黑字云：「生蜀郡平澤。」陶云：「此即《蜀都賦》稱青珠黄環者也。黄環乃是草，苟取名類而種族爲乖。琅玕亦崑山上玉樹名。又《九眞經》中太丹名也。」蘇云：「琅玕乃有數色，是瑠璃之類，火齊玉也。琅玕五色，其以青者入藥爲勝。今出巂州以西烏白蠻中及于闐國。」

立之案：《說文》云：「琅玕，似珠者。」《禹貢》云：「球琳、琅玕，皆是一種之石。」陶注爲得，蘇敬直以「琅玕」爲「火齊玉」，非是。蓋蘇時已無有眞物，故爲之曲說也。《圖經》云：「今秘書中有《異魚圖》載琅玕，青色，生海中。云海人於海底以網挂得之，初出水紅色，久而青黑，枝柯似珊瑚，而上有孔竅如蟲蛀，擊之有金玉之聲，乃與珊瑚相類。」是亦錄傳聞異說耳。鄭《尚書注》以「琅玕爲珠」。《論衡・率性篇》引《禹貢》釋之云：「此則土地所生，眞玉珠也。」此亦以「眞玉」釋「璆琳」，以「眞珠」釋「琅玕」，與《說文》及《本經》相發。據《爾雅》及《山海經》，益見珊瑚生於海，琅玕是生於山崖間也。

《圖經》云云，似難據。

又案：「琅玕」之急呼爲藍，「藍」與「緑」亦一音，平入之緩急耳。而謂青緑色也，白居易《洗竹詩》云：「琅玕十餘束，青青復籊籊。」王貞白《洗竹詩》云：「有時記得三天事，自向琅玕節下書。」亦竹皮青緑，與琅玕同色之徵也。《西山經》「槐江之山，其上多青雄黄，多藏琅玕黄金玉」郭注云：「琅玕，石似珠者。」此云青、云玉、云琅玕，可知非青類，非玉類，別是一種石也。《醫心方》卷八ウ三二引《千金方》手足逆臚方，用青珠一分。注云：「今案葛氏方，是名琅玕者，非眞珠。」

一名石珠。

黑字云：「一名青珠。」《圖經》云：『謹按《尚書・禹貢》「璆琳琅玕。」《爾雅》云：「西北之美者，有崐崙之璆琳琅玕焉。」孔安國、郭璞皆以爲石之似珠者。而《山海經》「崐崙有琅玕」，若然是石之美者，明瑩若珠之色，而其狀森植耳。大抵古人謂石之美者多謂之珠。《廣雅》謂瑠璃、珊瑚，皆爲珠，是也。故《本經》一名青珠。』

立之案：石珠、青珠之名，並似斥經琢磨之物。《爾雅》「西方之美者，有霍山之多珠玉焉」郭注云：「珠如今雜珠而精好。」因此，則珠元蚌精之名，轉注亦爲美石之稱耳。《西山經》：「數歷之山，楚水出焉，其中多白珠。」郭注云：「今蜀郡平澤出青珠。」又《御覽》八百三十四引《穆天子傳》曰：「天子北征，舍於珠澤。」注云：「此澤出珠，因名之云。」今越嶲平澤出青珠，而其爲物竟未詳。《圖經》引《異魚圖》所載琅玕似珊瑚者，蓋是珊瑚一類而青色者，今好事者以爲玩器，呼青珊瑚是也，非眞琅玕也矣。

（眉）《淮南子・墬形篇》「珠玉」上無「多」字。

味辛，平。生平澤。

黑字云：「無毒。」

主身痒，

《千金翼·用藥處方》「身瘙痒」下有青琅玕。

火瘡癰傷，

黑字云：「白秃。」

疥瘙死肌。

黑字云：「侵淫在皮膚中。」陶云：「此石今亦無用，惟以療手足逆臚。」

立之案：與玉泉稍同效。《千金》卷廿二：「手足逆臚方，青珠一分，乾薑二分，搗以粉瘡上，日三。」所云逆臚，即逆膚，膚或作臚，出《説文》。

礜石，

黑字云：「生漢中山谷及少室。」《説文》云：「礜，毒石也。出漢中。」而《醫心方》《頓醫抄》往往作「礜石」，蓋古唯名「礜」，後從「石」作「礜」，亦與「白惡」作「白堊」同例，不得必據《説文》而改《本草》也。陶云：「恒取少室。生礜石内水中，令水不冰，如此則生亦大熱。今人黄土泥苞，炭火燒之，一日一夕，則解碎可用。」蘇云：「此石能拒火，久燒但解散，不可奪其堅。今市人乃取潔白細理石當之，燒即爲灰，非也。此藥爲攻擊積聚痼冷之良，若以餘物代之，療病無效，正爲此也。」

一名青分石，

名義未詳。《本草和名》引《釋藥性》：「一名青礜石。」黑字「特生礜石，一名蒼礜石」。據此則「分」

或是「礜」字壞。一說，解碎可用，故云分石。

一名立制石，

《石藥爾雅》云：「一名制石。」《本經》理石，亦一名立制石。陶注石膽云：「仙經一名立制石。」

立之案：石膽條云，能化鐵爲銅成金銀。礜石條，陶云：「丹方及黃白術多用之。」此善柔金立制之義，蓋取於此。然則，「理石」下，「一名立制石」，恐是錯簡。陶注理石云：「石膽，一名立制石。今此又名立制。疑必相亂類。」此說可從（宜與「理石」條參）。《證類》「曾青」下引《寶藏論》云：「曾青若住火成膏者，可立制汞成銀，轉得八石。」此立制正是此義。

一名固羊石。

《石藥爾雅》云：「一名固羊。」

立之案：固羊，未詳其義。竊謂古字「羊」與「陽」通，固陽者，謂此物大熱，能去腹中痼冷積聚，又能除邪熱，便是固陽氣之義在於此也。或曰：《藥性論》云忌羊血。固、忌聲相近，固羊蓋即忌羊之義。

味辛，大熱。

黑字云：「甘生溫，熟熱有毒。」吳氏云：「神農、岐伯：辛，有毒。桐君：有毒。黃帝：甘，無毒。」《藥性論》云：「味甘，有小毒。」

生山谷。主寒熱鼠瘻，

《山海經》云「皋塗之山有白石焉，名曰礜石，以毒鼠」；郭注云「今礜石殺鼠，蠶食而肥也」；吳氏云「白礜石，一名鼠卿」；黑字「特生礜石，一名鼠毒」，皆殺鼠之謂也。治鼠瘻，亦取此義。按：《千金》九漏多用礜石。又云：「九漏之爲病，皆寒熱，蓋九漏皆痼冷藏毒，故用大熱之品，使毒氣發達也。」《千金》又云：「蚍蜉漏，其根在腎，礜石主之。」是也。

蝕瘡死肌風痺。

《藥性論》云：「去冷濕風痺瘙痒，皆積年者。」此亦與治鼠瘻同理。

腹中堅，

黑字云：「破積聚痼冷，腹痛。」《藥性論》云：「除胸隔間積氣。」

邪氣除熱。

黑字云：「除膈中熱。」

立之案：此物大熱，以除邪熱。即熱因熱用，亦與用烏附同理，而其尤酷甚者也。

代赭，

《說文》：「赭，赤土也。」《御覽》引《本草經》云：「代赭，一名血師。好者如雞肝。」黑字注云：「出代郡者，名代赭。」陶云：「舊說云，是代郡城門下土，江東久絶，頃魏國所獻，猶是彼間赤土耳，非復眞物，此於俗用乃踈，而爲丹方之要，并與戎鹽、鹵鹹皆是急須。」《藥性論》云：「代赭，鴈門城土。」（以上皆代赭之說，而赤土也。）黑字云：「生齊國山谷，紅赤青色如雞冠，有澤，染爪甲不渝者良。」《范子計然》云：「石赭，出齊郡，赤色者善。」蘇云：「此石多從代州來，云山中採得，非城門下土。」又言：「生齊地山谷。」今齊州亭山出赤石，其色有赤紅青者。其赤者，亦如雞冠且潤澤，土人惟採以丹楹柱，而紫色且暗，此物與代州出者相似，古來用之。今靈州鳴沙縣界河北，平地掘深四五尺得者，皮上赤滑，中紫如雞肝，大勝齊代者。」《圖經》云：「今醫家所用，多擇取大塊，其上文頭有如浮漚丁者爲勝，謂之丁頭代赭。」《衍義》云：「代赭，方士爐火中多用，丁頭，光澤堅實，赤紫色者佳。」以上皆石赭之說，而非代赭赤土也。今吳舶齎來者，亦皆石赭之類也。

立之案：陸奥國津輕赤根澤所産，有呼「爾都知」者，即赭土也。比石赭，則其色稍鮮明，即爲眞也。《說文》及陶所說是也。《萬葉集》赤土、黄土共訓「波仁不」，是謂凡黄赤色之土所生之地也。《和名抄》「土黄而細密曰埴」，而訓「波爾」，可以證也。不者，生之義也。然「石赭」已出於《范子計然》，則其來亦久矣。蓋一類而二種，自有硬軟二種，猶「硬石膏」與「軟石膏」之例耳。

一名須丸。

黑字注云：「出姑幕者，名須丸。」芍藥條黑字云：「須丸爲之使。」姑幕，《後漢書》志第二十一郡國三徐州琅邪國下云：「繒侯國屬東海，有姑幕。」

立之案：須丸者，蓋原作須瓦，須瓦之急呼爲赭。唐人「瓦」字書如此凡。《莊子》卷四·駢拇第八云：「駢於辯者，纍瓦結繩。」《釋文》「瓦，危委反」向同，崔如字。一云「瓦」當作「丸」，是其「丸瓦」二字古多訛之證也。

味苦，寒。

黑字云：「甘，無毒。」《藥性論》云：「使，味甘平。」蕭炳云：「代赭，臣。」

生山谷。主鬼注賊風蠱毒，

案：苦寒以鎮熱毒，與丹沙稍同效。

殺精物惡鬼，

《藥性論》云：「辟鬼魅。」《山海經》：「石脆之山，灌水之中有流赭，以塗牛馬，無病。」郭注云：「赭，赤土也。今人亦以朱塗牛角，云辟惡。」

腹中毒邪氣。

黑字云：「除五藏血脈中熱，大人小兒驚氣入腹，及陰痿不起。」日華子云：「反胃，止瀉痢疳疾，安胎，脫精尿血，建脾。」

立之案：皆是清鎮收血之效也。傷寒發汗，若吐若下，解後心下痞鞕，噫氣不除者，旋覆代赭湯主之。是邪解而飲結獨存者也。此云「腹中毒邪氣」者，亦邪毒盤結於飲中不去者也。

女子赤沃漏下。

黑字云：「帶下百病，產難胞衣不出，墮胎，養血氣，血痺血淤。」《藥性論》云：「主治女子崩中，淋瀝不止，療生子不落，末溫服之。」日華子云：「止吐血，鼻衄，腸風痔瘻，月經不止。」

鹵鹹，

黑字云：「生河東鹽池。」陶云：「是煎鹽釜下凝滓。」又云：「今俗中不復見鹵鹹，惟魏國所獻虜鹽，即是河東鹽。形如結冰，圓強，味鹹苦。夏月小潤液。虜中鹽有九種，黑鹽療腹脹氣滿，黑鹽疑是鹵鹹。（見於「戎鹽」下）蘇云：「鹵鹹既生河東，河東鹽不釜煮，明非凝滓也。此是鹼土，名鹵鹼。今人熟皮用之，字作古陷反，斯則於鹼地掘取之。」《圖經》云：「又有并州兩監末鹽，乃刮鹹煎鍊，不甚佳，其鹹蓋下品。所著鹵鹹，生河東鹽池者，謂此也。（出於「食鹽」下）

立之案：《周禮·鹽人》「祭祀，共其苦鹽」鄭注：「杜子春讀苦爲盬，謂出鹽直用，不湅治。」賈公彥疏云：「苦，當作盬，盬謂出於鹽池，今之顆鹽是也。」《禮記》祭宗廟「鹽曰鹹鹺」注：「大鹹曰鹺。」共言鹵鹹也。又《御覽》兩引「一名寒石」，據「凝水石」條黑字「一名寒水石」，則「寒石」疑是脫「水」字歟。抑是「鹹石」之音通假借歟。《益州記》云：「汶山有鹹石，先以水漬，既而煎之。」（《御覽》引）但他書無所攷，姑錄存耳。又《爾雅·釋言》：「滷、矜、鹹，苦也。」郭注云：「滷，苦地也。」邢昺疏云：「謂斥滷可煮鹽者。」然則，「鹵鹹」二字連稱，其來也久矣。

又案：《說文》：「鹵，西方鹹地也。」「鹹，銜也，北方味也。」滷即鹵俗字。《玉篇》：「滷音魯，鹹水也。」慧琳《一切經音義》云：「天生曰鹵，人生曰鹽。」《本草和名》「鹵鹹」訓「阿和之保」，蓋謂鹹水未凝結者也。《藥訣》有「青牛落」之名（《本草和名》引，《石藥爾雅》同），可以證也。陶注、《圖經》共失解，唯蘇注爲得焉。

味苦，寒。

黑字云：「鹹，無毒。」《爾雅》：「鹹，苦也。」郭注云：「苦，即大鹹。」邢疏云：「鹹殊極必苦，故以鹹爲苦也。」《淮南·墬形訓》云：「煉苦生鹹。」

生池澤。主大熱，

黑字云：「去五藏腸胃留熱。」

消渴狂煩，

立之案：消渴狂煩，所以忌鹹而反用之者，鹹苦，入血分，能滋津液故也。

除邪及吐下蠱毒。

「吐」字，據《新修本草》補。黑字云：「心下堅，食已嘔逆喘滿。」

柔肌膚。

「鹽」下，日華子云：「長肉補皮膚。」蓋亦滋陰之功也。

戎鹽，

黑字云：「味鹹，寒，無毒。」日華子云：「平。」陳藏器云：「鹽藥味鹹，無毒。」黑字云：「一名胡鹽，生胡鹽山，及西羌北地，酒泉福祿城東南角。北海青，南海赤。十月採。」陶云：「虜中鹽乃有九種。胡鹽，療耳聾痛。柔鹽，療馬脊瘡。柔鹽，疑是戎鹽，又名胡鹽，兼療眼痛，二三相亂。今戎鹽虜中甚有，從涼州來，芮芮河南使，及北部胡客從燉煌來，亦得之，自是稀少爾。其形作塊片，或如雞鴨卵，或如菱米。色紫白，味不甚鹹，口嘗氣臭者言眞。又河南鹽池泥中，自有凝鹽如石片，打破皆方，青黑色，善療馬脊瘡。又疑此或是。鹽雖多種，而戎鹽、鹵鹹最爲要用。李云：戎鹽，味苦臭。是海潮水澆山石，經久鹽凝著石，取之。北海者青，南海者紫赤。」（李說《新修》無）蘇云：「戎鹽，即胡鹽。沙州名爲禿登鹽，廓州名爲陰土鹽。生河岸山坂之陰土石間，塊大小不常，堅白似石，燒之不鳴烢爾。」陳藏器云：「鹽藥，生海西南雷羅諸州山谷。似芒硝，末細，入口極冷。南人多取傅瘡腫，少有服者，恐極冷，入腹傷人，且宜慎之。」日華子云：「即西番所出，食者號戎鹽，又名羌鹽。」《圖經》云：「醫家治眼及補下藥多用青鹽，疑是戎鹽。而《本經》云：北海青，南海赤。今青鹽從西羌來者，形塊方稜，明瑩而青黑色，最奇。北胡來者，作大塊而不光瑩，又多孔竅若蜂窠狀，色亦淺於西鹽，彼人謂之鹽枕，入藥差劣。北胡又有一種鹽，作片屑，如碎白石，彼人亦謂之青鹽，緘封於匣中，與鹽枕並作禮贄，不知是何色類。又階州出一種石鹽，生山石中，不由煎煉，自然成鹽，色甚明瑩。彼人甚貴之，云即光明鹽也。醫方所不用，故不能盡分別也。」《衍義》云：「戎鹽成垛，裁之如枕，細白，味甘鹹。亦功在卻血。入腎，治目中瘀赤澀昏。」

立之案：《周禮·鹽人》「王之膳羞，共飴鹽」注：「飴鹽之恬者，今戎鹽有也。」《涼州異物志》云：「戎鹽可以療疾。」自注云：「四方皆用白者，作散以除頭風，以其出胡地，故言戎鹽也。」（《御覽》引）《後魏書》云：「世祖南伐云云。凡此諸鹽，各有所宜。白鹽食鹽，主上自所食。黑鹽治腹脹氣滿，末之六銖，以酒下。胡鹽治目痛。戎鹽治諸瘡。赤鹽、駮鹽、自死（當作臭）鹽、馬齒鹽四種，並非食鹽。」（同引）正與陶注虜中鹽九種相合，可並攷也。《本草和名》云：「戎鹽，唐。」今蠻舶載來，有青紅二種。吳船唯有青無紅。又有帶黑色者，形方如骰子，味淡鹹，夏月易融化者是也。

主明目目痛，

陳藏器云：「主眼赤眥爛，風赤，細研，水和，點目中。」

益氣，

日華子云：「助水藏，益精氣。」

堅肌骨，

鹽下黑字云：「堅肌骨。」案：鹹寒卻血入腎，故有堅骨益氣明目之效。

去毒蠱，

立之案：毒蠱即蠱毒之倒言。《御覽》「蠱」作「蟲」，恐訛。黑字云：「心腹痛。」鹽下黑字亦云：「殺鬼蠱邪注毒氣。」陳藏器云：「去熱煩痰滿，鎮心。又主蚖蛇惡蟲毒。」

大鹽，

黑字云：「味甘鹹，寒，無毒。生邯鄲及河東池澤。」蕭炳云：「大鹽，臣。」《藥性論》云：「鹽，有小毒。」《新修本草》米部·下品有鹽，云：「味鹹，溫，無毒。」陶云：「五味之中，唯此不可缺。今有東海、北海鹽，供京都及西川南江用。中原有河東鹽池，梁益有鹽井，交廣有南海鹽，西羌有山鹽，胡中有樹鹽，而色類不同，河東最爲勝。此間東海鹽官鹽，白草粒細。北海鹽，黃草粒大，以作魚鮓及鹹葅，乃言北海勝，而藏繭慚必用鹽官者。蜀中鹽小淡，廣州鹽鹹苦，不知其爲療體復有優劣否。」蘇云：「大鹽，即河東印鹽也，人之常食者，是形麁於末鹽，故以大別之也。」《圖經》云：「大鹽似今解鹽也。解人取鹽，於池傍耕地，沃以池水，每鹽（疑作「臨」）南風急則宿昔成鹽滿畦，彼人謂之種鹽。」《衍義》云：「大鹽新者不苦，久則鹹苦。今解州鹽池所出者，皆成斗子，其形大小不等，久亦苦。入藥及金銀作，多用大鹽及解鹽。」

立之案：白字大鹽，即黑字鹽是也。蓋陶時以鹽收在大鹽下，至蘇敬以鹽移入米部也。但冠以食字者，昉於《開寶》也。《石藥爾雅》「大鹽，一名石鹽，一名印鹽，一名海印」可以證也。

又案：凡本經例不載尋常食物、酒酢、五穀之類，鹽不載亦應在此例。大鹽者，鹽之精凝結成形者，即繖子鹽也。李時珍曰：「傘子鹽生於井。」今俗呼水晶鹽，備後謂之花鹽。夏月以常儲鹽，滴汁缸，去汁日乾，則中底自結成傘子形，四角似屋形，白色透明，大四五分至一二寸是也。蘇所云印鹽，形麁於末鹽。《圖經》所云種鹽，《衍義》所云皆成斗子，其形大小不等，共是謂傘子鹽也。此物比食鹽則鹹寒有味，故人或以爲下酒料。黑字云：「味甘，鹹，寒，無毒。」乃相合。所云甘鹹者，謂無苦鹼也。今藥用以食鹽代用而可也。

又案：慧琳《一切經音義》引顧野王云：「煮海水爲鹽，古者宿沙初作鹽，煮海水作之，其形鹽飴，鹽本從地而生，井鹽水中自結也。其河中安邑鹽，亦人力運爲作鹽畦，日暴而成，亦其次上也。其海鹽最下。」所云形鹽，即印鹽，而本條大鹽是也。《千金翼》療赤眼方中用石鹽，如半大豆許。又方用印成鹽三顆，所云印成鹽即印鹽。云三顆則自然物而非人作物可知也。石鹽亦與印鹽同。《石藥爾雅》「大鹽，一名石鹽，一名印鹽」可以證也。

令人吐，

黑字云：「鹽吐胸中痰澼。」《藥性論》云：「鹽主心痛中惡，或連腰臍者。鹽如雞子大，青布裹燒赤，內酒中，頓服，當吐惡物。」陳藏器云：「鹽本功外，吐下惡物。」

又案：《禮記・內則》「桃諸，梅諸，卵鹽」注：「卵鹽，大鹽也。」「卵鹽」恐是「印鹽」訛，而《釋文》就訛字爲之說，叵從矣。又《千金方》卷二十：「霍亂蠱毒，宿食不消積冷，心腹煩滿，鬼氣方極，鹹鹽湯三升，熱飲一升，刺口令吐宿食，使盡。不吐更服，吐訖復飲，三吐乃住，靜止。此法大勝，諸治俗人以爲田舍淺近法，鄙而不用，守死而已。凡有此病，即須先用之。」

立之案：此邦水邨山家，今猶用此法，而起死者居多，蓋古昔多施用。《千金》如此法亦古今傳來之存者，恐非暗合也。

白惡，

《證類本草》作「白堊」，《千金翼》同，今據《新修本草》《本草和名》及《醫心方》正。「惡」即「堊」古字。《說文》：「堊，白塗也。」謂白色可塗之土也。《廣韻》：「堊，白土也。」玄應《音義》引《蒼頡篇》《文選》子虛賦注引張揖，《和名鈔》引《唐韻》並同。《西山經》「大次之山，其陽多堊」注：「堊，似土，色甚白，音惡。」

立之案：蓋「堊」古唯作「惡」。黑字：「一名白善。」《御覽》引《本草經》作「即白善土也」。玄英《莊子疏》云：「堊，白善土也。」是蓋對「白惡」而名者，因「白堊」字，古作「惡」，而不作「堊」，以何知之。「石灰，一名惡灰。」陶注：「俗名石惡。」《證類》作「堊」，今從《新修》蓋「石惡」似是「白惡」之灰，故名「惡灰」，可證。古「白惡」亦不作「堊」也。竊謂作「堊」者，必宋人所改。宋人知「白惡」之爲「堊」字，而不知「惡灰」亦爲「堊」之義，故「惡灰」尚存古字也。至皇國傳來古本，則一無作「堊」者，得據以復於李唐之舊，不亦愉快乎。《儀禮・既夕記》「主人乘惡車」注：古文「惡」作「堊」。《禮・雜記下》：「堊室。」《釋文》：「烏各反。字亦作惡，同。」

味苦，溫。

黑字云：「辛，無毒。」《藥性論》云：「使，甘平。」日華子云：「白善味甘，本名白堊，入藥燒用。」

主女子寒熱癥瘕，月閉積聚。

黑字云：「陰腫痛漏下，無子（七字大全本白字）。」《藥性論》云：「主女子血結，月候不通，能澀腸止痢，溫暖。」日華子云：「治女子子宮冷，男子水藏冷，鼻洪吐血。」

鉛丹，

黑字云：「生蜀郡平澤。一名鉛華。生於鉛。」陶云：「即今熬鉛所作黄丹，畫用者，俗方亦稀用，唯《仙經》塗丹釜所須。」蘇云：「丹、白二粉，俱炒錫作，今《經》稱鉛丹，陶云熬鉛，俱誤矣。」《開寶本草》云：「此即今黄丹也。與粉、錫二物俱是化鉛爲之。按李含光《音義》云：黄丹、胡粉皆化鉛，未聞用錫者，故《參同契》云：若胡粉投炭中，色壞爲鉛。《抱朴子·内篇》云：愚人乃不信黄丹及胡粉是化鉛所作。今唐注以二物俱炒錫，大誤矣。」

立之案：《說文》云：「鉛，青金也。」熬鉛作之，狀似丹沙，故名鉛丹。猶燒石爲灰，眞似白惡，故名惡灰也。

味辛，微寒。

《藥性論》云：「君。」蕭炳云：「臣。」日華子云：「黄丹，涼，無毒。」

主吐逆胃反，

《藥性論》云：「嘔逆，消渴。」日華子云：「療反胃，止吐血及嗽。」《經驗方》：「碧霞丹，治吐逆立效。黄丹用醋煎，且煆透紅，冷取，研細爲末，粟米飯丸，煎醋湯下，不嚼，只一服。」

驚癇癲疾，

《藥性論》云：「治驚悸狂走。」日華子云：「鎮心安神。」王氏《博濟方》治風癇驅風散。鈆丹、白礬二味同用。仲景治傷寒下後煩驚，柴胡加龍骨牡蠣湯中用鈆丹，政與《經》義符。

除熱下氣。

黑字云：「除毒熱。」《藥性論》云：「煎膏用止痛生肌。」日華子云：「傅金瘡長肉及湯火瘡，染鬚，可煎膏。」《肘後方》：「蝎螫人，黄丹醋調塗之。」《子母秘錄》治小兒重舌方，黄丹如豆大，内管中以安舌下。皆除熱下氣之引申也。

粉錫，

陶云：「即今化鈆所作胡粉也。其有金色者，療尸蟲彌良。而謂之粉錫，事與經乖。」蘇云：「胡粉，實用錫造，陶今又言化鈆作之，《經》云粉錫，亦爲深誤。」《開寶本草》云：「按《本經》呼爲粉錫，然其實鈆粉也，故英公序云，鈆錫莫辨者，蓋謂此也。」

立之案：《說文》：「粉，傅面者也。」「錫，銀鈆之間也。」《漢書·司馬相如傳》注：「錫，青金也。」《爾雅·釋器》「錫，謂之鈏」郭璞注云：「今之白鑞也。」（《慧音》十八十二ヲ）《周禮》卝人注：「錫，鈏也。」《周禮職方氏注：「錫，鑞也。」《中山經》注：「白錫，今白鑞也。」（《慧音十八》十二ヲ）云，案鈆、錫與白鑞，三物各別，其實不一。錫色青黑，鑞色最白，鈆色黄白，所用不等，故《說文》云：「鈆，青金也。」「錫，銀鈆之間。」足明別異也。《廣韻》上十八吻，《博物志》曰：「燒鈆成胡粉。」又云：「紂作粉。」《御覽》七百十九引《墨子》曰：「禹造粉。」又引《博物志》曰：「紂燒鈆、錫作粉。」據此，則蓋傅面用米粉始於禹，用鈆粉始於紂也。米粉，即秫米粉也，非粳也。凡古云米者，小米是也。徐鍇云：「古傅面亦用米粉。」《釋名》云：

「粉，分也。研米使分散也。」蓋化錫所作如米粉，故謂之粉錫也。與鉛丹同例。古鉛錫混稱無別，蓋統言不分者也。《博物志》云：「燒鉛錫成胡粉，猶類也。」《抱朴子》云：「民不信黄丹及胡粉是化鉛所作。」可以證矣。且《本經》單云錫鏡，無「銅」字，是舉重而略輕也。古書往往有如此者。《本草和名》訓「已布爾」，則用陶注「胡粉」，今俗呼「唐土」者是也。

一名解錫。

立之案：蓋是解化鉛錫之義。《御覽》解作鮮，誤。《方言》：「粉，分也，研米令分散也。」則與粉錫同義。又解粉同用，《事物異名》云：「緑豆粉，一名豆粉，一名解菽。」雖出於近俗，其意亦同。

味辛，寒。

黑字云：「無毒。」《藥性論》云：「胡粉，使。又名定粉。味甘辛，無毒。」日華子云：「光粉，涼，無毒。」

主伏尸毒螫。

《病源》：「伏尸者，謂其病隱伏在人五藏内，積年不除。未發之時，身體平調，都如無患。若發動，則心腹刺痛，脹滿喘急。」又雜毒諸病，皆論蜂蠍之類螫人者，此云毒螫，蓋是也。黑字亦云：「療惡瘡，乃斥胡粉外傳法。」《千金》：「治瘡中水。胡粉、炭灰白等分，脂和塗孔中，水即止。」又《孫眞人食忌》：「治火燒瘡，以胡粉、羊髓和塗上，封之。」今俗胡粉膏（俗名白龍膏者），即此遺方也。

殺三蟲。

黑字云：「去鱉瘕。」陳藏器云：「胡粉本功外，主久痢成疳，和水及雞子白服，以糞黑爲度。爲其殺蟲而止痢也。」日華子云：「療癥瘕，小兒疳氣。」

錫鏡鼻，

黑字云：「錫銅鏡鼻，生桂陽山谷。」陶云：「此物與胡粉異類，而今共條，當以其非正成具一藥，故以附見錫品中也。古無純以錫作鏡者，皆用銅雜之。」《藥訣》云：「鏡鼻味酸，冷，無毒。」日華子云：「古鑑平，微毒。」案：《廣雅·釋器》：「印謂之璽，鈕謂之鼻。」《疏證》云：「凡器之鼻謂之紐。」《昭十三年·左傳》云：「楚平王再拜，皆厭璧紐。」《周官·弁師》「元冕、朱裏、延、紐」注云：「紐，小鼻也。」

主女子血閉，癥瘕伏腸，絶孕。

黑字云：「伏尸邪氣。」《藥性論》云：「銅鏡鼻，微寒。主治産後餘疹刺痛三十六候。」日華子云：「治暴心痛。」

立之案：伏腸，未詳。《新修本草》「癥」以下六字作「瘦伏腹絶孕」五字，蓋「瘦」，「瘕」訛。言血閉作瘕、伏着腹内而絶孕者歟。又伏腸者，徵瘕深在裏之義歟。

石灰，

陶云：「今近山生石青白色。作竈燒竟，以水沃之，則熱蒸而解末矣。性至烈，人以度酒飲之，則腹痛下利，療金瘡亦甚良。俗名石惡。古今以構冢，用捍水而辟蟲。故古冢中水，以洗諸惡瘡，皆即差也。」《開寶本草》云：「《别本注》云：燒青石爲灰也。有兩種風化水化，風化爲勝。」

一名惡灰。

立之案：此蓋燒石爲灰，與白惡無别，故名「惡灰」。陶云「俗名石惡」，亦同義。《本草和名》引《兼名苑》「一名堊灰」注云：「音惡。」《本草和名》訓「以之波比」。今以近江、伊吹、三上、姊川、伊香、大平寺村所燔者爲上，其礦青石也。新燔仍爲塊，謂之「阿良波比」，經月餘自解爲粉。此謂「不介波比」，其色月白爲勝，所云風化是也。又以「阿良波比」及熱灌水，則忽解爲粉。其色骨白爲劣，所云水化是也。其他諸州多出之。武州多摩郡成木村所燔者，石色白而微黯，爲下品。又有蠣灰、蚌灰、蜆灰，並其質甚輕而力弱，今俗亦謂之石灰，不堪入藥用。

味辛，溫。

《蜀本》云：「有毒，墮胎。」日華子云：「甘，無毒。」

主疽瘍，

黑字云：「療髓骨疽。」

疥瘙，

《藥性論》云：「治瘑疥，蝕惡肉。」《孫眞人食忌》：「治疥，淋石灰汁洗之。」《千金》：「治風瘙陰軫方。石灰淋取汁洗之良。」

熱氣惡瘡。

《千金》：「治癧腫惡肉不盡方，用蒴藋灰、石灰淋取汁煎如膏，食惡肉，亦去黑子。」又：「治白殿風方，石灰松脂酒主之。」

癩疾，

《說文》：「癘，惡疾也。從疒，蠆省聲。」《玉篇》：「癘，力誓切。疫也。又音賴，惡病也。」《廣韻》：「癩，疾也。」《說文》：「癘，惡瘡也。今爲疫癘字。」

立之案：古無「癩」字，只作癘。後世以「疫癘」字作「癘」，故別作「癩」以爲惡疾字也。

死肌墮眉，

《病源》：「凡癩病皆是惡風，初覺皮膚不仁，久而不治，令人頑痺，鍼灸不痛。」又云：「毒蟲若食人肝，眉睫墮落。」《千金》：「石灰酒，主生髮毛眉鬚，去大風。用石灰、松脂、麴、黍米，凡四物。」

殺痔蟲。

《聖惠方》：「治大腸久積虛冷，每因大便脫肛，挼不得入方，炒石灰，令熱，故帛裹，坐其上，冷即易之。」

去黑子息肉。

《外臺》引《集驗》：「去黑子及贅方，用生藜蘆灰、生薑灰、石灰三味，名三灰煎。《古今錄驗》、范汪同。」又引：「深師灰煎，用石灰、濕桑灰、柞櫟灰三味，療瘤贅、瘢痕、疵痣，及癰疽惡肉等。」

立之案：《別錄》「凡不入湯酒藥」中有石灰。注云：「入酒。」《藥性論》云：「不入湯服，知此物不宜內服，故主治皆外傅法也。」所以黑字不加「有毒」「無毒」等語也。蘇注云：「《別錄》及今人用療金瘡，止血，大效。若五月五日採蘩蔞、葛葉、鹿活草、槲葉、地黃、芍藥葉、蒼耳葉、青蒿葉，合石灰擣爲團如雞卵，暴乾末之，以療諸瘡，生肌，極神驗。」是亦外治之方也。

冬灰，

黑字云：「生方谷川澤。」陶云：「此即今浣衣黃灰耳。燒諸蒿藜，積聚鍊作之，性烈。又荻灰尤烈，欲消黑誌肬贅，取此三種灰，水和，蒸以點之，即去。不可廣，則爛人皮肉。」蘇云：「桑薪灰最入藥用，療黑子疣目，功勝冬灰。煮小豆，大下水腫。然冬灰本是藜灰，餘草不眞。又有青蒿灰，燒蒿作之。柃灰，燒木葉作，並入染用，亦堪食惡肉。柃灰，一作苓灰。」《衍義》云：「冬灰，諸家止解灰，而不解冬，亦其闕也。諸灰一烘而成，惟冬灰則經三、四月方徹爐灰，既曉夕燒灼，其力得不全燥烈乎？而又體益重，今一爇而成者，體輕，蓋火力劣，故不及冬灰耳。」

一名藜灰。

此草也，而已爲灰，則類石藥，故入石部，與鹽類同例。

味辛，微溫。

不入湯酒藥中，有藜灰，亦專外治藥耳。《別錄》是黑字所以無「有毒」「無毒」等字也。

主黑子，

《病源》：「面及體生黑點，爲黑志，亦云黑子。」

去肬，

《病源》：「疣目者，人手足邊忽生如豆，或如結筋，或五箇，或十箇，相連肌裏，粗強於肉，謂之疣目。」

息肉，

《病源》唯論鼻中、眼中息肉候。《千金》亦有鼻中、眼中息肉方。

疽蝕疥瘙。

立之案：此物與石灰稍同質，功用亦相類似，宜以石灰爲之代用耳。

大黃，

黑字云：「將軍，二月、八月採根，火乾。得芍藥、黃芩、牡蠣、細辛、茯苓療驚恚怒，心下悸氣。得消石、紫石英、桃仁療女子血閉。黃芩爲之使，無所畏。」陶云：「雖非河西、隴西好者，猶作紫地錦色，味甚苦澀，色至濃黑。西川陰乾者勝，北部日乾，亦有火乾者，皮小焦，不如而耐蛀堪久。此藥至勁利，麁者便不中服。最爲俗方所重，道家時用以去痰疾，非養性所須也。將軍之號，當取其駿快矣。」蘇云：「大黄，性濕潤而易壞蛀，火乾乃佳。二月、八月日不烈，恐不時燥，即不堪矣。葉、子、莖並似羊蹄，但麁長而厚。其根細者，亦似宿羊蹄。大者乃如椀，長二尺。作時燒石使熱，横寸截，著石上煿之，一日微燥，乃繩穿眼之，至乾爲佳。幽、并已北漸細，氣力不如蜀中者。今出宕州、涼州、西羌、蜀地皆有。其莖味酸，堪生啖。亦以解熱，多食不利人。陶稱蜀地者不及隴西，誤矣。」陳云：「大黄用之，當分别其力。若取和厚深沈，能攻病者，可用蜀中似牛舌片緊硬者。若取瀉泄駿快，推陳去熱，當取河西錦紋者。凡有蒸，有生，有熟，不得一概用之。」《元和紀用經》云：「如牛舌緊硬者出蜀中，如欲泄利宣蕩，推陳去熱，即用河西錦紋者。」《蜀本》云：「葉似蓖麻，根如大芋，傍生細根如牛蒡，小者亦似羊蹄。」又《圖經》云：「高六七尺，莖脆。」《圖經》云：「正月内生青葉，大者如扇。四月開黄花，亦有青紅似蕎麥花者。莖青紫色，形如竹。二月、八月採根，去黑皮，乾。江淮出者曰土大黄，二月開花，結細實。又鼎州出一種羊蹄大黄，二月開花如羊蹄，累年長大，即葉似商陸而狹尖。四月内於押條上出穗，五、七莖相合，花葉同色，結實如蕎麥而輕小。五月熟，即黄色，亦呼爲金蕎麥。三月採苗，五月收實，並陰乾。九月採根，破之亦有錦紋，日乾之，亦呼爲土大黄。」

立之案：《本草和名》訓「於保之」之者，即言羊蹄。此物似羊蹄，而根莖花葉共鉅大，故名曰「於保之」。今羊蹄中亦有一種如此。《圖經》所云「羊蹄大黄」，亦呼爲「土大黄」者，蓋亦指此物，非眞大黄，但是一種耳。聞京師貴布禰有呼烏之油者，高五尺許，葉似牛蒡，長而不尖鋭，花實共同羊蹄，根亦相似而黄，數條簇生，古名曰「於保之」者，蓋謂此也。舶來有數品，新舶不及古舶者。今城州、和州傳彼種多栽植，藥肆謂之眞大黄，形狀與諸家所說合。切之，内有錦紋紫筋，唯其氣味不及舶上者。近來新舶甚稀少，其價甚貴。甲寅年至一斤價十圓金，刀圭殆空此一味，余百計得彼種，培養自製，頗得其法。其法陶說所云「日乾」也，試之病者，氣力稍緩，不如舶來者。雖無暴下駿快之功，而臭便滑利，無腹痛之患，與陳氏所謂「取和厚深沈能攻病」者相似。與「取瀉洩駿快，推陳去熱」者大不同。故施之雜病、黴毒、飲辟等證，緩治有效。但傷寒三承氣，非舶來者則不可。是所余新奇發明，故筆於此。今猶後園養數畦，種子無絶，年年乾製，不乏日用，亦堪向人誇。

味苦，寒。

黑字云：「大寒，無毒。」《藥性論》云：「蜀大黄，使，味苦甘。」

生山谷。

黑字云：「生河西山谷及隴西。」陶云：「今採益州北部汶山及西山者。」蘇云：「今出宕州、涼州、西羌、蜀地皆有。」陳云：「和厚可用蜀中牛舌者，駿快當取河西錦紋者。」日云：「廓州馬歸峽中者次。」《圖經》云：「今蜀、河東、陝西州郡皆有之。以蜀州錦紋者佳，其次秦隴來者，謂之土蕃大黄。江淮出者，曰土大黄。又鼎州出一種羊蹄大黄，亦呼爲土大黄。今土蕃大黄往往作横片，曾經大焫。蜀大黄乃作緊片，如牛舌形，謂之牛舌大黄。二者用之。」

立之案：《千金翼·藥出州土》河東道隰州，隴右道廓州，河西道涼州，劍南道茂州，共出大黄。然則廓州、涼州與黑字所云河西、隴西及陶云西山者，蘇云宕州、涼州者，陳云河西錦紋者，日云廓州馬蹄並皆合，而隰州與陶云益州北部合。河東隰州與蘇云蜀地，陳云蜀中，日云峽中，《圖經》云蜀川、河東、陝西合。而唐以前以隴西者爲上，以蜀地者爲次，至《圖經》以蜀川錦紋爲佳，以秦隴者爲次，其說牟盾似可疑。然據陳藏器《本草》及《元和紀用經》所說攷之，則「蜀中之牛舌緊硬」者，不及「隴西之馬蹄錦紋」者，可知矣。今就舶來者驗之，牛舌、馬蹄二形，亦如藏器所說也。

下瘀血，血閉寒熱。

黑字云：「女子寒，血閉脹，小腹痛，諸老血留結。」《藥性論》云：「去寒熱，通女子經候，破留血。」日云：「調血脈，四肢冷熱不調，溫瘧熱疾。」《千金方》：「治産後惡血衝心，或胎衣不下，腹中血塊等，用錦紋大黃一兩，杵羅爲末，用頭醋半升，同熬成膏，丸如梧桐子大。患者用溫醋七分盞，化五丸服之，良久下。亦治馬墜内損。」《證類》引《千金》：「治嫁痛單行方。大黃十八銖，以好酒一升煮三沸，頓服之，良。」《金匱》：「治心氣不定，吐血衄血方。大黃二兩，黃連、黃芩各一兩，右三味㕮咀，以水三升，煮取一升服之。亦治霍亂（今本《金匱》「不定」作「不足」，訛，今正。《衍義》就「不足」爲解說，尤不可據。）」《千金翼》：「大黃苦酒，治産後子血不盡，大黃捌銖，切，以苦酒貳升合煮，取壹升，適寒溫服之，即血下，甚良。」

破癥瘕積聚，留飲宿食。

黑字云：「平胃下氣，除痰實。」陶云：「道家時用以去痰疾。」《藥性論》云：「消食，能破痰實，冷熱結聚，宿食。」日云：「泄壅滯水氣。」《外臺》引《必效》：「療癖方。大黃十兩，右一味擣篩，醋三升和煎調，内白蜜兩匙，煎堪，丸如梧子，一服三十丸，以利爲度，小者減之。」又引《肘後》：「療腹中冷癖，水穀癊結，心下停淡，兩脅痞滿。案之鳴轉，逆害飲食方。大黃三兩，甘草二兩，炙蜜一升二合，棗二十七枚，擘。右四味，切，以水三升，先煮三物，取一升一合，去滓，内蜜，再上火煎，令烊，分再服。忌海藻，菘菜。」

蕩滌腸胃，推陳致新，通利水穀。

黑字云：「腸間結熱，心腹脹滿。」《藥性論》云：「蜀大黃利小腸。」《圖經》云：「《本經》稱大黃推陳致新，其效最神，故古方下積滯多用之。張仲景治傷寒用處尤多。又有三物備急丸，司空裴秀爲散，用療心腹諸疾，卒暴百病。其方用大黃、乾薑、巴豆各一兩，須精新好者，擣篩，蜜和，更擣一千許，丸如小豆粒，三丸，老少斟量之，爲散不及丸也。」

調中化食，安和五藏。

《藥性論》云：「鍊五藏。」日云：「通宣一切氣，調血脈，利關節。」

立之案：調中者，即推致之義。凡胃中常好通忌塞，邪氣因飲食爲之邪藪，一經蕩滌，則邪氣忽去而正氣續至，所謂推陳知（致）新之理。而張仲景承氣湯之義在焉。推陳致新已見消石及茈胡條下。〇《御覽》引《本草經》云：「大黃，味苦寒，生山谷。治下荀血閉寒熱，破癥瘕積聚，留飲宿食，蕩滌腸胃，胃安五藏，推陳致新，通利水穀道，調中食。生河西。九百九十二」又引《吳氏本草》云：「大黃，一名黃良，一名火參，一名膚如。神農、雷公：苦，有毒。扁鵲：苦，無毒。李氏：小寒。爲中將軍，或生蜀郡北部，或隴西。二月卷生，生黃赤葉，四四相當，黃莖高三尺許。三月華黃，五月實黑。三月採根，根有黃汁，切，陰乾。」

蜀椒，

黑字云：「八月採實，陰乾。杏人爲之使。畏橐吾。」陶云：「出蜀都北部西川，悉人家種之。皮肉厚，腹裏白，氣味濃。江陽、晉原及建平間亦有，而細赤，辛而不香，力勢不如巴郡。」《嘉祐》引《范子計然》云：「蜀椒，赤色者善。秦椒條」又引《爾雅疏》云：「郭云今椒樹叢生，實大者名爲椴。」《詩》陸機《疏》云：「椒樹似茱萸，有鍼刺，葉堅而滑。同上」《圖經》云：「高四五尺，四月結子，無花，但生於葉間，如小豆顆而圓，皮紫赤色。」

立之案：《爾雅》：「椴，大椒。」即《本草經》之蜀椒也。蜀椒對秦椒之名。蜀中者比秦嶺者則實大，故名蜀椒。此物辛辣尤烈，故入下品。黑字所云「大熱有毒」者是也。《爾雅》例不收凡品，故不收秦椒而收蜀椒，乃蜀椒爲椒中之一種實大者，而椴爲正名，蜀椒則俗稱已。《說文》：「茮，莍也。」「莍，椴茮實，裹如裘也。」《釋木》云：「椒，椴醜莍。」因攷凡椒、茱萸之類，其實在中，外皮重重包之者，皆名曰莍，字又作梂。《釋木》又云「櫟，其實梂」是也。蓋椒之緩呼爲「茱萸」，茱萸者，謂椒實之屬，其實味茱萸然。椒亦同義。《衍義》「細辛」下云習習有椒氣。所謂習習，茱萸之義，然則指如椒氣辛辣，呼曰朱萸者，古今一語耳。神武帝所詠歌云：「久知比比久。」所云「比比久」，與「欵冬」訓「不不岐」同。而謂其辛辣習習爾也。就中茱萸爲吳茱萸，椒爲秦椒。《本草》《爾雅》《說文》已然。至究其茱臾之義，則如此乎。《廣雅》云：「榝椴欓越椒，茱萸也。」共是辛辣之物，亦可以證也。

又案：《本草和名》訓「布佐波之加美」，《和名抄》訓「奈留波之加美」，又「不佐波之加美」，今通呼山椒。棭齋翁曰：『案椒古單呼「波之加美」，蓋「波之加美良」之省。「波之」者，謂⿰黍飛花也。今俗轉呼「波勢留」，如熬稻粟，令米⿰黍飛花，名曰波勢是也。「加美良」者，韮之古名。椒子熟則鏬坼⿰黍飛花，而核出，其皮味辛辣與韮比，故名「波之加美良」，省云「波之加美」也。神武天皇御歌所云「宇惠之波士加美、久知比比久」即謂「椒」也。又「鯢魚」訓「波之加美宇乎」者，以是魚有椒氣也，是可以證。單言「波之加美」者之爲「椒」也。後薑自唐國至，其辛與椒相埒，故名「久禮乃波之加美」，即吳椒之義。是菜爲人家常用，遂專「波之加美」之名，不復呼「久禮」之名，於是別呼椒爲「奈留波之加美」，又爲「不佐波之加美」。其云「奈留」者，謂結實也。云「不佐」者，爲房離離之謂也。本居氏以神武天皇御歌「波之加美」爲薑者，未攷。皇國古無此菜也。』此說可從。但「波之加美」名義未妥，竊謂「波之加美」者，「波世阿加美」之急言，即爲罅裂赤實之義，「世阿」之反爲之，故曰「波之加美」也。今但州淺倉所出者，名「淺倉川椒」。其葉頗大，無鍼刺，粒比乾秦椒粗大。其莢外赤裏白，香味共烈，不可入食用。但入藥用，與秦椒專入食用不同也。又陸機《詩疏》云：「今成皐諸山間有椒，謂之竹葉椒，其樹亦如蜀椒，少毒熱，不中和藥也，可著飲食中。又用烝雞豚最佳香。」今俗呼「不由佐牟志也宇」，又「止岐波佐牟志也宇」者是也。山中時有自生者，小者高數尺，大者至丈餘，其長大綠厚，五、七葉相簇爲一葉，與椒葉大異，樹葉共有刺，刺形扁而大，夏月結實，味辛而微臭。葉經冬不落，亦椒一種爾。陸《疏》又云：「東海諸島亦有椒樹，枝葉皆相似，子長而不圓，甚香，其味似橘皮。島上獐鹿食此椒葉，其肉自然作椒橘香。」此物即是土州方言呼柚山椒是也。四月採嫩實，加笋羹食，自有柚氣云，正是此。

味辛，溫。

黑字云：「大熱，有毒。」《藥性論》云：「使，畏雄黃。又名陸撥。有小毒。」《食療》云：「溫，粒大者又云椒。溫辛，有毒。」《藥性論》云：「椒目，使，味苦辛，有小毒。」蘇云：「椒目，味苦寒，無毒。」日云：「漢椒，又云椒葉，熱，無毒。雷公云：一名南椒。」

生山谷。

黑字云：「生武都川谷及巴郡。」陶云：「出蜀郡北部，人家種之。江陽晉原及建平間亦有，不如巴郡。」《圖經》云：「今歸峽及蜀川陝洛間，人家多作園圃種之。江淮及北土皆有之，但不及蜀中者。」

治邪氣欬逆溫中。

黑字云：「五藏六府寒冷，傷寒溫瘧，大風汗不出，心腹留飲，宿食腸澼，下痢洩精，女子字乳餘疾，散風邪瘕結，水腫黄疸，鬼注蠱毒，煞蟲魚毒（《醫心》下「毒」字無）。」《藥性論》云：「虚損留結，破血，下諸石水，能治嗽，主腹内冷而痛。」日云：「破癥結，開胃。治天行時氣温疾，産後宿血。治心腹氣，壯陽，療陰汗。」《食療》云：「主風邪腹痛痺寒温中。」

立之案：此物辛温尤烈，其治以温中下氣爲專功，端的奏效，非可長服物。

逐骨節皮膚死肌，寒濕痹痛，下氣。

《藥性論》云：「能治冷風頑頭風下淚，腰腳不遂。」日云：「暖腰膝，縮小便。」《食療》云：「久風濕痺。」

立之案：辛香之烈有此奇功，香氣無所不到，故能入骨節間。辛味無所不徹，故能散久冷濕痺。

久服之頭不白，輕身增年。

黑字云：「開腠理，通血脈，堅齒髪，調關節，耐寒暑。可作膏藥，多食令人乏氣，口閉者煞人。」《食療》云：「滅瘢，生毛髪，通神去老，益血利五藏。」○《范子計然》云：「蜀椒出武都。赤色者善。秦椒出隴西天水，細者善。」（《御覽》九百五十八引）

莽草，

黑字云：「五月採葉，陰乾。」陶云：「葉青新烈者良。人用擣以和米，内水中，魚吞即死，浮出，人取食之無妨。」莽字亦有作菵者，呼爲网音。」《嘉祐》云：『《爾雅》云：「葞，春草。」釋曰：「藥草也。今俗呼爲菵草。」郭云「一名芒草」者，所見本異也。』（郭云：一名芒草。《本草》云。）

立之案：《本草和名》訓「之岐美乃木」，蓋「之岐美」者，鬮也。此物本質堅硬，可爲鬮材，故名。與「石南草」訓「止比良乃岐」同例。郝懿行曰：「莽草，字亦作菵。」《御覽》引《萬畢術》云：「莽草浮魚。」《中山經》云：「朝歌之山有草，名曰莽草，可以毒魚。」是皆陶注所本。今毒魚用水莽草，葉如柳葉而微紫，似水蓼而光澤。郭云：「一名芒草」者，《中山經》：「葌山有芒草，可以毒魚。」芒與菵聲近。芒、莽、葞又俱一聲之轉。此說可從。

又案：《廣韻》：「菵，菵草。」竊謂古唯作网草，後加艸作菵。蓋此物葉莖可以毒魚，與网罟同，故名。《說文》：「网，庖羲氏所結繩以田以漁也。」《御覽》引《世本》云：「芒作網。」（注：）「宋衷曰：芒，庖羲臣。八百三十四」《廣韻》「网」字下云《世本》曰：「庖羲臣芒所作，五經文字作罔，俗作冈：三十六·養」因攷本是「芒」，所作故曰芒。後作象形「网」字，爲网罟字。《山海經》及郭所引《本草》作芒草者，偶存古字也。其作「莽葞」者，俱是「菵」之假借字。其云春草者，三月開蠟黃花之義。

又案：《爾雅》入「釋草」，《本經》入「木部」，且名茵草，是上古草木渾言不分之證也。

又案：《說文》：「蓺，毒艸也。」「蓩，卷耳也。」蓋蓩與莽、菵、葞音通，則蓺爲莽艸字，蓩爲或體。「卷耳也」三字，恐是「春草弭也」之誤寫壞破者乎，錄以存疑。

味辛，溫。

黑字云：「苦，有毒。」《藥性論》云：「臣。」《衍義》云：「乾則縐，揉之其臭如椒。」

生山谷。

黑字云：「生上谷山谷及宛句。」陶云：「今東間處處皆有。」《圖經》云：「今南中州郡及蜀川皆有之。」慧琳《藏經音義》云：「出幽州。」

治風頭，

黑字云：「療喉痹不通，頭風癢，可用沐，勿近目。」《藥性論》云：「主頭瘡白禿。」日云：「風蚛牙痛喉痹，亦濃煎汁含，後淨漱口。」

癰腫，乳癰，

《藥性論》云：「能治風疽，與白斂、赤小豆爲末，雞子白調如糊，熁毒腫，乾即更易上。」《肘後方》：「治癰瘡未潰，菵草末、雞子白塗紙，厚貼上，燥復易，得痛良。」

疝瘕，除結氣。

黑字云：「乳難。」《藥性論》云：「疝氣腫墜凝血，治瘰癧，除濕風，不入湯服。」

疥瘙蟲疽瘡。

日云：「皮膚麻痺，並濃煎湯淋。」《藥性論》云：「能治風疽，除濕風。」《千金翼》卷廿四·疥癬第八云：「論云：瘑瘡疥癬之病，皆有諸蟲，若不速差，三年不差，便爲惡疾。何者，諸蟲族類極盛，藥不能當，所以須防之，不可輕也。」

殺蟲魚。

《藥性論》云：「殺蟲。」《肘後方》：「風齒疼頰腫，用五兩，水一斗，煮取五升，熱含漱，吐之，一日盡。」（《外臺》引《集驗》療風齒疼腫悶。即同方）

立之案：此物殺魚，故名菵草。說已見前。又有殺蟲之功，治齒痛，亦取殺蟲之義。《周禮》：「翦氏掌除蠹物，以莽草薰之。」注：「蠹物穿食人器物者，蠹魚亦是也。莽草，藥物殺蟲者，以熏之則死。」其作「莽草」者，與《本草經》合，殺蟲之功亦相符。○《御覽》引《本草經》云：「莽草，味辛，溫。生山谷。治風頭癰乳，疝瘕結氣，疥瘙疽瘡，生還谷。（九百六十三）」《吳氏本草經》云：「莽，一名春草。神農：辛。雷公、桐君：苦，有毒。生上谷山中或宛句，五月採，治風。（同上）」

郁核，政和本作郁李仁，大全本「仁」作「人」。《醫心方》作郁子，今據《新修本草》《太平御覽》正。黑字云：「五月、六月採根。」陶云：「其子熟，赤色，亦可噉之。」《蜀本》云：「甚甘香，有少澀味也。」又《圖經》云：「樹高五六尺，葉花及樹立似大李，惟子小若櫻桃，甘酸。」

立之案：《爾雅》：「唐棣，栘。」「常棣，棣。」《說文》：「栘，棠棣也。」「棣，白棣也。」段玉裁云：「蓋謂其花赤者爲唐棣，花白者爲棣，一類而錯舉，故許云：栘，棠棣也。棣，白棣也。改唐爲棠，改常爲白，以棠對白，則棠爲赤可知。」又曰：「《小雅傳》曰：常棣，棣也。《秦風傳》曰：棣，唐棣也。常與唐同字可證矣。渾言之則白棣亦呼唐棣也。」此說可從。又《文選·甘泉賦》注引《爾雅》，正作「棠棣，栘也」。《類聚》引《詩》：「何彼穠矣，棠棣之華。」共據古本也。竊謂「棣」爲正名，而「棣」之緩言爲「唐棣」，栘、郁古今字，古稱栘，後世入入聲，用「薁」「郁」等字，不知「栘」字爲何物。故郭璞誤爲「夫栘」，爾後因循，無正其誤者。《論語疏》引舍人曰：「唐棣一名栘。」又引陸機云：「唐棣，奥李也。一名雀李，亦曰車下李，所在山皆有。其華或白或赤，六月中熟，大如李子，可食。」《御覽》欝條引《周書》曰：「夏食欝（棣也）。」又引《詩義疏》曰：「其樹高五六尺，其實大如李，正赤，食之甜。」又引《魏王花木志》曰：「欝薁，樹高五六尺，實大如李赤色，食之甘。」又引《廣雅》曰：「一名雀李，又名車下李，又名郁李，亦名棣，亦名薁李子。《毛詩·七月》食欝及薁。即郁李也。一名棣也。」（《齊民要術》亦引《廣雅》「子」字無，「即」以下無）又引司馬相如《上林賦》曰：「隱夫欝棣。」又引潘岳《閑居賦》曰：「梅杏薁棣之屬。」又引曹毗《魏都賦》曰：「若留郁棣。（九百七十四）」《毛傳》云：「鬱，棣屬。薁，蘡薁也。」《正義》曰：「欝棣屬者，是唐棣之類屬也。」劉稹《毛詩義問》云：「其樹高五六尺，其實大如李，正赤，食之甜。」（與《御覽》引《詩義疏》文同）《本草》云：「鬱，一名雀李，一名車下李，一名棣。生高山川谷，或平田中。五月時實。」言「一名棣」，則與「棣」相類，故云棣屬。「蘡薁」者，亦是鬱類而小別耳。《晉宮閣銘》云：「華林園中，有車下李三百一十四株，薁李一株。」車下李即欝，薁李即薁。二者相類而同時熟，故言欝薁也。《御覽》引《廣志》曰：「燕薁，似梨早熟。九百七十四」一因攷《詩》所云欝薁，即爲一類二種。《本草》渾言之，蓋依同效也。《廣雅》云：「山李，殹某。殹李，鬱也。」亦渾言之，若析言之，則欝也，雀李也，雀梅也，車下李也，常棣也，棣也，並爲一物。而《本草》郁李是也。郝懿行曰：「雀李，今東齊人呼爲策李，順天人呼爲側李，側、策、雀亦聲相轉也。其樹高二三尺，華葉實共如李而形小爾。其實正赤，甘酸微澀，寡於肉而豐於核。今藥中郁李用此，即此今俗呼庭梅者，其樹矮小，實亦小，故有車下李、雀李之名耳。而薁也，移也，郁也，共爲一物。而薁之緩呼爲燕薁。」又曰：「蘡薁，又作櫻薁。」《廣雅》云：「燕薁，蘡舌也。」《要術》引作「櫻薁也」。蓋謂「蘡舌」之反爲欝也。遂與蔓草之「蘡薁」相混，不可不辨耳。郝懿行曰「唐棣花白」，即今「小桃白」也。其樹高七八尺，華、葉俱似常棣。其華初開反背，終乃合并，《詩》所謂「偏其反而」者也。但其樹皮色紫赤，今俗呼「庭櫻」者，蓋是比庭梅則長大。《山海經》云：「大室山有木，葉狀如梨而赤理，其名曰栯木，服者不妒。」黑字云：「雀梅，味酸寒有毒，主蝕惡瘡，一名千雀，生海水谷間。葉如李，實如麥李。」共可以證也。郝懿行又曰：「今赤棣尤多，白棣殊少，人俱呼爲山櫻桃。小於櫻桃而多毛，味酢不美。」《閑居賦》云：「梅杏郁棣之屬。」李善注：「棣，山櫻桃也。」是郝氏目擊所說，爲可據。《上林賦》「鬱棣」。《史記》徐廣曰：「鬱，一作薁。」郭璞曰：「鬱，車下李也。棣實似櫻桃。」《漢書》作「薁棣」。師古曰：「薁，即今之郁李。棣，今之山櫻桃。」然則欝、薁互相通稱。而赤棣爲欝赤實，白棣爲薁白實。白棣甚少，赤棣多有，所以《晉宮閣》有「車下李三百一十四株赤棣，薁李一株白棣也」。分別宜如此，而藥食共無別也。郝云：「奥、郁聲同，奥、鬱聲轉。」可從。

又案：黑字木下有「嬰桃，味辛，平，無毒。實大如麥據黑字「雀梅」條，則麥下脱「李」字，多毛。四月採，陰乾」。陶云：「此非今菓實櫻桃，形乃相似，而實乖異，山間乃時有，方藥亦不復用耳之。」所謂山櫻桃，即是此物。又《醫心》食治門山櫻桃條引《七卷經》云：「此有二種，一者白櫻子，春早所榮，花白味苦，食令人頭痛也。一者黑櫻子，花紅白，味甜美也。伯濟人爲良菓，皆云山果美者，唯黑櫻子。」所云白櫻即白棣，黑櫻即赤棣，可知也。而赤棣多有，白棣甚少。則白棣者，《詩》所云薁。《晉宫閣》名所云「薁李」，而黑字「嬰桃」。《七卷經》「白櫻子」，陸機云「白棣」即是也。

又案：核即覈俗字。《説文》：「覈，實也。」又骨下云：「肉之覈也。」蔡邕注《典引》云：「有骨曰覈。」《周禮》「其植物宜覈物」注：「核物，李梅之屬。」《詩·小雅》：「賓之初筵，殽核維旅。」《傳》：「核，加籩也。」《典引》引經傳共作覈，不誤。《蜀都賦》引作槅，假借字也。《周禮》經作覈，注作核。漢人已用核不用覈之證也。《爾雅·釋木》「桃李醜核」郭注云：「子中有核人。」《曲禮》云：「賜果於君前，其有核者懷其核。」《玉藻》云：「食棗桃李，弗致於核。」《初學記》引孫炎曰：「桃李之類，實皆有核。」並皆用俗字。

又案：凡白花者必白實，赤花者必赤實。赤棣、白棣亦然。

一名爵李，

黑字云：「一名車下李，一名棣。」《本草和名》云：「棣，仁諝音：提討反，車下李也。」又引《食經》云：「一名欝棣。」《廣雅》云：「山李，爵某。爵李，欝也。」

立之案：此物酸苦，似李又似梅，故有此諸名也。

味酸，平。

黑字云：「無毒。」《蜀本》云：「甚甘香，有少澀味。」又《圖經》云：「甘酸。」《藥性論》云：「郁李仁，臣，味苦辛。」日云：「根涼，無毒。」《醫心》引崔禹云：「味酸冷，未熟者有毒，食之發狂。熟者食之益人。」又引《七卷經》云：「白櫻子味苦，黑櫻子味甜美也。」

立之案：味酸平，謂實味也。味苦辛，謂仁味也。蓋苦辛之味專利水道，亦是苦泄辛散之義。

生川谷。

黑字云：「生高山、川谷及丘陵上。」陶云：「山野處處有。」郭璞注《爾雅》「常棣，棣」云：「今山中有棣樹。」陸機云：「白棣，今宮園種之。赤棣，關西天水隴西多有之。」《圖經》云：「《本經》不載所出州土，但云生高山、川谷及丘陵上，今處處有之。」《衍義》云：「陝西甚多。」

立之案：黑字「丘陵上」，《詩正義》引作「平田中」。

治大腹水腫，面目四肢浮腫，利小便水道。

《藥性論》云：「能治腸中結氣，關格不通。」日云：「郁李仁，通泄五藏膀胱急痛，宣腰胯冷膿，消宿食，下氣。」韋宙《獨行方》：「療腳氣浮腫，心腹滿，大小便不通，氣急喘息者，以郁李仁十二分，擣碎，水研取汁。薏苡仁擣碎如粟米，取三合，以汁煮米作粥，空腹飡之佳。」（《圖經》引）《千金》：「治水腫利小便方，郁李仁末、麪各一升，右二味，和作餅子七枚，燒熟，空腹熱食四枚，不知，更加一枚。不知，加之，至七枚。」

立之案：郁核利水，與桃核破血相類而少異。桃核以通閉消堅爲專，郁核以破結下氣爲主。宜斟酌用之。

根，治齒斷腫，齲齒，堅齒。

黑字云：「去白蟲。」《藥性論》云：「根治齒痛，宣結氣，破結聚。」日云：「根涼，無毒。治小兒熱發，作湯浴。風蚛牙，濃煎含之。」《外臺》引：「張文仲療齲齒方，以郁李根白皮，切，水煮濃汁含之，冷易之，當吐蟲出。」

鼠李，

黑字云：「一名牛李，一名鼠梓，一名椑。生田野，採無時。」陶云：「此條又附見，今亦在副品限也。」蘇云：「此藥一名趙李，一名皂李，一名烏槎。」《圖經》云：「即烏巢子也。今蜀川多有之。枝葉如李子，實若五味子，色瑿黑，其汁紫色，味甘苦，實熟時採，日乾，九蒸，酒漬服，能下血。其皮採無時。」《衍義》云：「鼠李，即牛李子也。木高七、八尺，葉如李，但狹而不澤，子於條上四邊生，熟則紫黑色，生則青，葉至秋則落，子（原「落子」乙，今意改）尚在枝，是處皆有，故不言所出處，今關陝及湖南、江南北甚多，木皮與子兩用。」

立之案：《本草和名》訓「須毛毛乃岐」，是李名而非鼠李也。鼠李，俗呼「久呂宇女毛止岐」者是也。山中淺處多有之，小木高五六尺，枝葉繁茂如小檗，葉楕長六七分許，有細齒，枝葉共對生。夏月每葉間開小花，結圓實，小於南天燭子。熟則黑色，今駒場、目黑、代代木邊多有之。

治寒熱瘰癧瘡。

黑字云：「皮，味苦，微寒，無毒。主除身皮熱毒。」蘇云：「皮，主諸瘡寒熱毒痹。子，主牛馬六畜瘡中蟲，或生擣薄之，或和脂塗，皆效。子味苦，採取，日乾，九蒸，酒漬，服三合，日二，能下血及碎肉，除疝瘕積冷氣，大良。皮子俱有小毒。」日云：「味苦涼，微毒。治水腫。皮，主風痺。」《食療》云：「微寒，主腹脹滿。其根有毒，煮濃汁含之，治䘌齒並疳蟲，蝕人脊骨者，可煮濃汁灌之，良。其肉主脹滿穀脹，和麨作餅子，空心食之，少時當瀉。其煮根汁亦空心服一盞，治脊骨疳。」《圖經》引劉禹錫《傳信方》云：「主大人口中疳瘡并發背，萬不失一。用山李子根，亦名牛李子，薔薇根，野外者佳，各細切五升，以水五大斗，煎至半日已來，汁濃即於銀銅器中盛之，重湯煎至一二升，看稍稠，即於甆瓶子中盛，少少温含咽之，必差。忌醬醋油膩熱麨，大約不宜食肉。如患發背，重湯煎，令極稠，和如膏，以帛塗之瘡上，神效。襄陽軍事柳岸妻竇氏患口疳十五年，齒盡落，齗亦斷壞，不可近，用此方遂差。」○《御覽》引《本草經》云：「郁核，一名爵李。（九百九十三）」又引《吳氏本草》云：「郁核，一名雀李，一名車下李，一名棣。（九百七十三）」又引《吳氏本草》云：「鼠李，一名牛李。（九百九十一）」

巴豆，

黑字云：「八月採實，乾之，用去心、皮，芫花爲之使，惡蘘草，畏大黄、黄連、梨蘆。」《藥性論》云：「中其毒，用黄連汁、大豆汁解之。忌蘆笋、醬、豉、冷水，得火良。」陶云：「出巴郡。似大豆，最能利人。新者佳，用之皆去心、皮乃秤。又熬令黄黑，別擣如膏，乃合和丸散耳。」蘇云：「樹高丈餘，葉似櫻桃葉，頭微赤（赤《新修》作尖），十二月葉漸彫，至四月落盡，五月葉漸生，七月花，八月結實，九月成，十月採。其子三枚共蔕，各有殼裹。」陳云：「生南方。樹大如圍，極高，不啻一丈也。」《圖經》云：「四月新葉齊生，即花發成穗，微黄色。五、六月結實作房，生青，至八月熟而黄，類白豆蔻，漸漸自落，即收之。一房有三瓣，一瓣有實一粒，一房共實三粒也。戎州出者，殼上有縱文，隱起如線，一道至兩三道。彼土人呼爲金線巴豆，最爲上等，它處亦稀有。」

《本草和名》云：「唐。」

立之案：近來薩摩傳彼種，甚蕃殖，其子新青，藥用尤佳。江戶槖駝家亦傳薩種，培養得法，則時有結實者。

一名巴椒。

立之案：《廣雅》：「巴尗，巴豆也。」（《御覽》引尗作叔）《御覽》引《本草經》作「一名巴菽」。又引《范氏計然》《吳氏本草經》並同。《淮南·說林訓》、左思《蜀都賦》《華陽國志》亦作巴菽，然則今本白字作巴椒者，淺人所改也。椷齋翁云，巴椒之椒，式竹反。案：巴豆出巴郡，其子如豆，故名巴豆，又名巴菽。後人從木作椒，遂與蜀椒、蔓椒字混同。

味辛，溫。

黑字云：「生溫熟寒，有大毒。」《藥性論》云：「巴豆，使。」《御覽》引《吳氏本草經》云：「神農、岐伯、桐君：辛，有毒。黃帝：甘，有毒。李氏：生溫熟寒。」

生川谷。

黑字云：「生巴郡川谷。」蘇云：「出眉州、嘉州者良。」陳云：「生南方。」《圖經》云：「今嘉、眉、戎州皆有之。」《御覽》引《蜀志》曰：「犍爲南安縣出巴豆。（九百九十三）」盛弘之《荊州記》曰：「朐䏰縣有巴子城，地多巴豆。（同上）」《廣志》曰：「犍爲僰道縣出巴豆。（同上）」《范子計然》曰：「巴菽出巴郡。」

治傷寒溫瘧寒熱。

立之案：疫瘧共邪挾寒飲不能發越，其證似陰者，與諸熱藥相合而用之，得一下則寒飲誘邪而瀉下，亦得表發之勢。此治後世無用之者，故其法僅存，今提於左，以備參攷。《傷寒論·太陽下》云：「寒實結胸，無熱證者，白散亦可服。桔梗三分，巴豆一分，去皮心，熬黑，研如脂。貝母三分，三味擣篩，以白飲和服。

病在膈上則吐，在膈下則利。」《外臺》引：「范汪療傷寒勑色，頭痛頸強，賊風走風，黄膏方。大黄、附子、細辛、乾薑、蜀椒、桂心、巴豆七味，以淳苦酒漬藥一宿，以臘月猪脂一斤煎之。傷寒勑色發熱，酒服，如梧桐子許。又以摩身數百遍。」又引：「深師駃豉丸，療傷寒留飲宿食不消，一名續命丸方。黄連、大黄、梔子人、黄芩、豉、甘遂、麻黄、芒消、巴豆九味，擣篩，白蜜和丸如梧子，服三丸，以吐下爲度。」又引《延年》：「療天行熱病，七八日成黄，面目身體悉黄，心滿喘氣麤氣急者，茵蔯丸方。茵蔯、大黄、梔子人、黄芩、鼈甲、常山、芒消、巴豆、升麻、豉十味，擣篩，蜜和如梧子大，飲服三丸，以得吐利則差。」又引《古今錄驗》：「八毒大黄丸，療天行病，三四日身熱目赤，四肢不舉，產乳後傷寒，舌黄白，狂言妄語。亦療溫病已後，飛尸遁尸，心腹痛，膈上下不通，澼飲積聚，癰腫苦痛，溫中，摩痛，上諸毒病方。藜蘆、大黄、朱砂、蜀椒、雄黄、巴豆、桂心七味，蜜丸如麻子大，飲服三丸，當下，不差，更服。」又：「牽馬丸，療天行病，四五日，下部生瘡，醫所不能療者方。附子、藜蘆、桂心、巴豆四味，擣篩，蜜丸如梧桐子，空腹服二丸。熱在膈上不下，飲半升熱飲，投吐之後下，下部瘡自差，神良。」又引《古今錄驗》：「療熱病復，大黄丸。大黄、巴豆、消石、桂心、乾薑五味，蜜丸。」又引《刪繁》：「療胃府瘧者，令人善飢，而不能食，四肢脹滿，氣喘，藜蘆丸方。藜蘆、皂莢、常山、巴豆、牛膝，五味蜜丸如小豆，且服一丸，未發前一丸，正發一丸，一日勿食飲。」並邪迫寒飲，相化爲實，其陽氣猶持，故得一峻利，則表裏内外氣通而愈。

破癥瘕結堅積聚，留飲淡癖，大腹水脹。

《藥性論》云：「能主破心腹積聚結氣，治十種水腫痿痹大腹，能落胎。」日云：「通宣一切病，泄壅滯，消痰破血，排膿消腫毒。」陳云：「巴豆，主癥癖痃氣，痞滿，腹内積聚，冷氣血塊，宿食不消，痰飲吐水。取青黑大者，每日空腹服一枚，去殼，勿令白膜破，乃作兩片，并四邊不得有損缺，吞之以飲壓令下，少間腹内熱如火，痢出惡物，雖痢不虚。若久服亦不痢，白膜破者棄之。」《千金》：「紫丸，治小兒變蒸，發熱不解，并挾傷寒溫壯汗後熱不歇，及腹中有痰癖，哺乳不進，乳則吐哯，食癎，先寒後熱者方。代赭、赤石脂各一兩，巴豆三十枚，杏人五十枚。右四味末之，巴豆、杏人別研爲膏，相和，更擣二千杵，當自相得。若硬，入少蜜同擣之，蜜器中收。」《醫心方》廿五引《葛氏方》文異《外臺》引：「《廣濟》療癖結心下硬痛，巴豆丸方。巴豆三枚，去皮心，熬。杏人七枚，去尖皮，熬。大黄如雞子大，右三味，擣篩大黄，取巴豆、杏人別搗如膏，和大黄，入蜜和丸。」《御覽》引《晉書》云：「賈后使太醫令程據合巴豆杏子丸，矯詔使黄門孫慮齎至許昌，以害太子。」九百九十三《千金方》：「張仲景三物備急丸，司空裴秀爲散用，治心腹諸卒暴百病方。大黄、乾薑、巴豆各等分，別研巴豆如脂，内散中，合擣千杵，即爾用之，爲散亦好。」

立之案：蘭軒先生有《淡飲攷》，其略曰：淡即澹之假借。《說文》：「澹，水搖也。」《金匱》云：「水走腸間，瀝瀝有聲者，即水搖之狀也。」澹、淡古多通用，而痰用澹字絶少，但《醫心方》引《小品》白微湯，治寒食藥發胸中澹。又引《效驗方》云：斷鬲丸，治胸鬲間有澹水。並是淡、痰之正字。凡醫書多用字畫稀疏而易寫者，「恬憺」作「惔」，「五穀」作「谷」，「樸消」作「朴」，「虋冬」作「門」之類是也。故澹亦作淡，漸相承用，唯以爲津液爲病之總稱，而不曉水搖之義。《病源》以痰飲、流飲爲二條，《千金》亦襲此說，而本義益掩。隋唐時既已如此，況後乎。先生此說實千古卓見，無復異論。因攷「痰」字，蓋唐以上無有，至宋板改「淡」作「痰」，亦有時作「淡」者，偶漏校改耳。

蕩練五臟六府，開通閉塞，利水穀道。

黑字云：「女子月閉，爛胎，金創膿血，不利丈夫陰。」《千金》：「治喉痺方。巴豆去皮，鍼線穿，咽入牽出。」

去惡肉。

黑字云：「可練餌之，益血脈，令人色好。」日云：「治惡瘡息肉及疥癩丁腫。」《千金翼》：「治小兒身腫，並手足腫兼癮瘮。巴豆五十枚，去皮心，以水二升，煎取一升，用綿於湯中，隨手拭之。」

除鬼蠱毒注邪物。

《千金方》：「耆婆萬病丸，治一切蠱毒方。治鬼注飛尸，大麝香丸、小麝香丸、大金牙散，並用巴豆。卷第二十」

立之案：鬼蠱毒注者，即鬼注蠱毒，亦是一種倒草法，而與頭項強痛同文例。「衛矛」條云「鬼毒蠱注」亦同義。「戎鹽」條云「去毒蠱」，亦略言耳。「物」解見「雄黃」下。

殺蟲魚。

黑字云：「殺班猫毒。」《藥性論》云：「殺班猫蛇虺毒。」日云：「殺腹藏蟲，初虞世方，治藥毒祕效，巴豆去皮，不出油，馬牙消等分，合研成膏，冷水化一彈子許，服差。」〇《御覽》引《本草經》云：「巴豆，一名巴菽，味辛溫，生川谷。主治溫瘧傷寒熱，破癖瘕結堅，通六府，去惡肉，除鬼毒邪注，殺蟲。生巴郡。九百九十三」又引《吳氏本草經》曰：「巴豆，一名菽。神農、歧伯、桐君：辛，有毒。黃帝：甘，有毒。李氏：生溫熟寒，葉如大豆，八月採。同上」

甘遂，

黑字云：「二月採根，陰乾。瓜蔕爲之使，惡遠志，反甘草。」蘇云：「眞甘遂苗似澤漆，皆以皮赤肉白作連珠，實重者良。」《圖經》云：「苗似澤漆，莖短小而葉有汁，根皮赤肉白作連珠。」日云：「形似和皮甘草，節節切之。」

立之案：《本草和名》訓「爾波曾」，又訓「爾比曾」。「爾波」者，丹葉也。「曾」者，曾多通、曾呂不、曾比衣留之類，皆一語。而謂此物初生紅芽，簇簇可愛也。「爾比曾」者，一音之轉耳。金・成無已注《傷寒論》大陷胸湯條云：「夫間有遂以通水也。甘遂若夫間之遂，其氣可以直達透結。」清・汪琥《傷寒辨注》云：「案甘遂若夫間之遂。攷《周禮》凡治野，夫間有遂。注云：自一夫至千夫之田，爲遂溝洫澮，所以通水於川遂者。通者，通水之道也。廣深各二尺曰遂，則是甘遂乃通水之要藥。」並爲可從。《吳氏本草》曰：「一名甘澤。」《御覽》引原作「日澤」，今因黑字「甘藁」例正「澤」亦與「遂」同，通水之義。其味甘黑字，故名曰甘遂、甘澤也。

一名主田。

立之案：此物利水尤峻，如夫間之遂，則蓋古原唯名遂，以味甘，俗名甘遂。因之曰「一名主田」也。遂水快通，則田苗方茂，宿飲快利，則脾土方盛之謂也。《本草和名》引《釋藥性》：「一名畜。」畜即「主田」之訛字。

味苦，寒。

黑字云：「甘，大寒，有毒。」《藥性論》云：「京甘遂，味苦。」《御覽》引《吳氏》曰：「神農、桐君：苦，有毒。岐伯、雷公：有毒「公」下恐脫「甘」字。」

立之案：凡辛苦物乾則變甘味，往往而然。此白字云「苦」，黑字云「甘」，亦此例。此物味甘而辛醶，戟咽喉，故謂之苦。大戟、澤漆、虎掌並云「味苦」，可以證矣。白字味皆爲生，每條皆爾，故與黑字多不同。

生川谷。

黑字云：「生中山川谷。」陶云：「中山在代郡先第一，本出太山江東。比來用京口者，大不相似。」

《藥性論》云：「京甘遂。」日云：「京西者上，汴滄吳者次。」《圖經》云：「今陝西、江東亦有之。」《御覽》引《建康記》曰：「建康出甘遂。」又引《范子計然》曰：「甘遂出三輔。」

治大腹疝瘕，腹滿，面目浮腫，留飲宿食，破癥堅積聚，利水穀道。

黑字云：「下五水，散膀胱留熱，皮中痞熱，氣腫滿。」《藥性論》云：「能瀉十二腫水疾，能治心腹堅滿，下水，去痰水，主皮肌浮腫。」

立之案：巴豆，白字主治大抵與甘遂同，但有寒熱虛實之分耳。《傷寒論》：「寒實結胸，用白散。小結胸，用小陷胸湯。」因攷，則熱實結胸，用大陷胸湯，不言而自明矣。白散以巴豆爲主，大陷胸湯以甘遂爲主。其方意明白，乃與本經符。○《御覽》引《本草經》曰：「甘遂，味苦，寒。生川谷。治大腹疝瘕脹滿，面目浮腫，除留飲宿食。出中山。九百九十三」又引《吳氏本草經》云：「甘遂，一名主田，一名日澤，一名重澤，一名鬼醜，一名陵藁，一名甘藁，一名苦澤。神農、桐君：苦，有毒。歧伯、雷公：有毒。須二月、八月採。同上」

亭歷， 原作「葶藶」，俗字。今據《醫心方》《本草和名》《和名鈔》正。黑字云：「立夏後採實，陰乾。得酒良。榆皮爲之使。惡強蠶、石龍芮。」陶云：「母則公薺，子細黄至苦，用之當熬。」《蜀本》云：「苗似薺苨，春末生。高三二尺，花黄，角生子黄細。五月熟，採子暴乾。」《圖經》云：「初春生苗葉，高六七寸，有似薺。根白，枝莖俱青。三月開花微黄，結角，子扁小如黍粒，微長黄色。立夏後採實，暴乾。《月令》孟春之月靡草死。許慎、鄭康成注皆云：靡草薺，葶藶之屬是也。至夏則枯死，故此時採之。」又云：「崔知悌方云云。其葶藶單莖向上，葉端出角，角麁且短。又有一種苟芥草，葉近根下，作奇生，角細長，取時必須分別。」今本《外臺》卷十二六ヲ引崔氏「出」作「而」，「奇」作「歧」，「取」作「採」

立之案： 《爾雅》「蕇，亭歷」郭云：「實葉皆似芥，一名狗薺。」《廣雅》云。《釋文》云：「今江東人呼爲公薺。」郝懿行云：「公薺，亦即狗薺。聲之轉也。」今驗亭歷實葉皆似芥。蘇頌《圖經》云「似薺」，非也。形頗類蒿而小，多生麥田，故俗呼「麥裏蒿」。三月開黄花，結角，子亦細黄，味苦。《廣雅》云：「狗薺、大室，葶藶也。」《爾雅釋文》云：「亭歷，或作葶藶。」而引《廣雅》作「葶藶」，然則陸氏所見《廣雅》作「葶藶」可知也。王引之曰：「蓋菥蓂、葶藶，皆薺之類，故菥蓂謂之大薺，葶藶謂之狗薺，或謂之公薺。」又曰：「《月令》孟春之月靡草死。」鄭注引舊說云：「靡草、薺，亭歷之屬。」《正義》云：「以其枝葉靡細，故云靡草也。」案：《呂氏春秋・任地篇》「孟夏之昔殺三葉」高誘注云：「三葉，薺、亭歷、菥蓂也。是月之季枯死。」《淮南・天文訓》云：「五月爲小刑，薺麥亭歷枯。」或云孟夏之季，或云五月者，孟夏之季與五月相屬耳。

立之竊謂：蕇爲正名。《爾雅》《說文》共云：「蕇，亭歷也。」則「亭歷」之急呼爲適，云蕇、云適，共一聲之轉也。此物能利水道，故名。適，即滴假借。《說文》：「滴，水注也。」又「瀝浚也。」「一曰水下滴瀝。」則「滴瀝」爲古語，「丁歷」「亭歷」共爲「滴瀝」之假字。而「滴瀝」者，即滴，爲水下之義。「亭歷」有大利水之功，故又名「大適」，亦曰「大室」，與大戟、大黄、大札、大蕺同例。說見於上卷「茺蔚子」下。

又案：陶以後諸家所說「苦葶藶」者，絶無舶來，亦無國産。余近見日光中禪寺所出一種草，其狀似芥，莖葉共綠色光澤，花黄，莢細，中有子，尤細小。其莖葉莢子共苦，土俗呼「中禪寺菜」，此物蓋是眞苦亭歷，唯恨人不知。宜採此種蒔諸州，蕃殖以供藥用也。《本草和名》訓「波末多加奈」，又「阿之奈都奈」，又「波末世利」。《延喜式》訓「波末加良之」，共是似同物，宜搜索諸州海濱，得類中禪寺菜而苦味者，蓋有之，吾未見之也。

又案：崔氏所云「亭歷」者，今俗呼「久牟波以奈都奈」是也。又所云「苟芥草」者，今俗呼「以奴奈都奈」者是也。

又案：《蜀本圖經》所云「苗似薺苨」者，「苨」字恐衍。

一名大室，

立之案：《韻鏡》室、鏑爲舌清同位。亦可徵室、適通用。說已見於前。

一名大適。

說見於前。

味辛，寒。

黑字云：「苦，大寒，無毒。」陶云：「至苦。」《藥性論》云：「亭歷，臣，味酸，有小毒。」雷公云：「苦亭歷子，入頂苦。」《衍義》云：「亭歷用子。子之味有甜苦兩等，其形則一也。《經》既言味辛苦，即甜者不復更入藥也。大概治體皆以行水走泄爲用，故曰久服令人虛。蓋取苦泄之義，其理甚明。《藥性論》所說盡矣，不當言味酸。」

立之案：《韓非子·難勢篇》云：「味非飴蜜也，必苦菜，亭歷也。」據此攷之，「辛苦亭歷」之說爲最古，然白字不云苦而云辛，則原是芥菜之一種，野生似芥者。《本草和名》所云「波末多加奈」，《延喜式》所云「波末加良之」，共是唐人傳來，目驗實物而所得之名，則宜遍攬海邊而得眞辛亭歷也。

生平澤。

黑字云：「生藁城平澤及田野。」陶云：「出彭城者最勝，今近道亦有。」《圖經》云：「今京東、陝西、河北州郡皆有之，曹州者尤勝。」

立之案：凡云「生平澤」者，皆去人家不遠之物，則薺類中有苦辛味者，即是眞也。

治癥瘕積聚，結氣，飲食寒熱，破堅逐邪，通利水道。

黑字云：「下膀胱水伏留熱氣，皮間邪水上出，面目浮腫，身暴中風，熱痱痒，利小腹。久服令人虛。」

《藥性論》云：「能利小便，抽肺氣上喘息急，止嗽。」日云：「利小腸，通水氣，虛腫。」《開寶》云：「此藥亦療肺雍上氣咳嗽，定喘促，除胸中痰飲。」

（眉）《丹溪心法・類集》曰：「痰在脇下，非白芥子不能達。」

立之案：《金匱》：「肺癰喘不得臥，亭歷大棗瀉肺湯主之。葶藶熬令黃色，擣丸如彈子大。大棗十二枚。右先以水三升煮棗，取二升，去棗内葶藶煮，取一升，頓服。」《外臺》引：「《千金》肺癰，喘不得臥，葶藶大棗瀉肺湯主之。兼療胸脅脹滿，一身面目浮腫，鼻塞清涕出，不聞香臭，酸辛，欬逆上氣，喘鳴迫塞方。葶藶三熬，令色紫。右一味，擣令可丸，以水三升煮，擘大棗二十枚，得汁二升，内藥如彈丸一枚，煎取一升，頓服。《古今錄驗》《删繁》、仲景《傷寒論》、范汪同。」《外臺》引：「《肘後》療大走馬奔走喘乏，便飲冷水冷飲，因得上氣發熱方。亭歷子一兩，熬，擣，乾棗四十顆擘。右二味以水三升，先煮棗，取一升，内葶藶子，煎取五合。大人分二服，小兒分三、四服。」又引：「崔氏療上氣欬嗽，長引氣不得臥，或水腫，或遍體氣腫，或單面腫，或足腫，並主之方。葶藶子三升，微熬。右一味，擣篩爲散，以清酒五升漬之，春夏三日，秋冬七日。初服如胡桃許大，日三夜一，冬日二夜二，量其氣力，取微利爲度。」

又案：《千金》：「治上氣嘔吐方。芥子二升，末之，蜜丸。寅時井花水服如梧子七丸。日二服，亦可作散服，空腹服之。及可酒浸服，并治臍下絞痛。」此方與前葶藶諸方相類，蓋當時葶藶已稀有眞物，故或代用芥子歟？攷究用芥子之理，則竟與白字「味辛寒」相合。凡辛寒者，與苦寒物不同。自有辛散之氣，故以酒合之，遂成辛溫也。所以葶藶合棗或伴酒，意在於此矣。

大戟，

黑字云：「十二月採根，陰乾。反甘草。」《藥性論》云：「大戟使，反芫花、海藻。毒用昌蒲解之。」

日云：「小豆爲之使，惡薯蕷。」《嘉祐》引《唐本》云：「畏昌蒲、蘆草、鼠屎。」陶云：「至猥賤也。」《蜀本圖經》云：「苗似甘遂，高大。葉有白汁，花黄。根似細苦參，皮黄黑，肉黄白。五月採苗，二月、八月採根用。」《圖經》云：「澤漆根也。春生紅芽，漸長作叢，高一尺已來。葉似初生楊柳小團。三月、四月開黄紫花，團圓似杏花，又似蕪荑。」

立之案：大戟，李時珍云：「其根辛苦，戟人咽喉，故名。」可從。《爾雅》「蕎，邛鉅」郭注云：「今藥草大戟也。《本草》云。」《本草和名》引《釋藥性》：「一名僑。」可知今本《爾雅》作「蕎」，俗字。宜改作「僑」。云僑，云邛鉅，共直立長大之義。而「鉅邛」之急言爲僑。「邛鉅」蓋是「鉅邛」之倒言耳。郭注《山海經》云：「長股曰僑。」可以徵矣。《本草和名》訓「波也比止久佐」，蓋波也者，速也。「比止」者，人也。服比則令人速利下，故名。李時珍曰：「今俚人呼爲下馬仙，言利人甚速也。」其俗間命名，古今彼此同情，可以徵也。

一名卬（當作邛）**鉅。**

說具於前。

味苦，寒。

黑字云：「甘，大寒，有小毒。」《藥性論》云：「味苦，辛，有大毒。」

生川澤。

立之案：澤漆下云：「生川澤。」今據補正。陶云：「近道處處皆有。」《圖經》云：「今近道多有之。」

治蠱毒十二水。

黑字云：「利大小腸。」《藥性論》云：「破新陳，下惡血，通月水。善治瘀血，能墮胎孕。」日云：

「瀉毒藥。」《圖經》云：「李絳《兵部手集方》療水病，無問年月淺深，雖復脈惡，亦主之。大戟、當歸、橘皮，各一大兩，切，以水二大升煮，取七合，頓服，利水二三升勿恠，至重不過再服便差。禁毒食，一年水下後更服，永不作。此方出於張尚客。」

立之案：十二水，《病源候論》云：「夫水之病皆生於府藏。方家所出立名不同，亦有二十四水，或十八水，或十二水，或五水。」而細目無攷。凡十二、廿四、卅六病之類，不過啻立其名科耳。十二者配六藏（以腎爲二）六府也。十水目詳見《病源》。《外臺》引《古今錄驗》《千金》及《翼》《醫心》引《小品》互有異同，然與十二水不相涉。十二水者，與十二痼疾（《千金方》婦人）、十二風痺（同「松葉酒」下）、十二瘠痺（同「耆婆萬病丸」下）、十二瘧（《素問·刺瘧論》）、十二蠱毒（《千金》「耆婆萬病丸」下）之類同例。只是配當而已。

腹滿急痛積聚，

《藥性論》云：「癖塊腹内雷鳴。」日云：「破癥結。」《金匱》：「病懸飲者，十棗湯主之。芫花熬、甘遂、大戟各等分。右三味擣篩，以水一升五合，先煮肥大棗十枚，取八合，去滓内藥末。強人服一錢匕，羸人服半錢。平旦溫服之，不下者，明日更加半錢，得快下後，糜粥自養。」《傷寒論》：「太陽中風，下利嘔逆，表解者乃可攻之。其人漐漐汗出，發作有時，頭痛，心下痞鞕滿，引脅下痛，乾嘔短氣，汗出不惡寒者，此表解裏未和也。十棗湯主之。方，芫花熬、甘遂、大戟。右三味等分，各別擣爲散。以水一升半，先煮大棗肥者十枚，取八合。去滓内藥末。強人服一錢匕，羸人服半錢，溫服之，平旦服。若下少病不除者，明日更服加半錢。得快下利後，糜粥自養。」

立之案：邪氣迫結飲窩，故引脇下痛，與懸飲之證同。所以一方通用在於此，煮法服法尤妙。

中風皮膚疼痛吐逆。

黑字云：「頸腋癧腫，頭痛發汗。」日云：「泄天行黄病溫瘧。」《圖經》云：「醫家用治隱疹風及風毒腳腫，並煮水，熱淋之，日再三，便愈。○《御覽》引《本草經》曰：「大戟，一名邛鉅。九百九十二」

澤漆，

黑字云：「三月三日，七月七日採莖葉，陰乾。小豆爲之使，惡薯蕷。」陶云：「此是大戟苗，生時摘葉有白汁，故名澤漆。亦能嚙人肉。」《蜀本圖經》云：「五月採，日乾用。」日云：「此即大戟花，川澤中有。莖梗小有葉，花黄，葉似嫩菜。四、五月採之。」

立之案：《本草和名》訓「波也比止久佐乃女」，俗呼「柳之葉草」。與《釋藥性》「細柳，又柳苗」《本草和名》引之名符。江戸俗呼「多加止宇多以」是也。李時珍以「猫兒眼睛草」一名緑葉緑花草，一名五鳳草充之。據黑字「無毒」之言也，此物春生花而夏枯，蓋是甘遂一種，非澤漆耳。畢竟澤漆一種不宿根之草，而其毒氣稍少者，然利水之功則不劣，宜代用而可也。

味苦，微寒。

黑字云：「辛，無毒。」《藥性論》云：「使。」日云：「冷，微毒。」《證類》引《唐本餘》云：「有小毒。」

生川澤。

黑字云：「生太山川澤。」《圖經》云：「今冀州、晰州、明州及近道有之。」

治皮膚熱，大腹水氣，四肢面目浮腫。

黑字云：「利大小腸。」《藥性論》云：「治皮肌熱，利小便。」日云：「止瘧疾，消痰退熱。」

立之案：澤漆能治皮膚間濕熱，止瘧消腫。蓋凡根藥治裏，苗葉治表，澤漆與大戟亦不無此分別。

丈夫陰氣不足。

黑字云：「明目輕身。」

立之案：去水濕，驅頑痰，則氣血清暢，陰氣有餘。所云陰氣者，與葛根條云「起陰氣」同，而專指血分也。治丈夫陰氣不足者，乃益精强陰之義也。

芫華，

黑字云：「三月三日採花，陰乾。決明爲之使，反甘草。」陶云：「用之微熬，不可近眼。」《蜀本圖經》云：「苗高二三尺，葉似白前及柳葉，根皮黄似桑根。正月、二月花發紫碧色。葉未生時收，日乾。三月即葉生花落，不堪用也。」日云：「小樹子三月中盛花，淺紫色。」《圖經》云：「宿根舊枝莖紫，長一二尺。根入土深三五寸，白色似榆根。春生苗，葉小而尖。二月開紫花，頗似紫荊而作穗。又似藤花而細。三月三日採，陰乾。其花未成，蘂細小，未生葉時收之。」

立之案：《本草和名》云：「唐。」《醫心方》云：「唐。和名加爾比。」蓋言唐者，據輔仁也。「加爾比」者，即芫皮。當時曰「加爾比」者，未詳指何物。今呼「小木造紙」者，曰「賀牟比」，即蕘花也。與芫花自別。芫花，今俗呼「佐都末不知」，又「天宇志佐久良」者是也。小木而似草，故《本草》《說文》作「芫」，入草部。《爾雅》作「杬」，入《釋木》。《本草彙言》云：「莖幹不全木，又非草本，草中木，木中草也。」眞然。

又案：《說文》：「芫，魚毒也。」《爾雅·釋木》云：「杬，魚毒。」郭以爲大木。顔師古注《急就篇》芫華云：「景純所說乃左思《吳都賦》所謂緜杬杶櫨者耳，非魚毒也。芫草，一名魚毒。煮之以投水中，魚則死而浮出，故以爲名。其華可以爲藥。芫字或作杬。」此說是也。《爾雅·釋文》：「杬，音元。又作芫。」《本草和名》引《范汪方》云：「元根，是元花根也。」又引《釋藥性》云：「一名元白。」陶注黑字「芫青」云：「芫花，時取之。」又注「葛上亭長」云：「二月、三月在芫花上，即呼芫青。」《御覽》引《本草經》云：「元青，春食芫華，故云元青。」又引吳氏引《本草經》云：「地膽，一名元青。」又引陶弘景《本草經》同。據此，則古唯作「元」，後或從艸或木。《御覽》所引《本草經》、《本草和名》所引《范汪方》及《釋藥性》，共存古字，猶「白惡」「礜石」之例。

又案：元音之字自有赤義，此物根莖皮淡黃赤色，故名元。《爾雅》云「一染謂之縓」郭云：「今之紅也。」「騵馬白腹，騵」郭云：「騵，赤色黑鬣。」《淮南·主術》注云：「黃馬白腹曰騵。」《御覽》引《吳氏》云：「芫花根，一名赤芫根。」《爾雅》「杬，魚毒」郭注：「杬，大木，子似栗。生南方。皮厚汁赤，中藏卵果。」元字自有赤義，可以徵矣。黑字「一名杜芫」，《范汪方》「芫根」，《釋藥性》「元白」，共謂根也。自其毒魚而言，則根爲專。《說文》《爾雅》是也。自其入藥而言，則華爲主。《本草經》《急就篇》是也。

一名去水。

立之案：此能瀉水脹，故名去水。《本草和名》無此四字，恐誤脫。又引《釋藥性》云：「一名生水。」「生水」蓋亦「去水」之訛。

味辛，溫。

黑字云：「苦，微溫，有小毒。」《藥性論》云：「芫花，使，有大毒。」《御覽》引《吳氏本草》云：「神農、黃帝：有毒。扁鵲、岐伯：苦。李氏：大寒。根，神農、雷公：苦，有毒。」

生川谷。

黑字云：「生淮源川谷。」陶云：「近道處處有。」日云：「所在有，在陂澗傍。」《圖經》云：「今在處處有之。」《御覽》引《本草經》云：「生淮原。」又引《建康記》云：「建康生芫華。」又引《范子計然》云：「芫華，出三輔。」又引《吳氏本草》云：「生邯鄲。九百九十二」

治欬逆上氣，喉鳴喘，咽腫短氣。

黑字云：「消胸中痰水，喜唾，水腫，五水在五藏，皮膚及腰痛。」《藥性論》云：「能治心腹脹滿，去水氣，利五藏，寒痰涕唾如膠者，能瀉水腫脹滿。」日云：「療嗽。」《圖經》云：「張仲景治太陽中風，吐下嘔逆者可攻，十棗湯主之。芫花熬，甘遂、大戟，三物等分，停各篩末。取大棗十枚，水一升半煮，取八合，去滓，内諸藥。彊人一錢匕，羸人半匕。溫服之，不下，明旦更加半匕，下後糜粥自養。病懸飲者亦主之。胡洽治水腫及支飲、澼飲，加大黃、甘草，并前五物各一兩，棗十枚，同煮如法。一方又加芒消一兩，湯成下之。」又《千金方》：「凝雪湯，療天行毒病七八日，熱積聚胸中，煩亂欲死，起人死擒方。取芫花一斤，以水三升煮，取一升半，漬故布薄胸上，不過再三薄，熱則除。當溫四肢，護厥逆也。」

又案：喉鳴與喘相類，而喘專言呼吸促迫。《說文》「喘，疾息也」是也。喉鳴者，痰喘湧盛，呼吸有聲也。《金匱》射干麻黃湯條所云喉中如水雞聲（今本《金匱》無「如」字，今據《千金》《外臺》補。）《病源候論》所云「痰氣相擊，隨嗽動息，呼呷有聲，謂之呷嗽」是也。

蠱毒鬼疰，疝瘕癰腫。

黑字云：「下寒毒肉毒。久服令人虛。」《藥性論》云：「主通利血脈，治惡瘡風痺濕，一切毒風，四肢攣急，不能行步。」日云：「療瘴瘧。」《史記·倉公傳》云：「臨菑氾里女子薄吾病甚，衆醫皆以爲寒熱篤，當死不治。臣意診其脈曰：蟯瘕。蟯瘕爲病，腹大上膚黃麤，循之戚戚然。臣意飲以芫華一撮，即出蟯可數升，病已，三十日如故。病蟯得之於寒濕，寒濕氣宛篤不發，化爲蟲，臣意所以知寒。薄吾病者，切其脈循其尺，其尺索刺麤，而毛美奉髮，是蟲氣也。其色澤者，中藏無邪氣及重病。」

殺蟲魚。

黑字云：「一名魚毒，一名杜芫。其根名蜀桑。根療疥瘡，可用毒魚。」○《御覽》引《本草經》云：「芫華，一名去水。味辛溫。治欬逆上氣，殺蟲。生淮原。」又引《吳氏本草》云：「芫華，一名去水，一名敗華，一名兒草根，一名黃大戟。神農、黃帝：有毒。扁鵲、岐伯：苦。李氏：大寒。二月生，葉青加厚則黑，華有子紫赤白者。三月實落盡，葉乃生。三月、五月採華。芫花根，一名赤芫。根，神農、雷公：苦，有毒。生邯鄲。九月、八月採，陰乾。久服令人洩，可用毒殺魚。九百九十二」

蕘華，

黑字云：「六月採花，陰乾。」陶云：「形似芫花而極細，白色。」蘇云：「此藥苗似胡荽，莖無刺，花細黃色。四月、五月收，與芫花全不相似也。」《蜀本圖經》云：「苗高二尺許。生嵓原上，今所在有之。」

立之案：《說文》：「蕘，艸薪也。從艸堯聲。」鉉音：如昭切。《本草和名》：「蕘，仁諝音：人搖反。」此物小木多枝，故名蕘。與艸薪同義。今爲五聊切，非是。《本草和名》訓「波末爾禮」，未詳指何物。蕘華，即今俗呼「歧古賀無比」者是也。白花者，謂之「古賀元比」。大和河內播摩近江等州有之，多生陽地。小木高一二尺，枝條叢生，葉似芫花，互生繁密。六、七月每枝梢成穗一二寸許。花形似丁香，白色而小於芫花。黃蕊，後結圓實，似星宿葉實，生青熟黑褐，大如椒。其根至長而韌，皮褐肉白，即是白花蕘花也。黃花者，長門、周防、築前、薩摩、日向等有之。樹高三四尺，枝葉對生，葉似芫花，薄而無毛。至秋每枝梢間對出小枝，開花四瓣爲筒子，小於芫花，色黃。《圖經》所云「今絳州出者，花黃謂之黄芫花者」即是。二種共用其根製紙，謂之芫皮紙。作鴈皮，假借也。

味苦，寒。

黑字云：「辛，微寒，有毒。」《藥性論》云：「蕘花，使。」

生川谷。

黑字云：「生咸陽川谷及河南中牟。」陶云：「中牟者，平時惟從河上來，比來隔絶，殆不可得。」《蜀本圖經》云：「生崗原上，今所在有之。見用雍州者好。」《衍義》云：「今京洛間甚多。」

主傷寒溫瘧，下十二水見「大戟」「海藻」下**，破積聚大堅癥瘕，蕩滌腸胃中留癖飲食，寒熱邪氣，利水道。**

《藥性論》云：「治欬逆上氣，喉中腫滿，疰氣蠱毒，痃癖氣塊，下水腫等。」

立之案：《傷寒論·太陽中篇》小青龍湯方後云：「若微利去麻黃，加蕘花如一雞子，熬，令赤色。」叔和曰：蕘花不治利。疑非仲景意。」林億等駁此云：「小青龍大要治水。」

又案：《本草》：「蕘花，下十二水，若水去利則止也。」可從。蓋有微利者，却加蕘花，是刀圭家之活法。而暫去麻黃發表之物，加蕘花下水之物，則下走之飲下盡，而邪亦隨出，則表發之勢亦隨甚矣。凡汗下二法，互相須而成。若下利用葛根湯及小青龍方，後蕘花是也。

旋復華，

黑字云：「五月採花，日乾。二十日成，其根去風濕。」陶云：「似菊花而大。」《蜀本圖經》云：「旋復花，葉似水蘇，黃花如菊。六月至九月採花。」

立之案：岡邨氏曰：『旋復花，即向日葵。云日乾二十日成，云似菊花而大。六月至九月採花，皆謂大者，俗呼「比末波利」是也。此花向日周旋反復，故名旋復華。則與向日葵同義。先輩皆據《圖經》以後所說者，以「於久留末」充之，遂不知古本草之旋復自別矣。」此說卓見，可從。

又案：雷公云：「凡採得後去裹花蘂殼皮并蔕子，花蘂蒸從巳至午，曬乾用。」是亦爲向日葵說必矣。可以補前說之缺。《外臺》卷廿九引「《救急》續斷筋方。取旋復草根，淨洗去土，擣，量瘡大小，取多少薄之，日一易之，以差爲度。《必效》同」，攷其功效，亦當斥向日葵。《本草和名》訓「加末都保」，又「加末保」。蓋「加末保」者，蒲穗也。都者，語助。此花黃蘂似蒲黃，故名。乃亦謂向日葵也。

一名金沸草，

立之案：此花滿蘂簇出金黃，方如鑠金沸起之狀，故名。旋華，一名金沸。亦自此條錯出在彼也。

一名盛椹。

黑字云：「一名戴椹。」

立之案：椹，即糂訛。糂，即糝字。其花蘂堆起如盛糂之狀，故名盛椹。黄耆，白字「一名戴糝」，黑字「一名戴椹」與此同義。詳見「黄耆」下。

味鹹，溫。

黑字云：「甘，微溫，冷利，有小毒。」《藥性論》云：「旋復花，使，味甘，無毒。」日云：「無毒。」

生川谷。

黑字云：「生平澤川谷。」陶云：「出近道下濕地。」《蜀本圖經》云：「今所在皆有。」

立之案：黑字云「生平澤」者，蓋是向日葵下種子，經人間培養，故云爾。白字云「川谷」者，自未經人間植蒔，隨處自生者言之。陶云「近道」，《蜀本》云「今所在」，並與黑字所云「平澤」同，謂培養者也。

治結氣脅下滿，驚悸，除水。

黑字云：「消胸上痰結，唾如膠漆，心脅痰水，膀胱留飲，風氣濕痺，皮間死肉，目中眵瞶，利大腸。」《藥性論》云：「主肋脅氣，下寒熱水腫。主治膀胱宿水，去逐大腹，開胃，止嘔逆不下食。」

立之案：《傷寒論》：「發汗若吐若下解後，心下痞鞕，噫氣不除者，旋復代赭湯主之。」此方即小柴胡去柴胡、黄芩，加旋復、代赭者，是邪去而飲結之證也。旋復溫散飲結，代赭鎮墜飲結，二味寒溫錯用，妙在於此。亦三子瀉心之例藥也。此云「結氣脅下滿」者，即《傷寒論》所云「結胸」也。併驚悸共是爲水飲之所作耳。栗本匏庵云：「齋藤小松云：向日葵子細末白湯送下，能治骨硬。平塚兵衛以之救骨硬咽喉腫塞，飲食不下瀕死者頗多。其消堅軟痞，非他物可比。」今查《本草經》旋復花，朱字云「治結氣脅下滿」可以證也。

立之案：凡子功猛於花，故向日葵子能治骨硬，其力亦過於花可知耳。

去五藏間寒熱。

立之案：五藏間寒熱者，即謂内熱也。血熱飲熱之在五藏膜間，腸胃子宮外者之捴偁。「香蒲」下云「五藏心下邪氣」，「辛夷」條云「五藏身體寒熱」，「熊脂」條云「五藏腹中積聚寒熱羸瘦」，「冬葵子」條云「五藏六府寒熱羸瘦」，「蘗木」條云「五藏腸胃中結氣熱」，「苦菜」「王孫」「茵芋」條並云「五藏邪氣」，「枝子」「無夷」條並云「五内邪氣」，皆是三焦水血之閉結，非謂各藏也。五藏間寒熱者，即血熱潮熱是也。

補中下氣。

黑字云：「通血脈，益色澤。」日云：「明目，治頭風，通血脈。葉止金瘡血。」《外臺》廿九 廿ヲ引：「《必效》療被斫筋斷者，續筋方。旋復根擣汁瀝瘡中，仍用滓封瘡上，即封裹之十五日，即斷筋便續矣。更不須開易。此方出蘇景仲家，獠奴用效。」

立之案：《金匱》婦人半産漏下，用旋復華湯。與葱青莖同用，爲溫利之劑。新絳少許，別爲引藥，令二藥氣引到於血中之意也。○《御覽》引《本草經》曰：「旋復花，一名金沸草。九百九十一」

鉤吻，

黑字云：「折之青煙出者，名固活。甚熱，不入湯。半夏爲之使，惡黄芩。」陶云：「五符中亦云，鉤吻是野葛，言其入口則鉤人喉吻。或言吻作挽字，牽挽人腸而絶之，覈事而言，乃是兩物。野葛根狀如牡丹，所生處亦有毒，飛鳥不得集之。今人用合膏服之無嫌。鉤吻別是一草，葉似黄精而莖紫，當心抽花黄色。初生既極類黄精，故以爲殺生之對也。或云：鉤吻是毛茛。此本及後說參錯不同，未詳云何。又有一物名陰命，赤色，著木懸其子。生山海中，最有大毒，入口能立殺人。」蘇云：「野葛生桂州以南，村墟閭巷間皆有。彼人通名鉤吻，亦謂苗名鉤吻，根名野葛。蔓生，人或誤食其葉者，皆致死。而羊食其苗，大肥。物有相伏如此。若巴豆，鼠食則肥也。陶云飛鳥不得集之，妄矣。其野葛以時新採者，皮白骨黄，宿根似地骨，嫩根如漢防己，皮節斷者良，正與白花藤根相類。不深別者，頗亦惑之。其新取者，折之無塵氣，經年已後則有塵起。根骨似枸杞，有細孔者，人折之則塵氣從孔中出。今折枸杞根亦然。《經》言折之青煙起者，名固活，爲良。此亦不達之言也。且黄精直生，如龍膽、澤漆，兩葉或四五葉相對。鉤吻蔓生，葉如柿葉。」《博物志》云：「鉤吻葉似凫葵，並非黄精之類。毛茛是有毛石龍芮，何干鉤吻。」《蜀本》云：「秦鉤吻，一名除辛。生寒石山，二月、八月採。」《嘉祐本草》云：『鉤吻，一名野葛者，亦如徐長卿、赤箭、鬼箭等，並一名鬼督郵，而鬼督郵自是一物。今鉤吻一名野葛，則野葛自有一種明矣。且藥有名同而體異者極多，非獨此也。據陶注云「鉤吻葉似黄精而莖紫，當心抽花黄色」者是。蘇云「野葛出桂州，葉似柿葉，人食之即死」者，當別是一物爾。又云：「苗名鉤吻，根名野葛。亦非通論。按今市人皆以葉似黃精者爲鉤吻。」按《雷公炮炙·序》云「黃精勿令誤用鉤吻。鉤吻葉似黃精，而顛尖處有兩毛若鉤」是也。」

立之案：《御覽》引《博物志》曰：「鉤吻草與堇菜相似。」又引《葛洪方》曰：「鉤吻與食芹相似，而生處無他草。其莖有毛，誤食之殺人。」又引《嶺表錄異》曰：「野葛，毒草也。俗呼胡蔓草。誤食之，則用羊血漿解之。或說此草蔓生，葉如蘭香，光而厚。其毒多着於生葉中，不得藥解，半日輒死。山羊食其苗則肥而大。九百九十」《酉陽雜俎》云：「胡蔓草生邕容間，叢生，花偏如支子，稍大，不成朵，色黃白，葉稍黑。誤食之數日卒，飲白鵝白鴨血則解。或以一物投之，祝曰我買你食之立死。」唐·李石《續博物志》卷六云：「二廣有艸，名胡蔓。以急水呑之即死，慢水即緩死。取毒蛇殺之，以此艸覆之，灑水菌生其上，末爲毒藥殺人。」所云「胡蔓草」者，蓋是「曼陀羅花」。明·董傳策《渡左江諸瀧記》，湯顯祖《名山勝概記》共云：「野有胡蔓悶陀羅草，能毒人。」與《酉陽雜俎》「胡蔓草」同物，蓋亦古名之僅存於田野者。而悶陀羅草，即曼陀羅草耳。竊謂鉤吻者，毒草之謂。陶所云「鉤人喉吻」是也。凡鉤人喉吻之草，皆得「鉤吻」之名。「胡蔓」亦「鉤吻」之音轉耳。《廣東新語》謂之「苦吻」，又謂之「苦蔓公」，皆同。陶所說「葉似黃精」者，今所見有草本、木本二種。陶說謂「草本」也，俗呼「奈別和利」。中國及河内金剛山，伊勢鈴鹿山有之。苗似黃精，葉如委蕤光澤，莖赤如傅粉，花如酸漿花。誤舐其葉，則舌破烈是也。木本者，俗呼「土久宇都幾」，東北諸國多有之。移栽甚易繁茂叢生，高五六尺。葉兩對似龍膽葉而尖長，有三縱道。夏初開花，爲穗紅色，長六七寸，有枝，實圓扁二三分許。熟則色赤，誤食殺人。採葉雜飯飼鼠，故又謂之「禰豆古呂志」。往年余客居相州日，向山麓藤野村之日，聞鄰村兩兒誤食「禰豆古呂志」，一兒卒死，一兒大吐瀉而愈。即木本者也。陶云「毛茛」，與《金匱》云「鉤吻」，與「芹菜」相似同，共皆大毒。「華鉤人喉吻」，故謂之「鉤吻」也。《本草和名》云：「唐。」《醫心方》同。

又案：《廣雅》云：「茛，鉤吻也。」蓋「鉤吻」之急呼爲茛。《御覽》引吳氏云：「烏頭、附子、側子，共一名茛。」《本草和名》引《釋藥性》：「烏頭、附子，共一名茛。」茛又作堇，見《晉語》及《淮南子》「毛茛，亦名水堇」；見《唐本注》「石龍芮」下並云堇云茛，此毒草之謂也。宜與「烏頭」「附子」二條參看矣。

又案：毛茛，又云毛建草。因攷云堇、云茛、云建，並是「鉤吻」之急言。《金匱》云鉤吻與芹菜相似者，亦同物。說詳於《金匱攷注》中。

一名野葛。

立之案：野葛，自是一種草。或作「冶葛」者，假借耳。今俗呼「三葉鉤吻」，又呼「通多宇留之」者是也。此物亦大毒，與似黃精者同效，故以爲一名。猶「莧實，一名馬莧」「鴈肪，一名鶩肪」「蛞蝓，一名陵蠡」之例也。

味辛，溫。

黑字云：「大有毒。」《御覽》引吳氏云：「秦鉤吻，神農：辛。雷公：有毒，殺人。」

生山谷。

黑字云：「生博高山谷及會稽東野。」《御覽》引《吳氏本草》云：「生南越山或益州，或生會稽東冶。」

治金創乳痓，中惡風。

立之案：金創乳痓，共爲脫血之極，加之中惡風之氣，則悶絕厥逆，故用有毒辛溫之物，溫散一身之寒血，令陽氣一時挽回之治也。猶兵是凶器，不得已而用之類也。

欬逆上氣，水腫。

黑字云：「除腳膝痺痛，四肢拘攣，惡瘡疥蟲。」

立之案：水飲冷結，非用辛溫劑則不能散除。仲景云：「病痰飲者，當以溫藥和之。」芫華、烏頭、欵冬、麻黃之例藥，而其最峻烈者也。

殺鬼注蠱毒。

黑字云：「破癥積，殺鳥獸。」

立之案：礜石、巴豆、鬼臼、呉公，並治鬼注蠱毒。所云鬼注蠱毒，用毒藥之義也。〇《御覽》引《本草經》曰：「鉤吻，一名野葛，味辛溫，生山谷。主治金瘡中惡風，欬逆上氣，水腫，殺蠱毒鬼注。」又引《呉氏本草》云：「秦鉤吻，一名毒根，一名野葛。神農：辛。雷公：有毒，殺人。生南越山或益州。葉如葛，赤莖，大如箭方根黃。或生會稽東治。正月採。九百九十」

狼毒，

黑字云：「二月、八月採根，陰乾。陳而沈水者良。大豆爲之使，惡麥句薑。」陶云：「今用出漢中及建平，云與防葵同根類，但置水中沈者，便是狼毒，浮者則是防葵。俗用稀，亦難得。」蘇云：「此物與防葵都不同類，生處又別。」《開寶》注云：「陶云：云云。不足爲信。假使防葵秋冬採者堅實，得水皆沈。狼毒春夏採者輕虛，得水乃浮爾。」《蜀本圖經》云：「根似玄參。」《開寶注》又云：「狼毒，葉似商陸及大黃，莖葉上有毛，根皮黃，肉白。」《圖經》云：「四月開花，八月結實。」

立之案：《本草和名》訓「也末左久」，未詳何物。然「左久」者，爲「百合」古名見「百合」條下。則「也末左久」者，蓋指黃精葉，鉤吻草本者而言歟。《本草和名》於「鉤吻」下云：「唐故以此物當時充狼毒可知耳。」今無國産，藥肆間傳古舶齎來者，狀如商陸，皮黄白色，有細密横紋，而多疙瘩，肉白。多蛀不堪用，唯備藥本耳。

一名續毒。味辛，平。

黑字云：「有大毒。」《藥性論》云：「使，味苦有毒。」

生山谷。

黑字云：「生秦亭山谷及秦高。」陶云：「秦亭在隴西，亦在宕昌，乃言止有數畝，生蝮蛇，食其根，故爲難得，亦用大山者。今用出漢中及建平。」蘇云：「今出秦州、成州。秦亭，故在二州之界。其太山漢中亦不聞有，且秦隴寒地，元無蝮蛇，復云數畝地生蝮蛇，食其根，謬矣。」《圖經》云：「今陝西州郡，及遼石州亦有之。」

治欬逆上氣，破積聚飲食，寒熱水氣。

黑字云：「脅下積癖。」陶云：「是療腹内要藥爾。」《藥性論》云：「狼毒，治痰飲癥瘕。」

惡瘡鼠瘻疽蝕。

《藥性論》云：「亦殺鼠。」

案： 明人方書猶有狼毒，當攷。《外科正宗》卷一四虎散方，用狼毒末敷瘡頂。

鬼精蠱毒，殺飛鳥走獸。

鬼臼，

黑字云：「二月、八月採根，畏垣衣。」陶云：「鬼臼如射干，白（而味甘，溫，有毒。主風邪，鬼疰，蠱毒，）九臼相連，有毛者良。八月採，陰乾。又似鉤吻，今馬目毒公如黄精，根臼處似馬眼而柔潤。鬼臼似射干、朮輩。今方家多用鬼臼，少用毒公，不知此那復頓爾乖越也。」蘇云：「此藥生深山巖石之陰，葉如蓖麻重樓輩，生一莖，莖端一葉，亦有兩岐者。年長一莖，莖枯爲一臼。假令生來二十年，則有二十臼，豈惟九臼耶。根肉皮鬚並似射干，今俗用皆是射干。及江南別送一物，非眞者。」《蜀本圖經》云：「花生莖間，赤色。日乾用之。」《圖經》云：「花三月開，後結實。」又云：「一說鬼臼葉六出或五出，如鴈掌。莖端一葉如繖，蓋旦時東向，及暮則西傾，蓋隨日出没也。花紅紫若荔枝，正在葉下，常爲葉所蔽，未常見日。一年生一葉，既枯則爲一臼，及八、九年則八、九臼矣。然一年一臼生而一臼腐，蓋陳新相易也。如芋魁、烏頭輩亦然。新苗生則舊苗死，前年之魁腐矣。而《本草注》謂全似射干，今射干體狀雖相似，然臼形淺薄，大異鬼臼。鬼臼如八、九天南星側比相疊，而色理正如射干。要者，當使人求苗採之。」

立之案：《本草和名》訓「奴波乃美」，此名未詳。

再案：「奴波」之「奴」爲「奴女利」之義，即謂滑澤之葉也。因攷虎掌訓「於保保曾美」，謂似半夏而大也。此云「奴波乃美」者，蓋今俗呼「邊比之加良加佐」者，而謂天南星也。小野氏曰：無船來，俗呼「加佐久佐」，又「通利賀爾佐宇」者允當。此草一根一莖，如大風車充「蚤休」者。而莖頭七、八葉輪次，莖長於大風車，葉下出小莖開一花，狀如鈴鐸下垂。又似貝母花，外紫，内有細金點如撒金，花在葉下，故有「羞天花」一名。今此草絶無有一種，有呼「矢車草」者，種樹家多養之，東國深山尤多。春生苗，一莖直上，高二尺許。葉互生，其葉五葉一蒂，每葉末闊而三尖，本窄如箭羽形，細筋多而如皺，邊有鋸齒。夏月莖頭開細白花成穗，古來以此草充鬼臼，然其花聳出於葉上，則不合「羞天花」之名。藥肆亦以此根爲鬼臼，然亦不爲臼，則非眞物。《正字通》以爲「獨脚連與鬼臼自別」，所云獨脚連，似指矢車草，今藥肆有呼「唐鬼臼」者，亦非眞也。

一名爵犀，

立之案：「犀」恐「栖」假借，謂葉如纖，雀兒栖此下也。《本草和名》引《釋藥性》：「一名雀頚。」頚亦犀假借，犀與至古音通，言雀之所至也。但頚字他字書等所不收，蓋「至」俗字。《說文》「至，鳥飛從高下至地也。從一，一猶地也。象形」，不上去而至下來也。然則，鳥首向下之字，故俗體從頁也歟。又引《釋藥性》：「一名雀草。」又引《雜決》：「一名雀辛。」辛者，蓋是「犀」壞字，犀作屖，遂壞尸存辛耳。

一名馬目毒公，

黑字云：「一名解毒。」

立之案：陶云：「根臼處似馬眼而柔潤。」白字云：「解百毒。」黑字云：「殺大毒。」蓋「馬目」云根臼，「毒公」言以毒制毒，爲解毒主也。《外臺》卷十三引崔氏赤丸，方中有「馬目毒公」，注云：「鬼臼也。」蓋崔氏所纂，原方已有，是注文崔氏襲之，非崔氏注文也。

又案：《外臺》卷十三[ウ四三]深師五邪丸，用馬目毒公、鬼臼二物。又[ウ七三]崔氏蜀金牙散，有鬼臼毒公。黑字不入湯酒條，亦鬼臼、毒公爲二物。

一名九臼。

黑字云：「一名天臼。」

立之案：九臼，恐「鬼臼」之音轉假字。陶云：「九臼相連。」蘇云：「豈惟九臼耶。」並就「九」字爲說，非。

味辛，溫。

黑字云：「微溫，有毒。」陶云：「味甘溫，有毒。」又云：「有兩種出錢塘近道者，味甘，上有叢毛最勝。出會稽、吳興者，乃大味苦，無叢毛，不如略乃相似而乖異。」《藥性論》云：「鬼臼，使，味苦。」

生山谷。

黑字云：「生九眞山谷及冤句。」陶云：「出錢塘近道者最勝，出会稽、吳興者不如。」蘇云：「生深山巖石之陰，江南别送一物，非眞者。今荊州當陽縣，硤州遠安縣，襄州荊山縣山中並有之，極難得也。」《蜀本圖經》云：「今出硤州、襄州深山。」《圖經》云：「今江寧府、滁、舒、商、齊、杭、襄、峽州、荊門郡亦有之。」

殺蠱毒鬼注精物。

陶云：「主鬼注蠱毒。」黑字云：「療欬嗽喉結，煩惑失魄妄見，去目中膚翳。」《藥性論》云：「鬼臼，能主尸疰，殗殜勞疾，傳屍瘦疾。」

辟惡氣不祥，逐邪。

黑字云：「風邪。」陶云：「主風邪。」《藥性論》云：「主辟邪氣逐鬼。」

解百毒。

黑字云：「殺大毒。」○《御覽》引《吳氏本草經》云：「一名九臼，一名天臼，一名雀犀，一名馬目公，一名解毒。生九眞山谷及冤句。二月、八月採根。九百九十三」

萹蓄，

黑字云：「五月採，陰乾。」陶云：「布地生，花節間白，葉細綠，人亦呼爲萹竹。」《蜀本圖經》云：

「葉如竹，莖有節，細如釵股。生下濕地。二月、八月採苗，日乾。」《圖經》云：「春中生，苗似瞿麥，節間花出甚細微，青黃色，根如蒿根。」

立之案：《爾雅》「竹萹蓄」郭云：「似小藜，赤莖節，好生道旁，可食。」《說文》：「薄，水萹茿也」。「萹，萹茿也。」「茿，萹茿也。」《詩釋文》云：「萹，本亦作扁竹，《韓詩》作茿，則《說文》據《韓詩》也。《毛詩》作竹，以爲萹竹，則據《爾雅》也。《說文》別有「薄」字，云「水萹茿也。」即謂生水邊之萹茿，故字從艸水，以毒爲聲也。蓋亦晚出之俗篆耳。《本草和名》引《釋藥性》：「一名姜。」姜恐毒訛。

又引《雜要決》：「一名萋。」萋恐毒訛，共與從艸、水之字同，猶苹萍二字例。猶莨菪生水邊者，謂之水莨菪（《金匱》云：「菜中有水莨菪。」《外臺》引《肘後方》作「水莨」）之例。竊謂「萹茿」單言謂之「茿」（《韓詩》《說文》），字又作「蓄」（《爾雅》《本草》），又作「竹」（《爾雅》《毛詩》）。《本草和名》引《釋藥性》「一名毒石」，亦「竹」之緩呼也。或謂之「萹」（《說文》），緩言之謂「萹蔓」（吳氏、《釋藥性》），倒言之謂「畜辯」（吳氏、《釋藥性》）。此細小柔軟，故名扁畜。扁是扁小剽眇之義，畜是畜積重沓之義。「萹蓄」或謂「畜辯」，猶「析蓂」又謂之「蔑析」之例（詳見於「菥蓂」下）。《本草和名》訓「多知末知久佐」，又「宇之久佐」二名。並未詳。牛扁，又訓「太知末知久佐」，則以「牛扁」之名誤入於此也。今俗呼「仁波也奈岐」，又「仁波久佐」者是也。郝懿行以陸《疏》所說「淇隩綠竹，爲水萹茿」，非是。《廣韻》「薄，萹竹草」可以證矣。一種有生海濱，苗葉共長大，俗呼「波末波波岐木」者，即「水萹茿」也。

味苦，平。

黑字云：「無毒。」《藥性論》云：「使，味甘。」

生山谷。治浸淫疥瘙疽痔。

黑字云：「療女子陰蝕。」《藥性論》云：「主患痔疾者，常取葉擣汁，服效。根一握，洗去土，擣汁，服之一升，惡（「惡」恐「愈」誤。大全、政和二本，共作「惡」，可攷）丹石毒發衝，目腫痛，又傅熱腫效。」《肘後方》：「惡瘡連痂癢痛，擣萹竹，封，痂落即差。」《外臺》引《必效》痔正發疼痛。方 擣萹蓄根葉，擣汁，服一升，一兩服差。」《千金》：「療外痔方，擣萹蓄，絞取汁，溲麫作餺飥，空腹喫，日三頓，常食良。」

立之案：「浸淫」解具「積雪草」下。「疽痔」，見「五色石脂」下。

殺三蟲。

陶云：「煮汁與小兒飲，療蚘蟲有驗。」《藥性論》云：「主蚘蟲等咬心，心痛面青，口中沫出，臨死者，取十斤，細剉，以水二石，煎去滓，成煎如飴，空心服，蟲自下皆盡，止。」《食醫心鏡》：「治小兒蟯蟲，攻下部痒，取萹竹葉一握，切，以水一升，煎取五合，去滓，空腹飲之，蟲即下。用其汁煮粥亦佳。」

○《御覽》引《本草經》云：「萹蓄，一名萹竹。」又引《吳氏本草》云：「萹蓄，一名畜辯，一名萹蔓。」

九百九十八

商陸，

黑字云：「如人形者有神。」蘇云：「此有赤白二種，白者入藥用，赤者見鬼神，甚有毒。」《蜀本圖經》云：「葉大如牛舌而厚脆，有赤花者根赤，白花者根白。二月、八月採根，日乾。」《圖經》云：「多生於人家園中。春生苗，高三四尺。葉青如牛舌而長。莖青赤，至柔脆。夏秋開紅紫花，作朵。根如蘆菔而長。」

立之案：《本草和名》訓「以乎須岐」，未詳。今俗呼「也末胡保宇」者是也。所以赤花者有毒，是雷公云「赤昌」。岡村氏云：「往年，予陪玄盅子赴日光山而得之，花未開時淡紅，既開則深紅色。後千住農夫家復見一本。又曰，並木孝左者，病腫，自採白昌研之，投味醬汁中，攪而啜之三椀，俄頃惡心吐瀉數十行，四肢厥逆，冷汗如珠。予診其脈微細欲絶，先與附子理中二大貼，陽氣漸回，四肢亦溫。初，孝左啜汁時，母、妻亦各啜一二口，須臾吐瀉，然以其啜之不多，不至困頓。蓋白者亦有毒，未必赤者也。」《爾雅》云：「蓫薚，馬尾。」郭云：「《廣雅》曰：馬尾，蔏陸。《本草》云：別名薚，今關西亦呼爲薚，江東呼爲當陸。」《周易》「莧陸夬夬」《子夏傳》云：「莧陸，木根草莖，剛下柔上也。」馬融、鄭玄、王肅皆云：「莧陸，一名商陸。」《廣雅》云：「常蓼馬尾，蔏薩也。」宋衷云：「莧，莧菜也。」「陸，商陸也。」虞翻云：「莧，蕢也。陸，商也。」《釋文》董遇云：「莧，人莧也。」「陸，商陸也。」《正義》《本草和名》引《釋藥性》云：「一名商棘，一名陽根，一名常蓼，一名馬尾。」又引《太清經》云：「一名章陸草，一名當陸，一名莧陸，一名長根，一名神陸，一名白華，一名逐耶，一名天草，一名逯陰之精，此神草也。地精赤葛實也。」《齊民要術》引《詩義疏》云：「薍或謂之荻，至秋堅成，即刈，謂之雈。三月生，初生其心挺出，其下本大如箸，上鋭而細，有黄黑勃箸之，汙人手把取正白，噉之甜脆。一名蓫薚。揚州謂之馬尾，故《爾雅》云：蓫薚，馬尾也。幽州謂之旨苹。」因攷商陸又謂之商棘《釋藥性》、章陸、當陸、神陸《大清經》。單言謂之商《易》虞翻注，字作募白字，又作長《大清經》，又作葦《說文》《玉篇》「葦，葦柳。當陸別名」。緩言謂之「旨革」陸《疏》，「常蓼」《釋藥性》，又謂之陸宋衷、荀爽，音轉謂之逯。立之案：逯即逐字，亦象、豖通用之例。又謂「逐耶」《大清經》，倒言之謂之「蓫薚」《爾雅》，《爾雅》及《本草》白字所說者，恐非山牛房，陸《疏》所謂「荻」是也。《本草和名》訓「以乎須歧」，蓋青酸木之義，亦謂荻歟。蓋「以乎」者，繁多之偁。又用「五百須歧」者，與「杉」及「芒」同訓。須者，瘦清直立之義。荻叢生千莖直立，故名「以乎須歧」「須」訓義不詳，見「茅根」下。不知「乎歧」之名，却是爲「以乎須歧」之略。《爾雅》名「馬尾」，《本草》「生川谷」，並似斥「荻」，但陶氏以來所說皆斥「山牛房」，而陸機所傳，蓋是傳來之古說，宜從耳。岡村氏云：『《爾雅》蓫薚，馬尾。《廣雅》馬尾，蔏陸。案：蓫薚、商陸自是别物。蓋有古本「商」作「啇」者，啇音「的」，與荻同。《淮南子》：「蔏苗類絮，而不爲絮。」《易》「雀葦」注：「蔏也。」依此攷之，「蓫薚，馬尾」，是「荻」也。就其字誤，妄附一名耳。』此説可從。然則「荻」「蔏」同字，又作「啇」。商之重言爲「商陸」，單言曰商，又曰陸焉。

一名募根，

立之案：《説文》：「募，艸，枝枝相值，葉葉相當。」王引之、郝懿行輩以此募爲商陸，不攷之甚也。蓋《説文》所云募者，即百合也。募爲正名，緩呼爲「重匡」，又「中逢」（吳氏作「中庭」），《和名抄》訓「佐岐久佐」，即三枝艸之義，與「枝枝相值」合。（余別有《釋募》一篇，今不贅於此。）此云募者，「蓫薚」之急言。埠亦作薚，又作長。説已見前。

一名夜呼。

立之案：乎歧梢頭，風聲尤多，無風亦夜中有聲，多於竹聲，故有夜呼之名歟。而黑字云：「如人形者有神」（《爾雅釋文》同），《吳氏本草》云：「人參根有頭足手面目如人。」（《御覽》）《異苑》云：「人參生上黨者佳，人形皆具，能作兒啼。昔有人掘之，始下數鏵，便聞土中有呻聲，尋音而取，果得一頭長二尺許，四體畢備，而髮有損缺處，將是掘傷，所以呻也。」（《御覽》）《廣五行記》云：「隋文帝時，上黨有人宅後，每夜有人呼聲，求之不得，去宅一里，但一人參枝苗，掘之入地五尺得人參，一如人體狀。去之後，呼聲遂絕。因攷人參具人形者，或有夜呼。商陸，白字有「夜呼」名，故名醫輩以根爲人形（即「山牛房」）之草充之，則黑字以後所説皆「山牛房」也。山牛房根似人參，往往爲人形，且有利水之功，故因夜呼名遂充之，爾後古説湮晦，不得知之。今據《爾雅》《本草經》《子夏易傳》，馬融、鄭玄、王肅《易注》，《廣雅》及陸機《詩疏》，斷以古本草之「商陸」

爲「荻根」。

又案：《周易》「莧陸」之「莧」，恐非「莧菜」之「莧」。蓋爲「萈」之訛字。萈、萑同胡官切，古以萈爲萑字之假借。《易釋文》「莧，一本作莞，華板反」是與「萈」同音，則《易》古本必不作「莧」可知也。《説苑·雜言》引《詩·小弁》「萑葦淠淠」，作「菀葦淠淠」。《儀禮》公食大夫禮記「加雀席尋」注：「今文萑，皆爲莞。」因攷菀是莞訛。皇國唐傳舊鈔書，凡從宛之字，往往作完，不遑枚舉。則菀之爲莞可推知耳。《説文》：「萑，薍也。」則萈陸者，商陸，而云荻也。《廣雅》：「藡，萑也。」《漢書·貨殖傳》注：「雚，薍也。即今之荻也（假「雚」爲「萑」。）」共可以爲徵矣。

味辛，平。

黑字云：「酸，有毒。」蘇云：「白者入藥用，赤者甚有毒。」《藥性論》云：「當陸，使。忌犬肉，味甘，有大毒。」日云：「白章陸，味苦，冷，得大蒜良。赤者有毒。」

立之案：陶注黑字「蘆根」云：「當掘取甘辛者是蘆荻。」共有辛味之證也。黑字以後所説有毒之物，並謂「山牛房」也。蘆荻，專主利水，疏散其效尤烈，故在下品也。

生川谷。

黑字云：「生咸陽川谷。」陶云：「近道處處有。」郭璞云：「今關西亦呼爲薚，江東呼爲當陸。」《圖經》云：「今處處有之。」

治水脹疝瘕痹。

黑字云：「療胸中邪氣，水腫痿痹，腹滿洪直，疏五藏，散水氣。」陶云：「方家不甚乾用，療水腫，切生根雜生，鯉魚煮作湯，道家散用及煎釀，皆能去尸蟲，見鬼神。」《藥性論》云：「能瀉十種水病，喉痹不通，薄切，醋熬，喉腫處外傅之，差。」日云：「通大小腸。」《外臺》引：「《近效》療水氣方。商陸根去皮取白者，不用赤色，切如小豆一大盞。右一味，以水三升煮，取一升以上，爛即取粟米一大盞煮成粥，仍空腹服。若一日兩度服，即恐利多，每日服一頓，即微利。不得喫生冷等。」《千金方》：「治卒暴癥方。取商陸根擣碎蒸之，以新布籍腹上，以藥鋪著布上，以衣物覆其上，冷復易之，數日用之，旦夕勿息。」

熨除癰腫，

蘇云：「赤者甚有毒，但貼腫外用，若服之傷人，乃至痢血不已而死也。」日云：「白商陸協腫毒傅惡瘡。」《千金方》：「治石癰堅如石，不作膿者方。生商陸根擣，傅之，乾即易之，取軟爲度。又治濕漏諸癰癤。」《孫眞人食忌》：「主一切熱毒腫。章陸根和鹽少許，傅之，日再易。」

殺鬼精物。

陶云：「道家乃散用及煎釀，皆能去尸蟲見鬼神。其實亦入神藥，花名葛花，尤良。」蘇云：「赤者見鬼神，甚有毒。」日云：「瀉蠱毒，墮胎。」《孫眞人食忌》：「主瘡中毒，切章陸根，炙熱布裹，熨之，冷即易。」○《御覽》引《本草經》曰：「商陸，一名夜乎。」

女青，

黑字云：「蛇銜根也。八月採，陰乾。」陶云：「若是蛇銜根，不應獨生朱崖。俗用是草葉，别是一物，未詳孰是。術云：帶此屑一兩，則疫癘不犯，彌宜識眞者。」蘇云：「此草即雀瓢也。葉似蘿摩，兩葉相對。子似瓢形，大如棗許，故名雀瓢。根似白薇，生平澤，莖葉並臭。其蛇銜根，都非其類。」又《別錄》云：「葉嫩時似蘿摩，圓端大莖，實黑。莖、葉汁黄白。亦與前說相似。若是蛇銜根，何得苗生益州，根在朱崖，相去萬里餘也。」《別錄》云：「雀瓢，白汁，主蟲蛇毒，即女青苗汁也。」

立之案：女青，即黑字所云「牽牛子」，《本草拾遺》所云「合子草」，今俗呼「胡幾圖留」者是也。蓋莖葉極柔嫩青綠，不與他草同，故名女青歟。蓋「女青」之急呼爲青。《本草和名》訓「加波禰久佐」，此物生水傍，故名「加波禰」者，即「川根」也。《廣東新語》以「女青」爲「冬青」，「女貞」一名，雖固出俗稱，而以「女青」爲青綠冬青之義，則可取也。

女青白字　**牽牛子**黑字　**盆甑草**《酉陽雜俎》　**合子草**《拾遺》　**盍合草**日華子　**預知子**《物理小識》　**預知子**《開寶》　**馬皎兒**《救荒》　**雀瓢**女青、蘿摩

一名雀瓢。

立之案：雀瓢即蘿摩，以爲一名者，其效與女青同，故以類舉於此也。亦與「鴈肪，一名鶩肪」「莧實，一名馬莧」等之例耳。陸機《疏》云：「芄蘭，一名蘿摩，幽州人謂之雀瓢。」《說文》：「瓢，蠡也。」則瓢者爲一瓠二分之，名「胡幾圖留」，熟則橫分爲二，芄蘭亦竪判爲二，故得同名雀瓢與？國俗呼「雀瓜」，同義。

又案：《廣雅》云：「女青，烏葛也。」「烏葛」與「雀瓢」亦爲同義。

又案：《御覽》引《吳氏本草》云：「一名霍由祇。」《本草和名》引《釋藥性》：「一名雀由祇。」蓋「霍」是「雀」訛，「由祇」者，爲「瓢」壞字。「由」即「西」，「祇」即「瓠」也。

味辛，平。

黑字云：「有毒。」蘇云：「莖葉並臭。」《藥性論》云：「女青，使，味苦，無毒。蛇銜爲使。」

立之案：黑字云：「牽牛子，味苦，寒，有毒。」《食療》云：「多食稍冷。」《拾遺》：「合子草有小毒。」《開寶》云：「預知子味苦，寒，無毒。」日華子云：「盍合子，溫。」

生山谷。

原無此語，今據《御覽》補正。黑字云：「生朱崖。」蘇云：「生平澤。」陶云：「牽牛子，始出田野人。」《拾遺》云：「合子草，蔓生岸傍。」《本草和名》卷末載世用四種，云仙沼子，生仙人沼地，故名之。《物理小識》云：「預知子，贊寧曰：即僊沼子，生池間。」

治蠱毒逐邪惡氣，殺鬼溫瘧，辟不祥。

陶云：「術云：帶此屑則疫癘不犯，彌宜識眞者。」《藥性論》云：「能治溫瘧寒熱，蛇銜爲使。」《肘後方》：「辟瘟病。正月上寅日，擣女青末，三角絳囊盛，繫前帳中，大吉。」《子母秘錄》云：「治小兒卒腹皮青黑赤，不能喘息。即急用此方，并治吐痢卒死，用女青末内口中，酒服。亦治大人。」紫虛南君云：「南嶽夫人内傅治卒死，擣女青屑一錢，安喉中，以水或酒送下，立活也。」

立之案：黑字：「牽牛子，主下氣，療腳滿水腫，除風毒，利小便。」《拾遺》：「合子草及葉，主蠱毒螫咬，擣傅瘡上。」《開寶》：「預知子殺蟲，療治諸蠱毒，傅云取二枚，綴衣領上，遇蠱毒物則聞其有聲，當便知之。有皮殼，其實如皂莢子，去皮，研服之有效。」日華子云：「盍合子，治一切風，補五勞七傷，其功不可備述。并治痃癖氣塊天行溫疾，消宿食，止煩悶，利小便，催生解毒。藥中惡失音，髮落，傅一切蛇蟲蠶咬。雙仁者，可帶單方服治一切病。每日取仁二、七粒，患者不過三十粒，永差。又名仙沼子、聖知子、預知子、聖先子。」《物理小識》云：「預知子，贊寧曰：即僊沼子，苗似牽牛，有逆刺，節有房殼，殼中有二子者取之。三子者勿取，爲偏氣不足。其二子陰陽和合，能除蠱毒。其狀如龜，經霜則帶黑色。如採滿升，其間爆鳴，似人輕微兩爪相擊聲。取法，將所採者分爲二分，聽其有聲者何在，則又分爲二堆，有鳴則記之，佩於衣襟，入蠱毒處，其子鳴爆。」據此，則白字所謂女青者，黑字所謂牽牛子，而陶云此藥始出田野，人牽牛易藥，故以名，則其效專説利水而除風毒。《食療》亦云：「多食稍冷，和山茱萸服之去水病。是名醫輩不知牽牛子即女青，故其效皆唯舉利水歟？」女青，《子母祕錄》及紫靈南君治卒死之功合。蓋所云卒死者，亦水飲閉塞之證耳。而蘇敬已後所説牽牛子者，即今俗呼朝顔，蔓生，如山芋，開紫碧花者，而自是別物。凡《本草》所收其物，至蘇敬時一變，以別物充之。爾後不能改，而至於今日者，往往有之，是本草家之一弊，今一一復陶氏已前之舊觀。如牡丹、狗脊、鐵落、紫葳之類是也。唯《拾遺》「合子草」，《開寶》「預知子」，日華「盍合子」，共云「治蠱毒」，與女青白字所説，及《肘後》辟瘟方合。因攷「女青」不入藥，人無復知者，故名醫以「蛇銜根」充之。陶氏亦疑之，而不識其眞者。至蘇敬就「一名雀瓢」而攷之，以當時呼「雀瓢」之草當之，則不知俗呼自傳古言，此物眞是白字之「女青」，黑字之「牽牛子」，《酉陽雜俎》之「盆甑草」，《拾遺》之「合子草」，日華之「盍合子」，《物理小識》之「預知子」也。但《開寶》之「預知子」，即「馬皎兒」《救荒》，而其實圓不中分，其子細小如「皂莢子」者，不可混同。蓋是一類二種耳。

又案：蘿摩亦與女青一類，此草《詩·衛風》《爾雅》《説文》已收之，然不與治療，故古本草不收之。《唐本草》始出之，云：「味甘辛，溫，無毒，主虚勞。葉食之功同於子。」而陶注「枸杞」云：「俗諺云：去家千里，勿食蘿摩、枸杞。」此言其補益精氣，強盛陰道也。蘿摩，一名苦丸。葉厚大作藤，生摘有白汁，人家多種之，可生噉，亦於蒸煮食也。《外臺》引：「《肘後》療大人小兒卒得月蝕瘡方。取蘿摩草，擣末，塗之差。」《醫心》卷四廿ウ引《千金》：「白癜方指上，令破樀蘿摩，白汁塗之，日日塗之，取差。」又煮以拭之，是散濕熱之功也。能散濕熱而滋血，故有補益之能。蘇注「女青」引《別錄》云：「雀瓢，白汁主蠱蛇毒」。蘇引《別錄》云：「雀瓢白汁者為蘿摩。」可知也。《拾遺》云「蘿摩」條中，「白汁，主蜘蛛、蠶咬，折取汁，點瘡上，煮食補益，其功相類」，可以證也。

又案：《醫心》《新修》共作「羅摩」，可從。蓋「羅摩」者，與「爤熳」「鹵莽」等字同例，而謂子中有絲羅摩然也。○《御覽》引《本草經》云：「女青，一名雀瓢。味辛，平。生山谷。治蠱毒，逐邪殺鬼，生朱崖。」又引《吳氏本草》云：「女青，一名霍由祇。神農、黃帝：辛。九百九十三」

天雄，

黑字云：「二月採根，陰乾。遠志爲之使，惡腐婢。」陶云：「今採用八月中旬。天雄似附子，細而長便是。長者至三四寸許，其用灰殺之，時有冰強者，不佳。」蘇云：『陶以三物俱出建平故名之，非也。按：《國語》「寘堇於肉」。注云：「烏頭也。」《爾雅》云：「芨，堇草。」郭注云：「烏頭，苗也。」此物本出蜀漢，其本名堇，今訛爲建，遂以建平釋之。又石龍芮，葉似堇，故名水堇。今復爲水莨，亦作建音。此豈復生建平耶，檢字書，又無「莨」字，甄立言《本草音義》亦論之。』日云：「天雄，大長少角刺而虛。」陳藏器云：「天雄，身全短無尖，周匝四面有附子，孕十一箇，皮蒼色即是。天雄宜炮皴拆後，去皮尖底用之。不然，陰制用，並得。《別說》云：天雄者，始種烏頭，而不生諸附子、側子之類，經年獨生長大者是也。蜀人種之忌生此，以爲不利。如養蠶而爲白殭之類也。」

立之案：《本草和名》烏頭、烏喙、天雄、附子、側子，已上五種共訓「於宇」。《醫心方》不入湯酒篇中。「治葛」傍訓，又訓「於宇」。蓋「於宇」者，大驚愕聲也。所謂「嗚呼」是也。凡大毒之草，人若誤而食之，作驚聲「於宇」也，故名。不唯言一草也。或曰：「於宇者，雄之轉聲，專言天雄也。」非是。今俗呼「止利加夫止」是也。

一名白幕。

立之案：《御覽》引《博物志》云：「物有同類而異用者，烏頭、天雄、附子一物，春夏秋冬採之各異。」《廣雅》：「蕪奚毒，附子也。一歲爲莿子，二歲爲烏喙，三歲爲附子，四歲爲烏頭，五歲爲天雄。」據此，則附子、天雄非有二物。附子經歲長大者，即是天雄。日云「少角刺」，別說云「經年獨生長大」者，並就「雄」字爲之說，非是。因攷「白幕」之反爲附。白幕，即附子是也。猶《爾雅》「符，鬼目」之「苻」，《本草經》爲「白莫」之例也。說具於「白莫」下。

又案：《外臺》卷四六引《古今錄驗》：「許季山所撰干敷散，主辟溫疫疾惡令人相染著氣方，用附子、細辛、乾薑、麻子、栢實五味。」宋注云：『《肘後》作「敷干」，《抱朴子》作「敷于」。』蓋此方以附子爲君藥，故名「敷于散」。「敷于」之急呼爲附，或倒言之曰「于敷」，作「敷干」者，誤字也。古于、干多訛。

味辛，溫。

黑字云：「甘，大溫，有大毒。」《藥性論》云：「天雄，君。忌豉汁，大熱，有大毒。乾薑制用之。」日云：「丸散炮去皮臍用，飲藥即和皮生使甚佳，可以便驗。」

生山谷。

黑字云：「生少室山谷。」陶云：「今宜都佷山最好，謂爲西建。錢塘間者，謂爲東建。氣力劣弱不相似，故曰西水猶勝東白也。」蘇云：「天雄、附子、烏頭等，並以蜀道綿州、龍州出者佳。餘處縱有造得者，力弱都不相似。江南來者全不堪用。陶以三物俱出建平，故名之。非也。」

治大風，寒濕痹，歷節痛，拘攣緩急。

黑字云：「頭面風去來，疼痛關節重，不能行步。除骨間痛。」《藥性論》云：「能治風痰冷痺，軟腳毒風，能止氣喘促急。」日云：「治一切風，一切氣。通九竅，利皮膚，調血脈。四肢不遂，背脊傴僂。」

立之案：大風，又見防風、枳實、巴戟天、蔄茹、姑活下，謂風邪之最大者。《千金》卷八有治大風半身不遂方。又《外臺》引《古今錄驗》續命湯下有「大痺，一身不隨」之語，蓋與賊風同。賊風，見薇銜、礜石、白及下。《外臺》引「深師茵芋酒，療賊風濕痺，身體不能自動」云云方，用烏頭、天雄、附子。《千金》「治歷節松節酒」有天雄。又《金匱・虛勞門》：「天雄散。天雄、白朮、桂枝、龍骨，四味爲散，酒服。」《外臺》引：「范汪療男子虛失精，三物天雄散方，用天雄、白朮、桂心。擣下篩，服半錢匕。文仲同。」宋臣注云：「張仲景方有龍骨。」據此，則今本《金匱》所收「四味天雄散」，未詳果出於張氏否，錄以俟攷。

又案：古方中未見煮湯用天雄者，唯散酒方中多用之，其熱毒峻猛出烏附之上可知耳。

破積聚邪氣。

黑字云：「心腹結積，又墮胎。」日云：「破痃癖癥結，補冷氣虛損，霍亂轉筋，消風痰，下胸膈水，發汗，止陰汗，炮合，治喉痺。」《衍義》云：「風家即多用天雄，亦取其大者，以其尖角多熱性，不肯就下，故取敷散也。」

金創。

日云：「排膿，止痛，續骨，消瘀血。」

立之案：《千金》《外臺》治金創方中有用附子、烏頭者，未見用天雄者，亦天雄、烏附同效之徵也。

強筋骨，輕身健行。

黑字云：「長陰氣，強志，令人武勇，力作不倦。」《御覽》引《淮南子》云：「天雄、雄雞志氣益。」注云：「取天雄三枚，内雄雞腸中搗，生食之，令人勇。」日云：「助陽道，暖水藏，補腰膝，益精明目。」○《御覽》引《本草》云：「天雄，味辛甘，溫，大溫，有大毒。主大風，破積聚邪氣，強筋骨，輕身健行，長陰氣，強志，令人武勇，力作不倦。一名白幕。生少室山谷。」

烏頭，

陶云：「今採用四月。烏頭與附子同根，春時莖初生有腦，形似烏鳥之頭，故謂之烏頭。」《御覽》引《呉氏本草》云：「烏頭，正月始生，葉厚，莖方中空，葉四面相當，與蒿相似。」

立之案：烏頭者，附子中之頗大者。《廣雅》所云「三歲爲附子，四歲爲烏頭，五歲爲天雄」，可以徵矣。至李時珍則曰：「烏頭有兩種，出彰明者，即附子之母，今人謂之川烏頭。其産江左山南等處者，乃《本經》所列烏頭，今人謂之草烏頭。」爾後皆宗此說，以「川草」爲之分別，非是。蓋烏頭之上有天雄，烏頭之下有附子。白字「烏頭，一名烏喙」，黑字「烏喙長三寸已上爲天雄」是也。

一名奚毒，

《淮南．主術訓》云：「莫凶於雞毒。」高誘云：「雞毒，烏頭也（《御覽》引注作「奚毒，附子」。與今本異，則許慎注歟）。」《廣雅》：「蕪奚毒，附子也」。《御覽》引作「（前進切）奚，附子也。」不與今本不同，恐是許慎本。

立之案：「奚毒」，恐大毒之義。或云：「雞飼之則死。」恐非是。《本草和名》引《釋藥性》：「一名緩毒。」緩亦奚訛。《御覽》引《呉氏本草》云：「一名毒公。」毒公與奚毒同義。

一名卽子，

立之案：「卽」者，根旁附著而生根。如芋魁、芋子，故名附子，又名卽子。白字作「卽」爲正字，爲古字。《說文》云：「萴，烏喙也。」是爲俗字。黑字作「側子」，爲假借。陶云：「側子，此卽附子邊角之大者，脫取之。昔時不用，比來醫家以療脚氣，多驗。」蘇云：「側子與附子皆非正生，謂從烏頭傍出也。以小者爲側子，大者爲附子。今稱附子角爲側子，理必不然。」《蜀本》注云：「今據附子邊果有角，大如棗核及檳榔，已來者形狀亦自是一顆，仍不小，是則爲烏頭傍出附子，附子傍出側子，理亦然矣。」竊謂諸家所謂，並出妄斷，非古義。蓋五物一根，但其採用時月不同者，其根形自異，故有此五名耳。《御覽》引吳氏云：「側子，一名茛。神農、歧伯：有大毒。李氏：大寒。八月採，陰乾。是附子角之大者，畏惡與附子同。」又云：「烏頭，一名茛。」《本草和名》引《釋藥性》：「烏頭，一名茛。天雄，亦一名茛。」以上「茛」字並是「堇」之假音借字。《廣韻》云「茛，草名」是也。《本草和名》引《雜要決》：「一名畏前。」亦茛之緩呼。陶注「鉤吻」云：「或云是毛茛。」蘇云：「毛茛是有毛石龍芮。」蘇注「石龍芮」云：「今用者，俗名水堇，苗似附子，是附子名堇。而此物生水邊下濕地，而似附子，故名水堇。有毛，故亦名毛茛。」乃是堇、茛同字通用之徵也。《本草和名》「側子」下引《疏》曰：「此上五藥爲一母，母則云茛也。三月採爲天雄，八月採爲附子，邊角大者爲側子，九、十月採爲烏頭，如烏口者喙。蜀中有白附子，非此類。」是亦以「茛」爲正字，宜從也。又《說文》：「藋，堇艸也。」「芨，堇艸也。」《爾雅》：「芨，堇艸也。」共爲「蒴藋」字，而郭璞注云「卽烏頭也。江東呼爲堇，音靳」，此說非是。郝懿行駁之可從。但《晉語》云：「置堇於肉。」賈逵注云：「堇，烏頭也。」《淮南・說林訓》云：「蝮蛇螫人，傅以和堇，則愈。」物固有重爲害反爲利者，此堇、茛同字，共爲毒藥之稱。說具於「鉤吻」下。

一名烏喙。

《御覽》引《吳氏本草》云：「烏喙，神農、雷公、桐君、黄帝：有毒。李氏：小寒。十月採，形如烏頭，有兩岐相合，如烏之喙，名曰烏喙也。所畏、惡、使，盡與烏頭同。」

立之案：烏喙即烏頭，非有二也。但以爲兩岐者爲之別耳。《廣雅》云：「二歲爲烏喙，四歲爲烏頭，一歲爲莂子，三歲爲附子，五歲爲天雄。」是烏喙、烏頭爲同形相類，莂子、附子亦爲同形相類，而天雄獨爲舊根魁大者。故吳氏云附子、莂子八月採，烏喙十月採。黑字云烏頭正月、二月採。天雄二月採。據此採收時月，時月則其老少、長短、肥瘦、剛柔亦可攷，而與《廣雅》以歲爲別者，其理亦同。蓋名醫傳來之古言，神農家之妙理在焉。此五種者，所謂子母兄弟是也。

味辛，溫。

黑字：「甘，大熱，有大毒。烏喙，味辛，微溫，有大毒。」《藥性論》云：「使，遠志爲之使，忌豉汁，味苦，辛，大熱，有大毒。烏喙使。忌豉汁，味苦，辛，大熱。」日云：「土附子，味瘉辛熱，有毒。」《御覽》引吳氏云：「神農、雷公、桐君、黄帝：甘，有毒。烏喙，神農、雷公、桐君、黄帝：有毒。李氏：小寒。側子，神農、岐伯：有大毒。李氏：大寒。」黑字云：「側子，味辛，大熱，有大毒。」《藥性論》云：「使。」

生山谷。

黑字云：「烏喙生朗陵山谷。」《御覽》引《范子計然》云：「烏頭出三輔，中白者善。」

治中風惡風洗洗出汗。

立之案：《傷寒論》云：「太陽病發汗，遂漏不止，其人惡風，小便難，四肢微急，難以屈伸，桂枝加附子湯主之。」即與本功相合。所云出汗者，乃謂發汗之義也。此證汗多亡陽而不止汗，卻出汗者，專用辛溫鼓舞陽氣，發出邪氣。陽氣鼓舞，則津液自足，小便自可，邪氣發出，則惡風自除，漏汗自止，是發汗中自寓止汗之意。與乾薑出汗同理，不與麻黄出汗同，畢竟烏、附二物，其功相似，但附子則其力稍烈矣。

又案：歲旦屠蘇酒所（疑脱「用」字）烏頭，亦與此效相類，其意在於強壯元陽，令邪氣不入耳。

除寒濕痹。

黑字云：「肩胛痛不可俛仰，目中痛不可久視，烏喙主風濕，丈夫腎濕，陰囊痒，寒熱歷節掣引腰痛，不能行步。」《藥性論》云：「能治惡風憎寒濕痺。烏喙能治男子腎氣衰弱，陰汗，主療風溫濕邪痛。」

立之案：《外臺》引深師有「療賊風烏頭膏」，《千金》有「主寒疝賊風烏頭湯」。《外臺》云：深師同。

欬逆上氣。

黑字云：「消胸中痰。」《藥性論》云：「主胸中痰滿，治欬逆上氣。」

立之案：烏頭主欬逆上氣，與鉤吻、狼毒同例。而治水飲冷結尤甚者，非辛溫猛烈者不能消也。

破積聚寒熱。

黑字云：「冷良不下，心腹冷疾，臍間痛。」《藥性論》：「冷痰包心腸腹，疞痛痃癖氣塊，破積聚寒。」

立之案：凡療積聚，下品藥中甚多，但有寒熱之分。烏頭、附子、天雄、巴豆之類，主冷血冷飲之積聚。甘遂、蕘花、鳶尾、大黄之類，治熱血熱飲之積聚。一用辛溫，一用苦寒，其治分別序例。所云欲除寒熱邪氣，破積聚，愈疾者，本下經是也。

其汁煎之，名射罔，殺禽獸。

黑字云：「射罔，味苦，有大毒。療尸疰癥堅，及頭中風痺痛。」《唐本草·中蠱通用藥》云：「射罔，溫，大毒。」陶云：「以八月採，搗笮莖取汁，日煎爲射罔。獵人以傅箭，射禽獸，中人亦死，宜速解之。」陳云：「射罔本功外。主瘻瘡，瘡根結核，瘰癧，毒腫及蛇咬。先取藥塗肉四畔，漸漸近瘡，習習逐病至骨。瘡有熱膿及黄水出。塗之若無膿水，有生血及新傷肉破，即不可塗，立殺人。亦如殺走獸，傅箭鏃射之，十步倒也。」日云：「土附子，味⿸疒僉，辛，熱，有毒。生去皮，搗濾汁澄清，旋添，曬乾取膏，名爲射罔。獵人將作毒箭使用，或中者，以甘草、藍青、小豆葉、浮萍，冷水、薺苨皆可禦也。」《千金方》：「治沙虱毒，以射罔傅之佳。」〇《御覽》引《本草經》曰：「烏頭，一名奚毒，一名葥。味辛，溫。生川谷。主治風中惡洗出汗，除寒溫。生朗陵。（九百九十）」《吴氏本草》云：「烏頭，一名茛，一名千秋，一名毒公，一名果負，一名耿子。神農、雷公、桐君、黄帝：甘，有毒。正月始生，葉厚，莖方中空，葉四面相當，與蒿相似。（上同）」孫星衍《本草經》引「果負」作「卑負」云：《御覽》作「果負」。又曰：「烏喙，神農、雷公、桐君、黄帝：有毒。李氏：小寒。十月採，形如烏頭，有兩枝相合如烏之喙，名曰烏喙也。所畏、惡、使，盡與烏頭同。一名（二字恐衍）側子，一名茛。神農、岐伯：有大毒。李氏：大寒。八月採，陰乾，是附子角之大者，畏惡與附子同。」

附子，

黑字云：「爲百藥長。冬月採爲附子，春採爲烏頭。地膽爲之使，惡蜈蚣，畏防風、黑豆、甘草、黄耆、人參、烏韭。」《御覽》引《吴氏》云：「八月採，皮黑肌白。」陶云：「附子，以八月上旬採，八角者良。凡用三建，皆熱灰微炮令拆，勿過焦。惟薑附湯生用之。俗方每用附子，皆須甘草、人參、生薑相配者，正制其毒故也。」日云：「天雄大長，少角刺而虛。烏喙似天雄，而附子大短有角，平穩而實。烏頭次於附子，側子小於烏頭，連聚生者，名爲虎掌，並是天雄一裔子母之類。力氣乃有殊等，即宿根與嫩者耳。已上並忌豉汁。」陳云：「附子無八角。陶強名之，古方名用八角附子，市人所貨亦八角爲名。」又云：「天雄周匝四面有附子，孕十一箇，皮蒼色。」雷公云：「有烏頭、烏喙、天雄、側子、木鼈子。烏頭少有莖，苗長身烏黑，少有傍尖。烏喙皮上蒼，有大豆許者孕八九箇，周圍底陷黑如烏鐵，宜於文武火中炮，令皴拆即劈破用。天雄身全矮無尖，周匝四面有附孕十一箇，皮蒼色即是天雄，宜炮皴拆後，去皮尖底用，不然，陰制用並得。側子只是附子傍有小顆附子如棗核者，是宜生用，治風瘮神妙。木鼈子只是諸喙附雄烏側中毗槵者，號曰木鼈子，不入藥中用，若服令人喪目。若附子底平有九角如鐵色，一箇箇重一兩，即是氣全，堪用。」

立之案：附子者，烏頭爲母，其子根中尤肥大者是也。其云八角、云九角、云十一箇之類，不必其數，猶昌蒲九節、十二節之例。其子根第一，其氣味純乎，辛溫不猛而緩。黑字所云「百藥長」，此之謂也。此物眞與「芋子」相似，故俗呼爲「佛須以毛」。

味辛，溫。

黑字云：「甘，大熱，有大毒。」《御覽》引《吳氏本草》云：「神農：辛。岐伯、雷公：甘，有毒。李氏：苦，有毒，大溫。」

生山谷。

黑字云：「生犍爲山谷及廣漢。」《御覽》引《范子計然》云：「附子，出蜀武都中，白色者善。」又引《荊州記》曰：「宜都郡門生藥草有附子。」又引《大業拾遺記》云：「汾陽宮所甚出名藥數十種，附子、天雄並精好，堪用。」

治風寒欬逆邪氣。

《千金翼》：「附子酒，主大風冷淡澼脹滿諸痺方。大附子壹枚，重貳兩者，亦云貳枚，去皮破。右壹味，用酒伍升漬之。春伍日一服一合，以痺爲度。日再服，無所不治。勿蛀者、陳者，非者，不差病。」

溫中，

黑字云：「心腹冷痛，霍亂轉筋，下痢赤白。」

立之案：張長沙諸四逆湯類，及《金匱》治腹中寒氣雷鳴切痛，附子粳米湯。脇下偏痛發熱，其脈緊強，此寒也。以溫藥下之，宜大黃附子湯。又蚘厥證用烏梅丸，心痛證用赤石脂丸、九痛丸之類，皆溫中之功也。

金創，

立之案：《外臺》引《肘後》療金瘡治葛蛇銜膏，《古今錄驗》療金瘡中筋骨續斷散，范汪療金瘡内塞止痛地楡散。又療金瘡生肌白膏，並用附子，皆溫血。令生肌肉，不中風之意也。

破癥堅積聚血瘕。

黑字云：「心腹冷痛，又墮胎。」

立之案：《千金·堅癥積聚門》大小狼毒丸、野葛膏，並有附子。《外臺·心下懸急懊痛門》引《肘後》薑附丸。又引張文仲蜀椒丸，療胸中氣滿心痛引背方。蜀椒、半夏、附子三味蜜丸。凡堅積因冷血寒飲者，烏頭、附子、虎掌之類治之。因熱血、熱飲者，大黃、亭歷、甘遂之類主之。其屬固冷結毒者，狼毒、石南、莽草、巴豆大毒之物破除之。

寒濕踒躄，拘攣膝痛，不能行步。

黑字云：「腳疼冷弱，腰脊風寒，堅肌骨強陰。」

立之案：《小品》治中風小續命湯，張仲景治歷節桂芍知母湯之類，用附子者甚多。但《外臺》引：

「《延年》治偏風方。生附子一兩，無灰酒一升，右二味，㕮咀，附子内酒中，經一七日，隔日飲之一小合，有病出，無所恡，特忌豬肉、生冷、醋滑。」《千金》：「治心虚寒風，半身不遂，乾薑附子湯。乾薑、附子各八兩，桂心、麻黄各四兩，芎藭三兩，右五味，㕮咀，以水九升煮，取三升分三服，三日後服一劑。」又：「大棗湯治歷節疼痛方。大棗十五枚，黄耆四兩，附子一枚，生薑二兩，麻黄五兩，甘草一尺，右六味，㕮咀，以水七升煮，取三升，服一升，日三服。」以上三方，方意尤妙，宜採用也。

又案：踒躄之「踒」，即爲「足痿」之字，則冒下「躄」字變疒從足者，非踒折字也。《御覽》引作「痺癖」，「癖」即「躄」字，是亦冒上「痺」字而作「癖」也。「躄」字見「五加」條，「痿躄」字出「紫苑」下，可並攷。○《御覽》引《本草經》曰：「附子，味辛溫，出山谷。治風寒欬逆，邪氣寒濕痺癖，拘緩不起，疼痛溫中，金瘡。生牛犍，爲百藥之長。九百九十」又引《吳氏本草》云：「附子，名莨。神農：辛。岐伯、雷公：甘，有毒。李氏：苦，有毒，大溫。或生廣漢。八月採，皮黑肌白。同上」

本草經卷下　三

羊躑躅，

黑字云：「一名玉支，三月採花，陰乾。」陶云：「近道諸山皆有之，花、苗似鹿葱，羊誤食其葉，躑躅而死，故以爲名。」《古今注》云：「羊躑躅花黃，羊食之則死，羊見之則躑躅分散，故名羊躑躅。」

立之案：陶注支子云：「玉支即躑躅萌也（《證類》誤，今據《新修》）。」希麟《續一切經音義·大威力烏樞瑟摩明王卷上》躑躅葉下引《本草》云：「羊躑躅也。葉花皆有大毒，三月採花，其花色黃亦有五色者，羊誤食其花葉，躑躅而死，因以爲名（以上）。」鹿葱爲萱草一名（《本草和名》引《稽疑》）因攷陶所說羊躑躅非樹生者，蓋是石蒜（出《圖經》）之類，而黃花者謂之鐵色箭（《綱目》）是也。蘇敬以後所說，今俗呼「幾都都之」者是也。此物亦黃花有毒，故以當之。《本草和名》訓「以波都都之」，又「之呂都都之」，又「毛都都之」。岡村氏曰：「當時採藥師未尋得黃花之物，故強充之以也末都都之也。」可從矣。爾來無復異論，而眞物湮晦，無有識此者。按：《救荒本草》云：「老鴉蒜生水邊下濕地中，其葉直生出土，四垂葉狀似蒲而短，背起劍脊，其根形如蒜瓣，味甜。」《圖經》云：「水麻生鼎州，味辛，溫，有小毒，其根名石蒜，主傅貼腫毒。九月採，又名金燈花，其根亦名石蒜，或云即此類也。」李時珍云：「石蒜處處下濕地有之，古謂之烏蒜，俗謂之老鴉蒜、一枝箭是也。春初生葉，如蒜秧及山慈姑，葉背有劍脊，四散布地。七月苗枯，乃於平地抽出一莖如箭簳，長尺許。莖端開花四五朶，六出紅色如山丹花狀而瓣長，黃蕊長鬚。其根狀如蒜，皮色紫赤，肉白色。此有小毒。」但《救荒》不說花形，《圖經》所說水麻，自是別種石蒜而非老鴉蒜也。其所云金燈花者，恐是鐵色箭。陶云其花色黃是也。所云亦有五色者，謂石蒜（紅花）、宮人草（粉紫花）之類也。《酉陽雜俎》云：「金燈，一曰九形花，葉不相見，俗惡人家種之，一名無義草。」李時珍以爲山慈姑，非是。所謂金燈亦謂鐵色箭也，紅花者，俗呼曼珠砂花，又呼天蓋花。黃花者，呼狐乃剃刀。又有一種粉紫花者，呼夏水仙，共秋後開花，少有早晚耳。但黑字云「三月採花」，《一切經音義》慧琳、希麟共引同石蒜類，並七、八月開花，似不合。然據云「玉支，躑躅萌也」，云「羊誤食其葉」（《藏音》引「葉」上有「花」字）之言攷之，則云「三月採花」者，「花」字或是「葉」字訛，其云「萌爲玉支」者，謂其葉青白，光澤如玉也。「支」即「枝」古字。或曰：「山慈姑，一種和州下市所產，有黃花者，苗高八九寸，三四葉互生，莖端衆花簇成一朵，花瓣外綠內黃，中有黃蕊，花大五分許。宜以此物充羊躑躅，則與黑字云三月採花合。」此說頗有理。因攷《證類》引《嘉祐》云：「山慈菰根有小毒，主癰腫，瘡瘻，瘰癧，結核等，醋摩傅之，亦剥人面皮，除皯䵳。生山中濕地，一名金燈花，葉似車前，根如慈菰。零陵間又有團慈菰，根似小蒜，所主與此略同。」（見陳藏器及日華子）所謂團慈姑即石蒜也。其根形團，故名團慈姑。然則山慈姑、石蒜爲一類二種，而山慈姑比石蒜則毒小，猶玄胡索、地錦苗爲一類二種，玄胡索比地錦則毒亦小也。

又案：地錦苗黃花者，俗呼黃花，蔓對紫花者呼紫花蔓而得之名也。黃花尤爲大毒，誤咬生葉，即吐血一聲叫呼而死。故勢州俗謂之「比止古邊」，與「波利」。土州俗謂之「於婆古呂志」。山慈姑黃花者，亦必有毒，應與黃花地錦苗同。

味辛，溫。

黑字云：「有大毒。」陳云：「山慈姑，根有小毒。」《救荒本草》云：「老鴉蒜根，味甜。」李時珍曰：「石蒜，辛甘，溫，有小毒。山慈姑，甘，微辛，有小毒。」

生川谷。

黑字云：「生大行山川谷及淮南山。」陶云：「近道諸山皆有之。」《御覽》引《建康記》曰：「建康出躑躅。」陳云：「山慈姑生山中濕地，零陵間又有團慈姑。」《救荒本草》云：「老鴉蒜生水邊下濕地中。」李時珍云：「石蒜，處處下濕地有之。」

治賊風在皮膚中淫淫痛。

《圖經》云：「或云此種不入藥，古大方多用躑躅，如胡洽治時行赤散，及治五嗽四滿丸之類，及治風諸酒方皆雜用之。又治百病風濕等，魯王酒中亦用躑躅花。今醫方捋脚湯中多用之。」《外臺》卷九引《古今錄驗》四滿丸，用躑躅花四分。《外臺》引《深師》茵芋酒，療賊風濕痺，身體不能自動，四肢偏枯，火炙不熱，骨節皆痛，手足不仁，皮中淫淫如有蟲行，搔之生瘡癮疹起，手不得上頭，頭眩瞑甚者，狂走，歷節腫及諸惡風，悉主之。方中用躑躅花熬。又引《古今錄驗》療疱、白癜風，商陸散。方中用躑躅花一升。又引《小品》療蠱毒躑躅散，方中用羊躑躅廿八ノ廿八ウ。《千金》：「八風散主八風十二痺云云。身上痦瘰，面上疱起，用躑躅五升。常山太守馬灌酒除風氣，用躑躅一兩。蠻夷酒治八風十二痺，用躑躅一兩。魯王酒治賊風，或如錐刀所刺，行人皮膚中，無有常處云云。遊走四肢，偏有冷處如風所吹，用躑躅三十銖。魯公釀酒，主風偏枯半死，用躑躅五兩。桂枝酒，治肝虛寒，厲風所損，用躑躅一升。又曲魚膏，治風濕疼痺，用躑躅一兩。野葛膏，治惡風毒腫，用躑躅花一升。」

立之案：黑字不入湯酒條，云躑躅入酒，而《千金》《外臺》皆云「躑躅」。陶注梔子云：「玉支，躑躅萌也。」蘇注云：「玉支，躑躅一名。」並無「羊」字。因攷，《本草經》舊作「躑躅」，後人或添「羊」

字歟？《續一切經音義》引《本草》作「羊躑躅」，是據《新修》加「羊」字者歟。然《廣雅》云：「羊蹢躅，英光也。」《御覽》引作「羊躑躅，決光也」。《藥性論》亦作「羊躑躅」，則宜以「羊躑躅」爲正名。醫方往往單云「躑躅」，則畧一「羊」字而言，猶略「馬目毒公」，單言「毒公」之例焉。《外臺》引：「《集驗》療瘑瘡方。羊躑躅花五升，以水漬之半月，去滓以汁洗瘡。」賊風，已詳於「薇銜」下，宜併看。

溫瘧，惡毒，諸痺。

黑字云：「邪氣，鬼疰，蠱毒。」《圖經》云：「南方治蠱毒下血，有躑躅花散，甚勝。」《證類・溫瘧通用藥》下，《嘉祐》引《藥對》云：「躑躅溫，使。」又療風下引《藥對》云：「躑躅溫。」又久風濕痺下引《藥對》云：「躑躅溫，治風，使。」《外臺》卷十三崔氏金牙散三十二味、三十六味，方中並有玉支（三四ヲウ），亦解鬼氣惡毒之義。

立之案：是以毒治毒之理，序例所云「鬼注蠱毒以毒藥」者是也。○《御覽》引《本草經》曰：「羊躑躅，味辛，溫，生川谷。治賊風濕痺惡毒，生太行山。（九百九十二）」又引《吳氏本草》曰：「羊躑躅花，神農、雷公：辛，有毒。生淮南。治賊風惡毒諸邪氣。（同上）」

茵芋，

黑字云：「三月三日採葉，陰乾。」陶云：「莖葉狀如莽草而細軟，取用之甘，連細莖。」《蜀本圖經》云：「苗高三四尺，葉似石榴短厚，莖赤。四月採莖、葉，日乾。」日云：「出自海鹽，形似石南，樹生，葉厚。五、六、七月採。」《圖經》云：「四月開細花白，五月結實。」

立之案：《本草和名》訓「爾都都之」，又乎「加都都之」。永仁元年惟宗時俊所撰《醫家千字文》「茵芋，華細」自注云：「於加津津之。」私案：「阿勢保」是也。《證類本草》云：「茵芋，莖葉形如莽草而細軟，（陶注）苗高三四尺（《蜀本》）。四月開細白花，五月結實（《綱目》）。」今從此說，以「阿勢保」爲本條，則爲允當矣。《延喜式》：「大和播摩出之，而訓仁波都都之（因攷《本草和名》今本脫「波」字耳）。」「阿勢保」又名「阿世美」，出《萬葉集》。而《新撰六帖恰衣笠内大臣歌》曰：「吉野川瀧津嚴根乃白妙爾，阿世美乃花毛開爾。計良之奈則爲其白花。」可以證矣。先輩諸本草家，皆據《蜀本圖經》及日華子所說，以俗呼「美也末之伎美」者充之，二書只說葉形，不及花實，則似未妥貼。然古舶藥中時有名茵芋者，亦似「美也末志伎美」之莖葉，則西土已無眞物，以此代之，亦未可知已。又「茵芋」二字疊韻，蓋古作「因于」，後加艸冠作「茵芋」也。竊謂「因于」即「因云」，與「絪緼」「烟熅」等字同，謂枝葉細密因云然也。

味苦，溫。

黑字云：「微溫有毒。」陶云：「甘。」《藥性論》云：「味苦，辛，有小毒。」日云：「入藥炙用。」《外臺》卷十五引《古今錄驗》大竹瀝湯方後云：「茵芋有毒，令人悶亂目花，虛人可半兩，良。」

生川谷。

黑字云：「生太山川谷。」陶云：「好者出彭城，今近道亦有。」《蜀本圖經》云：「今出華州雍州。」日云：「出自海鹽。」《圖經》云：「今雍州、絳州、華州、杭州亦有之。」《外臺》十五（四七ヲ）引《深師》：「茵芋，泰山者炙。」

治五藏邪氣，心腹寒熱，羸瘦，瘧狀發作有時，諸關節風濕痺痛。

黑字云：「療久風濕走四肢腳弱。」陶云：「方用甚稀，惟以合療風酒散。」《藥性論》云：「能治五藏寒熱似瘧，諸關節中風痺，拘急攣痛，治男子、女人軟腳毒風，治濕瘧發作有時。」日云：「治一切冷風，筋骨怯弱羸顫。」

立之案：《千金》「風門」八風散，常山太守馬灌酒、魯王酒、獨活酒，「賊風門」桂枝酒、松節酒，「角弓反張門」秦艽散，「風痺門」治風痺遊走無定處名曰血痺。方（蜜和酒下）中并用茵芋。《外臺》「諸風門」引《古今錄驗》療風癲六生散，引《深師》療風癮瘮方（散服），又「脚氣門」引蘇恭側子酒，引《備急》金牙酒，引《深師》茵芋酒（《千金翼》同），引蘇恭治葛膏等，並用茵芋。蓋「茵芋」與「莽草」爲一類二種，故用茵芋方中不用莽草，未見二物合用者。《外臺》（十五ノ四一ウ）引《千金》治風痺癮瘮，方中莽草、茵芋合用。然宋本《千金》（廿二ノ三三ウ）無莽草，只八味。則今本《外臺》有莽草者，蓋似誤衍，錄俟後攷。《備急》十四味金牙酒下云「茵芋」，《肘後》作「莽草」，《千金》十味金牙酒注云：「《千金翼》用茵芋無莽草。」又秦艽散下云「茵芋」，胡洽用菵草，共可以證矣。然則，宜以莽草代用而可也。《醫心方》十六（十二ウ）引《經心方》白歛怗方中「菵草」，傍訓「乎加通通之」，又「爾通通之」，此訓茵芋之名，而以爲「菵草」，傍訓則皇國古昔亦茵芋、菵草相混用通治之一證也。○《御覽》引《吴氏本草》曰：「茵芋，一名卑山。共微溫，有毒，狀如莽草而細軟。（九百九十二）」

射干，

黑子云：「三月三日採根，陰乾。」陶云：『此即是烏翣根，庭臺多種之，黃色，亦療毒腫，方多作「夜干」字，今「射」亦作「夜」音，人言其葉是鳶尾，而復有鳶頭。此若相似爾。恐非烏翣者，即其葉名矣。又別有射干相似，而花白莖長，似射人之執干者，故阮公詩云：「射干臨層城。」此不入藥用，根亦塊，惟有其質。』蘇云：「射干此說者，是其鳶尾葉都似射干，而花紫碧色，不抽高莖，根似高良薑而肉白，根即鳶頭。陶說由跋，都論此爾。」《蜀本圖經》云：「高二三尺，花黃實黑，根多鬚，皮黃黑，肉黃赤，今所在皆有，二月、八月採根，去皮，日乾用之。」陳云：「射干，鳶尾。按：此二物相似，人多不分。射干即人間所種爲花草，亦名鳳翼，葉如鳥翅，秋生紅花赤點。鳶尾亦人間多種，苗低下於射干，如鳶尾春夏生紫碧花者是也。」又注云：「據此猶錯，夜干花黃，根亦黃色。」日云：「根潤亦有形似高良薑大小，赤黃色，淡硬，五、六、七、八月採。」《圖經》云：「葉似蠻薑而狹長，橫張踈翅羽狀，故一名烏翣，謂其葉中抽莖，似萱草而彊硬，六月開花黃紅色，瓣上有細文，秋結實作房，中子黑色，根多鬚，皮黃黑，肉黃赤。」

立之案：《本草和名》訓「加良須阿布岐」，今俗呼「比阿布岐」是也。陶云：「人言其葉是鳶尾，而復有鳶頭，此若相似爾，恐非烏翣者，即其葉名矣。」《廣雅》云：「鳶尾、烏蓮，射干也。」《御覽》作「鹿廉、鳶尾、烏蓮，射干也」。據此攷之，則「射干」之急呼爲鳶，又謂之鳶尾，而爲葉名矣。「鳶尾，一名烏園」，出於黑字，「烏園」急呼亦爲鳶，又名鳶頭。《外臺》引《小品》療鬼魅四物鳶頭散，方中用東海鳶頭。注云：是由跋。（《千金》載此方注云：由跋根）《千金二十》小金牙散方中用由跋，不用鳶頭。又名鳶根。《外臺》十八引蘇敬金牙散方中有鳶根。注云：「《本草》有鳶尾，此云鳶根，即是用鳶尾之根也。」此注蓋王燾所記。《御覽》引《范子計然》曰：「射干根。」射干根即鳶根也。又引《抱朴子》曰：「千歲之射干，其根如生人，長七尺。」《御覽》九百八十八引《本草經》曰：「載，辟不祥，生淮南。」而《目錄》作「載頭」，此文今《本草經》無載，蓋係逸文，其云「辟不祥」，與「鳶尾主蠱毒邪氣」相合，則「載」是鳶尾，而爲射干葉可知也。《御覽》引吳氏「一名黃遠」，《本草和名》引《釋藥》「一名烏菌」，並與「烏園」同爲「鳶」之緩呼。又引《釋藥》「烏國子」，引《雜要決》「一名烏固」，並爲「烏園」之訛字。「射干、鳶尾共味苦平（白字）」，「射干三月三日採根陰乾，鳶尾五月採（黑字）」。云「五月採」，則爲射干葉，亦可知也。蘇敬斷然以陶說「由跋」（俗呼「一八」）爲鳶尾，爾後皆從此，無復異論，古義遂廢。今據陶注，射干爲根，鳶尾爲葉，以一八爲由跋，則黑白分明，始復古色。岡邨氏曰：『一種胡蝶花，見《花史左編》《祕傳花鏡》等，俗名「志也我」，葉似鳶尾，抽長莖，開六瓣白花，有黃紫斑，即陶注「別有射干花白」者是也，蓋古者正呼「射干」字音，後世轉爲「志也我」耳。』此說可從。因攷「由跋」，《本草和名》訓「加歧都波奈」（《醫心方》「奈」作「多」是也），今俗呼「一八」。一八者，蓋是由跋之音轉，與「者我」同日之論，而亦紫菀、桔梗、牽牛子之例耳。

又案：胡蝶花與射干爲一類二種，花葉根莖可以比也。由跋則自別種，花莖根葉不與射干類。蓋蠡實、由跋爲同物，白黑異名亦異條，此例甚多。《本草和名》蠡實、由跋共訓「加歧都波多」，當時以爲同物可知也。後世以蠡實爲泥中紫花之燕子花，而「加歧都波多」之名專在焉，故以陸生紫花之由跋，別得一八之名也。說詳見於「蠡實」下。

一名烏扇，

黑字云：「一名烏翣，一名烏吹。」《本草和名》引《雜要決》「一名焉喙」，又引《兼名苑》「焉屢」。

立之案：烏扇與烏翣同義，謂其葉似扇也。烏吹者，謂之扇之生風如吹也。烏屢者，烏翣之壞字。烏喙者，根名，象形名之。爲與「烏頭，一名烏喙」同名異物。

一名烏蒲。

立之案：烏蒲者，謂其苗似蒲也，與旱蒲、昌蒲同例。

又案：烏扇、烏蒲等之「烏」字，與鳶尾、鳶頭之「鳶」字同，其葉似烏羽、烏尾，故或云「鳶」，或云「烏」，蓋因地異名，猶鳶蘉、烏蘰（草通）、蛇床、虺床之例。

又案：《說文》：「萐莆，瑞草也。堯時生於庖廚，扇暑而涼。」蓋謂射干也。一名烏翣，一名烏蒲，即是烏萐、烏莆也。萐莆者，謂似翣、似蒲也。云瑞草、云扇暑，則其生葉在夏可知也。《白虎通》曰：「萐莆者，樹名也。其葉大於門扇，不搖自扇。」以所目擊蒲葵、桄榔之類當之，恐非上古中國所生者，其屬臆斷可知耳。

（眉）《説文》曰：「扇暑而涼者，謂人採取剪成，以代扇翣也。」

味苦，平。

黑字云：「微溫，有毒。」《蜀本》云：「微寒。」《藥性論》云：「使，有小毒。」

生川谷。

黑字云：「生南陽川谷田野。」陶云：「庭臺多種之。」陳云：「即人間所種。」《圖經》云：「今在處有之。」《御覽》引《范子計然》曰：「射干根出安定。」又引《建康記》曰：「建康出射干。」

治欬逆上氣。

《外臺》引：「《小品》療欬而上氣，咽中如水雞聲，射干麻黃湯方。射干十二枚，麻黃去節、生薑各四兩，紫菀三兩，款冬花三兩，細辛三兩，五味子半升，半夏如□□，大棗七枚擘。右九味切以東流水一斗二升煮，取三升，分三服。《千金》《古今錄驗》同。」宋臣注云：「此本仲景《傷寒論》方。」（今本《金匱》有誤，故今據《外臺》錄）

立之案：此方以射干麻黃爲主藥，故《衍義》云「今治肺氣喉爲佳」，可以證也。此物柔軟滋潤，不去皮則不乾，其質與天麥二門冬相似而頗溫，故其飲尤固冷者，可酌用也。

喉痺咽痛，不得消息，散結氣。

黑字云：「療老血在心脾間，欬唾言語氣臭，散胷中熱氣。」《藥性論》云：「能治喉痺水漿不入，能通女人月閉，治疰氣，消瘀血。」日云：「消痰，破癥結胷膈滿腹脹，氣喘，消腫毒，鎮肝明目。」《千金方》「喉病門」烏翣膏，用生烏翣十兩。又治喉腫痛有二方，共用射干。又《外臺》引：「《集驗》療傷寒熱病，喉中痛，閉塞不通，烏扇膏方。生烏扇一斤，切，豬脂一斤。右二味合煎，烏扇藥成，去滓取如半雞子，薄綿裹之，內口中稍稍咽之，取差。張文仲、《千金》同。」

立之案：喉痺咽痛，並爲水飲所迫，惡血所結，射干溫散飲血之所凝固，則爲破散諸冷結氣之藥也。不得消息者，謂咽喉閉塞不得通氣也。《醫心方》奔豘門引《千金》云：「治氣上下否塞，不能休息，破氣丸方（宋本《千金》無「休」字）。」所謂休息，蓋是與「消息」同義。

腹中邪逆，食飲大熱。

黑字云：「久服令人虛。」日云：「痃癖，開胃，下食。」○《御覽》引《本草經》曰：「射干，一名烏扇，一名烏蒲。味苦，辛，生川谷。治欬逆上氣，生南陽。（九百九十二）」又引《吳氏本草》曰：「射干，一名黄遠。（同上）」

鳶尾，

鳶，《本草和名》作「⿹𢦏鳥」，俗字。

立之案：鳶尾即射干葉。說具於射干下。黑字云：「一名烏園，五月採。」陶云：「方家云是射干苗，無鳶尾之名。主療亦異，當時一種物。方亦有用鳶頭者，即應是其根，療體相似，而《本草》不顯之。」蘇云：「此草葉似射干而闊短，不抽長莖，花紫碧色，根似高良薑，皮黄肉白，有小毒。嚼之戟人咽喉，與射干全別。人家亦種，所在有之。」《蜀本》云：「此草葉名鳶尾，根名鳶頭，亦謂鳶根。」又《圖經》云：「葉似射干，布地生。黑根似高良薑而節大，數箇相連。今所在皆有。九月、十月菜根，日乾。」《外臺》卷十八（二十一ヲ）引蘇敬云「金牙散方中用鳶根」，注云：「《本草》有鳶尾，此云鳶根，即是用鳶尾之根也。」（蓋宋臣注）《本草和名》訓「古也須久佐」，未詳指何物。

味苦，平。

黑字云：「有毒。」

生山谷。

黑字云：「生九疑山谷。」《御覽》引《本草經》云：「蕺生淮南。」

立之案：《小品》云：「東海鳶頭與蕺生淮南。」爲同物可知也。

治蠱毒，邪氣，鬼注諸毒。

黑字云：「療頭眩，殺鬼魅。」陳云：「主飛尸，游蠱著喉中，氣欲絶者，以根削去皮内喉中摩病處，令血出爲佳。」

立之案：《千金》大附著散治五尸疰杵方中用由跋。《外臺》十三ノ四三ヲ引《小品》療鬼魅四物鳶頭散，方中所用東海鳶頭。注云：「是由跋。」蘇云：「今陶云由跋，正説鳶尾根莖。」據此，則以由跋爲鳶尾之説，唐已前既有之，故蘇從之也。蓋《小品》所云「鳶頭散，謂射干根也」。而注云「是由跋」者，恐是後人所記，非《小品》原文也。凡《外臺》方注「馬目毒公，鬼臼也」十三ノ廿六ウ「吃力迦，即白朮是」十三ノ四一ウ，「蝭母，知母也」二ノ廿七ウ之類，蓋宋臣校刻時所加，非原文也。然由跋已爲蠡實根，則蠡實華葉亦去白蟲白字，療喉痺黑字，其效能亦與鳶尾、射干相似，故名醫或以由跋爲鳶尾也，如陶氏以前必不然也。

又案：鳶尾治蠱毒鬼疰，與白兔藿、蘼蕪、蜀漆同例，用莖葉而利水破血。有毒之物，以治邪毒沈固之病，不啻此也。《外臺》十三四八ウ引范汪療骨熱狸骨丸方中，用鳶尾二分。

破癥瘕積聚，去水，下三蟲。

立之案：蠡實下云：「華葉去白蟲。」據此，則射干葉與蠡實葉，其效亦相似也。又《外臺》卷廿引：「文仲療若腹大，動搖水聲，皮膚黑，名曰水蠱。方，鬼扇擣絞取汁，服如雞子，即下水，更服取水盡。《肘後》同。」所云「鬼扇」，亦烏扇之俗名，而射干葉歟。其治與本功合，可攷也。《外臺》廿ノ十八ウ引：「《肘後》

治腫入腹苦滿，有大戟、烏翅、白朮三味，密丸方。」烏翅，蓋亦烏扇之俗名。又《外臺》四十引《集驗》療射工毒中人方，有犀角、升麻、烏翣根三味者。又有烏翣根、升麻二味者方。後云：「《古今錄驗》云：烏扇無根用葉。」○《御覽》引《本草經》曰：「鳶辟不祥，生淮南。九百八十八」《吳氏本草》云：「鳶尾治蠱毒。上同」

皁莢，

黑字云：「如猪牙者良，九月、十月採莢，陰乾。栢實爲之使，惡麥門冬，畏空青、人參、苦參。」陶云：「今處處有，長尺二者良。俗人見其皆有蟲孔而未嘗見蟲形，皆言不可近，令人惡病，殊不爾。其蟲狀如草菜上青蟲，莢微欲黑便出去，所以難見耳。但取生者看自知之也。」蘇云：「此物有三種，猪牙皂莢最下，其形曲戾薄惡，全無滋潤，洗垢亦不去。其尺二寸者，麤長虛無潤也。若長六七寸，圓厚節促直者，皮薄多肉，味濃，大好也。」日云：「入藥去皮、子，以酥炙用。」《圖經》云：「木極有高大者，今醫家作疎風氣丸煎，多用長皂莢。治齒及取積藥，多用猪牙皂莢。所用雖殊，大抵性味不相遠。」

立之案：《本草和名》訓「加波良布知乃伎」《和名抄》「乃伎」無，今俗呼「佐以加知」，《多識篇》作「佐比加志」。岡邨氏云：『「佐也阿加志」之省呼，謂其莢赤色也。』或然矣。皇國所産薄惡輕虛，不耐入藥。蘇云「其尺二寸，麤長無潤」者，及李時珍所云「一種長而瘦薄枯燥不粘」者，蓋謂此也。黑字所云「如猪牙者良」者，今舶來呼猪牙皂莢者爲最上，長而二三寸，小曲如猪牙，而色皂黑者是也。蘇所云「猪牙皂莢最下」者，蓋對肥皂莢而立論。其所云「六七寸」者，《圖經》所云「長皂」，後世所謂「肥皂莢」之類也。「皂」字訓黑，《說文》：「草斗，櫟實也。」一云「象斗草」，「斗」字或作「皁斗」。陸機云：「徐州人謂櫟爲杼，或謂之栩。其子爲皁，或言皁斗，其殼爲汁，可以染皁是也。」而作「草」爲正字，或作「皁」「皂」者，隸變俗體，以別「草」「早」字耳。《周禮·大司徒》：「其植物宜早物。」據《説文》則「草」是爲籀文作「棗」之字，則《周禮》作「早」爲古字也。此物其色皁黑不與凡莢類，故名皁莢也。

味辛，溫。

黑字云：「鹹，有小毒。」《藥性論》云：「皁莢使。」

生川谷。

黑字云：「生雍州川谷及魯鄒縣。」陶云：「今處處有。」《圖經》云：「以懷孟州者爲勝。」《御覽》引《范子計然》曰：「皁莢出三輔，上價一枚一錢。」

治風痺死肌。

黑字云：「可爲沐藥，不入湯。」日云：「中風口噤。」《藥性論》云：「將皁莢於酒中，取盡其精，於火内煎之成膏，塗帛，貼一切腫毒，兼能止疼痛。」

邪氣，風頭，淚出。

黑字云：「明目益精。」日云：「除頭風。」《千金方》：「䶍鼻。炙皁角末如小豆，以竹管吹入鼻中。」

立之案：凡去血中淤濁莫妙於此，煮汁洗垢，油衣煤紙共爲雪白，可以徵去淤血生新血之效也。「風頭」解見「菊華」下，「淚」字解見「曾青」下。

下水，利九竅。

黑字云：「療腹脹滿，消穀，破欬嗽囊結，婦人胞不落。」《藥性論》云：「能墮胎。」日云：「通關節，消痰，開胃。」《千金方》：「䶍鼻，皁莢末如小豆，以葦管吹鼻中。」《外臺》引：「《肘後》療溺死一宿者，尚可活。方以皁莢末綿裹，内下部中，須臾出水則活。《古今錄驗》同。」《御覽》引葛洪治溺死方曰：「擣皂莢裹以綿，内死人下部中，水出即活。」又引：「深師療欬逆上氣皂莢丸方，長大皂莢一挺，去皮子炙。右一味擣篩蜜和，服如梧子一丸，日三夜一，大棗膏和湯下之。《千金》《經心錄》《延年》同。」宋臣注云：「此本仲景《傷寒論》方，一名棗膏丸。」《證類》引孫眞人治咳嗽，皂莢燒，研碎二錢匕，豉湯下之。又方治卒死，以末吹鼻中。

殺鬼精物。

《藥性論》云：「破堅癥，腹中痛。」日云：「殺勞蟲，治骨蒸。」《外臺》引：「《肘後》療卒魘昧不寤方，皂莢末以竹筒吹兩鼻孔中，即起，三兩日猶可吹之也。」

練實，

「練」原作「楝」，俗字，今據《醫心方》《眞本千金》《新修》正。《本草和名》云：「練實，仁諝《音義》作楝，音練。」蘇云：「此有兩種，有雄有雌。雄者，根赤無子，有毒。服之多使人吐不能止，時有至死者。雌者，根白有子，微毒。用當取雌者。」《圖經》云：「楝實，即金鈴子也。木高丈餘，葉密如槐而長，三、四月開花，紅紫色，芬香滿庭間。實如彈丸，生青熟黃。十二月採實，其根採無時。俗間謂之苦楝子。」

立之案：《本草和名》訓「阿布知乃美」，《和名抄》無「乃美」二字。「阿布知」，名義未詳。《萬葉集》作「相市之花」，竊謂「阿布知」者，「阿布岐宇知」之約言，此物樹葉平敷扶疏，得風方搖如扇翣、扇箑之狀，故名。今俗呼「勢牟太牟」者是也。《說文》：「楝，木也。」即練木從木，爲俗篆。《莊子秋水》：「非練實不食。」猶用古字。又《說文》：「練，涑繒也。」《周禮·攷工記》：「㡛氏涑帛，以欄爲灰，渥淳其帛，實諸澤器，淫之以蜃。」鄭注云：「以欄木之灰，漸釋其帛也。」《釋文》「欄音練」郭璞注《中山經》

云：「楝木名，子如脂頭，白而黏，可以浣衣也。」《和名抄》引《玉篇》，文同《周禮》，所云欄即練，欄木即練木，蓋今之苦楝皮也。楝皮灰汁，以湅鮮支色之縞，爲雪白色之繒也。楝皮治蟲，亦取其去膩垢之義，楝子浣衣同理，而木名練之義，正經未見之。《莊子》《本草》共作練實，則不知《周禮》之欄灰，亦以楝實爲灰者。鄭玄斷爲「欄木之灰」，有所受而言乎，否乎？姑錄以存攷。

味苦，寒。

黑字云：「有毒。」蘇云：「雄有毒，雌毒微。」日云：「楝皮苦，微毒。」《圖經》云：「雄，大毒。雌，微毒。」

生山谷。

黑字云：「生荊山山谷。」陶云：「處處有。」《圖經》云：「今處處有之，以蜀川者爲佳。」

治溫疾，傷寒，大熱，煩狂。

陶云：「俗人五月五日皆取花、葉佩帶之，云避惡。」《藥性論》云：「楝實，亦可單用。主人中大熱狂失，心躁悶。作湯浴，不入湯服。」日云：「楝皮，治遊風熱毒，小兒壯熱，煎洗浸洗。」

立之案：溫疾即蝦蟆條所云「熱病」，木香條所云「溫氣」，升麻條所云「溫疫」是也。以練實治之者，與苦參一味酒煎，治天行熱毒（《外臺》引張文仲方後云，《肘後》《延年》同）同理，專清解血中毒熱也。

殺三蟲，

黑字云：「根微寒，療蚘蟲。」陶云：「根煮汁，作糜食之，去蚘蟲。」《圖經》云：「韋宙《獨行方》主蟯蟲攻心如刺，口吐清水，取根剉，水煮，令濃赤黃色，以汁合米煮作糜，隔宿勿食，來旦從一匕爲始，少時復食一匕半糜，便下蟯，驗。」《外臺》引：「《集驗》療長蟲方，取楝實，以淳苦酒中漬再宿，以綿裹，内下部中，令入三寸許，一日易之。《千金》、范汪同。」又引：「《肘後》療蛔蟲，或攻心痛如刺，口中吐清水方，取有子楝木根剉，以水煮取濃赤黑汁，用米煮作糜，宿勿食，且取肥香脯一片，先喫，令蟲聞香，舉頭，稍從一口爲度，始少進，自後食一匕，食半升糜，便下蛔，祕不傳。《千金》、文仲同。」《千金》：「治小兒蚘蟲方，楝木削上蒼皮，以水煮取汁飲之，量大小多少，爲此有小毒。又方，楝實一枚，内孔中。」注云：「一云治蟯蟲」。

疥瘍。

陶云：「其根以苦酒摩塗疥，甚良。」日云：「楝皮，風瘮惡瘡疥癩，並煎湯浸洗。」《千金》：「瘡表裏相當，名浸淫瘡方，取苦楝皮、若枝，燒作灰，傅，乾者猪膏和塗，并治小兒禿瘡及諸惡瘡。」《外臺》引：「《備急》葛氏療疥瘡方，取楝根削去上皮，切，皂莢去皮、子，分等，熟擣下篩，脂膏和。搔疥去痂以塗之，護風。勿使女人、小兒、雞、犬見之。《范汪》同。」

利小便水道。

黑子云：「利大腸。」日云：「服食須是生子者，雌樹皮一兩，可入五十粒糯米煎煮，殺毒。瀉多以冷粥止，不瀉者以熱葱粥發。」

立之案：練實破血利水，與皂莢相類，但有寒溫之分耳。

柳華，

陶云：「柳，即今水楊也。花熟隨風起，狀如飛雪。陳元正方以爲譬者，當用其未舒時。之子亦隨花飛，正應水漬取汁耳。」蘇云：「柳與水楊，全不相似。水楊葉員闊而赤，枝條短鞕。柳葉狹長，青綠，枝條長軟。此論用柳，不水楊。水楊亦有療能，《本草》不錄。此人間柳樹是，陶云水楊非也。」陳云：「江東人通名楊柳，北人都不言楊。楊樹葉短，柳樹枝長。」

立之案：《本草和名》訓「之多利也奈岐」，即爲柳之國名。陳云「花即初發時黃蘂」，《衍義》云「柳華，《經》曰味苦，即是初生有黃蘂者也」，此說是也。柳花、黃蘂與松黃、蒲黃同形，方開花時當收之，否則得風皆散落不得收也。陶亦云「當用未舒時」，則取用初發之黃華之謂也。《本草和名》白楊訓「也奈岐」，又「波古岐」。《和名抄》楊訓「夜那岐」，即謂蒲柳，俗呼「波古也奈岐」是也。《爾雅》云：「楊，蒲柳。」郭云：「可以爲箭。」《左傳》所謂「董澤之蒲」，《御覽》引《三齊略記》曰：「高城東有蒲臺，至今蒲生猶榮，似水楊而堪爲箭。」陸《疏》云：「蒲柳有兩種，皮正青者曰小楊，其一種皮紅白者曰大楊，其葉皆長廣於柳葉，皆可以爲箭幹。」據此，則「也奈岐」者，「也乃岐」之轉，爲箭之木之義。此木亦可以作柳筥「也奈以波古」，故又名「波古岐」也。今亦以作齒刷，謂之楊枝，並用白楊也。然則「也奈岐」之名專在白楊，白楊即爲大楊，《爾雅》所云「楊」是也。《御覽》引《廣志》曰：「白楊，一名高飛木，葉文於柳。」而蘇所云「水楊」，亦楊中一種。《本草和名》訓「加波也奈岐」，今猶呼此名。陶以水楊爲柳，蓋非指蘇所云「水楊」，泛言水畔楊柳耳。云「之多利」者，「之多多利」之略語，乃爲下垂之義，柳條下垂，故名「之多利也奈岐」。

一名柳絮。

陶云：「花熟隨風，狀如飛雪。」陳云：「柳絮，《本經》以絮爲花，花即初發時黃蘂。子爲飛絮，以絮爲花，其誤甚矣。」

立之案：花後白茸爲絮，絮根有子，飛入水中，數日子拆生綠葉，兩小圓片，狀如浮萍，故《別說》云：「飛入池沼，於陰暗處爲浮萍，嘗以器盛水，置絮其中數日，覆之即成。」以爲眞化浮萍，不堪噴飯耳。

蓋柳絮與柳華其功方同，故以一名。猶莧實、鴈肪之例。

味苦，寒。

黑字云：「無毒。」《藥性論》云：「苦，柳華使。」蘇云：「枝皮味苦寒，無毒。」

生川澤。

黑字云：「琅邪川澤。」《圖經》云：「今處處有之，俗所謂楊柳者也。」

治風水黃疸，面熱黑。

黑字云：「痂疥，惡瘡，金創。」陶云：「柳花亦宜帖灸瘡。」《御覽》引崔寔《四月月令》曰：「三月三日以及上除採柳絮，柳絮愈瘡。」蘇云：「枝皮主淡熱淋，可爲吐，湯煮洗風腫癢，酒煮含主齒痛。空中蟲屑可爲浴湯，主風瘙腫癢隱軫，大效。」《藥性論》云：「苦柳華，止血治濕痺，四肢攣急，膝痛。」陳云：「絮，止血。」《子母祕錄》：「小兒丹熉。柳葉一斤，水一斗煮，取三升，去滓，搨洗赤處，日七八度。」《外臺》：「崔氏療黃，貧家無藥者，可依此方，取柳枝三大升，以水一斗煮，取濃汁，弱半升一服，令盡。」《外臺》引：「《備急》《小品》妬乳方，柳白皮酒煮，令熱以熨上即消。」又引：「《備急》療湯火灼瘡方，柳皮燒灰如粉傅之。」

立之案：風水出《靈樞·論疾診尺》云：「視人之目窠上微癰如新臥起狀，其頸脈動，時欬，按其手足上窅而不起者，風水膚脹也。」《經脈》《千金》《外臺》《金匱》共同，但文少異。風水，蓋亦熱水之義也。《外臺》廿二引《廣濟》療氣妨塞方，用柳根鬚近水生者。柳華、柳皮共破血利水之最者，故有此諸功。《抱朴子》云：「夫木槿、楊柳斷殖之更生，倒之亦生，橫之亦生，生之易者，莫若斯木。」《御覽》裏縛折傷，以柳木片攪和膏藥用，柳木蓖亦此理。

葉治馬疥，痂瘡。

黑字云：「取煎煮以洗馬疥，立愈。又治心腹内血，止痛。」陶云：「皮、葉療漆瘡耳。」日云：「葉治天行熱病，丁瘡，傳尸骨蒸勞，湯火瘡毒入腹熱悶，服金石人發大熱悶，并下水氣。煎膏，續筋骨，長肉止痛。牙痛煎含。枝煎汁可消食也。」《子母祕録》：「小兒丹煩，柳葉一斤，水一斗煮，取三升，去滓榻洗赤處，日七八度。」又《醫心》十六引《玉箱方》：「楊樹酒治瘤癭方，河邊水所注楊樹根皮卅斤，熟洗細剉，以水一石煮，取五斗，用米三斤，麴三斤，釀之，酒成服一升。《集驗方》同之」《外臺》引《千金》：「骨疽，擣白楊葉下篩，傅之。」

實潰癰逐膿血，子汁療渴。

陶云：「子亦隨風飛，正應水漬取汁耳。」

立之案：《衍義》云：「《經》中有實及子汁，諸家不解，今人亦不見用。」李時珍云：「子與絮連，難以分別，惟可貼瘡止血裹痺之用。所謂子汁療渴者，則連絮浸漬，研汁服之爾。」此說可從。竊謂柳絮根有實，實中有子，眇小無液，不可偁云「子汁」，故陶以「水漬取汁」爲解，然「水漬取汁」則叵偁「子汁」，且前云實，又云子汁，似重出。而云「療渴」，則爲其多汁可知也。因攷「子汁」，恐是嫩條弱葉之汁。《說文》「蒻，蒲子」之「子」而非「子實」字也。嫩葉絞取自然汁可多得之，其云「療渴」宜乎。或曰：「子是枝誤，蓋同音假借，遂作子。」此說恐非是。

又案：此四字，《政和本》爲黑字，似是。凡《大全本》非而《政和本》是者，往往有之。然其出忘意者，或有爲難輒從矣。錄俟後攷耳。○《御覽》引《本草經》曰：「柳華，一名柳絮。九百五十七」

桐葉，

陶云：桐樹有四種。青桐，莖、皮青，葉似梧桐而無子。梧桐，色白，葉似青桐而有子，子肥亦可食。白桐與崗桐無異，惟有花耳。花三月舒黃紫色。《禮》云「桐始華」者也。崗桐無子，是作琴瑟者。今此云花，便應是白桐。白桐亦堪作琴瑟，一名椅桐，人家多植之。

立之案：《本草和名》訓「歧利及歧」，此樹初生莖幹，截斷之則再生，蘖牙極易長大，故名「歧利」。「歧利」者，截斷之謂也。桐之言洞也，枝幹中空洞通之謂也。《爾雅》：「榮，桐木。」《說文》同。《月令·季春》：「桐始華。」《夏小正》：「三月拂桐芭。」陶所謂白桐，今用作書箱文机類，俗呼「波奈歧利」者是也。桐華自冬出，蕾成穗，至季春開花，皆上向轉注之，屋梠之兩頭起者，亦爲榮。又自桐花上向光熒，轉注云凡揚起光瑩，顯名於世者，亦爲榮。並桐花之轉注也。郝懿行曰：「蓋桐華尤繁茂，故獨擅榮名矣。」非是。又有不青白，捴偁云梧桐者。《毛詩·卷阿》曰：「梧桐生矣，於彼高崗。」並謂白桐也。陸《疏》曰「白桐宜琴瑟」，《禹貢》曰「嶧陽狐桐」，共可以爲證矣。《風俗通》曰：「梧桐，生於嶧山陽巖石之上，採東南孫枝爲琴，聲甚清雅。」《齊民要術》曰：「梧桐山石間生者，爲樂器則鳴。」

味苦，寒。

黑字云：「無毒。」日云：「桐油冷，微寒。」

生川澤。

黑字云：「生桐柏山谷。」《圖經》云：「今處處有之。」

治惡蝕瘡著陰。

日云：「桐油傅惡瘡疥，宣水腫，塗鼠咬處，能辟鼠。」

立之案：《醫心方》引《救急單驗方》：「療諸瘻瘡方，煎楸枝葉，淨洗瘡內孔中，大驗。」又引葛氏方云：「凡毒腫多痛，風腫多痒，按之隨手起，或痱瘰隱軫，皆風腫，治之方。楸葉浸水中，以裹腫上。」《外臺》引《千金》：「癰腫痛煩困方，以生楸葉十重貼之，以布帛裹，緩急得所，日二易。止痛消腫，食膿血良無比，勝於衆貼，冬以先收乾者，臨時鹽湯沃潤用之，亦可薄削楸皮用之。《備急》、張文仲、《肘後》同。」並與桐葉治瘡同理。楸即桐類中之一種，俗呼赤芽栢者是也。嘗聞大和國有賣治癰疽奇藥爲産者，主人落魄至江戶貧極矣。一藥鋪購以二百金而得其方，即楸葉單煮，令頻服，一切不用貼膏，服此卒效也。詳具《蘭軒醫談》中。

皮治五痔，殺三蟲。

黑字云：「賁豘氣。」《藥性論》云：「白桐皮能治五淋，沐髮去頭風，生髮滋潤。」《子母祕錄》：「治癰瘡疽痔瘻惡瘡，小兒丹，用皮水煎傅。」《圖經》云：「梧桐白皮亦主痔。」《删繁方》：「療腸中生痔，肛門邊有核者，猪懸蹄青龍五生膏中用之，其膏傅瘡，并酒服之。」《外臺》廿六卷九葉引《删繁》《新修本草》無「三」字，似是。所云「治五痔，殺蟲」者，治五痔并殺痔蟲之謂歟。

華傅猪瘡，肥大三倍。

原「肥」上有「飼猪」二字，今從《新修》删正。蘇云：「古《本草》桐花飼猪，肥大三倍。今云傅瘡，恐誤矣。豈有故破傷猪傅花者。」

立之案：此古昔養猪法之僅存於今日者也。「瘡」字據蘇注則當作「創」，言以刀加猪身，其作創傷處，以桐華貼之，則猪肥大三倍於他猪。假令生後同經一月之猪子數尾，中有以桐華傅創者，則其肥大如經三月者也。《齊民要術》養猪法云：「其子三日，掐尾六十日後犍。」共爲傷身肥肉之法。《本經》所説亦與此法相類。蘇云「豈有破傷猪傅花者」，此說卻失攷。

梓白皮，

陶云：「此即梓樹之皮。梓亦有三種，當用作柈素不腐者，方藥不復用。桐葉及此以肥猪之法未見，其事應在商丘子《養猪經》中耳。」蘇云：「此二樹花、葉取以飼猪，並能肥大且易養。今見《李氏本草》及《博物志》，但云飼猪使肥，今云傅猪瘡，並誤訛矣。」

立之案：陶云「梓亦有三種」者，謂榎、楸、椅。榎，即梓也。《爾雅》云「楸小葉曰榎。大而皵楸，小而皵榎。椅，梓」是也。《孟子》：「舍其梧檟。」檟即榎。《左・襄二年》傳云：「初，穆姜使擇美檟，以自爲櫬與頌琴。」杜注云：「檟，梓之屬。」《左・襄十八年》傳：「伐雍門之萩。」《史記・貨殖傳》：「河濟之間千樹萩，其人與千戶侯等。」萩即楸。《左傳正義》引樊光《爾雅》注云：「大，老也。皵，棤皮也。皮老而麄棤者爲楸。小，少也。少而麄棤者爲檟。」蕭炳云：「樹似桐而葉小，花紫。」則與《爾雅》「小葉曰榎」合。日華子云：「梓樹皮有數般，惟楸梓佳，餘即不堪。」李時珍云：「楸葉大而早脫，故謂之楸。榎葉小而早秀，故謂之榎。」又曰：「梓木有三種，木理白者爲梓，赤者爲楸，梓之美文者爲椅，楸之小者爲榎。諸家疏注，殊欠分明。」因攷梓亦桐類，楸榎並同，皆木心空通，木理正直，是一類之證也。《本草和名》梓訓「阿都佐乃歧」。新井氏曰：「阿者，小也。都者，角也。佐者，細也。即小角細長之義。」此說可從。今俗呼「歧佐佐介」者，即爲梓。《齊民要術》謂之角楸，《本草會編》云：「其角細長如箸，其長近尺，冬後葉落，而角猶在樹是也。」蓋有角爲梓，無角、結實多軟刺者爲楸。李時珍曰：「楸有行列，莖幹直聳可愛，至秋垂條如線，爲之楸線。」是以楸爲梓也。楸《和名抄》訓「比佐歧」，《萬葉集》用「久木」字。新井氏曰：「楸，其材堪久之義。」或然矣。俗呼「阿加女賀志波」者是也。其嫩芽紅赤如藜芽，故名。畢竟梓楸一類二種，故互通名，猶蘆葦、萑葭之類。而其木心空爲桐之屬，故《詩》以椅桐、梓漆並舉，則椅爲白桐，桐爲梧桐，梓爲角楸也。但松岡恕庵以梓爲赤芽，柏楸爲木豇豆。小野蘭山亦從此說，非是也。

味苦，寒。

黑字云：「無毒。」

生山谷。

黑字云：「生河内山谷。」《圖經》云：「今近道皆有之。」

治熱，

立之案：《傷寒論·陽明篇》：「傷寒瘀熱在裏，身必黃，麻黃連軺赤小豆湯主之。」方中用生梓白皮，亦取清熱之義。但用生白皮者，發黃證，必是皮下肉間有血熱淤鬱而然。白皮亦以類相用，令他藥氣透達於肌肉間之意寓在焉。《金鑑》云「無梓皮以茵蔯代之」，李士材《必讀》「以桑白皮代用」共其功不甚相遠。

去三蟲。

黑字云：「目中患。」蘇云：「《别錄》云：皮主吐逆胃反，去三蟲，小兒熱瘡，身頭熱煩，蝕瘡，湯浴之，并封薄散傅。」日云：「煎湯洗小兒壯熱，一切瘡疥、皮膚瘙痒。」

立之案：梓白皮苦寒，治熱去蟲，與楝實白字其功能相同，而今用苦楝白皮治蟲熱，則與梓白皮本功合，當相通用耳，亦清解血中濕熱之義。

華葉擣傅猪瘡，肥大易養三倍。

陶云：「葉療手腳水爛，桐葉及此以肥猪之法未見，其事應在商丘子《養猪經》中耳。」蘇云：「案此二樹花、葉取飼猪，并能肥大且易養，今見《李氏本草》及《博物志》。但云飼猪使肥，今云傅猪瘡，并誤訛矣。」

立之案：今本《證類》「肥」上有「飼猪」二字，蓋是《開寶》上木時據蘇說增入此二字者，今據《新修》删定，說具於桐葉下。上品雞白蠹能肥猪，《綱目》卷廿八壺盧下時珍曰：「盧瓤可以養豕。」《玉燭寶典八月》引崔寔《四民月令》而杜臺卿注語曰：「瓠中白實，以養豬致肥。」

恒山，

黑字云：「八月採根，陰乾，畏玉札。」《御覽》引呉氏曰：「二月、八月採。」陶云：「出宜都、建平。細實黃者，呼爲雞骨恒山，用最勝。」蘇云：「恒山，葉似茗狹長，莖圓，兩葉相當。三月生白花，青蕚。五月結實，青圓，三子爲房。生山谷間。高者不過三四尺。」《蜀本圖經》云：「樹高三四尺，根似荊根，黃色而破，五月、六月採葉，名蜀漆也。」《圖經》云：「莖圓有節。三月生紅花，青蕚。海州出者，葉似楸葉，八月有花紅白色，子碧色，似山楝子而小。五月採葉，八月採根，陰乾。」

立之案：《本草和名》訓「久佐岐」，又「宇久比須乃以比禰」。《新撰字鏡》恒山，訓「山宇豆支」七ノ十六ヲ「以比禰」者，「以比多禰」之略，謂飯種也。是物古以充恒山，非也。恒山，諸注家無有臭氣之說，稻若水據蘇說以「佐和阿知佐井」當之，此物與海州蜀漆相合，且有截瘧之功。宜從此說。此物種類甚多，其花有早晚，自春末至秋初無絕。蘇說「三月生花，白花青蕚」者，蓋謂其花最早者也。《圖經》所云「八月有花紅白色」者，即今俗呼「阿知佐以」者也。或以「古久佐岐」當之。此物葉不對生，根色不黃，但其花開於春，實於夏，似此耳，非常山也。又《圖經》云：「今天臺山出一種草，名土常山，苗、葉極甘，人用爲飲香，甘味如蜜，又名蜜香草，性亦涼，飲之益人。非此常山也。」今俗呼「木甘茶」是也。因攷似而非，不苦而甘者，故名常山，則似此而味苦者，爲常山可知。其當「阿知佐」以類，益爲允也。

一名亙草。

立之案：《御覽》作「玄草」宜從改。蜀漆陰乾則其色黑，故名玄草也。《證類》作「亙」者，蓋宋本缺筆作「玄」，再訛爲「亙」也。今知「阿知佐以」猶然，蜀漆下陶注云「彼人採仍縈結作丸，得時燥者佳」，蘇云「此草日乾微萎，則把束暴便燥，色青白，堪用。若陰乾，便黑爛欝壞矣。陶云作丸。此乃棕餅，非蜀漆也」，共可以徵也。

味苦，寒。

黑字云：「辛，微寒，有毒。」《藥性論》云：「味苦，有小毒。」《御覽》引吳氏曰：「神農、岐伯：苦。李氏：大寒。桐君：辛，有毒。」

生川谷。

黑字云：「生益州川谷及漢中。」陶云：「出宜都建平。」蘇云：「生山谷間。」《蜀本圖經》云：「今出金州、房州、梁州。」《圖經》云：「蜀漆生江林山川谷及蜀漢。江林山即益州江陽山名，是同處耳。今京西、淮、浙、潮（疑作「湖」）南州郡亦有之。」

立之案：《御覽》引《漢書·地理志》曰：「武陵有佷山縣。」孟康注曰：「音恒，出恒山藥。」又引《遊名山記》曰：「横陽諸山，草多恒山。」《永嘉記》曰：「恒山出松陽永寧縣。」因攷恒山多此草，故以恒山爲名，猶杜鵑花，一種紅花者，出薩州桐嶋，故以桐嶋爲名之例。

治傷寒寒熱，發溫瘧。

黑字云：「洒洒惡寒，鼠瘻。」《藥性論》云：「治諸瘧，去寒熱。用小麥、竹葉三味合煮，小兒甚良。主瘧，洒洒寒熱，不可進多，令人大吐，治項下瘤癭。」蕭炳云：「得甘草，吐瘧。」《肘後方》：「治瘧病。常山三兩，搗末，以雞子白和丸如桐子大，空腹三十丸。」《外臺》引：「《廣濟》療瘧，常山湯方。常山三兩，右一味切，以漿水三升浸，經一宿，煎取一升，欲發前頓服之，後微吐，差，止。張文仲、《備急》同。」宋注云：「《近效》療瘧間日，或夜發者。」

立之案：凡截瘧方，並其人不虛，邪氣結飲中者，經五六戰後，其邪大半退，餘蘊在募原不盡，以時發作，宜用之，虛弱人不可。

鬼毒。

立之案：黑字云：「療鬼蠱往來。」蜀漆下云：「蠱毒鬼注。」此云「鬼毒」者，蓋是「鬼注蠱毒」之畧，猶畧「泄利腸澼」曰「泄澼」滑石，畧「絶筋傷中」曰「絶傷」乾漆之例耳。

胸中淡結，吐逆。

黑字云：「水脹洒洒，惡寒，鼠瘻。」《藥性論》云：「吐痰涎。」

立之案：胷中淡結者，所謂水結胷中也，比之大陷胷湯證之水結胷，則頗在上部，故兼吐逆。用恒山者，即「在上者越之」之義也。〇《御覽》引《本草經》曰：「一名玄草，味苦，寒，生川谷。主治傷寒，發溫瘧，鬼毒，胷中結，吐逆，生益州。」《吳氏本草》曰：「恒山，一名七葉。神農、岐伯：苦。李氏：大寒。桐君：辛，有毒。二月、八月採。」

蜀漆，

黑字云：「恒山苗也，五月採葉，陰乾，栝樓爲之使，惡貫衆。」《藥性論》云：「畏槖吾。」蕭炳云：「桔梗爲使。」陶云：「是恒山苗，而所云又異者，江林山即益州江陽山名，故是同處爾。彼人採仍縈結作丸，得時燥者佳。」蘇云：「此草日乾微萎，則把束暴便燥，色青白，堪用。若陰乾，便黑爛欝壞矣。陶云作丸，此乃棇餅，非蜀漆也。」《藥性論》云：「常山苗也。」日華子云：「李含光云：常山莖也。八月、九月採之。」《蜀本圖經》云：「五月採，日乾之。」

立之案：形狀詳具於恒山下。《本草和名》訓「久佐岐」，又「也末宇都岐乃波」。「宇都岐乃波」者，似指凡葉對生者，「阿知佐以」類，必非與恒山「宇久比須乃以比禰」同物也。因攷「久佐岐」之名，亦非今所謂臭木，恐是草木之謂也。「阿知佐以」與蒴藋同，似草本，又似木本，非草非木，故名「久佐岐」，亦未可知也。

味辛，平。

黑字云：「微溫，有毒。」《藥性論》云：「使，味苦，有小毒。」《吳氏本草》云：「神農、岐伯、雷公：辛，有毒。黄帝：辛。一經：酸。」

生川谷。

黑字云：「生江林山川谷及蜀漢中。」陶云：「是常山苗而所出又異者，江林山即益州江陽山名，故是同處爾。」《圖經》云：「今京西、淮、浙、湖南州郡亦有之。」

治瘧及欬逆，寒熱。

黑字云：「療胷中邪結氣，吐出之。」《藥性論》云：「能主治療鬼瘧多時不差，去寒熱瘧，治溫瘧寒熱，不可多進，令人吐逆。」《外臺》引仲景《傷寒論》云：「療牡瘧蜀漆散方，蜀漆洗去腥，雲母、龍骨，右三味等分，擣篩爲散，先未發一炊，以清酢漿水和半錢《圖經》引張仲景方「錢」下有「匕」字服，臨發時更服一錢。溫瘧者，加蜀漆半分，雲母炭火燒之三日三夜用。」

立之案：瘧邪所結必有水飲，故用蜀漆辛溫之物，攪散飲結。雲母、龍骨隨清解毒熱也。

腹中癥堅，痞結，積聚。

《藥性論》云：「主堅癥，下肥氣，積聚。」日云：「治癥瘕。」

立之案：痞結者，即謂氣痞，氣結也。亭歷、射干、白斂、莽草、石蠶、雀甕、虎掌、殷孽、陽起石、苦參條並有「結氣」。海藻條有「堅氣」，皆水飲凝滯，妨礙氣道所爲之證也。

邪氣蠱毒鬼注。

立之案：凡生陰地濕處者，其質自含畜濕氣，其氣不香而腥，故能入血中誘引淤濁壞鬱之氣而出。在上部則吐之，在下部則利尿，與藁蕪、馬先蒿稍同其功用。○《御覽》引《本草經》曰：「蜀漆，味辛，平。治瘧及欬逆寒熱，腹癥堅，邪氣蠱毒鬼蛀。九百九十二」又引《吳氏本草》曰：「蜀漆，一名恒山。神農、岐伯、雷公：辛，有毒。黃帝：辛。一經：酸。如漆葉、藍菁相似，五月採。同上」

青葙，

黑字云：「三月採莖葉，陰乾，五月、六月採子。」陶云：「處處有，似麥柵花，其子甚細，後又有草蒿。《別本》亦作草藁。今即主療殊相類，形名又相似極多，是爲疑而實兩種也。」蘇云：「此草苗高尺許，葉細軟，花紫白色，實作角，子黑而扁光，似莧實而大，生下濕地，四月、五月採。荊、襄人名爲崑崙草。」《蜀本圖經》云：「葉細軟長，亦爲蔓。今所在下濕地有。」《藥性論》云：「青葙子，一名草藁。」蕭炳云：「今主理眼，有青葙子丸。又有一種花黃，名陶朱術，苗相似。」《圖經》云：「二月内生青苗，長三四尺。葉闊似柳，軟莖似蒿，青紅色。六月、七月内生花，上紅下白。子黑光而扁，有似莨菪。根似蒿根而白，直下獨莖生根。六月、八月採子。又有一種花黃，名陶珠術，苗亦相似，恐不堪用之。」

立之案：《本草和名》訓「宇末佐久」，又「阿末佐久」。《醫心方》卷一・諸藥和名第十同。又卷一・藥不湯酒法第八青葙子，傍訓「宇萬久佐」。陶說亦未詳，蘇注所云「崑崙草」，即翹搖一種，而《救荒本草》所載山藜豆之類，或是芥子圖畫傳紫雲英之類。蓋云崑崙，云藜，共子黑色之謂也。《救荒》云：「山藜豆，一名山豌豆，生蜜縣山野中，苗高尺許，其莖窊面劒脊，葉似竹葉而齊短，兩兩對生，開淡紫花，結小角兒，其豆匾如䝁，味甜，形狀與蘇及《蜀本》所說相合，俗呼「仁志岐佐宇」，又「佐佐都留」者是也。《藥性論》所云「一名草藁」，與陶所引《別本》合。《藥性論》所云「陶珠術」，未詳爲何物。《圖經》所謂「陶珠術」，當充「岐介伊多宇」，即筆雞頭之黃花者，伊勢及安藝、廣嶋産之。又《圖經》所說青葙子者，全是雞冠花一種，俗呼「乃介伊多宇」，又筆雞頭者是也。讃岐、伊豫産者赤花。甲斐、肥後出者，黃白及紅白花也。李時珍曰：「青葙，生田野間，嫩苗似莧，可食。長則高三四尺，苗葉花實與雞冠花一樣無別。但雞冠花穗或有大而扁或團者，此則梢間出花穗，尖長四五寸，狀如兔尾，水紅色，亦有黃白色者，子在穗中，與雞冠子及莧子一樣難辨。」亦與《圖經》所說同。是《圖經》已後之青葙，而與古《本草》之青葙自別物，與蘇敬所說「實作角」者亦自異。然則，此物自是雞冠花一種，而非青葙子也。蘇所說「崑崙草」，亦是翹搖之一種，而非青葙子也。唯蘇敬注「石長生」云：「葉似青葙。」據此，則似斥青蒿，尤可疑。今姑錄以俟後攷爾。蓋共有解濕熱，治眼目之功，故以當青葙也。然則，眞青葙未知卒是何物。竊謂青葙即爲草蒿子。陶云：「又有草蒿，今即主療殊相類，形名又相似極多，是爲疑而實兩種也。」是知陶氏以前，有以爲青蒿子之說，陶以爲二物，故不用此說也。《藥性論》云：「青葙子，一名草藁。」是亦以青葙爲草蒿子也。草蒿，味苦，寒。治疥瘙痂痒惡瘡，殺蝨，留熱在骨節間，明目。一名青蒿，一名方潰白字。與青葙白黑二主治相似。又青葙，一名草高，一名萋高，子名草決明白字。共可以證青葙、青蒿爲一物也。葙，蓋舊作相，則爲相視之義。此子專治目病，又明目之效，故名相，草名，故從艸作葙。《廣韻》：「葙，青葙子也。」《本草和名》引《釋藥性》：「一名葙蘗子是也。」《集韻》：「蘘葙，青蘘，蘗草，或從相。」是以青蘘、青葙混爲一，非是也。葙，又曰青葙。「青葙」者，葙之緩言，曰草決明者，謂其明目之效，與椒魚同，則與青葙爲同義。而本條不云明目者，相字及決明字而足歟。或曰草蒿條云「明目」二字，恐是本條錯簡。《外臺》「骨蒸門」引崔氏、文仲，有用青葙子方。又引《救急》用青葙苗，六月六日採。所云青葙，並爲青蒿可知也。又《蘇沈良方》、崔知悌骨蒸灸法後，治勞地黃丸方中亦用青蒿汁。

一名草蒿，一名萋蒿。

立之案：或曰「草蒿」「萋蒿」共爲葙之緩呼，非「青蒿」字也。「青蒿」絕無作「萋蒿」者，草蒿又作「草藁」陶注及《藥性論》。陶注決明云：「又別有草決明，是萋蒿子，在下品中也。」亦作萋蒿，不作青蒿，是亦非蒿類之徵也。姑錄以俟後攷。

味苦，微寒。

黑字云：「無毒。」《藥性論》云：「味苦，平，無毒。」

生平谷。

黑字云：「生平谷道傍。」陶云：「處處有。」蘇云：「荊襄人名爲崑崙草。」《圖經》云：「今江淮州郡近道亦有之。」

治邪氣，皮膚中熱，風瘙身痒。

黑字云：「惡瘡，疥蝨，痔蝕，下部䘌瘡。」蘇云：「搗汁單服，大療溫癘甘䘌。」《藥性論》云：「能治肝藏熱毒衝眼，赤障青盲瞖腫，主惡瘡疥瘙，治下部蟲䘌瘡。」日云：「治五藏邪氣，益腦髓，明耳目，鎭肝堅筋骨，去風寒濕痹，苗止金瘡血。」

立之案：此物清解血熱，故去皮膚之瘙痒，除目中之熱毒也。

殺三蟲。

立之案：萹蓄、蘼蕪、薏苡，並有治三蟲之功，與此同理。凡解血中濕熱之藥，必有殺蟲之效也。《外臺》卷三引《范汪》療天行䘌蟲食下部生瘡。雄黃兊散方中有青葙子。又引：「《甲乙方》療天行病有䘌蟲，蝕下部生瘡，青葙子散。」

子名草決明。

立之案：陶注決明云：「又別有草決明，是萋蒿子，在下品中也。」據此，則草決明即青葙，而與馬蹄決明自別，但《御覽》引《本草經》曰：「草決明，味鹹「鹹」恐「酸」訛。理目珠精。」又引吳氏《本草》曰：「決明子，一名草決明，一名羊明「明」恐「角」訛。」並云草決明，而似指馬蹄決明，然則青葙、馬蹄共有草決明之名，而白字草決明，即爲青葙子也。

療脣口青。

立之案：決明子黑字亦云「療脣口青」，據此，則四字原黑字，而自決明條錯簡在此乎？

又案：據《御覽》則此四字恐是「理目珠精」之訛，淺人或以「理目珠精」其義難解，代之以黑字「療脣口青」四字歟。

又案：凡葉名小草，葉名青蘘之類，其下無主治文，此獨有者，尤可疑矣。然則，爲黑字之錯簡愈明晰。

半夏，

黑字云：「生令人吐，熟令人下，用之湯洗令滑盡，五月八月採根，暴乾。射干爲之使，惡皂莢，畏雄黃、生薑、乾薑、秦皮、龜甲，反烏頭。」陶云：「不厭陳久，用之皆先湯洗十許過，令滑盡，不爾戟人咽喉，方中有半夏，必須生薑者，亦以制其毒故也。」蘇云：「半夏，圓白爲勝。」《蜀本圖經》云：「苗一莖，端三葉，有二根相重，上下大小，五月採則虛小，八月採則實大。採得當以灰裛二日，湯洗，暴乾之。」《圖經》云：「葉淺綠色，頗似竹葉而光，根皮黃，肉白。」

立之案：《本草和名》訓「保曾久美」，蓋「保曾」者，臍之謂。「久」者語助，「美」者實之謂。此物葉間生實，實落地生芽，其狀圓而中凹成臍形，故名。虎掌訓「於保保曾美」，可以徵矣。今俗呼「加良須乃比志也久」，又「邊保曾」是也。葉有細、闊二種，花有紫、白二樣，五月葉莖際生實，與百合實、零餘子等同。此實即是嫩根落地而生芽也。《月令》所云「五月半夏生」，此之謂也。

一名地文，

立之案：隨地生之，三三五五方成文章，故名。

一名水玉。

立之案：生水濕地中，其根魁如白玉，故名。

味辛，平。

黑字云：「生，微寒。熟，溫，有毒。」《藥性論》云：「使，有大毒，湯淋十遍去涎，方盡其毒，以生薑等分制而用之。」日云：「味癥辛。」雷公云：「若洗不淨，令人氣逆，肝氣怒滿。」

生川谷。

黑字云：「生槐里川谷。」陶云：「槐里屬扶風，今第一出青州，吳中亦有。」蘇云：「所在皆有，生平澤者，名羊眼半夏。」《圖經》云：「今在處有之，以齊州者爲佳。」《御覽》引《范子計然》云：「半夏出三輔，色白者善。」又引《廣州記》云：「障平縣出半夏。」《建康記》云：「建康出半夏極精。」

治傷寒寒熱，心下堅。

黑字云：「消心腹胷膈痰熱滿結，心下急痛堅痞。」《藥性論》云：「去胷中痰滿。」日云：「腸腹冷痰瘧。」

立之案：宿飲在心下，故寒邪鳩於此處，凝固不散。半夏生水濕地有毒之物，故能溫散飲中凝固之邪氣，令下導也。

下氣，

黑字云：「熟令人下。」《蜀本》云：「熟可以下痰。」《藥性論》云：「能消痰涎，開胃建脾，止嘔吐，下肺氣。」

立之案：《醫心方》引《僧深方》治乾嘔吐涎沫，煩心頭痛。方 半夏、乾薑，分等爲散，服方寸匕。《千金》「㕮咀以漿水煮服」，《金匱》名半夏乾薑散，而方後云：「杵爲散，取方寸匕，漿水煎。」蓋取《僧深》《千金》二方成文，非古方也。宜據《僧深方》爲散服，恐是張氏眞方。《千金》：「半夏湯主逆氣，心中煩悶，氣滿嘔吐，氣上。方 半夏一升，生薑一斤，茯苓、桂心各五兩，右四味，㕮咀，以水八升煮，取二升半，分三服。」

立之案：《圖經》云：「半夏主胃冷嘔噦，方藥之最要。」未盡善美，蓋胃氣盛則全身氣血流通不止，飲食消化，不爲飲也。若胃氣少衰，則氣血凝滯不通，飲食不化，故作飲也。飲之爲物，冷則聚，溫則散，故《金匱》云：「病痰飲者，當溫藥和之。」謂半夏、生薑、桂枝、橘皮之類也。半夏有毒，必得生薑以制其毒，互成功之妙在於此，猶附子得甘（當作乾）薑，共成其功也。又：「《千金》七氣湯，治虚冷上氣勞氣。」《外臺》引《廣濟》治氣噎通氣湯。又引深師療氣噎通氣湯。又引《集驗》通氣噎湯方。又引《救急》療喉中氣噎方。並以半夏爲君藥，即與《本經》下氣之義合矣。

喉咽腫痛，

《古今録驗》：「治喉痺，半夏末方寸匕，雞子一枚，頭開竅子去内黄白，盛淳苦酒，令小滿，内半夏末着中攪和，雞子内以鐶子，坐之於炭上，煎藥成，置杯中，稍暖嚥之。」（《證類》引）

立之案：凡喉咽腫痛之證，多因痰飲，胸膈壅滞之飲至甚，則上迫咽喉，或爲腫痛之患，是閉塞血脈氣道之所爲也。此證用半夏之瘕辛，以溫散冷飲，透通氣道。一切屬冷飲之欝閉，無有不通。《千金》治五絶死，取半夏末吹入鼻中，亦同理。

頭眩胷脹，

立之案：《金匱》：「卒嘔吐，心下痞，膈間有水，眩悸者，半夏加茯苓湯主之。」《千金》作「小半夏加茯苓湯」，《醫心》引《千金》作「小半夏湯」。《金匱》又云：「支飲者，法當冒，冒者必嘔。嘔者，復内半夏，以去其水。蓋胷中有水者，必頭眩。甚者，振振欲擗地。其尤甚者，不省人事，卒中風之類是也。」並皆痰迷心竅之所爲。此云「頭眩胷脹」唯是四字，而寫出支飲之情狀尤明。

又案：此所云胷脹者，《金匱》所云肺脹也。《金匱》云：「欬而上氣，此爲肺脹，越婢加半夏湯主之。」又云：「肺脹欬而上氣，小青龍加石膏湯主之。」

欬逆腸鳴。

黑字云：「欬嗽上氣，時氣嘔逆。」《藥性論》云：「主欬結。」

立之案：《金匱》欬逆，射干麻黄湯、厚朴麻黄湯、澤漆湯、麥門冬湯、越婢加半夏湯、小青龍石膏湯主之，并用半夏。

又案：腸鳴者，亦水飲有聲之證。《金匱》云：「水走腸間，瀝瀝有聲，謂之痰飲。」又云：「腸間有水氣，己椒歷黄丸主之。」《千金》卷十八有「胷中痰飲，腸中水鳴」之語，可併攷。

止汗。

立之案：半夏能利水下氣，所以有止汗之功也。《衍義》云：「半夏，今人惟知去痰，不言益脾，蓋能分水故也。脾惡濕，濕則濡而困，困則不能治水。《經》曰：水勝則瀉。一男子夜數如廁，或教以生薑一兩碎之，半夏湯洗，與大棗各三十枚，水一升，甆瓶中慢火燒爲熟水，時時呷，數日便已。」是亦與止汗同理，故錄於此矣。〇《御覽》引《本草經》云：「一名地文水玉，味辛，平，生川谷，生槐里。九百九十二」又引《吳氏本草經》云：「半夏，一名和姑，生微丘，或生野中，葉三三相偶，二月始生白華員上。同上」

款冬，

款，原作「欵」，俗訛字。今據《爾雅》釋文正。「冬」下原有「花」字，今據《醫心方》《眞本千金》《本草和名》《御覽》《藝文類聚》《爾雅釋文》《和名類聚抄》《千金翼方》刪正。

黑字云：「十二月採花，陰乾，杏仁爲之使，得紫苑良，惡皂莢、滑石、玄參，畏貝母、辛夷、麻黄、黄耆、黄芩、黄連、青葙。」陶云：「第一出河北，其形如宿蓴未舒者佳，其腹裏有絲。次出高麗、百濟，其花乃似大菊花。次亦出蜀北部宕昌，而並不如。其冬月在冰下生，十二月、正月旦取之。」蘇云：「今出雍州南山溪水及華州山谷澗間。葉似葵而大，叢生，花出根下。」日云：「十一、十二月雪中出花。」《圖經》云：「根紫色，莖青紫，葉似萆薢。十二月開黄花，青紫蕚，去土一二寸，初出如菊花蕚，通直而肥實無子。

則陶隱居所謂出高麗百濟者，近此類也。又有紅花者，葉如荷而斗直。大者容一升，小者容數合，俗呼爲蜂斗葉，又名水斗葉。則唐注所謂大如葵，而叢生者是也。」

立之案：《本草和名》訓「也末布布岐」，又「於保波」。《延喜式》訓「也末布岐」，今俗呼「布岐」者是也。竊謂「布布岐」者，即「比比岐」之轉，自彼至此之偁，苦味尤甚，響於口舌之謂也。神武帝歌曰「宇惠之波之加美久知比比久」可以證也。或云「布布岐」者，「比布岐」之轉。桔梗，訓「阿利乃比布岐」，可以徵矣。此物莖空，通氣可以吹火，故名，非是也。《本草和名》引《廣雅》出苦莖、款凍二名（今本《廣雅》「莖」誤作「萃」，今改正）。苦莖，即「布布岐」之義，而「布布岐」「於保波」共爲苗名。橐吾、虎鬚亦同。此物有水傍及陸地所産二種。水生者，俗呼「美都布岐」。山生者，謂「之也末布岐」。黑字「上黨水傍」，陶云「出河北」，蘇云「溪水及澗間」，郭注《爾雅》「菟奚顆涷」云：「款涷也。紫赤華，生水中。」《御覽》引《述征記》曰：「洛水至歲末凝厲，則款冬生曾水之中。」（《水經注》引作「款冬茂悅曾冰之中」）又引傅咸《款冬賦》曰：「以堅冰爲膏壤。」顔師古注《急就篇》款東、貝母、薑、狼牙云：「款東，即款冬也。亦曰款凍，以其淩寒叩冰而生，故爲此名也。生水中，華紫赤色，一名兔奚，亦曰顆東。」並水生之説也。黑字云：「生常山山谷。」陶云：「亦出蜀北部宕昌。」《圖經》云：「今關中亦有之。」顔師古注《急就篇》半夏、皁莢、艾、橐吾云：「橐吾似款冬，而腹中有絲，生陸地，華黄色，一名獸須。」《藝文類聚》引《呉普本草》云：「款冬，十二月花黄白。」並山生之説也。蓋水生者，其花緊實，氣味尤烈，故藥用以爲上。山生者，其花麁大，氣味不烈，故食用以爲佳。而山生者葉莖稍大，苦味殊少，故食用亦以爲佳。藥用唯用花不用莖，而以其氣味辛苦酷烈爲主，故古來多以水生者，專係於款冬也。顔師古以紫赤花爲水生（本於郭璞），以黄花爲陸生，非是。但不論紫黄、水陸，十一、二月採緊實者爲好也。凡款冬花未開者，其色紫赤，花已開者，其色黄白，不可以紫黄分水陸也。然陸生多黄花，水生多紫花，故郭就所見言之歟，抑亦有所受耳。

又案：款冬，《爾雅》作「顆涷」（《爾雅釋文》引《本草》及《政和本草》同），郭注作「款涷」，黑字作「顆東」（《御覽》《藝文類聚》引「東」字作「冬」），《廣雅》作「款涷」（顏師古《急就篇》注同），《急就篇》作「款東」，共同義。謂其花未開，其狀顆東，然陶所云「如宿蓴未舒」者是也。《爾雅·釋魚》云：「科斗，活東。」舍人本「活東」作「顆東」，是蝦蟇子，亦與莬奚同，頭大尾小，其狀顆東然，故得此名。顆東亦與骨董、骨突，疙瘩、瘍瘩同，元無定字，以音假字，古今不一，反言之曰突兀，共提頭突起之義。東坡所云「骨董羹」，《字學集要》所云「骨董飯」，《留青日札》所云「骨董舖」，共兀然突然，諸物蜂起疊出之謂。

一名橐吾，

立之案：「橐吾」之急言爲「徒」，徒與筒、洞等字古相通。則徒，空也，爲中通之義。苦莖中通，故名橐吾，則爲莖名也。顏師古云：「橐吾似款冬而腹中有絲，生陸地，華黄色，一名獸須。陸生者比水生者，則其葉莖必麄大，故以橐吾爲陸生，而以獸須之名係於橐吾。」有所受而言歟。又柳子厚《柳州山水記》「其山多橐吾」，亦謂山中款冬莖葉繁茂也。今俗有呼「朝鮮布岐」者，又謂之「也都加志良」，其花簇生，數十突起，莖葉長大，少苦味。國俗凡謂鉅大者，皆爲朝鮮，此物亦或然矣。宜非眞朝鮮産也。然黑字云「生上黨」，陶云「出高麗百濟，其花乃似大菊花」，則亦似指如此物。憶彼土産此甚少，故以其大者，係於朝鮮地方，然則今所云「朝鮮布岐」，不知黑字所云「上黨」，及陶所云「出高麗百濟」者，亦指此等種歟？

一名顆東，

立之案：東，《政和本》作「涷」，與《爾雅釋文》引合。然以冬、涷等字爲冬生之義則非是。今據《大全本》及《本草和名》正。《御覽》《藝文類聚》「東」作「冬」，說見於前。

一名虎須，

立之案：須，原作「鬚」，俗字。今據龍須及知母黑字「一名虎須」例正。陶云「其腹裏有絲」，顏師古云「橐吾，腹中有絲」，共謂莖中有筋絲也。虎須之名，即謂此絲耳。

一名菟奚。

《藝文類聚》及《急就篇》顏師古注「菟」作「兔」，正字。今據「伏菟」例不敢改。

又案：《説文》：「奚，大腹也。」兔奚者，款冬花未開之際，顆束然似兔之大腹，故名亦同。虎須爲俗呼。凡謂小軟者爲兔，謂大剛者爲虎，《本經》命名之通例也。兔絲、兔葵、兔槐苦參，虎薊、虎杖、虎豆黎豆之類是也。

味辛，溫。

黑字云：「甘，無毒。」《藥性論》云：「款冬花，君。」

立之案：今試嚼之莖葉及花，共有苦味。《廣雅》云：「苦莖，款凍也。」是也。古辛苦多不分明，亭歷味辛、防已味辛，共可以徵。

生山谷。

黑字云：「生常山山谷及上黨水傍。」陶云：「第一出河北，次出高麗、百濟，次亦出蜀北部宕昌，而並不如。」蘇云：「今出雍州南山溪水及華州山谷澗間。」《圖經》云：「今關中亦有之。」《延喜式》云：「相州、武州出之。」

治欬逆，上氣，善喘，喉痹，

黑字云：「消渴，喘息，呼吸。」《藥性論》云：「主療肺氣心促急，熱乏勞欬，連連不絕，涕唾稠粘，治肺痿肺癰，吐膿。」日云：「潤心肺，益五藏，除煩，補勞劣，消痰止嗽，肺痿吐血。」《外臺》引《古今錄驗》：「療欬，腹脹氣上不得臥，身體水腫。長孫振熏法：蠟紙一張，熟艾薄布遍紙上，薰黄末一分，款冬花末二分，右三味並遍布艾上，著一葦筒卷之，寸別以繩繫之，燒，下頭欲煙嘛之亦可，三十嘛欲訖則差，欲盡，三劑。一百日斷鹽醋，日一，每欲三寸，三日盡一劑。」又引：「崔氏療久欬不差熏法，款冬花，右一味，每旦取雞子許，用少許蜜拌花使潤，内一升鐵鐺中。又用一瓷椀合鐺，椀底鑽一孔，孔内插一小竹筒，無，竹葦亦得。其筒稍長，作椀鐺相合，及插筒處皆麪塗之，勿令漏煙氣。鐺下著炭火，少時，款冬煙自從筒中出，則口含筒吸取煙嘛之，如覺心中少悶，須暫舉頭，即將指頭捻筒頭，勿使漏煙氣，吸煙令盡止。凡如是，三日一度爲之，待至六日，則飽食羊肉餺飥一頓，則永差。」又引：「《必效》療欬嗽積年不差者，胷膈乾痛不利方。款冬花。右一味和蜜火燒，含取煙嘛之，三數度則差。」

立之案：《千金》欬嗽門有「款冬煎」、「款冬丸」。崔氏方後亦作「款冬」，並「花」字無，偶存舊目耳。其餘悉皆作「款冬花」，非是，恐是「花」字，宋臣所加入也。又《外臺》引深師款冬花丸，此「花」字，亦恐宋臣所加歟。

諸驚癇，

日云：「心虚驚悸，洗肝明目。」

立之案：諸驚證多因於飲，故溫散飲結，則驚證自平。伏苓、石膏、桔梗、蘪蕪、厚朴並治驚，與本條同理。

寒熱邪氣。

日云：「中風等疾。」

立之案：凡驅飲之藥，皆入肺部，走氣分，通腠理，達肌表，故能併治外邪。麻黄、厚朴、石膏、牡桂、半夏之類，皆此例藥也。○《御覽》引《本草經》云：「款冬，一名橐吾，一名顆冬，一名虎鬚，一名菟奚。味辛，溫。」

牡丹，

黑字云：「二月、八月採根，陰乾，畏菟絲子。」陶云：「今東間亦有，色赤者爲好，用之去心。」蘇云：「劍南所出者，苗似羊桃，夏生白花，秋實圓綠，冬實赤色，凌冬不凋，根似芍藥，肉白，皮丹，土人謂之牡丹，亦名百兩金。京下謂之吳牡丹者，是眞也。」

立之案：《本草和名》訓「布加美久佐」，又「也末多知波奈」。生山中深處，故名「布加美久佐」。生山中，花如橘花，故名「也末多知波奈」。此名據《新修》，而今諸州山中所生，俗呼「唐立花」，藝樹家以爲接牀者是眞也。俗又有呼「萬兩」者，以《綱目》硃砂根當之。又有呼藪柑子者，以《圖經》紫金牛當之。與牡丹共三種爲一類，則唐已上所用牡丹，正指此也。其名牡丹者，「牡」恐「杜」訛，《方言》《廣雅》並云「杜，根也」。杜丹，即謂根皮之赤色也，牡、杜形聲共相近，故古人往往通用，如《爾雅》「莣，杜蘂」釋文云：「舍人本作牡蘂。」《外臺》引《廣濟方》：「雀麥，一名牡姓草。」《證類》引作「牡姥草」，《千金》載此文作「杜姥草」，是其證也。唐已後所用牡丹者，即木芍藥，而蘇云：「今俗用者異於此，別有臊氣也。」《古今注》云：「木芍藥，花大而色深，俗呼牡丹。非也。」據此，則以木芍藥名牡丹剏見於《古今注》。蓋係時俗之偁呼。《廣雅》又云「白木，牡丹也」（原「木」訛「朮」，今據《本草和名》引《釋藥性》改正）是自芍藥黑字「一名白木」誤者。蓋以白木之「木」誤爲木芍藥之「木」歟。其以木芍藥爲牡丹者，蓋是花名。牡丹，即大丹美花之壯大謂之牡，偁花之紅赤謂之丹。即《古今注》所云「花大而色深」之謂，而「牡」字有「大」義。《說文》：「牙，牡齒也。」言對餘齒則大也。又云：「戌，屋牡瓦也。」《廣韻》二十七・刪所引《玉篇》云：「瓪，牡瓦也。」言對版瓦則大也。《本草》牡蠣黑字「一名牡蛤」，陶云：「以大者爲好。」言比諸蠣蛤則壯大也。黑字牡荊，亦言對白字蔓荊，則其樹高丈也。並可以爲徵矣。

又案：《中藏經》治胞損小便不禁方云：「牡丹須細花者，不然無效。」是亦似指眞牡丹也。

一名鹿韭，

立之案：蘇云：「苗似羊桃。」羊桃，陶注云：「甚似家桃。」陳云：「葉長小，凡葉細長者，往往有韭名。」麥門冬黑字云：「秦名羊韭，齊名愛韭，楚名馬韭。」昌蒲，吳氏云「一名堯韭」之類，並可以徵也。

一名鼠姑。

陶云：「按鼠婦亦名鼠姑，而此又同，殆非其類，恐字誤。」

立之案：其實圓赤，蓋山鼠好食之，故名歟。

又案：姑，是葫義，與胡字同音，言其葉似葫也。乃與鹿韭同義，非姑舅之義也。

味辛，寒。

黑字云：「苦，微寒，無毒。」《御覽》引《吳氏本草》曰：「神農、岐伯：辛。李氏：小寒。雷公、桐君：苦，無毒。黃帝：苦，有毒。」

生山谷。

黑字云：「生巴郡山谷及漢中。」陶云：「今東間亦有。」蘇云：「劍南所出者，土人謂之牡丹，京下謂之吳牡丹。」《延喜式》云：「勢州、備前、阿州出牡丹。」《御覽》引《范子計然》曰：「牡丹出漢中、河內，赤色者亦善。」又引《遊名山志》曰：「泉山多牡丹。」以上並眞牡丹說。蕭炳云：「今出合州者佳。白者補，赤者利，出和州、宣州者並良。」日云：「便是牡丹花根，巴蜀渝合州者上，海鹽者次。」《圖經》云：「今丹延青越滁和州山中皆有之。」以上並木芍藥說也。

治寒熱，中風瘈瘲，痙驚癇，邪氣。

黑字云：「除時氣，頭痛，客熱，頭腰痛，風噤，癲疾。」

立之案：此物經冬不凋，其根味辛，寒。能入血中，清解濕熱，與桂枝稍相似，而彼辛溫解散，此則辛寒清解，故實滿之證宜牡丹，虛寒之證宜桂枝。凡痙癇諸證，一切屬血熱者，悉皆主之。

除癥堅瘀血留舍腸胃。

《藥性論》云：「牡丹，能治冷氣，散諸痛，治女子經脈不通，血瀝腰疼。」

立之案：癥堅屬血實者，牡丹主之。《金匱》下癥用桂枝茯苓丸，少腹裏急痛、腹滿用溫經湯，腸癰用大黃牡丹湯，並與本效合。

安五藏，

黑字云：「五勞，勞氣。」

立之案：去腸胃間留血，能通達筋絡血脈，令無所不通，所以安五藏也。

療癰瘡。

立之案：此三字，《御覽》無，疑是原黑字誤爲白字。《肘後方》：「下部生瘡已決洞者，服牡丹方寸匕，日三服。」（《證類》）《醫心》引：「《小品》牡丹五痔散，治頹疝，陰卵偏大，有氣，上下脹大，行走腫大爲妨，服此方良驗。牡丹去心、防風、桂心、豉熬、黃蘗各一分。凡五物治下篩，酒服一刀圭上，二十日愈。治少小顇痂最良。嬰兒以乳汁和如大豆與之，長宿人服方寸匕。」〇《御覽》引《本草經》曰：「牡丹，一名鹿韭，一名鼠姑。味辛，寒，生山谷。治寒熱癥，傷中風驚邪，安五藏。出巴郡。九百九十二」又引《吳氏本草》曰：「牡丹，神農、岐伯：辛。李氏：小寒。雷公、桐君：苦，無毒。黃帝：苦，有毒。葉如蓬相值，黃色，根如指，黑中有毒核。二月採，八月採，日乾，可食之，輕身益壽。」

本草經卷下　四

防已，

黑字云：「文如車輻理解者良。二月、八月採根，陰乾。殷孽爲之使，殺雄黄毒，惡細辛，畏萆薢。」陶云：「大而青白色，虚軟者好，黯黑冰強者不佳。」蘇云：「防已，本出漢中者，作車輻解，黄實而香，其青白虚軟者，名木防已，都不任用。陶謂之佳者，蓋未見漢中者爾。」陳云：「如陶所注，即是木防已，用體小同。按木、漢二防已，即是根、苗爲名，漢主水氣，木主風氣，豈通作藤著木生，吹氣通一頭如通草。」雷公云：「凡使，勿使木條，以其木條已黄、腥、皮皺，上有丁足子，不堪用。夫使防已要心花文黄色者。」《圖經》曰：「但漢中出者，破之，文作車輻解，黄實而香，莖梗甚嫩，苗葉小，類牽牛。折其莖，一頭吹之，氣從中貫，如木通類。它處者，青白虚軟，又有腥氣，皮皺，上有丁足子，名木防已。木防已，雖今不入藥，而古方亦通用之。」

立之謂：《本草和名》訓「阿乎迦都良」，今俗呼「都都良夫知」者是也。形狀與《圖經》所説合，莖葉共青，故名「阿乎迦都良」，又多生羊腸坂，故名「都都良夫知」。山野甚多，引蔓至長葉互生，形似山芋而厚有短毛，其形不一，有圓橢及三尖，或兩岐深如牽牛葉，或長尖如苦蕎麥葉者，凡數十種，三、四月葉間簇生小花如菝葜，花後結圓實，大三分許，至秋熟則黑色帶淡青粉，内有一子，與《御覽》引呉氏云：

「如葛莖蔓延如芄白，根外黃似桔梗，内黑文如車輻解，二月、八月、十月採葉、根。」正相合。此物用苗及根，即藏器所謂漢防已也。所云木防已者，俗呼「於保都都良夫知」，又「都多乃波加都良」者是也。多生深山中，葉互生，形圓而尖，有七岐，似地錦及楓葉而厚，深綠色，光澤無毛，大三四寸，形狀不一，或圓或長多岐，或三五尖，一藤中生數様變葉，其根肥大而有節塊，其車輻解亦麄，此物無花實，故奥州津輕名「女久良夫止宇」，即是木防已。而雷公所云「上有丁足子」者是也。先輩木漢互誤，今正如此。

又案：防已，即「防以」，《證類》引雷公作「木條以」，又作「木條已」，然則「防已」之爲「防以」可知耳。蓋防已，或云「已」，雷公云「木條已」，或云「防」，陳云「木漢二防（《政和本》「防」下有「已」字）」，《本草和名》引《釋藥性》「一名方」，而「防已」之急呼爲無，即繁無之義，與蕪苗、荒芼音義皆同，猶菲之緩呼又爲芳也。《說文》：「芼，艸覆蔓（覆地曼延）。」蓋是防已之義，在此則防已爲葉名也。

一名解離。

立之案：是根名。黑字所云「文如車輻理解」，即解離、理解爲同義。其車輻解離，離而貫通，故以爲利尿藥也。

味辛，平。

黑字云：「苦溫，無毒。」《藥性論》云：「漢防已，君，味苦，有小毒。木防已，使，畏女菀、鹵鹹，味苦，辛。」蘇云：「漢中者，黃實而香。」雷公云：「其木條已黃腥。」《御覽》引《吳氏本草經》曰：「神農：辛。黃帝、岐伯、桐君：苦，無毒。李氏：大寒。」

生川谷。

黑字云：「生漢中川谷。」陶云：「今出宜都建平。」蘇云：「防已本出漢中。」蕭炳云：「木防已出華州。」《圖經》云：「今黔中亦有之。」《御覽》引《范子計然》曰：「防已出漢中旬陽。」《延喜式》云：「防已駿河周防出之。」傍訓云：「阿遠都都良。」

治風寒溫瘧，熱氣諸癇，除邪。

黑字云：「傷寒寒熱，邪氣中風，手腳攣急。」《藥性論》云：「漢防已能治濕風，口面喎斜，手足疼。散留痰，主肺氣嗽喘。木防已治男子肢節中風，毒風不語，溫瘧。」

立之案：《金匱》：「風濕脈浮，身重汗出，惡風者，防已黃耆湯主之。防已一兩，甘草半兩，炒白朮七錢半，黃耆一兩一分，去蘆。右剉麻豆大，每抄五錢匕，生薑四片，大棗一枚，水盞半，煎八分去滓，溫服，良久再服。」《外臺》（廿ノ十四ヲ引。深師文古シ）又中風門：「防已地黃湯，治病如狂狀，妄行獨語不休，無寒熱，其脈浮。防已一分，桂枝三分，防風三分，甘草一分。右四味，以酒一盃，漬一宿，絞取汁。生地黃二斤，㕮咀，蒸之如斗米飯，久以銅器盛其汁，更絞地黃汁和，分再服。」

又案：《外臺》「中風門」《千金翼》竹瀝湯，崔氏續命湯，並用防已。深師竹瀝湯，續命湯，《古今錄驗》小續命湯，並用木防已。又《千金》有治歷節疼痛防已湯方，共通利痰水之意也。溫瘧方中未見用此者，蓋瘧多因濕熱及水痰，其屬實熱者，用防已利水，與用烏附證相反之藥也。

利大小便。

黑字云：「療水腫風腫，去膀胱熱，止洩，散癰腫惡結，諸蝸疥癬蟲，通腠理，利九竅。」《藥性論》云：「漢防已，散留痰。木防已主散結氣，擁腫，風水腫，治膀胱。」

立之案：《金匱》防已黃耆湯治風水，防已茯苓湯治皮水，（《外臺》引深師名「木防已湯」，用木防已三兩）木防已湯治支飲，已椒歷黃丸治腸間有水氣，並與本效合。蓋漢木二防，利水宜通用。《藥性論》以漢爲君，以木爲使。陳云「漢主水氣，木主風氣」，則不可無少異。木比漢則其味苦烈，解結散腫之力少峻於漢耳。○《御覽》引《本草經》曰：「防已，一名石解，味辛，平，無毒。治風寒溫瘧，熱氣，通腠理，利九竅，生漢中。」（九百九十一）又引《吳氏本草經》曰：「木防已，一名解離，一名解燕。神農：辛。黃帝、岐伯、桐君：苦，無毒。李氏：大寒。如葛莖蔓延，如芄白根外黃，似桔梗內黑，文如車輻解。二月、八月、十月採葉根。（同上）」

巴戟天，

黑字云：「二月、八月採根，陰乾。覆盆子爲之使，惡朝生、雷丸、丹參。」陶云：「狀如牡丹而細，外赤內黑，用之打去心。」蘇云：「巴戟天苗，名三蔓草（《本草和名》「蔓」作「萬」），葉似茗，經冬不枯，根如連珠，多者良，宿根青色，嫩根白紫，用之亦同，連珠肉厚者爲勝。」日云：「又名不凋草，色紫如小念珠，有小孔，子堅硬難擣。」《圖經》云：「多生竹林內，內地生者，葉似麥門冬而厚大，至秋結實。二月、八月採根，陰乾。一說蜀中又有一種山律根，正似巴戟，但色白。土人採得，以醋水煮之乃紫，以雜巴戟，莫能辯也。眞巴戟，嫩者亦白，乾時亦煮，治使紫，力劣弱，不可用。今兩種，市中皆是。但擊破視之，其中紫而鮮潔者，僞也。眞者擊破，其中雖紫，又有微白慘如粉色，理小暗也。」《衍義》云：「巴戟天，有心，乾縮時偶自落，或可以抽摘，故中心或空，非自有小孔子也。今人欲要中間紫色，則多僞以大豆汁沃之，不可不察。外堅難染，故先從中間紫色。」

立之案：《本草和名》訓「也末比比良岐」，凡有刺者，皆名曰「比比良岐」，此名就「戟」字當之，與《延喜式》傍訓巴戟天，訓「波也比止久佐」，大戟同訓。又訓「比比良岐」。是亦就「戟」字互誤訓耳。所云「也末比比良岐」，恐是今俗呼「志由須禰乃岐」者是也。此物九州及豆州天城山出之，小木高一二尺，葉似木蓮葉，其長者至二寸許，每葉相對，葉上有細刺，開五瓣小白花，結實紅色，小於南天燭子，根黃赤色，屈曲爲連珠形，有心如遠志、牡丹類，是與蘇說形狀相合。《證類》所出歸州巴戟，天圖亦相似，但諸注家不言有刺，則似不合。然據《溫州府志》有老鼠刺根之名，及巴戟天之名攷之，則其有刺不言自明矣。蓋古昔以「也末比比良岐」當之，亦有所受而然。岩崎常正既有此說而未確，今合諸說覈之，斷以「志由須禰乃岐」爲眞巴戟天。舶來有呼「久久利」様者，狀與「志由須禰乃岐」同，則其爲眞物愈晰矣。又有呼肉巴戟天者，肥而潤味，甘如麥門冬根之類，蓋是《圖經》所謂「葉似麥門冬」者，是而一種之草，恐非巴戟天也。櫑庵君云「萱草一種，有呼岐須介者，冬不凋」，恐是此類。

又案：戟天，猶云天戟，天之言顛也。蓋葉上有刺，似戟之謂也。與天門冬一名顛棘其義相同。

味辛，微溫。

黑字云：「甘，無毒。」《藥性論》云：「使。」日云：「味苦。」

生山谷。

黑字云：「生巴郡及下邳山谷。」陶云：「今亦用建平宜都者。」《圖經》云：「今江淮、江東州郡亦有之，皆不及蜀川者佳。」

治大風邪氣。

黑字云：「療頭面遊風。」《藥性論》云：「除頭面中風，大風血癩。」日云：「除一切風，治邪氣。」

立之案：《千金》「諸風門」中主風偏枯，魯公釀酒方中有巴戟天。

陰痿不起，強筋骨。

黑字云：「小腹及陰中相引痛，益精利男子。」《藥性論》云：「能治男子夜夢鬼交泄精，強陰，療水腫。」《衍義》云：「有人嗜酒，日須五七盃。後患腳氣甚危，或教以巴戟天半兩，糯米同炒，米微轉色，不用米，大黄一兩剉炒，同爲末，熟蜜爲丸，溫水服五七十丸，仍禁酒，遂愈。」

立之案：此物與遠志、枸杞、牡丹同去心而用肉。但遠志苦溫入心經氣分，枸杞苦寒入心經血分，共有倍力堅筋之效，爲上品之藥。而牡丹與巴戟天根形，及經冬不凋共相似，則稍同質。但牡丹辛寒入血分筋絡，除癥堅瘀血。巴戟辛溫入氣分筋脈，治陰痿不起。並有安五藏之效，其治病之力頗優，故以爲下品佐使之藥也。

安五藏，

黑字云：「下氣，補五勞。」

補中增志益氣。

黑字云：「益精，利男子。」《藥性論》云：「病人虛損加而用之。」日云：「安五藏，定心氣。」

石南草，

黑字云：「二月、四月採葉，八月採實，陰乾。五茄爲之使。」陶云：「葉狀如枇杷葉，方用亦稀。」蘇云：「葉似茵草，凌冬不凋。以葉細者爲良，關中者好。其江山已南者，長大如枇杷葉，無氣味，殊不任用，今醫家不復用實。」《蜀本》云：「今市人多以瓦韋爲石韋，以石韋爲石南，不可不審之。」《圖經》云：「生於石上，株極有高大者。江湖間出者，葉如枇杷葉，有小刺，凌冬不凋。春生白花成簇，秋結細紅實。關隴間出者，葉似莽草，青黃色，背有紫點，雨多則併生，長及二三寸。根橫細，紫色，無花實，葉至茂密。南北人多移以植亭宇間，陰翳可愛，不透日氣。」《衍義》云：「石南，葉狀如枇杷葉之小者，但背無毛，光而不皺。正、二月間開花，（冬）有二葉爲花苞。苞既開，中有十五餘花，大小如椿花，甚細碎。每一苞約彈許大，成一毬。一花六葉，一朵有七八毬，淡白綠色，葉末微淡赤色。花既開，蘂滿花，但見蘂，不見花。

花纔罷，去年緑葉盡脱落，漸生新葉。」

立之案：《御覽》引《魏王花木志》曰：「《南方記》石南樹野生，二月花仍連著實，實如鷰子，八月熟，民採之取核，乾取皮，皮作魚羹，和之尤美。出九眞。」又引任昉《述異記》曰：「曲阜古城有顔回墓，上石楠二株，可三四十圍，土人云顔回手植之木。」《本草和名》訓「止比良乃岐」，《和名抄》《醫心方》同，今俗呼「止邊良乃岐」者是也。以當石南草不穩，先輩以「志也久奈介」爲之，無復異論。蓋中古以石南草直爲此物，故《和名抄》云：「石楠草，俗云佐久奈無佐。」即石南之音轉，見《拾遺》《集物民歌》。今俗又轉爲「志也久奈介也」，而與《本草》諸注家所説者不合，自爲别物。而本條竟未詳。今究「志也久奈介」者，爲羊桃即夾竹桃一類，其種有大、中、小三種。

又案：白居易《石楠樹》云：「傘蓋低垂金翡翠，薰籠亂搭繡衣裳，春芽細炷千燈焰，夏蘂濃焚百和香。」是與《圖經》及《衍義》所説同。

又案：石南，《和名抄》作「石楠草」，云「音南。」《圖經》又云：「下有楠材條，其木頗似石南而更高大，葉差小，其材中梁柱。」據此攷之，則石南似楠而小，生石上，故名石南也。而「楠」字《説文》所無，作「枏」爲正字。《玉篇》：「柟，奴含切。楠同上，俗。」然則「楠材」及「石南」字，皆當作「南」，「南」乃爲「枏」之假借，俗又添「木」旁作「楠」也。《御覽》引《魏王花木志》作「南」，引任昉《述異記》作「楠」。

一名鬼目。

立之案：鬼目爲實名，《圖經》所云「秋結細紅實」是也。《爾雅》「苻，鬼目」即白莫。郭云「子赤如耳當珠」亦與此同義。

味辛，平。

黑字云：「苦，有毒。」《藥性論》云：「石南，臣，無毒。」

生山谷。

黑字云：「生華山陰山谷。」陶云：「今廬江及東間皆有之。」蘇云：「關中者好。」《蜀本》云：「終南斜谷近石處甚饒。」《圖經》云：「今南北皆有之，生於石上。」《衍義》云：「但京洛、河北、河東、山東頗少，人以此故少用。湖南北、江東西、二浙甚多，故多用。南實，今醫家絶不同（疑作「用」）。」

養腎氣，內傷陰衰。

黑字云：「五藏邪氣，除熱，女子可久服，令思男。」《藥性論》云：「主除熱，能添腎氣。」又云：「雖能養腎內，令人陰痿。」

利筋骨，皮毛。

黑字云：「療腳弱。」蘇云：「爲療風邪丸散之要。」《藥性論》云：「治軟腳，煩悶疼，殺蟲，能逐諸風。」《衍義》云：「石南葉治腎衰腳弱最相宜。」

實殺蠱毒，破積聚，逐風痺。

立之案：蘇云：「今醫家不復用實。」但《藥性論》云：「殺蟲，能逐諸風。」似說實功而無「實」字，恐脫一「實」字歟。此物蓋與莽草、茵芋稍同其質，而能除血中之濕熱，故男子能養腎水，治陰衰。若多服之，則令人陰痿，是滋陰過度之所爲。女子久服則令思男，是亦滋陰過度之所爲也。

又案：黑字云「苦，有毒」，恐是實之謂殺蟲，破積聚，逐風，共以苦毒之物，破逐濕熱結固之義也。

女菀，

黑字云：「正月、二月採，陰乾，畏鹵鹹。」陶云：「比來醫方都無復用之，市人亦少有，便是欲絶。別復有白菀似紫菀，非此之別名也。」蘇云：「白菀即女菀，更無別者，有名無用中浪出一條，無紫菀時亦用之，功效相似也。」《嘉祐》云：「今據有名未用中，無白菀者，蓋唐修《本草》時刪去爾。」《衍義》云：「女菀，一名白菀，或者謂爲二物，非也。唐刪去白菀之條，甚合宜。陶能言，不能指説性狀，餘從經中所説甚明，今直取經。」李時珍云：「白菀，即紫菀之色白者也。雷公言紫菀白如練色者，名羊鬚草，恐即此物也。」

立之案：陶注紫菀云：「有白者名白菀，不復用。」蘇亦云：「白菀即女菀也，療體與紫菀同，無紫花時亦用白菀。」陶云「不復用」，或是未悉。蓋陶時女菀既未詳，不輒以白菀爲女菀，至蘇敬直以白菀爲女菀，云「療體」與紫菀同。而白字女菀主治與紫菀大異，則蘇説遂屬妄斷，爾來諸注家無復異論，何不正之甚也。但紫菀、白菀爲一類二種，亦宜通用而不與女菀相涉也。蓋紫花紫根者爲紫菀，白花白根者爲白菀，本非二種。先輩以今俗呼「比米志於牟」者爲白菀，恐非是。《本草和名》訓「惠美乃禰」，是以女菀誤與女萎混同已。以女萎訓「惠美久佐」，攷之則以女菀爲女萎根歟。《千金方》：「鉛丹散治面黑，令人面白如雪方。鉛丹三十銖，眞女菀六十銖。右二味治下篩，酒服一刀圭，日三。男十日知，女二十日知，知則止，黑色皆從大便中出矣，面白如雪。」此方今本《肘後》亦收之，而用女菀三分，鉛丹一分，爲末，醋漿服。方後文少異。又《外臺》引《古今録驗》療面皯黯，蘇合煎方中用女菀，他方未見用女菀者。因攷女菀，本功無治面黑之言，而女萎下云「久服去面黑皯，好顔色，潤澤」，古方面藥中往往用萎蕤，而唯此二方用女菀，可疑。蓋女菀與女萎古音相通，《韻鏡》委、宛共屬影母，而爲喉清音，則此方所云「女菀」，不知「女萎」之音通作「女菀」者，與本條「女菀」自別矣。姑録以俟後攷。

味辛，溫。黑字云：「無毒。」

生川谷。黑字云：「漢中川谷或山陽。」

治風寒洗洗，霍亂泄利，腸鳴上下無常處。黑字云：「療肺傷欬逆，出汗，久寒在膀胱，支滿，飲酒夜食發病。」

立之案：白黑諸證並留飲辟食之所爲，蓋此物辛溫，專散寒飲也。

驚癇寒熱，百疾。

立之案：驚癇寒熱，又見牛黄條，蓋驚癇因於飲者不爲少。女菀散飲利水，故能治驚癇寒熱，百疾也。百疾，又見女貞、藕實下。○《御覽》引《吳氏本草》曰：「女菀，一名白菀，一名織女菀。九百九十一」

地榆，

黑字云：「二月、八月採根，暴乾。得髮良，惡麥門冬。」陶云：「葉似榆而長，初生布地，而花、子紫黑色如豉，故名玉豉。一莖長直上，根亦入釀酒。道方燒作灰，能爛石也。乏茗時用葉作飲亦好。」日云：「獨莖，花紫，七、八月採。」《圖經》云：「宿根，三月內生苗，初生布地，莖直，高三四尺，對分出葉。葉似榆少狹，細長，作鋸齒狀，青色。七月開花如椹子，紫黑色。根外黑裏紅，似柳根。」

立之案：《本草和名》訓「阿也女多牟」，又「衣比須禰」。《醫心方》又訓「衣比須久佐」。《延喜式》傍訓亦訓「衣比須禰」，此諸名未詳指何物，未審何義。然以《延喜式》「山城大和自餘凡廿州出之」攷之，則所云「衣比須禰」，爲即今俗呼「和禮毛加宇」，而所在山野有之者必矣。此物與諸注家所説合，無復異論也。

味苦，微寒。

黑字云：「甘酸，無毒。」《藥性論》云：「味苦，平。」《御覽》引《神農本草經》曰：「苦寒。」

生山谷。

黑字云：「生桐柏及寃句山谷。」陶云：「今近道處處有。」日云：「但是平原川澤皆有。」《圖經》曰：「今處處有之。」

治婦人乳痓痛。

黑字云：「産後内塞。」《藥性論》云：「能治産後餘瘀，疹痛。」日云：「産前後諸血疾。」

七傷，

黑字云：「補絶傷。」《藥性論》云：「七傷。」日（原文闕如）。

帶下病，止痛，

黑字云：「止膿血。」《藥性論》云：「止血痢，蝕膿。」日云：「排膿，止吐血，鼻洪，月經不止，血崩，赤白痢并水瀉，濃煎止腸風。」蕭炳云：「今方用共樗皮同療赤白痢。」《開寶》云：「《別本注》云：今人止冷熱痢及疳痢熱，極效。」《衍義》云：「性沈寒，入下焦，熱血痢則可用。若虚寒人及水瀉白痢，即未可輕使。」

除惡肉。

黑字云：「諸瘻，惡瘡，熱瘡。」葛氏：「毒蛇螫人，擣地榆根，絞取汁飲，兼以漬瘡。」《肘後方》：

「療虎犬咬人，地榆根末，服方寸匕，日一二服，傅瘡尤佳。」《千金翼》：「代指逆腫，單煮地榆作湯漬之，半日愈。」《醫心方》引：「《醫門方》療猘犬咬人方。煮地榆汁飲之，兼末傅瘡中，忌飲酒。」

止汗，

黑字云：「消酒，除消渴。」

立之案：此物苦寒，能清解血熱，汗亦血餘，故有此效。《御覽》引《本草經》云：「止汗氣，消酒明目。」今白黑共無「明目」效，恐是缺逸。明目與止汗同理。

療金創。

黑字云：「可作金瘡膏。」《藥性論》云：「治金瘡。」

立之案：《外臺》引《范汪》療金瘡內塞止痛，有地榆散，用地榆根。○《御覽》引《本草經》云：「地榆，止汗氣，消酒明目。一千」又引《神農本草經》曰：「地榆，苦寒，主消酒。生冤句。同上」

五加，

加，《醫心方》《眞本千金》《新修》作「茄」，俗字。「加」下原有「皮」字，今據《醫心方》《眞本千金》《新修》刪正。

黑字云：「五月，一名犲節。五葉者良。七月採莖，十月採根，陰乾。遠志爲之使，畏蛇脫皮、玄參。」陶云：「四葉者亦好。煮根莖釀酒至益人。道家用此作灰，亦以煮石，與地榆並有祕法。」「茄」字或作「家」字者也。《蜀本圖經》云：「樹生小叢，赤蔓，莖間有刺，五葉生枝端，根若荊根，皮黃黑，肉白骨硬。」日云：「葉可作蔬菜食。」《圖經》云：「春生苗，莖、葉俱青，作叢。赤莖又似藤蔓，高三五尺，上有黑刺。葉生五叙作簇者良。四葉、三葉者最多，爲次。每一葉下生一刺。三、四月開白花，結細青子，至六月漸黑色。根若荊根，皮黄黑，肉白，骨堅硬。」

立之案：五加，唐前傳來，舊鈔皆作「五茄」，且無云「五茄皮」者。《延喜式》併「五」字從艸作「五茄」。《新修本草》在草部上品。《本草和名》訓「牟古岐」，蓋「牟古」者，「牟岐」，剥取之義。謂之「牟岐木」者，藥用剥取莖根皮之謂乎。

又案：《醫心方》及《眞本千金方》七情條例五茄，在草類下品地榆、澤蘭間。《本草和名》引《大清經》云：「一名金鹽母，一名金玉之香草五車星之精。」又引《范汪方》云：「五茄者，草精也。」共似指草類。因攷陶以上白字「五加」者，恐是蔓草類之烏蘝母。《本草和名》引《神仙服餌方》云：「一名五行之精，一名五葉，一名截爪，一名五家。」五葉同本，而外五分，故名五家。如五家爲鄰比也。所云「截爪」，與烏蘝母「一名五爪龍」同，謂其五葉五出似爪也。東華眞人《煮石經》云：舜常登蒼梧山，曰：「厥金玉之香草，朕用偃息正道。」此乃五加也。又異名曰金鹽。昔西域眞人王屋山人王常言「何以得長久。何不食石蓄金鹽母。何以得長壽。何不食石用玉豉」。玉豉者，即地榆也。五加、地榆皆是煮石而餌，得長生之藥也。昔尹公度聞孟綽子、董士固共相與言曰「寧得一把五加，不用金玉滿車。寧得一斤地榆，安用明月寶珠」，並與地榆同舉，宜爲草類。其偁金鹽者，對玉豉成語。謂爲煮石之鹽豉也。金玉，不過於尊崇其物之偁耳。又《醫心方》引《金匱錄》云：「五茄者，五行之精，青霧染莖，稟東方之潤。白氣營節，資西方之津。赤色注花，含南方之暉。玄精入骨，承北方之液。黄煙薰皮，得戊己之澤。」《煮石經》云：「青精入莖，則有東方之液。白氣入節，則有西方之津。赤氣入華，則有南方之光。玄精入根，則有北方之粭。黄煙入皮，則有戊己之靈。」二書同說，而謂青莖、白節、赤華、黑根、黄皮也。所云五行之精，以配當五色之義。烏蘝苺，莖葉青色，近根之節白，其花四辨細綠，中心赤色，其根皮黄肉白，乾枯變黑，則配當之說略相合。又雷公云：「今五加皮，其樹本是白楸樹，其上有葉如蒲葉者，其葉三花是雄，五葉花是雌。」攷其語氣云「今五加皮，其樹本是白楸樹」，則似自別有草本者，而又說樹本者，蓋以五加爲木本，昉於雷公歟。陶注及《藥性論》所説似指草本者，《圖經》又説木本者云：「吳中亦多，俗名爲追風使，亦曰刺通，剝取，酒漬以療風，乃不知其爲五加皮也。」據此，則當時吳中特傳俗呼，而不知木本之五加，是亦木本之五加爲晚出之一證也。然則，白字下品爲草本之五加，今俗呼「也夫加良志」者是也。黑字已後爲木本之者，故至蘇敬時遂入上品部中乎。

又再案：五加，元來爲灌木，木類從艸，茵芋、莽草、芫華之類。草類從木，桔梗、栝樓之類，不遑枚舉。則五加小木以其有刺，謂之犲膝，又謂犲節，又謂之䖘爪。小木以爲草類者，亦如莽草、茵芋之例。《醫心方》引《大清經》云：「取五茄削之，令長一寸，一升剉取一斗，美酒漬之十日成，溫服，令勿多也云云。當取雄者，不用雌者也。雄者，五葉，味甘。雌者，三葉，味苦。」此説與陶注合。而「削之令長一寸」，非木材而何也。但破血止痛，故入下品，道家入酒及煮石，以爲仙藥，夏用莖葉，冬用根皮，爲枸杞之類藥，依之蘇敬遂入上品中也。

一名豺漆。

黑字云：「一名犲節。」

立之案：「豺漆」恐「豺膝」訛，謂其莖有刺可畏也。又蒺悽子，一名豺羽，自別義。

味辛，溫。

黑字云：「苦，微寒，無毒。」《藥性論》云：「五加皮，有小毒。」《醫心方》引《大清經》云：「雄者，五葉，味甘。雌者，三葉，味苦。」

生川谷。

黑字云：「生漢中及冤朐。」陶云：「今近道處處有，東間彌多。」《蜀本圖經》云：「今所在有之。」《圖經》云：「今江淮、湖南州郡皆有之。蘄州人呼爲木骨。一説今所用乃有數種，京師北地者，大片類秦皮、黄蘗輩，平直如板而色白，絶無氣味。療風痛頗效，餘不入用。呉中乃剥野椿根爲五加皮，柔韌而無味，殊爲乖失。今江淮間所生乃爲眞者，類地骨，輕脆芬香是也。呉中亦多，往往以爲藩籬，正似薔薇、金櫻輩，但北間多不知用此種耳。」

治心腹疝氣，腹痛。

黑字云：「腰脊痛。」《藥性論》云：「瞖腰，能破逐惡血。」

益氣。

黑字云：「五緩虚羸，補中益精，強志意，久服輕身耐老。」《藥性論》曰：「内不足，主虚羸。」日云：「明目下氣，補五勞七傷。」東華眞人《煮石經》云：「魯定公母單服五加酒，以致不死，臨隱去，佯託死，時人自莫之悟耳。張子聲、楊建始、王叔才、于世彥等皆得服此酒，而房室不絶，得壽三百年，有子二十人，世世有得服五加酒散，而護延年不死者，不可勝計。或只爲散代湯茶而餌之，驗亦然也。」

療躄，小兒不能行。

黑字云：「兩腳疼痺，風弱，堅筋骨。」《藥性論》云：「四肢不遂，賊風傷人，軟腳。小兒三歲不能行，用此便行走。」日云：「治中風，骨節攣急。」《圖經》云：「呉中俗名爲追風使，亦曰刺通，剥取，酒漬以療風。乃不知其爲五加皮也。亦可以釀酒飲之，治風痺四肢攣急。」

疽瘡陰蝕。

黑字云：「男子陰萎，囊下濕，小便餘瀝，女人陰痒。」《藥性論》云：「主多年瘀血在皮肌，治濕痺。」日云：「葉治皮膚風，可作蔬菜食。」

澤蘭，

黑字云：「三月三日採，陰乾，防已爲之使。」陶云：「多生下濕地。葉微香，可煎油。或生澤傍，故名澤蘭，亦名都梁香，可作浴湯，人家多種而葉小異。今山中又有一種甚相似，莖方，葉小強，不甚香。既云澤蘭，又生澤傍，故山中者爲非，而藥家乃採用之。」蘇云：「澤蘭，莖方，節紫色，葉似蘭草而不香，今京下用之者是。陶云都梁香，乃蘭草爾。俗名蘭香，煮以洗浴。亦生澤畔，人家種之，花白紫萼，莖圓，殊非澤蘭。陶注蘭草，復云名都梁香，並不深識也。」《呉氏本草》云：「澤蘭，一名水香。生下地水旁，葉如蘭。二月生香，赤節，四葉相値支節間。」《御覽》日云：「四月、五月採，作纏把子。」《圖經》云：「根紫黑色，如粟根，二月生苗，高二三尺，莖簳青紫色，作四稜，葉似薄荷微香，七月開花，帶紫白色，萼通紫色，亦似薄荷花。」

立之案：《本草和名》訓「佐波良良岐」，又「阿加末久佐」。同書載崔禹蘭蒿草，訓「阿良良岐」。狩谷氏曰：「蘭蒿草，《爾雅》所謂蒿山蒜，蓋是其菜薰臭，故名蘭蒿也。」《爾雅釋文》「蒿，力的反」是也。即蒜之生於山者，今俗呼「野蒜」者是也。以葷菜故名「岐」，與葱訓「岐」同。而是物自生稀疏，不得如園種蒜、葱之稠密，故云「阿良良」。猶《神功記》「阿邏邏摩莵磨邏」之「阿邏邏」也。《允恭紀》所謂「蘭一莖」者，即蘭蒿草。蓋操觚者厭繁節也，故雖單言蘭，然訓「阿良良幾」，不訓「布知波加麻」，可以見非「蘭蕙」之蘭也。《大膳職・内膳司等式》《雜要抄》所載蘭亦即此。《内膳司式》别有山蘭，蓋亦是物。立之案：「蘭蒚」亦蒚之緩言，宜單言蒚，不可單言蘭。自《允恭記》一誤已來，漫以蘭訓「阿良良岐」也。棭齋以爲薰臭，故名「蘭蒚」，恐非是。又案：蘭蒚，單云蘭，又單云蒚，《本草和名》引《兼名苑》云：「小蒜，一名蘭葱。」亦蘭蒚之畧言，非以香名。所云「佐波阿良良岐」者，生澤中香多之義。「阿加末」者，「阿加久末」之略，即赤隈之義。此物莖節紫紅黑色，故名「阿加末久佐」，今俗呼「夫志久呂」者，即陶所云「今山中又有一種，醫家乃採用之。」及蘇所說注吳氏是也。又陶云「亦名都梁香」，是與蘭草混同，而以野生者爲澤蘭，以園生者爲蘭草也。陶注蘭草云「今東間有煎澤草名蘭香」，亦或是此也。亦謂野生之蘭也。陶又注蘭草云：「李云是今人所種都梁香草」，是謂園生之蘭也。以澤蘭白字云「味苦微溫」，云「一名虎蘭」，云「三月三日採」，並不與蘭草同。據此，則今藥用，宜以「夫志久呂」爲良也。

一名虎蘭，

立之案：蘭草柔弱芳香，澤蘭方莖強直，不甚香，故名虎蘭。凡高大剛刺非常之物，以虎名之，虎杖、虎薊之類是也。

一名龍棗。

《御覽》「棗」作「來」。

立之案：「棗」恐「蘭」字壞，重「來」爲「棗」，見《東方朔傳》《御覽》九百六十五引及《補闕楊子》。唐以上「棗」字作「来」，「来」因訛作「棗」也。蓋「蘭」一訛作「東」，再訛作「来」，三訛作「棗」歟。龍蘭亦與虎蘭同義，其似蘭非蘭，而其效尤多，故名龍蘭。

味苦，微溫。

黑字云：「甘，無毒。」吳氏云：「神農、黃帝、岐伯、桐君：酸，無毒。李氏：溫。」《藥性論》云：「使，味苦，辛。」

生池澤。

黑字云：「生汝南諸大澤傍。」陶云：「今處處有，多生下濕地，或生澤傍。」蘇云：「今京下用之者是。」吳氏云：「生下地水傍。」《圖經》云：「今荊、徐、隨、壽、蜀、梧州、河中府皆有之。」

治乳婦內衄，中風餘疾。

黑字云：「產後。」《藥性論》云：「主產後腹痛，頻產血氣衰冷成勞，瘦羸，孕婦人血瀝腰痛。」日云：「養血氣，破宿血，治鼻洪，吐血，頭風目痛，婦人勞瘦，丈夫面黃。」《圖經》云：「今婦人方中最急用也。」雷公云：「此藥能破血通久積。」

立之案：並破血通經之效也。《千金》婦人門·補益篇：「《論》云：凡婦人欲求美色肥白罕比，年至七十與少不殊者，勿服紫石英，令人色黑，當服鍾乳澤蘭丸也。」其栢子人丸、大五石澤蘭丸、小五石澤蘭丸、增損澤蘭丸、鍾乳澤蘭圓、大澤蘭圓、小澤蘭圓、三石澤蘭圓、大平胃澤蘭圓、澤蘭散，共用澤蘭，並與本效合。

大腹水腫，身面四肢浮腫，骨節中水。

《藥性論》云：「又治通身面目大腫。」日云：「通九竅，利關脈。」

立之案：澤蘭，芬芳微溫，且生水澤中，無處不通，故能通血脈，利水道也。

金創，

黑字云：「金瘡內塞。」日云：「養血氣。」雷公云：「大澤蘭，生血調氣。」

立之案：澤蘭治金創，與獨活、當歸、芎藭同理。

癰腫瘡，膿血。

日云：「破宿血，長肉生肌。」《子母祕録》：「治小兒蓐瘡，嚼澤蘭心封上。」〇《御覽》引《本草經》曰：「澤蘭，一名虎蘭，一名龍來。味微温，無毒，生池澤。治乳婦衄血。生汝南，又生大澤旁。九百九十」《吴氏本草》曰：「澤蘭，一名水香。神農、黄帝、岐伯、桐君：酸，無毒。李氏：温。生下地水旁，葉如蘭，二月生香，赤節，四葉相值支節間。三月三日採。上同」

黄環，

黑字云：「三月採根，陰乾，鳶尾爲之使，惡伏苓、防已。」陶云：「似防已，亦作車輻理解。或云是大戟花，定非也。用甚稀，市人尠有識者。」蘇云：「此物襄陽、巴西人謂之就葛。作藤生，根亦葛類。所云似防已作車輻解者近之。人取葛根，誤得食之，吐痢不止，用土漿解乃差，此眞黄環也。餘處亦稀，惟襄陽大有。《本經》用根。今云大戟花，非也。其子作角生，似皂莢，花、實與葛同時矣。今園庭種之，大者莖徑六七寸，所在有之，謂其子名狼跋子。今太常料劔南來者，乃雞屎葛根，非也。」

立之案：《本草和名》訓「布知加都良」，是據蘇説，以爲紫藤也。故草下品黑字「狼跋子」亦訓「布知乃美」，而《御覽》引《吴氏本草》云：「蜀黄環，一名生蒭。二月生，初出正赤，高二尺，黄葉員端，大莖葉有汁黄，五月實員，三月採根，根黄，從理如車輻解。」陶云：「似防已，亦作車輻理解。」《御覽》引《范子計然》曰：「黄環，黄色者善。」三説恐同物，而爲防已一種。今以蝙蝠葛充之。此物俗以爲漢防已，葉如蝙蝠，又似王瓜葉，而淡緑無毛茸，夏開小黄花，成穗下垂，根如筆管，大黄色，横行土中不爲塊，即與吴氏所云「黄葉員端，大莖有黄汁，初出正赤根黄」共皆合。因攷黄環者，即黄葛之義。環者，環繞。黄環者，黄葉、黄莖、黄根之謂。「環」與「葛」古音通用。《本草和名》引《釋藥性》「一名黄還」，是古字之偶存者。又引《稽疑》「一名土防已」，亦似指蝙蝠葛也。蘇敬直以本條爲狼跋子根，狼跋子出黑字下品云：「狼跋子，有小毒，主惡瘡蝸疥，殺蟲魚。」陶云：「出交廣，形扁扁爾，擣以雜米，投水中，魚無大小皆浮出而死。人用苦酒摩療疥亦效。」蘇云：「此今京下呼黄環子爲之，亦謂度谷，一名就葛。」陶云：「出交廣，今交廣送入太常。」正是黄環子，非餘物爾。《開寶》引《别本注》云：「味苦寒，藤生，花紫色。」岩崎常正云：「《物印忙》有亞墨利加葛圖，葉一莖三，葉似葛甚大，蔓如樹有刺，花成穗。又似葛花而尖紅色。」是陶所云「交廣送入太常」者，正是黄環子也。羅甸謂「惠利伊止利奈伊牟寺加」，荷蘭謂「古良阿留保於牟」是也。宇田川榕曰：『「古良阿留保於牟」，即《中山傳信錄》梯姑樹，而與摸黎崧《五車韻譜》所云古抱樹同物。《中山傳信錄》云：「梯姑樹，高七八尺，大者合數圍，葉大如柿，作品字對節生。四月初，花朱紅色，長尺二三寸，每幹直抽攢花數十朵，花葉如紫本筆，吐焰。高麗種出大平山。」』據此，則蘇所説亦與紫藤自别，蘇不説葉形。先輩依「紫花扁莢」語，以爲紫藤，非是。蓋陶時黄環、狼跋子爲各物。蘇敬已來合爲一物，恐非是也。沈括《補筆談》云：「黄環，即今之朱藤也。天下皆有。葉如槐，其花穗懸紫色如葛花，可作菜食，火不熟，亦有小毒，京師人家園圃中作大架種之。」謂之紫藤花者是也。實如皂莢。《蜀都賦》所謂「青珠黄環」者。黄環，即此藤之根也。古今皆種以爲庭檻之飾，今人採此莖於槐幹上接之，僞爲矮根。其根入藥用能吐人，是亦據蘇敬説，非古説也。

一名陵泉，原作「凌泉」，《御覽》同，今據《新修》。

立之案：「陵」亦恐「凌」假借，凌泉者，謂此物苦寒如冰凌泉水。《藥性論》所云「大寒，有小毒」是也。

一名大就。

立之案：此名未詳。陶云：「或云大戟花，定非也。」蓋依大就之名，以爲大戟耳。蘇云「襄陽、巴西人謂之就葛」，蘇注狼跋子云「一名就葛」，「就」與「茨」同爲從母，齒濁音，大就、就葛共有刺之義。《物印忙》所圖大莖而有大刺，即眞黃環歟。

味苦，平。

黑字云：「有毒。」《藥性論》云：「使，惡乾薑、大棗，有小毒。」

生山谷。

黑字云：「生蜀郡山谷。」蘇云：「襄陽、巴西人謂之就葛，餘處亦稀，惟襄陽大有。」《御覽》引《范子計然》曰：「黃環出魏都，黃色者善。」

治蠱毒，鬼注鬼魅，邪氣在藏中。

《藥性論》云：「百邪。」

除欬逆，寒熱。

《藥性論》云：「惡乾薑，治上氣急，寒熱。」○《御覽》引《本草經》曰：「黃環，一名凌泉，一名大就。味苦，生山谷。主治蠱毒鬼魅，邪氣，欬逆，寒熱，生蜀郡。（九百九十三）」又引《吳氏本草經》曰：「蜀黃環，一名生芻，一名根韭。神農、黃帝、岐伯、桐君、扁鵲：辛。一經：味苦，有毒。二月生，初出正赤，高二尺，葉員端大，莖葉有汁黃白。五月實，三月採根。根黃從理如車輻解，治蠱毒。（同上）」

紫參，

黑字云：「三月採根，火炙，使，紫色，畏辛夷。」陶云：「今方家皆呼爲牡蒙，用之亦少。」蘇云：

「紫參，葉似羊蹄，紫花青穗，皮紫黑，肉紅白，肉淺皮深，所在有之。牡蒙，葉似及已而大，根長尺餘，皮肉亦紫色，根苗並不相似。雖一名牡蒙，乃王孫也。紫參，京下見用者是，出蒲州也。」《圖經》云：「紫參，苗長一二尺，根淡紫色如地黄狀，莖青而細，葉亦青似槐葉，亦有似羊蹄者。五月開花，白色似葱花，亦有紅紫而似水葒者。根皮紫黑，肉紅白色，肉淺而皮深。」又云：「六月採，曬乾用。」《御覽》引《吳氏本草》云：「牡蒙，一名紫參。圓聚，生根，黄赤有文，皮黑中紫，五月華紫赤，實黑大如豆，三月採根。」

立之案：《本草和名》訓「知知乃波久佐」。「知知」者，「志之」音轉，乃「志乃波久佐」之義，其葉似羊蹄之謂也。因攷黑字「一名馬行」，即馬荇，似荇葉而長大之義。《本草和名》引《稽疑》「一名山羊蹄」，自與國名「知知乃波久佐」相合，今俗呼「伊吹止良乃乎」者是也。一名「也奈岐佐宇」，又「衣比久佐」，又「也末多伊和宇」。先輩以此物充拳參。拳參，《本草圖經》所載，蓋亦爲紫參一種，淄州所産，其所云葉如羊蹄，根似海鰕黑色，似切當，然其圖形全不相似，非是也。今斷「伊吹止良乃乎」爲紫參，則與吳氏及《圖經》所說「五月開花」合。且舶來紫參根形亦似海鰕，乃爲允當矣。先輩以爲「波留止良乃乎」，又「伊呂波佐宇」，此物二月先出花，後生葉，故不與《本草》注合。然亦爲一類，根色亦相似，宜代用耳。又有一種日光足尾九藏峠所産，呼「久利牟由岐布天」者，但莖直立，花開少遲爲異。

一名牡蒙。

立之案：「鍾乳惡牡蒙」，出於黑字，與「芍藥須丸爲之使」同例。蓋牡蒙爲正名，紫參爲俗呼。五參外別有紫參，猶五色石英外別有紫石英，五色芝外別有紫芝也。又《本草和名》引《本草稽疑》云：「牡蒙，一名白馬莖。生山谷陰處，葉生莖端，大如荷，其肉生白乾紫狀，如馬莖，故以名之。」此物自是別物，但馬莖名與黑字「一名馬行」相似，可攷。蘇云：「牡蒙，葉似及已而大，根長尺餘，皮肉亦紫色，乃王孫也。紫參，京下見用者是，出蒲州也。」《稽疑》所云「白馬莖」，蓋亦此類。《醫方類聚》百九十引《澹寮方》五參圓用人參、杜參、玄參、苦參、沙參，方後云：「《本草》無杜參，一方用紫參。紫參即沙參之紫花者，亦名牡蒙。」是亦後世之一説，不可據也。

又案：牡蒙，黑字：「一名衆戎，一名童腸，一名馬行。」蓋蒙、戎、童、馬爲同音，而「牡蒙」之爲言蒙也，言其根皮有毛蒙茸也。或曰：「蒙即大之義。」《方言》：「朦，龐豐也。自關而西秦晉之間，凡大貌謂之朦，或謂之龐豐，其通語也。」《玉篇》：「朦，大也，豐也。」《廣雅》：「朦，龐豐也。」此物根長大，故名。今伊吹虎尾肥大蒙茸，共相合。先輩以王孫爲俗呼鬼之眉掃者，此物似及已而大，根紫色，似稍合，然其根細長不肥大，故不妥貼矣。今斷以伊吹虎之尾充之，始允當。

味苦，寒。

黑字云：「微寒，無毒。」吳氏云：「牡蒙，神農、黄帝：苦。李氏：小寒。」《藥性論》云：「紫參，使，味苦。」

生山谷。

黑字云：「生河西及冤句山谷。」蘇云：「紫參所在有之，王孫出蒲州。」吳氏云：「牡蒙，生河西或商山。」《御覽》引《建康記》曰：「建康縣出紫參。」《范子計然》曰：「紫參出三輔，赤青色者善。九百九十一」

治腹積聚，寒熱邪氣。

黑字云：「療腸胃大熱。」《藥性論》云：「能散瘀血，主心腹堅脹，治婦人血閉不通。」

通九竅。

黑字云：「唾血衄血，腸中聚血，癰腫諸瘡，止渴益精。」《外臺》引《劉涓子》：「療瘻衆方不差，效驗方。牡蒙數兩，右一味，擣之湯和，適寒溫，取一升許，薄瘡上，冷易，經宿，佳。」

利大小便。

黑字云：「腸胃大熱。」

立之案：《金匱》：「下利，肺痛，紫參湯主之。紫參半斤，甘草三兩。右二味，以水五升先煮紫參，取二升，內甘草煮取一升半分，溫三服。」蓋此藥治血利實熱證，肺痛亦內有畜血之證也。《圖經》引張仲景無「肺痛」二字，亦似是。○《本草經》曰：「紫參，一名牡蒙。苦寒，無毒，治心腹積聚，寒熱邪氣，利大小便，通九竅，生河西及宛句。治牛病，生林陽。《御覽》九百九十一」《吳氏本草》曰：「牡蒙，一名紫參，一名衆戎，一名音腹，一名伏菟，一名重傷。神農、黄帝：苦。李氏：小寒。生河西山谷或宛句商山，圓聚生根，黄赤有文，皮黑中紫。五月華紫赤，實黑大如豆。三月採根。同九百九十」

立之案：《御覽》引《本草經》「無毒」下恐脱「生山谷」三字，據他所引例而知然矣。

雚菌，

黑字云：「八月採，陰乾。得酒良，畏雞子。」陶云：「出北來，此亦無有。形狀似菌，云鸛屎所化生，一名鸛菌。」蘇云：「雚菌，今出渤海蘆葦澤中鹹鹵地，自然有此菌爾。亦非是鸛屎所化生也。其菌色白輕虛，表裏相似，與衆菌不同。」《蜀本圖經》云：「今出滄州。秋雨以時即有，天旱及霖即稀。日乾者良。」《本草和名》云：「唐。」又云：「雚菌，仁諝音：上丸，下其殞反。楊玄操音：古翫反。」

立之案：雚菌，先輩皆以俗呼「與志多介」，又「於岐多介」者當之。蓋據李時珍所云，「雚」當作「萑」，乃蘆葦之屬。此菌生於其下，故名之說也，非是。今參攷古說新以菌類中，俗呼松露者當之。蓋雚之爲言丸也。仁諝音不誤，其形正圓，與他菌異。故陶云似菌，或云雚屎所化生，是就「雚」字爲說。雖固屬傅會，然其形爲正圓可知耳。《慧音》廿三引《惠苑華嚴經音義》云：「菡萏，《字書》作菡菌。」菡菌，蓋亦同圓丸之義也歟。蘇云：「蘆葦澤中鹹鹵地，自然有此菌。」今松露相州海濱，南湖藤澤邊鹹沙中多生，雖名云松露，非必生松樹下，蘆葦根中往往得之。蘇亦云：「其菌色白輕虛，表裏相似，與衆菌不同，狀得松露形狀尤妙。」可知蘇所目擊即是此物矣。《蜀本》所説似指凡菌，然云「今出滄州」，滄州即河北道，而《千金翼》亦云「滄州出雚菌」，與蘇云「今出渤海」合。則爲其松露亦可知也。

又案：雚菌與雷丸其質甚相似，但堅脆爲異，而共有殺蟲之功，爲其一類亦可知矣。因攷雷丸之「丸」，與雚菌之「雚」，蓋亦一音同義。雚菌而不可食者，故謂之雷丸堅硬如石，不與凡菌同，故係此以雷名也。黑字「不入湯酒條」出雚菌、雷丸、犀角。黑字亦云：「惡雚菌、雷丸。」《急就篇》云：「雷矢、雚菌，蓋兔蘆。」共二物並稱。《千金方》有治蟲雚蘆、雷丸合用方二條十八ノ三二ヲ廿九ヲ，亦爲一類之證也。

又案：《爾雅》：「淔灌，茵芝。」諸注未得明解。孫星衍曰：「疑是灌菌，或一名淔，一名芝。未敢定也。」是以「灌菌」二字爲一物，蓋據《本經》爲之説也。郝懿行曰：『《釋文》引《聲類》云：「淔灌，茵芝也。」是淔灌，一名茵芝。蓋淔之言殖也。灌猶叢也。茵芝叢生而蕃殖，因以爲名。』共未允。竊謂此四字各物而舉一類也，與鯉、鱣、鰋、鮎、鱧、鯇同例。淔者，謂凡無蓋，直出之菌，「比良多介禰須美多介」之類。灌者，丸也。其形正圓，即表裏相似，與衆菌不同者，而特謂松露也。茵者，郝懿行曰：『茵字不見它書。孫氏星衍嘗致疑問余。按：《類聚》九十八引《爾雅》作「菌芝」，蓋「菌」字破壞作「茵」耳。證以《列子·湯問》云：「朽壤之上有菌芝者，生於朝死於晦。」段敬順《釋文》引諸家説，即今糞土所生之菌也。《莊子·逍遥遊篇》釋文引司馬彪、崔譔並以菌爲芝。然則《爾雅》古本正作「菌芝」，故莊、列諸家並見援據。』此説可從。而「菌」即輪囷之義，凡菌有蓋，蓋頭圓起，「末都多介志女慈多介」之類是也。芝者，亭亭出地，如張繖蓋，「波都多介志比多介」之類是也。以其生水濕之處，故從水作「湞灌」，與菌芝從艸同例。古字必只作「直藋囷之」可知耳。若其水旁、艸冠亦後世所添也。

又案： 湞、栭古今字，亦作「耳而」，湞之柔軟可食者，「比良多介」之類。堅硬其不可食者，胡孫眼之類是也。灌之柔軟可食者，松露。其堅硬不可食者，雷丸是也。菌芝之柔軟可食者，松菌香蕈之類。其堅硬不可食者，紫芝之類是也。菌芝本無二，自其圓頭輪囷而起，謂之菌自其突然聳出於地上謂之芝。芝蕈，蓋是同字。《爾雅釋文》云：「蕈，亂荏反。案今人呼菌爲蕈。」葛洪、《字苑》同云世作「椹蕈」二字，非也。《字林》「式甚反」。或云：「桑萸也。沈，徒感反。萸，人兗反。」宜從《字林》讀蕈為「式甚反」。《雷公炮炙論》云：「兔蕈，俗云兔屎。」《外臺祕要》卷十五·癮癴風癴一十三首注云：「俗呼爲風矢者是也。」「馬辛蒿」又作「馬矢蒿」。共蕈、芝通音之徵也。

一名藋蘆。

立之案：「蘆」即「盧」字，黑色之義，詳見漏蘆條下。藋蘆者，謂其形圓而黑色，猶云黑丸也。今松露上皮黑色肉白。蘇云「色白輕虛」者，謂其肉色白也。或云皮色白者肉亦白，皮色黑者肉亦黑。相州俗呼白者爲米松露，呼黑者爲粟松露。蓋原作「藋盧」，冒「藋」字，遂作「蘆」。而蘇云「出蘆葦澤中」，故先輩誤以「與志多介」充之歟。未得其義也。

再案：「蘆」與「蘆頭」之「蘆」同，即「顱」字去「頁」而從艸者，不與「蘆荻」相涉。所云藋蘆者，猶云圓頭，乃正圓如彈丸之謂也。

味鹹，平。

黑字云：「甘，微溫，有小毒。」《藥性論》云：「味苦。」

立之案：此物生鹵地，故自有鹹味，今松露甘味中自然鹹味在其中，炙食之則其味可辨矣。

生池澤。

黑字云：「生東海池澤及渤海章武。」陶云：「出北來，此亦無有。」蘇云：「今出渤海，蘆葦澤中鹹鹵地，自然有此菌爾。」《蜀本圖經》云：「今出滄州。」《千金翼·藥出州土》河北道、滄州特有雚菌。

治心痛，溫中。

《藥性論》云：「能除腹內冷痛。」《千金翼·用藥處方》固冷積聚腹痛腸堅第九有雚菌。

去長蟲，白瘲。

黑字云：「疽瘑惡瘡。」《藥性論》云：「治白禿。」

蟯蟲蛇螫毒，癥瘕，諸蟲。

黑字云：「去蚘蟲寸白。」陶云：「單末之，猪肉臛和食，可以遣蚘蟲。」蘇云：「療蚘蟲有效。」《千金方》：「治蚘蟲方。雚蘆末以飲臛和，服方寸匕，不覺，加之。」《備急》以治蟯蟲，《外臺》引「《千金》療蚘蟲方。雚蘆下篩，以餅臛和，服方寸匕，蟲不覺出之。亦主蟯蟲」。《外臺》宋臣注引《肘後》云：「雚蘆一兩，末，以羊肉作臛和服。」《外臺》引《備急》療三蟲。方用雚蘆、乾漆、吳茱萸三味。又引《范汪》療三蟲白斂丸方中，又引《集驗》貫衆丸方中，用雚蘆。《證類》引：「《外臺》治蚘蟲攻心如刺，吐清汁，雚蘆一兩杵末，以羊肉作臛和之，日頓服，佳。」《千金方》卷四·月水不通第二：「遼東都尉所上圓，治臍下堅癖，無所不治方，凡廿味，中有雚蘆陸分。一方云貳兩。」《千金》：「治小兒羸瘦有蚘蟲，方雚蘆二兩，以水一升，米二合煮，取米熟，去滓與服之。」《千金翼》卷十一·小兒雜治第二曰：「治小兒羸瘦有蚘蟲方。雚蘆伍兩，黍米泔貳升，右二味云云。」

立之案：雚菌，本是受鹵濕氣所生，故能入血中，治諸濕轡蚘蟲諸証也。黑字云「生東海」，陶云「此亦無有」，蘇云「今出渤海」，《蜀本》云「今出滄州」，據此，則西土希有之物，皇國最多，所以云「生東海」也。今松露爲常食物，而西土甚少，故無爲食物之事。然黑字云「得酒良，畏雞子」，而「不入湯酒」下有藿菌，因攷所云「得酒良」者，爲食類之説也。「不入湯酒」者，爲藥用之説也。今食用往往和雞卵爲羹，黑字云「畏雞子」，蓋亦入藥用之説也。陶云「單末臛和食」，亦可以供食用之證也。

連翹，

黑字云：「八月採，陰乾。」陶云：「今用莖連花、實也。」蘇云：「此物有兩種：大翹，小翹。大翹，葉狹長如水蘇，花黄可愛，生下濕地，著子似椿實之未開者，作房，翹出衆草。其小翹生崗原之上，葉、花、實皆似大翹而小細。山南人並用之，今京下惟用大翹子，不用莖、花也。」《蜀本》云：「苗高三四尺，採實，日乾用之。」日云：「獨莖，稍開三四黄花，結子内有房瓣子。五月、六月採。」《圖經》云：「今南中醫家説云連翹，蓋有兩種。一種似椿實未開者，殼小堅而外完，無跗萼，剖之則中解，氣甚芬馥，其實儳乾，振之皆落，不著莖也。乃自蜀中來，用之爲勝，然未見其莖葉如何也。」

立之案：《本草和名》訓「以多知波世」，又「以多知久佐」。《延喜式》傍訓只有「以多知久佐」之名，以山茱萸、蔓椒共訓「以多知波之加美律之」，則「以多知」者，似而非之偁，猶以「奴多天」馬蓼，以「奴衣」香薷之例耳。「波世」者，即「波之」。《和名抄》引《文選》注云：「櫨，落胡反。今之黄櫨木也。」和名「波邇之」。「波邇之」一音轉爲「波之」，再轉爲「波世」，一音之緩急也。此物爲漆之一種，俗呼「波世宇留之」，又「也末宇留之」者是也。葉似漆，秋紅葉尤鮮，故古諺有「波之毛美之」之偁。連翹，葉形頗似「波世」而不紅葉，故名「以多知波世」歟。因攷「以多知久佐」者，蓋連翹之草本，即小翹，而俗呼「於止岐利佐宇」是也。以其草本對木本者，而名「以多知久佐」歟。

又案：陶所説「處處有，今用莖連花、實也。」又《圖經》云：「一種乃如菡萏，殼柔，外有跗蕚抱之，無解脈，亦無香氣，乾之雖久，著莖不脱，此甚相異也。今如菡萏者，江南下澤間極多。」此二説共似指「於止岐利佐宇」。所云小翹者，然藥用宜用大翹子也。蘇云：「子似椿實之未開者，作房。今京下惟用大翹子，不用莖花也。」《蜀本》云：「採實，日乾用之。」日云：「結子内有房瓣子。五月、六月採。」《圖經》云：「如椿實者，乃自蜀中來，用之亦勝江南者。」共可以證矣。《救荒本草》亦云：「今密縣梁家衝山谷中，亦有科苗高三四尺，莖、幹赤色，葉如榆葉，大面光色青黄，邊微細鋸齒，又似金銀花葉，微尖艄，開花黄色可愛，結房狀，似山梔子，蒴微匾而無稜瓣，蒴中有子如雀舌樣，極小，其子折之間，片片相比如翹，以此得名。」是説得大翹，形狀尤分明無疑也。今有藤本、木本二種。木本者，著子極多。藤本無實，或有實，不過三四箇耳。所云「翹出衆草」，亦似斥木本者。

又案：《爾雅》：「連，異翹。」郭注云：「一名連苕，又名連草。《本草》云。」所謂「本草」，今無攷。蓋諸家本草書中所記文也。凡郭所引本草，今《本草》不收者，皆是例也。蓋「連」爲正名，連者，蔓延連及之謂，藤本是也。翹者直立翹起之偁，木本是也。連翹爲俗偁，而總言藤本、木本之名爾。

一名異翹，

兒約之曰：「案：《玉篇》䔬，餘記切。連翹草，蓋是異翹之字，而亦單名䔬。猶連翹，亦單名連之例耳。」

一名蔄華，

立之案：「蔄」原作「蘭」，今據《本草和名》改。《本草和名》引仁諝音菅。蔄、蘭古通用，蔄恐爲蘭之訛，仁諝直就誤字爲之音耳。郭璞引《本草》云：「又名連草。」郝懿行曰：「連、蘭聲近，華、草通名耳。」可從。

一名折根，

立之案：「折」與「軹」同音，在《韻鏡》同爲照母，而「軹」與「苕」亦古音相通，同爲照母，蓋折、軹、苕共自有細小義，此物根細小橫引，故名。

一名軹，

說具於前。

一名三廉。

立之案：三廉，蓋是三葉有廉之謂，或曰「三廉」二字急呼以入聲，則得「折」之音，乃爲折之緩呼，未知是非。

味苦，平。

黑字云：「無毒。」《蜀本》云：「微寒。」《藥性論》云：「使。」《救荒》云：「味苦，性平，無毒，葉亦味苦。」

生山谷。

黑字云：「生大山山谷。」陶云：「處處有。」蘇云：「大翹生下濕地，小翹生崗原之上。山南人並用之，今京下惟用大翹子。」《蜀本》云：「今所在下濕地有。」日云：「所在有。」《圖經》云：「今近京及河中、江寧府、澤、潤、淄、兗、鼎、岳、利州，南康軍皆有之。」《救荒》云：「今密縣梁家衝山谷中亦有。」

立之案：《延喜式》：「伊勢、尾張、下總、出雲、播摩、河波、讚岐並出之。」

治寒熱鼠瘻，瘰癧癰腫，惡瘡癭瘤。

《藥性論》云：「通利五淋，小便不通。」日云：「通小腸排膿，治瘡癤，止痛，通月經。」《外臺》引《集驗》云：「發於脇名曰改訾。改訾者，女子之疾也。久之其狀大癰膿，其中乃有生肉大如赤小豆，療之方，剉連翹草及根各一升，以水一斗六升煮，令竭，取三升，即強飲，厚衣坐釜上，令汗出至足已。」

立之案：五香連翹湯，《醫心方》引《小品》十二物，方用連翹子二兩，蓋是爲原方。云：「治惡脈及惡胲瘰癧，風結諸胲腫氣痛。此方皇國中古專行於世，康曆二年，僧素眼所筆新札云：腫物平愈，五香連翹湯者固候。」可以證矣。

結熱，

《藥性論》云：「除心家客熱。」張元素曰：「連翹之用有三：瀉心經客熱一也，去上焦諸熱二也，爲瘡家聖藥三也。」杲曰：「十二經瘡藥不可無此，乃結者散之之義。」

蠱毒。

黑字云：「去白蟲。」《證類》引《集驗方》云：「洗痔以連翹煎湯洗訖，力上飛綠礬入麝香貼之。」

白頭公，

「公」原作「翁」，今據《本草和名》《醫心方》《和名抄》《字類抄》正，但李唐遺卷未有作「白頭翁」者，作「翁」者是宋人所改也。

黑字云：「四月採。」陶云：「近根處有白茸狀，似人白頭，故以爲名。方用亦療毒痢。」蘇云：「其葉似芍藥而大，抽一莖，莖頭一花，紫色，似木堇花，實大者如雞子，白毛寸餘，皆披下，以纛頭，正似白頭老翁，故名焉。今言近根有白茸，陶似不識。太常所貯蔓生者，乃是女萎。其白頭翁根甚療毒痢，似續斷而扁。」《開寶》引《別本注》云：「其苗有風則靜，無風而搖。與赤箭、獨活同也。」《蜀本圖經》云：「有細毛，不滑澤，花蘂黄。今所在有之。二月採花，四月採實，八月採根，皆日乾。」

立之案：《本草和名》訓「於岐奈久佐」，又「奈加久佐」，今俗呼「志也久末久佐」者是也。形狀全與蘇敬所說合，但莖葉花實揔長大耳。蓋風土令然，非別草也。所云「奈加久佐」者，就黑字「一名奈何草」爲之名，猶槐訓「惠乃美」，秦皮訓「多牟岐」之例。「奈加久佐」者，「爾加久佐」之轉語，此物苦味尤烈，故名。

又案：蘇以陶云「近根有白茸」爲別物，恐非是。熟攷陶說云「近根處有白茸」，即今「志也久末久佐」，近根莖間有細白茸毛。又云「狀似人白頭」，是亦謂「志也久末久佐」，花後白毛披下之狀，宜與前句爲兩截而讀，蘇誤讀陶注，故以爲陶似不識也。

又案：《開寶》所說此草叢生，狀如白薇而柔細稍長，葉生莖頭如杏葉，上有細白毛，近根者有白茸。及《圖經》所說「正月生苗作叢狀，如白薇而柔細稍長，葉生莖端，上有細白毛而不滑澤，近根有白茸，正似白頭老翁，故名焉。根紫色深如蔓菁。二月、三月開紫花黄蘂，五月、六月結實，七月、八月採根」。以上二說，自是一草，是亦見蘇駁陶之說，以此草爲眞也，恐亦非是。黑字云「四月採」者，亦是花後白毛之時也，若過此時，則與諸草相紛，不易得，故用此時也。《衍義》云：「山野中屢甞見之。」正如唐本注所說，亦謂「志也久末久佐」也。

一名野丈人，

立之案：野丈人，謂如白髮不梳之狀也，亦與白頭公同義。

一名胡王使者。

立之案：《本草和名》引《雜藥決》「一名羌胡使者」，亦謂白毛披下，似胡人不加剃梳之狀也。

味苦，溫，無毒。

黑字云：「有毒。」《藥性論》云：「白頭翁，使，味甘，苦，有小毒。」日云：「得酒良，子功用同上，莖、葉同用。」《衍義》云：「性溫。」

生川谷。

黑字云：「生嵩山山谷及田野。」陶云：「處處有。」《別本注》云：「近處處有。」《蜀本圖經》云：「有細毛不滑澤，花蘂黄。今所在有之。二月採花，四月採實，八月採根，皆日乾。」《圖經》云：「今近京州郡皆有之。」《衍義》云：「生河南洛陽界其新安土山中。」《御覽》引《建康記》曰：「建康出白頭翁。」又引《范子計然》曰：「野丈人出洛陽。」《延喜式》白頭公，傍訓「遠岐奈久佐」。相模、安房、上總、下總、常陸、美濃、出雲、備前、備中、備後，阿藝、讚岐出之。

治溫瘧，狂易，寒熱。

立之案：狂易，《素問·評熱論》云：「黄帝問曰：有病溫者，汗出輒復熱，而脈躁疾，不爲汗衰，狂言不能食，病名爲何。」岐伯對曰：「病名陰陽交。交者，死也。帝曰：願聞其說。岐伯曰：人所以汗出者，皆生於穀，穀生於精。今邪氣交爭於骨肉而得汗者，是邪却而精勝也。精勝則當能食而不復熱。復熱者，邪氣也。汗者，精氣也。今汗出而輒復熱者，是邪勝。不能食者，精無俾也。病而留者，其壽可立而傾也。」所云陰陽交者，即狂易歟。「易」與「交」其義相同，乃謂狂言改易其本性，後世所云失心風是也。姑錄備攷。《本草彙言》云：「定狂惕之如迷。」是以「易」讀爲「惕」，非是。

癥瘕積聚，

《藥性論》云：「止腹痛。」日云：「治一切風氣及暖腰膝。」

立之案：此物苦溫散熱，行瘀逐血，止痛，故有此諸功。

癭氣。

《藥性論》云：「主項下瘤癧。」日云：「消贅。」

立之案：海藻下云「癭瘤氣，頸下核，破散結氣」，假蘇下云「瘰癧，生瘡，結聚氣，破散之」，夏枯草下云「散癭結氣」，此云「癭氣」，略文也。《肘後方》：「小兒禿。取白頭翁根，擣傅一宿，或作瘡，二十日愈。」《外臺》引：「《小品》療少小陰㿉，白頭翁傅之神效。方，生白頭翁根，不問多少，擣之隨偏處以傅之一宿，當作瘡，二十日愈。一方「三月上除日取之」。」

逐血止痛，

黑字云：「鼻衄。」《藥性論》云：「止腹痛及赤毒痢。」日云：「明目。」《金匱》云：「熱利下重者，白頭翁湯主之。」白頭翁湯方，白頭翁二兩，黃連、黃蘗、秦皮各三兩。右四味，以水七升煮，取二升，去滓，溫服一升，不愈更服。」

立之案：此方治熱利，故用連、蘗、秦三味苦寒而解熱，唯有一味白頭翁溫散熱毒，追逐瘀血，所以爲主藥也。要之，此藥雖以溫散爲主，其效專在於逐血耳。

療金創，

立之案：是亦逐血之效也。〇《御覽》引《本草經》曰：「白頭翁，一名野丈人，一名胡王使者，味苦，溫，無毒。生川谷。治溫瘧癭氣，狂易音羊，生嵩山。九百九十」又引《吳氏本草》曰：「白頭翁，一名野丈人，一名奈何草。神農、扁鵲：苦，無毒。生嵩山川谷。治氣狂寒熱，止痛。」皇國所傳抄李唐遺卷《黃帝內經明堂》卷第一肺經魚際主治下云：「悲怒逆氣恐狂易。」楊上善注云：「狂易者，時歌時咲，脫衣馳走，改易不定，故曰狂易。」又《醫心方》卷廿八·求子第廿一篇引《産經》云：「雷電之子，天怒興威，必易服狂四也。」

立之案：「服」即「復」之假字，「易狂」即「狂易」也。《甲乙經》卷十一·陽厥大驚發狂癎第二曰：「狂易，魚際及合谷、腕骨、支正、少海、崑崙主之。狂言，太淵主之。」《千金》卅卷·風痺第四云：「去風府、崑崙、束骨，主狂易多言不止。天柱、臨泣主狂易多言不休，目上反。巨闕、築賓主狂易妄言怒罵。」《千金》卷十八·欬嗽第五篇云：「煩滿狂走易氣九二十二病，皆灸絶骨五十壯。」《醫心方》卷十九·服紫雪方第十八《服石論》云：「紫雪，療狂易叫走。」《漢書·外戚傳》「素有狂易病」師古注：「狂易者，狂而變易常性也。」

約之案：《千金》卷十八欬嗽篇所云「狂走易氣」四字，即狂易之解釋，可謂悉矣。

貫衆，

黑字云：「此謂草鴟頭，二月、八月採根，陰乾。雚菌爲之使。」陶云：「近道亦有。葉如大蕨，其根形色毛芒，全似老鴟頭，故呼爲草鴟頭。」《蜀本圖經》曰：「苗似狗脊，狀如雉尾，根直多枝，皮黑肉赤。曲者，名草鴟頭，療頭風用之。」《圖經》云：「少有花者。春生苗，赤。葉大如蕨。莖榦三稜，葉綠色似小雞翎，又名鳳尾草。根紫黑色，形如大瓜，下有黑鬚毛，又似老鴟。」

立之案：《爾雅》：「濼，貫衆。」郭注云：「葉員銳，莖毛黑，布地，冬不死，一名貫渠。」《廣雅》云：「貫節。」《本草和名》訓「於爾和良比」，與狗脊同名，共似蕨而不可食，故有此名也。蓋貫衆者，一貫衆根之義。今俗呼「也末曾天都」者，與舶來者根形相同，而頭曲爲老鴟形，則眞也。唯與郭注《爾雅》云「冬不死」不合，然彼地冬不枯，而此地土冬枯者，不違枚舉。又彼不云冬不枯，而此冬不枯者亦多有之，石長生、五味之類是也。《御覽》引《吳氏本草》曰：「一名貫來，一名貫中，一名貫鐘，一名黃鐘。」《本草和名》引《釋藥性》同，但「貫來」作「貫末」，「末」恐「朱」訛，鐘、中、朱共爲「衆」之音轉借字。「黃鐘」者，亦「貫鐘」訛字耳。

一名貫節，

《廣雅》云：「貫節，貫衆也。」

立之案：《御覽》引《廣雅》作「貫節，衆也」。蓋貫衆亦單名衆，「衆」與「濼」同爲照母，爲其同義可知也。

一名貫渠，

《御覽》引孫炎《爾雅注》云：「一名貫渠。」又引《吳氏本草》曰：「一名渠母。」《本草和名》引《釋藥性》同。

立之案：渠母者即渠貫，爲貫渠之倒言。母、貫，古今字，《醫心方》作「龍膽，母衆爲之使」，偶在古字也。又《新撰字鏡》卷七末曰：「母衆。」李時珍曰：「渠者，魁也。」恐失於鑒矣。

一名百頭，

立之案：一根引細枝，枝頭結根塊而生莖葉，數百株本起於一根，故名百頭。《兼名苑》「一名頭實」（《本草和名》引），「實」恐是「貫」訛字。

一名虎卷，

立之案：「卷」即「拳」假借，初生葉似屈手形而毛茸聳然，故名曰虎卷也。一說「虎卷」亦「渠毋」之音轉，而爲貫渠之倒語，可攷。

一名扁苻。

立之案：扁苻，《爾雅》作「萹苻」，從艸，爲今俗字。《御覽》引《本草經》及吳氏共作「扁符」，爲古字，可從也。蓋「扁符」之急呼爲付，亦爲百根付屬之義也。

又案：《爾雅》：「萹，苻止。濼，貫衆。」因攷「止濼」之急呼爲濼，與衆、鍾、朱同爲照母，宜讀爲「之若反」，如灼也。黑字「一名藥藻」。《本草和名》作「濼藻」，又引《釋藥性》云：「一名樂。」並皆《爾雅》「濼」字作「藥」者，去水從艸者。作「濼」者，從艸而未省水旁也。而仁諝音藥，是就字所音，非是也。作「樂」者，直脫水旁也，共應音「灼」，而「藻」字爲「濼」之複字，誤作「藻」者。

又案：黑字「一名伯萍」。《本草和名》作「伯荓」。楊音薄形反」。《御覽》引吳氏作「伯芹」。因攷作「伯芹」者，尚存古字。作「伯荓」，已爲誤字，楊氏直就誤字加音耳。而「伯芹」亦「伯苻」訛，「伯苻」之急呼，同「扁付」爲付也。《爾雅釋文》引《本草》作「伯藥」，今本《證類》作「伯萍」，共爲誤字，唯有《吳氏本草》一書得正其誤。

味苦，微寒。

黑字云：「有毒。」《藥性論》云：「使，赤小豆爲使。」《御覽》引吳氏云：「神農、岐伯：苦，有毒。桐君、扁鵲：苦。一經：甘，有毒。黃帝：鹹酸，一苦，無毒。」

生山谷。

黑字云：「生玄山山谷及冤句少室山。」《蜀本圖經》云：「今所在山谷陰處有之。」《圖經》云：「今陝西、河東州郡及荊、襄間多有之。」

立之案：《延喜式》云：「貫衆，播摩國出之五斤。」

治腹中邪熱氣，諸毒，

黑字云：「破癥瘕，除頭風，止金瘡花，療惡瘡，令人洩。」《藥性論》云：「主腹熱。」《蜀本圖經》云：「療頭風用之。」《圖經》云：「荊南人取根爲末，水調服，止鼻血。」

殺三蟲。

黑字云：「去寸白。」《藥性論》曰：「殺寸白蟲。」

立之案：貫衆，苦，寒。其根結塊紫黑，百根一串，故能解畜瘀之血熱，筋脈百節無所不至，亦能驅逐三蟲也。○《御覽》引《本草經》曰：「貫衆，一名貫節，一名貫渠，一名百頭，一名虎卷，一名扁符。味苦，微寒，生山谷。治腹中邪氣諸毒，殺三蟲。生玄山，亦生宛句。九百九十」又引《吳氏本草》曰：「貫衆，一名貫來，一名貫中，一名渠母，一名貫鐘，一名伯芹，一名藥藻，一名扁符，一名黃鐘。神農、岐伯：苦，有毒。桐君、扁鵲：苦。一經：甘，有毒。黃帝：鹹酸，一苦，無毒。葉青黃，兩兩相對，莖黑毛聚生，冬夏不死，四月華白，七月實黑，聚相連卷旁行生。三月、八月採根，五月採葉。同上」

狼牙，

原作「牙子，一名狼牙」。今據《御覽》作「狼牙，一名牙子」。《醫心方》《眞本千金·合和法篇》《和名類聚抄》並作「狼牙」。《本草和名》作「犽子，一名狼犽」。則《新修》已作「牙子」，可知也。

黑字云：「八月採根，暴乾，中濕腐爛生衣者殺人。蕪荑爲之使，惡地榆、棗肌。」陶云：「其根牙亦似獸之牙齒也。」《蜀本圖經》云：「苗似蛇莓而厚大，深緑色，根萌牙若獸之牙。二月、三月採牙，日乾。」《圖經》云：「牙子，即狼牙子也。根黑獸之齒牙，故以名之。」

立之案：《本草和名》訓「宇末都奈岐」，《和名抄》訓「古末豆那岐」，今俗呼「美都毛登」者是也。野州日光山及足尾木曾山中等多有之。春宿根生苗，葉似蛇莓而長，莖葉共有毛茸，夏月抽莖直立分枝，開五瓣黄花，形似蛇莓花，結實似鱧腸草實而小，熟則色黑，其根似龍芽菜，老根尖細，頗似獸牙形，嫩根色白，舊根色黑，木曾山中呼爲「夫須久佐」。

一名牙子。

黑字云：「一名狼齒，一名狼子，一名犬牙。」

立之案：子者與《說文》「蒻，蒲子」之「子」同義，其苗初出似獸牙形，故名牙子也。《醫心方》卷廿九引崔禹錫《食經》云：「三月芹子，不可食。」所云芹子，亦謂芹芽也。

再案：附子之「子」亦同義。附子者，謂根傍之萌芽，萌芽即爲根也。《周禮·醢人》：「加豆實，芹菹、兔醢，深蒲、醓醢。」鄭司農云：「深蒲，蒲蒻入水深，故曰深蒲。」玄謂：「深蒲，蒲始生水子。」所云水子，亦謂水根也。莎草根名香附子，子亦斥根也。

（眉）又慧琳《藏音》二十六《大般涅盤第十一卷》

根子，謂薑芋之屬也。以無子可種，但擘（疑「孽」）根而生故也。

莖子，謂石榴、楊柳之屬是也。以無根而生，故謂之也。

節子，謂蘭香、芹蓼、稊子、矩屬草等之屬是也。有節即生故也。

接子，謂梨、柿之屬，同類相接者也。

子子，即諸種子是也。

味苦，寒。

黑字云：「酸，有毒。」《藥性論》云：「使，味苦。」《御覽》引吳氏云：「神農、黃帝：苦，有毒。桐君：鹹。岐伯、雷公、扁鵲：苦，無毒。」

生川谷。

黑字云：「生淮南川谷及冤句。」陶云：「近道處處有之。」《蜀本圖經》云：「今所在有之。」《圖經》云：「今江東、京東州郡多有之。」《御覽》引《建康記》曰：「建康出狼牙。」又引《范子計然》曰：「狼牙出三輔，色白者善。」《延喜式》：「狼牙常陸近江、出雲、備中、阿波出之。」

治邪氣，熱氣，疥瘙。

日云：「止赤白痢，煎服。」《藥性論》曰：「能治浮風瘙痒。」

立之案：熱氣者，猶云熱瘡。說具蜀羊泉下。

惡瘍，

又見竹葉、羊桃下。

瘡痔。

《藥性論》云：「煎汁洗惡瘡。」《金匱·婦人雜病篇》云：「陰中蝕瘡爛者，狼牙湯洗之。」《醫心》引：「《葛氏方》治男子陰瘡爛方。狼牙草根煮以洗漬之，日五六過。」今案：《拯要方》「狼牙二把，水四升。」《千金方》：「治陰蝕瘡方。狼牙兩把，切，以水五升煮，取一升，溫洗之，日五度。」又：「治小兒陰瘡方。取狼牙，濃煮汁，洗之。」又：「治射工中人已有瘡者方。取狼牙葉，冬取根，擣之，令熟，薄所中處。又飲四、五合汁。」《外臺》引：「《肘後》療金瘡方。狼牙草莖葉，熟擣傅貼之，兼止血。一方「爐草挼傅之」」

立之案：瘡痔者，謂有瘡之痔也。與疽痔同義。疽痔說具五色石脂下。

去白蟲。

《藥性論》云：「殺寸白蟲。」日云：「殺腹藏一切蟲。」《外臺》：「《范汪》療白蟲方。狼牙五兩，右一味擣篩，蜜丸如麻子大，宿不食，明旦空腹以漿水下一合，盡差。」○《御覽》引《本草經》曰：「狼牙，一名牙子。味寒，生川谷。治邪氣，去白蟲，疥痔，生淮南。九百九十三」又引《吳氏本草經》曰：「狼牙，一名支蘭，一名狼齒，一名大牙，一名抱牙。神農、黄帝：苦，有毒。桐君：鹹。岐伯、雷公、扁鵲：苦，無毒。或生冤句，葉青，根黄赤，六月、七月華，八月實黑，正月、八月採根。上同」

藜蘆，

黑字云：「三月採根，陰乾。黄連爲之使，反細辛、芍藥、五參，惡大黄。」陶云：「根下極似葱而多毛，用之止剔取根，微炙之。」《蜀本圖經》云：「葉似鬱金、秦艽、蘘荷等，根若龍膽，莖下多毛，夏生冬凋枯。八月採根，陰乾。」《吳氏本草》云：「大葉，根小相連。」《范子計然》云：「藜蘆，黄白者善。」《圖經》云：「三月生苗，葉青似初出椶心。又似車前，莖似葱白，青紫色，高五六寸，上有黑皮裹莖，似椶皮，有花肉紅色，根似馬腸根，長四五寸許，黄白色。二月、三月採根，陰乾。」

立之案：《本草和名》訓「也末宇波良」，又「之之乃久比乃岐」。《延喜式》傍訓作「之之乃久比岐」。《醫心方》又訓「之之乃久比久佐」，今俗呼「志由呂佐宇」者是也。此物莖下有黑毛裹之，堅硬如椶皮毛，故名「也末宇波良」，又「之之乃久乃岐」也。猪鹿之類，項毛尤強於他處，故有此名耳。形狀與諸說合。

又時有黄花、白花二種，江州伊吹山，野州日光山多有之，故藝植家呼爲日光蘭。

又案： 藜蘆，蓋舊作「黎盧」，共是黑色之義。《圖經》所云「上有黑皮裹莖似椶皮」者是也。狩谷望之曰：『《本草》《廣雅》共作「藜蘆」，《本草和名》作「葜」，與《廣韻》合，而曹憲、楊玄操並云「力兮反」。《廣韻》亦「郎奚切」，則作「藜」似是。而蓋是「黎」字之增艸冠者，非「藜藋」字也。今俗音黎，恐非是。』此説可從。《御覽》引吴氏「一名豐蘆」，《本草和名》引《雜要決》作「豊蘆」，亦不音黎之證也。又《御覽》九百九十引《吴氏本草》云：「白及，莖、葉如黎盧。」二字共無艸冠，是注解偶存古字，宋臣校改未到者，與「石灰，一名惡灰」同例。

一名葱苒，

立之案： 葱苒者，謂根似葱而多髯也。苒者，冄字之從艸也。《説文》：「冄，毛冄冄也。象形。」陶所説「似葱而多毛」是也。黑字云：「一名葱葵，一名山葱。」《本草和名》引《釋藥性》云：「一名葱葵，一名蕙茨，一名公舟，一名山惠。」《御覽》引吴氏云：「一名葱葵，一名蕙葵，一名公苒。」乃「葱茨」是「葱苒」之音通假借，「苒葵」「蕙茨」「蕙葵」，共「苒赚茨」之訛。「山惠」亦「山苒」訛，「公舟」「公訪」共爲「赚訪」之壞字也。

味辛，寒。

黑字云：「苦，微寒，有毒。」《藥性論》云：「使，有大毒。」《御覽》引《吴氏本草》曰：「神農、雷公：辛，有毒。黄帝：有毒。岐伯：鹹，有毒。李氏：大毒，大寒。扁鵲：苦，有毒。」

生山谷。

黑字云：「生太山山谷。」陶云：「近道處處有。」《蜀本圖經》云：「即今所在山谷皆有。」《圖經》

云：「今陝西、山南東西州郡皆有之。」《御覽》引《范子計然》曰：「莉蘆出河東。」《延喜式》云：「藜蘆，伊勢、飛彈出之。」

治蠱毒，欬逆。

黑字云：「療噦逆，喉痺不通。」《藥性論》云：「能主上氣。」

立之案：《圖經》云：「此藥大吐上膈風涎，闇風癇病，小兒鰕齁，用錢匕一字，則惡吐人。又用通頂令人嚏。古經《本草》云：療嘔逆。其效未詳。」此說非是。藜蘆辛，苦，有毒。能引膈上實熱之痰水，令人吐。《本經》云「治欬逆」，黑字云「療喉痺，不通」，共是頑毒凝結之痰實，非尋常諸藥所能療。此物單味末服，有奇效。乃不入湯酒者，而不可長服之例藥也。《百一方》「治黃疸。取藜蘆，煮灰中炮之，小變色，擣爲末，水服半錢匕，小吐，不過，數服」可以證矣。

泄利腸澼。

《藥性論》云：「去積年膿血泄痢。」

立之案：是熱毒痢不差之證，用黃連末一味。出《小品》，與此同理。

頭瘍，疥瘙，惡瘡。

黑字云：「鼻中息肉，馬刀爛瘡。」《藥性論》云：「治惡風，瘡疥，頭禿。」

立之案：是外傅之藥，取之清血解毒，蓋亦以毒除毒之意。《衍義》云：「爲末細調，治馬疥癬。」《斗門方》「治疥癬，用藜蘆細擣爲末，以生油塗傅之」是也。

殺諸蟲毒，去死肌。

立之案：是亦非內服，謂外傅藥也。亦以毒制毒之理。《千金翼》「治牙疼，內藜蘆末於牙孔中，勿咽汁，神效」亦可以證矣。○《御覽》引《本草經》曰：「藜蘆，一名葱苒，味辛，寒，生山谷。主治蠱毒，生太山。九百九十」又引《吳氏本草》曰：「藜蘆，一名蔥葵，一名山蔥，一名豐蘆，一名蕙葵，一名公苒。神農、雷公：辛，有毒。黃帝：有毒。岐伯：鹹，有毒。李氏：大毒，大寒。扁鵲：苦，有毒。大葉根小相連，二月採根。」

閭茹，

「閭」原作「藺」，俗字，今據《御覽》正。

黑字云：「五月採根，陰乾。黑頭者良，甘草爲之使，惡麥門冬。」陶云：「今第一出高麗，色黃，初斷時汁出凝黑如漆，故云漆頭。次出近道，名草藺茹，色白，皆燒鐵爍頭令黑以當漆頭，非眞也。葉似大戟，花黃。二月便生，根亦瘖。」《蜀本圖經》云：「葉有汁，根如蘿蔔，皮黃肉白。」《圖經》云：「三月開淺紅花，亦淡黃色，不著子。」

立之案：《本草和名》訓「彌阿佐美」，又「爾比萬久佐」。《醫心方》訓「彌阿左久佐」，又「彌古止」，又「彌古止呂」。《延喜式》傍訓「也末阿佐美」。因攷「彌阿佐美」即「野阿佐美能」，與「彌」一音之轉，則與「也末阿佐美」同義，而與大小薊訓「阿佐美」其義亦同。「阿佐美」者，「阿佐無岐」之義。此草紅芽可愛，觸此則有毒，故有「阿佐美」之訓耳。「爾比」者，丹葉「爾比」與「爾波」同，見甘遂下萬者，芽。此物紅葉芽出，故亦名「爾比萬久佐」也。所云「彌阿佐久佐」，又「彌古止」，又「彌古止呂」者，蓋謂今俗呼「須須不利久佐」者也。此物相似而瘦小，不宿根，故其根小而短，故有此諸名歟。《救荒本草》所載「猫兒眼睛草」是也。攷甘遂、大戟、閭茹爲一類，而其功亦相類，但閭茹尤毒烈，故不入湯酒。

又案：閭茹，蓋古唯作「閭如」。《素問》作「藘茹」，《御覽》引《建康記》作「藘茹」，同義。「閭如」之急呼爲盧。盧者，黑也。所云「黑頭者良」，陶云：「汁出凝黑如漆，故云漆頭。」此之謂也。黑字「一名離婁」，乃「閭茹」之音轉。「一名屈據。謂根形屈曲也」。《本草和名》引《釋藥性》作「屈居」「久居」，共與《詩·鴟鴞篇》云「拮据（當作「據」）」同義。《毛傳》云：「拮據，戟挶也。」段玉裁曰：「謂有所操作，曲其肘如戟而持之也。」又《説文》：「丮，持也。象手有所丮據也。讀若戟。」

味辛，寒。

黑字云：「酸，微寒，有小毒。」王冰《素問注》引《古本草經》云：「味辛，寒，平，有小毒。」《御覽》引《吴氏本草經》云：「神農：辛。岐伯：酸，鹹，有毒。李氏：大寒。」

生川谷。

黑字云：「生代郡川谷。」陶云：「第一出高麗，次出近道。」《蜀本圖經》云：「今所在有之。」《圖經》云：「今河陽、淄、齊州亦有之。」《延喜式》：「藺茹，信濃、美作出之。」

治蝕惡肉，敗瘡，死肌。

立之案：並是傅貼方也。蝕惡肉敗瘡者，謂久敗瘡腐爛尤甚也。礜石條所云「蝕瘡」是也。

又案：《本經》「死肌」有二義。雲母、菊華、皂莢條所載，謂中風麻痺之類也。雄黃、藜蘆、閭茹、白及、盤蟊、地膽條所載，謂惡血頑肉之類也。今驗之病人，天刑諸證未具之前，有一處「肉痺不覺痛痒」者，此等亦死肌之一證也。《圖經》云：「姚僧垣治癰疽生臭惡肉，以白藺茹散傅之。看肉盡便停，但傅諸膏藥。若不生肉，又傅黄耆散。惡肉仍不盡者，可以漆頭赤皮藺茹爲散，用半錢匕和白藺茹散三錢匕合，傅之，差。」

殺疥蟲，排膿，惡血。

黑字云：「破癥瘕，除息肉。」

立之案：《素問・腹中論》云：「有病胸脇支滿者，妨於食，病至則先聞腥臊臭，出清液，先唾血，四支清，目眩，時時前後血，病名爲血枯。此得之年少時，有所大脫血。若醉入房中，氣竭肝傷，故月事衰少不來也。治之以四烏鰂骨，一藘茹，二物并合之，丸以雀卵大，如小豆，以五丸爲後飯飲，以鮑魚汁利腸中及傷肝也。」王冰注云：「《古本草經》曰：主散惡血。」凡王氏所引《本草經》，往往與今本自異，蓋亦別本耳。藘茹、鰂骨專破血，而雀卵、鮑汁溫中補血氣之意也。

除大風熱氣，善忘不樂。

黑字云：「去熱痺。」

立之案：大風，詳解「天雄」下。善忘不樂，即是中風失心之證。《病源》風經五藏恍惚候云：「五藏心爲神，肝爲魂，肺爲魄，脾爲意，腎爲志。若風氣經之，是邪干於正，故令恍惚是也。」今用閭茹治之者，在清解血中固著之邪，一經清解，則血欝忽開而神識了然，所以不忘而能樂也。〇《御覽》引《本草經》曰：「閭茹，味辛，寒，生川谷。治蝕惡肉敗瘡死肌，仍殺疥蟲，除太風，生代郡。九百九十一」又引《吳氏本草經》云：「閭茹，一名離樓，一名屈居。神農：辛。岐伯：酸，鹹，有毒。李氏：大寒。二月採，葉員黃，高四五尺，葉四四相當，四月華黃，五月實黑，根黃有汁，亦同黃。三月、五月採根，黑頭者良。」

羊桃，

黑字云：「二月採，陰乾。」陶云：「山野多有，甚似家桃，又非山桃。子小細，苦不堪噉，花甚赤。《詩》云隰有萇楚者，即此也。方藥亦不復用。」蘇云：「此物多生溝渠隍壍之間。劍南人名紐子根也。」《蜀本圖經》云：「生平澤中。葉、花似桃，子細如棗核，苗長弱即蔓生，不能爲樹。今處處有，多生溪澗。今人呼爲紐子，根似牡丹。」陳藏器云：「生蜀川川谷中。草高一尺，葉長小，亦云羊桃根也。」

立之案：《本草和名》訓「以良良久佐」，未詳爲何物。《爾雅》：「萇楚，銚芅。」郭注云：「今羊桃也。或曰鬼桃，葉似桃華。白子如麥，亦似桃（《御覽》引「麥」上有「小」字，無「亦似桃」三字。）」邢《疏》引舍人曰：「長楚，一名銚芅。《本草》云：銚芅，名羊桃。」《說文》云：「萇楚，銚弋。一名羊桃。」《詩・檜風》：「隰有萇楚，猗儺其枝。」《傳》云：「萇楚，銚弋也。猗儺，柔順也。」《箋》云：「銚弋之性，始生正直，及其長大，則其枝猗儺而柔順，不妄尋蔓草木。」《正義》引《義疏》云：「今羊桃是也。葉長而狹，華紫赤色，其枝莖弱過一尺，引蔓於草上。」今人以爲汲灌重而善沒，不如楊柳也。近下根刀切其皮，著熱灰中脫之，可韜筆管。《中山經》云：「豐山其木多羊桃，狀如桃而方莖，可以爲皮張。」郭注云：「一名鬼桃，治皮腫起。」郝懿行《爾雅義疏》云：『按羊桃，即夾竹桃。華紫赤色，莖葉形狀，鄭箋、陸疏得之。《中山經》曰：「其木多羊桃。」田氏雯《黔書》云：「羊桃，藤也。用此汁以合石粉，可固石。」此或言藤，或言木。蓋皆別種，非草類也。』此說可從。余曩作牡丹辨，據蘇敬所云「牡丹苗似羊桃」之言，併得前所引諸證，遂斷然充此物。後見郝說，與愚見印合。但郝氏以《中山經》及田氏書所說爲別種非草類，則非也。冬生不凋者，或云木柔軟引蔓者，或云藤，古書往往而然，不可爲別種也。唯《中山經》所云「方莖」，微似不合。然夾竹桃，著葉之莖，每自成三稜，或四稜形，則謂之方莖亦可也。《爾雅》郭注云「華白」者，蓋亦同類一種，非斥別物也。凡紅紫之花，必出一種白色花，此亦可例矣。《救荒本草》云：「木羊角科，又名羊桃，一名小桃花。生荒野中，紫莖，葉似初生桃葉，光俊，色微帶黃，枝間開紅白花，結角似豇豆，角甚細而尖艄，每兩兩角並生一處，味微苦酸。」此即夾竹桃也。蓋夾竹桃名，昉見於《祕傳花鏡》，云：「夾竹桃，本名枸那，自嶺南來，夏間開淡紅花，五瓣長箇微尖，一朵約數十蕚，至秋深猶有之。因其似桃葉似竹，故得名，非眞桃也。今人於五、六月間，以此花配茉莉，婦女簪髻嬌裊可挹。」

又案：長楚，爲正名。長莖柔順猗儺婉曲之義。銚弋、御弋亦同。而羊桃、鬼桃共爲俗呼，乃謂花葉共似桃而實非桃類也。亦與兔葵、燕麥同義。

又案：李時珍曰：「羊桃，莖大如指，似樹而弱如蔓，春長嫩條柔軟，葉大如掌，上綠下白，有毛，狀如苧麻而團，其條浸水有涎滑。」此物自是別種，蓋當時俗名羊桃者。李氏取以爲本條歟？近日本草家皆主李說，往往襲其誤。蓋此物宋以後無有知者，故《開寶》重定、《嘉祐》《圖經》共不載錄，至於李時珍直指別物以充之，使天下後世不知眞羊桃者，唯在亞爾亞洲中，隔萬里波濤而有郝懿行與余二人相唱和而成其說，以解世上之惑，不亦愉乎。

一名鬼桃，

說見於前。

一名羊腸。

立之案：「腸」與「桃」古音相通，故又作「羊腸」耳。或曰：「羊腸，自是婉曲柔順之義，與銚芅同。」恐非。

味苦，寒。

黑字云：「有毒。」陶云：「子小細，苦不堪噉。」陳云：「味甘，無毒。」

生川谷。

黑字云：「生山林川谷及生田野。」陶云：「山野多有。」蘇云：「多生溝渠隍壍之間。」《蜀本圖經》

云：「生平澤，今處處有，多生溪澗。」陳云：「生蜀川川谷中。」

治熛熱，身暴赤色。

黑字云：「可作浴湯。」蘇云：「人取煮，以洗風癢及諸瘡腫，極效。」《外臺》引：「《肘後》療天行病，毒熱攻手足，疼痛赤腫欲脫方。煮羊桃葉汁漬之，加少鹽尤好。」陳云：「主風熱，羸老，浸酒服之。」

風水積聚。

黑字云：「去五藏五水，大腹，利小便。」《蜀本圖經》云：「療腫。」《中山經》云：「羊桃可以爲皮張。」郭璞注云：「治皮腫起。」

惡瘍。

蘇云：「洗諸瘡腫，極效。」

除小兒熱。

立之案：羊桃除小兒熱，古方書中無其方，蓋亦洗浴藥中所用。《外臺》引：「崔氏療少小身熱，苦參湯浴兒良。」羊桃、苦參同爲苦寒物，而黑字云「可作浴湯」，因知其或然矣。

本草經卷下　五

羊蹄，

陶云：「今人呼名秃菜，即是蓄音之訛。」《蜀本圖經》云：「高者三四尺。葉狹長而莖節間紫赤，花青白色，子三稜，夏中即枯。」《圖經》云：「根似牛蒡而堅實。」《衍義》云：「花與子亦相似，子謂之金蕎麥。」

立之案：《本草和名》訓「之乃禰」，《醫心方》訓「志」。蓋「須伊」之反爲「之」。之者，酸之義。此物莖、華、根、葉味皆苦，非酸也。其酸者，即酸摸，亦爲羊蹄一種。陶云：「一種極相似而味酸，呼爲酸摸根，亦療疥也。」陳云：「酸摸，葉酸美。小兒折食其英。根主暴熱，腹脹。生擣絞汁服，當下痢，殺皮膚小蟲。葉似羊蹄，是山大黄。一名當藥。」《爾雅》云：「須，蕵蕪。」注云：「似羊蹄而細，味酸可食。」日云：「酸摸，味酸，涼，無毒。治小兒壯熱，生山崗。狀似羊蹄葉而小黄是也。」凡苦味物別出酸味一種，猶苦竹外出甘竹，甘棗外出酸棗之類，其效必亦相類。陳氏云：「酸摸是山大黄。」《本草和名》訓「之乃波」，亦可互相徵耳。

一名東方宿，

立之案：「東方宿」急呼之爲「蓄」，蓄，《詩》作「蓫」，陶引《詩》作「蓄」。《釋文》：「蓫本作蓄。」而《說文》云：「蓨，苗也。從艸脩聲，徒聊切。又湯彫切。苗，蓨也。從艸由聲，徒歷切，又他六切。」據此，則《詩》之「蓫」，即「蓨」字。《管子・地員篇》云：「其草宜苹蓨。」此「蓨」亦是羊蹄。《齊民要術》引《詩義疏》云「今羊蹄似蘆菔莖赤，煮爲茹，滑而不美，多噉令人下痢。幽州謂之羊蹄，楊州謂之蓫，一名蓨」可以證也。陶云：「今人呼爲秃菜。」「秃」亦「蓄」之音轉，字又作「堇」。《玉篇》：「堇，丑力切。一名蒠，似冬藍，食之醋也。」陳云：「一名當藥。」「當藥」亦爲「秃」之緩呼。

又案：《爾雅》：「藬，牛蘈。」郭注云：「今江東呼草爲牛蘈者，高尺餘許，方莖，葉長而鋭，有穗，穗間有華，華紫縹色，可淋以爲飲。」因攷郭注《爾雅》「蓨苗」「苗蓨」兩條，共云「未詳」。注「藬，牛蘈」，詳說羊蹄形狀，《詩箋》云：「蓫，牛蘈也。亦仲春時生，可采也。」蓋郭據之也。《玉篇》：「蓫，抽陸切。」《詩》曰：「言采其蓫，牛蘈也。」又云：「藬，他雷切。牛蘈也。江東有高尺餘，葉長而鋭，花紫縹色，可淋以爲飲。」是顧氏用鄭、郭二說也。蓋「藬」與「秃」其音相通，則「藬」與「蓄」「蓫」爲同字，乃以「蓨」爲正字，以苗、蓫、蓄、藬爲通字。羊蹄、牛蘈，共是爲俗呼耳。

一名連蟲陸。

立之案：「連」恐「東」訛。夏枯草，一名乃東。《本草和名》引《雜藥決》「一名乃連」，是「東」「連」互訛之證也。「東蟲陸」之急呼亦爲「蓄」，與巨句麥、麥句薑一例，凡此三字一名者，最是古言可貴之已甚者也。

一名鬼目。

黑字云：「一名蓄。」

立之案：「鬼目」之反亦爲「蓄」也。《廣韻》蓄、堇、蓫，共或音「許竹切」是也。與「苻，鬼目」，

「石南草，一名鬼目」，其義自別。彼以其實赤圓名之，此則爲「蓄」急呼也。

味苦，寒。

黑字云：「無毒。」蘇云：「實，味苦澀，平，無毒。根，味辛，苦，有小毒。」陶云：「一種極似而味酸，呼爲酸摸。」陳云：「酸摸，葉酸美，小兒折食其英。」日云：「酸摸，味酸，涼，無毒。」郭注《爾雅》「須，蕵蕪」云：「味酸，可食。」

生川澤。

黑字云：「生陳留川澤。」蘇云：「今山野平澤處處有之。」《蜀本圖經》云：「生下濕地。」日云：「酸摸生山崗。」《圖經》云：「今所在有生下濕地。」

治頭禿疥瘙，除熱、女子陰蝕。

黑字云：「浸淫疽痔，殺蟲。」陶云：「酸摸根亦療疥。」日云：「羊蹄根，治癬，殺一切蟲，腫毒，醋摩貼。」陳云：「根，主暴熱腹脹，生擣絞汁服，當下痢，殺皮膚小蟲。」日云：「酸摸治小兒壯熱。」《圖經》云：「今人生採根，醋摩塗癬，速效。亦煎作丸服之。方畧」《外臺》引：「《千金翼》療癬祕方，擣羊蹄根，分著瓷中，以白蜜和之，刮瘡四邊，令傷。先以蜜和者搏之，如炊一石米，久拭去，更以三年大醋和之以傅癬上，燥便差。若刮瘡處不傷即不差。《深師》同。」又引：「《集驗》療疥方，擣羊蹄根，和猪脂塗上，或著少鹽佳。《范汪》同。」《千金方》：「治癬方，擣羊蹄根和乳塗之。」又：「治細癬方，羊蹄根於磨石上，以苦酒磨之，以傅瘡上，當先刮瘡以火炙乾後，傅四五過。」「又方，羊蹄根五升，以桑柴灰汁煮四五沸，洗之。凡方中用羊蹄根，皆以日未出採之佳。」又：「治久瘑疥濕瘡浸淫日廣，癢不可堪，搔之黄汁出，差後腹（復）發方。羊蹄根淨去土，細切熟熬，以醋和熟擣，淨洗瘡傅上一時間，以冷水洗之一日。又陰乾作末，癢時搔汁出，粉之。又以生葱根揩之《千金翼》無「葱」字。」

立之案：蘇云：「實主赤白雜痢。根，萬畢方云：療蠱毒。」日云：「葉，治小兒疳蟲，殺胡夷魚、鮭魚、鱣胡魚毒，亦可作菜食。」並羊蹄之說也。《蜀本圖經》云：「又有一種莖葉俱細，節間生子若茺蔚子，療痢乃佳。今所在有之，是謂酸摸也。」因攷羊蹄、酸摸，古來亦互相通用，其效亦相類耳。《醫心方》卷四卅二ウ徐伯方：「治疵痧方，獨禿根，凡一物，以苦酒研之，塗痧上，立即差。」所云「獨禿」者，即「禿」之緩言耳。○《御覽》引《本草經》曰：「羊蹄，一名東方宿，一名連蟲陸，一名鬼目，味苦，寒，生川澤。治禿頭疥瘙，陰熱無子，生陳留。九百九十五」又引《本草經》曰：「鬼目，一名東方宿，一名連蟲陸，名羊蹄。九百九十八」

鹿藿，

陶云：「方藥不復用，人亦罕識。葛根之苗，又一名鹿藿。」蘇云：「此草所在有之，苗似豌豆，有蔓而長大，人取以爲菜，亦微有豆氣，名爲鹿豆也。」《蜀本圖經》云：「山人謂之鹿豆，亦堪生噉。今所在有。五月、六月採苗，日乾之。」

立之案：《爾雅》：「蔨，鹿藿，其實莥。」郭注云：「今鹿豆也。葉似大豆，根黃而香，蔓延生。」《說文》云：「蔨，鹿藿也。」《廣雅》同。《說文》又云：「莥，鹿藿之實名也。」《本草和名》訓「久須加都良乃波衣」，是依陶說也。蘇注所說「鹿豆苗似豌豆」者，《拾遺》所載「翹搖」，而《救荒本草》所云「野豌豆」，今俗呼「乃惠牟多夫」者是也。《爾雅》郭注所云「鹿豆」者，今俗呼「乃末女」，又「岐都禰末女」者是也。但《蜀本》所說「鹿豆」，不詳形狀，故雖不知爲何物，然云「堪生噉」，則亦似指野豆。而此物山野自生甚多，春從舊根生，苗引蔓細長，葉似扁豆而小，莖葉共有褐毛，夏月葉間開花成穗，形似豆花而淺紫色，後結莢長五分許，闊三分許，生青熟赤黑，自竪開反張，内有黑子，圓小而光澤，生食無腥氣，秋後藤葉共枯。王磐《野菜譜》云：「野菉豆，食葉，俗名草裹菉，莖葉似菉豆而小，生野田，多藤蔓，生熟皆可食，不種而生，不萁而秀，摘之無窮，食之無臭。」郝懿行曰：「今驗野緑豆形狀，悉如唐注所説，其豆難爛，故人不食之。」即共指「岐都禰末女」而言也。

味苦，平。

黑字云：「無毒。」

生山谷。

黑字云：「生汶山山谷。」蘇云：「所在有之。」《蜀本圖經》云：「今所在有。」

治蠱毒。

立之案：苦平治蠱，與黄環、鳶尾同例。

女子腰腹痛，不樂。

立之案：此證中有瘀血，爲腰腹痛。又成鬱鬱不樂之證。鹿藿苦平，能入血中，能治能破，所以安和心志也。

腸癰，瘰癧，瘍氣。

立之案：是亦破血通經之功耳。〇《御覽》引《本草經》曰：「鹿藿，味苦，平，無毒。主治蠱毒，女子腰腹痛，不樂，腸癰，瘰癧，瘍氣。生汶山山谷。（九百九十四）」

立之案：此條蓋經宋臣校正者，非《御覽》原文也。此云「瘰癧瘍氣」與白頭公下云「癭氣」同。

牛扁，

陶云：「今人不復識此。」蘇云：「此藥似三堇、石龍芮等。根如秦艽而細。田野人名爲牛扁，太常貯名扁特，或名扁毒。」《蜀本圖經》云：「葉似石龍芮、附子等，二月、八月採根，日乾。」《圖經》云：「今潞州止一種，名便特。六月有花，八月結實，採其根，擣末，油調，殺蟣蝨。根、苗、主療大都相似，疑此即是牛扁。但扁、便不同，豈聲近而字訛乎。今以附之。」

立之案：《本草和名》訓「太知末知久佐」，此名恐是指今俗呼「介牟乃之也宇古」者也。此物古來以充牛扁，蓋傳來有所受而然也。「介牟乃之也宇古」與「多知末知久佐」其名義正相同，亦可以徵矣。是非牛扁，《救荒本草》之「牻牛兒苗，又名鬬牛兒苗」一種也。此物種類甚多。《救荒本草》所說「生田野中，就地拖秧而生，莖蔓細弱，其莖紅紫色，葉似蒝荽，葉瘦細而稀疏，開五瓣小紫花，結青蓇葖兒，上有一嘴，甚尖銳，如細錐子狀。小兒取以爲鬬戲」。葉味微苦者，俗呼「肥後風露」者正相合。葉似阿蘭陀、地榆，而葉莖共有毛茸，春從子生苗，不宿根。此物雖非牛扁，亦牛扁之一類耳。本條牛扁，今俗呼伶人草者，甚允當。此草生山中，陰處叢生，葉似草烏頭，葉而淺青色，多歧白點。夏月抽方莖，莖間葉互生，至秋高二三尺，梢頭開花成穗，形似烏頭花而小，淡紫色，亦有黄白色者，花後結小莢，亦似烏頭實。此物享保中自朝鮮貢來者，當時目爲秦艽，然非眞秦艽。眞秦艽者，似藜蘆、欝金、蘘荷輩，韓保昇已辨之，但根相糾似秦艽，故爲此誤。蘇注所云「根如秦艽而細」，是斷然以伶人草充牛扁而可也。

味苦，微寒。

黑字云：「無毒。」

立之案：伶人草根，生皮黑肉白，乾微黑帶赤，味苦薟。

生川谷。

黑字云：「生桂陽川谷。」蘇云：「生平澤下濕地。」《蜀本圖經》云：「今出寧州。」《圖經》云：「今潞州、寧州亦有之。」

治身皮瘡熱氣，可作浴湯。

立之案：凡辛苦微寒之物，可以作浴湯。茺蔚子、爵牀、溲疏皆其例也。

殺牛蝨小蟲。

蘇云：「療牛蝨甚效。」《圖經》云：「便特，殺蟣蝨。」

又療牛病。

陶云：「牛疫代代不無用之，既要牛醫家應用，而亦無知者。」

立之案：此物特治牛病，故名牛扁。蓋是「扁」「便」之假借，令牛便安之謂也。

又案：牻牛兒苗，亦與牛扁同名義，治牛病故名。又名鬪牛兒苗。蓋「鬪」與「牻」爲一聲之轉，亦與牛扁爲一類之徵也。

陸英，

黑字云：「立秋採。」黑字云：「蒴藋，生田野，春夏採葉，秋冬採莖根，主風瘙癮瘮，身痒濕痺，可作浴湯。」陶注黑字蒴藋云：「田野墟村中甚多。」蘇云：「此即蒴藋是也，後人不識，浪出蒴藋條。此葉似芹及接骨花，亦一類，故芹名水英，此名陸英，接骨樹名木英，此三英也，花、葉並相似。」《藥性論》云：「陸英，一名蒴藋。」《圖經》云：「春抽苗，莖有節，節間生枝，葉大似水芹及接骨。」

立之案：《本草和名》訓「曾久止久」，蒴藋同訓。即「曾久止久」者，蒴藋之音讀同。《書》云：

「蒴藋，楊玄操音：上朔，下音濁。」《外臺》廿九卷四十二脊引深師作「速讀子」，即蒴藋子也。國名「曾久止久」爲李唐傳來古名可知也。《延喜式》蒴藋訓「都知比止加多」，蓋「辻人形」之義，俗又呼「曾久都」，亦蒴藋之音轉。木本者，俗呼「仁波止古」，蓋「庭常」之義，園庭常在不枯之謂也。

又案：白字「陸英」，黑字「蒴藋」，舊相並爲兩條。故蒴藋不記所出州土，但云「生田野也」，猶空青條後出綠青之例耳。蘇注蒴藋云「《藥對》及古方無蒴藋，惟言陸英」，亦同物二名之證也。

味苦，寒。

黑字云：「無毒。」《藥性論》云：「苦辛，有小毒。」黑字「蒴藋，味酸，溫，有毒。」日云：「蒴藋，味苦，涼，有毒。」

立之案：《開寶》云：「今詳陸英味苦，寒，無毒。」「蒴藋味酸，溫，有毒。」既此不同，難謂一種，蓋其類爾。今但移附陸英之下，因攷陶氏之舊次亦如此。而《圖經》斷以陸英爲花名，以蒴藋爲根莖名，恐非是。陸英苦寒，《藥性論》云：「苦，辛，有毒。蒴藋酸，溫，有毒。」日云：「苦，涼，有毒。」參攷之，則其氣味亦相合，必是同物而爲其草本者無疑也。

生川谷。

黑字云：「生熊耳川谷及宛句，蒴藋生田野。」陶云：「田野墟村中甚多。」

治骨間諸痹，四肢拘攣疼酸，膝寒痛。

立之案：此物有行氣活血之效，故治此諸證，但實熱主之，虛寒者不可用。《藥性論》云：「能捋風毒，腳氣上衝，心煩悶絶，風瘙皮肌惡痒，煎取湯入少酒，可浴之，妙。」田舍間以此木爲挺子柱積塊痛處，呼爲「志也久於志乃木」。又鉤籠養鳥雀，以此木橫爲休止處，云「能令鳥爪不傷破」，共亦是活血之餘功耳。

陰痿，

立之案：此亦血氣凝滯之一證也，故用此則行氣活血而陰痿自愈。若眞虛者，不在此例。

短氣不足，腳腫。

立之案：葉能下飲，甚效。余在相州浦賀日，目擊病水腫死老婦，經火葬，未發火之前，以一枝陸英生者著腹上，後放火，一時燒之，全身水氣悉瀉卻去，剩有枯骨一具，亦驚利水之功尤速。偶記得因錄於此矣。

《藥性論》云：「主水氣虛腫。」

○《御覽》引《本草經》云：「陸英，生熊耳山。九百九十一」

白斂，

黑字云：「殺大毒。二月、八月採根，暴乾。代赭爲之使，反烏頭。」陶云：「作藤生，根如白芷，破片以竹穿之，日乾。」蘇云：「此根似天門冬，一株下有十許根，皮赤黑肉白，如芍藥，殊不似白芷。」《蜀本圖經》云：「蔓生，枝端有五葉。」《圖經》云：「二月生苗，多在林中，作蔓赤莖，葉如小桑。五月開花，七月結實。根如雞鴨卵，三五枝同窠，皮黑肉白。濠州有一種赤斂，功用與白斂同，花實亦相類，表裏俱赤耳。」《醫方類聚》八十七引《理傷續斷方》治撲損方中，用赤斂一斤。注云：「即何首烏。」

立之案：《本草和名》訓「也末加加美」《醫心》「美」或作「牟」。據艽蘭訓「加加美」攷之，則「也末加加美」者，蓋斥何首烏也。此草引蔓，葉互生如蘿摩，白斂無國產，古以此充之也。享保間傳栽彼種，今蕃殖在官圃，春宿根生苗引蔓，其葉初生圓尖，次三尖，梢葉爲五叉，每叉細葉對生有鋸齒，葉柄赤色互生，每葉柄生一小鬚，以爲纏繞。四、五月鬚間簇生小花，五出白色，後結圓實，大如豆許。初綠色，漸變紫碧，秋後熟而白色，有小黑點透見黑子，乾枯則黃褐色，秋深苗枯，根如雞卵，兩頭尖，一窠撮生數枚，皮赤黑肉白。藥肆有舶來縱解者眞。又有稱和白斂者，斜截蕃薯僞造。

又案：《說文》：「蘞，白蘞也。或作蘝。」陸機《詩疏》云：「蘝似栝樓，葉盛而細，其子正黑如燕薁，不可食也。幽州人謂之烏服，其實色白，故謂之白蘞。其黑者謂之烏蘞。然非一類也。但以其同蔓草而味亦蘞，故謂之烏蘞耳。」《爾雅》云：「萰，菟荄。」《玉篇》云：「萰，白蘝也。」「萰」即「蘞」之俗字。《說文》：「鹼，鹵也。」《廣韻》：「蘝，虛嚴切。芋之辛味曰蘝。」陶注芋云：「生則有毒，蘞不可食。」《和名抄》茄字下引《唐韻》：「醶，力減反。醶，醋味也。」俗云醶，「惠久之」。所引《唐韻》與《廣韻》合。日華子於半夏曰：「味瘀辛。」於牽牛子曰：「味苦瘀。」於茜根曰：「酸瘀。」因攷，醶，訓「惠久之」者，五味之外有此味，而其實爲收斂之義。《本草經》作「白斂」者，乃爲鹼、醶、蘞、瘀等之古字，則「鹼」爲「鹹斂」字，「醶」爲「酸斂」字，其他苦蘞、辛蘞皆當作「斂」，五味之中惟甘無斂味也。「惠久之」，今俗呼「惠古之」，一音之轉也。而云「惠久志」者，其戟人咽，似剜刮口舌之義。今俗語云「惠久留」，與「惠久之」爲同義也。

一名菟核，

立之案：《爾雅》：「萰，菟荄。」《玉篇》：「萰，白蘝也。」《說文繫傳》引《本草》亦作「菟荄」。孜「核」與「睾」古音通用，謂陰丸也。《金匱》云：「蓼和生魚食之，令人陰核疼痛。」《千金》引黃帝云，《醫心》引《養生要集》同，又單偁「核」。《外臺》引《廣濟》有療疝氣核腫疼方。此物根形似陰丸而小，故名菟核。「菟」即「兔」字，從艸者爲通字，詳見伏苓下。

一名白草。

立之案：白草者，謂其根白色。黑字「一名白根」，可以徵矣。黑字「又一名崑崙」，謂其根塊如雞卵崑崙然也。

味苦，平。

黑字云：「甘，微寒，無毒。」《藥性輪》云：「使，殺火毒，味苦，平，有毒。」

生山谷。

黑字云：「生衡山山谷。」陶云：「近道處處有之。」《蜀本圖經》云：「今所在有之。」《圖經》云：「今江淮州郡及荊、襄、懷、孟、商、齊諸州皆有之。」《延喜式》：「山城、尾張、近江、美濃、出雲、播摩、備中、讚岐出之。」

治癰腫疽瘡，散結氣。

陶云：「生取根，擣傅癰腫，亦效。」《藥性論》云：「能主氣壅腫，用赤小豆、芒草爲末，雞子白調塗一切腫毒，治面上疱瘡。」日云：「發背瘰癧，力箭瘡，撲損，湯火瘡，生肌。」《肘後》治發背，用白斂末傅。《醫心》引：「《僧深方》治瘰癧，白斂傅。」

立之案：莽草下云「除結氣」，夏枯草下云「散癭結氣」，海藻下云「頸下核，破散結氣」，假蘇下云「瘰癧生瘡，結聚氣破散之」，並可與本條併攷。

止痛除熱，

《藥性論》云：「子主寒熱，結壅熱腫。」日云：「止痛。」《外臺》引：「《備急》治湯火灼爛方，白斂末塗之，立有效。」

目中赤。

立之案：凡苦蔹之物，皆治目痛赤熱。黄連、秦皮、鹵鹹之類是也。白斂，蓋亦此例。

小兒驚癇。

日云：「止驚邪。」

立之案：此物能散血熱壅結，牡丹、龍膽之例藥也。

溫瘧，

《藥性論》云：「子治溫瘧。」日云：「溫熱瘧疾。」

女子陰中腫痛。

黑字云：「下赤白。」日云：「腸風痔瘻血痢。」

白及，

黑字云：「紫石英爲之使，惡理石，畏李核、杏仁。」陶云：「葉似杜若，根形似菱米，節間有毛。方用亦稀，可以作糊。」《蜀本圖經》云：「葉似初生栟櫚及藜蘆，莖端生一臺。四月開生紫花。七月實熟，黄黑色。冬凋。根似菱，三角，白色，角頭生芽。二月、八月採根用。」《吳氏本草》云：「莖葉如生薑、黎蘆也。十月華，直上，紫赤，根白連。二月、八月、九月採。」

立之案：《本草和名》訓「加加美」，與「蘿摩」同名，未詳指何物。竊謂連前條白斂「也末加加美」之訓而誤歟？今俗呼「紫蘭」者是也。又呼爲「朱蘭」。此名原出於《祕傳花鏡》，又有白花，及淡紅花者，比紫花者則少。

一名甘根，

《本草和名》引《雜要決》「一名臼根」。

立之案：「甘」恐「臼」訛，此物根作「臼」，故名。或曰：「甘，即嵌蝕之謂，亦爲臼義。」又曰：「甘字，古多誤白。然則甘根，恐是白根訛，與白瓜作甘瓜。白斂一名，《釋藥性》白草作甘草同例。」未知何是。

一名連及草。

立之案：此物根塊，年年橫引相連及，故名「白及」，同義。

味苦，平。

黑字云：「辛，微寒，無毒。」吳氏云：「神農：苦。黄帝：辛。李氏：大寒。雷公：辛，無毒。」《藥性論》云：「使。」日云：「味甘，辛。」

生川谷。

黑字云：「生北山川谷及冤句，及越山。」陶云：「近道處處有之。」《蜀本圖經》云：「今出申州。」《圖經》云：「今江、淮、河、陝、漢、黔諸州皆有之，生石山上。」《御覽》引《晉宮閣名》曰：「華林白及三株。」又引《建康記》曰：「建康出白及。」又引吳氏云：「生宛句。」

治癰腫惡瘡，敗疽。

黑字云：「除白癬疥蟲。」蘇云：「此物山野人患手足皸折，嚼以塗之，有效。」《藥性論》曰：「治面上皯皰，令人肌滑。」《圖經》云：「今醫治金瘡不差，及癰疽方中多用之。」

傷陰，

《藥性論》云：「主陰下痿。」

立之案：傷陰者，婦人陰門傷破之謂，與陰蝕、陰瘡自别。《外臺》引：「《集驗》療婦人陰下挺出方。蜀椒、烏頭、白及各二分。右三味擣篩，以方寸匕綿裹内陰中，入三寸，腹中熱。明旦，更著，差止。《千金》同。」又引《廣濟》不用蜀椒，用烏頭、白及各四分，用法同。

死肌，

《藥性論》曰：「令人肌滑。」

胃中邪氣，

《藥性論》曰：「能治結熱不消。」日云：「血痢。」

賊風鬼擊，痱緩不收。

日云：「血邪，癇疾，風痺。」

立之案：白及苦，平。能血中鬱熱，與白斂性味頗同。《衍義》云：「白斂、白及，古今服餌方少有用者，多見於斂瘡，方中二物，多相而行，此之謂也。」〇《御覽》引《本草經》曰：「白及，一名甘根，一名連及草。味苦，辛。治癰腫惡瘡敗疽，生北山。九百九十」又引《吳氏本草》曰：「白及，一名臼根。神農、黄帝：辛。李氏：大寒。雷公：辛，無毒。莖葉如生薑、黎盧也。十月華直上，紫赤根白連。二月、八月、九月採，生宛句。」

蛇全，

黑字云：「八月採。陰乾。」陶云：「即是蛇銜。蛇銜有兩種，並生石上，當用細葉花者，亦生黄土地，不必皆生石上也。」蘇云：「全字乃是含字，陶見誤本，宜改爲含。含、銜義同，見古《本草》也。」陳云：「蛇含，主蛇咬。種之亦令無蛇。今以草内蛇口中，縱傷人，亦不能有毒矣。」《蜀本圖經》云：「生石上及下濕地。花黄白，人家亦種之。五月採苗，生用。」日云：「蛇含，又見威蛇。」《圖經》云：「一莖五葉，或七葉。此有兩種，當用細葉，黄色花者爲佳。」雷公云：「採得後，去根莖，只取葉，細切瞧乾，勿令犯火。」晉《異苑》云：「有田父見一蛇被傷，又見蛇銜一草著其瘡上，經日，傷蛇乃去。田父因取其草以治瘡，皆驗。遂名曰蛇銜草。」《斗門方》：「治産後瀉痢。用小龍芽根一握，濃煎服之，甚效，蛇含是也。」

立之案：《本草和名》訓「都末女」。《醫心方》作「宇都末女」，《字類抄》同。《延喜式》《曲藥式》亦作「宇都末女久佐」，且作「蛇銜」。又曰「宇都末太久佐」，《式》内皆作「銜」。又曰「宇都末女」，宜從補正，而此名未詳。《圖經》所說者，即今俗呼「乎倍比伊知吾」者也。《斗門方》所云「小龍芽」，蓋亦指此也。而唐以上所說其形狀，無明解，不識果此否也。姑録俟後攷。

又案：陶所說「生石上及細葉花」者，《蜀本》所說，並是今俗呼「禰奈之久佐」者，而「景天」條，陶所云「江東者甚細小」，即是黑字云「蛇銜生益州山谷」。《千金翼》「益州下有愼火草」，共可以爲證矣。

一名蛇銜。

立之案：唐以上方書，皆作「銜」不作「含」。

味苦，微寒。

黑字云：「無毒。」《藥性論》云：「蛇銜，臣，有毒。」

生山谷。

黑字云：「生益州山谷。」陶云：「處處有之。」《蜀本圖經》云：「生石上及下濕地，人家亦種之。」

《圖經》云：「今近處亦有之。」《延喜式》：「尾張、相模、武藏、常陸、近江、美濃、長門、阿波、讃岐，出虵銜。」

治驚癎寒熱邪氣，除熱。

黑字云：「療心腹邪氣腹痛，濕痺，養胎，利小兒。」《藥性論》云：「治小兒寒熱。」

立之案：此物苦寒，除驚熱，亦是白斂之例藥也。

金創，

日云：「能治蛇蟲、蜂虺所傷。」《肘後方》：「療金瘡，以蛇銜草擣，傅之差。」《外臺》又：「療蜈蚣螫人方，挼蛇銜草，封之佳。」同上「《古今錄驗》療蠍螫人方。挼蛇銜，取汁以傅之差。」同上《抱朴子》云：「蛇銜膏，連已斷之指。」《證類》引

疽痔，

已解於「五色石脂」下。

鼠瘻惡瘡頭瘍。

頭瘍又解「五色石脂」下。《藥性論》云：「能治丹瘮。」日云：「治眼赤，止血，熇風瘮，癰腫。莖葉俱用。」《圖經》云：「《古今錄驗方》治赤瘮，用蛇銜草，擣令極爛，傅之差。赤瘮者，由冷濕搏於肌中，甚即爲熱，乃成赤瘮，得天熱則劇，冷則減是也。古今諸丹毒瘡腫方通用之。」

草蒿，

陶云：「即今青蒿，人亦取雜香菜食之。」陳云：「蒿，秋冬用子，春夏用苗。」《蜀本圖經》云：「葉似茵蔯蒿而背不白，高四尺許。四月、五月採苗，日乾。江東人呼爲犱蒿，爲其臭似犱。北人呼爲青蒿。」

《圖經》云：「草蒿，即青蒿也。葉極細嫩，秋後開細淡黃花，花下便結子如粟米大，八、九月間採子，陰乾。根莖子葉並入藥用。」《食療》云：「青蒿，最早春前生，色白者是自然香。」《衍義》云：「根赤葉香。今人謂之青蒿，亦有所別也。但一類之中，又取其青色者。陝西、綏、銀之間有青蒿。叢中之間，時有一兩窠，迥然青色。土人謂之香蒿。莖葉與常蒿一同，但常蒿色淡青。此蒿色深青，故氣芬芳。恐古人所用，以深青爲勝，不然諸蒿何嘗不青。」

立之案：《本草和名》訓「於波岐」，即是「大延木」之義，其枝葉尤紛繁，故名。今不生山中，多生江海岸邊，故俗呼「加波良仁牟之牟」，又「乃仁牟之牟」者是也。秋月，子落便生苗，冬月不枯，至春抽莖，高四五尺，枝葉共互生，葉似胡羅匐葉，無毛茸，深緑微臭，至梢葉漸細小如絲。夏月每枝末葉間綴細花，繁密如穗。花最小，黄蘂攢出，大一分餘，中結細子，根苗先於諸蒿而枯，即是眞青蒿也。《食療》所云「白色」，《衍義》所云「常蒿色淡青」，日云「臭蒿，又名草蒿」，共謂黃花蒿也。此物與青蒿爲一類，但香氣過烈帶臭。《蜀本》所云「狖蒿」，亦指此也。若無青蒿，則代用而可也，蓋蒿之言高也。其莖直上，最高至四五尺，故名。

一名青蒿，

立之案：青葙，白字「一名萋蒿」。《本草和名》引疏文「一名青蒿」，蓋「青葙」是子名，「青蒿」「草蒿」共是莖、葉名，其功能各異。故白字分爲兩條，亦胡麻、青蘘、大戟、澤漆之例也。青葙，黑字云：「三月採莖、葉，陰乾。五月、六月採子。」而本條黑字不載採治時月。「青葙」條不載明目之效，而本條云「明目」，是二條互文足義，爲其同物，可以徵已。

一名方潰。

兒約之曰：案「方潰」之急呼爲葹。《說文》：「葹，蒿也。」然則葹亦爲青蒿之字，蓋葹之爲言比也。芾也。《廣雅》「芾，芾茂也」，《說文》「市，艸木盛市市然，讀若輩」，《詩》「東門之楊，其葉肺肺」，《生民》「荏菽旆旆」，共爲同義，謂青蒿其枝葉密比市市然也。

味苦，寒。

黑字云：「無毒。」日云：「子味甘，冷，無毒。」又云：「臭蒿子，涼，無毒。又名草蒿。」《食療》云：「寒。」

生川澤。

黑字云：「生華陰川澤。」陶云：「處處有之。」《圖經》《衍義》共同。

治疥瘙痂痒，惡瘡，殺蝨。

蘇云：「此蒿生，挼傅金瘡，大止血，生肉，止疼痛，良。」陳云：「燒爲灰，紙八、九重，淋取汁，和石灰去息肉、黶子。」《食療》云：「搗，傅瘡上，止血，生肉。」日云：「燒灰，和石灰煎，治惡毒瘡，并莖亦用。」又云：「子治惡瘡，癬疥，風瘮，殺蝨。」《圖經》云：「葛氏治金刃初傷，取生青蒿，搗傅上，以帛裹，則血止即愈。」

留熱在骨節間。

陳云：「蒿主鬼氣，尸疰伏連，婦人血氣，腹内滿，及冷熱久痢，並搗絞汁服，亦暴乾爲末，小便中服覺冷，用酒煮。」日云：「青蒿，心痛熱黃，生搗汁服，并傅之。子治勞，壯健人，小便浸用。」又云：「臭蒿子，治勞，下氣開胃，止盜汗及邪氣鬼毒。」《食療》云：「治骨蒸，以小便漬兩日一宿，乾末爲丸。甚去熱勞，又鬼氣。」《圖經》云：「崔元亮《海上方》療骨蒸鬼氣。取童子小便五大斗澄青（蒿）五斗。八、九月揀帶子者，最好，細剉，二物相和，内好大釜中，以猛火煎，取三大斗，去滓，淨洗釜，令乾再瀉汁，安釜中，以微火煎，可二大斗。澄過青蒿，即取豬膽十枚相和，煎一大斗半，除火待冷，以新甆器盛，每欲服時，取甘草二三兩，熟炙擣末，以煎，和擣一千杵，爲丸，空腹粥飲，下二十丸，漸增至三十丸止。」

明目，

日云：「子，明目，開胃。炒用。」《食療》云：「益氣長髮，能輕身，補中不老，明目，煞風毒。」日云：「補中益氣，輕身補勞，駐顏色，長毛髮。髮黑不老，兼去蒜髮。」

立之案：日華子所説，全據《食療》。《食療》蓋依墨字者，此條絶無黑字文。今本《證類》已屬誤脱。偶有《食療》、日華所記文，而知黑字文體也。

又案：《醫心方》卷三十食物部云：「薺蒿菜。」《七卷經》云：「冷食之，無損益。」崔禹云：「食之明目，味鹹，温無毒。主開胸府。狀似艾草而香，作羹食之益人。」《和名》：「於波支。」又《本草和名》云：「薺蒿菜，一名莪蒿，一名稾蒿。」已上出七卷。《食經》：「一名藁蒿，一名齊頭茸。」已上出崔禹。和名「於波岐」。《和名抄》同，而文大略。《爾雅》：「莪，蘿。」郭注：「今莪蒿也。亦曰藘蒿。」《詩》「菁菁者莪」《傳》云：「莪，蘿蒿也。」《爾雅正義》引舍人曰：「莪，一名蘿。」《説文》云：「菣，香蒿也。」「莪，蘿也。蒿屬。」「蘿，莪也。」「菻，蒿屬。」「蔚，牡蒿也。」「蕭，艾蒿也。」「萩，蕭也。」陸機《詩疏》云：「莪，蒿也。一名蘿。蒿生澤田漸洳之處。葉似邪蒿而細，科生。三月中，莖可生食，又可蒸，香美頗似藘蒿。」《廣雅》云：「莪蒿，藘蒿也。草蒿，青蒿也。青蒿，青蘘也（原訛「其蒿，青。蘘也」。今正）。」所云「薺蒿」，與「萋蒿」同，亦可以證「青葙」「草蒿」同物也。《本草和名》亦同訓「於波岐」，亦爲同物之證也。「莪」

「蘿」亦同物。而云莪、云蘿，共細密之義也。其「稟蒿」「藁蒿」「菻蒿」，共同物，而「菻」亦細密之義。《爾雅》：「蒿，菣。」郭注云：「今人呼青蒿，香中炙啖者爲菣。」《說文》：「蒿，菣。」「菣，香蒿也。菣，或作𦾣。」《詩・鹿鳴》《正義》引陸《疏》云：「蒿，青蒿也。荊、豫之間，汝南、汝陰皆云菣也。」又引孫炎云：「荊楚之間謂蒿爲菣。」菣即青蒿，而菣爲正名。青蒿、草蒿，共爲俗呼。菣，音如緊，爲其葉細密之義。而菣與菻，古音亦通。崔禹所云「齊頭茸」者，同時生苗，同時生長，無有高低。其梢頭方齊，故名齊頭蒿也。後世所謂齊頭蒿者，其義不同，其物亦別，不可同日而論也。《爾雅》又云「蔚牡菣」，即莪蔚苗也。此物似草蒿而大葉，故名牡蒿。牡，即大義。與牡丹、牡蠣同例。郭注以爲無子者，非是。詳見於「馬先蒿」條下。

又案：「蕭，艾蒿」出《說文》，而「萩」「蕭」同字，即蘩皤蒿，購蔏蔞、苹藾蕭，皆爲同物。《本經》云白蒿是也。就中亦有種類耳。自其色白，名曰皤蒿。蘩、白，亦一音之緩急也。自其莖長，名曰蔞，又曰蕭，乃連遱蕭森之義。今蝦夷所生，白蒿，菊葉黃花，五六尺者，即是也。餘詳見於白蒿下。凡《爾雅》《說文》所載，自有古今字異而同物者，不可執一而疑他也。是讀《爾雅》《說文》之法也。若不依此法，則《爾雅》《說文》，不可復得而讀矣。

雷丸，

黑字云：「一名雷矢，一名雷實，赤者殺人。八月採根，暴乾。荔實、厚朴爲之使，惡葛根。」陶云：「累累相連如丸。」蘇云：「雷丸，是竹之苓也。無有苗蔓，皆零出，無相連者。」《范子計然》云：「雷丸，色白者善。」

立之案：雷丸，《本草和名》云：「唐。」《醫心方》同，可知無國產。小野氏曰：「非無國產，唯不出藥餌耳。嘗見遠州金谷土中出者，塊大，色白而軟，形似茯苓，亦有狹竹根者。又阿州祖谷山竹林中出者，竹根端著如茯苓者。」余遊歷相州，在日向山下藤野村之日，新田村小堤破處得一物，形如茯苓，皮黑肉白，大如手拳而脆，抱竹根。小野氏所說，蓋亦與此同。今攷其形質，非雷丸，非豬苓，猶是茯苓耳。錄以俟後攷。

又案：丸者，陰丸之義，其形正圓，故云丸。雷者，非草，非菌，自是一種之塊，然不可食者，故云雷。猶雷斧、雷槌之例也。《呂覽·本味篇》「丹山之南，有鳳之丸」注：「丸，古卵字也。」**又案**：雷、丸並二字，同是丸圓團團之義。雷與累、櫑等同義。《莊子》書有「累丸」，言不必雷公陰丸之謂也。

味苦，寒。

黑字云：「鹹，微寒，有小毒。」《藥性論》云：「君，惡蓄根，味苦，有小毒。」《御覽》引《吳氏本草》曰：「神農：苦。黃帝、岐伯、桐君：甘，有毒。扁鵲：甘，無毒。李氏：大寒。」日華子云：「入藥，炮用。」

生山谷。

黑字云：「生石城山谷，及漢中土中。」陶云：「今出建平、宜都間。」《御覽》引《范子計然》曰：「出漢中。」又引吳氏云：「生漢中。」蘇云：「今出房州、金州。」

殺三蟲。

黑字云：「白蟲、寸白，自出不止。」《外臺》引范汪療三蟲竹節丸、芎藭散。又療蟯蟲芫花散。《廣濟》療蛔蟲寸白蟲方。《千金方》：「治心勞熱傷，心有長蟲，名曰蠱，長一尺，貫心爲病，方並用雷丸。」又

《千金》治少小有蚘蟲，蘼蕪丸主濕䘌瘡爛，殺蟲除䘌，懊憹散方中並合用雷丸、雚蘆二味，詳見於「雚菌」條下。

逐毒氣，胃中熱。

黑字云：「逐邪氣惡風，汗出，除皮中熱，結積聚蠱毒。」《藥性論》云：「能逐風。芫花爲使，主癲癇狂走。」

立之案：此物生竹林中而未詳，果竹精所結否，猶松露不必生松下，是土中有一種濕氣結成者，與茯苓、豬苓、雚菌一類，而最堅硬。苦毒，故能逐身中濕熱，解胃中毒熱。與雚菌同其質，而頗過苦寒耳。

利丈夫，不利女子。

黑字云：「久服令人陰痿。」陶云：「《本經》云利丈夫，《別錄》云久服陰痿。於事相反。」《開寶》云：「此物性寒。《本經》云利丈夫，不利女子。《別錄》云久服令陰痿者，於事相反。按此則踈利男子元氣，不踈利女子藏氣，其義顯矣。」

立之案：《開寶》所說，未得其理。蓋女子衆陰所集，常與濕居。男子衆陽所集，常與燥居。詳見《千金方》。此物苦寒，能去血中濕氣，故在丈夫尤有利。然久服之，則苦寒復有冷血之弊，遂令人陰痿。在女子則血常欲溫不欲冷，故苦寒利血宜斟酌之，故云不利女子也。

作膏，摩小兒百病。

白字云：「藥有宜膏煎者。」陶氏《序例》云：「凡合膏，初以苦酒漬令淹浹，不用多汁，密覆勿泄。從今旦至明旦，亦有止一宿者。三上三下，以泄其焦勢，令藥味得出。上之使匝匝沸，仍下之，取其沸，靜乃上寧，得欲少生。若是可服之膏，膏滓亦堪酒煮，稍飲之。亦可摩之膏，膏滓則宜以薄病上。」《金匱》

云：「四肢才覺重滯，即導引吐納，鍼灸膏摩，勿令九竅閉塞。」

立之案：《千金方》卷七，有膏法八首。卷九有傷寒膏法三首。共其古法可見也。凡小兒諸病，多是實熱，故膏摩亦以清冷爲主，所以用雷丸也。黄耆條云：「補虚，小兒百病。」與此相反，對彼治兒虚寒百病，此治兒實熱百病也。○《御覽》引《本草經》曰：「雷公丸，一名雷矢。味苦寒，生山谷。九百九十」《吳氏本草》曰：「雷丸，一名雷實。神農：苦。黄帝、岐伯、桐君：甘，有毒。扁鵲：甘，無毒。李氏：大寒。或生漢中，八月採。同上」

溲疏，

黑字云：「四月採。漏蘆爲之使。」陶云：「李云：溲疏，一名楊櫨，一名牡荊，一名空疏。皮白中空，時時有節，子似苟杞子。冬月熟，色赤，味甘，苦。末代無乃識者，此實眞也。非人蘺楥之楊櫨也。李當之此說，於論牡荊，乃不爲大乖，而濫引溲疏，恐斯誤矣。」又云：「溲疏與空疏亦不同。」蘇云：「溲疏，形似空疏，樹高丈許，皮白。其子八月、九月熟，色赤，似苟杞子，味苦，必兩兩相並，與空疏不同。空疏名楊櫨子，爲莢，不似溲疏。」《開寶》云：「溲疏與枸杞子雖則相似，然溲疏有刺，枸杞無刺，以此爲別爾。」

立之案：《本草和名》訓「宇都岐」，《醫心方》《和名抄》同。「宇都木」者，空木也。此樹枝幹共中空，但分枝處有節不通。李云「時時有節」是也。黑字「一名巨骨」，亦有節之義。四月開花，白色可愛，謂之「宇乃波奈」，即「宇都岐乃波奈」之略語，此月開花，田家籬落，一望如雪，國歌多詠之。故謂四月爲卯月，乃「宇乃波奈月」之義。作「卯」者，假字也。蓋溲疏者，利尿之謂。此物利水道黑字，故亦能止遺溺白字。故凡利尿之物，或得名溲疏。猶鉤吻之例，李氏以楊櫨、牡荊，共爲溲疏一名，蓋依同效也。寺島氏曰：「俗云朝鮮枸杞是也。枝葉皆似枸杞而小，亦如枸杞略大。八、九月熟，赤色。樹有刺而中空，山中則高丈許者亦有。」此說可從。

又案：楊櫨，今俗呼箱根，空木者是也。此物高丈許，皮白，中空不甚堅。葉皺似粉團花，葉而尖，有細齒，深綠色。枝葉相對生，四月開花，單瓣五出，成筒，子白，與赤相褋，簇生葉間，花後結小莢寸許。似莢，乃與蘇所說合。而此類甚多，不遑枚舉。藥用宜用「宇乃波奈」，據四月采之言，則必併用花葉莖可知也。但《本草》注家不說花形，故諸說紛紛，不一定。今據「四月采」之文，斷以花葉入藥，其效尤多。「宇乃波奈」，《秘傳花鏡》謂之「水晶花」是也。

味辛，寒。

黑字云：「苦微寒，無毒。」李云：「子味甘，苦。」蘇云：「子味苦。」《藥性論》云：「使。」

生川谷。

黑字云：「生掘耳川谷及田野，故丘墟地。」陶云：「掘耳，疑應作熊耳，山名，而都無掘耳之號也。」

治身皮膚中熱，

黑字云：「除胃中熱。」

除邪氣，

黑字云：「下氣。」

立之案：此物中空，能通達營衛。下氣利水，所以除邪氣，其意在於此也。

止遺溺，

黑字云：「通利水道。」

立之案：云「止遺溺」，云「利水道」，似相反，而不然。凡遺溺一證，非下虛者，則壅遏不通，上下否塞，而爲遺溺也。此證以利水爲主。水道一無所壅塞，則遺溺不治而自愈也。此例亦多有。樊石白字云「腎骨齒」，而黑字云「歧伯云：久服傷人骨」，栝樓白字云「治消渴」，黑字云「止小便利」之類是也。乃是刀圭家之要事，宜活看，勿就文字上爲之曲說。詳見樊石、栝樓下。

可作浴湯。

立之案：可作浴湯，充尉、鬱床、牛扁、（蒴藋）溲疏，五條共出之，蓋用莖葉也。唯牛扁用根，而無用莖葉之說。然牛扁今本無，黑字採治之文，則或舊有用莖葉之文，而缺逸不傳，亦未可知也。溲疏，利水活血之物，故以作浴湯。黑字蒴藋亦云可作浴湯，溲疏、蒴藋其功甚相類，可並攷矣。

藥實根

黑字云：「採無時。」蘇云：「此藥子也。當今盛用，胡名那綻。《本經》用根，恐誤載根字。生葉似杏，花紅白色，子肉味酸，甘。用其核人也。」

立之案：《本草和名》無訓。《醫心方》云：「唐。」據此，則今本《本草和名》偶脫「唐」字歟。陶氏無注解，蘇所說「那綻」，未知果是藥實根否。而《開寶》有「黃藥根」條。《圖經》以爲蘇所云「藥子」，疑即「黃藥之實」，此說非是。又中品藥，《唐本草》有「白藥」條，亦是一種之蔓草。《爾雅》：「蘦，大苦。」即此，則本條竟爲未詳物。

一名連木。

立之案：「連木」之名，爲樹生，可知亦非「黃藥」之證也。蓋「連木」之急呼爲落，「落」與「藥」其音相近，故又名「藥實根」歟。

　又案：「連木」之急呼爲櫟，則「藥實」即「櫟實」，猶「杬華」，白字作「芫華」。「枸杞」，白字作「苟忌」之例。艸冠木傍，互相通用，不啻此也。又貝母黑字「一名藥實」。藥實蓋亦櫟實之義。貝母，根白，片片相分，如櫟實之狀，故有此名歟。又前漢《地理志》「左馮翊櫟陽」，如淳曰「櫟音藥」，亦藥、櫟同音通用之徵也。

味辛，溫。

　黑字云：「無毒。」蘇云：「藥子，味辛，平，無毒，肉味酸。」

生山谷。

　黑字云：「生蜀郡山谷。」蘇云：「出通州、渝州。」

治邪氣，諸痺疼酸，續絶傷，補骨髓。

　立之案：蘇云：「藥子，主破血，止痢，消腫，除蠱疰蛇毒。」與本效自別，非同物之證也。《醫心方》卷十七・第十七篇引：「《范汪方》治諸創因風致腫方。取櫟木根，但剥取皮卅斤，剉煮令熟，內藍一把。一方，鹽一升，令溫。溫熱以漬創，膿血當出，日日爲之則愈。」今案：葛氏方無藍有鹽。《千金方》：「以水三石煮。」（旁訓曰：「伊知比」。《和名鈔》山城葛野郡「櫟原」，旁訓曰「イチバラ」。《日本紀》、《允恭紀》「櫟井」，旁訓曰「イチヒ井」。）乃與本功合。宋本《千金》廿二（四十四ウ廿五ウ用子）云：「治諸瘡因風致腫方。櫟根皮三十斤，剉，水三斛，煮令熱，下鹽一把，令的的然熱，以浸瘡，當出膿血，日日爲之，差止。」（又出廿五卷廿八葉面）

飛廉，

　黑字云：「正月採根，七月八月採花，陰乾。得烏頭良，惡麻黃。」陶云：「極似苦芺，惟葉下附莖，輕有皮起似箭羽。葉又多刻缺，花紫色。俗方殆無用。」《蜀本圖經》云：「葉似苦芺，莖似軟羽，紫花，子毛白。五月、六月採，日乾。」

立之案：《本草和名》訓「曾曾岐」，又「布保保天久佐」。竊攷「曾曾岐」者，「曾曾呂岐」之義。皇國古言「曾曾呂」，有多義，中有辛苦之義。此物莖葉有刺，觸之則辛苦不可堪，故名曰「曾曾岐」，又「布保保天久佐」者。「布保」者，保也。保保者，火火也。毛刺刺人手，掀熱赫赫，故曰「布保保天久佐」也。今俗呼「比禮阿佐美」者是也。形狀與注家所說合。

又案：飛廉，莖有羽之義。《五常政大論》王注云：「飛羽，蟲也。」又《淮南·淑眞訓》注云：「蜚廉，獸名，長毛，有翼。」《廣雅·釋言》「廉，棱也」可以證矣。《廣雅·釋文》「風師」謂之「飛廉」。王逸注《離騷》云：「飛廉，風伯也。」蓋「飛廉」爲虛字，爲聯語，與「雨師」謂之「蓱翳」，「雲師」謂之「豐隆」同例。而飛廉之反爲砭，砭與痺、翻音相近，而迅烈爽快之謂。凡迅烈爽快，令人痛苦之物，謂之飛廉，蓋古言然也。

一名飛輕。

立之案：輕恐莖假借，「飛輕者，謂莖幹有羽翼也。或曰：「輕，是輕銳之輕，而自有刺之義。」未知然否。

又案：久服令人身輕，因攷飛輕，亦謂破血益氣之功效歟？

味苦，平。

黑字云：「無毒。」《藥性論》云：「使，味苦，鹹，有毒。」

生川澤。

黑字云：「生河内川澤。」陶云：「處處有。」蘇云：「此有兩種。一是陶證生平乎澤中者。其生山崗上者，葉頗相似，而無疎缺，且多毛，莖亦無羽，根直下，更無傍枝，生則肉白皮黑，中有黑脈，日乾則黑如玄參。用葉及根，療疳蝕殺蟲，與平澤者俱有驗。」《蜀本圖經》云：「今所在平澤皆有。」

治骨節熱，脛重酸疼。

黑字云：「頭眩頂重，皮間邪風如蜂螫鍼刺，魚子細起，熱瘡癰疽痔，濕痺，止風邪欬嗽，下乳汁。」《藥性論》云：「主留血。」蕭炳云：「小兒疳痢，爲散，以漿水下之，大效。」

立之案：此物與續斷爲一類，故功效亦相類。其味苦，鹹，能入血中，清解濕熱。大抵大小薊、飛廉，其功相同耳。

久服令人身輕。

黑字云：「益氣明目，不老，可煮可乾。」陶云：「道家服其枝莖，可得長生。又入神枕方。」

淫羊藿，

黑字云：「署預爲之使。」陶云：「淫羊，一日百遍合，蓋食藿所致，故名淫羊藿。」蘇云：「此草葉形似小豆而圓薄，莖細亦堅，俗名仙靈脾者是也。」日云：「又名黄連祖、千兩金、乾雞筋、放杖草、棄杖草。」《圖經》云：「葉青似杏葉，上有刺，莖如粟稈，根紫色有鬚。四月開花，白色，亦有紫色。碎小，獨頭子。五月採葉，曬乾。湖湘出者，葉如小豆，枝莖緊細，經冬不凋。根似黄連，關中俗呼三枝九葉草。苗高一二尺許，根葉俱堪使。」

立之案：《本草和名》訓「宇無岐奈」，又「也末止利久佐」，古名蛤。曰「宇牟伎」，即「於毛加比」之急言。「於毛加比」者，即貝母，謂蛤多汁，猶母之有乳汁也。淫羊藿謂之「宇牟岐奈」者，此物專益氣力，治陰痿，令人多精液，猶蛤之多汁，故名「宇無岐奈」也。

又案：「也末止利久佐」者，蓋山雞所居之處，山谷多有此草，故名。《和名抄》引《漢語抄》云：

「仙靈毗草，萬良多介利久佐。」今俗呼「以加利佐宇」者是也。但近郊者莖、葉共細小，花頗大，冬枯。深山者，莖、葉共大。花細小，冬不凋，以此爲異。然非別物也。寺嶋氏曰：「出丹波船井郡山中者，與舶來無異，但舶來莖中虛，國産莖中實。」小野氏曰：「江州自生，亦有經冬不凋者。」鈴木氏曰：「山城州日枝山、如意嶽及北越所産，亦冬月仍有葉。」與《圖經》所説合，則入藥宜用此物。又有白花大葉，小葉數種，亦猶黄連之種類有數般也。

一名剛前。

立之案：剛前者，令前陰剛強之謂也。《本草和名》引隱居方，一名可憐箾草。所云「箾」者，亦陰筋，謂前陰也。則與「剛前」同義。

味辛，寒。

黑字云：「無毒。」《蜀本》云：「溫。」《藥性論》云：「淫羊藿亦可單用，味甘，平。」日云：「仙靈脾，紫芝爲使，得酒良。」《御覽》引吳氏曰：「神農、雷公：辛。李氏：小寒。」

生山谷。

黑字云：「生上郡山山谷。」陶云：「西川北部有。」蘇云：「所在皆有。」《蜀本注》云：「生處不聞水聲者良。」《圖經》云：「今江東、陝西、泰山、漢中、湖湘間皆有之。」

治陰痿，絶傷，

已解於「乾漆」下。

莖中痛，利小便。

黑字云：「消瘰癧赤癰，下部有瘡，洗出蟲。」日云：「治一切冷風勞氣，補腰膝，強心力。」

立之案：此物生深山幽谷中，與黃連稍同其質，而辛苦自異，共經冬不凋。其莖、葉堅硬，花時及生處亦與黃連同。日華子云：「又名黃連祖。」亦有以乎？此物辛而寒，能散血中之濕熱。令筋脈活動，所以起陰益精，通利小便也。

益氣力，強志。

黑字云：「堅筋骨，丈夫久服，令人無子。」《藥性論》云：「主堅筋益骨。」日云：「強心力，丈夫絶陽不起，女人絶陰無（子），筋骨攣急，四肢不仁，老人昏耄，中年健忘。」《食醫心鏡》：「益丈夫，興陽，理腰膝冷。淫羊藿一斤，酒一升，浸，經二日，飲之佳。」《御覽》引《本草經》曰：「淫羊藿，一名蜀前。味辛，寒。治陰痿，傷中益氣，強志除莖痛，利小便。生上郡陽山。」又引《呉氏本草經》曰：「淫羊藿，神農、雷公：辛。李氏：小寒，腎骨。九百九十三」

虎掌，

黑字云：「二月八月採，陰乾。蜀漆爲之使，惡莽草。」陶云：「形似半夏，但皆大，四邊有子如虎掌。今用多破之，或三四片爾。方藥亦不正用也。」蘇云：「此藥是由跋宿者。其苗一莖，莖頭一葉，枝丫胦莖，根大者如拳，小者如雞卵，都似扁柹，四畔有圓牙，看如虎掌，故有此名。其由跋是新根，猶大於半夏二三倍。但四畔無子牙爾。」陶云：「虎掌似半夏，即由來以由跋爲半夏，釋由跋苗，全說鳶尾，南人至今猶用由跋爲半夏也。」《蜀本圖經》云：「其莖端有八九葉，花生莖間，根周圍有牙，然若獸掌也。」《圖經》云：「初生根如豆大，漸長大似半夏而扁。累年者，其根圓及寸，大者如雞卵。周匝生圓牙二三枚，或五六枚。三月、四月生苗，高尺餘。獨莖上有葉如爪，五六出分布，尖而圓。一窠生七八莖，時出一莖作穗直上，如鼠尾。中生一葉如匙，裹莖作房，傍開一口，上下尖，中有花，微青褐色。結實如麻子大，熟即白色，自落布地，一子生一窠。九月苗殘取根，以湯入器中，漬三七日。湯冷乃易，日換三四遍，洗去涎，暴乾用之，或再火炮。今冀州人菜園中種之，亦呼爲天南星。」

立之案：《本草和名》訓「於保保曾美」。半夏，訓「保曾久美」。虎掌，似半夏而大，故名「於保保曾美」也。陶所說形似半夏，但皆大者，今俗呼「牟左志阿夫美」者。而蘇注半夏云：「江南者，大乃徑寸，南人特重之。頃來互用，形狀殊異。問南人，說苗乃是由跋。陶注云虎掌極似半夏，注由跋乃說鳶尾，於此注中似說由跋，三事混淆。陶終不識。」據此，則陶所說虎掌，即蘇所云「由跋而似半夏極大」者，「牟左志阿夫美」是也。葉成品字，左右二葉稍大，中央一葉，短小，高二三尺，花亦如天南星而短闊，紫黑色，恰似倒馬鐙狀，故名「武藏阿夫美」也。又有一種白花者，筒子內白色如雪，故名「由幾毛知左宇」，和州多，武峰山中有之。鈴木氏曰：「肥前平戶有呼三葉南星者，狀與武藏鐙大同少異。但武藏鐙葉似慈姑葉，三葉南星葉似睡菜葉。今藥鋪所貨南星即是此。平戶待醫津田養元所說《圖經》所謂江州一種草，疑即此物。」未知可否，姑錄備攷。蘇敬已後所說，今俗呼「遍比乃加良加佐」，又「也夫古牟仁也久」者也。而「天南星」名，始見《拾遺》云：「葉如荷，獨莖。」《開寶》云：「天南星，葉似蒻葉，根如芋。」《圖經》云：「一說天南星，如《本草》所說，即虎掌也。小者名由跋，後人採別立一名爾。」又云：「古方多用虎掌，不言天南星。天南星近出唐世。中風，痰毒方中多用之。」則知虎掌、天南星，亦猶赤箭、天麻之例，但可食者爲蒟蒻，不可食者爲天南星，則爲一類二種。《圖經》所云「今冀州人菜園中種之，亦呼爲天南星者」，蓋亦謂蒟蒻爲天南星，不然菜園何種南星之爲乎。《圖經》亦云：「又有白蒟蒻，亦曰鬼芋根，都似天南星。生下平澤極多，皆雜採以爲天南星，了不可辨，市中所收往往是也。但天南星小，柔膩肌細，炮之易裂差，可辨爾。」是當時蒟蒻、南星，俗不辨之證也。

味苦，溫。

黑字云：「微寒，有大毒。」《御覽》引呉氏云：「神農、雷公：無毒。歧伯、桐君：辛，有毒。」《藥性論》云：「使，味甘。」天南星，日云：「味辛烈，平。又名鬼蒟蒻。」《開寶》云：「味苦辛，有毒。」

立之案：南星比半夏蘞毒尤烈，故其修治甚詳，後世有南星麴及牛膽南星製，亦由於此。

生山谷。

黑字云：「生漢中山谷及寃句。」陶：「近道亦有。」《圖經》云：「今河北州郡亦有之。」

治心痛，寒熱，結氣，積聚伏梁。

黑字云：「風眩。」《藥性論》云：「不入湯服，能治風眩目轉，主疝瘕腸痛。」

立之案：諸證並是因飲結，故用苦辛蘞毒之物溫散氣結，又能止痛風眩目轉，亦是飲結心胸之所爲也。

傷筋痿，拘緩。

立之案：此諸證，亦血中有濕熱，淤畜不通之所爲。所云拘緩者，即緩之義，亦「多少」「緩急」同例也。凡四肢痿弱之證，非尋常藥物所可能治。此物苦蘞，入腐水敗血之處，能破能導，能令筋脈復生機也。

利水道。

黑字云：「除陰下濕。」《藥性論》云：「主傷寒時疾強陰。」

立之案：利水道者，即是虎掌之本效。凡人身之血水，常得元氣之溫和，以能活動流通，無有凝滯。若過冷，則壅閉不通，作百般諸證，於是用辛溫之物，令冷飲溫散，則諸證漸歸平和也。〇《御覽》引《本草經》曰：「虎掌，味苦，溫，生山谷。治心痛寒熱。」又引《呉氏本草》曰：「虎掌，神農、雷公：無毒。岐伯、桐君：辛，有毒。或生太山或冤句。立秋九月採。九百九十」

莨菪子，

黑字云：「五月採子。」陶云：「形頗似五味核而極小。」《蜀本圖經》云：「葉似王不留行、菘藍等。莖葉有細毛，花白，子殼作罌子形，實扁細，若粟米許，青黃色。六、七月採子，日乾。」《圖經》云：「苗莖高二三尺。葉似地黃、王不留行、紅藍等，而三指闊。四月開花，紫色。苗、莢、莖有白毛。五月結實，有殼作罌子狀如小石榴。房中至細，青白色，如米粒。一名天仙子。五月採子，陰乾。」

（眉）天仙子，「細辛」下《圖經》云：「結實如豆大，窠内有碎子，似天仙子。」

立之案：《本草和名》訓「於保美留久佐」。《醫心方》又訓「於爾保美久佐」。蓋謂「於保美留久佐」者，「於爾乎美留久佐」之略。「於爾保美久佐」者，「於爾乎美久佐」之謂。《延喜式》莨菪子，訓「於爾之留久佐」，又「於保美久佐」，可以證矣。即白字所云見鬼之義也。先輩以「保女幾久佐」充之。此物生深山，早春生苗，紫黑色，稍長，則淡綠色。莖圓，高尺餘。葉互生，似商陸，葉稍狹。又有長葉者，梢葉間生花，筒子而五瓣，如桔梗而小，色紫。又有黃花者，其蒂如沙參、桔梗類。花後蒂中成實如楝子，淡綠色。中多細子，色褐。三月實熟而苗枯，根如萆薢，食之發熱，狂走，故又名「保女岐登古呂」。然與《蜀本圖經》所說「有毛花白」之言不合。今攷俗呼「朝鮮朝顔」者，《本草綱目》所云「曼陀羅花」正允當。此物多生海濱，與黑字云「海濱川谷」合。春自子生苗，葉似茄葉，無刺，互生，綠色狹長，與《蜀本》所云「似菘藍」合，莖高二三尺，夏梢間開白花，形如牽牛花，而筒長三寸許。筒端成五尖瓣，花後結實，大寸許，圓而有刺，內有細子，圓扁，褐黑色。其蒂圓而大，覆蓋其實，與所云「殼作罌子形」合。林道春以「淡婆姑」充之，故今俗以「莨」字爲煙草字，依此也。今案《圖經》所說，雖與「保女岐久佐」頗仿佛，然至云「莖有白毛」，遂不合。或別有同種而有白毛者歟？非歟？因攷之，宜從古說，以「淡婆姑」充之，此物葉莖有毛，花紫，實殼成罌子形，亦如小石榴子。又與《證類》所圖符。蓋「莨蓎」者，令狂之義。故凡令人狂之草，皆謂之「莨蓎」，非一種也。猶鉤人吻之草，並皆謂之鉤吻之例，然則《蜀本》所說者，即古所云「於爾保美久佐」，而曼陀羅花是也。《圖經》所說者，即今「淡婆姑」是也。其子共令人狂之物，故今定其說，如此以俟後日攷正耳。

又案：《證類》作「莨菪子」。今據《本草和名》《和名抄》《醫心方·諸藥和名篇》《名義抄》《字類抄》正，《本草和名》《和名抄》共無「子」字。然《醫心方》《名義抄》共有「子」字，則《新修》必有「子」字，可知也。但「七情條例·乾薑」下云：「煞莨菪毒。」而無「子」字。據此，則白字原文無「子」字，可知耳。莨蓎，陶云：「今方家多作狼唐。」《本草和名》引楊玄操《音義》同。《倉公傳》作「莨碭」。《正義》曰：「浪宕二音。」《廣雅》《廣韻》共與《倉公傳》同。《玉篇》作「蘭蕩」，《眞本千金》作「蘭碭」。玄應《一切經音義》七引《埤蒼》作「蘭碭」。梁·傅太士《金剛經頌》作「蒗蕩」，並同義。而「莨蓎」之急呼爲浪。《爾雅·釋詁》云：「浪，戲謔也。」郭注：「謂調戲也。」乃爲妄語義。白字所云「見鬼，多食，狂走，久服，走及奔馬」之謂也。故以名之。

又案：上藥雲實，已據吳氏說，以「淡婆姑」充之。今以《蜀本》所說之「莨蓎」亦充「淡婆姑」，不相妨已。

又案：《圖經》所云「一名天仙子」者，「天仙」之急呼爲癲，即「癲子」之義，食之令人癲，故名。

雲實，黑字「一名天豆」，「天豆」即亦「癲豆」之義。古「天」「癲」多通用，詳見於天門冬下。

一名橫唐。

黑字云：「一名行唐。」《本草和名》引《雜要決》：「一名狼陽根。」

立之案：並是一聲之轉。

味苦，寒。

黑字云：「甘，有毒。」《藥性論》云：「亦可單用，味苦，辛，微熱，有大毒。甚溫煖，熱發用菉豆汁解之。」陳云：「性溫，不寒。」日云：「溫，有毒。甘草、升麻、犀角並能解之。」

生川谷。

黑字云：「生海濱川谷及雍州。」陶云：「今處處有。」《蜀本圖經》云：「所在皆有。」《圖經》云：「今處處有之。」《延喜式》云：「相模、安房、上總、近江、讃岐出之。」

立之案：曼陀羅花，今伯耆、豐前、周防、長門、石見、伊豫、讚岐、遠江、下總海濱，處處有之。然則《延喜式》所云「相模、安房、上總、近江、讚岐所出」者，亦即此耳。

治齒痛，出蟲。

《藥性論》云：「主齒痛，蚛牙孔，子，咬之蟲出。」日云：「燒熏蚛牙，及洗陰汁。」

肉痺拘急，使人健行，見鬼。

黑字云：「療癲狂風癇，顛倒拘攣。」陶云：「惟入療癲狂方用。」陳云：「除邪逐風。」《藥性論》云：「能瀉人見鬼，拾鍼狂亂。」

立之案：治肉痺拘急，不能行之證，服之，使人健行。見鬼，是乃瞑眩而得愈之證也。肉痺拘急者，即風痹已。

多食令人狂走。

陶云：「尋此乃不可多食過劑爾。」陳云：「勿令子破，破即令人發狂。亦用小便浸之令泣，小便盡暴乾。依前服之。」

久服輕身，走及奔馬，強志益力通神。

陶云：「久服自無嫌，通神健行，足爲大益。而《仙經》不見用。」陳云：「痃癖，安心定志，聰明耳目，變白。取子洗暴乾。隔日空腹水下一指捻。」《藥性論》云：「熱炒，止冷痢。石灰清煮一伏時，掬出，去牙暴乾，以附子、乾薑、陳橘皮、桂心、厚朴爲丸。去一切冷氣，積年氣痢。焦炒，碾細末，治下部脫肛。」

立之案：此條主治與雲實、麻蕡條相似，宜參看。

欒華，

黑字云：「五月採。決明爲之使。」蘇云：「此樹葉似木堇而薄細，花黃似槐而少長，大殼似酸漿。其中有實如熟豌豆，員黑堅鞕，堪爲數珠者是也。五、六月花可收。花以染黃色，甚鮮好也。」《衍義》云：「其子即謂之木欒子，攜至京師爲數珠，未見其入藥。」

立之案：《本草和名》訓「牟久禮之」，蓋古無「欒華」，故以「無患子」爲「欒華」，非也。「欒華」今俗呼「世牟多牟葉」，乃「菩提樹」者是也。《傳言河内國志紀》：「郡道明寺山中埋《大乘經》，墳上自然生之。」未詳然否。今丹波山中多有春生新葉，似揀而大，有毛，夏梢頭作穗，開花五瓣而偏聚，似半邊蓮花而大，黄色，心紅後結實，似酸漿殼而小扁。至秋外殼自裂，中有二三子，正圓，大二分餘，黑色至堅，堪作數珠。霜後葉隕，下子易生，入藥用華，故云欒華五月採。

味苦，寒。

黑字云：「無毒。」

生川谷。

黑字云：「生漢中川谷。」《圖經》云：「今南方及都下園圃中或有之。」《衍義》云：「今長安山中亦有。」

治目痛泣出傷眥，消目腫。

蘇云：「南人取合黃連作煎，療目赤爛，大效。」《衍義》云：「未見其入藥。」

蔓椒，

黑字云：「採莖、根煮釀。」陶云：「俗呼爲樛，似椒薰，小不香耳。」

立之案：《本草和名》訓「保曾岐」，又「以多知波之加美」，蓋「保曾岐」者，小木之義。此物小木而生花實，故名之。今俗呼「以奴佐牟志也宇」者是也。楓簷曲直瀨君，嘗遇信州人某某云：「吾鄉產保曾岐，君乃購得其活本，即枝軟如蔓，子葉皆似椒。」與李時珍所說正相符。凡古名之存於僻鄉，不啻此也。**又案**：陶云：「俗呼爲樛。」樛之爲言糾也。與「蔓」同義，謂其枝幹柔軟，不直立而蔓延，非「葛蔓」之謂也。

一名豕椒。

黑字云：「一名豬椒，一名彘椒，一名狗椒。」陶云：「一名豨殺。」

（眉）豬椒《外臺》。廿三ノ卅一ヲ

立之案：似椒非椒，故有此諸名。國名「以奴佐牟志也宇」，亦同義。

味苦，溫。

黑字云：「無毒。」

生川谷。

黑字云：「生雲中川谷及丘冢間。」陶云：「山野處處有。」

治風寒濕痺，歷節疼痛，除四肢厥氣，膝痛。

陶云：「可以蒸病出汗。」

藎草，

黑字云：「可以染黃作金色。九月十月採。畏鼠婦。」蘇云：「此草葉似竹而細薄，莖亦圓小。荊襄人煮以染黃，色極鮮好。俗名菉蓐草。《爾雅》云：所謂王芻者也。」

立之案：《本草和名》訓「加伊奈」，又「阿之爲」。《醫心方》作「加岐奈」，又「阿之乃阿爲」。「加伊奈」「加岐奈」，一音之轉。此物摘莖葉以供染用，故名「加岐奈」。「加岐」者，「加岐登留」之義。「阿之爲」者，「阿之乃阿爲」之急言，猶急言「久禮乃阿爲」呼「久禮奈爲」也。乃葉似蘆，而可染綠之義也。今俗呼「加利」也。須以爲染用者，多出於近江、長濱，同國伊吹山及伊賀、伊勢、阿波、伊豫、播摩等出之。葉穗共似芒而小是也。

又案：《說文》：「藎，艸也。」「菉，王芻也。」《爾雅》「菉，王芻」郭注云：「菉，蓐也。今呼鴟腳莎。」《說文》引《詩》：「菉竹猗猗。」今《詩》作「綠」。《毛》云：「綠，王芻也。」「終朝采綠。」王逸引作「菉」。《詩正義》引舍人云：「菉，一名王芻。」李巡云：「一物二名。」某氏云：「菉，鹿蓐也。」蓋以蓋爲正名，又可以染綠，故謂之菉，又作綠，猶茈、紫之例。王芻者，即黃芻，「芻，刈艸也」。此草刈來其色黃，故名。《御覽》引吳氏「王芻，一名黃草」可以證也。凡染綠，一染黃色，再三經染始成綠色也。

又案：《外臺》：「崔氏療痔方。雀林草一大握，麤切。右一味，以水二大升，煮一升，頓服盡。三日重作一劑，無不差者。」雀林草，未詳，蓋「雀林」之急呼爲蓋。則雀林草者，蓋草之俗呼，猶菉爲「鹿蓐草」之例乎？《外臺》卅ノ卅二ヲ引《小品方》治丹毒方，用「新附淋草」半斤。蓋「新附淋」之急呼爲蓋，亦「蓋草」之俗呼歟。

又案：蓋之爲言蓁也。此草滿地蓁蓁蕃殖，故名。

（眉）《本草綱目》：「酢漿草，一名雀林草。」李時珍以《外臺》治痔雀林草，爲此三葉酸草義，蓋是。

味苦，平。

黑字云：「無毒。」《藥性論》云：「使。」

生川谷。

黑字云：「生青衣川谷。」陶云：「青衣在益州西。」蘇云：「生平澤溪澗之側。」

治久欬上氣，喘逆久寒，驚悸。

立之案：久寒之寒，亦爲飲寒之義。驚悸因於飲之證尤多。《金匱》「心下悸者，半夏麻黃丸主之」是也。人參、柏實、旋覆華、天鼠屎、桔梗條，共有治驚悸之文，可併攷。

痂疥，白禿，瘍氣，殺皮膚小蟲。

《藥性論》云：「治一切惡瘡。」

立之案：此物苦，平，解濕熱，故能治諸瘡，殺疥蟲。又療飲結久寒，與積雪草、澤蘭其效相類。

又案：水銀條云：「殺皮膚中蟲蝨。」黄石脂黑字云：「除黄疸癰疽蟲。」閭茹白字「殺疥蟲」，牛扁「殺牛蝨小蟲」，草蒿「殺蝨」，此云「殺皮膚小蟲」，蓋亦謂蝨也。○《御覽》引《本草經》曰：「蓋草，味苦。九百九十」又引《吳氏本草》曰：「王芻，一名黄草。神農、雷公：生太山山谷。治身熱，邪氣，小兒身熱氣。九百九十七」

夏枯草

黑字云：「四月採。土瓜爲之使。」蘇云：「此草生平澤。葉似旋復，首春即生，四月穗出，其花紫白，似丹參花。五月便枯。」《圖經》曰：「冬至後生，葉似旋復。三月四月開花，作穗紫白色，似丹參花，結子亦作穗。至五月枯，四月採。」

立之案：《本草和名》訓「宇留比」。《和名抄》作「宇留岐」。同書下總本作「宇留以」，此名未詳。今俗呼「宇都保久佐」者是也。小野氏據李時珍說，以今俗呼「十二單」者充之。然與《證類》所圖不合。松岡氏曰：「《本草》謂入夏而枯，今觀鞴草入夏而不枯，人疑非眞，此不詳審，攷究之誤也。此物新苗已生，則舊根乃枯，是新陳相代者也。能與入夏枯之說合，乃眞也。本邦自古用斧鞴草，每每有經驗，宜用之。」此說可從。蘭軒先生曰：「寬政中，福建船所齎來夏枯草盆種，與鞴草無異。但高二尺許。」則鞴草爲眞物無疑也。

一名夕句，

立之案：《本草和名》引《釋藥性》「一名少可」，又引《釋藥》「一名夕可」，又引《雜要決》「一名少句」，並未詳其義，錄以俟後攷。

一名乃東。

立之案：《本草和名》云：「楊玄操音：尺奢反。諸本作東字。」又引《釋藥性》作「乃車」，又引《雜要決》作「乃連」，並未詳爲何義，未知何是非。兒約之曰：「夕句，即句可之誤。乃東，亦句車之誤。車音居，句可、句車，並夏枯之音變轉者，非有異義。《本草和名》云：乃東，楊玄操音：尺奢反。諸本作東字。又引《釋藥性》一名苦枯。引《雜要決》一名夏格。共是。亦夏枯之音轉耳。《大素》卷廿八・痺論楊注云：苛音何。有本爲苛。是亦可、句互訛之證也。」

再案：夕，《本草和名》引《襍要決》作「少」。少，小也。句、屨音同，其葉似屨而小，故名。與「天名精、地菘，一名麥句薑」同名義。麥亦小耳。楊音：上音席，下音鉤。皆誤。

味苦寒。

黑字云：「辛，無毒。」

生川谷。

黑字云：「生蜀郡川谷。」蘇云：「生平澤。」《圖經》云：「今河東、淮、折州郡，亦有之。」

治寒熱瘰癧，鼠瘻頭瘡，破癥散癭結氣，脚腫濕痺，輕身。

立之案：此物苦寒，能解血中濕熱，所以治諸瘡，療脚痺，久服則輕身也。

烏韭，

陶云：「垣衣，亦名烏韮，而爲療異，非是此種類也。」蘇云：「此物即石衣也，亦曰石苔，又名石髮。生巖石陰不見日處，與卷栢相類也。」陳云：「青翠茸茸者，似苔而非苔也。」日云：「石衣，此即是陰濕處，山石上苔，長者可四五寸，又名烏韭。」

立之案：《本草和名》訓「知比佐岐古介」，蓋據蘇注「石髮之名」，以充之。陳云「青翠茸茸」，亦似與蘇説同。今呼杉苔者，而《嘉祐本草》所云「土馬騣也」。李時珍「烏韭」下出「石馬騣」一名。亦注「土馬騣」云：「此乃土牆上烏韭也。」此説襲蘇注誤，非是也。今因「烏韭」及「烏蓢」范汪之名，及日華所説，以「風蘭」充之。古名「之乃夫久佐」，謂冬夏常青也。今花戸呼八目蘭者是也。此物在牆名垣衣，一名烏韭，一名天韭，一名鼠韭。生古垣牆陰或屋上。三月三日採，陰乾黑字。陶云：「或云即是天蒜爾。」據此，則白字烏韭與黑字垣衣爲同物，但以在牆在石，異其名耳。《國歌》云「乃岐端乃志乃夫」者，即是也。

味甘，寒。

黑字云：「無毒」日云：「澀冷，有毒。」

生山谷。

黑字云：「生山谷石上。」蘇云：「生巖石陰不見日處。」陳云：「生大石及木間陰處。」日云：「即是陰濕處山石上苔。」

治皮膚往來寒熱，利小腸膀胱氣。

黑字云：「療黄疸，金瘡，内塞。補中益氣，好顔色。」陳云：「作灰沐髮，令黑。」日云：「燒灰，沐頭長髮。」

立之案：黑字：「垣衣，味酸，無毒。主黄疸，心煩，欬逆，血氣暴熱在腸胃，金瘡内塞。久服補中益氣，長肌，好顔色。」與本條主治亦相類，爲一類之徵也。

又案：此物與石韋亦爲一類，而下品「石韋，治勞熱邪氣，五癃閉不通，利小便水道」，乃與本效稍同，可併攷也。

蚤休，

蘇云：「今謂重樓者是也。一名重臺，南人名草甘遂。苗似王孫、鬼臼等。有二三層，根如肥大菖蒲，細肌脆白。」《蜀本圖經》云：「葉似鬼臼、牡蒙輩。年久者二三重。根似紫參，皮黄肉白。五月採根，日乾用。」日云：「重臺根，如尺二蜈蚣，又如肥紫菖蒲，又名蚤休、螫休也。」《圖經》云：「蚤休，即紫河車也。俗呼重樓金線。苗葉似王孫、鬼臼等。六月開紫黄花，蘂赤黄色，上絲有金垂下，秋結紅子，根似肥薑，皮赤肉白。四月、五月採根，日乾用。」

立之案：《本草和名》無國産，又無「唐」字。《醫心方》同。古來不舶載，藥肆或擇出甘菘、蒼朮櫝中，目以金仙十朗，蓋是拳參，而非蚤休也。今加州白山，越州立山有一草，謂之「於保加佐久留末」，種植家呼爲「岐奴加佐佐宇」。春自舊根抽一莖，高尺許，上平鋪八九葉，如張繖狀。其葉如天南星，長六七寸，闊寸餘。至四月，上頭開一花，大寸餘，細瓣九出，淡紫色，而有深紫斜紋。又有白花者，共花中有圓實外出，黄蕊白鬚，各九枚。其根大寸許，長五寸許，形如蝦魁而曲，内有鬚根。又有直根者，其色如泥菖根，蓋是眞蚤休也。但以其葉不爲層，無金線者爲疑。然《蜀本》云：「年久者二三重。」而所謂金線者，亦指黄蕊而言。又看《證類》滁州蚤休，圖亦一重而無重層，併其花根與絹傘草正合。故今斷以此物眞蚤休也。

（眉）《弘決外典抄》卷四廿八ヲ云：「《本草》云重婁者，蚤休也。亦名黄精。」《救急仙方》追疔奪命湯，用腳蓮、河車各等分。《萬病回春》作獨腳蓮，即是鬼臼紫河車，一名金線重樓，即是蚤休。《觀聚方·疔瘡門》舉之曰：「今無蚤休，則以蜂房代之。」

一名螫休。

螫，原作蚩，《本草和名》作螫，即螫俗字。《證類》引日華子作「螫休」，今據正。慧琳《一切經音義》六十毒螫之字，亦作螫。按：《說文》：「赦或從亦作𢻢。」《玉篇》：「螫，式亦切。蟲行毒。螫，同上。」則螫字非六朝俗字，而卻是周秦傳來之體耳。

立之案：蚤休、螫休共名義未詳。李時珍曰：「蟲蛇之毒，得此治之即休，故有蚤休、螫休諸名。」未詳然否，姑俟後攷。

味苦，微寒。

黑字云：「有毒。」日云：「重臺根，冷，無毒。」

生川谷。

黑字云：「生山陽川谷及冤句。」《圖經》云：「今河中、河陽、華鳳、文州及江淮間亦有之。」

治驚癇搖頭弄舌，熱氣在腹中，癲疾。

日云：「治胎風搐手足，能吐瀉。」

立之案：日華子云：「冷無毒。」因攷此物，根紫色，生深山中，極爲清解血熱之物。「麋銜，苦，平。亦治驚癇吐舌，悸氣賊風，鼠瘻癰腫」與本條其效甚相類，亦同味同效之證也。

癰瘡陰蝕，下三蟲，去蛇毒。

蘇云：「醋摩，療癰腫，傅蛇毒有效。」日云：「瘰癧。」

石長生，

陶云：「俗中雖時有採者，方藥亦不復用。是細細草葉，花紫色爾。南中多生石巖下，葉似蕨而細，如龍鬚草大，黑如光漆，高尺餘，不與餘草雜也。」蘇云：「今南人用𩭪筋草爲之。葉似青葙，莖細紫色。今太常用者是也。」《證類》引《唐本餘》云：「苗高尺許，用莖葉。五月、六月採。」

立之案：《藥性論》云：「石長生皮，亦云石長生也。」此物自是別物。云皮，則石皮之一種歟。「石韋」下，《圖經》云：「石韋，一名石皮。而福州自有一種石皮，三月有花，其月採葉，煎浴湯，主風。」蓋《藥性》所云「石長生皮治疥癬，逐諸風」者，與《圖經》所云「福州石皮」同物，而爲石韋之一類無疑。此物冬不凋，故有長生名。其皮柔厚，故有皮名歟。

又案：《本草和名》無國名及「唐」字。《醫心方》同。今俗呼「箱根草」者，一名「塗箸草」，形狀與陶所說正合。此物生幽谷石上，莖高一二尺，黑色，光澤如漆，枝叉繁多。每叉一葉，葉形三角，如銀杏葉狀，大三四分。嫩葉紅色，漸變深綠，至秋每葉背生一小褐片，即是花葉。陶云「葉花紫色」，謂此乎。元祿中，紅毛人過箱根山得此草，云產前後有奇效，因之關東又名「阿蘭陀草」。一種有呼「孔雀草」者，此物苗高一二尺，莖如黑榛帶微紅，莖上長枝十餘分鋪。每枝兩邊小葉連生，恰如孔雀尾，嫩葉紅美。二草共爲一類，但塗箸草冬不凋，孔雀草至秋苗枯，以此爲異也。

一名丹草。

立之案：「丹」下《御覽》有「沙」字，因攷石韋之類，皆葉背生星點子，此星即爲子。《嘉祐本草》云：「金星草，喜生陰中石上淨處，及竹箐中不見日處，或大木下，或古屋上。此草惟單生一葉，色青，長一二尺，至冬大寒，葉背生黃星點子，兩行相對，如金色，因得金星之名。其根盤屈如竹根而細，折之有筋，如豬馬鬉，陵冬不凋，無花實。五月和根採之，風乾。用此物，蓋是石長生，葉背有沙，故名丹沙草歟。《嘉祐》所收「海金沙」，以杖擊之有細沙落紙上。丹沙草之沙，亦與海金沙之沙爲同義歟。《御覽》九百八十六引《抱朴子》曰：「朱草芝，九曲有三葉，葉有實也。」又引《論衡・初稟篇》曰：「朱草之莖如鍼。」

立之案：朱草與丹草同義，蓋謂其嫩葉朱赤色也。

味鹹，微寒。

黑字云：「苦有毒。」《藥性論》：「臣，味酸，有小毒。」吴氏曰：「神農：苦。雷公：辛。一經：甘。」

生山谷。

黑字云：「生咸陽山谷。」陶云：「近道亦有。南中多生石巖下。」

治寒熱，惡瘡，大熱，

《藥性論》云：「治疥癬，逐諸風。」

辟鬼氣不祥。

黑字云：「下三蟲。」《藥性論》云：「治百邪鬼魅。」○《御覽》引《本草經》曰：「石長生，一名丹沙草。味鹹、微寒，生山谷。治寒熱，惡瘡，火熱。辟惡氣不祥，鬼毒。生咸陽。」又引《吴氏本草》曰：「石長生，神農：苦。雷公：辛。一經：甘。生咸陽或同陽。九百九十一」

姑活，

陶云：「方藥亦無用此者，乃有固活丸，即是冶葛一名耳。此又名冬葵子，非葵菜之冬子，療體亦異也。」蘇云：「《別錄》一名雞精也。」

立之案：「姑活」之急呼爲活，「雞精」亦活之緩呼，與「葛根，一名雞齊根」同義。

一名冬葵子。味甘，溫。

黑字云：「無毒。」

生川澤。

黑字云：「生河東川澤。」

治大風邪氣，濕痺寒痛。久服輕身益壽，能老。

別羇，

黑字云：「二月、八月採。一名別枝，一名別騎，一名鱉羈。」陶云：「方家時有用處，今俗亦絶耳也。」《本草和名》引《釋藥性》云：「一名鱉枝，一名馬革，一名別韉，一名鼈馬革。」

立之案：岡邨氏曰：「別羇，當作鼈羈。羈與藄通。鼈藄猶蕨萁，即茈藄也（一名紫蕨）。《爾雅》謂之月爾。月爾即蕨萁之訛轉，而別枝亦鼈藄之訛轉也。蕨、藄原一類，故《廣雅》以茈萁訓蕨。」《和名鈔》引崔禹《食經》云：「白者曰虌，黑者曰蕨，紫者曰藄。」《玉篇》：「虌，已列切。蕨也。紫，藄也。初生無葉，可食。」然《爾雅》《說文》俱「蕨」訓「鼈」，「藄」訓「月爾」，其白不謂之鼈，則古者唯蕨、藄二物耳。郭注《爾雅》云：「蕨，江西謂之虌。」則鼈是屬江西之方言，此合鼈、萁二字以爲茈藄之名者，猶併枸與杞，謂之枸杞也。又《爾雅》：「厥，其也。指物之辭。」而二字俱一意，可謂奇矣。此說可從。因攷《爾雅》「藄，月爾」。「月爾」之反爲藄。郭注云：「即紫藄也。似蕨可食。」蓋藄之爲言基也。年年每春生苗，無枯朽，基本不移，故名藄。俗呼「世牟末以」者是也。此數莖叢生，卷屈在一處，故名「世牟末以」。「世牟末以」即千卷之義歟。《爾雅》又云：「蕨，虌。」郭注云：「《廣雅》云紫藄。非也。初生無葉，可食。」《說文》云：「蕨，鼈也。」《爾雅釋文》云：「虌，亦作萁。葉初出鼈蔽，因以名云。」《詩釋文》云：「初生似鼈腳，故名焉。」蓋蕨之言橛也，謂橛然突出地上也。《本草和名》訓「和良比」。「和良比」者，即笑之義。此物初生卷屈，漸開見芽，芽似人口開笑之狀，故名歟。然綦與蕨本爲一類二種，故《廣雅》云：「茈綦，蕨也。」統言不分者也。《本草和名》引崔禹云：「蕨菜黑者，一名萁白者，一名藄紫者也。」所云黑者，即今俗呼「牟良佐岐和良比」，又「美也末和良比」者是也。所云白者，今俗呼「阿保和良比」，又「久佐和良比」者，而其莖色青白是也。所云紫者，即「世牟末比」也，其莖純紫無有餘色，三種分別尤明。蓋崔氏專論食用，故其詳如此耳。此黑字云二月、八月採，則藥必用其根，可知古不爲食用，唯根以爲藥用也。

味苦，微溫。

黑字云：「無毒。」

生川谷。

黑云：「生藍田川谷。」

治風寒濕痹，身重，四肢疼酸，寒邪歷節痛。

立之案：《醫心方》卅云：「蕨菜。」崔禹云：「味鹹，苦，小冷無毒，食之補中益氣力。」或云：「多食之睡，令人身重。作脯食之，又煮蒸乾，腊食之。」孟詵云：「令人腳弱不能行，消陽事，縮玉莖，多食令人髮落，鼻塞，目闇。小兒不可食之，立行不得也。」《證類》引陳藏器云：「蕨葉似老蕨，根如紫草。」按「蕨，味甘，寒。滑去暴熱，利水道，令人睡，弱陽。小兒食之，腳弱不行，生山間。人作茹食之」，又引《食療》云：「寒，補五藏不足，氣壅，經絡筋骨間毒氣，令人腳弱不能行。消陽事，令眼暗，鼻中塞，髮落，不可食。又冷氣。人食之多腹脹。」

立之竊謂：此物苦鹹，柔韌冷滑，故治濕痹節痛諸證，但虛寒人不可多服。故有令人腳弱，消陽事等之說也。皆是虛人誠多服之言也。

石下長卿，一名徐長卿。

陶云：「此又名徐長卿，恐是誤耳。方家無用此處，俗中皆不復識別也。」

味鹹，平。

黑字云：「有毒。」

生池澤。

黑字云：「生隴西池澤山谷。」

立之案：「山谷」二字，恐從「徐長卿」條錯入於此。今據刪正。

治鬼注精物，邪惡氣，殺百精蠱毒，老魅注易，亡走啼哭，悲傷恍惚。

立之案：本效與徐長卿主治甚相似，蓋原同物，說詳見上品「徐長卿」下。

翹根，

黑字云：「二月、八月採。」陶云：「方藥無不復用，俗無識者也。」《證類》作藕根，《新修》作藕根。今據《御覽》正。

味甘寒。

黑字云：「平，有小毒。」《御覽》引作「味苦」。又吳氏云：「神農、雷公：甘，有毒。」

生平澤。

黑字云：「生嵩高平澤。」

下熱氣，

黑字云：「以作蒸飲酒病人。」

益陰精，令人面悅好，明目。久服輕身耐老。

○《御覽》引《本草經》曰：「翹根味苦，生平澤，治下熱氣，益陰精，令人面悅好，明目。久服輕身能老。生嵩高。九百九十」又引《吳氏本草》曰：「翹根，神農、雷公：甘，有毒。二月、八月採，以作蒸飲酒病人。同上」

屈草，

黑字云：「五月採。」陶云：「方藥不復用，俗無識此者也。」

味苦，微寒。

黑字云：「無毒。」

生川澤。

黑字云：「生漢中川澤。」

治胸脅下痛，邪氣，腸間寒熱，陰痺。久服輕身益氣耐老。

○《御覽》引《本草經》曰：「屈草實根，味苦，微寒。生川澤。治胸脅下痛邪氣，腹間寒陰痺。久服輕身，補益能老，生漢中。九百九十一」

淮木，

陶云：「方藥亦不復用。」

一名百歲城中木。味苦，平。

《黑字》云：「無毒。」《御覽》引吳氏云：「神農、雷公：無毒。」

生平澤。

黑字云：「生晉陽平澤。」《御覽》引吳氏云：「生晉平陽、河東平澤。」

治久欬上氣，傷中虛羸，女子陰蝕，漏下赤白沃。

○《御覽》引《吳氏本草》曰：「淮木，神農、雷公：無毒。生晉平陽、河東平澤。治久欬上氣，傷中羸虛，補中益氣。九百九十三」

本草經卷下　六

六畜毛蹄甲，

陶云：「六畜，謂牛馬羊豬狗雞也。騾驢亦其類，駱駞出外國，方家並不復用。且馬牛羊鷄豬狗毛蹄，亦已各出其身之品類中，所主療，不必皆同此矣。」

立之案：《說文》云：「蹄，足也。」《和名抄》引《蒼頡篇》云：「蹄，足下也。」《切韻》云：「畜足圓曰蹄，歧曰甲。」而蹄，訓「比都米」。甲，訓「豆米」。蓋「豆米」者，突肉之義，謂突出之肉也。與「豆乃」同理矣。「比都米」者，「比良都米」之義。

又案：「都米都末利」，終極義，爪在端末，故名。《萬葉九》大橋之頭，訓「豆米」。

味鹹，平。

黑字云：「有毒。」

生平谷。

黑字云：「生山都山谷。」

立之案：此三字原在「鼺鼠」下，可證舊同條也。今因置於此。

治鬼注蠱毒，寒熱驚癇，癲痓狂走。駱駝毛尤良。

蘇云：「駱駝毛蹄甲，主婦人帶下赤白最善。」《開寶》云：「野駝生塞北，河西家駝爲用亦可。」《圖經》云：「今惟西北蕃界有之。此中盡人家畜養生息者入藥，不及野駝耳。」《外臺》引：「崔氏療痔，方取駱駝頷下毛，燒作灰，可取半雞子大，酒和頓服之。」

今案：《逸周書·王會篇》末載伊尹朝獻，《商書》正北胡所獻有橐駞。《廣韻·十九鐸》：「馲，盧各切。馲駝，又音託驝，上同。」而又有「駱」字。云：「白馬黑鬣曰駱。」又：「姓出東陽，吳有駱統。」不記駱駝義，因攷原作「橐他」，後作「驝駝」，又作「馲駝」，其音如「駱」，然未作駱，後從音改字，作駱駝也。又《聖惠方》「治痔瘻腫痛，膿血不止。黃礬丸。用駱駞胸前毛三兩半燒灰。」（《類聚》百八十二卷八十五葉背引）

鼺鼠，

陶云：「鸓是鼯鼠，一名飛生。狀如蝙蝠，大如鴟鳶，毛紫色，闇夜行飛行生。」《衍義》曰：「毛赤黑色，長尾，人捕得取皮爲煖帽，但向下飛則可，亦不能致遠。」

立之案：《本草和名》訓「毛三」，今俗呼「毛毛牟賀阿」（即「毛三」之轉也）者是也。「毛三」者，國語周旋之義。「毛三」，從高飛下，張肉翅周旋，無有止息，故名鼺鼠。蓋鼺之爲言回也，亦謂回轉無間也。此物《說文》入鳥部，云：「鸓，鼠形。飛走且乳之鳥也。」《爾雅》：「鼯鼠，夷由。」郭注云：「狀如小狐，似蝙蝠，肉翅，翅尾項脅毛紫赤色，背上蒼艾色。腹下黃，喙頷雜白，腳短爪長，尾三尺許。飛且乳，亦謂之飛生。聲如人呼，食火煙。能從高赴下，不能從下上高。」郝懿行曰：『《吳都賦》云：「狖鼯猓然。」劉逵注分「狖鼯」爲二，非也。狖，余幼切。即夷由也。「夷由」字之雙聲，合之則爲狖矣。』此說是也。《說文》「貁，鼠屬，善旋」可以證。蓋旋者與飛小異。飛者謂飛翔自在也。旋者謂從高飛下，不直飛而周旋也。《廣雅》

「鷂鴨，飛鸓也。」《漢書・司馬相如傳》張注云：「飛蝠，飛鼠也。其狀如兔而鼠首。以其頓飛。」郭璞云：「蝠，鼯鼠也。毛紫赤色，飛且生。一名飛生。」馬融《長笛賦》云：「猿蜼晝鳴，鼯鼠夜叫也。」劉逵《吳都賦》注云：「鼯大如猿，東吳諸郡皆有之。」《唐書・地理志》云：「台州土貢飛生鼠。」並皆鸓鼠之說也。或云鳥，或云蟲，或云獸，統言之則三者皆一。然以類別之，則從《本草經》而爲獸類鼠屬，最允當也。

又案：鷂鴨，亦鸓之緩呼耳。鼯鼠，《荀子》作「梧鼠」，是古字也。云：「梧鼠五技而窮。」《說文》云：「鼫，五技鼠也。謂能飛不能上屋，能緣不能窮木，能游不能渡谷，能穴不能掩身，能走不能先人。」蓋梧之言悟也，謂逆也。所云「五技而窮」者，即逆常理，故名梧鼠也。《萬葉》七ノ三六ヲ：「三國山木末爾住武佐左妣。」乃所云「武佐左妣」，謂鸓鼠也。

墮胎，生乳易。

陶云：「人取其皮毛，以與產婦持之，令兒易生。」唐本《難產通用藥》下云：「鸓鼠，微溫。」

立之案：此物與「伏翼」爲同類，而共能破血。伏翼明目，天鼠矢治腹中血氣，與鸓鼠墮胎爲同一理。生乳易者，亦破血之效也。墮胎與生乳易，雖似相反，至其破血爲效，則其理一也。《本經》此例尤多，不可不活看也。《外臺》卷卅四ウ二《小品》：「療婦人易生產飛生丸方。飛生一枚，槐子、故弩箭羽各十四枚，右擣末蜜丸，桐子大，覺便以酒服二丸，即易產。」

麋脂，

黑字云：「十月採，畏大黃。」陶云：「千百爲群，多牝少牡。人言一牡輒交十餘牝，交畢即死。其脂墮土中經年，人得之方好，名曰遁脂，酒服至良。」

立之案：《本草和名》訓「於保之加乃阿布良」。《和名抄》「麋，《漢語抄》云：於保之可。」《景行紀》《應神紀》《允恭紀》麋、鹿同訓。《和名抄》又引《四聲字苑》云：「麋似鹿而大，毛不斑。以冬至解角者也。」《說文》云：「麋，鹿屬。冬至解其角。」《月令·仲冬》：「麋角解。」《夏小正》：「十有一月，隕麋角。」《西山經》「西皇之山，多麋鹿」注：「麋大如小牛，鹿屬也。」《埤雅》：「麋，水獸也。青黑色，肉蹄。一牡能乘十牝，鹿屬也。鹿以夏至隕角，而應陰。麋以冬至隕角，而應陽。」又云：「《淮南子》曰：孕婦見鬼，而子缺唇。見麋而子四目。物有似然，而似不然者。」麋有四目，其二夜目也。類從所謂目下有竅，夜即能視之是也。李時珍曰：「麋似鹿而色青黑，大如小牛。肉蹄，目下有二竅，爲夜目。今獵人多不分別，往往以麋爲鹿。牡者，猶可以角退爲辨。」《漢書·五行志》云：「劉向以爲麋色青。麋之爲言迷也。蓋牝獸之淫者也。」《白虎通》云：「麋之言迷也。」岩太洲曰：『羽州、信州有呼白鹿者，似鹿，大如小牛，灰白色。角亦似鹿而少岐，纔爲兩岐，其毛稍黑，本淡青。遠望則如白色，故名白鹿。云此物古訓「於保之可」者，而眞麋鹿也。』小野氏曰：「形大於鹿而青黑色，臍黑，目下別有二目，即夜目也。牡有角，牝無角，亦與鹿同。其角梢分岐，與鹿角分枝如珊瑚不同。又有扁闊如手掌，又如銀杏葉者。」《物理小識》云：「其角丫叉。」《本經逢原》云：「凡角大而毛色淡白者，即爲麋角。」《遵生八牋》注：「角丫叉不齊，白如象牙出水澤中，非山獸也。大者，二十斤一副，生海邊是也。」今猶藝州巖嶋多收麋角，云北蝦夷，亦多獲此物，皮角共至。

一名宮脂。

立之案：黑字云：「不可近陰，令痿。」陶云：「尋麋性乃爾婬快，不應萎人陰。一方言不可近陰，令陰不萎。此乃有理。」孟詵云：「麋肉多食令人弱房。」又云：「角益陽道，不知何因與肉功不同爾。」據此數說攷之，則麋脂大熱，故卻令陰萎，與其「肉多食令人弱房」同理。此脂令陰萎，若以此脂傅陰，則可爲閹人，故名宮脂。《醫心方》卷廿八房内部用藥石第廿六篇引葛氏方云「欲令陰萎弱。方　取水銀、鹿茸、巴豆雜搗末和調，以眞麋脂和，傅莖及囊，帛苞之。若脂強，以小麻油雜煎，此不異閹人」可以證也。鹿脂亦令陰萎，故詳見鹿條諸家言。

味辛，溫。

黑字云：「無毒。」陳士良云：「麋，大熱。」

生山谷。

黑字云：「生南山山谷，生淮海邊澤中。」陶云：「今海陵間最多。」何君謨云：「麋是澤獸。」

治癰腫，惡瘡，死肌。

葛氏：「療年少氣盛，面生皰瘡，塗麋脂即差。」

立之案：即是辛散之功也。

寒風濕痹，四肢拘緩不收，風頭腫氣，通湊理。

黑字云：「柔皮膚。」孟詵曰：「肉，益氣補中，治腰腳。肉多無功用，所食亦微補五藏，不足氣。」蘇云：「麋茸，服之功力勝鹿茸。」孟洗云：「茸，丈夫冷氣及風，筋骨疼痛。作粉長服。又於漿水中研爲泥塗面，令不皺，光華可愛。」日云：「角，添精補髓，益血脈，暖腰膝。悅色壯陽，療風氣，偏治丈夫勝鹿角。」又云：「治腰膝不仁，補一切血病也。」○《御覽》引《本草經》曰：「麋脂近陰，令人陰痿。九百八十八」

豚卵，

黑字云：「陰乾藏之，勿令敗。」

立之案：《外臺》卷三天行陰陽易方篇：「深師療陰陽易病。方　取豚卵二枚，溫令熱，酒吞之則差。」又《外臺》引《古今錄驗》療五癲莨菪子散，方中用「豬卵一具，陰乾百日」，古方所用唯此耳。而《圖經》云：「豚卵，當是豬子也。」此說尤非。李時珍曰：『豚卵即牡豬外腎也。牡豬小者，多坎去卵，故曰豬卵。《濟生方》謂之「豬石子」者是也。《三因》治消渴方中有「石子薺苨湯」，治産後蓐勞，有「石子湯」並用豬腎爲「石子」，誤矣。』此說可從。但《濟生》《三因》二書所說「石子」，並是謂豬腎，非謂外腎也。攷《濟生方》治産後蓐勞發熱，有豬腰子圓，用豬腰子一雙，去白膜，切作柳葉片。而無「豬石子」。李氏所見其本自異歟？其云腰子，則非外腎可知也。《本草和名》訓爲「乃布久利」是也。

一名豚顛。

立之案：顛，蓋「齻」字之義。《素問·上古天眞論》：「三七腎氣平均，故眞牙生而長極。」王冰注云：「眞牙謂牙之最後生者。」楊上善曰：「眞牙，後牙也。」二說共古名。「宇須波」，今俗呼「奧齒」。《說文》云「子牙，牡齒也」是也。二氏不知「眞牙」即「齻牙」，故以「眞牙」爲牙也。所云「眞牙」，即「齻牙」之義，古字假借耳。《儀禮·既夕禮》「右齻左齻」注云：「齻象齒堅。」疏云：「右齻左齻，謂牙兩畔最長者，象生時齒堅也。」《釋文》：「齻，丁千反。又謂之奇牙。」《楚辭·大招》：「靨輔奇牙，宜笑嫣只。」《淮南子》「奇牙出靨酺搖」高誘注：「將笑故好齒出也。」《說文》：「猗，虎牙也。」即奇牙字，是云「齻」，云「奇牙」皆同。今俗呼「絲截齒」者是也。《北齊書》：「太上主生齻牙，中書監徐之才拜賀曰：此智牙，生者聰明長壽。太上悅而賞之。」所云齻牙，即謂今俗呼「親不知齒」者。《說文》「齯，老人齒」是也。齯固非齻牙也。而齯亦呼齻牙，出俗稱，非正名者也。其說與王、陽（當作「楊」）二氏相類。此云豚顛者，即豬之下齒最長彎出兩頰者，所云豬牙是。此物與豚卵同效。若無卵則可用顛也。亦鷹肪、鶩肪等之例耳。蓋顛之爲言槇也，大也。此牙特槇，然大聳出，故曰顛也。黑字云「齒主小兒驚癇」，亦同效之證也。

又案：豚顛者，即豚頭。頭與卵首尾互同其效，共是血液之物，宜有破血之功。蘇云「《別錄》云頭亦主小兒驚癇，及鬼毒去來，寒熱五癃」，孟詵云「大豬頭，主補虚乏氣力，去驚癇，五痔，下丹石」共可以證矣。二說未決，俟後攷耳。

味甘，溫。

黑字云：「無毒。」

治驚癇癲疾，鬼注蠱毒，除寒熱，賁豚，五癃，邪氣，攣縮。

立之案：豚卵乃宗筋之所繫，血脈之所集。故能解筋脈之諸濕邪毒，又能破血。蘇云：「血主奔豘暴氣，中風頭眩，淋歷，乳汁療小兒驚癇。」共是血液與卵稍同其效也。

又案：豚卵治賁豚者，與百合治百合病同理。陶注雀肉云「雀頭血治雀盲」亦同。《醫心》卷六廿七ウ引：「《刪繁方》治轉筋，陰囊卵縮入腹，腹中絞痛云云方，取豘子一頭，杖撞卅六下，放於戸中逐之，使喘極，刺脇下。取血一升，以酒一升共和飲。若無酒單血好，勿令凝也。」

猪懸蹄，

立之案：《說文》：「蹏，足也。」《和名抄》引《蒼頡篇》云：「蹄，畜足下也。」《延喜式》豬蹄訓爲「乃豆米」。

治五痔，伏熱在腸，

立之案：伏腸，唯一見於此矣，他書無攷。蓋痔瘡伏在腸中之謂，後世所云「内痔」是也。又謂之腸痔。見蘗木、蛇蜕下。

腸癰内蝕。

立之案：豬懸蹄，亦是破血之物，故治痔及腸癰。蓋内痔、腸癰共爲瘀血内鬱證。用懸蹄者，所以破散鬱毒滯血也。

燕矢，

陶云：「鷰有兩種，有胡，有越。紫胸輕小者是越鷰，不入藥用。胸斑黑，聲大者，是胡鷰。俗呼胡鷰爲夏候，其作窠憙長，人言有容一匹絹者，令家富。窠亦入藥用，與矢同，多以作湯洗浴，療小兒驚邪也。窠戶有北向及尾倔色白者，皆數百歲鷰，食之延年。凡鷰肉不可食，令人入水爲蛟龍所呑，亦不宜煞。」孟詵云：「石鷰在乳穴石洞中者，冬月採之堪食，餘者不中，只可治病。」

立之案：《本草和名》訓「都波久良女」。蓋「都波」者，「都也波」之略，猶「都波岐」（山茶）之「都波」。而彼云「光葉」，此謂「光羽」。羽、葉共訓波，故同其語耳。「久良」者，「久呂」之轉，乃謂色黑也。「女」者，棭齋翁曰：『「牟禮」之急呼爲「米米」者，謂羣也。』凡雀，訓「須須女」。領訓「比米」，鷗訓「加萬女」。燕訓「都波久良女」。並「女」謂「群飛」也。「都波久良女」者，謂光羽黑身善群也。今俗呼「都波久良」，又「都波女久呂」，又「都波女」，並「都波久良女」之略偁也。陶所說「越燕」者，春社前後來，結窠人家屋中，秋社前後去。形小，腹下白色，胸紫色。俗呼「古都波女」者是也。胡鷰者，《和名抄》引揚氏《漢語抄》胡鷰子，訓「阿萬止利」，乃雨鳥之義。此物不來巢市井，多在山寺、堂閣椽間結窠。其形壇長，有底，形大，而胸斑文如告天子（ヒバリ）狀，腹下黃色，雨前必群飛，俗呼「於保都波女」，又「也未都波女」，又「阿末都波女」者是也。

味辛，平。

黑字云：「有毒。」陳云：「鷰屎有毒。」日云：「石鷰，暖無毒。」

生平谷。

黑字云：「生高山，平谷。」

立之案：蓋云平谷者，越燕。云高山者，胡燕也。

治蠱毒鬼注，逐不祥邪氣。

陶云：「多以作湯洗浴，療小兒驚邪。」陳云：「主瘧，取方寸匕，令患者發日平旦，和酒一升，攪調。病人兩手捧椀，當鼻下承取氣，慎勿入口，毒人。又主蠱毒，取屎三合，熬令香。獨頭蒜十枝，去皮和擣爲丸。服三丸，如梧桐子，蠱當隨痢下而出。」孟詵云：「石鷰，取二十枚，投酒一升中，漬之三日後，取飲。每服一二盞，隨性多少，甚益氣力。」日云：「石鷰，壯陽，暖腰膝，添精補髓益氣，潤皮膚，禦風寒嵐瘴溫疫氣。」

立之案：此物夏出冬蟄。好陽惡陰，故能除陰濕不祥之邪毒，竟是破血之最者。

破五癃，利小便。

《葛氏方》：「若石淋者，取鷰屎末，以冷水服五錢匕。旦服，至食時，當尿石水。」《肘後方》：「治卒大腹水病，取胡鷰卵中黃，頓吞十枚。」日云：「石鷰，縮小便。」

立之案：燕矢，破血通經，故能令人利尿。日華所云「石燕縮小便」，是謂肉效也。

天鼠矢，

黑字云：「十月十二月取。惡白斂、白薇。」陶云：「方家不復用，俗不識也。」蘇云：「李氏《本草》

云：即伏翼屎也。伏翼條中不用屎，是此明矣。《方言》名仙鼠。伏翼條已論也。」《開寶》云：「一名夜明沙。」

立之案：《本草和名》訓「加波保利」。《醫心方》訓「加波保利乃久曾」，與「伏翼」同訓，非是也。天鼠者，即仙鼠，非人家屋間物。黑字云：「生合浦山谷。十月十二月取。」可以證矣。今俗呼「美也末可夫保利」者是也。詳見「伏翼」條下。

又案：夜明沙之名，始出於日華子，《開寶》據之。而此是蝙蝠糞，即「加波保利乃久曾」也。與天鼠矢各物，然一類二種，則其效相同，可知耳。

一名鼠姑，

原「姑」作「法」，今據《本草和名》正。

立之案：此物鼠屬而非鼠，有肉翅而能飞，故名鼠姑，蓋亦古之俗稱。與牡丹一名鼠姑，同名異義。

一名石肝。

立之案：肝蓋鶾之假借字，或作鳱，或作侃。《廣韻》云：「鶾鴠，鳥名。」《廣雅》：「鶡鴠，鶾鴠也。」《方言》：「鶾鴠，自關而西秦隴之内，謂之鶡鴠。」郭璞注云：「鳥似雞，五色，冬無毛赤倮，晝夜鳴，好自懸於樹也。」《月令·仲冬之月》「鶡旦不鳴」鄭注云：「鶡旦夜鳴，求旦之鳥也。」《呂氏·仲冬紀》注云：「鶡鳴，山鳥，陽物也。是月陰盛，故不鳴也。」《說文》：「鴠，渴鴠也。」坊記引《詩》云：「相彼盍旦，尚猶患之。」《七發》云：「朝則鸝黃鳱鴠鳴。」《御覽》引《廣志》云：「侃旦冬毛希，夏毛盛。」竊謂「渴旦」之急呼爲鳱。此作「肝」者，古字假借，從肉，亦豬字作䐗之例歟。鶡鴠，即寒號蟲，其糞謂之五靈脂，始見《開寶本草》。《嘉佑》云：「寒號蟲，四足，有肉翅，不能遠。天鼠亦倒懸，肉翅，似鶡鳴而小，在山谷石窟中，故名曰石肝也。」余曩遊歷相州，嘗訪甲州猿橋，猿橋之西北有山，曰巖殿山。山上總是一塊石，其山半向北有石窟，蓋天然巖窟，非人工所能爲也，實爲郡内一大勝地。窟中有七祠，傳云：武田氏叛臣小山田，某天正中爲織田兵，被迫逐自死於此。其黨七人，今爲七祠云。余登於此，實弘化丁未八月廿八日也。此日天氣晴美，然山北寂寂自寒，卷柏如林。忽看大蝙蝠躍躍飛來。將把杖打不得，遂飛入本祠床下。就窺床下，床下有數萬大蝙蝠，皆倒懸相並，如望胡蘆架下，不覺聳然肌生粟。大蝙蝠即天鼠也。因賦得一絶云：「削成石窟屬天機，中有靈祠列七扉。上盡雲梯冷如水，只看仙鼠迫人飛。」

味辛，寒。

　黑字云：「無毒。」

生山谷。

　黑字云：「生合浦山谷。」

治面癰腫，

　黑字云：「去面黑皯。」

皮膚洗洗時痛，腹中血氣，

立之案：此物破血通經，故治面癰。皮膚洗洗時痛者，亦血熱之證。「腹中血氣」，餘條所無，蓋血氣者，血熱之謂。謂腹中有鬱血熱氣，故爲「皮膚洗洗時痛」之證也。

破寒熱積聚，除驚悸。

立之案：亦是破血之功也。天鼠矢與五靈脂爲一類，其功亦相類似。《開寶》云：「五靈脂，療心腹冷氣，小兒五疳，通利氣脈，女子月閉。」並可以爲徵。然則今藥用，宜代「五靈脂」而可。

蝦蟆，黑字云：「五月五日取，陰乾，東行者良。」陶云：「此是腹大，皮上多痱磊者，其皮汁甚有毒。犬嚙之，口皆腫。」蕭炳云：『腹下有丹書「八」字者，以足畫地，真蟾蜍也。』《雷公》云：「其蝦蟇，皮上腹下有斑點，腳短，即不鳴叫。」陳云：「蝦蟇、蟾蜍，二物各別。陶將蟾蜍功狀注蝦蟇條中，遂使混然採取無別。今藥所賣，亦以蟾蜍當蝦蟇，且蝦蟇背有黑點，身小，能跳接百蟲，解作呷呷聲，在陂澤間，舉動極急。《本經》書功，即是此也。蟾蜍身大，背黑無點，多痱磊，不能跳，不解作聲，行動遲緩，在人家濕處。《本經》云：蝦蟇，一名蟾蜍。誤矣。」

立之案：《爾雅·釋魚》「鼀鱦，蟾諸」郭注云：「似蝦蟆，居陸地。」《淮南》謂之「去蚊」，又云：「在水者黽。」注云：「耿黽也，似青蛙，大腹，一名土鴨。」《說文》：「𧌒鼀，詹諸。以脰鳴者。」又云：「鼀或作鱦。」郝云：「是𧌒鼀，即鼀鱦一聲之轉。」又云：『《書·大傳》云：「濟中詹諸。」鄭注：「詹諸，鱦鼀也。」按：鱦鼀，《詩》借作「戚施」，以喻醜惡。但《大傳》所說是鼁黽在水中者，《爾雅》所言則詹諸居陸地者，本不同物，古多通名，故《本草》蝦蟆，《別錄》：「一名蟾蜍，一名鱦，一名去甫，一名苦蠪。」陶注云：「此是腹大皮上多痱磊者。」今按陶說正是詹諸，俗作蟾蜍，非蝦蟆也。蝦蟆小而土黃色，詹諸大而黑黃色。其行遲緩，故名鼀鱦。鼀鱦，猶局蹙也。去蚊，即去甫，《夏小正》「鳴蜮，以蜮爲屈造」，《淮南·說林篇》「以屈造爲鼓」。「造屈」與「鼀造」，與「鱦」俱聲相轉。』此說可從。但以「蜮屈造」，爲「鼀鱦」，非是。蓋謂蜮是蟈異構，屈造、鼓造急呼之共爲合。《爾雅》注：「耿黽，一名土鴨。」《周禮》鄭注：「黽，耿黽。」「耿黽」之急呼亦爲合。《本草和名》引《小品方》「一名仇道」。仇道亦爲合，即水蛙其鳴蛤蛤者是也。不可以爲詹諸矣。

又案：《爾雅·釋蟲》云：「鼃蟆。」注云：「蛙類。」《說文》云：「蟆，蝦蟆也。」竊謂蟆古音必如栢，則鼃蟆、蝦蟆共急呼爲蟈。蟆今音如麻，則鼃蟆、蝦蟆之反爲嗹。《說文》：「鼃，蝦蟆也。從黽圭聲。」《玉篇》：「蛙，胡媧切，蝦蟇也。又烏瓜切。」又云：「鼃，胡媧切，蝦蟇也。今作蛙。鼃，同上。」《廣韻·十三佳》：「蛙，蝦蟆屬，烏媧切。鼃，上同。又戶媧切。鼃，蛙屬，戶媧切。」所云「胡媧切」，猶存古音。其「烏媧切」者，用今音也。《廣雅·釋魚》：「鼃，蟈長股也。」又云：「鼃，蝦蟇也。」《國語·晉語》注、《晉書音義》《後漢書·張衡傳》注、《列子·天瑞》釋文、《禮記·月令》釋文並同。《越語》注云：「鼃黽，蝦蟇也。」《淮南子》云：「蝦蟇鳴燕降，而通路除道矣。」鄭注《周禮·蟈氏》「掌去蛙黽」云：「齊魯之間謂鼃爲蟈。」又叙「官蟈氏」注：「鄭司農云：蟈當爲蜮。蜮，蝦蟇也。」《月令》曰：「螻蟈鳴，故曰掌去蛙黽。」蛙黽，蝦蟇屬。書或爲「掌去蝦蟇」。玄謂：「蟈，今御所食蛙也。字從蟲國聲。」《千金》：「治蛙瘻方。蛇腹中蛙，灰封之。」《外臺》引：「《集驗》療鼠瘻方。蛇腹中鼠、蝦蟇，燒末，酒服方寸匕，甚效。」又《醫心方》卷十八五六ヲ引《集驗方》云：「蝦蟇，青背長身者，共是指青蛙以爲蝦蟇也。」共是鼃、蟈同物之證也。《本經》蝦蟇，即謂鼃也。《別錄》「一名蟾蜍」，是鼃與蟾蜍同效，併此爲一名，亦「鷹肪，一名鴽肪」「莧實，一名馬莧」等之例也。注家不知此理，故紛紛聚訟，遂不一決。今皆抹殺而不取矣。又有以蝦蟇爲蟾蜍者。《月令》疏引李巡云：「蟾諸，蝦蟆也。」《史記·龜策傳》云：「月爲刑而相佐，見食於蝦蟇。」《黃帝蝦蟇經》所圖亦寫蟾蜍。《御覽》引《宋書》云：「張暢弟收，嘗爲猘犬所傷。醫云宜食蝦蟇膾，收甚難之，暢含笑先嘗，收因此乃食，創亦即愈。」又引《神仙傳》云：「葛玄指蝦蟇使舞，皆應絃節，使止乃止。」天名精，白字：「一名蝦蟇藍。」黑字：「一名蟾蜍蘭。」《荀子·正論》注云：「鼃，蝦蟇類也。」《莊子·秋水》釋文引司馬注云：「鼃，水蟲形似蝦蟇。」《晉書音義》下引

《字林》云：「鼃，似蝦蟇。」《周禮》序「官蟈氏」注云：「鼃黽，蝦蟇屬。」《漢書·武帝紀》：「元鼎五年，鼃蝦蟇鬭。」師古曰：「鼃，黽也。似蝦蟇而長腳，其色青。」師古又注《急就篇》：「水蟲，科斗。鼃，蝦蟇。」云：「鼃，一名螻蟈。色青，小形而長股。蝦蟇，一名螯。大腹而短腳。」《外臺》引：「《肘後》療月蝕瘡方。於月望夕取兔屎，仍内蝦蟇腹中，合燒爲灰末，以傅瘡上，差止。《集驗》、崔氏同。」共是曰蝦蟇，而實指蟾蜍也。所云鼃蝦蟇鬭者，水蛙與陸蠏共鬭也。余嘗在津久井縣之日，觀春夏間蟾蜍與水蛙數千相鬭水池中，熟視之，相負相持，綢繆不動者，正是交接也。群鬭中或有死者，故俗呼爲蛙戰，而實非戰也。「元鼎五年，鼃蝦蟇鬭」者，蓋亦此歟。又《爾雅·釋魚》：「科斗，活東。」郭云：「蝦蟆子。」《釋文》引樊孫云：「科斗，蟾諸子也。」立之謂，蟾諸雖云生陸地，春月交合必在池水漸洳中，其卵胎亦在水中，淡黑色透徹，如繩子長丈餘。中有如烏麻小黑點數萬，是蟾蜍胎也。其圓塊，大六寸許，如毬，色白，中有小黑卵，是蝦蟇胎也。然則郭云「蝦蟇子」，樊孫云「蟾諸子也」，共可通。

味辛，寒。

黑字云：「有毒。」陶云：「其皮汁甚有毒。」《藥性論》云：「蟾蜍，臣。」日云：「蝦蟇，冷，無毒。蟾，涼，微毒。」

立之案：黑字及陶所說，並是謂「蟾蜍」也。黑字別有鼃條，云：「味甘，寒，無毒。一名長股。生水中，取無時。」則黑字所云鼃者，白字所云蝦蟇也。《本草和名》「蝦蟇」下引《兼名苑》云「一名蛙黽，一名螻黽，一名長股」可以證矣。

又案：《本草和名》訓「比支」，是黑字「蟾蜍」之名也。「比岐」者，夏月夜出，食蚊子及諸蟲，不以口相接，以氣引蟲子，以送入口中。以其引入口内，故名「比支」。又鼃，訓「加倍留」。《和名抄》蝦蟆，訓「加閇流」，而引《唐韻》云：「蛙，蝦蟇也。」蟾蜍，訓「比支」，而引《兼名苑》注云「蟾蜍，形似蝦蟇而大，陸居者也」是也。鼃、蝦蟇同訓「加倍留」。皇國古昔，亦以爲同物之證也。新井氏曰：「加倍留者，變成之義，鳥卵化雛鰤，子化魚，共呼爲加倍留。蝦蟇子初生如綬帶變爲科斗。科斗又變爲蝦蟇，故名曰加倍留。」此説可從。谷川氏曰：「蝦蟇，雖遐棄遠處，慕還本處，故名加倍留。」非是也。

又案：鼃、蛤共以鳴聲名。陶云：「大而青脊者，俗名土鴨，其鳴甚壯。」日云：「青鼃，身青綠者是。」《圖經》云：「似蝦蟇而背青綠色，俗謂之青蛙。」陶云「土鴨」即《爾雅》所謂「在水曰黽者」是也。《衍義》云：「鼃，其色青，腹細嘴尖，後腳故善躍，大其聲則曰蛙，小其聲則曰蛤。」《祕傳花鏡》云：「一蛙鳴，百鼃皆鳴，其聲甚壯，故名曰鼃鼓，至秋則無聲矣。」並是也。鼃，即蝦蟇。今俗呼「阿乎加閇流」，又「阿之奈賀加閇流」者是也。

又案：「詹諸」之急呼爲諸。諸又作蜍，蓋蜍之爲言徐也，言徐行不躍起，與鼃相反也。凡蟲類善鳴者，必疾行自在而性敏，不鳴者，必徐行而性鈍。鳴蟬、啞蟬，鼃、蟾之類是也。是天地自然之理，宜必然而然者也。雷公云：「蝦蟇，皮上腹下有斑點，腳短即不鳴叫。」是即今俗呼「久呂比岐」者也。又云：「蟾即黄斑，頭有肉角。」是即今俗所云「阿加比岐」者也。今俗藥用，亦以赤蟾爲上也。

生池澤。

黑字云：「生江湖池澤。」又云：「鼃生水中，取無時。」《蜀本圖經》云：「今所在池澤皆有。」陳云：「蝦蟇在陂澤間，蟾蜍在人家濕處。」《圖經》云：「蝦蟇，今處處有之。」

治邪氣，

《外臺》引：「《集驗》療卒狂言鬼語方。燒蝦蟇，擣末服方寸匕，日三服。《肘後》、文仲同。」

破癥堅血，癰腫陰瘡。服之不患熱病。

《藥性論》：「亦可單用，主辟百邪鬼魅，塗癰腫，及治熱結腫。」日云：「蝦蟇，治犬咬及熱狂，貼惡瘡，解煩熱，色斑者是。」《千金》：「癰疽敗及骨疽方。用自死蝦蟇一枚，頭髮一把，以豬膏一斤半，內二物煎之。消盡下之，欲冷，內鹽一合，攪和，以膏著瘡中，日一易。蟲出如髮，蟲盡愈。」引《外臺》《外臺》引：「深師療癬神驗方。取乾蟾蜍燒灰末，以豬脂和塗之，良。」

立之案：此物辛寒，能破血解熱，故治一切瘀血、血熱諸症。《圖經》云：「陶隱居所謂能解犬毒及溫病斑生，生食之，並用蟾蜍也。《本經》云：主邪氣，破堅血之類，皆用蝦蟇。二物雖一類而功用小別是也。」

又案：此所云熱病者，即謂溫疫也。木香條云「溫氣」，升麻條云「溫疫」，練實條云「溫疾」皆同，而生動之物與草根木皮，其功不同。

石蠶，

陶云：「李云江左無識此者，謂爲草根，其實類蟲，形如老蠶，生附石。傖人得而食之，味鹹而微辛。李之所言有理，但江漢非傖地爾。大都應是生氣物，猶如海中蠣蛤輩，附石生不動，亦皆活物也。今俗用草根，黑色多角節，亦似蠶，恐未是實。方家不用沙蝨，自是東間水中細蟲。人入水浴，著人略不可見，痛如鍼刺，挑亦得之。今此名或同爾，非其所稱也。」蘇云：「石蠶，形似蠶，細小有角節，青黑色，生江漢側石穴中。岐隴間亦有，北人不多用，採者遂絕爾。今隴州採送之。」《蜀本》注云：「按此蟲所在水石間有之，取以爲鈎餌者是也。今馬湖石門出此最多，彼人好食之，云鹹，微辛。」《衍義》云：「附生水中石上，作絲繭如釵股，長寸許，以蔽其身，色如泥，蠶在其中，此所以謂之石蠶也。今方家用者絕稀，此亦水中蟲耳，山河中多。」

立之案：《本草和名》云：「唐。」《醫心方》同。陶所引李說，及蘇注《蜀本》《衍義》所說，共皆爲同物，而今俗呼「伊佐古牟志」者是也。在流水中綴小沙爲窠，附大石。釣客取以爲釣餌，其蟲形如小蠶，淺黄色，長五六分，後羽化而飛去。一種有以粗沙石爲窠者，蟲長一寸許，青黑色，後化爲紺蟠飛去云。又一種，有呼大黑蟲者，諸州清溪皆有。和州南都興福寺中，小流所産爲名品，亦綴小沙五六枚爲窠，形如大黑天像，長四五分，至七八分。又一種有羽州呼「古美加都岐」者。蟲長寸許，以細沙作細筒子，蟲在其中，一頭纔出足以行，土人取蟲以爲釣餌，並皆石蠶也。其功亦當相同矣。

一名沙蝨。

陶云沙蝨，自是東間水中細蟲，人入水浴，著人，略不可見，痛如鍼刺，挑亦得之。今此名或同爾，非其所稱也。蓋沙蝨爲物入人肉刺人，亦與水蛭、蝱蟲，利水破血同理。而與石蠶同效，故以爲一名。猶鷹肪、鶩肪例也。《御覽》引吳氏作「一名沙蜯」。沙蜯恐與蓬活之「蓬」同，即鋒刮之義。謂在沙中以鋒刺人肉歟。竊謂沙蝨，非可入藥物，此「一名沙蝨」，恐是即石蠶中一種細小，俗呼大黑蟲者歟。此物細小不宜名蠶，宜名蝨，而非別物，全是同類中細小者也。

立之案：《廣雅》云：「沙蝨，蝘蜁也。」（《御覽》引作「蜁」也）《御覽》引《廣志》曰：「沙虱色赤，大不過蟣，在水中，入人皮中，殺人。」又引《淮南・萬畢術》曰：「沙虱，一名蓬活，一名地脾。」《抱朴子・登涉篇》云：「沙蝨，新雨後及晨暮前跋涉，必著人，其大如毛髮之端，初著人便入其皮裏，其所在如芒刺之狀，小犯大痛，可以鍼挑取之。正赤如丹，著爪上行動，若不挑之，蟲鑽至骨，便周行走入身。其與射工相似，皆殺人。」

味鹹，寒。

李云：「味鹹而微辛。」黑字云：「有毒。」《御覽》引吳氏曰：「神農、雷公：鹹，無毒。」

立之案：無毒謂石蠶，有毒謂沙蝨歟。沙蝨必有毒，石蠶何毒之有邪。

生池澤。

黑字云：「生江漢池澤。」蘇云：「生江漢側石穴中，岐隴間亦有。今隴州採送之。」《蜀本》注云：「今馬湖石門出此最多。」《圖經》云：「今此類川廣中多有之。」

治五癃，破五淋，墮胎。

立之案：《唐本草》諸病通用藥·小便淋下云：「石蠶，寒。」

立之案：本功治石淋及墮胎，共是用「石蠶殼」也。猶與用牡蠣、海蛤、烏賊、魚骨同理。本纏綴水中小石爲之窠，用其窠因解石淋之凝結石淋，鹹味之被熱煎迫，所作石蠶，鹹寒能破之，亦以類相攻之義也。

肉解結氣，利水道，除熱。

立之案：既以小石纏綴之窠爲殼，則遂以在內之蟲爲肉也，亦與牡蠣、海蛤之類同看過耳。蓋是上世之遺言，非後世所能爲也。亦與馬刀、貝齒其效相類，可參攷矣。〇《御覽》引《本草經》曰：「沙虱，一名石蠶。（九百五十）」又引《吳氏本草》曰：「石蠶，一名沙蜯。神農、雷公：鹹，無毒，生漢中。治五淋，破隨肉，解結氣，利水道，除熱。（八百廿五）」

蛇蛻，

黑字云：「五月五日、十五日取之良。畏磁石及酒。」陶云：「草中不甚見虺、蝮蛻，惟有長者，多是赤䗴、黃頷輩，其皮不可復識。今往往得爾，皆須完全。石上者彌佳。」雷公云：「凡使，勿用青、黃、蒼色者，要用白如銀色者。」《衍義》云：「蛇蛻，從口翻退出，眼精亦退。」《外臺》引《古今錄驗》療丁腫方，用蛇蛻皮。方後云：「蛇皮不得帶赤色，有毒。純白者上。」《本草和名》訓「倍美乃毛奴介」。

立之案：「倍美」者，「波美」之轉。今京俗猶呼蝮蛇爲「波美」，或訛云「波米」。大和俗呼「波毘」，蓋古語之偶存者。「波美」者，食也，嚙也之義。蝮蛇之類，好嚙食人肉，故名「波美」也。「毛奴介」者，「毛呂奴岐」之略，其皮全然脱卻，故名曰「毛奴介」，今俗語曰「末留牟岐」者，亦「毛呂奴介」之轉耳。《和名抄》蛻，訓「毛奴久」。《新撰字鏡》蛻，訓「毛奴介加波」。《說文》云：「蛻，蛇、蟬所解皮也。」《玉篇》云：「蛻，蛇皮也。」《和名抄》引野王案云：「蛻，蟬、虵之解皮也。」

一名龍子衣，

立之案：石龍子，呉氏：「一名山龍子。」因攷凡云龍子者，蛇類之俗偁。蓋亦古言爾，蛇易共以爲龍之子也。衣者，即謂蛻皮也。《外臺》卷廿三（五三ヲ）引《救急》云「石龍衣，一大兩蛇蛻皮是也」可以徵矣。

一名蛇符，

立之案：符，《本草和名》作「苻」，《御覽》引呉氏作「附」，共爲「孚」之假借。「苻」是「符」之俗，「符」「皮」，一聲之轉。《莊子・齊物論》：「蛇蚹蜩翼。」《釋文》司馬云：「謂蛇腹下齟齬，可以行者也。」案：符正，蚹俗。《史記・律曆書》：「言萬物剖符甲而出也。」《索隱》云：「符甲，猶孚甲也。」《淮南・俶眞訓》「蘆苻之厚」注：「苻蘆之中白苻，讀麪䴹之䴹也。」《後漢・章帝紀》「萬物莩甲」注《前書音義》曰：「莩，葉裏白皮也。」《法言・修身篇》「糟莩曠沈」柳宗元注云：「莩如葭莩之莩，目精之表也。」《漢書・中山靖王勝傳》「非爲葭莩之親」注：「張晏曰：莩，葉裏白皮也。」晉灼曰：「莩，葭裹之白皮也。」師古曰：「莩者，其筩中白皮至薄者也。」《詩・大田》箋「謂莩甲始生」疏「孚者，米外之粟皮。」因攷莩，是薄皮之字，亦通内外而言之也。符之言薄也。「苻鬼目」之字，亦作「符」。見《漢書·司馬相如傳》師古注，而「蛇符」亦古言謂「蛇蜕白皮」，如蘆筒中白皮至薄者也。

一名龍子單衣，

立之案：已云「龍子衣」，又云「龍子單衣」，此四字恐似黑字。《御覽》引呉氏「有龍子單衣，龍皮，龍單衣」三名，可併攷。

一名弓皮。

立之案：弓，非弓矢義，蓋「弓」與「丩」古音通。《説文》：「丩，相糾繚也。」則丩爲蛇隱名，猶云糾龍也。一説弓即龍字，同音通用，借作弓。

又案：弓，即穹隆蜿曲。蛇狀如此，故蛇古有弓名也。《山海·中次九經》「空奪」郭注：「即蛇皮脱也。」

案：空，當作「它」字之誤也。故郭氏解如此可證也。兒約之曰：「《本經》一名弓皮。弓者，空之義，弓與空，聲音相近。」然則《山海經》亦「空」字，非誤字歟。

味鹹，平。

黑字云：「甘，無毒。」《藥性論》云：「蛇蜕皮，臣，有毒。」

生川谷。

黑字云：「生荊州川谷及田野。」陶云：「石上者彌佳。」《圖經》云：「今南中於木石上及人家屋栱間多有之。」

治小兒百二十種驚癇，瘈瘲，癲疾，寒熱。

黑字云：「弄舌搖頭，大人五邪，言語僻越。」《藥性論》云：「能主百鬼魅。」日云：「治蠱毒，辟惡，治小兒驚悸，客忤。」《食療》云：「蛇蜕皮，主去邪，治小兒一百二十種驚癇，寒熱。」

立之案：《千金》驚癇篇云：「《神農本草經》說小兒驚癇有一百二十種，其證候微異於常，便是癇候也。」又《千金》白羊鮮湯，治小兒風癇。方中有蛇蜕皮，同蚱蟬用。《外臺》引《古今錄驗》赤湯、鈎藤湯、五癇湯。又引《必效》鈎藤湯，二方共用蛇蜕皮。蓋蛇蜕、蟬蜕、蠶退之類，皆生動脱去之皮，其生氣猶全然存於此，故一切氣血鬱閉，用之則開通，亦是有蜿行自在之意。

腸痔，

黑字云：「惡瘡。」陶云：「燒之，甚療諸惡瘡也。」《藥性論》云：「治喉痺。」日云：「瀝瘍，白癜風，煎汁傅，入藥，並炙用。」《食療》云：「腸痔蠱毒，諸䘌惡瘡。」《千金方》：「犯丁瘡方。取蛇蜕皮如雞子大，以水四升煮三四沸，去滓，頓服，立差。」「又方，燒蛇蜕皮灰，以雞子清和塗之，差。」《食醫心鏡》：「小兒喉痺腫痛，燒末，以乳汁服一錢匕。」

立之案：腸痔，喉痺，上下雖異，其病情則一，故其藥亦宜通治也。並皆通利血鬱之意耳。

蠱毒，

立之案：《食療》、日華共有「治蠱毒」之文，則「蠱毒」，恐是「蠱毒」之誤歟。然「雲實」條云「殺蠱蠱毒」，「藜蘆」條云「殺諸蠱毒」，則「蠱毒」亦熟語也。

蛇癇。

立之案：蛇癇，古所未聞。鈴木氏曰：「《幼幼新書》引《寶鑒》云：蛇癇，身軟頭舉，吐舌視人。

按：蛇蜕治癇疾，故又及蛇癇。」此説似是。然《本經》所云「蛇癇」未詳是否。但《本草》黑字「鈎藤」條有「小兒寒熱，十二驚癇」之目，雖不載其形證，必是「十二支癇」可知。然則，蛇癇即「十二癇」中之一，而爲黑字歟。白字已云「百二十種驚癇」，則不可更云「蛇癇」。且「蛇癇」二字爲黑字，則連「弄舌搖頭」「大人五邪」「言語僻越」成語對，於下云「大人」，則其蛇癇爲小兒病可知也。而「蛇蜕」獨治「蛇癇」者，亦「豚卵治賁豚」，「鍾乳下乳汁」，「白馬莖治陰不起」，「伏翼夜視有精光」之類例也。

火熬之良。

日云：「入藥，並炙用。」《食療》云：「熬用之。」雷公云：「凡欲使，先於屋下以地掘一坑，可深一尺二寸，安蛇皮於中，一宿，至卯時出。用醋浸一時，於火上炙乾用之。」《衍義》云：「入藥，洗淨。」○《御覽》引《吳氏本草經》云：「蛇脱，一名龍子單衣，一名弓皮，一名蚹附，一名蚹筋，一名龍皮，一名龍單衣。」九百三十四

吳公，

黑字云：「赤頭、足者良。」陶云：「今赤足者多出京口、長山、高麗山、茅山亦甚有，於腐爛積草處得之。勿令傷，暴乾之。黄足者甚多，而不堪用，人多火炙令赤以當之，非眞也。一名蝍蛆。《莊周》云：『蝍蛆甘帶。』《淮南子》云：『騰蛇遊霧，而殆於蝍蛆。』其性能制蛇，忽見大蛇，便緣而噉其腦。蜈蚣亦嚙人，以桑汁、白鹽塗之即愈。』《蜀本圖經》云：「形似馬陸，扁身長黑，頭、足赤者良。七月、八月採。」《衍義》云：「蜈蚣，脊光黑緑色，足赤，腹下黄。」

案：《本草和名》「一名即蛆，一名蝀犁」，共出《兼名苑》，而即蛆、蝀犁共爲刺之緩言，此物好刺人，故名。

立之案：《醫心方》引葛氏方云：「蜈公自不甚螫人，其毒亦微，殊輕於蜂。今赤足螫人，乃痛於黃足，是其毒烈故也。亦是雄故也。」此以赤、黃二色分雌雄，蓋出於實旨也。

又案：《本草和名》訓「牟加天」。貝原氏曰：「手對節，兩兩相向，故名牟加天。」可從矣。小野氏曰：「《事物紺珠》云：四十足，今試之，必然也。」

又案：此物本出大吳川谷，故名蜈公。凡以地名之者，有秦艽、蜀漆、巴豆。以公名之者，有毒公鬼臼一名、社公《兼名苑》「蜘蛛一名社公」，皆可例推也。

又案：《和名抄》引《兼名苑》云：「一名百足。」今俗猶以百足爲「牟加天」，其誤蓋起於此。

味辛，溫。

黑字云：「有毒。」

生川谷。

黑字云：「生大吳川谷江南。」陶云：「多出京口、長山、高麗山，茅山亦甚有。於腐爛積草處得之。」《蜀本圖經》云：「生山南谷土石間，人家屋壁中亦有。今出安、襄、鄧，隨、唐等州。」

治鬼注蠱毒，

日云：「治癥癖，邪魅蛇毒。」《圖經》云：「胡洽治尸疰惡氣諸方，皆用蜈蚣。」

立之案：《外臺》「鬼疰門」，《古今錄驗》五疰丸、犀角丸。又「蠱毒門」《小品》躑躅散、雄黃丸、《集驗》鮫魚皮散、《千金》「蠱毒門」太上五蠱丸、太一追命丸，共用蜈蚣。

噉諸蛇蟲魚毒，

《醫心方》引《小品方》：「治射公中人已有瘡者方。取蜈公大者一枚，小炙之，擣末。苦酒和傅創上，良。」《抱朴子》云：「末蜈蚣，以治蛇瘡。」

立之案：噉，《説文》作「啖」，云：「嚪啖也。一曰噉。」《玉篇》：「噉，噉食也。亦作啖。」《廣韻》同。蓋噉毒者，謂吸其毒在其螫咬處，令爛潰而不令内攻也。可以徵矣。

殺鬼物老精溫瘧，去三蟲。

黑字云：「療心腹寒熱結聚，墮胎，去惡血。」

立之案：以上主治，並是以毒攻毒。乃破血之最者也。與班苗、地膽同例。

馬陸，

陶云：「李云此蟲形長五六寸，狀如大蛩，夏月登樹鳴，冬蟄。今人呼爲飛蚿蟲也，恐不必是馬陸爾。今有細黄蟲，狀如蜈蚣而甚長，俗名土蟲。雞食之醉悶亦至死。書云：百足之蟲，至死不僵。此蟲足甚多，寸寸斷便寸行，或欲相似，方家既不復用，市人亦無取者。未詳何者的是。」蘇云：「此蟲大如細筆管，長三四寸，斑色一如蚰蜒，襄陽人名爲馬蚿，亦呼馬軸，亦名刀環蟲。以其死側臥，狀如刀環也。有人自毒，服一枚便死也。」《衍義》云：「馬陸，即今百節蟲也。身如槎，節節有細蹙紋起，紫黑色，光潤，百足。死則側臥如環，長二三寸，尤者麄如小指。西京上陽宫及内城甎牆中甚多，入藥至鮮。」

立之案：馬陸、馬軸，共「百足」之音轉，而「百足」亦爲古俗呼，蓋正名爲「蠲」，又作「蜆」，又作「蚈」，又作「蚿」，又作「蚼」，又作「蠸」，共一聲之轉也。《説文》：「蠲，馬蠲也。從虫目，益聲，勹象形。《明堂月令》曰：腐艸爲蠲。」《爾雅·釋蟲》「蜆，馬蠖」郭注：「馬蠲蚼，俗呼馬蟧。」《呂覽·季夏紀》「腐草化爲蚈」高注：「蚈，馬蚿也。蚈讀如蹊徑之蹊。」《御覽》引許慎《淮南·時則篇》注云：「蚈，馬蠸也。」《方言》云：「馬蚿，北燕謂之蛆蟝。其大者謂之馬蚰。」郭注：「蚿音弦，蚰音逐。」《莊子・秋水篇》云：「蚿憐蛇。」《釋文》：「蚿音賢，又音玄。」司馬云：「馬蚿，蟲也。」段玉裁曰：「今巫山夔州人謂之艸鞵絆，亦曰百足蟲。茅茨陳朽，則多生之。」

又案：高誘注《呂覽》《淮南》共云：「一曰螢火與馬蚿也。」二說兼舉至鄭注《月令》「腐艸爲螢」云：「螢，飛蟲。螢火也。」專以爲螢火，而古文古說自是蔑如矣。今究螢火，有飛螢、蛆螢二種，共非腐草所化，皆水蟲所化，與馬蠲各物，從高、鄭一用俗說，古文古說共湮滅，所以不可不辨也。

一名百足。

立之案：「百足」說已見前，《御覽》引《博物志》曰：「馬蚿，一名百足。中斷則頭尾各異行而去。」又引魯仲連子曰：「諺云百足蟲，三斷不蹶者。」《本草和名》訓「阿末比古」。《新撰字鏡》「蛩」同訓「阿末比古」。又見《堤中納言物語》，此名未詳爲何物。今新以俗呼「保曾無加天」，又「奈賀無加天」者充之。其狀細長，黄色，與陶、蘇諸注家所說正合。先輩皆以爲「也須天」，非也。「也須天」者，李時珍所說「蚰蜒」是也。其說曰「處處有之」。牆屋爛草中尤多，狀如小蜈蚣，而身圓不扁。尾後禿而無岐，多足，大者長寸餘。死亦踡屈如環，乃與「也須天」正合。（別有《蚰蜒攷》詳具在其中）

味辛，溫。

黑字云：「有毒。」

生川谷。

黑字云：「生玄菟川谷。」《衍義》云：「西京上陽宮，及内城甎牆中甚多。」

治腹中大堅癥，破積聚。

黑字云：「療寒熱，痞結，脅下滿。」李時珍云：「古方鮮見用者，惟《聖惠》逐邪丸用之。其方治久瘧發歇無時，用百節蟲四十九枚，濕生蟲四十九枚，砒霜三錢，粽子角七枚。五月五日未出時，於東南土，尋取兩般蟲，至午時向南研勻，丸小豆大。每發日早，男左女右，手把一丸，嗅之七遍，立效。修時忌孝子、婦人、師尼、雞犬見之。亦合《別録》療寒熱之説，大抵毒物止可外用，不敢輕入丸散中。」

息肉惡瘡，白禿。

立之案：以上必是外傅之藥，而古方未見用之者，蓋亦以毒制毒之理，與班猫、元青等同例藥耳。

○《御覽》引《本草經》曰：「馬陸，一名百足。九百四十八」又引《吳氏本草經》曰：「一名馬軸。同上」

蠮螉，

黑字云：「一名土蜂。」陶云：「此類甚多，雖名土蜂，不就土中爲窟，謂摙土作房爾。今一種黑色，腰甚細，銜泥於人室，及器物邊作房，如併竹管者是也。其生子如粟米大。置中，乃捕取草上青蜘蛛十餘枚滿中，仍塞口，以擬其子大爲糧也。其一種入蘆竹管中者，亦取草上青蟲，一名蜾蠃。詩人云：螟蛉有子，蜾蠃負之。言細腰物無雌，皆取青蟲，教祝便變成巳子。斯爲謬矣。造詩者乃可不詳未審，夫子何爲因其僻邪，聖人有闕，多皆類此。」蘇云：「土蜂，土中爲窠，大如烏蜂，不傷人，非蠮螉，蠮螉不入土中爲窠。雖一名土蜂，非蠮螉也。」《蜀本注》云：「今人有候其封穴了，壞而看之，果見有卵如粟在死蟲之上，則如陶説。」《蜀本圖經》曰：「摙泥作窠，或雙或隻，得處便作，不拘土石竹木間，今所在皆有之。」

立之案：《本草和名》訓「佐曾利」，《和名抄》同。《新撰字鏡》蛘、螌、蟻、虰、蛭，皆訓「佐曾利」，蓋「曾利」之反爲「之」，「佐曾利」者，即「佐之」，謂刺人也。《醫心方》卷一四一ヲ八行蠮螉，傍訓「左左利」，亦可以證也。古謂之「須賀流」。《雄略紀》有人名「蜾蠃」。本注此云：「須我屢。」《萬葉集》云：「腰細之須輕娘子飛翔爲輕如來。」「腰細丹」「須賀流」亦細長之義。《本朝式》有「須賀流横刀」，乃細刀之義。今俗謂古刀多經磨礪，細長失刃子者爲「須賀禮」，亦同義也。今俗呼「茲我婆知」，常陸謂之「加曾利」，亦「佐曾利」之轉譌耳。

又案：《爾雅》云：「果蠃，蒲盧。」郭注云：「即細腰蠭也。俗呼爲蠮螉。」《廣雅》：「蝘，螠也。」又云：「蚴蜕、土蜂，蠮螉也。」《玉篇》：「蝘，蝘螉也。蠮同上。螠，小蜂也。」《方言》：「蠭其小者，謂之蠮螉，或謂之蚴蜕。」據此，則「蠮螉」又謂之「蚴蜕」，猶「萹蓄，一名畜辯」「菥蓂，一名蔑析」之例。「螠」「蝘」共「蠮螉」之急言耳。蓋正名爲「蜾蠃」。「蒲盧」即「蜾蠃」之轉語。而蜾蠃之爲言顆也。細要肥身，其狀顆然也。與《釋草》「果蠃之實栝樓」同義。蓋栝樓細蔓肥實，其狀顆然，與細要蜂同，故得其名。蓋借草實之名，以爲蟲名也。《本草和名》引《兼名苑》「一名蛞螻」，亦可以爲徵矣。餘見「栝樓」下。而「蠮螉」，古之俗稱已。「蠮螉」之急呼爲烏、爲黝，共爲黑義。小蜂黑色，故名翳翁也。《說文》：「蠣蠃，蒲盧。細要土蠭也。天地之性，細要純雄無子。《詩》曰：螟蠕有子，蜾蠃負之。」「蠣，或從果作蜾。」鄭玄《小宛詩箋》云：「蒲盧取桑蟲之子，負持而去，煦嫗養之，以成其子。」《疏》及《御覽》引《義疏》云：「蜾蠃，土蜂一名。蒲盧，似蜂而小腰，取桑蟲負之於木空中，筆筒中，七日而化爲其子。里語曰祝云：象我象我也。」《法言·學行篇》云：「螟蠕之子殪，而逢蜾蠃祝之曰：類我類我，久則肖之矣。」是陸疏所本《列子·天瑞篇》云：「純雄其名稺蜂。」張湛注云：「稺，小也。此無雌而自化。」《莊子·天運篇》云：「細要者化。」司馬彪注云：「蜂之屬也。取桑蟲祝使似已也。」《庚桑楚篇》云：「奔蜂不能化藿蠋。」司馬彪云：「奔蜂，小蜂也。一云土蜂。」並是舊說相承，皆以爲細腰土蜂，取桑蟲作已子也。陶氏破此說，以爲青蟲之類，置中以擬其子，大爲糧也，蓋出於實驗，可從。《酉陽雜俎》亦云：「蠮螉，成式書齋多此蟲，蓋好窠於書卷也。或在筆管中，祝聲可聽，有時開卷視之，悉是小蜘蛛，大如蠅虎，旋以泥隔之，時方知不獨負桑蟲也。」是說亦所目擊，可以補陶說之不足也。

味辛，平。

黑字云：「無毒。」日云：「有毒草，入藥炒用。」

生川谷。

黑字云：「生熊耳川谷及牂牁，或人屋間。」陶云：「一種於人室及器物邊作房，一種入蘆竹管中。」

《圖經》云：「今處處有之。」

治久聾，

黑字云：「療鼻窒。」

欬逆，

日云：「治嘔逆。」

毒氣，

《衍義》曰：「人取此房，研細醋調塗蜂蠆。」

出刺，

日云：「生研罯竹木刺。」

出汗。

黑字云：「其土房主癰腫風頭。」

雀甕，

黑字云：「採蒸之，蛅蟖房也。八月取。」陶云：「蛅蟖，蚝蟲也。此蟲多在石榴樹上，俗爲蚝蟲，其背毛亦螫人。生卵形如雞子，大如巴豆。今方家亦不用此。蚝，一作蛓爾。」蘇云：「此物紫白間斑，狀如硨磲，文可愛。大者如雀卵，在樹間似螵蛸蟲也。」《蜀本注》云：「雀好食之，俗謂之雀兒飯瓮。」陳云：「雀癰，一名雀甕，爲其形似甕而名之。癰、甕聲近耳。其蟲好在果樹上，背有五色裥毛，刺人有毒。欲老者，口中吐白汗（疑作「汁」）凝聚漸硬，正如雀卵，子在其中作蛹，以甕爲繭，羽化而出，作蛾放子如蠶子於葉間。」《圖經》云：「雀好食其甕中子，故俗間呼爲雀兒飯甕，又名刺剛子，又名天漿子。」《衍義》曰：「雀瓮，多在棘枝上，故又棘剛子。」

立之案：《本草和名》訓「須須美乃都保」，今俗呼「須須女乃多古」是也。與「雀甕」名義自相合。

又案：《本草和名》作廱。《醫心·諸藥和名篇》作壅，共俗字。《本草和名》引《拾遺》作「雀雍，一名雀瓮」。又引《釋藥性》作「烏雍」。攷雍者，甕古字。瓮與甕自別字。「雀甕」字宜作罋爲正。《說文》「罋，汲缾也」非此義。《說文》：「瓮，罌也。罌，缶也。缶瓦器所以盛酒漿。」《方言》云：「甀、瓮、瓿、甊，甖也。自關而西晉之舊都，河汾之間，其大者謂之甀，其中者謂之瓿甊。自關而東趙魏之郊謂之瓮，或謂之甖。東齊、海岱之間謂之甇。罌其通語也。」而其形狀未詳。今就雀甕形忽得甕形，乃謂大腹大口之缶也。與罌之大腹小口者相爲反對也。既注「罃實」條而得罌形，又於此條得甕形。而甕與瓮，其狀當不異。《禮記·儒行》「蓬戶甕牖」疏云：「以敗甕口爲牖。」亦大口之證也。《集韻》：「瓮、甕，烏貢切，亦從雍，通作罋。」此二字通用之證也。

一名躁舍。

立之案：《本草和名》作「蜍舍」，又引《釋藥性》作「參舍」，又作「疏舍」。《干祿字書》云：「蜍躁，上俗下正。」蓋「躁舍」音轉爲「蛅蟖」。蛅蟖、躁舍、疏舍，共其急言爲蛓。《說文》云：「蛅斯，墨也。」《爾雅》「蟔，蛅蟴」郭云：「蛓屬也。今青州人呼蛓爲蛅蟴。孫叔然云八角螫蟲，失之。」

立之謂：郭以前條「蜭毛蠹」爲「蛓」，故以「蛅蟴」爲蛓屬，又以孫云「八角螫蟲」爲「失之」，共非也。《說文》：「蜭，毛蠹也。」又云：「蛓，毛蟲也。」《釋文》云：「今俗呼爲毛蛓，有毒螫人。」則蜭與蛓各物。蜭，今俗呼「介牟之」者，故一名「毛蠹」，即謂似蠹而有毛，其名可以效其狀也。蛓，今俗呼「伊良牟之」者，其蟲長七八分，形扁而色黄，有長黑毛，蔟生數處，恰如結馬鬣，若觸此，則螫毒尤甚，是即雀甕母也。其作甕在秋後，方如陳氏所説。郭不辨明毛蠹、毛蟲，故以毛蠹爲蛓。仍以毛蟲爲蛓屬，遂以孫説爲失之，非是。郝云：「孫炎以蛅蟴爲八角螫蟲者，背毛攢族如起棱角，非眞有八角也。段云：體有棱角，有毛。叔然説不誤也。」共可從矣。

又案：《說文》作「墨」，《爾雅》作「蟔」，古今字也。蓋有黑毛，故名墨歟。郝亦云：「今登萊人呼蛅蟖爲蜅蛓。」蜅、蟔聲相轉也。其甕呼蜅蛓，甕紫白光潤如漆。其中汁黄，味甘，兒童恒破其甕吸之。

味甘，平。

黑字云：「無毒。」

生樹枝間。

黑字云：「生漢中。」《圖經》云：「今處處有之。」

治小兒驚癇，

《圖經》云：「今醫家治小兒慢驚方，以天漿子有蟲者、白殭蠶、乾蠍，三物微炒，各三枚，擣篩爲末，煎麻黄湯調服一字，日三，隨兒大小加減之，大有效。」《衍義》：「研其間蟲汁嚾小兒，治驚癇。」

寒熱結氣，

陳云：「雀癰本功外，主小兒撮口病。先小兒口傍令見血，以癰碎，取汁塗之。亦生擣鼠婦，并雀癰汁塗。小兒多患此病，漸漸以撮不得飲乳者是。凡産育時，開諸物口不令閉，相厭之也。打破絞取汁，與平常小兒飲之，令無疾。」

蠱毒，鬼注。

立之案： 此物載蟲所作巢，窠中含生氣，與雞子，臘蜜頗同其質，所以能入血分，而解凝破結也。

（眉）小載蝨垂下一絲如蛛絲，而載在垂於空中，常在樹枝蔭下，備後俗云之「ホウレヤウ」。

彼子，

陶云：「方家從來無用此者，古今諸醫及藥家，了不復識。又一名罷子，不知其形何類也。」蘇云：『此「柀」字，當木傍作皮，「柀」仍音披，木實也。誤入蟲部。《爾雅》云：「柀，一名杉。」葉似杉，木如栢，肌軟，子名榧子。陶於木部出之，此條宜在果部中也。』蘇注「榧實」云：「此物是虫部彼子也。《爾雅》云：彼，杉也。其樹大，連抱，高數仞，葉似杉，其樹如栢，作松理，肥細軟，堪器用者。」《開寶》云：「陶隱居不識，《唐本》注以爲榧實。今據木部下品，自有榧實一條。而彼子又入蟲魚部中，雖同出永昌，而主療稍別。古今未辨，兩注不明。今移入於此卷末，以俟識者。」《爾雅翼》云：「柀似杉而異，杉以材稱。柀又有美實而材尤文采，其樹大連抱，高數仞，葉似杉，木如柏，作松理，肌理細輭，堪爲器用，古所謂文木也。其實有皮殼，大小如棗而短，去皮殼，可全食。《本草》有彼子，即柀子也。」

立之案： 《本草和名》無訓，《醫心方》訓「加加乃三」，宜作「加倍乃三」，是據蘇說以爲「榧子」也。今俗呼「加也乃美」是也。蓋榧實字古《本草》只作「彼」。《爾雅》《說文》作「柀」。柀之爲言披也。

實有皮殼，披皮殼則美子在中，可生食，故曰彼子。《爾雅》「柀煔」是柀與煔二木一類，故連舉也。謂柀是煔類，實可食者。煔是柀類，實不可食，樹可作材也。二木並舉，互相成其義。猶鯉鱣、鱧鯇之例也。郭直以柀爲煔木，故釋云：「煔似松，生江南，可以爲船及棺材，作柱埋之不腐。是知煔，不知柀也。」《釋文》云：「煔字或作杉，所咸反。」郭音芟，又音纖。蘇注引《爾雅》「柀，一名杉」與《釋文》所云或本合。而煔、杉古今字，猶彼、柀爲古今字。蓋煔之爲言纖也，其葉纖纖如鍼，故名煔。《說文》：「煔，火行也。」本炎上突出之字，轉注爲凡突出尖鍼稱也。畢竟皆是義在於音，而不在於字。清儒雖攷證頗密，然不辨此理。故段、郝之徒，以《爾雅》「煔」字改爲「黏」，以爲復古義，妄意改字，何小學之云哉。然則《本草》「彼」字與《爾雅》「煔」，共古字之僅存者也。

味甘，溫。

黑字云：「有毒。」黑字「木」下「榧實，味甘」。

生山谷。

黑字云：「永昌山谷。」黑字「榧實，生永昌。」陶注「榧實」云：「今出東陽諸郡。」

治腹中邪氣，去三蟲，蛇螫蠱毒，鬼注伏尸。

黑字：「榧實主五痔，去三蟲，蠱毒鬼注。」陶注「榧實」云：「食其子，乃言療寸白。」不復有餘用，不入藥方。疑此與前蟲品彼子療說符同。

立之案：彼子去三蟲者，凡木實甘澀有脂液者，能滲入腸胃，滑潤誘引，而令蟲不安居其處。與山茱萸、桃核同例。又能破血通經，故又治腹邪蠱毒之類。皆有一種澀味，粘滑之所主也。《外臺》廿六[四四ヲ]：「《救急》療白蟲方。取榧子一百枚，去皮，只然啖之，能食盡佳。不能者，但啖五十枚，亦得經宿，蟲消自下，無忌。崔氏同。《千金》十八卷有同方。」

鼠婦，

黑字云：「五月五日採。」陶云：「一名鼠負，言鼠多在坎中，背則負之。今作婦字，如似乖理，又一名鼠姑。」《蜀本注》云：『《爾雅》云：「蟠，鼠負是也。」多在甕器底及土坎中，常惹著鼠背，故名之也。俗亦謂鼠粘，猶如葈耳，名羊負來也。』《圖經》云：「是今人所謂濕生蟲者也。」《衍義》云：「鼠婦多足，其色如蚓，背有橫紋蹙起。大者長三四分，在處有之，甎甃及下濕處多，用處絶少。」

立之案：《本草和名》訓「於女無之」。蓋「於女牟之」者，「於幾女牟之」之略，「於幾女」，即「於比女」，謂老嫗也。見《顯宗紀》注，毋亦訓「於毛」。見《舊事記》《日本記》等，「毛」與「女」一音，乃「於幾女」之轉語爲「於毛」也。今俗和州謂之「於佐牟志」，藝州謂之「於奈古牟志」，武州謂之「於也自牟志」，共古言之遺，而翁嫗之稱耳。

又案：古以鼠婦、䗪蟲渾言不別，蓋以其一類二種，大爲䗪，小爲鼠婦也。《說文》：「蟠，鼠婦也。」「蛜，蛜威、委黍，鼠婦也。」「蟅，蟲也。」《爾雅》云：「蟠，鼠負。」郭注云：「瓮器底蟲。」《廣雅》云：「負蠜，蟅也。」《玉篇》云：「蟅，鼠婦，負蠜也。」又云：「蝜，蝜蜅蟲，大如蜆，有毒。」又云：「蜅，媍蜅。」《廣韻》：「蟠，鼠婦也。蛜，蛜蝛，蟍負，蟲也。蝛，蛜蝛蟲也。一名蟍蝜。䗪蟍，蝜蟲，名亦作蟅蝜，蟍蝜。蜅，蜅蝜蟲也。」據此攷之，蟠爲正名，而蟠之爲言皤也。謂其蟲色白也。蟠與負一語之緩急，重言之曰蝜蜅，又作蜅蝜。重言之者，亦群生衆多之謂也。蟠，又緩言之曰負蟠，又作負蠜（《玉篇》「蟅，鼠婦，負蠜也」）。倒言之曰「蟠負」，而「鼠婦」爲俗呼。鼠婦、蟍負，一語之轉，蓋蟅之緩呼爲「黍負」，又作「鼠負」，又作「鼠婦」。《御覽》引《說文》云：「蟠蟅，鼠婦也。蛜威、委黍，鼠負也。（九百卌九）」必是許氏之舊文，而蟅之爲言庶也。謂其蟲濕生洗洗衆多也。伊威、委黍、委鼠，共爲群行繁多之義。唯《本經》以䗪蟲、土鱉爲中品，以鼠婦、伊威爲下品。以大、小二種爲之分別，就其性味功效爲之位階。蓋古聖之遺文，非近俗所能爲也。餘見於中品「䗪蟲」之下，宜併看矣。

一名蟠負，

原作「負蟠」，《爾雅釋文》同。今據《御覽》及《本草和名》，説見前。

一名伊威。

原作「蛜蝛」，今據《御覽》《本草和名》，説見前。黑字云：「一名蛜蝛。」

味酸，溫。

黑字云：「微寒，無毒。」日云：「鼠婦，蟲，有毒。」

生平谷。

黑字云：「生魏郡平谷及人家地上。」陶云：「多在坎中。」《蜀本注》云：「多在甕器底及土坎中。」《圖經》云：「今處處有之，多在下濕處。」

治氣癃不得小便，

《千金方》：「治産後小便不利。鼠婦七枚，一味熬爲屑，作一服，酒調下。」

婦人月閉血瘕，

立之案：濕生蟲，多破血利水，鼠婦衣魚之類是。

癇痓寒熱，

《圖經》云：「古方有用者，張仲景主久瘧，大鼈甲丸中使之。以其主寒熱也。」

利水道。

立之案：酸味浸淫，無所不達，故能利水道。酸漿鬱核，亦然。○《御覽》引陶弘景《本草經》曰：「鼠婦，一名蟠負，一名伊威，一名委人。俗言鼠多在坎中，背則負之。今作婦字，如似乖理。又一名鼠姑。家用此悅媚婦人，甚多方而應少。九百四十九」

螢火，

黑字云：「七月七日取，陰乾。」陶云：「此是腐草及爛竹根所化，初猶未如蟲，腹下已有光，數日便變而能飛。方術家捕取內酒中，令死乃乾之，俗藥用之亦稀。」《蜀本注》云：「《爾雅》云：螢火，即炤。注曰：夜飛，腹下有火。按此蟲是朽草所化也。《呂氏春秋》云：腐草化爲螢是也。」《衍義》云：「螢常在大暑前後飛出，是得大光之氣而化，故如此明照也。今人用者少。《月令》雖曰腐草所化，然非陰濕處絕無。」

立之案：《本草和名》訓「保多留」。《神代紀》《萬葉集》同訓。《字鏡》𤇾、𧍞並同。新井氏曰：『「保」者，火也。「多留」者，「天留」，炤也。《爾雅》「熒火，即炤」。是《萬葉集抄》釋「保登呂」以爲光明義。「保登呂」與「比加留」同詞也。』可從。今俗或呼爲「保多呂」一語之轉耳。又俗稱「焮熱」曰「保天留」，即火照之義，與「保多留」同訓異義也。

又案：《爾雅》作「熒火」，《說文》無「螢」字，「熒」下云：「屋下鐙燭之光。」轉注爲即炤也。《玉篇》：「螢，乎駉切。夜飛，腹下有光，腐草所化。」「𧍞」同上。

又案：螢非腐草所化，《衍義》辨之是也，然未盡之。螢是水蟲羽化者，就中有大中小三種。雄者大而雌者小。一種極大，長八分許者，越前謂之「宇志保多留」，相州謂之「也末不岐」，城州宇治川、和州宇陀川，江州西黑津大日山、田上八島等，爲螢火名產，夏夜每宵遊人如市。

一名夜光。

黑字云：「一名放光，一名熠燿，一名即炤。」《本草和名》引《兼名苑》：「一名丹良，一名丹鳥，一名燋火，一名夜照，一名小母，一名燐。」又引《古今注》：「一名耀夜，一名景天，一名霄燭。」又引《墨子五行記》：「一名夜行遊女。」

立之案：《詩》疏引舍人曰：「夜飛有光蟲也。」《月令》疏引李巡曰：「熒火夜飛，腹下如火光，故曰即炤。」共以「夜光」二字爲訓，爲其古名可知也。

味辛，微溫。

黑字云：「無毒。」

生池澤。

黑字云：「生階地池澤。」《衍義》云：「非陰濕處終無。」

明目，

《藥性論》云：「螢火亦可單用，治青盲。」

小兒火瘡傷，熱氣，蠱毒鬼注，通神精。

立之案：螢火得陰濕之精而夜行自照，即陰中含陽之物也。故其功用能去血中沈固之濕熱，除蠱毒鬼注，與凡百諸蟲不相類。通神精者，亦取夜光之義。陶云：「方術家捕取，内酒中令死乃乾之。」則謂入術家用也。○《御覽》引《本草經》曰：「螢，一名夜光，一名即照，一名熠燿。九百四十五」

衣魚，

陶云：「衣中乃有，而不可常得，多在書中，亦可用。」《衍義》云：「衣魚多在故書中，久不動，帛中或有之，不若故紙中多也。身有厚粉，手搐之則落。亦嚙毳衣，用處亦少。其形稍似魚，其尾又分二歧。」

立之案：《本草和名》訓「之美」，即「蟫」之字音，猶蟬馬之例。《爾雅》：「蟫，白魚。」《說文》同。郭云：「衣書中蟲，一名蛃魚。」郝云：「今按白魚長僅半寸，頗有魚形而岐尾。身如傅粉，華色可觀。亦名壁魚，一名蠹魚。」《酉陽雜俎》云：「壁魚，補闕張周封言：嘗見壁上白瓜子化爲白魚，因知《列子》言朽瓜爲魚之義。」

一名白魚。

黑字云：「一名蟫。」

立之案：《爾雅》：「蟫，白魚。」據此，則「蟫」爲正名，「白魚」「衣魚」爲俗偁。《廣雅》云：「白魚，蛃魚也。」《鄭風·溱洧篇》義疏云：「蘭香草藏衣箸書中辟白魚。」《爾雅翼》云：「衣書中蟲，始則黃色，既老而身有粉，視之如銀，故名曰白魚。」王引之曰：『白與蛃聲之轉，蛃之爲言猶白也。《淮南·原道訓》「馮夷大丙之御」高誘注云「丙或作白」是其例也。』蟫之爲言蟫蟫然也。《後漢書·馬融傳》「蝡蝡蟫蟫」李賢注云：「動貌。」此說可從。

又案：《玉篇》「蠹，木中蟲也，又白魚也」是經典蠹魚多連偁。《周禮》「翦氏掌除蠹物」鄭注云：「蠹物，穿人器物者，蠹魚亦是也。」故誤訓白魚，白魚實非蠹也。王引之謂「白魚能齧書及衣，故又名蠹魚」，非是也。

味鹹，溫。

黑字云：「無毒。」《藥性論》云：「白魚，使，有毒。」

生平澤。

黑字云：「生咸陽平澤。」《圖經》云：「今處處有之。」

治婦人疝瘕，小便不利。

黑字云：「又療淋，墮胎。」《藥性論》云：「利小便。」陶云：「小兒淋閉，以摩臍及小腹，即溺通也。」《子母祕錄》：「治婦人無故遺血溺，衣中白魚三十箇，内陰中。」

小兒中風項強，皆宜摩之。

黑字云：「塗瘡滅瘢。」《衍義》云：「世用以滅瘢痕。」《食醫心鏡》：「小兒中客忤，書中白魚十枚，傅乳頭，飲之差。」《外臺》引深師主眼瞖方書中：「白魚末，注少許於瞖上。」「孫眞人卒患偏風，口喎語澀，取白魚摩耳下。喎向左摩右，向右摩左，正，即止。」（《證類》）

立之案：此專用爲摩藥外傅，非内服者也。唯《食療心鏡》有治客忤令傅乳飲之之方，非是尋常内服例，此病非草根木皮能治者，故用如此生動破血通經之物也。〇《御覽》引《本草經》曰：「白魚，一名衣魚，治婦人疝瘕，小便不利，小兒頭中風，項彊，皆宜摩之。生咸陽。（九百四十六）」又引《吳氏本草經》曰：「衣中白魚，一名蟫。（同上）」

白頸蚯蚓，

黑字云：「三月取陰乾。」陶云：「白頸是其老者爾，取破去土，鹽之，日暴，須臾成水，道術多用之。其屎呼爲蚓螻，食細土無沙石，入合丹泥釜用。」

立之案：《本草和名》白頸蚯蚓，訓「美美須」。《和名抄》蚯蚓，訓「美美須」。白頸蚯蚓，訓「可不良美美須」，蓋「美美須」者，謂目不見之義。「可不良美美須」者，其白頸以上頗肥大，有似蕪菁根頭，故名而白頸，亦自有大小。陶以爲老者，非是。

又案：《說文》：「螼，螾也。」「螾，側行者。或作蚓。」而無「蚯」字。《爾雅》「螼蚓，豎蠶」郭注云：「即蛩蟺也。江東呼寒蚓。」盖螼爲正名，螼之緩呼爲「蚯蚓」，又作「寒蚓」。見《爾雅》郭注。又作「寒𧊇」，《廣韻》云：「𧊇，蚯蚓也。吳楚呼爲寒𧊇。」𧊇即「豎蠶」之急呼。「豎蠶」又作「曲蟺」。《新撰字鏡》卷一：「蠶，丁殄反上，豎蠶也。久禮久禮彌受。」《古今注》：「蚯蚓，一名曲蟺，又作蛐蟮。」郭注《方言》云「螾，蛐蟮也」是也。又單呼曰螾字，又作蚓。《孟子·滕文公篇》：「夫蚓，上食槁壤，下飲黄泉。」螾之緩呼爲「夗蟺」。《說文》：「蟺，夗蟺也。又作蛩蟺。」郭注《爾雅》云：「即蛩蟺也。」《廣雅》云：「蚯蚓，蜿蟺也。」《古今注》云：「蚯蚓，一名蜿蟺，又作蜿蟮。」《和名抄》引《唐韻》云：「蜿蟮，蚯蚓也。」今本《廣韻》蟮作蟺。《集韻》云：「蟮通作蟺。」並一音之緩急耳。

味鹹，寒。

黑字云：「大寒，無毒。」《藥性論》云：「有小毒。」《衍義》云：「有毒。」

立之案：小野氏曰：「今人釣鱣魚，必用白頸者，以其味獨甘也。」

生平土。

黑字同。《圖經》云：「今處處皐壤地中皆有之。一名土龍。」《藥性論》云：「一名地龍子，亦可單用。」日云：「又名千人踏，即是路行人踏殺者，入藥燒用。」

治蛇瘕，

《藥性論》云：「乾者，熬末用之，主蛇傷毒。」日云：「其屎，治蛇、犬咬并熱瘡。並鹽研傅。」蘇云：「其屎封狂犬傷毒出，犬毛神效。」

去三蟲，

陶云：「若服此乾蚓，應熬作屑，去蚘蟲。」蘇敬注引《別錄》云：「鹽消蚘，功同蚯蚓。」日云：「去三蟲，治蚘蟲傷。」

伏尸，鬼注蠱毒，殺長蟲。

黑字云：「療傷寒，伏熱狂謬，大腹黃疸。」陶云：「溫病大熱狂言，飲其汁皆差，與黃龍湯療同也。」日云：「治中風，並癇疾，治傳屍天行熱疾，喉痺。」《百一方》：「治交接勞復，陰卵腫，或縮入腹，腹絞痛，或便絕。蚯蚓數條，絞取汁服之，良。」又方：「治中蠱毒，或吐下血若爛肝，取蚯蚓十四枚，以苦酒三升漬之，蚓死，但服其汁。已死者，皆可活。」

立之案：此物專受陰濕之氣生育，纔見日光則仆。故能解血中凝固之濕熱，因有此諸效也。

仍自化作水。

陶云：「取破去土，鹽之，日暴。須臾成水，道術多用之。」《聖惠方》：「治蚰蜒入耳。地龍一條，內葱葉中，化水滴耳中，其蚰蜒亦化爲水。」《勝金方》：「治耳聾立效。以乾地龍入鹽，貯在葱尾內，爲水點之。」《譚氏小兒》：「治蜘蛛咬，遍身瘡子。以葱一枚，去尖頭作孔，將蚯蚓入葱葉中，緊捏兩頭，勿洩氣，頻搖動，即作爲水，點咬處，差。」○《御覽》引陶弘景《集注本草經》曰：「白頸蚯蚓，一名土龍。生蜚谷平土。白頸者，是其老大耳。（九百四十七）」又引《呉氏本草經》曰：「蚯蚓，一名白頸螳螾，一名附引。（同上）」

螻蛄，

黑字云：「夏至取暴乾。」陶云：「此物頗協神鬼，昔人獄中得其蟪力者。」

立之案：《說文》：「螻，螻蛄也。一曰螜天螻。」《方言》云：「蛄詣，謂之杜蛒。螻螲謂之螻蛄，或謂之蟓蛤。南楚謂之杜狗。或謂之蛞螻。」《廣雅》：「津姑螻，蜮螻姑也。」《夏小正》云：「三月螜則鳴。」螜，天螻也。《埤雅》引孫炎《爾雅正義》云：「螜是雄者，喜鳴善飛。雌者腹大，羽小不能飛翔，食風與土也。蓋螜爲正名。螜之爲言猶㱿也。其體堅硬不柔脆，故名螜也。螻蛄以鳴聲名之。螻螲、螻蜮，並一音之轉。王引之曰「今順天人謂之拉拉古，即螻蛄之轉聲也」是也。又倒言之曰蛞螻。《廣雅》「津姑」恐「律姑」訛，「律姑」亦與「螻姑」一音。《方言》「杜蛒，杜狗」者，杜即土。狗、蛒共螜之音轉。王引之曰「今人謂此蟲爲土狗，即杜狗也」，亦可以證古言之存人間也。《方言》亦曰蟓蛤者，螻蛄夜鳴，其聲似蛙，故名蟓蛤者，蓋是象蛤之義也。或單言謂之螻。《呂覽》應同篇「黃帝之時，天先見大螾大螻」高誘注云：「螻，螻蛄也。或謂之蟉蛄。」《埤雅》引《廣志》小學篇云：「螻蛄，會稽謂之蟉蛄。」《孟子》滕文公篇「蠅蚋姑嘬之」《釋文》：蚋，諸本或作蟉，一說云，蟉蛄，即螻蛄也。《御覽》引亦作「蟉蛄」，蓋螻、蟉亦一聲之轉。郝氏曰：「今按，螻蛄翅短不能遠飛，黃色四足，尤喜夜鳴，聲如蚯蚓。」

立之謂：《本草和名》訓「介良」。《孟子》「蠅蚋姑」之「姑」字，蓋是「螻蛄」之義，古亦單言曰「姑」與「狗蛒」同歟。乃螜之音轉也。

（眉）《禮記·月令》：「孟夏螻蟈鳴，蚯蚓出。仲冬蚯蚓鳴也」。《本綱》時珍曰「其鳴長吟，故云歌女」；小野蘭山亦謂「雨時聲短者，螻蛄鳴也。晴時聲長者，蚯蚓鳴也」；並誤。螻蛄寔以羽振鳴土穴中，之口如蟀蟋、莎雞等屬，其羽躄襞甚，故聲微妙也。故展之太廣而飛太遠，人足音跫然，則入穴中深而止聲，故其見不易也。慶應二年丙寅四月八日，親見之驗知，千歲疑惑冰釋，大說矣。《大倉州志》曰：『先評畢少作苦雨詩有「蚓竅但鳴螻」之句，蓋今謂「曲蟺善鳴」者，非是。其鳴者，乃螻蛄也。』此說太覈，今四月八日驗時，亦蚯蚓在其旁，是二蟲共居濕地，同其處也。而亦驗螻鳴有數種，蘭山所言，皆其螻鳴可以知也。

一名惠姑，

立之案：「惠姑」之急呼爲姑。姑即螜之音轉，而螜之緩言遂爲「惠姑」耳。《方言》云「蛄詣」即「惠姑」之倒言耳。郝云：「《本草》螻蛄，一名蟪蛄。與蟬同名。」疑相涉而誤耳，未深攷也。

一名天螻，

《爾雅》：「螜，天螻。」《說文》「螻」下「一曰螜，天螻」。共本《爾雅》。

一名螜。

立之案：《說文》：「蠹，螻蛄也。」而「螻」下作「螜」，則蠹、螜爲古今字，餘已說於前。

味鹹，寒。

黑字云：「無毒。」日云：「冷，有毒。入藥炒用。」陶云：「自腰以前甚澀，從腰以後甚利。」

生平澤。

黑字云：「生東城平澤。」《蜀本注》云：「今所在有之。」《圖經》云：「今處處有之，穴地糞壤中而生。」

治產難，

陶云：「自腰以前甚澀，主止大小便。從腰以後甚利，主下大小便。」《圖經》云：「今方家治石淋導水，用螻蛄七枚，鹽二兩。同於新瓦上鋪蓋焙乾，研末。溫酒調一錢匕，服之即愈。」

出肉中刺，

陶云：「若出拔刺，多用其腦。」《外臺》引：「深師療哽方，螻蛄腦，右一物，呑即下，亦療刺不出，塗刺瘡上。」孫眞人「治箭鏃在咽喉胸鬲，及鍼刺不出，以螻蛄擣取汁，滴上三五度，箭頭自出」。

潰癰腫，下哽噎，

立之案：此物常在土中穿行，自在無所不至，故有此諸功也。蠮螉出刺，亦與此同理。

解毒，

立之案：此物在糞土不潔中，故能解諸毒，亦通因通用，而破血之尤甚者也。

除惡瘡。

日云：「治惡瘡，水腫，頭面腫。」

立之案：是亦取破血逐毒之意。

夜出者良。

陶云：「取自出者，令人夜忽見出，多打殺之，言爲鬼所使也。」《圖經》云：「夜則出求食。」〇《御覽》引《本草經》曰：「螻蛄，一名天螻，一名螌。產難出，刺在肉中，潰癰腫下，哽咽，解毒，愈惡瘡。九百四十八」又引陶洪景《本草經》曰：「螻蛄，味鹹，寒。取自出者，其腰以前甚至澀，主止大小便。同上」

蜣蜋，

黑字云：「五月五日取，蒸藏之，臨用當炙，勿置水中，令人吐。畏羊角、石膏。」陶云：「《莊子》云，蛣蜣之智，在於轉丸。其喜入人糞中，取屎丸而卻推之，俗名爲推丸，當取大者。其類有三四種，以鼻頭扁者爲眞。」《蜀本圖經》云：「此類多種，取鼻高目深者，名胡蜣蜋。」《衍義》云：「蜣蜋，大、小二種。一種大者，爲胡蜣蜋，身黑光，腹翼下有小黄子，附母而飛行，晝不出夜方飛，出至人家庭戸中，見燈光則來。一種小者，身黑暗，晝方飛出，夜不出。今當用胡蜣蜋。」李時珍曰：「蜣蜋，以土包糞，轉而成丸。雄曳雌推置於坎中，覆之而去。數日有小羌蜋出，孚乳於中也。」

立之案：《本草和名》訓「末呂牟之」，又「久曾牟之」。《醫心方》七ノ十二ヲ同。蓋「末呂牟之」者，轉丸之謂，「久曾牟之」者，糞蟲之謂也。小野氏曰：『今俗呼「久呂古加禰牟之」者是也。有大小數般。大者，長四五分，闊三四分，背有剛甲，全身黑色如漆，晝伏夜出，飛入燈油而死。此物若驚，則縮脚伏首，恰如死狀。少頃而走，頗如龜狀，其力甚強，以物置背上，則能負行，其身脚或有小黄赤蟲附之，即蝨也。《衍義》云「有小黄子附母而飛」，誤也。』立之謂：是即火取蟲也，非蜣蜋也。而《衍義》所説者，蓋是也。蜣蜋，今俗語呼黑油蟲，又五木油蟲者是也。生糞土中，長寸許，形似行夜而大，背有硬甲棱文豎起，全身黑色，此物能轉丸。《古今注》云：「蜣蜋能以土苞糞，推轉成丸，圓正無斜角。一名弄丸，一名轉丸。」《爾雅翼》云：「蜣蜋，似有雌雄，以足撥取糞，頃之成丸，相與遷之。其一前行，以後兩足曳之，其一自後而推致焉。乃掘地爲坎，納丸其中，覆之而去，不數日而丸中若有動者。又一二日，則有蜣蜋自其中出而飛去。」

又案：《説文》⿰虫卻字下云：「渠⿰虫卻，一曰天社。」段玉裁曰：『此物前卻推丸，故曰渠⿰虫卻。渠⿰虫卻即蛣蜣雙聲之轉，「一曰」猶「一名」也。』此説是也。《集韻》《類篇》引《説文》作「渠⿰虫卻蜣」，《御覽》引作「⿰虫卻蜋」。立之謂：「渠⿰虫卻蜋」者，蜣蜋之緩言，猶「巨句麥」「魯果能」之例也。《廣雅》云：「天社，蜣蜋也。」《玉篇》：「蜣，邱良切。蜣蜋，啖糞蟲也。⿰虫卻與蜣同。又其虐切。」《廣韻》：「⿰虫卻，其虐切。天社，蟲也。又邱良切。則蜶、蜣古今字，而蜶之爲言郤也。郤行轉丸，故名蜶，緩言之曰蜶蜋，又作蜣蜋，是爲疊韻。又緩言之曰渠蜶，又作蛣蜣，是謂雙聲。此物掘地封丸，有似天然社土之狀，故亦名天社。

一名蛣蜣。

說具於前。

味鹹，寒。

黑字云：「有毒。」《藥性論》云：「使。」

生池澤。

黑字云：「生長沙池澤。」《蜀本圖經》云：「今所在皆有之。」《圖經》云：「今處處有之。」

治小兒驚癇，瘈瘲，

黑字云：「手足端寒。」《藥性論》云：「主治小兒疳蟲蝕。」

立之案：《千金》治小兒癇，龍膽湯中用蜣蜋，而今人用此方絶無用蜣蜋者，然則古方之廢，今醫之拙，未有甚於此時也。

腹脹寒熱。

黑字云：「肢滿，賁豚。」日云：「能墮胎，治疰忤。」《衍義》云：「其小者，研三十枚，以水噇牛馬治脹結，絶佳。」

大人癲疾狂易。

狂易，已見「白頭公」下。

火熬之良。

立之案：凡陰濕之物，多皆熬炒用之。蛇蜕、蜣蜋是也。蓋謂蜣蜋治癇狂諸證者，用極穢濕生者，以驅逐血中淤濁之熱毒，猶用人中黃、白之例也。

班苗，

黑字云：「八月取，陰乾。馬刀爲之使。畏巴豆、丹參、空青。惡膚青。」陶云：「豆花時取之，甲上黃黑斑色，如巴豆大者是也。」《蜀本圖經》云：「七月八月，大豆葉上甲蟲，長五六分。黃斑文烏腹者。」《圖經》云：「甲上黃黑斑文，烏腹尖喙。」

立之案：《本草和名》云：「唐。」《說文》：「盤，盤蝥，毒蟲也。」「蝥，盤蝥也。」蓋「盤蝥」之急呼爲蝥。蝥之爲言猶瞢也。凡毒物皆謂之務。《說文》：「務，毒草也。」是爲莔草本字，烏頭汁煎之，名射菵，並莔，是爲瞢毒之義。毒物服之則必瞑眩瞢悶，故名蝥也。其冒眠、懣昧、迷尾、没妄等字，皆爲同音同義。然則《御覽》《本草和名》共作「班苗」者，蓋是唐本之舊文，而古本草傳來如此作可知也。唯《眞本千金方》特作「盤蝥」，與《說文》合，然不得據此而改《本草》也。其班苗，亦白惡、枝子、蠡實、零羊之例也。

一名龍尾。

立之案：「盤蝥」之急呼已爲尾，則「龍」者，添此以尊崇其物也。猶龍骨、龍膽之例。《藥性論》云：「一名龍苗。」《御覽》引呉氏曰：「一名班蚝，一名龍蚝，一名班菌。」菌恐莔訛。苗、蚝、尾、莔，共爲一音之轉。則龍尾與龍蚝，同爲龍盤蝥之義，亦乃是龍毒之謂也。蚝字音毛，非蚝與蛓同音刺之字也。《醫方類聚》ウ廿百六十八「獸傷門」引新效方，又引袖珍方，作班毛，可以徵矣。

味辛，寒。

黑字云：「有毒。」《藥性論》云：「使，有大毒。」吳氏曰：「神農：辛。岐伯：鹹。桐君：有毒。扁鵲：甘，有大毒。」

生川谷。

黑字云：「生河東川谷。」《蜀本圖經》云：「今所在有之。」吳氏曰：「河內川谷，或生水石。」《圖經》云：「今處處有之。」

治寒熱鬼注蠱毒，

立之案：以上內治之言也。所以鬼注蠱毒，用毒藥者是也。乃以毒攻毒之理也。

鼠瘻，

黑字云：「疥癬。」

惡瘡，疽蝕，死肌。

黑字云：「血積傷人肌。」

立之案：是即「死肌」二字之注解也。唯五字言得而眇。《藥性論》云：「能治瘰癧。」日云：「傅惡瘡瘻爛。」《外臺》引：「《備急》療丁腫方。斑猫一枚，捻破，然後以鍼畫瘡上，作米字，以封上，根乃出也。」《肘後方》：「治沙虱毒。斑猫二枚，一枚末，服之。一枚燒令煙絕，研末，以傅瘡中，立差。」

破石癃。

黑字云：「墮胎。」《藥性論》云：「通利水道。」日云：「療淋疾。」《廣利方》：「妊娠，或已不活，欲下胎，燒斑猫，末服。一服一枚即下。」

立之案：陶云「亭長腹中有卵，自如米粒，主療諸淋結也。」

地膽，黑字云：「八月取，惡甘草。」陶云：「眞者出梁州，狀如大馬蟻，有小翼子。僞者，即是班猫所化，狀如大豆。大都治體略同，必不能得眞爾，此亦可用。」蘇云：「形如大馬蟻者，今見出邠州者是也。狀如大豆者，未見也。」《蜀本圖經》云：「二月、三月、八月、九月，草菜上取之。形黑色，芫菁所化也。」

立之案：陶注、黑字「葛上亭長」云：「葛花時取之，身黑而頭赤，喻如人著玄衣赤幘，故名亭長。此一蟲五變，爲療皆相似。二月三月在芫花上，即呼芫青。四月五月在王不留行上，即呼王不留行蟲。六月七月在葛花上，即呼爲葛上亭長。八月在豆花上，即呼斑猫。九月十月欲還地蟄，即呼爲地膽。此是僞地膽爾，爲療猶同其類。」

又案：《本草和名》無訓，《醫心方》云：「唐。」《和名抄》訓「邇波都都」，蓋「仁波都都賀」之略，「都都賀」者，毒蟲之總偁。「仁波都都賀」者，石間土内之毒蟲之謂也。今俗呼土班苗者是也。生山野土石間，時時出行，長寸餘，闊三四分，色碧黑而有光，背有短翅而不能飛。肥後多産之，土俗呼「阿利乃於」也。自李時珍曰：「地膽，居地中，其色如膽也。」云如膽者，謂碧黑色也，與「石膽」之「膽」同義。

一名元青，

立之案：陶云：「故有蚖青之名。蚖字乃異，恐是相承誤矣。」又云：「在芫華上，即呼芫青。」因攷白字原必作「元青」可知矣。何者。芫華之「芫」，原亦作「元」。《本草和名》「芫華」下引《范汪方》云：「一名元根。」注云：「是元花根。」蓋是自注 又引《釋藥性》云：「一名元白。」《御覽》引《本草經》曰：「元青，春食芫華，故云元青。」又引《呉氏本草經》曰：「地膽，一名元青。」據此，則芫華之「芫」，芫青之「芫」，共古作「元」。而隱居之時，黑字既有作「蚖青」者。故陶云「蚖字乃異，恐是相承誤矣。」則知元青之「元」從虫，元華之「元」從艸，並是爲俗字也。

又案：《御覽》引吳氏曰：「班猫，一名晏青。」《廣雅》云：「盤蝥，晏青也。」共是「元青」之音轉也。元青與地膽各物，以其同效而一類，爲一名，併於此矣。亦「鷹肪，一名鶩肪」之例耳。小野氏曰：「凡班猫、芫青、葛上亭長、地膽四蟲，其種自別，而古說以爲一蟲，因其在處而變名者，誤也。」此說是也。陶氏亦不全信古說，故曰眞者出梁州，僞者班猫所化，可以證矣。此四蟲共有毒，其效頗同，故互用之也。

味辛，寒。

黑字云：「有毒。」

生川谷。

黑字云：「生汶山川谷。」陶云：「眞者出梁州。」蘇云：「今見出邠州者是也。」

治鬼注寒熱，鼠瘻惡瘡，死肌。

黑字云：「蝕瘡中惡肉，鼻中息肉。」《藥性論》云：「能宣出瘰癧根，從小便出，上亦吐之。治鼻齆。」

破癥瘕，

黑字云：「散結氣。」

墮胎。

黑字云：「石淋，去子，服一刀圭，即下。」

立之案：大毒破血之物，故能治惡血鬱毒諸證。而鬼注癥瘕墮胎，内治也。鼠瘻惡瘡，死肌，外治也。

○《御覽》引《本草經》云：「元青，春食芫華，故云元青，秋爲地膽。地膽，黑，頭赤，味辛，有毒。主蟲毒風。」注：「秋食葛華，故名之爲葛上亭長。九百五十一」又引《吳氏本草經》曰：「地膽，一名元青，一名杜龍，一名青虹。同上」又引陶洪景《本草經》曰：「地膽，味辛，寒，有毒。一名元青，一名青蛙。眞者出梁州。狀如大馬蟻，有小翼子。僞者即是班猫所化，狀如大豆。大都治體略同，必不能得眞，此亦可用。同上」

馬刀，

黑字云：「用之當錬，得水爛人腸。」又云：「得水良。一名馬蛤，取無時。」陶云：「李云生江漢中，長六七寸。漢間人名爲單姥。亦食其肉，肉似蜯。今人多不識之，大都似今蝏蛢而非，方用至稀。凡此類皆不可多食，而不正入藥。」《蜀本圖經》云：「細長，小蚌也。長三四寸，闊五六分。」《圖經》云：「蝏蛢，亦謂之蚌之類也。頭小鋭，多在沙泥中。」

立之案：《本草和名》訓「末天乃加比」，《和名抄》云：「《弁色立成》云：蟶麻天。」共非也。小野氏曰：『俗呼「伽羅加比」，又「佐佐乃波加比」，生湖水中，形似蚌而狹細。一頭尖如小刀狀，一頭闊五分許，長二三寸。殼外黑色，裏面與蚌色同。』

立之謂：凡一頭狹長，一頭闊廣之介謂之蚌。蚌之爲言鋒也。尖長之義，又首尾相類。正圓之介謂之蛤。蛤之爲言盒也。謂盆蓋相合如合子也。而蚌蛤古互偁，是統言不分者也。蜃，亦蚌類而狹長者。《説文》「蜃，大蛤」「蛤，蜃屬」是統言則蜃亦偁蛤。《月令》九月雀入大水爲蛤，十月雉入大水爲蜃，是謂修大者。二物本分明。而《夏小正》作「雀入於海爲蛤，雉入於淮爲蜃」。《説文》：「螷，蛢也。脩爲螷，圓爲蠇。」《釋魚》曰：「蛢，螷。」郭云：「今江東呼蚌長而狹者爲螷。」段玉裁曰：『是陶注《本草》之蝏蛢也。蝏音亭。蛢，蒲幸切。即螷字。《周禮》：鱉人、醢人，皆有螷。杜子春云：「螷，蜯也。蜯即蚌字。」』此說可從。又《說文》云：「蚌，蜃屬。」「蠣，蚌屬。」共謂狹長物，非圓形物也。又《釋魚》云：「蚌，含漿。」郭云：「蚌，即蜃也。」《周禮》「鱉人：龜、蜃凡貍物」鄭注云：「貍物亦謂鱴刀，含漿之屬。」所云鱴刀，即馬刀一音之轉。而「馬刀」之急呼爲蚌。黑字「馬蛤」乃「蚌蛤」之義。鄭云鱴刀，即爲馬刀。則含漿謂蚌，今俗呼「怒武加比」者也。《釋魚》所云「蚌，含漿」是也。《本草和名》：「蚌蛤出崔禹，一名含漿，一名蜃，一名海月，一名含珠。出《兼名苑》。」而訓「多加比」，是以「蚌蛤」與「蜃」爲一，亦統言不分者也。而「含漿」者，蛤之緩呼。鄭《周禮注》云「鱴刀，含漿」，即謂蚌蛤二物也。所云「多加比」者，即田貝，謂「怒武加比」也。蓋「馬刀」或單云刀歟。陶所云今漢間人名爲單姥，「單姥」之急呼爲刀，姥亦蚌之假借字耳。然則今藥用馬刀，宜用「怒武加比」而可。

味辛，微寒。

黑字云：「有毒。」

治漏下赤白，寒熱。

黑字云：「除五藏間熱，止煩滿，補中去厥痺，利機關，用之當鍊。」

破石淋。

立之案：　鈴木氏曰：『「止夫加比」煆爲黑霜，治淋病漏下。』

殺禽獸賊鼠。

黑字云：「肌中鼠鼷。」

立之案：肌中鼠鼷者，蓋謂肌肉墳起如鼠形。所云馬刀、狹纓之類也。馬刀主之者，亦以類相攻之理，與豚卵治賁豚同理。

又案：此物能入血中解凝結，又能賊鼠，因以治肌中鼠鼷也。○《御覽》引《本草經》：「馬刀，生池澤江海，而在草部中。」可攷。

貝子，

黑字云：「一名貝齒。」陶云：「此是今小小貝子，人以飾軍容服物者。」《蜀本圖經》云：「蝸類也，形若魚，齒潔者良。」日云：「貝齒，又名白貝。」《圖經》云：『《交州記》曰：「大貝出日南，如酒杯。小貝，貝齒也。善治毒，俱有紫色是也。」今稀用，但穿之與小兒戲。髟頭家以飾鑑帶，畫家亦或使砑物。採無時。』《海藥》云：「雲南極多，用爲錢貨易。」李時珍曰：「今貝獨雲南用之，呼爲海肥，以一爲莊，四莊爲手，四手爲苗，五苗爲索。」雷公云：「凡使，勿用花蟲殼，其二味相似，只是用之無效。」《衍義》云：「貝子，今謂之貝齒，亦如紫貝，但長寸餘，故曰貝子。色微白，有深紫黑者，北人用之氊帽上爲飾及綴衣，或作蹀躞下垂。」

（眉）車渠屬於蛤，蛤出白字，又有決明、貝子，並螺也。

立之案：《本草和名》訓「牟末乃都保加比」，《和名抄》紫貝，訓「宇末乃久保加比」。蓋「都保」「久保」共女陰之古言也。形似馬陰，故名。《說文》：「貝，海介蟲也。古者貨貝而寶龜，周而有泉，到秦廢貝行泉。」鄭注《士喪禮》云：「貝，水物。古者以爲貨，江水出焉。」《爾雅》云：「貝，居陸贆，在水者蜬。大者魧，小者鰿。玄貝，貽貝。餘貾，黃白文。餘泉，白黃文。蚆，博而頯。蜠，大而險。蟦，小而橢。」郭注云：「今細貝亦有紫色者，出日南。」《本草》所用即此物。今丹後、紀伊、土佐、薩摩、伊豆、八丈島等出之。俗呼「八丈介」，又「子安貝」。云臨産婦人持之則易生，故名焉。亦破血利水之餘功耳。《御覽》引《廣州志》曰：「貝凡有八，紫貝最爲美者，出交州。大貝出巨延州，與行賈貿易。」又引南州

《異物志》曰：「交趾北，南海中有大文貝，質白而文紫色。天姿自然，不假雕琢，瑩而光色煥爛。」

味鹹，平。

黑字云：「有毒。」《藥性論》云：「使。」日華子云：「貝齒涼。」

生池澤。

黑字云：「生東海池澤。」陶云：「乃出南海。」《海藥》云：「雲南極多。」

立之案：《禹貢》云：「淮海惟楊州，厥篚織貝。」《御覽》引《廣州志》云：「出交州。」《延喜式》：「安房國貝子八兩。」俗本作「貝母」訛。京本、雲本等皆正。又：「上總國貝子三斤。」

治目翳，

陶云：「燒作細屑末，以吹眼中。療翳，良。」日云：「治瞖障。」《千金方》：「去目瞖，貝子十枚，燒灰，細篩，取一胡豆大，著瞖上，臥，如炊一石半，久乃滅。息肉者，加眞珠與貝子，分等，研如粉。」

鬼注蠱毒，腹痛下血。

黑字云：「除寒熱溫疰，解肌散結熱。」《藥性論》云：「治傷寒狂熱。」日云：「治鬼毒鬼氣，下血。」孫眞人：「治食物中毒，取貝子一枚，含，自吐。」

立之案：此物受海鹹之氣凝結而成，玉質清淨，故能解諸毒熱，與决明、眞珠同理。畢竟破血利水，散結解熱之要藥也。

五癃，利水道。

《藥性論》云：「能破五淋，利小便。」《海藥》云：「主水氣浮腫，及孩子疳蝕吐乳。」

立之案：《千金》治諸種淋方中用「貝子五合」。《外臺》范汪療五淋神良延命散方中用貝子，擣苦酒中二三宿，取細者用之。竊謂貝子治淋，與魚齒、魚頭石及細白沙同理。唐以上淋用貝子石首、魚頭石、鯉魚齒後，今之世用刺蛄石，皆同一理。

燒用之良。

陶云：「燒作細屑末。」《海藥》云：「燒過，入藥中用。」○《御覽》引《本草經》曰：「貝子，一名貝齒，生東海。八百七」

杏核，

《證類》此下有「人」字，是宋後所加。今據《新修本草》及《醫心方》刪正。黑字云：「一名杏子。五月採。其兩人者煞人，可以毒狗，得火良。惡黄芩、黄耆、葛根。解錫毒，畏蘘草。」陶云：「藥用多用之，湯浸去尖皮，熬令黄。」李時珍曰：「諸杏葉，皆圓而有尖，二月開紅花，亦有千葉者，不結實。」

立之案：《本草和名》訓「加良毛毛」。「加良毛毛」乃「波奈」，見於《古今物名》。蓋此物本移彼種子，故名「加良毛毛」歟。今俗呼「安無受」，即杏子之音訛也。《說文》：「杏，杏果也。從木向省聲。」

又案：核中有子，謂之人。蓋古無此語。黑字云：「其兩人者煞人。」然則漢人既有此言歟。仲景書曰桃核承氣湯、曰桂枝加厚朴杏子湯，並不偁杏人、桃人，僅在舊面，而方中作杏人、桃人者，後人所改，非張氏之舊也。竊謂人之爲言身也，任也。婦人懷孕謂之身，又謂之任，又謂之子。果實中人，亦謂之子，乃爲同義，並在内之偁，其義存於音中也。若栢葉松身、松葉柏身及伏神，並皆一音而同義，可知也。《本經》云「杏核」「桃核」，并「人」統言之也。《醫心方》廿九諸菓禁第十二引《養生要集》云「凡諸菓非時未成核，不可食」；又云「凡棗桃杏李之輩，若有兩核者，食之傷人」；共云核。而云未成核者，謂外核。云有兩核者，謂内仁也。蓋析言則外核内仁，統言則内仁，亦謂之核耳。

味甘，溫。

黑字云：「苦，冷，利，有毒。」黑字又云：「花味苦，無毒。實味酸。」孟詵云：「杏熱。」日云：「杏熱，有毒，不可多食，傷神。」

生川谷。

黑字云：「生晉山川谷。」陶云：「處處有。」《圖經》云：「今處處有之。」

治欬逆上氣，雷鳴，喉痺，下氣，

黑字云：「心下煩熱，風去來時行頭痛，解肌，消心下急。」《藥性論》云：「能治腹痺不通，發汗，主溫病，治心下急滿痛。除心腹煩悶，療肺氣欬嗽，上氣喘促。入天門冬煎，潤心肺。可和酪作湯，益潤聲氣，宿即動冷氣。」陳云：「取人去皮，熬令赤，和桂末，研如泥，綿裹如指大。含之利喉咽，去喉痺痰嗽。生熟喫俱得，半生半熟殺人。」

立之案：雷鳴者，即喘鳴之謂也。「芫華」下云「喉鳴喘，咽腫，短氣」與此同證也。後世方書所云「如曳鋸」者是也。

又案：杏人解肌，不與桂、麻同，本是心胸有宿飲，外邪湊之不散，爲之邪藪。杏人，油膩之物，能散飲結，飲結一散，則邪氣無所止息，故發汗而解。如麻黃湯，杏人能助桂、麻之溫燥，而潤通之。如麻杏甘石湯能和麻、石之冷溫，令各味不相亢，俱共潤通下氣，而其喘自止。並是杏人潤肺之效也。

產乳，金創，

《必效方》：「治金瘡，中風，角弓張。以杏仁碎之，蒸令溜絞取脂，服一小升，兼以瘡上摩，效。」

立之案：杏人治產乳，金創者，亦取油膩潤利，令血不凝滯也。《千金方》「治鼻中生瘡，杵杏仁，乳汁和傅之」；又方「治破傷風腫厚，傅杏仁膏，燃燭遙炙」；《肘後方》「治穀道赤痛方。熬杏仁，杵作膏，傅之良。」並是同理。

寒心，賁豚。

立之案：「寒心」字，只一見於此。蓋寒飲在心下之謂。《金匱·疝門》云「病者，痿黄躁而不渴，胸中寒實而利不止者死」；又云「腹中寒氣，雷鳴切痛，脅胸逆滿，嘔吐，附子粳米湯主之」；又云「心胸中大寒，痛嘔不能飲食云云，大建中湯主之」並可以爲證矣。賁豚多因於寒飲，故用杏人下氣。蓋豚者，野豬。野豬之賁走，必直行，不左右顧視，故以爲凡從小腹直上衝咽喉病之名也。《賁豚攷》別有成書，今不繁引於此。

桃核，

黑字云：「七月採，取人，陰乾。」陶云：「當取解核，種之爲佳。」《圖經》云：「大都佳果多是圃人以他木接根上栽之，遂至肥美，殊失本性。此等藥中不可用之，當以一生者爲佳。」

立之案：《本草和名》訓「毛毛」。新井氏曰：「毛毛者，百也。爲繁多之偁。桃實繁多無數，故名毛毛。」此說似是。《神代紀》《允恭紀》亦訓「毛毛」。《說文》：「桃，桃果也。」蓋桃之爲言猶團也。桃、團古音通。

味苦，平。

黑字云：「甘，無毒。」《藥性論》云：「使。」孟詵云：「溫。」日云：「桃熱，微毒。」

生川谷。

黑字云：「生大山川谷。」陶云：「今處處有，京口者亦好。」《圖經》云：「今處處皆有之。京東、陝西出者，尤大而美。」

治瘀血，血閉，瘕，邪氣。

黑字云：「主欬逆上氣，消心下堅，除卒暴擊血，破癥瘕，通月水，止痛。」《千金方》：「桃人煎治婦人產後百疾，諸氣，補益悅澤方。桃人一千二百枚，擣令細熟。以上好酒一斗五升，研濾三四遍，如作麥粥法。以極細爲佳。内長項瓷瓶中密塞，以麪封之。内湯中煮一伏時，不停火，亦勿令火猛。使瓶口常出在湯上，無令没之。熟訖，出溫酒，服一合，日再服。丈夫亦可服之。」《肘後方》：「治卒心痛，桃人七枚，去皮尖。熟，研水一合，頓服，良。亦可治三十年患。」

殺小蟲。

孟詵云：「殺三蟲，止心痛。」《子母秘錄》：「治陰腫，桃仁搗傅之。」又方：「小兒瘡初起，膘漿似火瘡，名爛瘡，杵桃仁面脂傅上。」又方：「小兒濕癬，桃樹青皮爲末，和醋傅上。」

桃華，

黑字云：「味苦，平，無毒。三月三日採，陰乾。」陶云：「三月三日採花，亦供丹方所須。」

殺注惡鬼，令人好色。

黑字云：「主除水氣，破石水，利小便，下三蟲。悅澤人面。」陶云：「方言服三樹桃花盡，則面色如桃花。人亦無試之者。」孟詵云：「三月三日採花，曝乾杵末，以水服二錢匕，小兒半錢。治心腹痛。又秃瘡，收未開花，陰乾，與桑椹赤者，等分作末，以豬脂和。先取灰汁，洗去瘡痂，即塗藥。」《圖經》云：「《太清卉木方》云：酒漬桃花飲之，除百疾，益顏色。」《千金方》：「酒漬三月三日桃花，服之好顏色，治百病。」《外臺》十九ウ二引：「崔氏療腳氣，及腰腎膀胱宿水及痰飲，桃花散方。收桃花，陰乾，量取一大升，但隨虛滿，不須按捺，擣爲散，紗羅下之，溫清酒和一服，令盡，通利爲度云云。」

桃梟，

黑字云：「味苦，微溫。一名桃奴。實著樹不落，實中者，正月採之。」

立之案：今俗呼「毛毛乃岐末毛利」者是也。《外臺》卷十二食不消成癥積方篇引：「陸光祿說，有人食桃，不消化，作病時無桃，就林間得槁桃子，燒服之，登時吐，病即差。《千金》同。」

案：槁桃子，枯桃實，即斥梟桃，或曰槁梟，聲音近借。

又案：「梟縣」同「梟首」之義，言一箇子在枝上，故狀之也。非梟鳥之謂也。

殺百鬼精物。

黑字云：「主中惡腹痛，殺精魅五毒不祥。」《圖經》云：「胡洽治中惡毒氣蠱疰，有桃奴湯。」「葛氏治胎下血不出，取桃樹上乾不落桃子，燒作灰，和水服，差。」〇《御覽》引《本草經》曰：「梟桃在樹不落，殺鬼。九百六十七」《齊民要術》引《本草經》曰：「桃梟在樹不落，殺百鬼。卷四·種桃第卅」

桃毛，

黑字云：「刮取實毛。」

下血瘕，寒熱積聚，無子。

黑字云：「帶下諸疾，破堅閉。」孟詵曰：「白毛，主惡鬼邪氣。」日云：「桃毛，療崩中，破癖氣。」

桃蠹，

黑字云：「食桃樹蟲也。」

殺鬼辟邪不祥。

日云：「食之肥，悅人顏色。」

苦瓠，

陶云：「瓠與冬瓜，氣類同輩，而有上下之殊，當是爲其苦者耳。今瓠自忽有苦者如膽，不可食，非別生一種也。又有瓠𤬏，亦是瓠類，小者瓠（瓢），食之乃勝瓠。凡此等，皆利水道，所以在夏月食之，大理自不及冬瓜矣。」蘇云：「瓠味皆甜，時有苦者，而似越瓜。長者尺餘，頭尾相似。其瓠𤬏形狀非一。瓠夏中便熟，秋末並枯。瓠𤬏夏末始實，秋中方熟，取其爲器，經霜乃堪。瓠與瓠𤬏體性相類，俱味甘冷，通利水道，止消渴，熟無毒，多食不令人吐。苦瓠𤬏爲療，一如《經》說。然瓠苦者不堪食，無所主療，不方入用。而甜瓠與𤬏子，噉之俱勝冬瓜。」

立之案：《本草和名》訓「爾加比佐古」，今俗呼「夫久倍」，又「倍宇多牟」者是也。自有甘苦二種，甘者入食料，俗呼「由不加保」，又「奈賀由不加保」，又「奈賀不久倍」是也。刮爲條子暴乾者，俗名曰乾瓢，此物不入藥用。苦者，即本條苦瓠是也。凡日用常食者，白字不載錄，唯其氣味堪藥用者載之。所以載苦瓠，不載甜瓠在於此。

又案：瓠之爲言夸也。謂其實夸大也。「瓠𤬏」者瓠之緩言。後世謂爲「胡盧」，亦作「壺廬」，同義。「果蓏」「栝樓」亦同也。

味苦，寒。

黑字云：「有毒。」蘇云：「瓠𦹀𤬏，味苦，冷，有毒。」《藥性論》云：「苦瓠瓤，使。」孟詵云：「瓠冷。」日云：「瓠無毒。」又云：「微毒。」

生川澤。

黑字云：「生晉地川澤。」

治大水面目四肢浮腫，下水。令人吐。

蘇云：「苦瓠瓠瓤，主水腫，石淋，吐呀嗽囊結，注蠱，淡飲，或服之過分，令人吐利不止。宜以黍穰灰汁解之。又煮以汁漬陰，療小便不通。」《藥性論》云：「治水，浮腫，面目肢節腫脹，下大水氣疾。」孟詵云：「主消渴，惡瘡。」日云：「除煩止渴，治心熱，利小腸，潤心肺，治石淋，吐蛔虫。」

水靳，

陶云：「論靳主療，乃應是上品，未解何意乃在下。其二月三月英時，善可作菹及熟爚食可，亦利小便，治水腫。俗中皆作芹字也。」《別本注》云：「芹有兩種。萩芹，取根白色。赤芹，取莖葉，並堪作菹及生菜。」《蜀本圖經》云：「生水中，葉似芎藭，花白色而無實，根亦白色。」《爾雅》云：「芹，楚葵。」注：「今水中芹菜。」孟詵云：「生黑滑地，名曰水芹。食之不如高田者宜人。餘田中皆諸蟲子在其葉下，視之不見，與人爲患。高田者，名白芹。」

立之案：《本草和名》訓「世利」，《康賴本草》訓「都加都比」，又「三世利」。《本草和名》引崔禹「水勒」亦訓「都加都美」。「都加都美」者，蓋「都加禰都美」之略，謂握把摘取歟？「世利」者，未詳。蓋是繁多叢生之義。今俗有「世利阿不」「世利古牟」等之語，乃此義。此草叢生森立，滿水無隙，故名歟。

又案：《説文》：「芹，楚葵也。」《爾雅》同。又云：「莚菜類蒿。」《周禮》有「莚菹」，今《醢人》作「芹菹」。《説文》又云：「菦菜之美者，雲夢之菦。」《呂覽・本味篇》「菦」作「芹」。高誘注云：「芹生水涯。」《説文》又云：「蘄，艸也。」陸德明曰：「蘄，古芹字。」因攷《説文》芹、莚、菦、蘄四字，並爲同字，未詳何新古，俟後日再攷耳。

一名水英。

立之案：是蘇敬所以「三英之一」也，詳見「陸英」下。

味甘，平。

黑字云：「無毒。」《別本注》云：「其性大寒，無毒。」孟詵云：「水芹寒，香美。」陳云：「莖葉根並寒，子溫，辛。」

生池澤。

黑字云：「生南海池澤。」

治女子赤沃，止血養精，保血脈，益氣，令人肥健嗜食。

蘇云：「芹花味苦，主脈溢。」陳云：「水芹莖葉擣絞取汁，去小兒暴熱，大人酒後熱毒，鼻塞身熱，利大小腸。」孟詵云：「水芹養神益力，殺藥毒，置酒醬中香美。又和醋食之，損齒。」日云：「治煩渴，療崩中帶下。」

立之案：此物與當歸、芎藭相類，故有補血益氣之功。據蘇所說，三英花葉並相似之語，則爲大葉者，八丈島所産「阿志多久佐」之類歟。今食料之田芹、水芹，共爲一種細葉物也。

腐婢，

黑字云：「小豆華也。七月採，陰乾。」陶云：「華用異實，故其不得同品，方家都不用之，今自可依其所主以爲療也。但未解何故有腐婢之名。《本經》不云是小豆花，後醫顯之耳。未知審是不。今海邊有小樹，狀似支子，莖條多曲，氣作腐臭，土人呼爲腐婢，用療瘧有效，亦酒漬皮，療心腹痛。恐此多當是眞。

若爾，此條應在木部下品卷中也。」蘇云：「腐婢，山南相承，以爲葛花。《本經》云小豆華，陶復稱海邊小樹，未知孰是。然葛花消酒，大勝豆花。葛根亦能消酒，小豆全無此效。校量葛、豆二花，葛爲眞矣。」《開寶》云：「《別本注》云：小豆花亦有腐氣。陶、蘇二家所說證據並非。」《藥性論》云：「赤小豆，花名腐婢。」《圖經》云：「腐婢，小豆花也。」

立之案：《本草和名》訓「阿都岐乃波奈」。小野氏曰：『陶所說海邊小樹，宜似俗呼「波末久佐岐」，又「宇佐岐加久」之者，充之木高丈餘，枝葉對生，葉似桑而小，有鋸齒，多臭氣。夏梢間開花成穗，如牡荊花，似豆花而黄，後結圓實，熟則色黑。』

（眉）「波末久佐岐」，又名「志與没志與母乃木」。

味辛，平。

黑字云：「無毒。」

治痎瘧寒熱，邪氣泄利，陰不起，病酒頭痛。

《藥性論》云：「能消酒毒，明目，散氣滿不能食，一頓服之。又下水氣，并治小兒丹毒熱腫。」《食醫心鏡》：「主瘖瘧，寒熱邪氣，泄痢，陰氣不足，止渴及病酒頭痛。以小豆花於豉中煮，五味調和，作羹食之。」○《御覽》引《本草經》云：「腐婢，小豆花也。九百九十三」

附錄　本草經攷注藥名索引

四劃

六劃

七劃

九劃

十劃

十一劃

十二劃及以上

書本草經攷注後

文政壬午天醫節八月一日，沿例會於酌源堂。此日余始遇棭齋狩谷翁，時年十有六。蘭軒先生指余曰：「此兒好讀書，不幸而有好古之一癖疾，亦僕射與兄之類證也。」翁曰：「若然，則實終身之痼疾耳。」相對一笑。翁因把杯投余曰：「子若讀書，則宜明小學。小學不明，則讀書無益。」此一語留在耳底矣。先生捐舍後，從翁讀《爾雅》《說文》等書，頗有所受。今余年已過半百，而猶披閱不輟，頃日《本草經攷注》方脫藁，回思往事，茫茫如夢，因知今日研經攷證之力，既在當時翁之一語，則翁固非凡眼也。嗚乎，知吾者夫唯翁乎。知吾者夫唯翁乎。安政五年戊午五月廿六日，午後睡起，悵然而書。

華他術人　森立夫　立之

《本草經攷注》起稿於天保癸巳，方在廿五年前，而落魄相陽十餘年殆廢披閱，嘉永庚戌再補綴，夜以繼日，草稿始成。然未免魯魚之訛，當不日而脫藁矣。曩刻《本草經》，今《攷注》亦成，不耐歡喜，因錄其始末如此。

丁巳臘月十二日　源立之書北岐華佗巷